朱良春

虫类药的应用

朱良春 主编

陈达灿 徐凯 朱建华 朱琬华 高想 副主编

常务编委（以姓氏笔画为序）

尹克春 朱又春 朱建平 朱胜华 吴坚 胡世云
郭建文 蒋熙

编委（以姓氏笔画为序）

马利杰 马璇卿 王娟 牛平平 吕光耀 孙玉芝
朱泓 朱彤 朱晓春 朱敏华 朱海莉 刘炽
刘俊峰 李靖 李建生 张云娜 张锋莉 陈淑范
杨敏 周晓明 洪宏喜 钱小雷 黄楚君 葛蔓萍
蒋恬 蓝绍颖 廖祈祈 熊霸 潘峰 薛梅红

国医大师医论医案集

总主编 李俊德

第二辑

人民卫生出版社

图书在版编目（CIP）数据

朱良春虫类药的应用 / 朱良春主编．—北京：人民卫生出版社，2011. 6
（国医大师医论医案集．第 2 辑）
ISBN 978-7-117-13878-9

Ⅰ. ①朱…　Ⅱ. ①朱…　Ⅲ. ①动物药 – 临床应用 – 中国
Ⅳ. ① R282.740.7

中国版本图书馆 CIP 数据核字（2010）第 238742 号

朱良春虫类药的应用

主　　编：朱良春
出版发行：人民卫生出版社（中继线 010-59780011）
地　　址：北京市朝阳区潘家园南里 19 号
邮　　编：100021
E - mail：pmph @ pmph.com
购书热线：010-59787592　010-59787584　010-65264830
印　　刷：北京汇林印务有限公司
经　　销：新华书店
开　　本：710 × 1000　1/16　印张：36　插页：4
字　　数：685 千字
版　　次：2011 年 6 月第 1 版　2025 年 12 月第 1 版第 19 次印刷
标准书号：ISBN 978-7-117-13878-9/R · 13879
定　　价：59.00 元
打击盗版举报电话：**010-59787491**　**E-mail：WQ @ pmph.com**
（凡属印装质量问题请与本社市场营销中心联系退换）

虫类药的应用

曹用平题

國運昌盛　盛世盛事　党政重视　扶持中医
岐黄大业　光耀环宇　杏林甘露　遍洒济世
传承弘扬　國医大师　隆重颁奖　夕阳更艳
身受殊荣　党恩铭记　发挥余热　國强民健

人事资源和社会保障部、卫生部、國家中医药管理局联合评选國医大师，吾有幸名列其中，深受激励，衷心铭感。吾侪决心以宋代张载所云：为天地立心，为生民立命，为往圣继绝学，为万世开太平之担当意识、民本意识、人类意识之中华民族不可磨灭之精神，为振兴中医药事业竭尽绵薄之力，以报党恩于万一也。

九三叟朱良春撰书　己丑夏月

博极医源

精勤不倦

循此以进，必能成为上工大医

九二叟朱良春书

戊子秋

朱良春简介（1917～　　）

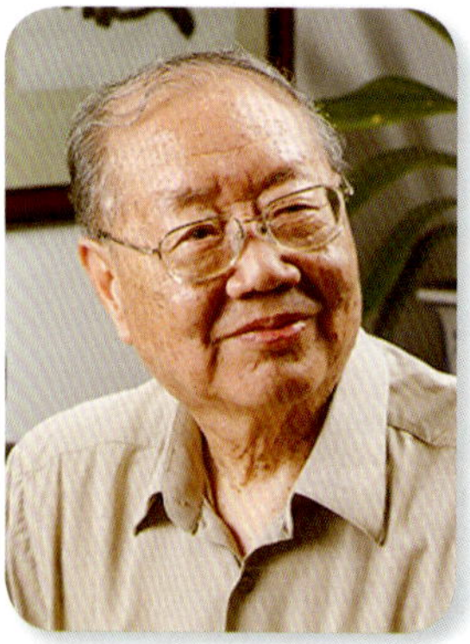

朱良春，主任医师、教授、全国名老中医学术经验继承指导老师，从医已逾70载，他因擅长用虫类药治疗疑难杂症，有“虫类药学家”之称，他尝取苏东坡“博观而约取，厚积而薄发”为座右铭，博采众长，冶为一炉。章次公先生“发皇古义，融会新知”之主张及张锡纯氏之求实精神，对他启迪殊深。他治学严谨，勤于实践，师古不泥，锐意创新，颇多建树，是一位理论联系实际的中医临床家，年逾九旬，仍在为中医事业之振兴，发挥余热。

朱良春　男，生于1917年8月，江苏镇江市人。早年拜孟河御医世家马惠卿先生为师。继学于苏州国医专科学校，并于1938年毕业于上海中国医学院，师从章次公先生，深得其传，从医已逾70载。历任南通市中医院首任院长，中国农工民主党中央委员，江苏省政协常委暨南通市政协副主席，中国中医药学会1-2届理事暨江苏省分会副会长，南通市科学技术协会副主席等职。现任南通市中医院首席技术顾问、主任中医师、中国癌症研究基金会鲜药研制学术委员会名誉主任、南京中医药大学终身教授、博导，广州中医药大学第二临床医学院及长春中医药大学客座教授，国家中医药管理局中西医结合治疗非典专家组成员，中国中医科学院学术委员会委员暨荣誉首席研究员，中华中医药学会终身理事，中医教材顾问委员会委员，新加坡中华医学会专家咨询委员，美国中医针灸医师联合会高级顾问等职。1987 年 12 月国务院批准为“杰出高级专家”，暂缓退休；同年卫生部授予“全国卫生文明建设先进工作者”称号。1990 年国家确认为首批全国继承老中医药专家学术经验导师。1991 年 7 月，国务院颁予政府特殊津贴证书。1993 年 10 月江苏省人民政府授予“中医药系统先进工作者”称号，2007 年 10 月国家中医药管理局授予“全国老中医药专家学术经验继承工作优秀指导老师”称号。

朱良春教授是全国著名中医内科学家，治学严谨，医术精湛，对内科杂病的诊治具有丰富的经验，先后研制了“益肾蠲痹丸”、“复肝丸”、“痛风冲剂”等中药新药，获部、省级科技奖。主要学术著作有《虫类药的应用》、《章次公医案》、《医学微言》、《朱良春用药经验集》、《中国百年百名中医临床家丛书·朱良春》、《现代中医临床新选》（日文版，合著）、《朱良春医集》等 10 余部，发表学术论文 190 余篇。曾先后应邀赴日本、新加坡、法国、马来西亚等国作学术演讲。

2003 年 7 月获中华中医药学会“中医药抗击非典特殊贡献奖”。

2003 年 7 月 16 日被国家中医药管理局中医药继续教育委员会聘为“优秀中医临床人才研修项目”考试委员会专家。

2005 年 4 月获国家中医药管理局“无偿捐献秘方、支持中医药事业”奖。2005 年 11 月作为国家中医药管理局专项“中医药防控‘人禽流感’研究”科研课题 10 人小组成员之一，精心撰写《中医药防控“人禽流感”的认识》一文，相关建议已为国家中医药管理局总方案采纳。

2007年4月“‘十五’国家科技攻关计划朱良春名老中医学术思想经验传承研究”课题，顺利通过验收。国家科技部“十一五”支撑计划常见病——痛风性关节炎中医综合治疗方案研究正在施行中。

2008年同济大学中医研究所邀为特聘教授及导师。

2009年5月被人力资源和社会保障部、卫生部、国家中医药管理局（人社部发〔2009〕44号）授予“国医大师”荣誉称号，享受省部级劳动模范和先进工作者待遇。（按：全国共30名，其中29名均为省部级医疗机构及院校专家，仅朱良春一名是地市级的。）

朱老一直关心中医药事业的兴衰，热心学术的继承、弘扬，应邀赴各地讲学，足迹几遍及全国。现仍每周上三个半天的专家门诊，为各地病员服务。

增订琐言

拙作《虫类药的应用》初稿成于上世纪60年代初，曾在《中医杂志》1963~1964年连续4期刊载，引起诸多同道关注。1978年充实成书，1981年出版，1994年修订再版，由于本书侧重介绍虫类药临床应用的实践经验，切于实用，深受读者欢迎。

近年来从游者较多，因此书脱售已久，屡索难获，同时虫类药之品种和应用，日益增多，有补充之必要。适门人陈达灿、徐凯等主动提出，拟协助搜集资料，充实内容，而有增订之议，以应读者需求，使虫类药得到广泛之应用，发挥中医药之优势，为人类健康服务，余乐而从之。

虫类药就是动物药的同义词，品种繁杂，达千余种之多，本书着眼于临床应用，不是文献整理的工具书，所以要精选，以疗效好、取用方便为前提。我以为著书立说要有益于后世，裨切于实用，让读者开卷有益，方是好书，才算是做得有价值。为此，本书仅收载113种，根据药物作用分为14类，其中除我们实践体会外，还广泛收集古今医家应用之宝贵经验，进行整理，以求完善。对于药物的类属、生态、成分、药理等方面，多参考于《中国药用动物志》、《中华本草》、《动物本草》等书；近代虫类药应用的报道，时有创见，亦择善而选用之，谨致谢意。

忘年交大连市中医院院长石志超，原为挚友任继学教授早年之研究生，因得缔交，时有过从。石院长勤奋好学，精思敏悟，对虫类药的应用，屡获佳效，多有体验，在10多年前曾来信说："读了朱老师的书，在临床应用收效甚佳，我每年用蜈蚣10多万条，水蛭300多斤，其它虫类药应用亦不少，用出了体会，得心应手，老师的启发指点，终身难忘。"他去年撰写了一本《虫类药证治拾遗》，介绍了运用虫类药的治疗经验，我们也引用了其中部分验案，颇有参考价值。日本奈良县ロ－マン医师对虫类药的应用，情有独钟，曾先后三次前来研修，他感到收获很大，虫类药作用独特，疗效卓著。其它许多同道看了拙作后，常来信称道，相互切磋。这都说明虫类药的应用，在大家的实践应用中，有了较大的扩展，取得了卓越的疗效，救治了若干重症痼疾，促使我们进一步深入挖掘，广泛运用，更好地为广大患者服务。

时代在前进，历史在发展，人们的环境和生活方式，日新月异，当前疾病谱也在不断变化，出现诸多疑难杂症。所谓疑难病，是指目前医者在临床上辨证感到棘手的疾病，问题在辨证之"疑"，论治之"难"。事实上，大部分还是可辨可治的，关键是如何加强基础理论的熟练掌握，临床实践的灵活运用，不断探索总结，找到"证"的本质，明晰客观规律，辨"疑"不惑，治"难"不乱，自可得心应手，化疑难病为可辨可治，发挥中医药的卓越作用。特别是在辨治的基础上，参用虫类药，每可提高疗效，缩短疗程。所以我总认为"世上只有'不知'之症，没有'不治'之症。如果不能治，那是我们尚未认识客观存在的许多确有疗效的'未知方药'的缘故。"《内经·灵枢》："其不可治者，未得其术也"。这就启示我们要认真继承前人留下的宝贵经验，不断深入探索，善于寻找有益的线索，予以发掘验证，为攻克疑难杂症，作出应有的贡献，也是增订的目的。

增订本的整理编撰，都是我的门人和子女，他们担任编委，认真细致的工作，陈达灿院长组织有关同志广泛搜集文献资料，分工编写，高想主任分类梳理，诸位同仁兢兢业业，均勤奋可嘉也！我则全稿审阅，略有增删，尽量减少谬误。

《虫类药的应用》增订版的梓行，得到人民卫生出版社张同君主任的热情支持，著名书画家曹用平先生赐题书签，谨致以衷心的感谢！标本彩图由朱又春摄制，朱敏华协助，附此志念。黑白素描图除少数自绘外，均采引自《中华本草》，谨向南京中医药大学等主编单位，致以深切谢意。由于水平所限，疏漏谬误之处，在所难免，尚希医林贤达赐予指正，毋任企幸。

朱良春谨志

辛卯初春虚度九十有五

目　录

总　论

一、虫类药的发展简史 …… 1
二、虫类药的应用部位 …… 3
三、虫类药的主治功用 …… 4
四、虫类药的现代研究 …… 6
五、虫类药的加工、炮制与贮存 …… 9
六、拓开虫类药应用之途径 …… 10

各　论

一、攻坚破积 …… 13
守宫 …… 13
蜣螂虫 …… 21
斑蝥 …… 29
蟾蜍 …… 39
附：蟾皮　蟾蜕 …… 39
穿山甲 …… 51
白丁香 …… 59
鸭肫衣 …… 61
二、活血祛瘀 …… 63
蛴螬 …… 63
五灵脂 …… 68

鼠妇 …… 74
水蛭 …… 78
虻虫 …… 88
地鳖虫 …… 92
红娘子 …… 98
青娘子 …… 100

三、行气和血 …… 105

刺猬皮 …… 105
人指甲 …… 108
人尿 …… 110
牛角鰓 …… 116
狗宝 …… 118
九香虫 …… 119

四、宣风泄热 …… 127

蚱蝉　蝉衣 …… 127
附：蝉花 …… 127
白僵蚕 …… 136
白花蛇 …… 140
蜘蛛 …… 147
紫草茸 …… 151

五、搜风解毒 …… 155

露蜂房 …… 155
附：蜂胶　蜂蜜　蜂毒　蜂乳　蜂蜡 …… 155
地龙 …… 187
蚂蚁 …… 200

六、息风定惊……209
全蝎……209
蜈蚣……225
乌梢蛇……239
附：蛇胆　蛇退……239
蚱蜢……246
雀瓮……248
紫贝……251
石决明……254
牡蛎……258
珍珠……262
珍珠母……269
七、开窍慧脑……274
龙涎香……274
麝香……277
蟾酥……286
羚羊角……292
八、清热解毒……304
犀牛角……304
水牛角……308
山羊角……313
牛黄……317
象牙……322
羊胆……324
牛胆……327

熊胆 …………………………………………………… 329
水龟 …………………………………………………… 335
竹蜂 …………………………………………………… 336
萤火虫 ………………………………………………… 338
石蟹 …………………………………………………… 340
五谷虫 ………………………………………………… 341
人中白 ………………………………………………… 343
人中黄 ………………………………………………… 346
望月砂 ………………………………………………… 349
夜明砂 ………………………………………………… 351

九、消痈散肿 ………………………………………… 355

蚕退纸 ………………………………………………… 355
田螺 …………………………………………………… 359
壁钱 …………………………………………………… 363
蜒蚰 …………………………………………………… 366
蜗牛 …………………………………………………… 372

十、收敛生肌 ………………………………………… 374

五倍子 ………………………………………………… 374
海螵蛸 ………………………………………………… 385
鸡蛋壳 ………………………………………………… 389
凤凰衣 ………………………………………………… 392
鸡内金 ………………………………………………… 398
象皮 …………………………………………………… 403
虫百蜡 ………………………………………………… 406
白螺蛳壳 ……………………………………………… 409

十一、利水通淋 ······ 411
蝼蛄 ······ 411
蟋蟀 ······ 418
十二、化痰定喘 ······ 421
猴枣 ······ 421
蛤壳 ······ 424
海蜇皮 ······ 428
海浮石 ······ 430
蚌粉 ······ 433
瓦楞子 ······ 435
十三、补益培本 ······ 440
阿胶 ······ 440
龟甲 ······ 450
龟甲胶 ······ 456
鳖甲 ······ 460
鳖甲胶 ······ 467
乌骨鸡 ······ 469
鸡子 ······ 471
鸡子黄 ······ 475
鸡肝 ······ 480
羊肝 ······ 482
哈士蟆 ······ 485
哈士蟆油 ······ 487
冬虫夏草 ······ 489
鱼鳔 ······ 493

干贝 …… 498
海龟 …… 501
海参 …… 502
龙虱 …… 505
淡菜 …… 509
水蛇 …… 524
人乳汁 …… 526

十四、壮阳益肾 …… 528

紫河车 …… 528
脐带 …… 535
海马 …… 537
海狗肾 …… 542
狗肾 …… 544
羊肉 …… 546
蛤蚧 …… 549
鹿茸 …… 556
附：鹿角　鹿角胶　鹿角霜　鹿鞭 …… 556
桑螵蛸 …… 564

总　论

一、虫类药的发展简史

人类对虫类药的认识，经过了漫长的岁月，其应用有着悠久的历史。

远在4000多年前，甲骨文中就记载了蛇、麝、犀牛等40余种药用动物；3000多年前，开始了对蜂蜜和蚕的利用；而珍珠、牡蛎的养殖，最早也见于我国，距今约2000多年的历史。我们的祖先在谋求生存而与自然斗争，曾经“饮血茹毛”，“山居则食鸟兽”，“近水则食鱼鳖螺蛤”（《古史考》），在此过程中，发现了一些有治疗作用的虫类，逐步认识了虫类药物，奠定了虫类药学理论和应用的基础。例如，成书于战国时期的《山海经》，虽是古代地理著作，但其中记载药物达146种，动物药占83种，如“河罗之鱼，食之已痈”、“青耕之鸟，可以御疫”。《诗经》是春秋时期的诗歌总集，也记载了珍贵的古代史料，其中述及动物160种，部分具有医疗作用。此外，《大戴礼记》乃秦汉以前各种礼仪论著的选集，提到“禽为羽虫，兽为毛虫，龟为甲虫，鱼为鳞虫，人为倮虫”。说明古代把“虫”字作为动物的总称，所以虫类药即为动物药的同义词。

1973年底在湖南长沙马王堆三号汉墓出土的一批公元前三世纪（春秋战国时期）著成的简帛医书，其中一部没有书名的方书，整理小组根据原目录共五十二个以病名为中心的小标题，定名为《五十二病方》，是我国现已发现的最早的医方专著，反映了西汉以前药物学的发展。该书记载的242种药物中有草、谷、菜、木、果等植物药，也有兽、禽、鱼、虫等动物药，还有雄黄、水银等矿物药。其中动物药54种，很多药物的功效和适应证都与后世医药文献和临床实践相吻合，书中还记载了有关药物的采集、收藏方法等。因此，《五十二病方》也可说是最早记载虫类药的著作。

成书于春秋战国时期的《黄帝内经》，是中医最主要的经典著作，阐述阴阳五行、摄生、藏象、经络、病能、诊法、论治、五运六气等理论，为医理之宗，附有十多首方药，其中四乌鲗骨一芦茹丸（药仅4味，虫类药占3味）、鸡矢醴等方，足以说明虫类药我们祖先早已运用，并且迄今仍在为临床家所引用。

成书于秦汉时期（或谓战国时期）的《神农本草经》，是现存最早的药物学专著，为我国早期临床用药经验的第一次系统总结，历代被誉为中药学经典著作。全书分三卷，载药365种，其中植物药252种，动物药67种，矿物药46种，分上、中、下三品，言性味，述主治，钩玄索隐，要言不繁，文字简练古朴，成为中药理论精髓。在67种动物药中，如全蝎、水蛭、僵蚕、蝼蛄、蚯蚓、蜜蜂（包括蜂子、蜂蜡、蜂蜜、蜂毒、蜂房）、斑蝥、鼠妇、龟甲、鳖甲、蛇蜕、犀角、牡蛎等，迄今仍在临床广泛应用。书中对每一味药的产地、性味、采集时间、入药部位和主治病症都有详细记载。在论述药物功效方面，精辟可信，例如斑蝥能治"恶疮疽"；水蛭"主逐恶血，瘀血，月闭，破癥瘕积聚，无子，利水道"，对各种药物相互配合应用，以及简单制剂等都作了概述。说明这一时期对虫类药已相当重视，在使用上已经取得了宝贵经验。

到了东汉，张仲景更具体地将虫类药运用于内科、妇科疾病的治疗，在《伤寒论》和《金匮要略》中，使用各种药物93种以上，而动物药就有12味，如水蛭、虻虫、蜣螂、鼠妇、䗪虫、蜂房、鳖甲、龙骨、牡蛎、阿胶、白蜜等，创立了以虫类药为主的抵当汤（丸）、大黄䗪虫丸、鳖甲煎丸、下瘀血汤、桂枝甘草龙骨牡蛎汤、黄连阿胶汤、炙甘草汤等著名方剂，辨证精审，组方严谨，药简效宏，垂法万世，一直沿用至今。

此后，代有发展。东晋葛洪《肘后方》以蚯蚓治"虏黄"，僵蚕、蚱蝉治头痛、风头眩；唐《新修本草》收载动物药128味，孙思邈《千金方》、王焘《外台秘要》更将虫类药广泛应用于内、外、妇、儿各科，除沿用仲景所用者外，尚有蜥蜴、蜈蚣、芫青、斑蝥、萤虫等；宋代许叔微《本事方》，也较多应用虫类药；金元，对虫类药的应用亦有所发展。

迨至明代，伟大的药物学家李时珍全面总结药物治疗经验，在《本草纲目》中收载动物药461种，并将其分为虫、鳞、介、禽、人各部，使虫类药的应用得到了空前的发展。清代，赵学敏《本草纲目拾遗》收载动物药128味。清代温病学家敢于创新，对虫类药多有论述，给后世留下了不少宝贵经验，如叶天士认为虫类药"飞者升，走者降，有血者入血，无血者行气，灵动迅速，以搜剔络中混处之邪"，在《临证指南医案》中指出"风湿客于经络，且数十年之久，岂区区汤散可效"，治则"须以搜剔动药"，"藉虫蚁血中搜剔以攻通邪结"，更提出"宿邪宜缓攻"，用虫类药治疗应"欲其缓化，则用丸药，取丸以缓之之意"；吴鞠通在《温病条辨》中对犀角、蟾蜍、五灵脂、蚕砂、龟板、鳖甲等的作用均有诠释，并应用化癥回生丹治疗肿瘤；王孟英用蜣螂虫治疗吐粪症（即"肠梗阻"）。王清任在《医林改错》中，对血瘀症有着独特见解，记载血瘀症50种，创方20余首，用地龙、山甲、五灵脂、䗪虫、麝香等活血化瘀虫类药配伍的逐瘀血方剂9首，一直被临床广泛应用。唐容川在《本草问答》中说，"动物之功利，尤甚于植物，以其动物之本性能行，而且具有攻性"，指出了虫类药的特性，认为功效非一般植物药所能比拟。

近代，盐山张锡纯、武进恽铁樵及镇江章次公诸先辈，亦喜用虫类药，他们的经验记载，颇多创见。如章次公先生用僵蚕、蝎尾治中风，地龙治咳喘，九香虫治胃脘痛，蜘蛛、地鳖虫治痿症，蟋蟀、蝼蛄治肿胀等都是对前贤宝贵经验的发挥。《章次公医案》收载百余例虫类药医案，涉及地鳖虫、蜣螂虫、地龙、蝼蛄、蟋蟀、蜘蛛、僵蚕、全蝎、蜈蚣、蕲蛇、虻虫、蜂房、九香虫、五谷虫、白螺蛳壳、瓦楞子、乌贼骨、鳖甲、龟甲、穿山甲、蚕砂、蝉蜕等20多种虫类药物。

新中国成立后，医学的发展推动了对虫类药的研究。在全国出版的中医药学书刊中，对虫类药的记载和报道越来越广泛，先后出版了一些地方性或全国性动物药专著，如《广西药用动物》（1976）、《山东动物药》（1979）、《中国药用动物志》第一册（1979）和第二册（1983）、《中国动物药志》（1979）、《虫类药物的临床应用》（1981）、《中国动物药》（1981）、《动物本草》（2001）等。南京中医药大学编著的《中药大辞典》、《中华本草》中收载动物药分别达到740种、1050种。这些专著系统论述动物药的异名、品种、来源、采集加工、药材鉴别、化学成分、药理研究、炮制、药性、功能主治、临床应用等，内容丰富，资料全面。国内第一部来源于临床实践，初稿写于1963~1964年，曾发表于《中医杂志》，并于1981年正式出版，1994年增订再版的《虫类药的应用》，是当代专述虫类药临床应用的著作，书中详述了虫类药在临床各科应用的实践经验，疗效显著，深受临床医家推崇。北京李建生研究员首创应用鲜动物药制成“金龙胶囊”、“金水鲜胶囊”治疗肿瘤，保存了动物的生物活动，大大提高了临床疗效。河北吴以岭院士运用络病理论研制的“通心络胶囊”，将5味虫类药应用于冠心病等心脑血管疾病，拓展了虫类药的应用范畴。其它参用虫类药的中成药，名目繁多，举不胜举。

进入21世纪，虫类药的临床应用和研究的领域更为广泛。世界卫生组织（WHO）在广泛征求全世界有关专家的意见后，认为21世纪将是动物药研究的世纪。可以预见，随着科学技术的不断发展，虫类药在人类的疾病防治中将发挥更加卓越的作用。

二、虫类药的应用部位

虫类药的药用部位包括：

1. 虫类的干燥全体，如全蝎、蜈蚣、斑蝥、地鳖虫等。
2. 除去内脏的动物体，如白花蛇、地龙、蛤蚧等。
3. 虫类的一部分，如石决明、牡蛎、羚羊角、犀牛角、鳖甲、蛇蜕等。
4. 虫类的分泌物，如麝香、蟾酥等。
5. 虫类排泄物，如五灵脂、夜明砂、蚕砂等。

6. 虫类的生理或病理产物，如蝉蜕、熊胆、童便、人中白、猴枣、马宝、牛黄等。

7. 虫类加工品，如阿胶、鹿角胶、龟甲胶、鳖甲胶等。

三、虫类药的主治功用

就药性而言，虫类药有其自身特有的共性。一是多偏寒凉。如清热解毒的牛黄，清热凉血的水牛角，清热化痰的海蛤壳；而平性只是一个相对的概念，是指药物的寒热之性不甚显著，作用比较缓和，严格说来，仍有温凉之分。如《别录》云水蛭“苦，微寒”、血余炭“小寒”，《本草再新》云瓦楞子“味苦，酸，性凉”。二是味多咸、甘。如平肝潜阳之石决明、珍珠母，软坚散结之牡蛎、海蛤壳，补肾助阳之雄蚕蛾、海狗肾等，均味咸；而缓中补虚之蜂蜜，补血滋阴之阿胶，祛风止痛之露蜂房等则为甘味。三是性多沉降。李时珍论述药物的升降沉浮时说：“酸咸无升，辛甘无降，寒无浮，热无沉。”而虫类药多具咸寒之性，且质地沉重，故性多沉降。如熄风止痉之地龙、活血化瘀之地鳖虫、平肝抑阳之石决明等。四是多归肝经。如蝉蜕、水牛角、羚羊角、牡蛎、石决明等。

虫类药的主治功用，往往因其配伍不同而有异。一般而言，可以概括为以下 14 个方面：

1. 攻坚破积　虫类药具有攻坚破积，或软坚散结作用，与这些药物咸软、辛散、以毒攻毒的药性特点有关，可用于治疗痰核、瘰疬、癥瘕积聚等症。机体的脏器发生病理变化，形成坚痞肿块，如内脏肿瘤、肝脾肿大等，也宜用此法治疗。此类药物如牡蛎、海蛤壳、海浮石、鳖甲、蜈蚣、全蝎等；方剂如仲景鳖甲煎丸用䗪虫、蜣螂、鼠妇、蜂房等治疗“疟母”（疟久肝脾肿大），《医学心悟》消瘰丸用牡蛎配伍浙贝母、玄参等治疗瘰疬，近人用全蝎、蜈蚣、斑蝥诸药治疗癌肿等。

2. 活血祛瘀　虫类药以其蠕动之性，飞灵走窜，具有搜剔络中瘀血，推陈致新之功，广泛应用于机体循环瘀滞或代谢障碍，出现瘀血征象者，尤以妇科为常用。如血瘀经闭、产后瘀滞腹痛、癥瘕等症，因妇女以血为本，病多瘀血阻滞，常用药物如水蛭、地鳖虫、穿山甲、鼠妇、五灵脂等。《神农本草经》论水蛭“主逐恶血，瘀血，月闭，破癥瘕积聚，无子，利水道”，可见其效之著。方如仲景抵当汤（丸）用水蛭、虻虫等治疗热性病瘀热在里，其人如狂（精神错乱）；大黄䗪虫丸、下瘀血汤用䗪虫等治疗诸伤血瘀或妇人血瘀腹痛、经闭等。现也常用于心脑血管病、糖尿病、肿瘤等见血瘀症者。

3. 行气和血　气郁血滞，出现脘腹胀痛诸症，可用行气和血之虫类药治疗。如乌龙丸用九香虫治疗肝胃气痛；《孙氏集效方》、《圣惠方》及王孟英等用蜣螂虫治疗膈气吐食、大便秘塞及吐粪等症。

4. 宣风泄热　一些虫类药具有宣风清热，化毒透疹作用，用于热性病早期，邪热郁于肌表，发热、疹发不透等，如蝉蜕、僵蚕等药。升降散用僵蚕、蝉衣治疗温热病；消风散用蝉衣治疗风热瘾疹等即是此意。

5. 搜风解毒　爬行虫类性善走窜，长于治风，有搜风通络，解毒止痛之功。其效宏力专，常用于风湿顽痹、头风诸疾，更可用于大风、历节，如麻风病、风湿关节病之类。药如全蝎、乌梢蛇、白花蛇、僵蚕、地龙等；方如苦参丸、搜风散用乌梢蛇、僵蚕、全蝎治疗麻风病；许叔微麝香圆用全蝎、地龙等治疗白虎历节诸风疼痛；叶天士用蜣螂虫、全蝎、地龙、蜂房等治疗周痹等。

6. 息风定惊　息风定惊是虫类药的另一功效，适用于温热病热极动风、小儿惊风、肝阳化风等所致的眩晕昏仆、抽搐痉挛、项强肢颤，或风阳挟痰、痰热上扰之癫痫，风毒内侵之破伤风等症。常用羚羊角、水牛角、牛黄、石决明、地龙、全蝎、蜈蚣、僵蚕等药；如大青膏用蝎尾、乌梢蛇等治疗惊痫，止痉散用全蝎、蜈蚣等治疗急慢惊风、流脑、乙脑昏迷、抽搐等。

7. 开窍慧脑　疫毒、痰浊、风阳诸邪，上蒙脑窍，阻遏清阳，可以辟恶通窍之品，如龙涎香、麝香、蟾酥、羚羊角等，开窍慧脑，始可“安魂魄，定惊狂，祛魇寐”（《景岳全书》论羚羊角）。

8. 清热解毒　虫类的清热解毒药物众多，如犀牛角、水牛角等动物的角，牛黄、熊胆等动物的胆或其分泌物，望月砂、夜明砂等动物的排泄物，以及水黾、竹蜂、萤火虫、石蟹等虫类。有清热解毒、凉血散瘀、镇惊安神、生肌消痈等功用，为临床所常用。

9. 消痈散肿　毒邪壅结，导致痈肿、恶疽、顽疮等，每用此法治疗。如《救急方》用蜒蚰治疗足胫烂疮；《直指方》将斑蝥用于痈疽拔毒等。

10. 收敛生肌　痈疽溃疡，久而不愈，需用收敛生肌之品。如《普济方》屡用五倍子治一切诸疮；各种金疮或跌仆外伤出血，常用虫百蜡，朱丹溪盛赞其为“外科圣药”。

11. 利水通淋　蝼蛄和蟋蟀具有利水通淋作用，用于水肿，小溲不利，石淋等症，两者并用，其效益宏。《本草纲目》云蝼蛄“利大小便，通石淋，治瘰疬骨哽”。

12. 化痰定喘　猴枣是治疗痰热症的要药，咸平或咸寒之海洋动物或介类如蛤壳、海浮石、瓦楞子等具有化痰软坚之功效，《医林纂要》论述瓦楞子：“去一切痰积，血积，气块，破癥瘕，攻瘰疬”。朱震亨认为海浮石“清金降火，消积块，化老痰”。

13. 补益培本　诸虚之中，唯阴阳为甚，需长期调养方能补之。常用的补益培本虫类药，如补益肺肾之冬虫夏草，补肾纳气之蛤蚧、紫河车，滋补肾阴之龟甲，养血补血之阿胶，温补肾阳之海马、鹿茸、桑螵蛸等。治疗肺肾两虚之虚喘，宜用“参蛤散”，肾阳虚衰之阳痿、遗尿或小便失禁，常用桑螵蛸、蜂房、海马等。

14. 壮阳益肾　部分虫类药甘咸性温，或为血肉有情之品，能温补肾阳，强壮筋骨。肾阳不足的畏寒肢冷、腰膝酸软、阳痿不举、宫冷不孕、尿频遗尿等症均可使用。如露蜂房、鹿茸、海狗肾、紫河车等，《本经逢原》称鹿茸“专主伤中劳绝，腰痛羸瘦，取其补火助阳，生精益髓，强筋健骨，固精摄便，下元虚损，头旋眼黑，皆宜用之”。蜘蜂丸用花蜘蛛、蜂房治疗阳痿、遗尿等。

上述 14 个方面的主治功效，并非虫类药所独有，其它药物也同样具备。相比之下，虫类药乃血肉之品，有情之物，性喜攻逐走窜，通经达络，搜剔疏利，无处不至；又和人类体质比较接近，容易吸收和利用，故其效用比较佳良而可靠，起到挽澜之功，是草木、矿石之类所不能比拟，用之常得心应手。

虫类药虽各有所长，但不少品种具有多样作用，有的随着加工炮制不同使其功效也有异，临床或可一物多用。例如，䗪虫、蜣螂虫既可攻坚破积，又能活血祛瘀；蜈蚣、全蝎既能息风定惊，又有解毒医疮作用；等等。

必须注意的是，在使用虫类药时，要辨证明确，选药精当，并注意配伍、剂量、疗程。对于毒性较大的药物，如斑蝥、蟾酥等，尤当谨慎使用，掌握去邪而不伤正，效捷而不猛悍之原则，以免产生不必要的副作用。

四、虫类药的现代研究

我国动物药化学研究早在 900 多年前沈括的《沈氏良方》中就有记载，据英国学者李约瑟博士（Dr.Joseph Needham，1900–1995）考证，这是世界上首次应用皂苷沉淀甾体的方法提取性激素。随着现代科学技术的进步，药物研究手段增多，尤其是近年来回归自然的呼声日益高涨，我国中医药科技工作者，运用现代手段对动物药的化学成分、药理作用等方面，进行了广泛、深入的研究。尽管由于虫类药化学成分复杂，大多为高分子有机化合物，分离、分析难度大，相比之下，落后于植物药的研究，但仍然取得了不少成果。

1. 活性成分研究

（1）蛋白质及其水解物：蛋白质是虫类药的主要成分，在疾病的治疗中发挥独特的功用。如地龙中的蚓激酶有降解纤维蛋白作用，其解热作用则与其游离氨基酸含量成正比；紫河车的氨基酸提取物能升高白细胞，牛黄中的牛磺酸能刺激胆汁分泌、降低眼压。多肽是一类活性强、作用范围广的活性成分，如蜂毒肽有强烈的溶血作用和表面活性，能阻碍肌肉神经间的传导；水蛭素具有抗凝和溶解血栓作用。蝮蛇中提取的以精氨酸酶为主的酶类用于脑血栓及血栓闭塞性动脉炎有效；五谷虫胰蛋白酶、肠肽酶则具有助消化作用。动物中普遍存在的糖蛋白，如圆蛤中的蛤素具有抗肿瘤、抗病毒活性；蟾蜍的糖蛋白具有强心、利尿作用。

（2）生物碱类：虫类药所含生物碱类有多种类型。如地龙的次黄嘌呤有抗组胺、平喘和降压作用；蛤蚧及全蝎中的肉毒碱，能防止室性心律不齐；动物胆汁中得到的胆红素，有促进红细胞新生、血清抗炎、治疗肝硬化作用等。

（3）甾类化合物：甾体类在虫类药中分布广泛，具有生物活性的较多，如性激素、胆汁酸、蟾毒、蜕皮素及甾体皂苷。属于性激素的有紫河车中的黄体酮、鹿茸中的雌酮、海狗肾中的雄甾酮等；动物胆汁中发现的胆汁酸有近百种，常见的胆汁酸具有明显解痉作用的脱氧胆酸、能溶解胆结石的熊脱氧胆酸、鹅脱氧胆酸等；蟾毒中的蟾蜍灵、脂蟾毒配基有强心作用；昆虫蜕皮激素有促进人体蛋白质合成，排除体内胆甾醇，降低血脂和抑制血糖升高作用；海参和海星含皂苷，一般能抑制癌细胞的生长，并有抗菌、增强白细胞吞噬的功能。

（4）多糖：多糖类作用独特，如广泛分布于各动物组织中的肝素有抗凝作用；甲壳动物和昆虫体壁外的甲壳素有抗菌、抗辐射作用；棘皮动物黏多糖有抗癌和抗凝血酶活性作用；鲨鱼、深海软骨鱼、珍珠母原动物三角帆蚌等软体动物所含的葡聚糖有较好的抗肿瘤作用。

（5）萜类：萜类在虫类药中分布广泛，结构奇特。斑蝥素是芫青科昆虫分泌的单萜类防御物质，具有抗癌、抗病毒、抗真菌作用；鲨鱼肝所含的鲨烯有杀菌和抗癌作用；海绵属动物含有环烯醚萜类成分，具有抗白色念球菌作用。

（6）酚、酮、酸类：海绵所含的酚类成分具有抗菌活性；麝香中的麝香酮，不仅有强心、抗炎、兴奋呼吸和中枢神经的作用，也是高级香料；地龙中含羧基成分的花生四烯酸有解热作用，且为前列腺素的前体；蜂王浆中的王浆酸具有抗菌和抗肿瘤作用。

2. 药理研究

（1）免疫调节作用：虫类药的免疫调节作用包括免疫增强和免疫抑制两个方面。冬虫夏草、全蝎能明显增强小鼠巨噬细胞的吞噬功能，故有明显促进免疫的功能；黑蚂蚁也是一种广谱的免疫增强剂，能促进胸腺、脾脏等器官和白细胞增生，促进淋巴细胞的转化和免疫球蛋白的生成，从而提高和调整机体免疫功能，一般而言，这类药物大多具有滋补强壮作用，如鹿茸、紫河车、蛤蚧、蜂乳、蛤蟆油、海马等。而实验证明蝉蜕液能明显抑制碳粒廓清速度，抑制腹腔巨噬细胞的吞噬功能，显著减轻脾脏及胸腺重量，表明蝉蜕具有非特异性免疫抑制作用。

（2）抗炎作用：许多虫类药具有抗炎作用，或对多种细菌有抑菌作用。蜂毒中的多肽能降低毛细血管通透性，抑制白细胞聚集，抑制前列腺素 E_2 的合成并刺激垂体 - 肾上腺系统，增加皮质激素释放产生抗炎作用；全蝎中的蝎毒对急性渗出或慢性增生性炎症都有一定的抑制作用；蟾蜍既能抗炎又能抑菌，对患者细菌感染性病灶起到双重治疗作用；斑蝥对真菌，五倍子对葡萄球菌、肺炎双球菌、痢疾杆菌以及大肠杆菌等均有抑制作用。此外，蜈蚣、九香虫、冬虫夏草、蜂胶等都有较强的解毒消炎作用。

（3）抗风湿作用：具有祛风通络的虫类药，是临床治疗风湿病的要药。如实验研究表明，蕲蛇对大鼠蛋清性足肿胀及二甲苯所致小鼠耳廓肿胀有抑制作用，还能提高小鼠热板法痛阈，减少小鼠对醋酸刺激的扭转反应次数；蛇神经毒素对风湿性关节炎有良好的治疗效果。

（4）抗过敏作用：如蜂毒、地龙、珍珠、僵蚕、蛇蜕等具有抗过敏作用。这些虫类药，多是抗组胺类药物，与组胺竞争性拮抗，或具促肾上腺皮质激素样作用。如地龙是有效的平喘药物，与其抗炎、抗组胺和解痉作用有关；珍珠层的硫酸水解物能抑制组胺引起的肠管收缩，又可防止组胺引起的豚鼠死亡，并可以防止马血清引起的豚鼠过敏反应。

（5）抗肿瘤作用：近年来较多研究集中在虫类药的抗肿瘤作用，其抗肿瘤机制主要是抑制或破坏肿瘤细胞增殖、诱导细胞凋亡、改善人体免疫功能等。研究发现，斑蝥对小鼠肝癌、网织细胞肉瘤有一定抑制作用；蟾蜍对皮肤癌、肝癌、胃癌、食管癌、结肠癌、直肠癌、乳腺癌、白血病等的治疗均有作用；全蝎对乳腺癌、肺癌、食管癌、肝癌、肠癌、宫颈癌等有明显的生长抑制和杀伤作用。蝌蚪、守宫、地龙、蜂房、鳖甲、蝮蛇、蝼蛄等均有不同程度的抗肿瘤作用。

（6）对心血管系统的作用：蟾酥有抗心肌缺血的作用，体外实验表明，可使纤维蛋白溶解后溶酶活性化，从而增加冠状动脉灌流量，改善微循环，增加心肌供氧，改善心肌供血；水蛭提取物水蛭素能增加心肌营养性血流量，并能对抗垂体后叶素引起的家兔冠状动脉痉挛，对心肌缺血有抑制和治疗作用；蜣螂有正性肌力及改善心脏泵血功能的作用，此作用似与心肌内在收缩性能的改善明显有关；全蝎中的蝎毒作用于离体豚鼠心脏时，早期可使心肌收缩力增强，同时伴心律失常，继之出现心率、心肌收缩力、冠脉血流量的波动，晚期则出现心动过缓，这种变化考虑与自主神经递质变化有关，并可使血压下降，维持降压作用达1～3小时，可能与抑制血管运动中枢，扩张血管，抑制心脏活动，降低肾上腺素的增压作用有关；地龙对多种动物的降压作用缓慢而持久，有人认为是作用于中枢神经系统，使血管扩张，容积增大而使血压下降；蜂乳可通过扩张冠状动脉达到降低血压作用；冬虫夏草所含的腺苷具有舒张血管，降低血压作用。

（7）对神经系统的作用：有学者研究发现，给予大鼠神经痛病理模型蝎毒组分，观察对受损神经恢复过程的影响，结果大鼠受损坐骨神经纤维生理功能和形态学都得到恢复；壁虎和蜈蚣具有中枢抑制作用；而对全蝎、地龙、蝉蜕及蜈蚣等的研究发现这些虫类药物具有镇静和抗惊厥作用。

（8）对血液系统的作用：对血液系统的作用表现在抗凝血与凝血两个方面。水蛭中含有的水蛭素能阻止凝血酶对纤维蛋白原的作用，阻碍血液凝固，增加微循环灌注；蕲蛇中提取的去纤酶，作用于血浆凝血因子，可以有效改善血液高黏滞状态，并抑制血小板聚集，防止血栓形成；地龙中提取的蛋白组分蚓激酶，具有纤溶及纤溶酶原激活剂活性，可直接溶解纤维蛋白及血凝块；蜂毒有抗凝、降黏和溶栓作用，可用于预防和治疗血栓形成的相关疾病。露蜂房中的醇、醚及丙酮浸出物有促进血液凝固作用；蜂乳能增加人红细胞和网织红细胞的血红蛋白，并使血小板数量增加而呈现凝血作用；动物实验证实血余炭能缩短出、凝血时间和血浆再钙化时间，广泛用于各种出血症。此外，阿胶有加速血细胞生长作用，穿山甲能升高放疗后的白细胞，龟甲胶可以治疗化疗所致的血小板减少。

（9）对生殖系统的作用：具有滋补强壮作用的虫类药，通过增强机体全身功能，进而对生殖系统起作用，增强性机能，虽作用缓慢，但较持久。如蛤蚧提取物能增加幼年雌性大鼠子宫和卵巢重量，使去势雄性大鼠精囊和前列腺增重；紫河车含有卵巢激素、黄体激素等多种激素，对睾丸有兴奋作用；蜂乳中含有促性腺激素样物质，可使小鼠卵泡早熟；蛤蟆油对小鼠发育有良好影响，且能延长雌性小鼠的兴奋期；海马浸膏可使雌性小鼠交尾期延长，处死后见卵巢、子宫肥大，并可使去势小鼠交尾期再现。

（10）其它作用：海螵蛸、牡蛎、珍珠母等均含有碳酸钙，能中和胃酸，用于胃及十二指肠溃疡；胆汁中发现的胆汁酸（鹅脱氧胆酸、熊脱氧胆酸）有溶解胆结石作用；蝮蛇提取物通过促进游离胆固醇的酯化而促进肝脏的异化排泄，从而抑制胆固醇含量的升高；蜂毒也有降低胆固醇的作用，尤其是蜂毒的组分蜂毒肽尤为突出。

（11）毒、副作用：虫类药的毒、副作用，主要表现在对心血管、呼吸系统、神经系统、血液系统、泌尿系统及过敏反应等方面，以及肝、肾毒性，给身体造成不同程度的伤害。如蝎毒的心脏抑制和呼吸麻痹作用、大剂量蜈蚣导致溶血性贫血等；近年发现蛇毒、海马、蜈蚣、水蛭等通过严重溶血的间接作用可导致急性肾小管坏死。对于毒性较大的虫类药，临床使用时，要严格掌握适应证、炮制方法和入药剂量，熟悉药物的不良反应，趋利避害，有所遵循；对于过敏体质，不用或慎用虫类药物，或使用时加用具有抗过敏作用的中药，如徐长卿、地肤子、白鲜皮、蝉衣等，预防过敏反应的发生。

五、虫类药的加工、炮制与贮存

药物的加工、炮制能提高疗效，降低或消除药物的毒性和不良反应，也便于粉碎和贮存。虫类药的来源和入药部位复杂，有虫类的全体、骨骼、内脏、皮毛、分泌物、排泄物，甚至结石等，应根据具体药用部位，选择加工、炮制方法。仲景《伤寒论》中，就有关于虫类药炮制的记载。

虫类药材在捕捉后，用少许黄酒将其闷死，或用沸水烫（如九香虫、斑蝥）或蒸（如桑螵蛸）等处死，不得采用毒杀。净制时要除去有毒部分或非药用部分，如仲景抵当汤方云“虻虫去足翅，熬”。两栖、爬行、鸟、哺乳类，处死后要及时加工，去除非药用部位或分离不同药用部位，及时干燥，防止变质、腐烂。蕲蛇、乌梢蛇等蛇类药材则需去除头和鳞片、内脏等。对内脏不入药的虫类要除去内脏，拭净血迹，如穿山甲、蛤蚧等。入药部位为贝壳、甲片、骨骼等，则需用蒸、煮、洗、烫、刷、酶解等方法去除附着的残肉、皮膜，如牡蛎、龟甲、鳖甲等。

形体较小、质地疏松的虫类毋需切制；形体不规则，质地较硬的宜粉碎后应用，如瓦楞子、石决明等；形体较规则，质地较坚硬的多采用酒浸润，然后切片、段、块使用，如鹿茸、蕲蛇等。为防止变质变味，应用酒软化药材时，避免用水；药物的活性成分多数不耐高温，应采用低温真空和远红外干燥，以保存药物的活性。

使用虫类全体的，一般洗净、晒干、焙干、炒用或研末备用，一些虫类需用盐水煮制，如全蝎。质地疏松的虫类多采用烘焙法，使药材酥脆，便于粉碎，如蜈蚣、蚂蚁等。质地坚硬的贝壳、骨骼类，多采用煅、砂烫、砂烫醋淬、油炸、油涂烧等方法，使其酥脆，便于粉碎，利于有效成分的溶出，如砂烫龟甲、油涂烧豹骨等。动物类药材具有特殊腥味，可采用麸炒、米炒、酒炙等方法去除腥臭之味，如麸炒僵蚕、米炒斑蝥、酒炙蕲蛇等。炮制动物粪便时，要注意炮制的加工顺序，先炒后加辅料，如醋炙五灵脂。

炮制方法不同，其功效也有异。如石决明生用平肝息风，煅用则以收敛为主；蝼蛄去头足翅，可以通利二便，利水消肿，若不去头足翅，反能涩二便；水蛭、鸡内金生用比炙用功效更大；鳖甲醋炒后敛阴作用更强。有些药物毒副作用大，临床应用不安全，必须通过炮制降低其毒性或副作用，如米炒斑蝥、酒制蟾酥等。有些不具药理活性，炮制后产生新的作用，如人发煅成血余炭后方可入药，产生止血作用。应当注意，由于药物活性成分受温度影响较大，宜采用温度较低的炮制方法。

临床应用虫类药时，要继承、发掘传统的加工、炮制方法，结合现代药物学研究进展，努力提高加工炮制技术，使虫类药发挥更大的疗效。

虫类药的贮存，一般均置于干燥容器内，注意密闭、防蛀、防潮。

六、拓开虫类药应用之途径

虫类药具有特殊之优势，但实际使用的虫类药品种和数量却较少，而且其中一部分只是一般应用，远未发挥其潜在的特殊功效。为此，拓开虫类药临床应用之途径，具有重要的现实意义。

首先，虫类药具有以下特殊优势：

1. 药源丰富，品种繁多　据调查，全世界已知动物达 150 多万种，而植物仅 30 多万种，在所有动物中，昆虫占 80%。我国幅员辽阔，资源充沛，各地（包括海洋）天然的动物药源十分丰富，如蛇类，目前全球有近 3000 种，其中毒蛇约 600 种，而我国就有近 170 种蛇，其中毒蛇 46 种。如此众多的药源，可以充分采集，为虫类药的应用提供了较大的空间。

2. 功效独特，疗效卓著　虫类药具有较强的生物活性，功效独特，临床运用，如能辨证明确，选药精当，则疗效显著，非草木药所能比拟。这样说并非轻视植物药的作用，临证应当注意虫类药和植物药的合理配伍，使之相辅相成，进一步提高疗效。如蜈蚣治疗阳痿确有效验，若与当归、白芍、甘草配伍运用，则相得益彰。同时，对于有毒虫类，如斑蝥、蟾酥等，应当谨慎使用，以防产生毒副作用。

3. 源于自然，应用方便　虫类药取之于大自然，源于生产实践，有着广泛的群众基础，广大群众对于虫类药材的生产、加工与应用有着丰富的经验；又因虫类药属血肉有情之品，可滋补人体精血，能满足人们多种疾病的防治与保健康复、强壮身体的需要。因此，虫类药的应用，颇具研究前景。

我们认为，拓开虫类药应用之途径有四：

1. 古为今用，引申发展　前辈医家由于时代的限制，对许多药物的功用未能详尽阐发，留待我们去发掘。根据古籍文献之线索，藉以引申发展，是开拓虫类药应用途径之一。例如蜈蚣，古籍主要述其功效为息风定惊、解毒消痈，仅《名医别录》提及其能“堕胎，去恶血”，我们将其用于宫外孕孕卵未终绝者，以宫外孕方（丹参 15g，赤芍、桃仁各 9g，乳香、没药各 6g）加蜈蚣 3 条（研吞）等，能使孕卵终绝而康复；而蜈蚣治阳痿，未见记载，在用其治疗结核病过程中，发现有增强患者性功能现象，故用其治疗阳痿，果然疗效颇佳。又如蜂房是一味祛风定惊、攻毒疗疮、散肿止痛之佳药，仅《唐本草》记载其有温阳益肾治阳痿之功效，临证用于治疗慢性支气管炎时，有患者反映似有壮阳作用，随后用其治疗阳痿、遗尿、咳喘等，确有温肾壮阳之疗效。

2. 实践探索，发掘新药　通过实践，并借助现代研究技术去探索、发掘，许多虫类药的药效作用不断被发现，并能开发出一些新药。如用鱼鳞洗净熬制成鱼鳞胶，具有较强的补血养阴作用，用于治疗结核病及血小板减少症，疗效很好。蚕蛹的蛋白质含量比肉类高出 2～3 倍，且含有多种人体必需氨基酸，不仅是治疗小儿疳症的佳品，也是慢性疾病的滋补良药。蛇类入药，《本经》即有记载，随后诸多本草均有论述，但仅局限于用其躯体、胆、皮，而未及蛇毒。研究发现，蛇毒是很好的抗凝剂和镇痛剂，它含有多种酶类的蛋白质、多肽类，我们已经熟知，蛇毒中分离、提取的去纤酶，作为一种新型抗凝剂已广泛应用于治疗血管闭塞性疾病；提取眼镜蛇毒制成的“克痛宁”注射液，镇痛效果强于吗啡。从蟾酥中分离的脂蟾毒配基，兼有升压、强心、兴奋呼吸作用，临床用于治疗肺源性心脏病引起的呼吸循环衰竭和失血性休克。另外一个重要的研究领域是海洋动物，不仅种类多，而且成分复杂，化学结构奇特，往往具有独特疗效，值得进一步研究开发。

3. 改革剂型，便于使用　有些动物药有一定腥味，且其形态异样，不易为人们所接受，患者常可能产生厌恶或恐惧心理，往往不敢服用，因此，有必要进行剂型改革。提炼、精制虫类药，制成丸、片、胶囊或针剂等，既节约药材，又方便服用、便于贮运。目前，国内已制成地龙、全蝎、蟾酥、蜈蚣、守宫等注射液及斑蝥素片等。《神农本草经》中有“生者尤良”之说，说明生品中活性物质的作用不可低估，而传统中药离不开煎煮、烘烤等炮制方法，致使蛋白质、酶等大量活性物质被破坏，大大降低药效，比如水蛭的有效成分水蛭素采用传统炮制后大多被破坏。中国癌症研究基金会北京鲜动物药研制中心李建生研究员在谢海洲、朱良春等教授指导下，与清华大学生命科学院专家合作，运用超低温冷冻及生化技术研制成功鲜动物药“金龙胶囊”，较好地保留了原动物药材中天然的生物活性成分，是卫生部批准生产的第一个鲜动物抗癌新药。这种既保持传统中医特色，又吸收现代科学技术成果的新制剂，是一个创新和突破，值得借鉴和推广应用。吴以岭院士和清华大学联合攻关发明的“虫类药超微粉碎（微米）技术及应用”，第一次将超微粉碎技术应用于中成药生产，标志着中药现代化迈出新的步伐。

4. 人工养殖，保证药源　为了保证药源，有些紧缺虫类药如蛤蚧、冬虫夏草等均可人工养殖，地鳖虫、蛤蚧、全蝎、蜈蚣、蛇等，在全国已有许多地区进行了人工繁殖，可以满足供应；一些珍稀、保护或昂贵的动物，则可以使用代用品，如以水牛角代犀牛角，山羊角代羚羊角等，但用量需加大。为稳定药材质量，安徽中医学院、合肥立方药业集团和江苏南通良春风湿病医院已经尝试建立动物药 GAP 养殖及加工技术 SOP 的制定，并在江苏南通建立动物药标本馆，对于虫类药的规范应用和深化研究，颇具指导意义。

总之，通过广大中医药工作者及相关学科的相互协作，共同努力，运用多种手段和方法，广泛实践和应用，虫类药的研究一定会取得新的进展。

（朱良春　高想）

各　论

一、攻坚破积

守宫（《尔雅》）

（一）概述

【别名】蝘蜓（《尔雅》），壁宫、蝎虎（《新修本草》），壁宫（《唐本草》），壁宫子（《圣惠方》），地塘虫（《摘元方》），壁虎（《本草纲目》），天龙（《饮片新参》），爬壁虎（《四川中药志》），广东地区称“盐蛇”。

【科属】为蜥蜴亚目壁虎科动物无蹼壁虎 *Gekko swinhonis* Guenther、多疣壁虎 *Gekko japonicus*（Dumeril et Bibron）、蹼趾壁虎 *Gekko subpalmatus* Guenthe 等的全体。

【生态】为小型爬虫类，体扁平，四肢短，皮肤柔软，头大，四肢软弱且常具趾垫，大部分体长 3～15cm（包括占总长近一半的尾）。平均寿命 5～7 年。多数具适合攀爬的足，足趾长而平，趾上肉垫覆有小盘，盘上被有微小毛状突起，末端叉状，或具可伸缩的爪，使其能攀爬极平滑与垂直的表面，甚至越过光滑的天花板。没有活动的眼睑，眼上有透明保护膜，瞳孔纵置，并常分成数叶，收缩时形成 4 个小孔。尾或长尖或短钝，甚或呈球形，有些种类的尾可贮藏养分，使之在不适宜的条件下能获取养分，当受到强烈干扰时，尾可自行截断，且能迅速再生新尾。体常呈暗黄灰色，带灰、褐、浊白斑。多具声音，依种而异。多为卵生，每产 2 枚；卵白

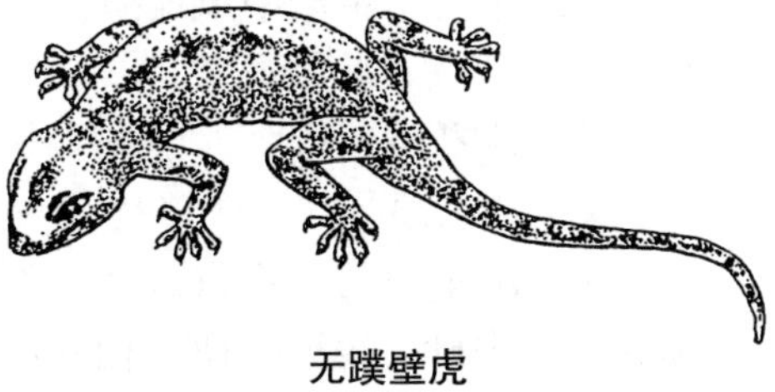

无蹼壁虎

色，卵圆形，壳易破碎。有时几个雌体将卵产在一起，孵化期1个多月，喜生活于建筑物内，白天栖于壁间、檐下、橱柜背后等隐蔽处，夜间出没于有灯光照射的天花板、墙壁、檐下或电杆上，以蚊、蝇、飞蛾等昆虫为食。我国主要分布于西南及长江流域以南诸地区。

【成分】壁虎含与马蜂相似的有毒物质及组胺类[1]。尾肌含蛋白质、肽类、脂肪、多种酶。无机元素以钠为主，其次是钾、磷、钙、镁、铁、硅、铝、钛、铬、锰、铅、钡、铜、锆、银、锶、锡等18种元素[2]。

【药理】[3]

（1）对神经系统的作用：①镇静催眠：明显增强小鼠阈下剂量戊巴比妥钠的催眠作用。②对中枢兴奋剂作用的影响：小鼠腹腔注射壁虎提取物，表明有拮抗苯丙胺的作用，而对硝酸士的宁和戊四氮惊厥作用无明显影响。

（2）抗肿瘤作用：体外试验发现其水溶液可抑制人体肝癌细胞的呼吸。

（3）抑菌作用：对结核杆菌及常见致病性真菌有抑制作用。

（4）毒性：给小鼠静脉注射壁虎80%乙醇提取物水溶液的LD_{50}为0.49g/kg，腹腔注射时LD_{50}为5.1g/kg。

【炮制】夏秋两季捕捉，捕后将完整壁虎除去内脏，擦净，用竹片撑开，使其全体扁平顺直，晒干或烘干。①壁虎：取原药材，除去头、足及鳞片，切成小块。②炒壁虎：取净壁虎，用滑石粉炒至发泡酥脆及有香气逸出，取出放凉。贮干燥容器内，密闭，置干燥处，防蛀，防潮。净制：除去灰土，勿使尾部脱落。切制：竹片插在嘴巴下方提起，用文火烤干即可。

【药性】味咸，性寒，小毒。归心、肝经。

【功效】①祛风定惊：主治历节风痛，四肢不遂，惊痫，破伤风等；②解毒消瘸：主治痈疮，恶疽，肿瘤等；③通络起废：主治历节风痛，中风瘫痪，风痉惊痫，小儿疳痢等；④抗痨消坚：主治结核，瘰疬。

【用量】本品一般用量煎剂4.5～9g，散剂1～2g。少数病例服后有咽干、便秘现象，以麦冬、决明子各9g代茶，可以改善。

【禁忌】阴虚血少，津伤便秘者慎服。

【前贤论述】

（1）《纲目》："主治中风瘫痪，手足不举，或历节风痛，及小儿疳痢，血积成痞，疠风瘰疬；疗蝎斑蜇。"

（2）《医林纂要·药性》："祛风痰，补心血，治惊痫。"

（3）《本草求原》："滋阴降痰。"

（4）《得配本草》："守宫咸寒，有小毒，入手少阴经血分。治中风惊痫，厉风瘰疬。配蚕砂、麦面炒研，柏叶汤下，治风癞。童便、酒、盐随方法制。"

（5）《本草汇言》："病属血虚气弱，非关风痰风毒所感者，宜斟酌用之。"

（二）应用

1. 结核　江西省中医院用“抗结核合剂”（守宫末3g，冲服，猫爪草、薏苡仁各30g，天葵子、百部、生牡蛎各15g）为主，配合“羊骨虎挣散”（绵羊骨一具，烧灰存性，制马钱子30g，制附片、炒甲珠各60g，共研细末，分为120包，每早晚各服一包，开水送服，甜酒为引，两个月服完。此方用于骨结核效好）及“止痉散”（蜈蚣、全蝎各等份，每早晚各服1.5g，对结核病引起的疼痛有效，因此一般是加入上二方中同时使用），治疗肺结核、淋巴结核、肾结核、骨结核。在临床实践中，还适用上方治疗结核性脑膜炎、肠系膜淋巴结核、鼻咽癌、甲状腺肿瘤及不明原因的血尿等病，取得了比较显著的效果。

用守宫粉（每服1g，日3次，长期服用）治疗骨结核12例，其中8例痊愈，恢复了劳动力，4例有不同程度的好转。又方守宫、蜈蚣、地鳖虫各60g，制乳没、三七、红花各30g，炮山甲15g，共研细末，加赋形剂压片，包糖衣，每片重0.5g，每服6片，日2次，主治骨与关节结核，能解毒定痛，破瘀活血[4]。

凡瘰疬已溃穿者，用“守宫散”：守宫五条，切碎，晒干，于清洁瓦上焙成炭，研细外用，每日换一次，2周左右可以收敛向愈；未溃者，用炙守宫50条，研细末，装入胶囊，每服2～3粒，日3次，小儿酌减，一般2～3周，可以见效。对于颈部癌转移的肿核，用之亦有裨益。或以守宫50条，菜油一斤半浸之，或放铜锅内，以炭火煎熬，至守宫化尽为度，再将油露三五夜，退去火性，用此油搽瘰疬患处，未溃可消，已溃能敛。

【病案举例】沈某，女，34岁。有肺结核史，平素情绪沉郁，形体消瘦。近半年来，颈部出现硬核，逐步增多、增大，颈两侧累累如串珠，达13枚之多。苔薄，质微红，脉细弦。肝郁痰凝，结为瘰疬，治宜攻瘀散结，化痰消坚。以守宫30条，洗净烘干，研细末，胶囊装盛，每服3粒，日3次。一周即见缩小，二周显消，三周而愈。

2. 胸水　用守宫一味治疗结核性胸膜炎、渗出性胸膜炎、包裹性胸膜炎共13例。所有患者均非初诊。病程最短2个月，最长3年。其中结核性胸膜炎5例，渗出性胸膜炎6例，包裹性胸膜炎2例。均经X线胸片确诊，经西医治未愈，胸水反复出现。治疗方法为取守宫一味，烘干研细面，装胶囊，每粒0.5g，每服3～5粒，日服3次。如见胸水过多，呼吸困难者，可胸穿抽取胸水，然后服药。治疗期间，停止其它一切治疗。1个月为1疗程。经1～2个疗程治疗，13例患者胸水全部消除。有结核病灶者，病灶密度增高，边缘清楚，且毫无毒副作用。仅有4例因病程较长，服守宫前已有胸膜粘连，本次治疗后，粘连情况未变[5]。

3. 支气管哮喘　采用单味壁虎散治疗小儿喘息型支气管炎取得较好疗效。治疗方法：取活壁虎1条，用麻油适量炸至焦黄捞出，研为极细末，用余油送服，每日1次，每次1条，连用7条为1疗程。一般1疗程即可痊愈，未愈者可隔3～5日后再服1疗程，直至痊愈[6]。

4. 恶性肿瘤

（1）晚期肺癌：上海龙华医院用守宫、干蟾皮、天麦冬各9g，南北沙参、百部、八月札各12g，夏枯草、葶苈子各15g，鱼腥草、山海螺、金银花、白英、蛇舌草、生牡蛎、苦参各30g，水煎，每日一剂，治疗晚期肺癌。效果：共治27例，显效2例，好转15例，无效10例。

上海杨浦区中医医院用"中西医结合扶正抗癌"法治疗晚期肺癌，共治晚期原发性肺癌14例，取得一定疗效。治疗方法有二：一是扶正法，二是攻癌法。关于扶正法：用养肺阴、补肺气，健脾益肾等法。关于攻癌法：分中草药攻癌及化疗攻癌两类。①消肿解毒、化瘀软坚法：在癌块较大或有阻塞性炎症及肺不张时，可用守宫粉、蜈蚣粉、地鳖虫粉各1.5g混合，分2次吞，蛇六谷、生半夏、生南星（三味均先煎一小时）、七叶一枝花、羊蹄根、铁树叶、蛇舌草各30g，商陆、蟾皮各15g，煎服。②抗癌化学药物：联合使用以下3～4种，中等剂量脉冲治疗，每周1～3次。如环磷酰胺0.4～0.6g/次，5－氟尿嘧啶0.5g/次，争光霉素3万U/次，自力霉素2～4mg/次，长春新碱1～2mg/次等。在扶正与攻癌块的具体应用方面，是采取分阶段的有机结合。当机体与攻癌块势均力敌的相持阶段时，用中药扶正加化疗攻癌，以达到抑制病势的作用。当机体与癌块经过激烈斗争后，癌块趋于缩小，机体对化疗耐受性差，反应较大时，就停用化疗，而换以中草药和虫类药攻癌及中药扶正以巩固之，待患者机体情况逐渐得到恢复后，再继续进行治疗。疗效：总有效率为64.3%其中显效1例，良效4例，有效4例，无效5例。

（2）食管癌：用天龙粉治食管癌4例（均经钡剂造影确诊）。治后吞咽困难消失，食量及体重增加，造影复查，病灶缩小或消失。制用法：将天龙与米炒至焦黄研成粉，每日服1～2条，分2～3次，以少量黄酒调服。治疗4例，临床症状均消失。钡餐造影复查，1例食道下段狭窄消失，但边缘仍欠整齐；1例食道下段狭窄较前为轻；1例见癌灶消失；1例食道中段仍然狭窄，但脱落细胞检查阴性[7]。

【病案举例】曲某，男性，65岁，机关干部，2001年7月5日初诊。患者平素嗜食辛辣厚味，已患慢性浅表萎缩性胃炎十余年，间断服用中西医各种胃药，症状时轻时重，一直未予以重视。近一个月来因为情绪波动，胃脘胀痛明显，而且吞咽食物出现困难，并呈进行性加重，身体逐渐消瘦，方引起重视。经大连市友谊医院胃镜及病理检查确诊为"贲门癌"并"慢性浅表萎缩性胃炎"。症见精神不振，面色萎黄，形体消瘦，胃脘胸膈胀满，吞咽固体食物困难，进流食尚可，大便干结，舌红，苔黄腻少津，脉弦细。诊断：噎膈，胃痞（贲门癌，慢性浅表萎缩性胃炎）；辨证：痰瘀毒结，气阴两伤；治法：解毒散结，益气滋阴。方药 1：守宫研细粉，炼蜜为丸，缓缓含化，每日 6 丸（每丸约含生药 1g）。方药 2：生白术 30g，生百合 20g，麦冬 15g，生地 15g，玄参 15g，栝楼仁 15g，半夏 10g，桃仁 10g，僵蚕 15g，炒莱菔子 15g。每日一剂，常规水煎服。2001 年 7 月 20 日二诊。大便通畅，吞咽食物也觉顺畅一些，余症如前。守宫蜜丸改为每日 8 丸，方药 2 减炒莱菔子加玉竹 15g，鸡内金 15g。2001 年 8 月 20 日三诊。吞咽困难明显缓解，进软食已经无大碍，胃脘胸膈稍有饱胀感，舌红，苔薄黄，脉弦缓。方药 2 加佛手 10g。患者以守宫蜜丸为主，守方增减半年后，经胃镜证实局部肿物已经消散，仅余慢性浅表性胃炎。

按：贲门癌是常见的消化道肿瘤之一，多由于饮食不节，情志因素干扰导致脾胃气机失和，痰浊瘀毒结聚局部而成噎嗝之顽疾。守宫又名壁虎，味咸，性寒，有小毒，具攻毒散结之功。临床显示对食道癌及贲门癌等具有较好的疗效，然用于大队汤剂之中，一般剂量则显病重药轻，超常剂量又畏其毒性致害。贲门乃胃之上口，离口腔、食道较近，守宫研粉，炼蜜为丸，缓缓含化，可以使药力直达病灶，就近祛邪，而不伤及无过之地。可谓量少功多，剂微效著。用蜜为丸之意，一者，作为赋形剂，便于含服，利于贮存；二者，缓和守宫峻烈之性；三者，可以使药物黏附于病灶局部，充分发挥药力（摘自石志超著《虫类药证治拾遗》）。

朱老对萎缩性胃炎伴肠上皮化生或不典型增生者，均于辨治方中加用守宫、刺猬皮，悉获佳效。

（3）其他肿瘤：用守宫粉 39g，加鸡蛋粉 42g（约鸡蛋 4 只大），或用守宫粉 54g，加蜈蚣 6g，每次 1 匙，每日 2～3 次，饭后 1 小时服下。治疗 17 例癌肿（包括子宫颈癌、食道癌、绒毛上皮癌转移肺、肠癌、脊椎骨肉瘤等），虽不能使癌肿消失，但可以抑制其发展[8]。

（4）癌症呃逆：用守宫 9%，枫斗石斛 10%，芦根 10%，党参 10%，白术 8%，旋覆花 10%，沉香曲 10%，竹茹 10%，制半夏 7%，生地榆 9%，洋金花 1%，青茶（以龙井为好）6%。诸药烘干，共研细末，制成 4.5g 丸剂，每日 2 丸，沸水浸泡 20 分钟后少量频服，治疗 58 例（包括胃癌、肺癌、肾癌术后、膀胱癌术后、恶性淋巴瘤、多发性骨髓瘤、结肠癌术后等，所有患者都属于晚期肿瘤）呃逆，45 例完全控制，无复发；11 例用药时得到控制，停药后数天呃逆复发，但再服上药仍有效；2 例无效，总有效率 96.5%[9]。

5. 非特异性结肠炎　壁虎研末合白及煎成黏性汤液保留灌肠，3 日 1 次，5 次为一疗程；另外壁虎、白及研末装入胶囊备用。在灌肠间歇期间可服用胶囊，5 次灌肠结束再服用胶囊两周，经 1 疗程灌肠治疗未能痊愈者再行第 2 疗程治疗，如第 2 疗程治疗后仍无明显好转属无效。有 72 例临床治愈，好转 15 例，2 例为无效[10]。

6. 血栓性静脉炎　用通脉散（水蛭、壁虎）治疗血栓性静脉炎 20 例，痊愈13例（65%），明显好转4例（20%），进步3例（15%）。应用通脉散后全血黏度、血浆黏度、血细胞比容、红细胞电泳、血小板聚集等与治疗前相比有明显改善[11]。

7. 血栓闭塞性脉管炎　治愈1例左下肢“三期一级血栓闭塞性脉管炎”在活壁虎近尾部剪下一块稍大于溃疡面的带皮壁虎肌肉，以75%酒精洗去血迹后敷于溃疡处，然后用消毒纱布包扎。当晚疼痛减轻，三天后溃疡面结痂，半月后完全不痛，50天后痊愈[12]。

8. 雷诺病　将壁虎、丹参各等份焙干研细装入胶丸内，每服10丸，每日3次，治疗早期雷诺病14例，痊愈11例，好转1例，中途停药1例，无效1例。最短28天，最长4个月治愈[13]。

9. 附骨阴疽、流痰走注、顽疮不敛　祖传治骨痨的秘方“龙虎十将丹”，能促进病灶吸收及受损骨质修复。应用范围：①附骨阴疽；②流痰走注；③顽疮不敛。配制服法：①处方：壁虎、蕲蛇各120g，海龙（海马或海蛆亦可用）、蜈蚣、全蝎、炮山甲、地鳖虫、露蜂房、鹿角胶各60g，斑蝥15g（用一两糯米炒至焦黄）。②制法：先将壁虎、蕲蛇、蜂房三味分别放置于密闭瓦罐内，盐泥封固，文火焙烧（置于糠火中烧约半小时许）至药物焦黄为度，不可成炭，然后与他药共研细末，充分和匀后以鹿角胶黄酒烊化拌药，最后炼蜜为丸。③服法：每日早晚各服一次，每次服9～12g。上药配制药量：一般宜在30～50日服完（依患者体质、年龄以及对药物的耐受性而定）。服完一料。休息10日，续服第二料。一般连服2～3料，即可见功。注意事项：①服药期间忌辛辣、雄鸡、鲤鱼、牛肉等食物。②服药期间及好转后，须静心休息，加强营养。③有肾脏及泌尿系统疾病患者慎服，或减少服量。服药期间出现腰痛、尿急、尿血者，需立即停药数日，并以六一散、绿豆煎汤频服。倘能依法配制，剂量掌握得当，此种反应少见。④骨痨溃后，日久不合者，除内服本方外，还须并用外敷拔毒去腐膏（红升丹30g，冰片1.5g，乌鲗骨15g，共为细末，以麻油或凡士林调和；或直接用散剂）。⑤如有较大的死骨存在，瘘管日久不合者，可用推车散（蜣螂虫研末）或施行手术，将死骨除尽，方能彻底根治[14]。

【病案举例】陈某，男，50岁，工人。右侧髂关节肿痛畸形已八、九年，历经各种中西药物、针灸、电疗、穴注、理疗等均无明显效果。1962年3月酸痛更甚，右髂骨关节延及右膝活动障碍及强直，食欲顿减，体重下降，全身瘦削；继而髂关节隆起突出，局部剧痛。漫肿无头，潮热虚烦。经X线摄片检查，显示髂关节间隙狭小，边缘模糊，股骨头内缘骨质损坏，诊断为右髂骨关节结核。经住院综合治疗三月余，因无效拟作手术，患者拒绝，乃转来我院治疗。诊为“骨痨症”，用本方法治疗，经服药45日，局部疼痛大减，步履渐方便；至11月服完三料时，局部疼痛完全消失，全身健康状况显著好转。次年二月由我院X线检查证明：“右侧髂骨边缘清晰，坏死骨质已渐增生”。患者在家调养月余后，遂恢复工作。最近随访，并未复发，仅过度劳动后或天气骤变时稍有酸痛不适。

按：此方全为动物类药，其温经通络，推陈致新、解毒攻坚、生肌敛疮之功特著，故于骨结核等阴疽顽疮，死骨瘘管，瘰疬坚核，多能奏效。由于内含斑蝥，宜先用小量，逐步增加，并煮绿豆汤频饮为宜。

10. 毒蛇咬伤　化毒散：天龙 10 条，蜈蚣 20 条，斑蝥 5 只（去翅足），地龙、全蝎各 1.5g，共研细末，每服 1.2g，用温开水冲服。治疗毒蛇咬伤中毒有较好的疗效，一般轻中型者每 5 小时一包，约服 4～5 包即可；重型而体质壮实者，需服 6～7 包，孕妇或体弱者，每 3 小时服半包。服药后如小便涩痛者，另用车前子 9g，六一散 15g 煎汤饮服，或用绿豆 120g，茅根 60g，煎汤频服。

11. 无名肿毒　活守宫一条放入鸡蛋内，封好，一周即化（骨存）；用此涂敷肿处，2～3 日可消，山东邹平县明集公社窝村大队卫生室用此法治蝎、蜂蜇伤肿痛，观察 20 例，均一次治愈。说明其解毒、消肿、止痛之作用，甚为可靠。

12. 切口瘘　切口瘘多见于胃、肠、胆囊、脓肿切排引流、外伤清创、妇产科等手术以后。用“守宫散”治疗切口瘘 45 例，效果比较满意。治疗方法：外用守宫散，内服三七合剂。使用时，先以生理盐水清拭局部切口，撒上守宫散一层，外用纱布覆盖，勿使沾污，保持创面干洁，每日换药一次。“三七合剂”：参三七、川贝、白及各 2g，地鳖虫 1g，研细末，每服 1～2g，每日 3 次。以 7 天为一疗程，需要时可续用一疗程[15]。

13. 臁疮　即下肢溃疡。民间用两枚熟鸡蛋黄熬油，再入壁虎一条熬之，以此油涂患处，每日 1～2 次，收口较速。亦可治疗皮肤感染：用壁虎焙干研粉撒于创面上，视情况包扎或暴露，3～4 天换药 1 次，疗效较好。

14. 化疗药物渗漏性损伤　用壁虎酒持续湿敷，加上药物封闭治疗化疗后药物渗漏性引起的损伤 180 例，取得较好的疗效。壁虎酒的制备：取新鲜壁虎一条，浸泡于 75% 酒精中加盖，半月后即可用。用完后再添酒精 500ml 浸泡 1 周可用。患者疑有渗漏，立即终止输注，抽空针尽量回抽之后拔针。弱刺激或无刺激性化疗药外渗漏，用壁虎酒持续湿敷 2～4 小时。强刺激性化疗药物外渗漏除用壁虎酒持续湿敷 4～6 小时外，可加用 0.25%～1% 普鲁卡因与生理盐水以 1∶4 浓度皮下封闭。皮肤出现发黑坏死时，则去除坏死组织，根据情况植皮等治疗。结果：180 例中，显效 170 例，有效 10 例[16]。

15. 乳腺增生　用壁虎治疗乳腺增生病 50 例，所有患者均经 X 线钼靶拍片或病理切片检查确诊为乳腺增生病。治疗方法为将壁虎放瓦上焙干研细，装入 1 号胶囊内（含生药 1g）。每日 3 次，每次 3～4 粒，如服用困难则每次用壁虎 2 只剁碎炒鸡蛋食用，日 2 次，15 天为 1 疗程。治疗期间不加服任何药物。结果：临床治愈 42 例，显效 6 例，好转 2 例，无 1 例无效。服药最少者 15 天，最多 60 天，平均 50 天。且服药时间长短与乳腺增生程度有关；服药期间未发现任何毒副作用[17]。

16. 慢性骨髓炎　以壁虎为主内服、外用治疗慢性骨髓炎49例，治愈11例，显效5例，好转2例，无效1例。外用方为：壁虎30份，冰片1份，研磨，用生理盐水纱条蘸药置入窦道，每日更换一次。内服方为：用壁虎40份，丹皮、丹参、蒲公英、地丁各20份，牛黄1份，共研细末，装入胶囊，每服4～6g，每日2～3次，可根据中医理论辨证选用对症汤药送服[18]。

17. 风湿性疾病 《圣济总录》麝香丸治历节风，疼痛不可忍：蛴螬3枚，壁虎3枚，地龙5条，乳香1分，生草乌头3枚（去皮），木香半两，麝香1钱，龙脑半钱。将草乌头、木香捣细为末，研匀，可加入少量酒煮面糊，为丸如梧桐子大，每服30丸，临卧乳香酒下。《医学正传》如神救苦散治瘫痪，手足走痛不止：御米壳1钱，陈皮5钱，炙壁虎、乳香、没药、甘草各2钱五分，共研细末，每服3钱。邓明鲁等编著《中国动物药》用壁虎、蜈蚣各10g，白芷20g，共研细末，每服4g，每日2次，治疗风湿关节炎。

18. 小儿惊风与高热惊风　著名成方“盐蛇散”（守宫、琥珀、朱砂、冰片、麝香、珍珠、牛黄等），治疗小儿惊风与高热惊风疗效确切[19]。

（三）按语

壁虎，咸，寒，归心、肝经。功能祛风定惊、解毒散结、通络起废；对于瘰疬结核、历节风痛、中风瘫痪、风痰惊痫、小儿疳痢尤有著效。因其以蜘蛛为食饵，故解毒治风之力殊强；且入血分，善于攻散气血之凝结，治恶疽肿瘤更为应手，并有排脓生肌、促进组织生长的作用，对于疮疡久不收口而形成瘘管者具有良好疗效。

朱老指出：白花蛇与守宫均有搜风通络、攻毒定惊之功，皆为治风解毒要药；但前者以透骨搜风见长，后者以破结消坚为胜；前者血虚津伤者慎用，后者无瘀凝坚核者勿轻施，其有小毒，用量宜小，且阴虚血少，津伤便秘者慎服。

朱老自上世纪60年代起即注重抗癌虫类药的抗风湿临床研究，取得较为满意的效果。守宫古代列为“五毒”之一，实际应用，性较平和，从未发生毒副反应，寒证、热证均可使用。近年治疗各种恶性肿瘤及顽固风湿类疾病均用金龙胶囊为主药，其主要成分即为鲜活守宫等提取物，实践证明，守宫抗癌、抗风湿疗效卓著，鲜品生物活性较干品更胜一筹，值得推广应用。

参考文献

［1］骆和生，周岱翰．常见抗癌中药简介（三）［J］．新中医，1978，（3）：40.

［2］黄筱美．蛤蚧与壁虎化学成分比较［J］．中成药研究，1987，（2）：29.

［3］廖大宏，张翔，杜正文，等．天龙乙醇提液对中枢神经系统的作用及毒性的初步研究［J］．四川医学，1981，2（4）：242.

［4］杨廷彬．壁虎治疗骨结核［J］．赤脚医生杂志，1977，（2）：25.

［5］袁宝山，洪明山．守宫治疗胸水13例［J］．四川中医，1999，17（6）：26.

［6］贾明来．单味壁虎散治疗小儿喘息型支气管炎［J］．新中医，1992，（11）：19.

［7］温州市抗癌小组．天龙粉治食道癌［J］．湛江科技，1973：3.

［8］上海第二医学院守宫粉对癌症疗效随访小组．随访17例癌症服用守宫粉后的疗效报告［J］．上海中医药杂志，1959，（1）：20-21.

［9］沈伟生．“平呃益胃茶丸”治疗癌症呃逆58例［J］．上海中医药杂志，1997，（9）：33.

［10］张秀英，武正华，王建萍，等．壁虎、白及治疗非特异性结肠炎89例疗效观察［J］．中医研究，1994，7（2）：29.

［11］胡慧明，胡国强，杜玉生．通脉散治疗血栓性静脉炎的血液流变学观察及疗效分析［J］．天津中医，1987，（5）：26-27.

［12］赵鹏俊．壁虎外敷治愈脉管炎溃疡一例［J］．四川中医，1986，4（2）：47.

［13］张学连，刘铭白．自拟虎参胶丸治疗早期雷诺氏病14例［J］．黑龙江中医药，1987，（1）：35.

［14］虞成英．治骨痨的秘方“龙虎十将丹”［J］．浙江中医杂志，1965，（12）：414.

［15］王重九，程皓，张文冲．守宫散治疗切口瘘的观察（附45例分析）［J］．江西医药杂志，1964，4（4）：187.

［16］陈仕琴，龚淑琴．壁虎酒治疗化疗药物渗漏的临床观察［J］．黑龙江护理杂志，1999，5（6）：29.

［17］吕云钊，吕长青．壁虎治疗乳腺增生病50例介绍［J］．中医杂志，1995，（11）：652.

［18］陈学连，王忠民．中医药治疗慢性骨髓炎49例报告［J］．中医杂志，1986，（9）：40.

［19］严明．动物药守宫功效的探讨［J］．浙江中医学院学报，1989，13（3）：40.

（陈达灿　马璇卿　刘俊峰　刘炽　朱海莉　黄楚君）

蜣螂虫（《本经》）

（一）概述

【别名】夜游将军（《纲目》），天社（《广雅》），转丸、弄丸（崔豹《古今注》），推丸（陶弘景），屎蜣螂（《本草原始》），滚屎虫、车屎客（《医林纂要》），胡蜣螂（《蜀本草》），大乌壳硬虫（《普济方》），推车客（《本事方》），推屎虫（《孙天仁集效方》），黑牛儿、铁甲将军（李延寿），粪球虫（《中药志》)，牛屎虫(《苏州本产药材》)，推车虫(《药材资料汇编》)，大将军、触角牛(《河北药材》)，铁角牛(《山西中药志》)。

【科属】蜣螂虫 *Catharsius molossus* L. 属鞘翅目，常用有三种，一为金龟子科昆虫屎壳螂；二为粪金龟科动物粪金龟；三为独角仙科动物独角仙。此外，金龟子科动物大蜣螂等，亦可入药。

【生态】屎壳螂全体黑色有光泽，体长 3～4cm，雄虫头部前方呈扇面状，表面有鱼鳞状皱纹，中央有一基部大而向上逐渐尖细并略呈方形的角突。粪金龟(紫蜣螂)体型略短宽，光亮，身体表面常带有紫铜、紫蓝、铜绿、黑蓝等金属光泽。二者喜栖息于动物粪堆中，或在粪堆下掘土穴居，吸食动物尸体及粪、尿等，有趋光特性。产卵后，推曳粪土将卵包裹而转成丸状。独角仙(独角蜣螂)体型大，长 36～60mm，宽 20～33mm，雄虫头部具有分双叉强力角突，以树叶为食。主产于江苏、浙江、湖北、河北及其它地区。

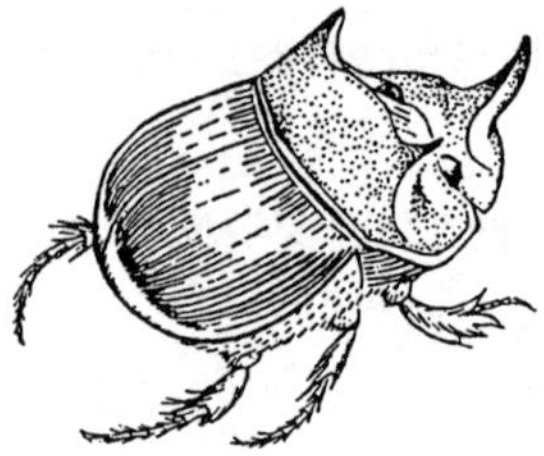

屎壳螂

【成分】含有毒成分(蜣螂毒素)约 1%，有效物质能溶于水、乙醇及氯仿，但不溶于乙醚[1]。煎 100℃，持续 30 分钟，亦不破坏。

【药理】

(1)对神经系统的作用：小鼠注射蜣螂毒素后表现不安、不快状，数十分钟后因痉挛发作致死；对蟾蜍神经肌肉标本有麻痹作用。

(2)对心血管系统的作用：蜣螂毒素对蟾蜍离体心脏有抑制作用；静脉注射于家兔后，血压先降后升，呼吸振幅增大，频率加快；灌注于蟾蜍的后肢血管，有暂时的扩张作用。

(3)对平滑肌的作用：抑制家兔肠管及子宫肌。

(4)抗肿瘤作用：蜣螂醇提取物能抑制人肝癌细胞的呼吸。

【炮制】一般于 6～8 月间晚上利用灯光诱捕，取雄虫，沸水烫死，烘干或晒干，一般宜炙用。有的地区习惯去头、足，仅用干燥虫体，药材体黑，质坚硬有强烈臭气。

【药性】咸、寒，无毒；入肝、胃、大肠经。

【功效】破癥积、通二便、定惊痫、拔毒生肌、散肿止血，内服外敷，用途甚广。但自宋、元以来，视其为峻厉之品，每多局限于疡科外治，而不轻用于内科疾患。

朱老通过温习文献，结合临床实践，认为其主要作用有：

(1)治顽固性大便不通：本品治疗大便不通，方书早有记载，如《圣惠方》治大便闭塞，用本品一味，研末热酒冲服；龚廷贤《万病回春》中治大便不通，列有“蜣螂散”；《本草纲目》也指出：“治大小便不通，下利赤白。”清代王孟英最善使用本品。他尝用治便秘吐粪、热毒便秘不通及气结津枯之便秘不通等症，均获佳效。因此用以治疗不全性肠梗阻及术后肠粘连之腹痛便秘，亦有殊功。

（2）治风湿痹痛：叶天士喜用本品配合其它虫类药治疗数十年不愈之“周痹”，以其能走窜脉络，散结通阳，故奏效甚著。凡关节僵肿变形，屈伸不利者，以之与蜂房合用效佳。

（3）治癌肿坚块：以其善于攻破症结，拔毒散肿，可适当配伍用治多种恶性肿瘤，尤以有二便不畅之并发症者最为适宜。

（4）治赤白下痢：李延寿“黑牛散”用本品一味烧研，每服1.5g，烧酒调服，主治赤白痢，噤口痢及泄泻实证。盖其能入手足阳明二经，有通腑去积之功，对痢疾初起，形体壮实者，颇为适合。此外对肛肠科诸症有效。

（5）近年来还用治膀胱、尿道结石，能促进排石。

（6）因其性阴寒，故能解热毒；善于止痛，故能镇痉，对小儿惊风、疳积之证实者，也是要药。用于治疗小儿疳积、惊风、重舌。

（7）治疗疮、痈、疔、疖等外科诸症。

【用量】内服或保留灌肠：煎汤常规6～12g，身体壮实者可适当加量；入散剂1～3g，散剂较煎剂效强。外用适量。如服用后出现呕吐、头晕、乏力等症状宜减量或停服，中毒解救法：甘草15g，茶叶9g，葱3根水煎服，或对症处理。

【禁忌】对本品过敏及孕妇忌服。

【前贤论述】

（1）《本经》：“主小儿惊痫瘛疭，腹胀寒热，大人癫疾狂易。”

（2）《名医别录》：“蜣螂，有毒，主手足端寒，肢满，奔豚。”

（3）《药性论》：“治小儿疳虫蚀。”

（4）《本草拾遗》：“治蜂瘘，烧死蜣螂末和醋敷之。”

（5）《日华子本草》：“能堕胎，治疰忤；和干姜敷恶疮，出箭头。”

（6）《本草权度》：“去大肠风热。”

（7）《本草求原》：“治小儿积滞，土包烧食。”

（8）《本草经疏》：“蜣螂，治小儿惊痫瘛疭，腹胀寒热，大人癫疾狂易。皆肝、胃、大肠三经风热壅盛所致，咸寒除三经之邪热，则诸症自瘳。《别录》主手足端寒、支满者，以脾胃主四肢而治中焦，脾气结滞则血液不能通行灌溉于手足，胃家热壅及大肠结实，则中焦不治而气逆支满，行三焦之壅滞则所苦减除矣。咸能软坚入骨，故又主奔豚也。”

（9）《本草纲目》：“蜣螂治大小便不通，下痢赤白，脱肛，一切痔瘘，疔肿，跗骨疽，蛇瘰，疡风，灸疮，出血不止，鼻生息肉，小儿重舌。”“古方治小儿惊痫蜣螂为第一”。

（10）《长沙药解》：“蜣螂，善破癥瘕，能开燥结，《金匮》鳖甲煎丸用之，治病疟日久结为癥瘕，以其破症而开结也。”

（11）《医林纂要》：“泻大肠血分湿热，软坚拔毒。治肠痈腹痛，便秘，下痢；外敷脱肛，去疮疽虫痔。”

（12）《得配本草》：“其性猛急，最易伤脾，勿轻用。”

（二）应用

1. 吐粪症　多由肠梗阻而引起，用蜣螂虫为主药，借其攻窜性能，促使梗阻松解，屡获捷效。但以急性发作之不全性肠梗阻为最适合，并宜辨证施治，佐以他药，倘肠梗阻或肠套叠时间已长，形成肠道局部坏死者，必须立即施行手术，不宜因循拖延。

【病案举例】张某，男，41岁，农民。前日因饱食后负重急行，腹部突然剧痛，自服止痛片及十滴水无效，入暮益甚，腹部按之有条索状隆起，呕吐酸苦水，今则吐粪，大便不通，矢气全无。脉沉弦，苔浊腻。良以食滞蕴结，宿垢不下，气机闭阻，升降失司，而致有形之垢不去，无形之气难通，此吐粪、腹痛之所由来也。症势已急，久延非宜，急于苦辛通降，导滞泻浊，冀能应手则吉。炙蜣螂虫、旋覆花、枳实、桔荔核各9g，生赭石30g，川连、干姜各1.5g，青皮6g，水煎。连服两帖，吐粪已止，腹痛亦缓，但大便仍未通，乃于上方中加广木香4.5g，槟榔9g（磨汁冲服）。服后大便畅行，腹痛悉释，遂告痊愈。

据报道，用蜣螂虫7只，黑白丑、石菖蒲各9g，水煎，一日一次，服至大便通畅为止，治疗麻痹性肠梗阻有效。考《普济本事方》“推车散”用蜣螂与蝼蛄各7只焙干末服，治二便经月不通神效，此亦蜣螂通大便，蝼蛄通小便之功也。《古今医统》用治风痰壅塞，大便秘滞（蜣螂大者一枚，小者一对，焙干为末，酒或白水调下）。风痰兼便秘者，近多见于中风病证，由此可见，蜣螂虫除通腑之功外，兼有除经络之风痰之效，肠腑得清则风痰自去。故《纲目》以其捣烂煎汤治小儿惊风，亦取其祛风痰之功也。

2. 术后肠粘连　腹腔手术后引起的肠粘连症，常见呕吐，腹部掣痛，大便秘结不通。朱老数十年来，经于辨证施治方中加用蜣螂虫治疗后，收效较为满意，试用“肠粘连丸”收效亦佳，其方：赤白芍、当归尾、炒麦芽、红藤各90g，陈皮、蜣螂虫、炙草各60g，台乌药、红花各45g。共研细末，水泛丸如梧桐子大小，每服9g，日2次。

【病案举例】李某，女，24岁，化验员。因急性阑尾炎施行手术，术中发现合并有肠结核，术后经过长期治疗，创口虽然愈合，但继发肠粘连、肠梗阻；腹痛呕吐，经常发作，发则大便不通，亦不矢气，啼哭呼叫，寝食不安；因之形体羸弱，精神萎靡，迁延三载，迭治无效。脉沉弦而涩，苔薄腻少津。当予旋覆代赭、四磨饮加蜣螂虫 9g，服后即转矢气；3 剂后，痛吐渐缓，大便逐趋通畅，知饥思食，精神渐振，乃改用补气养血、润肠和胃之剂以善其后。此后间有发作，仍服上药而平。

3. 肝硬化腹水　多由于血瘀癖积，水湿停潴而致，故在治疗上应予疏肝解郁，化瘀软坚，利水渗湿。久病体虚者，还应兼顾培补脾肾。

"消胀除湿汤"（蜣螂虫、木瓜、通草、延胡、郁金各 6g，红花、茜草、远志各 3g，丝瓜络 1 个，路路通 10 个，生薏仁 24g，佛手 9g，香橼皮半个，水煎服）原出自于陈士铎《石室秘录》，经北京中医学院刘渡舟教授治疗肝硬化腹水证实有效，有活血调血、疏肝理气、消胀除湿之功。如服上方不效，朱老常改用"庵闾子汤"（庵闾子 20g，炒水蛭 6g，生牡蛎 24g，海藻 12g，桃仁、苍术、鸡内金、商陆各 9g，茯苓 15g，白茅根、车前子各 30g，上肉桂 1.5g。体虚者可加党参 21g），有较强的利水、消胀、化瘀之力。也可用蜣螂虫 10g，地鳖虫 12g，炮山甲、五灵脂、桃仁、当归、制延胡索各 10g，共研细末，每天 9g，分 2～3 次，空腹服下。

《仁术便览》治气臌水肿，大便不通：蜣螂 1 个，入巴豆仁 1 粒，烧存性，研细末，酒调四分，空心服，利去水妙。

4. 顽痹　朱老创订蠲痹六虫汤（炙蜣螂虫、炙蕲蛇各 4.5g，炙全蝎、炙蜈蚣各 1.5g，蜂房 10g，炙䗪虫 6g，鹿衔草 9g）加减，水煎服，治疗顽痹 157 例，结果痊愈 141 例，占 89.9%，显效 12 例，有效 3 例，无效 1 例，总有效率达 99.4%。类风湿性关节炎可于辨证汤剂中加重蜣螂虫 10～15g，以纠正关节变形。

【病案举例】景某，女，46 岁，辽宁沈阳人，因"四肢关节肿痛变形 8 年余，加重一月"由门诊以"类风湿关节炎"收住入院。患者自 8 年前即开始出现双上肢关节疼痛伴手指关节肿胀，渐发展至全身各关节疼痛，伴手指、足趾等小关节肿胀伴晨僵，间断治疗，效不显。一月前因食猫肉诱发症状加重，双手指、足趾迅速变形加剧。刻下：全身腕、髋、膝、踝等多关节疼痛，指、趾关节畸形，晨僵 2 小时，持物、行走困难，颈肩酸痛，双上肢伸展、抬举困难，下蹲受限。臀地距 40cm，C5–7、L6–9 椎体压痛，双手指、足趾关节变形Ⅲ°，压痛 ++。舌质紫，边有齿痕，苔薄黄，脉细弦。2008 年 9 月 2 日查：RF88.1IU/ml，IgG26.17g/L，IgA5.29g/L，CIC16.5A，RBC3.74×10^{12}/L，HB100g/L，WBC6.7×10^{9}/L，ESR90mm/h。即予痹通汤加穿山龙 50g，青风藤、拳参、忍冬藤、泽兰泻、生黄芪、骨碎补、补骨脂各 30g，制川乌、川桂枝各 10g，凤凰衣、莪术各 8g，煎汤，每日一剂。浓缩益肾蠲痹丸每次 4g，蝎蚣胶囊 1.5g，每日 3 次（院内制剂）。连服两周，疼痛减轻，但手足变形无改善。予汤剂中加用炙蜣螂虫 15g，连服 3 个月为 1 疗程，手足变形明显改善，复查：RF51.3IU/ml，IgG20.96g/L，IgA4.19g/L，CIC15.1A，CRP19.1mg/L。继续服药，以期缓解稳定。

5. 恶性肿瘤

（1）肝癌：蜣螂虫、蜈蚣、地鳖虫、地龙、鼠妇各 300g，蜂蜜适量。以上诸药，共研细末，加辅料制成蜜丸，每日5g，分两次温开水送下。连用3个月为一个疗程，可使较小肝癌病灶缩小甚至消失。但是，需注意较大的肝癌或有明显出血倾向的患者需伍用止血类中药，并定期复查大便隐血及凝血酶时间等，以防消化道出血，对突发剧烈腹痛者，尤应警惕肝癌破裂出血，本方对于肝硬化引起的腹泻患者不宜使用。

（2）食管癌

一方：蜣螂虫、姜半夏、姜竹茹、旋覆花、天冬、麦冬、石斛、当归各12g，代赭石、仙鹤草各30g，广木香、沉香曲、肉豆蔻、川楝子、川朴、南北沙参各9g，公丁香6g，急性子15g。煎汤服用，每日1帖，分2～3次服用。(《抗癌中药选方》)

二方：生半夏、生南星、蛇六谷、枸橘叶各30g，蜣螂、黄药子各12g，黄附块、党参各15g，水煎服。治疗本病20例，治后症状改善，病灶基本稳定1个月以上者15例，无效5例，有效率为75%。(《中国中医秘方大全》)按：前三味药有毒，宜减量久煎为妥。

三方：蜣螂、蝼蛄各3个，广木香9g，当归15g，共为细末，用黑牛涎半碗和药，黄酒送下。(《常用验方集锦》)

另可与硇砂、急性子、炙刀豆子等配伍，共同研为细末，每用0.5～1g，频频缓缓咽下，同时加用益气养阴之汤剂，效果胜过单独用汤剂治疗。

（3）胃癌：胃癌的发病，多与气滞、血瘀、痰凝、毒壅相互胶结有关，因此在治疗上要针对病因而立法用药。

“胃癌散”用蜣螂虫、硇砂、西月石、火硝、地鳖虫各30g，蜈蚣、守宫各30条，冰片、绿萼梅各15g，共研细末。每服1.5g，日3次。此为胃癌的基本治疗方，功能理气止痛，攻毒制癌，破血祛瘀。临床可因症制宜地佐以清热凉血、扶正降逆的汤剂。

【病案举例】张某，男，42岁。上腹部阵发性疼痛3年，近月来加剧，伴恶心、呕吐，吐出物为食物残渣及清水，并有便秘、消瘦等，于1965年11月16日入院。体检：营养差，贫血貌，腹软，未触及包块。化验检查：RBC1.68×10^{12}/L，WBC4.6×10^{9}/L，Ne63%，L30%。X线诊断：胃窦部癌肿并发癌性溃疡或慢性穿透性溃疡，溃疡恶性变。手术所见：胃小弯有一肿块约4cm×6cm，并侵及到幽门窦、胰头及胰体部，肿瘤质硬，并转移至网膜及肠系膜淋巴结。因转移范围大，切除困难，仅作胃空肠吻合。取淋巴结做病理检查。病理诊断：大网膜淋巴结转移性未分化癌。术后患者坚持服用攻补兼施的中药（隔日服用）。术后生存七年半，能做一般家务劳动，于1973年5月死于局部复发及黄疸。

补方：十全大补汤加减：川芎、白芍、熟地、白术、茯苓、陈皮各9g，当归、党参、鸡血藤各15g，甘草6g。攻药：中草药：石打穿、蛇舌草各30g，铁树叶9g，木鳖子1.5g。虫类药：蜣螂虫、蜂房各9g，天龙、全蝎各6g，水蛭、蜈蚣各1.5g。(《中华医学杂志》，

1975，10：750）

（4）膀胱癌：上海市徐汇区天平路地段医院介绍用蜣螂虫9g，蛇舌草、半枝莲、野葡萄各60g，河白草、金茶匙各30g，水煎服；血尿加无名异15g，小便不利加生石蟹30g，小茴香9g，治疗膀胱癌有一定疗效。

（5）鼻咽癌：蜣螂虫9g，苍耳草各15g，天门冬、玄参、蛇舌草、重楼各30g，水煎，加鱼脑石3g研末分次冲服，每日一剂。

（6）舌癌：《子母秘录》以蜣螂虫适量，烧灰，以唾和末敷舌上。

（7）脊髓胶质瘤：山东菏泽地区医院王刚医师报道，用蜣螂虫配合辨证中药治疗脊髓胶质瘤取得较好疗效。

6. 肛肠疾病

（1）痔漏：《本草纲目》用蜣螂虫1只，入冰片1g，共为细末，纸捻蘸末入孔内，渐渐生肉，药自退出。《种福堂公选良方》以雄大蜣螂虫不拘多少，阴干生研，加冰片少许，将棉纸捻作条，用白及水蘸湿，晒干待硬，再蘸湿，染药于纸条上。量漏孔浅深插入，渐渐生肉，其条自然退出，用剪刀剪去外一段，即满靥矣。

（2）脱肛：将蜣螂虫焙干研细末，麻油调搽患处；或蜣螂烧灰存性，为末入冰片研匀，掺肛上，托之即入（《医学集成》）；或蜣螂5个，乌龟头3个共焙干，加枯矾3g，共研细末，将药粉少许按在患处。

（3）痢疾：蜣螂虫10只，放火中烧炭存性，研细末，成人每次服1.5～3g，烧酒送服。

7. 消化不良性疾病

（1）小儿疳积：用蜣螂虫1只，洗净晒干，以土包裹，煨熟，去翅、足，研细拌糖食之，每日一只，连服数日，即见效机，乃是推陈致新，促进胃肠功能恢复，从而转羸弱为健硕之结果。《谵寮经验方》以蜣螂炙熟，去头、足，以霜梅肉裹令吞服，空心时服六七枚，治小儿疳积，食头发、衣线之异食癖，多因寄生虫所致，推论蜣螂虫有驱虫功效。

（2）腹胀、便秘、纳呆：蜣螂焙干为末，每服2g，日服3次。（山西运城地区中医院·柴瑞震）

（3）膈气吐食：地牛儿2个，蜣螂虫1对，同入罐中，待虫食尽牛儿，以泥裹煨存性，用去白陈皮2钱，以巴豆同炒过，去豆，将陈皮及虫为末，每用一二分，吹入咽中，吐痰三四次愈。（《孙天仁集效方》）

8. 泌尿生殖系疾病

（1）膀胱、尿道结石：取蜣螂虫去头，置于新瓦上焙干，研末。每次口服1.5～3g，每日2次，部分病例可见结石排出。

（2）治疗血尿：蜣螂3g，去翅足，焙黄研细末，开水冲服（《常用验方集锦》)。

（3）前列腺增生：蜣螂100g，冬葵子300g，翻白草、刘寄奴、琥珀各50g，炼蜜为丸，每丸重9g，每服1～2丸，日3次。

（4）治胞转小便不得：烧死蜣螂2枚，末，水服之(《千金要方》)。

（5）闭经：气血瘀滞闭经，兼见胸胁胀滞，小腹胀痛，取蜣螂1只，威灵仙9g，焙干研末，入米酒和匀，外敷于神阙，每晚睡前贴敷，翌晨除去，连续5～7天为1疗程。

9. 阴疽　外用新订八将丹，疗效较好。处方：蜣螂虫、露蜂房、蝉衣、制僵蚕、炙山甲、全蝎、蜈蚣、五倍子各等份，共研细末，每30g药粉加麝香1g，瓷瓶密储备用。

【病案举例1】马某，男，5岁。患肺结核，头部且有脓疮多枚，疮色淡白，出脓如脂而少，触之极痛，遂用本丹挑入太乙膏上贴之，一日二换。连诊3次，用药6日竟愈。

【病案举例2】汤某，男，17岁。在右腿伏兔穴之上方，患一阴疽，经用十全大补汤内托，外用本丹以药捻塞入（计深2寸）；诊治半月，疮口逐渐减小而获治愈。

八将丹原出《疡医大全》，为近人李仁众参其意重新拟订，方中集中虫类药，功能消痈散肿，活血化瘀，提脓拔毒，推陈致新。适用于阴证，而阳证则非所宜。

10. 瘘管　此症为寒性脓疡穿透而成，经常脓水淋漓不绝，殊难速愈。下方有散血消肿、攻坚排脓、拔毒祛腐、生肌敛疮之功，对此症疗效较好。蜣螂虫8只，地龙、象皮、炮山甲各30g，用麻油炙，共研细末，蜜丸如绿豆大。每服2g，日2次，食后开水送下。或用蜣螂虫1只，蜒蚰3条，置瓦上炙酥，共研细末，加冰片1g，蟾酥0.3g，以菜油调，滴渗瘘管内，外以膏药贴盖，每日一换，效果甚佳。

11. 多骨、死骨　凡顽疮恶疽，溃之不敛，内有多骨、死骨者，可用林屋山人"推车散"（蜣螂虫炙研细末，每30g加干姜1.5g，再共研细末）掺患处，数日可促使多骨、死骨排出，然后再上生肌散以收口。

治跗骨疽，《常用验方集锦》以蜣螂7枚，与大麦同捣，外敷患处。《圣惠方》则以蜣螂烧灰一两，巴豆半两（去皮、心，纸裹压去油）上药同研为细末，用敷疮上，日换一次。

治多骨疽，用炙蜣螂末3g与干姜末0.5g和匀，入疮孔内，次日自有骨出，骨尽自愈。

12. 其它外科疾患

（1）牙痈，骨槽风多骨者：炙蜣螂虫研极细末，每一钱加入干姜末五分，同研细密贮收固。每用少许，吹入患处孔内。若孔内有骨，次日不痛。(《重楼玉钥》推车散）

（2）鼻息肉：蜣螂 10 只，置青竹筒内，刀刮去竹青，用油纸密封放粪厕中 49 日取出晒干，晒干加元寸少许，研末吹鼻中。（《圣惠方》）

（3）枪弹伤：蜣螂虫、蓖麻子等份，共研细末，用茶水调匀敷伤口。

（4）发背痈疽溃后开烂作痛：蜣螂不拘多少，装竹筒阴干，取出为末，瓷罐收贮。用时将末掺疮上。（《外科启玄》）

（5）一切恶疮，及沙虱水弩甲疽：蜣螂一枚（端午日收者佳）。上捣罗为末。以油调敷之。（《圣惠方》）

（6）一切疔疮：蜣螂 1 个（去翅足），硇砂五分，白砒三分，上为末，以葱汁为丸；如绿豆大。先以三棱针刺破疮，将此丸纳入，须臾大痛，变作黄水而出。（《丹台玉案》拔毒丹）

（7）蛇头疔：活蜣螂捣烂敷之，几天后结疤自落。（《常用验方集锦》）

（8）蛇咬伤：取蜣螂 2 只，捣烂如泥样敷患处。（《动物药验方集成》）

（三）按语

蜣螂咸寒，质坚而重，性善走窜下行，可祛风痰、破癥积、散瘀攻毒、开通壅结，《纲目》言其可疗疔肿恶疮。药理研究具有抑制肝癌细胞作用，近年用于治疗多种肿瘤等顽症，如食道癌之食道阻塞、呕吐痰涎，胃痞、胃癌之纳差腹胀，肝硬化之臌胀等，与辨证汤剂并用，可令寒凝得解、脉通痛止，虽未必得根治，但可提高生存质量，延长生存期。

朱老指出：九香虫与蜣螂虫虽均有止痛之功，但九香虫功在疏利气机，蜣螂虫则作用于脏器实质；九香虫以病在上部（脘胁部）为宜，蜣螂虫则以病在腹部为合；九香虫以行滞气、温肾阳见长，蜣螂虫则以破癥结、通二便为主。这在选用时应加注意。

参考文献

［1］邓明鲁，等 . 中国动物药［M］. 吉林：吉林人民出版社，1981：155.

（马璇卿）

斑蝥（《本经》）

（一）概述

【别名】斑猫、龙尾（《本经》），盘蝥（《说文》），斑蚝、龙蚝、斑菌、盘蛩、晏青（《吴普本草》），斑毛（《得宜本草》），班蝥（《本草汇纂》），羊米虫（《陆川本草》），老虎斑毛、花斑毛、花壳虫、小豆虫、放屁虫（《中药志》），花罗虫（《广东中药》），章瓦（《吉林中草药》），龙苗（《药性论》）。

【科属】鞘翅目、芫青科昆虫南方大斑蝥 *Mylabris phalerata* Pallas（通称中国斑蝥）或黄黑小斑蝥 *Mylabris cichorii* Linnaeus（通称中国黄斑蝥）的干燥全虫。

【生态】干燥虫体呈长圆形，大斑蝥全长 10～25mm，宽 5～10mm；小斑蝥长 10～15mm，宽 5～7mm。头略呈三角形。黑色。有 1 对较大的复眼及 1 对触角，触角多已脱落。背部革质鞘翅上有 3 条淡棕色横带纹。胸腹部棕黑色，有光泽。胸部突起，有足 3 对。腹部呈环节状，有黑色绒毛。气特异，味初辛后苦。以个大、有黄色花斑、色鲜明、完整不碎者为佳。夏、秋二季捕捉，于清晨露水未干时捕捉，捕捉时宜戴手套及口罩，以免毒素刺激皮肤黏膜。捕得后，置布袋中，用沸水烫死，然后取出晒干。河南、广西、江苏、四川、安徽等省出产较多。

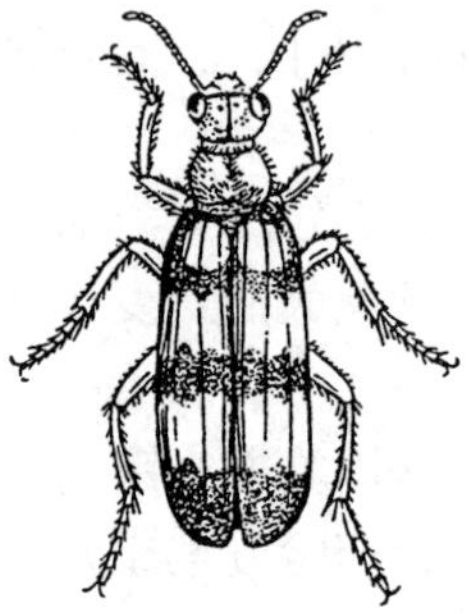

南方大斑蝥

【成分】南方大斑蝥含斑蝥素 1%～1.2%，脂肪 12% 及树脂、蚁酸、色素等。黄黑小斑蝥（台湾产者）含斑蝥素 0.97%，但亦有达 1.3% 者。此外，一般斑蝥属含斑蝥素 1%～1.5%。全虫体含磷 17.74mg/g，镁 5.587mg/g，钙 1.558mg/g，其它含微量的铁、铝、锌、铬、锰、镉、锶、铜等元素。

【药理】

（1）抗肿瘤作用：近年来对斑蝥的研究主要集中于对其有效成分斑蝥素抗癌机制的探讨、衍生物的研制和新剂型的开发方面，相继合成了多种斑蝥素衍生物，如斑蝥酸钠、羟基斑蝥胺、甲基斑蝥胺、去甲斑蝥素等[1]。斑蝥素腹腔注射对小鼠腹水型肝癌呈剂量依赖性抑制作用；斑蝥素对网织细胞肉瘤 ARS 腹水型小鼠亦有延长生存时间的作用，可使其生存时间延长 56% 左右[2]。在斑蝥素作用下，小鼠腹水型肝癌细胞出现明显萎缩、退化及胞浆空泡变性。机制研究证明，它与斑蝥素抑制了肝癌细胞的蛋白质合成有关[3]。斑蝥素经结构改造制成的半合成衍生物如羟基斑蝥胺、甲基斑蝥胺、丙烯基斑蝥胺、斑蝥素钠和去甲斑蝥酸钠等，其抑瘤作用则更为显著，抑瘤谱更广或对正常细胞和瘤细胞的杀伤区别性更大[4]。另有报道斑蝥酸钠对小鼠 S-180 艾氏腹水有明显的抑制作用，能使癌细胞呈碎环或糜烂状[5]。

（2）升白细胞作用：斑蝥素的各种衍生物均有升高白细胞作用，如去甲斑蝥素或去甲斑蝥酸钠给小鼠或家兔腹腔注射均有明显的升高外周血细胞作用。其机制前者主要由于刺激骨髓细胞 DNA 合成所致[6]，后者则可能与缩短白细胞在骨髓成熟、释放时间以及促进骨髓造血干细胞（CFU-S）向粒－单系祖细胞（CFU-GM）分化有关[7]。斑蝥素钠亦有升白作用，能减轻放、化疗对骨髓造血系统的毒性，改善患者一般状况[1]。

去甲斑蝥素（NCTD）具有抗癌和升高白细胞数的作用，是当今国际上第1个有升高白细胞作用的抗癌药物。范氏等研究发现，NCTD对GBC–SD细胞的生长有明显的抑制杀伤作用，而且随浓度升高或时间延长作用增强，具有剂量–时间效应关系。范氏等又发现，NCTD能够降低MVD，抑制肿瘤血管生成，可通过诱导肿瘤细胞凋亡，或通过抑制细胞PCNA表达而抑制肿瘤细胞增殖，从而遏制肿瘤生长。刘氏等研究发现，NCTD具有诱导人早幼粒白血病细胞株HI–60细胞凋亡的作用。此外，NCTD能刺激骨髓引起白细胞数升高。误服斑蝥中毒的病例，几乎白细胞数全部升高[1]。

（3）免疫增强作用：给小鼠隔日腹腔注射斑蝥素，可增加脾淋巴细胞产生的白介素–2、巨噬细胞产生的白介素–1。斑蝥素增强这些细胞因子的产生可能是其增强机体免疫功能及发挥抗肿瘤作用的主要机制之一[8]。

（4）抗炎作用：斑蝥丹灸对家兔踝关节炎有明显的消肿作用[9]。

（5）抗病毒、抗菌作用：感染新城鸡瘟病毒的病鸡喂饲脂溶性斑蝥素，存活率可达90%以上，而不经治疗的病鸡死亡率达90%～100%[10]。斑蝥1∶4水浸剂体外可抑制堇色毛癣菌等13种致病皮肤真菌[11]。

【炮制】拣净杂质，除去足、翅。米炒斑蝥：将米置锅内加热，喷水少许至米粘贴锅上，俟烟冒出时，加入斑蝥，轻轻翻炒，取出，去净米粒，除去足、翅（每斑蝥5kg，用米1kg）。《雷公炮炙论》：凡修事斑猫，用糯米、小麻子相拌同炒，待米黄黑、出，去麻子等，去两翅、足并头。以血余裹悬墙角上一夜用之，则毒去也。

【药性】辛，寒，有大毒。入大肠、小肠、肝、肾、胃经。

【功效】①逐瘀破积：用于血积癥瘕，瘰疬疔毒，石瘾淋疾，疟疾痹痛等症，尚具有一定的抗肿瘤作用，可用于肝癌、肺癌、乳腺癌、宫颈癌等各种癌症的辅助治疗。②蚀肌攻毒：用于恶疮瘘烂，疥癣死肌，疯犬咬伤。

【用量】内服：炒炙研末，每次量0.03～0.06g；或入丸剂。外用：适量，研末敷贴发泡，酒、醋浸或制成膏涂。

【禁忌】有剧毒，内服宜慎。凡体质虚弱者，心、肾功能不全者，消化道溃疡者，以及孕妇均禁服。

【前贤论述】

（1）《本经》：“主寒热，鼠瘘，恶疮疽，蚀死肌，破石癃。”

（2）《别录》：“主疥癣，血积，堕胎。”

（3）《药性论》：“治瘰疬，通利水道。”

（4）《日华子本草》：“疗淋疾，敷恶疮瘘烂。”

（5）《纲目》“治疝瘕，解疔毒、猘犬毒、沙虱毒、轻粉毒。”

（二）应用

1. 恶性肿瘤　从斑蝥中提出的“斑蝥素”制成：①斑蝥素片（斑蝥素0.5mg，白及粉40mg，海螵蛸60mg为一片量）；②斑1片（每片含斑蝥素提出后之残渣的水煎物100mg，氢氧化铝50mg，三硅酸镁20mg，青黛粉50mg，白及粉500mg）两种制剂，用于肝癌、肺癌、乳癌、食管癌、直肠癌等有一定的近期疗效。用斑蝥素片（部分合并化疗、放疗）治疗原发性肝癌300余例，取得较好的近期疗效（总有效率65%左右），主要表现为症状改善，病情稳定，生存期延长，部分病例见有肿块缩小。在合并化疗的180余例中，白细胞一般稳定在4000/m^3左右。副作用主要有泌尿、胃肠两系统的刺激症状，个别患者可出现阵发性心动过速，手指、面部麻木感。其反应轻重决定于：①服用剂量，②个体差异。如剂量和服法掌握适当，可减轻以至免除不良反应。暂停用药，或助以解毒之品，即能减轻或消除已出现的副反应。常用量：斑蝥素片每服1～2片，日3次；斑1片每服2～4片，日3次。一般可以从小剂量开始，如每日2片，逐步增加至常用量。凡心肾功能不全、严重消化道溃疡有出血倾向以及孕妇均勿用[12]。

用羟基斑蝥胺治疗142例肝癌患者。口服片剂每日2～100mg，针剂每日80mg静注，结果生存3～6个月17例，半年～1年28例，1～2年9例，2～3年2例，临床显效11例，有效62例，总有效率56.3%[13]。用去甲斑蝥素治疗9例患者，每日片剂20～30mg，生存1年以上4例，平均生存8.7个月[14]。王氏统计斑蝥各种制剂治疗肝癌经800例临床验证有效率为45%～60%，临床症状改善明显，一年生存率为12.7%[15]。

甲基斑蝥胺经7个单位治疗Ⅱ、Ⅲ期肝癌患者193例，每天用30～120mg，根据半年以上生存比较和临床症状的改善观察，认为该药治疗肝癌比目前有效的5-Fu和斑蝥素要优[16]。

用“斑蝥蛋”结合化疗治疗晚期食道癌，取得一定的成效。方法：斑蝥一只（去头、翅、足、绒毛；此绒毛必须刷净，否则易引起恶心呕吐），鸡蛋一枚，将蛋壳敲一小洞，纳入斑蝥，于锅中蒸约半小时，取出斑蝥分作三块吞服。鸡蛋也可分成小块同服。对晚期患者，因食管狭窄，吞咽困难，只能进流汁的患者，可将斑蝥与糯米同炒（以糯米炒黄为准），然后将斑蝥研粉，每次一只，每日一次，用蜜水吞服。疗效：共治疗38例，治疗一年多，经X线检查，无一例癌灶恶化。38例患者服斑蝥后能逐步解决梗阻现象，一般患者服7只后即能吃粥，20只左右能吃干饭。坚持服用斑蝥，时间较长为好。药后大多数病例先后出现小便疼痛难熬和血尿，在服利尿解毒品（车前、潼木通、泽泻、滑石、大小蓟、败酱草等）之后，症情大为缓和，以至可以耐受。9例在接受治疗时已是晚期，而死亡前都能进食，有的能吃干饭、粽子、汤团，没有一例是饿死、痛死的。上述38例均采用斑蝥疗法与化疗相结合，即同时注射环磷酰胺（100mg），或争光霉素（15mg），或氟尿嘧啶（250mg）（一般用15～80针），并用维生素C、E作为辅助治疗。如患者白细胞降低，即停用化疗，单服斑蝥，以免白细胞过度下降[17]。

2. 迁延型慢性肝炎　治疗迁延型慢性肝炎的新药“迁肝片”，每片含斑蝥除去斑蝥素后的醇提取物0.2g，青黛、白及、氢氧化铝各0.05g，三硅酸镁0.02g。治疗方法：每服2片，一日3次，14日为一疗程。一般用药3个疗程无效者停用；如有效继续用药3个月。此药副作用少见，仅少数患者有胃灼热感，口干，血尿，不处理均能自愈。

用此药试治迁延型慢性肝炎232例，证明对肝功能异常有一定改善作用，絮浊试验（TTT、TFT、ZNT'T）及血清蛋白电泳的改善尤其明显。全部病例在使用本药前，都曾用过其它药物，包括中草药垂盆草、田基黄、板蓝根、蒲公英等及西药肝宁、辅酶A、肝太乐、维生素B等治疗无效。治疗结果：232例中，显效80例，有效87例，总有效率为71.9%[18]。

用去甲斑蝥素片每日6～24mg，治疗慢性活动性肝炎39例，肝硬化5例，2个月后可见80%患者临床症状改善。GPT、TTT、TFT及γ-球蛋白等项检查明显好转，与治疗前比较有明显差异，其中恢复正常者依次占47%、21%、50%及35%[19]。

3. 骨结核　根据中医肾主骨、肝主筋的理论，给以补肝肾气血为主，兼以舒筋活络，抗结核的方剂——“骨痨汤”。单方斑蝥蛋、续绝丹等治疗骨结核40例，取得比较显著的疗效。①骨痨汤：大熟地、葎草各30g，党参、黄芪各12g，狗脊、川断各15g，当归、牛膝各9g，红枣五枚。加减：有阳虚症状者加鹿角胶9g，白芥子4.5g；胃口不佳者去熟地，加制首乌15g，砂仁3g；腰背酸痛者加羌活、独活各9g；疼痛甚者加制乳没各6g。并发截瘫者加蚕砂、络石藤各30g，宣木瓜9g，名“骨痨起瘫汤”。腿抽搐者加干地龙9g或蜈蚣一条研吞。②斑蝥蛋：斑蝥七只，放入一枚鸡蛋内，隔水炖熟。去斑蝥吃蛋，每天一枚，可连服30～40枚。有肾脏及尿路疾患者忌服。如吃蛋过程中，出现血尿或有尿道痛，小便频数或涩滞者，应立即停服。③续绝丹：松香5000g，桑枝炭2500g。桑枝炭装入纱布袋内，将松香、桑枝炭加水同煮，边煮边用竹竿搅动，使松香全部吸收为度（大约须煮一天）；煮毕加冷水，使松香沉底，去桑枝炭，取松香研细备用。每次服0.6～1.5g，每天2次（先以0.6g试服，无反应再续服）。少数患者服后有皮疹等，应停服。对筋骨酸痛或瘘管久不收口有效。疗效：40例经治疗后，19例治愈，19例有效，2例无效[20]。

4. 风湿痛　斑蝥粉外用敷贴，有止痛之功，我们曾用其治疗风湿痹痛等症，收效甚好，但因其往往发泡而留有色素沉着或瘢痕，而未坚持使用。用

"斑蝥丹灸"治风湿痛等疾患1000余例，取得一定的效果，且无瘢痕，仅有暂时性色素沉着。这就在原有的基础上有所发展，值得学习和推广。①制法：斑蝥12.5g（全虫阴干，不必去头、足、翅），雄黄2～4g，共研细末，加适量蜂蜜制成直径约2mm的小丹，稍压成扁圆形，瓶装备用。②灸法：选定穴位后，取斑蝥丹一粒，放在穴位上以小块胶布贴住，经8～24小时后即可揭下（小儿或皮肤细嫩处时间短些，皮肤粗厚处时间可延长些）。揭下后即见局部有一绿豆大小的水泡，过5～7日后水泡自行吸收，无瘢痕，仅有暂时性色素沉着。对于痛区面积较大的患者可在所贴穴位的周围相隔2cm处再贴3～5个形成"梅花灸"。另外，还可用于耳穴灸治，但丹粒要改小，贴于有关的反应区。③治疗次数：一般治疗1～3次，或3～5次，每次间隔5～7日，在不同穴位上轮番施灸。一般数次即可见效。如多次不见效，则放弃此法。④效果：共治1000余例，其中随访观察疗效的803例，有效率85.4%。症状消失者213例，显著减轻者274例，症状减轻者199例，无效者147例。所治病种包括四肢及肩部风湿痛、腰肌劳损、扭伤、腰背部风湿痛、肋间神经痛、头部神经痛、面神经麻痹、腱鞘或韧带炎症等。总之，凡施行痛点封闭疗法的适应证，用斑蝥丹灸都有效，其疗效甚至比封闭疗法高而持久。⑤注意：斑蝥有毒，制作时应注意防护；斑蝥丹不宜太大，贴敷时不要距离太近，以免小泡融合成大泡；灸泡擦破或有感染，应及时处理。

此法奏效之机制：斑蝥是一种皮肤刺激剂，外贴直接作用于体表，使血管扩张，通透性增大，皮肤充血，血浆渗出，形成水泡；该药的成分可能渗入水泡内，成为一种比较长时间的有效刺激，作用于末梢感受器；进而通过神经反射，作用于高级中枢神经，使过敏性变态反应得到恢复，获得镇痛的效果[21]。

5. 脑炎后遗头痛　脑炎后遗症之一的头痛，有时很顽固；沈阳市传染病院使用"扣药"，疗效很好。处方：斑蝥、红娘、白芷、山栀各30g，巴豆45g，银朱21g，信石、雄黄各15g，轻粉9g，冰片3g，共研细末，用适量蜂蜜调和。每日一次，每次用直径0.5cm半圆球形丸药，扣于两侧太阳穴，有疼痛烧灼感时即取去。

6. 疟疾　用斑蝥末，白芥子末各如米粒许，置膏药上，在疟疾发作前3小时贴第3胸椎处，4小时后揭去，截疟甚效。

7. 胃窦炎、萎缩性胃炎、溃疡病、胃黏膜脱垂　可用《金匮翼》"抽刀散"加减：高良姜150g（斑蝥25只同炒至毛黑去斑蝥），肉桂60g，生大黄、甘草各30g，共研细末，0.3g胶囊装盛。每日3次，每次4～8粒，食前服。

高良姜暖胃散寒，健胃消食，促进消化液分泌，改善胃壁血液循环，有缓痉、止痛、止呕以及促使病变恢复之功。用斑蝥与之同炒后去而不用，可得斑蝥活血化瘀之气，使之奏效而不伤正，这是炮制之妙用。肉桂辛热，大黄苦寒，一温一寒，推陈致新，对胃病起调整作用。观诸药相伍，颇具巧思。朱步先医师屡用获效，值得推广。但如阴虚明显，舌质红绛，或有出血倾向者，则需慎用。

【病案举例】杨某，女，47岁，医生。自20岁起即患胃病，曾经多种中西药物治疗无效，日益严重；发则胃脘隐痛，胸肋间胀闷异常，呕吐酸水，盈盂盈盆，必吐尽始快。平时每餐服苏打片6粒。大便常干结。1973年5月14日在泰州市人民医院钡检：胃呈钩形，位置及张力中等，蠕动良好，胃窦部黏膜增粗，胃窦小弯侧似有一黄豆大恒定的钡斑，未见充盈缺损。十二指肠球基底部呈蕈伞样改变，余部正常。影像：①胃窦炎合并浅表性溃疡；②胃黏膜脱垂。当时医院曾建议手术，患者拟再作一个时期的保守治疗。因其多年痼疾，遂用抽刀散加减，以温中化瘀，健运除积。每服4g，日3次，食前服。服后病情逐步好转，可以不服苏打片；继服此散，症情稳定，无任何副作用。1975年6月21日去泰州市人民医院复查：胃呈钩形，无空腹胃液潴留，位置及张力中等，蠕动正常，胃窦部黏膜增粗，似呈卷曲样变。小弯侧光整，无充盈缺损及龛影。十二指肠球部充盈成三角形，未见充盈缺损龛影；幽门管居中，黏膜无增粗现象，余段未见异常。影像：胃窦炎（较1973年5月14日片好转）。浅表性溃疡及胃黏膜脱垂已愈。观察至1977年，未复发。

8. 瘰疬　“瘰疬黑追丸”（无锡已故名医章治康方）：斑蝥3g，糯米粉（炒）27g，共研细末，用夏枯草60g煎取浓汁泛丸如绿豆大。每服1～2粒，日一次。凡瘰疬坚核肿大的患者，约服15～30日可消。或用生斑蝥250g，生甲片500g；共研细末，用糯米饭为丸，如芥子大；核未穿者用朱砂为衣，已穿者用甘草末为衣；每日服一丸，不可多服，否则易引起小便不利。据各方面应用，证明确有效验。

9. 牛皮癣　斑蝥20只，蜈蚣10条，土槿皮30g，研末，加入烧酒适量浸泡一周；每日1～2次搽患处，能祛风，清热、杀虫。坚持搽用，可以收效。

峡江县马埠医疗站自制以斑蝥为主药的治疗牛皮癣的处方，经治重型全身性牛皮癣34例（用药20～30天），全部治愈；时间最长者已两年未复发，其近期疗效已超过“氮芥二甲基亚砜”。处方Ⅰ号：斑蝥、甘遂等量研粉，过100目筛，以水调匀涂患处。处方Ⅱ号：长叶东绿根皮，用镇江醋浸渍3天，纱布过滤备用。将药液涂擦患部：加压摩擦。轻的局部牛皮癣只用Ⅰ号即可，重的全身性牛皮癣需要Ⅰ、Ⅱ号交替使用。蚌埠市第三人民医院皮肤科用斑蝥10个，10%冰醋酸1000ml，浸泡一周后，外搽，治牛皮癣亦效。

10. 神经性皮炎　是一种较顽固的慢性皮肤瘙痒症，与精神因素有关。按中医辨证，可分湿热型与风热型：①湿热型神经性皮炎：以清热化湿热为主。斑蝥10只，生半夏、生南星、土槿皮各12g，用烧酒200g浸10天后，再加酒100g，去渣外擦患处，一日4～6次。②风热型神经性皮炎：宜祛风清热，攻毒杀虫。斑蝥7个，土槿皮6g，轻粉1.5g，大枫子7粒（去壳）。共研细末，用水调敷，一日一次。（此药刺激性较强，如局部引起水泡，可挑破搽紫药水。）

用15%斑蝥酊治疗神经性皮炎，方法更为简便。①药物制备：斑蝥15g研细末，加75%酒精100ml，浸泡6～7天过滤，滤液即为15%斑蝥酊，装瓶密闭备用。②治疗方法：患处常规消毒，用0.25%普鲁卡因在患处周围进行皮下注射封闭。取棉签蘸15%斑蝥酊直接涂搽患处，涂后约20分钟至2小时，患处出现水泡。在无菌情况下，用消毒针头刺破水泡，涂以1%龙胆紫溶液，纱布包扎。一般第二天结痂，5～8天痂皮脱落而痊愈。如患处仍有苔藓样病变或小丘疹，可待2～3天后再按上法治疗一次，直至患处组织脱净痊愈为止。如病灶面积较小，可不用封闭，直接涂斑蝥酊，亦能收到很好效果。③注意事项：斑蝥酊切勿涂到正常皮肤上，以免产生不必要的痛苦；注意无菌操作，以防感染；如病灶有多处，可分次治疗。④治疗效果：28例中，痊愈26例，显效2例。痊愈病例中，一次治愈者19例，2次治愈者6例，3次以上者3例。病灶多、面积大者，获效相对较慢[22]。

11. 女阴白斑　指女阴部局限性或弥漫性白色病变，症见外阴部瘙痒或疼痛，表皮斑白、干燥、角化、弹性纤维组织逐渐消失，有时发生皲裂。严重时亦可蔓延至会阴部和肛门周围，且易转为女阴癌，故应加以积极治疗。

某单位创制“白斑膏”，效果甚佳，一般用药后瘙痒症状即渐好转，以后白斑处角化层开始变薄，皮色由白转为粉红，色素逐渐沉着，弹性组织恢复，部分阴唇、阴蒂萎缩者可趋正常。治疗11例，痊愈4例，好转7例，有效率为100%。用药时间最短为2个月，最长2年。治疗方法：局部涂“白斑膏”，一日3～4次；涂药宜薄，如有炎症及皲裂者，先用中药熏洗；待情况好转后涂药。外用洗方：蛇床子、土茯苓、白鲜皮、徐长卿各15g。（加苦参、地肤子各12g，效更佳。）白斑膏：斑蝥0.3g，密陀僧30g，硫黄、蟹粉各12g，雄黄、冰片、枯矾各9g，江米面（即砒石）30g，米醋500g，研粉醋调成膏外用。内服：六味地黄丸为主，根据全身情况、阴道分泌物多寡，随证加减。如无特殊情况，不用亦可。

斑蝥是皮肤刺激剂，能促使局部血液循环旺盛，改善局部神经营养，增加色素沉着，剂量虽小，作用较大。

12. 鹅掌风　鹅掌风包括甲癣、手癣、皲裂（物理性皮炎）、汗疱疹、剥脱性角质松解症、掌感角化症等。本症发病往往与季节有关：一般皲裂型、掌感角化型、剥脱性角质松解型往往冬重夏轻；手癣型、甲癣型、汗疱疹型则夏重冬轻。其病因中医认为由于脾胃湿热，血燥生风，不能营养肌肤，血不营爪所致。现代医学认为系真菌、变态反应物理因素及缺乏维生素A等所致：症状顽缠，不易根治。南汇县祝桥公社卫生院等[23]采用鹅掌风浸剂验方对3000

例不同类型的患者进行治疗，经过临床观察及家庭随访，证实有一定疗效。其中除汗疱疹型，掌角化型疗效较差外，其余如皲裂型痊愈率达91.1%，手癣型痊愈率为80.2%，脚癣型痊愈率为76.9%，剥脱性角质松解型痊愈率为62.3%，疗效较好，且刺激性较小，不影响工作。处方：斑蝥1g，蜈蚣3条，白国樟、白及、川军、土槿皮、马钱子各9g，白信6g。将上药加米醋1000g，浸泡一昼后，再将手或足浸入药液，每天20分钟，5天为一疗程。如甲癣型可延长时间。注意：切勿口服。

13. 阴疽、流注、瘰疬　（甲）斑蝥100只（约15g，去脚）皮硝、东丹各18g，共研细末，名为“活血箍消散”，瓶贮备用。（乙）丁香、肉桂、甘松各60g，山柰、红花各30g，共研细末。名为“加味丁桂散”，瓶贮备用。凡遇一切核肿如阴疽：流注或瘰疬等漫肿无头、皮色不变、坚硬如石之阴证，用布膏药一张，先酌将甲药置上，再用乙药酌量覆盖甲药（其核顶上略加元寸少许更佳），然后紧盖核上。3日一换以消为度（不可将箍消散直接接触皮肤，以免起泡）。我院外科过去曾使用收效甚好。

【病案举例】周某，男，52岁，干部。右颈下肿硬如鸭蛋大，坚硬如石，推之不移，皮色不变，已历年余；曾注射青、链霉素及内服外敷，均无效果，乃来院门诊。经检查诊为“上石疽”。当即用活血箍消散外贴，另配合内服舒肝软坚药，半月后，肿硬即逐渐变软、缩小。前后共治两月余，贴箍消膏共10张，肿硬完全消散。

14. 斑秃　斑蝥5只，闹羊花9g，毛姜9g，高粱酒150g，浸半月，外擦患部，日3～4次，以不破为度，可以逐步生发。

15. 常年性变应性鼻炎　采用斑蝥浸出液贴敷穴位发泡治疗常年性变应性鼻炎（PAR）360例，以鼻黏膜激发试验及血清总IgE检查作为主要指标，观察了全部患者的近期疗效，并追踪观察了218例患者治疗后1年的效果，取得满意疗效。结果显示：总有效率93.5%，大椎加内关穴组与印堂加外关穴组疗效比较，差异无显著性意义（$P>0.05$）；两组患者治疗后鼻黏膜激发试验均有明显减轻（$P<0.01$），血清总IgE水平均有明显降低（$P<0.01$），治疗后1年总有效率70.55%[24]。

（三）按语

近些年来，医药人员结合实际深入研究，将斑蝥扩大应用于临床内外各科。对斑蝥的研究主要集中于对其有效成分斑蝥素抗癌机制的探讨、衍生物的研制和新剂型的开发方面，相继合成了多种斑蝥素衍生物，如斑蝥酸钠、羟基斑蝥胺、甲基斑蝥胺、去甲斑蝥素等。利用斑蝥及其衍生物制成的一些疗效显著的中成药、化学药、生化药等也相继问世。现代临床研究证实斑蝥在治疗一些疑难杂症方面，具有独特的疗效，如治疗癌肿、肝炎、牛皮癣、狂犬病、瘰疬、斑秃等顽疾有起沉疴之作用；对风湿痛、神经痛、梅核气、乳腺增生、鼻炎、传染性疣等亦有较好疗效。特别在治疗肿瘤方面，如原发性肝癌、肺癌、食道癌、直肠癌、乳腺癌等，都有一定的疗效，尤其是原发性肝癌，有肯定的治疗效果；另与化疗、放疗配合使用，能提高疗效，并能使患者的白细胞数不致严重下降。诱导肿瘤细胞凋亡、抑制肿瘤细胞蛋白质合成以及升高白细胞数，提高免疫力可能是其抗肿瘤的机制。这在一定意义上说，是对斑蝥研究应用的一个突破。

斑蝥主要毒素为斑蝥素，该药易从胃肠道吸收，皮肤亦能小量吸收，主要在肾脏中排泄。中毒症状主要表现在消化系统和泌尿系统的损害。若内服过量多可引起口腔灼痛，舌肿起泡，吞咽困难，恶心、呕吐，或吐出血水样物，胸腹部绞痛，以致血尿等中毒症状，严重中毒可见谵语痉挛，或全身发麻，四肢厥冷，脉搏微弱，血压下降，大汗，气促。如抢救不及时，可因急性肾衰竭或全身衰竭而死亡。其产生病理变化的机制，主要是对小血管壁具有直接影响，使小血管壁的细胞间隙扩张而增强其通透性。经服斑蝥过量而中毒致死的尸检可见：食管、胃肠黏膜坏死，泌尿道充血，肾盏、肾盂、输尿管、膀胱及卵巢均有出血；肾周围、尿道周围、心脏亦有出血。镜检可见肾小管亦有出血。中毒症状与病理变化的程度同服用剂量有关。对中毒患者，如能早期及时抢救，对症处理，可以使之恢复。本品外用敷贴、发泡等，对皮肤有强烈的刺激作用，如外用面积过大，剂量过大，其毒素经皮肤吸入后，也能引起呕吐、头痛、高血压等中毒症状，甚至引起肾炎和膀胱炎。

为了减少其副作用，必须严格控制用量，并熟知其毒副作用的防治措施。服用时应由小剂量逐步增加，同时饮用解毒之品，如绿豆汤、豆浆，或用绿豆120g，六一散18g，黄柏12g，煎汤频饮。如尿道刺痛，甚则出血时，可用车前草30g，潼木通6g，猪苓15g，白茅根120g煎服，或用冷开水调青黛6g饮服；反应较重时，可以暂停药数日；一般内服均用糯米拌炒至黄黑色，以减其毒，每日量为0.06～0.12g，妇儿酌减，体弱者慎用，孕妇及肾功能不全者严格禁用。外用亦需适量。

参考文献

[1] 李森林，肖文海，黄岩，等．斑蝥的现代药理研究和临床应用［J］．中国社区医师，2007，9（16）：16.

[2] 陈瑞婷，等．斑蝥素的药理研究［J］．中华医学杂志，1977，57（8）：475.

[3] 王浴生，等．中药药理与应用［M］．北京：人民卫生出版社，1983：1113.

[4]《中华本草》编委会．中华本草［M］．上海：上海科学技术出版社，1997：8120.

[5] 沈小珩，曾真．复方虫类药物对荷瘤小鼠抗肿瘤作用的观察［J］．上海中医药杂志，1991，(1)：47-48.

［6］周爱如，陈明，崔天一，等．斑蝥酸钠抗癌作用的生化特点［J］．核技术，1984，22（7）：427.

［7］易受南．去甲斑蝥酸钠增加白细胞机理初探［J］．湖南医学院学报，1988，（4）：327.

［8］张俊平，齐荔红．小鼠体内斑蝥对白细胞介素2和细胞介素1产生的影响［J］．中国药理学报，1992，（3）：263.

［9］《全国中草药汇编》编写组．全国中草药汇编（上册）［M］．北京：人民卫生出版社，1975：821.

［10］王日卫，等．斑蝥素——抗病毒抗生素［J］．自然科学，1980，3（6）：458.

［11］曹仁烈，等．中药水浸剂在试管内抗皮肤真菌的观察［J］．中华皮肤科杂志，1957，4：286.

［12］上海市浦江医院．斑蝥素［J］．中华医学杂志，1975，（7）：503.

［13］天津市药检所．羟基斑蝥胺．中草药通讯，1977，（10）：8.

［14］丁宗昌．医学进修杂志，1981，（11）：26.

［15］王广生．斑蝥的抗癌应用及其发展［J］．药学通报，1980，（3）：23.

［16］王向东．我院用甲基斑蝥胺治疗中晚期原发性肝癌获得肯定疗效［J］．泸州医学院学报，1982，（1）：6.

［17］无锡医药，1975，（5）.

［18］上海华山医院．中华医学杂志，1974，（1）：30.

［19］崔振宇，等．药学通报，1984，19（9）：55.

［20］中西医结合成果展览会临床资料选编［C］．1974：39.

［21］金惠生．斑蝥丹灸［J］．新医学，1975，（11）：549.

［22］张振民．15%斑蝥酊治疗神经性皮炎28例简介［J］．中医杂志，1974，（8）：18.

［23］中西医结合成果展览会临床资料选编［C］．1974：235.

［24］汤之明，梁琼芳．斑蝥浸出液发泡治疗常年性变应性鼻炎360例临床研究［J］．中国针灸，1999，（10）：589.

（朱建华　潘峰）

蟾蜍（《名医别录》）

（附：蟾皮　蟾蜕）

（一）概述

【别名】蟾诸（《尔雅》），去甫（《别录》），蟾（《药性论》），癞虾蟆、石蚌（《本草蒙筌》），癞虾蟆（《疮疡全书》），癞蛤蟆（《纲目》），癞格宝（《贵州民间方药集》)，癞蛤蚆(《药材资料汇编》)，癞巴子(《吉林中药手册》)，蚧蛤蟆、蚧巴子(《山东中草药手册》)。

【科属】蟾蜍科黑眶蟾蜍 *Bufo melanostictus* Schneider 或中华大蟾蜍 *Bufo bufo gargarizans* Cantor 等的全体。

【生态】全国各地均有分布，以江苏、山东、河北等地为主，从春末至秋末，白天多潜伏在阴暗草丛和农作物间，或住宅四周及旱地的石块下、土洞中；黄昏时常在河岸、池塘、路边、菜园、草地上爬行觅食，行动缓慢，不善跳跃，只作匍匐爬行，多以夜间活动的小动物为食。冬季潜伏于水底淤泥或烂草中，也有在陆地泥土越冬。成蟾每年春末夏初 5～8 月为产卵季节，每只蟾每次产卵约 5000 粒，排成带状。在水温 18～24℃时历经 3～4 天孵出蝌蚪，二个月后变态成幼蟾。

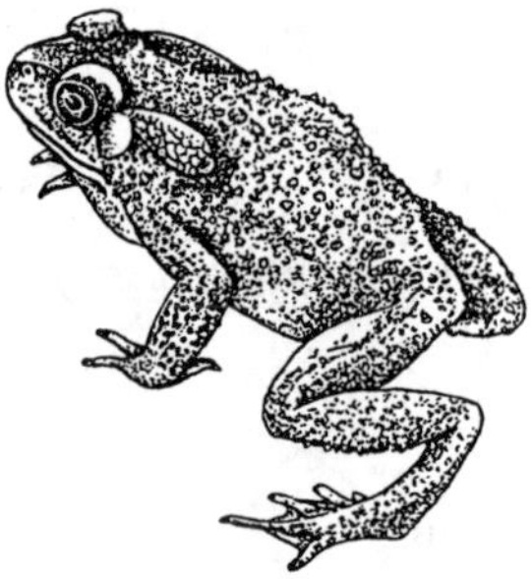

黑眶蟾蜍

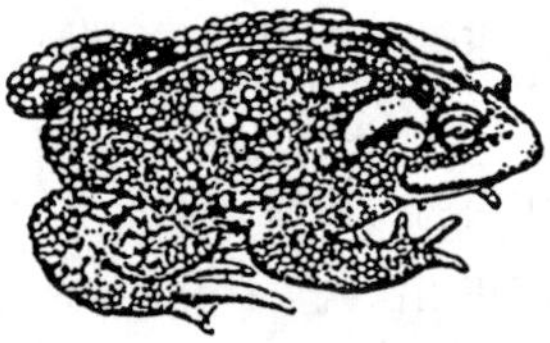

中华大蟾蜍

【成分】有效成分为蟾酥，其成分复杂，主要含有胆甾醇、壬酸、癸酸、少量正十八烷、正十九烷、正三十烷、二十一烷、十八碳二烯酸等。

【药理】

(1) 强心作用：增强心肌收缩力，增加心搏出量，减低心率并改善水肿与呼吸困难，类似洋地黄作用。

(2) 升压作用：升压作用优于肾上腺素能类缩血管药，迅速而平稳，维持时间长，且能增加肾、脑、冠脉血流量。其升压原理比较复杂，主要是末梢性的，也有中枢性的。

(3) 呼吸兴奋作用：能兴奋呼吸中枢。

(4) 镇咳、平喘作用：可能与其具有解除气管痉挛和抗过敏作用有关。

(5) 局麻、镇痛作用：用豚鼠角膜试验，眼内滴入等量药物后，刺激角膜，以无反应的百分率作为局麻过程指标，发现其麻醉作用大部分比可卡因强。

(6) 抗肿瘤作用：蟾蜍制剂具有增高小鼠脾脏溶血空斑形成细胞(PEC)活性率，促进巨噬细胞功能及增高溶菌酶浓度等作用。

【炮制】刮取蟾酥后，用开水烫死，直接晒（或烘）干者称为“干蟾”；杀死后除去内脏，将体腔撑开晒（或烘）干者称“干蟾皮”；亦有将活蟾蜍杀死直接入药。民间炙干蟾：砂子置锅内武火炒热后，加入净干蟾块，拌炒至微焦黄发泡时取出，筛取砂子；或以活蟾蜍用黄泥涂裹，放火中煨存性后，研细入药。

【药性】味辛，性凉，有毒；入心、肝、脾、肺经。

【功效】消积破癥，行化水湿，解毒医疮，杀虫定痛，常用于疔疮、恶疮、阴疽，瘰疬、癥积、臌胀、水肿、小儿疳积、肺结核、白血病等。

【用量】本品有毒，不可多服。煎服：干蟾或干蟾皮每天 3～9g，鲜活者煎汤内服每天 1～2 只；外用：研末适量调敷。

如蟾蜍毒液误入目中，可用紫草煎汤滴洗；如内服过量中毒，按洋地黄中毒的急救原则处理。

【禁忌】孕妇忌服，年老体弱者及小儿内服宜减量慎用。

【前贤论述】

1.《本草纲目》“蟾蜍……能入阳明经，退虚热，行湿气，杀虫，而为疳病、痈疽、诸疮要药也。”

2.《本草求真》“气味辛寒，凡癥瘕积块，疯犬咬伤，小儿疳积，瘟疫发斑，疮疽发背，用之与酥略同。以其辛有发散之能，寒有逐热之功，外敷固见神功，内服除去头、足、腹肠垢，亦能去积去热。”

3.《本草经疏》“蟾蜍……其主痈疽，阴疮，阴蚀，疽疠，恶疮，猘犬伤者，皆热毒气伤肌肉也。辛寒能散热解毒，其性急速，以毒攻毒则毒易解，毒解则肌肉和，诸证去矣。凡瘟疫邪气，得汗则解，其味大辛，性善发汗，辛主散毒，寒主除热，故能使邪气散而不留，邪去则胃气安而热病退矣。破癥坚血者，亦以其辛寒能散血热之壅滞也。近世治小儿疳疾多用，其走阳明而能消积滞也。”

（二）应用

1. 白血病

（1）急粒：上世纪 70 年代上海瑞金医院以蟾蜍复方（去内脏活蟾蜍 2～4 只或干蟾皮 9～12g，半枝莲、板蓝根、土大黄、白英各 30g，七叶一枝花、紫草各 15g，射干 9g）合并化疗治疗急性粒细胞性白血病，获得了较单用化疗为好的疗效。

化疗：6- 巯基嘌呤，每千克体重 2～3mg/ 日，分 3 次口服；泼尼松，每日 20～30mg，分 4 次口服，或用其它相当剂量类固醇激素。根据血象持续服用至显效。

疗效：按上海市白血病协作组 1972 年制定标准予以评定，结果如下：

组别	例数	有效率	完全缓解率	平均缓解期	最长缓解期
蟾蜍复方合并治疗	60（男 45，女 15）	50%	28.33%	4.2 月	8.5 月
单用化疗	43（男 30，女 13）	12.24%	5.27%	2.5 月	4 月

组别	生存期超过 6 个月	生存期超过一年	生存期超过二年	平均生存期	最长生存期
蟾蜍复方合并治疗	18 例	5 例	2 例	7.1 月	29 月
单用化疗	1 例	—	—	2.1 月	7 月

通过临床观察，急性白血病初期大多属于“实证”、“热证”范畴，因此中草药宜乎选择。

（2）慢粒：以蟾蜍每日 1 只，煮熟食肉，蟾皮剪成片散敷于肿大的肝、脾、淋巴结处，一日 2～3 次，治疗白血病 1 例，成活 31 年[1]。

【病案举例】某男，31 年前疑“感冒”发热，用青霉素、链霉素治疗 2 周，未退热。血 WBC128×10^9/L，腋窝、腹股沟、颈部多个淋巴结肿大，约蚕豆大小，肝肋下 8cm，脾于脐下 3cm，质中，边钝。在江西医学院第二附属医院淋巴结穿刺，诊断为“淋巴肉瘤”。在江西省人民医院骨髓穿刺诊断为“慢性淋巴细胞白血病（Ⅳ期）”，并经天津血液病研究所、上海中山医院和苏州医学院附属医院血研所骨髓片会诊，结论为：“慢性淋巴细胞白血病”。用瘤可宁（CB1348）治疗，一日 3 次，一次 2mg，2 个月后，自觉疗效不大。后试用蟾蜍治疗 3 个月，不发热，感觉有力，肝脾肋下触及边缘，肿大淋巴结消失，WBC 从 110×10^9/L 下降为 8.5×10^9/L，骨髓象完全缓解。患者已缓解 31 年，今年 93 岁，健在，从未复发，多次复查血象，骨髓象正常。

2. 食管癌、贲门癌　河南省林县食管癌防治研究委员会介绍的两张丸方，对食道癌、贲门癌效果较好。甲丸：白砒 20g，三七 100g，山药粉 200g，共研细末，水泛为丸，如绿豆大，每日 3 次，每服 3 丸。乙丸：蟾蜍粉（去内脏，焙干研末）500g，朱砂、硼砂各 250g，枯矾、玄参各 30g，黑豆 45g，共研细末，水泛为丸，如绿豆大。每日 3 次，每服 10 粒。效果：用甲、乙两丸合用治疗 300 余例食管癌、贲门癌患者，随 230 例病人，大部分有效。

3. 胃癌　清洗蟾蜍，去除内脏，煮烂去骨，用怀山药粉蜜制成药丸，每丸含蟾蜍 0.3g。用法：初服每日 3 次，每次 1 丸，观察一周，无明显胃肠道反应，改为每日 3 次，每次 2 丸，连服 1 个月，停药 2 周，再继续服药，最长者连续服药 6 个月。共治疗 64 例，结果，经蟾蜍治疗后，近期治愈 2 例，好转或有效 48 例，无效 14 例。生存质量：能保持治疗前水平 5 例，改善 45 例，恶化 14 例。未出现严重反应，治疗后 1 年生存率达 60.9%。

【病案举例】宋某，男，63岁，1984年4月因上腹胀、呕吐，经CT检查，发现胃窦部肿瘤，伴幽门梗阻，临床诊断为胃癌。于腰硬麻醉下行手术探查，发现胃窦部肿瘤，侵犯胰腺及横结肠，无法切除。行胃空肠吻合术，术后坚持用蟾蜍丸，连续6个月，全身情况明显好转，体重增加，能参加田间劳动。1985年7月胃镜检查，未发现肿瘤病灶。生存4年1个月[2]。

4. 腹水

（1）单方“泻水蜜”适用于门脉性肝硬化或肾小球肾炎引起的腹水、水肿，用后尿量增多，水肿消退。方法：蟾蜍大者1只（小者2只），砂仁9g，将砂仁塞入蟾蜍腹内，放入香油、蜂蜜各120g煎熬，直至油煎至膏状为止（不用铁锅，用铜锅或铝锅为宜）。每服6～30g，每日2～3次，1周为一疗程，服时加温，孕妇禁用。

【病案举例】汪某，男，46岁，农民。3年前患无黄疸型肝炎，肝功异常，经治好转，但肝大仍为肋下2厘米，脾大1厘米，质中等。近半年来纳减神疲，形瘦腹胀，月来加剧，溲少，腹膨胀日剧，始行诊治。经检查：肝脾未能扪及，钡检食道静脉曲张，而颈有蜘蛛痣四枚，肝掌明显。苔薄腻（脉细弦。肝血瘀结，气滞湿阻，水液凝聚，此肝硬化失代偿期，属于膨胀重症。予泻水蜜验方，以利水消胀。药后第2日即见尿量增多，腹膨见松，3日显减，7日膨胀趋平，改予化瘀软坚，调肝健脾，以善其后。

（2）肝硬化腹水：取活蟾蜍1只，鲜鸡蛋1只，用刀将蟾蜍嘴划开，鲜鸡蛋塞入腹内，用线将嘴缝合，放入烧杂草的灶内烧焦，研粉，每日2次，每次一只，开水送服，一个月为1个疗程，连服3～6个疗程[3]。

（3）用蟾蜍消症散外敷、蟾蜍消臌汤内服治疗肝硬化腹水11例。方法：外敷取活蟾蜍一只，剖开腹部，不去内脏，撒入蒲黄粉15g或莪术粉10g，贴于肝区包块上6～8小时，每日换一只，连用10天。对晚期重度肝硬化腹水者，在肝区外敷蟾蜍的同时，可用甘遂末10g，加入鲜鸭跖草60～90g，捣烂敷于脐穴周围部位，每日一剂，每剂敷1～3小时。内服：①党参、半边莲各15g，黄芪、当归、茯苓各12g，白术、穿山甲各30g，半枝莲10g，猪苓18g。②党参15～20g，白术30～50g，当归20g，茯苓、穿山甲各12g，泽泻、炙鳖甲各15g，炒麦芽30g。①、②方法选用其一，水煎服，日一剂，中药煎汤送服蟾蜍胶囊（活蟾蜍杀死，不去内脏，烘干加工成粉末装入胶囊，每粒胶囊内含蟾蜍粉0.5g），重症每日3次，每次10粒；早、中期者，每日3次，每次4～6粒。20天为一疗程，连服3个疗程。结果：11例中治愈4例中期患者；7例晚期患者，治愈3例，好转3例，未愈1例，总有效率为90.9%，疗程最短66天，最长160天[4]。

5. 支气管哮喘　取活蟾蜍一只，白胡椒20粒为一日量，将白胡椒放入蟾蜍嘴内，外用黏性黄泥土封固，放炉火上烧焦，呈红色为度，取出去净泥土，将药研粉，每天服 2 次，一周为 1 个疗程，连服 2～3 个疗程[1]。

6. 慢性肾炎　取活蟾蜍一只，砂仁粉五钱，将砂仁粉塞入蟾蜍口内，加水三碗，煎成一碗，每日一次，7 天为 1 个疗程[1]。

7. 腮腺炎

（1）高邮县平胜公社河口合作医疗门诊室用蟾蜍幼苗（蝌蚪）500g，冰片 3g，同放在瓶内密封，3～4 天后蝌蚪即化成水，再用纱布滤去渣，加适量防腐剂备用。每日 3～4 次，涂搽患部。该门诊室用治 80 例，效果良好。一般患者用此方涂患处，1～2 日痊愈，重者 3～4 日痊愈。

（2）以针灸配合外敷蟾蜍墨治疗腮腺炎 23 例，方法：治疗组取肩井（双）、肩髃（双）、大椎、阿是穴及患侧足三里、合谷。肩井、肩髃、大椎、阿是穴用挑刺方法，选用 0.5～1 寸毫针，将穴位皮肤轻轻捏起，挑刺 2～3 分钟，挤出少许血即可；沿肩胛骨内侧以右手食、中指由上而下触摸，触摸到条索状物且患者有酸痛感时即为阿是穴取穴处，挑刺后针合谷、足三里，留针 10～15 分钟，灸 1～3 分钟。然后患处外涂蟾蜍墨。蟾蜍墨制法：将活蟾蜍洗净，用柴草烟熏干后研末备用。使用时将清水放入砚中，用墨研 2～3 分钟，再将蟾蜍粉 1g 放入墨汁中调匀即可。隔日治疗 1 次。对照组用利巴韦林。结果：治疗组 23 例经 2～3 天治疗后全部治愈，平均疗程 2.5 天；对照组 23 例经 3～6 天治疗均痊愈，平均疗程 4.5 天。治疗组疗程明显较对照组疗程短[5]。

8. 乳腺炎　用民间疗法龙蟾膏治疗乳腺炎 48 例，取得满意疗效。方法：活蟾蜍 1 只，活地龙 5～10 条（每条长 10～20cm），葱白 10cm（如拇指粗）。将蟾蜍腹部剖开，取出内脏，加入地龙、葱白共捣烂如泥，敷患处，上用剥取的蟾蜍皮覆盖，每日换药 1 次，直至痊愈。治疗结果：痊愈 36 例，好转 10 例，无效 2 例，有效率 96%。多数患者用药 3～5 小时疼痛减轻，1～5 天痊愈[6]。

9. 慢性前列腺炎　采用三黄蟾蜍栓治疗慢性前列腺炎，获得良效。治疗方法：将等量黄连、黄柏、黄芩及蟾蜍皮研为细粉，加少量面粉，用食醋调和制成弹头样栓剂，长约 3.0cm。每晚睡前放入肛门内约 3.0cm 处，晨起让药栓随大便排出。2 周为 1 个疗程。共治疗 64 例患者，经 1 个疗程治疗，42 例治愈，22 例好转，无 1 例无效。痊愈患者经 4～6 个月随访均无复发[7]。

10. 化脓性炎症　将活蟾蜍洗净，入沸锅内，煮至肉烂，捞去骨肉，煎汁浓缩至干燥，烘干研粉装胶囊（0.5g/粒）。食后每服一粒。日 2～3 次，有解毒消炎作用。

11. 创伤性关节炎　采用复方蟾蜍膏外敷治疗创伤性关节炎 368 例，治疗方法：药用蟾蜍 80g，苏木 30g，当归 80g，红花 30g，路路通 80g，生川乌

25g，生草乌 20g，细辛 10g，松节 80g，麻黄 20g，防风 20g，桂枝 50g，地龙 50g，透骨草 50g，樟脑 10g。先将活蟾蜍腹部剖开，去除内脏，用瓦片烘干切碎与上药共研为细末，装瓶备用。用时根据病变部位的大小取药末适量，用生蜜调成糊状，均匀涂在油纸上，药膏厚约 2～3mm，敷于患处，用绷带加压包扎固定，2 天换药 1 次，7 次为 1 个疗程。治疗效果：优 163 例，良 107 例，可 82 例，差 16 例[8]。

12. 湿疹、小儿癣疮　蟾蜍烧灰、猪脂和敷，每日换一次（《千金方》）。又用活蟾蜍以竹片轻刮其背部，然后以蟾蜍背擦患处，一日擦 3～4 次，一般 2～3 天可愈。

13. 带状疱疹　将麻油 250g 放铁锅中加热至沸，将活蟾蜍 2 只分别放入煎炸至黑炭时捞出弃去，待油冷却后放入容器内备用。青黛 100g，黄连 50g，黄柏 50g，滑石 40g，共为细末，密闭保存。临用时取麻油、药末适量混合搅拌成糊状，外涂于皮损处及疼痛部位，每日 2～3 次，以保持患处有一定药膏为度，5 天为 1 个疗程，经观察总结，治愈率 98.8%，治疗时间 2～6 天，平均 4.1 天[9]。

14. 丘疹性荨麻疹　《广西药用动物》记载用活蟾蜍 3～4 只，去其内脏，洗净后置砂罐内煮极烂，用布滤去渣，留汤外用。皮疹多的部位，可每日用此汤淋洗一次；皮疹数目少，可用棉花蘸汤外搽，每日 3～4 次，当日即能止痒，连用 3～4 日，皮疹全部消退。南通市城区医院用蟾蜍煎汤洗治疗本病 20 例，获效良好。

15. 小儿疳积　《绛囊撮要》的“蟾砂散”，能健脾消胀，疗疳除积，对小儿疳积而致之腹膨胀大有效，阴虚者不宜用。处方：大蟾蜍一只，砂红适量，研细末，塞入蟾蜍口内令满，以线缝口，用泥将其周身封固，炭火煅红，候冷，去泥，将蟾蜍研细，每服 1.5～2.5g，每日 1～2 次，如无不适，可以逐渐加量服之。

【有关误食蟾蜍的中毒反应及抢救方法】

薛开先[10]根据国内有关资料统计，因食蟾蜍中毒者计 31 例，因服六神丸过量中毒者 2 例。在上述 33 例中，年龄最小的是 12 天，最大的 57 岁；15 岁以下的少年儿童占多数，共 21 例。33 例中有 3 例死亡，其余经治疗均获痊愈。

因食用引起中毒的蟾蜍器官、组织有：肌肉、头部（包括腮腺）、残存肢爪、肝脏、卵巢、卵子等。看来，蟾蜍引起中毒的成分，不仅存在于皮肤腺中，而且存在于多种器官组织中。其中毒表现及处理：

1）临床表现：中毒症状出现的时间多在食后 30～60 分钟，也有 2 小时左右者。在食中或食后数分钟内出现反应的，多为中毒严重及年幼者。中毒症状主要表现在：①消化系统：首先出现上腹部不适，继之恶心、呕吐。这种催吐作用是对呕吐中枢化学感受器刺激的结果。部分有腹痛、腹泻。已出现呕吐者，不可予以止吐，以便毒物排出体外，这与预后有一定的关系。②神经系统：可有口唇四肢发麻、头昏嗜睡，甚则昏迷。③循环系统：心悸、心慌，少数病员休克；多数病员有心动过缓伴心律不齐。心率多在 40 次／分上下，少数可低至 28 次／分。

2）心电图检查：人多均有不同程度的房室或窦房传导阻滞。一般认为系迷走神经高度兴奋所致，因为在阿托品静脉注射后，这些阻滞不久消失。对这种心律失常的及时处理是十分必要的，因为这种窦房或房室传导阻滞发展至高度，可导致心脏停搏及急性心源性脑缺血综合征，而出现严重后果。

3）中毒病员的处理：①按一般中毒原则处理：用 0.2%～0.5% 的高锰酸钾洗胃，口服硫酸镁 20～30g 导泻，必要时可行催吐，高位清洁灌肠。失水可补液，同时予以大量的维生素 B 和维生素 C；②若心律失常，用阿托品 0.5～1mg，重者静脉注射，轻者皮下注射，每日 3～4 次，直至心律失常消失为止；③休克者可用去甲肾上腺素维持血压。呼吸、循环衰竭可选择应用尼可刹米、咖啡因、樟脑等药物。此外，还可予以吸氧；④抗生素预防感染。

（三）按语

蟾蜍有消积破癥、行化水湿、解毒医疮、杀虫定痛之功，但有一定毒性，用量需严格掌握，孕妇、虚弱者忌用。

参考文献

［1］尹小明，朱大诚．蟾蜍治疗白血病成活 31 年 1 例［J］．实用中西医结合临床，2005，5（1）：41，47.

［2］蒋辉，张志浩，陈平．蟾蜍治疗胃癌 64 例总结［J］．中国医学研究与临床，2004，2（2）：57–58.

［3］葛汉枢．癞蛤蟆在临床上的应用［J］．新中医，1976，5：48.

［4］梅中青，梅益丽．蟾蜍配方内服外敷治疗肝硬化腹水 11 例［J］．实用中医药杂志，2003，19（1）：17.

［5］杨秀芬，王晓霞．针灸配合外敷蟾蜍墨治疗腮腺炎 23 例［J］．中国针灸，1996，16（8）：45.

［6］王敏，杜风敏．民间药龙蟾膏治疗乳腺炎 48 例．中国民族民间医药杂志［J］．1998，（6）：15–16.

［7］魏宝珠，刘桂红，王鹏先．三黄蟾蜍栓治疗慢性前列腺炎 64 例［J］．中国民间疗法，2001，9（6）：28.

［8］庞仲常，张卫民，陈琦翔．复方蟾蜍膏外敷治疗创伤性关节炎 368 例［J］．中医

外治杂志，2001，10（5）：14.

［9］王安甫．蟾蜍麻油膏外用治疗带状疱疹173例［J］．医学理论与实践．1999，12（7）：395.

［10］薛开先．新医药学杂志，1974，2：91.

（朱又春　陈淑范）

附：蟾皮（《本经逢原》）

为中华大蟾蜍或黑框蟾蜍去头后剥下的皮肤，晒干或烘干。入药必需炒至深黄色，始可免除呕吐之弊。

【药性】蟾皮味辛性凉，微毒。

【功效】内服有消积杀虫之功，外用具解毒散肿之效。近年求用治多种症及慢性心力衰竭引起的水肿有一定疗效。

【用量】煎剂为4.5～9g，丸散为0.6～1.2g。

其临床应用为：

1. 食管癌　①河南省林县人民医院用蟾蜍皮粉与山药粉等份混合压片，每片0.5g，名“81片”，每次服一片，日2次，治食管癌有效。②食管癌早期，宜软坚活血，理气降逆，攻毒散肿。处方：蟾皮、桃仁、桔叶皮各9g，石见穿、七叶一枝花各30g，丹参18g，急性子12g，水煎，每日一剂。

2. 胃癌中期　宜清热解毒，活血祛瘀，理气止痛。蟾皮、元胡索各12g，柴胡、枳实、当归、郁金、党参各9g，半枝莲、赤芍、蛇舌草、金狗脊、瓦楞子各30g，马钱子丸0.7g(吞)，天龙丸65粒(分吞)，水煎，每日一剂[1]。

3. 鼻咽癌早期　治宜清热解毒，软坚散结。处方：蟾皮、苍耳子、炮山甲各克，夏枯草、蜀羊泉、海藻各15g，蜂房、昆布各12g，蛇六谷、石见穿各30g。水煎饮，每日一剂。

4. 子宫颈癌早期　①清热解毒，行气破血。处方：干蟾皮15g，凤尾草、莪术各30g，山慈茹9g。水煎服，每日一剂。②上海闸北区北站医院用干蟾皮15g，凤尾草、蓬莪术各30g，冰球子9g，煎服，治子宫颈癌，亦取得一定疗效。

5. 肝癌、食管癌、纵膈肿瘤、粒性白血病、淋巴肉瘤、精原细胞瘤、胶原性瘤、红斑狼疮、白塞等病　以蟾皮制成“6671”片，治以上诸病，取得一定疗效。制法：用蟾皮在100℃沸水中煮一分钟，取出，烘干，加乙酸乙酯倍浸泡24小时后压干粉，制片，每片含处理过的蟾皮粉0.2g。服法：每天3次，每次服3～4片。疗效：本品经上海市东新医院、八五医院、长海医院等单位进行临床观察，共治43例，具有一定疗效，有的疗效还很显著。

6. 慢性心力衰竭　上海扬浦区中医院以干蟾皮和万年青为主，随症加味，治疗慢性心力衰竭引起的水肿，有明显的强心利尿、迅速消退水肿的作用。门诊观察治疗各型心脏病的慢性心力衰竭共20例，其中冠心病4例，风湿性心脏病10例，肺源性心脏病3例，甲亢性心脏病3例。全部病例经X线检查都有心脏扩大，超声波检查都有肝脏肿大，其中明显水肿者7例(合并腹水4例)，有房颤者7例。

治疗方法：干蟾皮12g，鲜万年青全草30g(或干万年青根9g)。冠心病加活血平肝药如川牛膝、夏枯草各9g，丹参12g；风湿性心脏病伴风湿活动者加祛风清热药如木防己、生地各15g，忍冬藤30g；肺源性心脏病加清热化痰药如虎儿草、蒲公英、鱼腥草各30g；甲亢性心脏病加软坚散结药如黄药子、海藻、昆布各15g；凡伴心房颤动者加木通4.5g。煎汤，一日分2次服。

效果：观察服药时间最短7天，最长2个月，其中显效10例，有效5例，总有效率为75%（冠心病4例中显例3例，有效1例；风湿性心脏病10例中显效4例，有效3例，无效3例；肺源性心脏病3例中有效1例，无效2例；甲亢性心脏病3例均为显效）。

治疗前后体征改变情况：20例中有明显水肿者7例（合并腹水4例），于用药3～4天后全部消失，体重减轻3～5.5kg，服药后第二天即开始退肿。20例肝肿大者肝缩小1例。观察用药时间最短7天，最长2个月。20例中心率增速者14例，均有不同程度的减慢；其中合并房颤者7例，治疗后心律均无改变。

副作用：20例中有4例在服药半月后出现轻度纳差、恶心的反应，但不影响疗效。

7. 痈疽疮毒　可取大蟾蜍一只，剥取全身癞皮，盖贴疮口（须将皮外面向患处包贴，不能将内皮着肉，否则难以揭脱），并将蟾皮用针刺数孔，以出毒气。一般用后自觉安适，数次即愈。

按语：蟾皮味辛，性凉，微毒。其主要成分，一般与蟾酥相似。具清热解毒，利水消胀，消积杀虫之功。用于疮痈恶肿时，多取鲜活蟾皮外敷，收效甚著。但应将蟾皮之外表面贴于皮肤，并在疮痈中心处的蟾皮上多扎小孔或剪留洞口，以便毒气和脓液的排出。取其利水消胀，消积杀虫时，多炮制后（炮制时炒至深黄色，可以免除药后呕吐）研末内服。用于治疗恶性肿瘤时，口服的用量宜逐渐加大。如遇中毒，处理方法同（有关误食蟾蜍的中毒反应及抢救方法）。

参考文献

[1] 南京军区空军后勤部卫生处等．胃癌．中医验方汇选，1974：508.

（朱又春　陈淑范）

附：蟾蜕（又名蟾衣）

蟾蜕是蟾蜍的一个新的药用部位[1]。20世纪初，有人发现，蟾蜍在其生长发育过程中可定期蜕下完整的角质衣膜，与蛇蜕皮有一定的相似之处。因此，将其蜕下的衣膜称为蟾蜕或蟾衣。与历代本草中记载的蟾皮有异。民间有人用其治疗某些疾病取得一定疗效。上海中医药大学缪珠雷博士等与江苏海门康平蟾衣制药研究所杨鸣泽等新研究证明："蟾蜕在动物体内具有明显的抗肿瘤效果和增强免疫效应，是一种安全的可用于抗肿瘤治疗的药用动物新资源。"[2]因此，将其附录于蟾蜍之后，供读者参考。

1. 蟾蜕的来源　根据观察，蟾蜕来源于中华大蟾蜍生长发育过程中蜕下的完整的角质衣膜。每年4月，天气渐渐转暖，中华大蟾蜍由冬眠转入活动期，此时开始爬出土穴或从水底淤泥中钻出，吞食鲜活昆虫或其它小动物，补充营养。蜕衣前，蟾蜍活动减少，表现离群倾向，单独停留一处，反应迟钝。蟾蜍的蜕皮是从背部开始的，首先蟾蜍背部肌肉收缩弓起，使后背产生一与脊柱垂直的横突起，将衣膜撑破，突起处出现纵向和横向开裂的缝隙，然后蟾蜍以后肢为工具从背下部中间将衣膜向前向外撕扯，不断将缝隙拉大，接着蟾蜍后肢停止运动，转而以前肢将头部的衣膜不断的向前撸，犹如人脱背心状。很快，蟾蜍的眼睛和嘴巴也露了出来。接着，蟾蜍又开始以前后肢并用将背部，头部和腹部剩余的衣膜扯下。最后，蟾蜍又用嘴巴咬住前后肢的残余衣膜，将其扯去，从而完成了蜕皮的全过程。由于蟾蜍是边蜕边吃，很快将衣膜吞入肚内。[3]

2. 蟾蜕性状的初步观察　蟾蜕形状和蟾蜍相似，因为被压扁的缘故，比蟾蜍的实际形体略大。薄膜状，半透明，角质，四肢向前后伸展，略呈H形，全长10～15cm，宽7～10cm。表面粗糙，全身散布众多大小不一的瘰疣粒，习称痱磊。较大的痱磊在躯干背部和四肢外侧较多，尤以背部脊柱上方及其两侧和后肢大腿外侧阳面最密集，手感粗糙。腹部及四肢内侧阴面较少，而手感稍显平坦。另外，蟾蜕全身还分布有大量较小的浅黑色或黑色小点。蟾蜕头部向前伸出，半圆形，最宽处达2～3cm，常皱缩而略显不平，眼、耳及耳后腺均不明显。躯干呈类方形至宽长方形，长可达7～10cm，宽5～8cm；前端头部两侧的肩部凹入而呈半圆形，前后肢间及胸腹两侧稍向外凸而呈弧形；两后肢间的尾部内缩或稍凸呈圆弧状。蟾蜕前肢肱部上粗下细，略呈圆锥形。小臂部渐细，到掌部又变宽而呈斜圆锥形。掌端具五趾，趾长0.5～1.0cm，趾端渐细或因趾端未全部外展而折成平截状。趾间有蹼相连。蟾蜕后肢略长于前肢，从躯干部延伸成三角形。大腿部与小腿部无明显界限，腿根部与躯干部亦无明显界线，后肢近掌部时渐细，到掌部时又宽，掌端有五趾，第四趾最长，趾间有蹼相连呈波状，未连部分程短尖状或因蜕下时未全部伸展而折叠成平截状。蟾蜕鲜品或用水浸泡湿润后，柔软而有滑腻感。干燥品体轻，质坚而脆，稍加力即可撕裂，撕裂后裂缝不平直。闻之气微，味淡而略腥，入口嚼有黏滑感。蟾蜕产地民间习惯上以形态完整，体大厚实，痱磊多且大，手感粗糙者为佳。

3. 蟾蜕与蟾皮、干蟾皮的区别　历代本草书籍中共记载了11个与蟾蜍有关的药用部位，分别是：干蟾——干燥的蟾蜍动物体（《名医别录》），干蟾皮——除去内脏的干燥蟾蜍动物体（《名医别录》），蟾酥——蟾蜍毒腺分泌物（《本草衍义》），蟾蜍皮——蟾蜍皮肤（《孙真人千金方》）等，至今没有查到关于蟾蜕的文献记载。

从性状上看，中药“干蟾皮”是除去内脏的蟾蜍干燥体，而“蟾皮”是通过活剥而取得的蟾蜍皮肤，二者均不是蟾蜍主动蜕下的角质产物。

4. 蟾蜕抗肿瘤及增强免疫效应研究　缪珠雷、杨鸣泽等对蟾蜕在小鼠体内的抗肿瘤及增强免疫效应的功能进行了实验研究。

（1）方法：检测S_{180}肉瘤，H^{-22}肝癌实体瘤，Lewis肺癌荷瘤小鼠服用蟾蜕以后的肿瘤变化，观察蟾蜕延长HCA肝腹水癌小鼠寿命的效应，采用MTT法检测Lewis肺癌荷瘤小鼠服用蟾蜕以后的T淋巴细胞转化率和NK细胞活性变化，同时考察大剂量蟾蜕的服用是否对小鼠有明显毒性。

（2）结果：服用蟾蜕以后S_{180}肉瘤，H^{-22}肝癌实体瘤，Lewis肺癌荷瘤小鼠肿瘤有明显缩小，Lewis肺癌荷瘤小鼠T淋巴细胞转化率和NK细胞杀伤性均有明显上升，大剂量服用蟾蜕对小鼠无明显毒副作用。结论：提示蟾蜕在动物体内具有明显的抗肿瘤效果和增强免疫效应，是一种安全的可用于抗肿瘤治疗的药用动物新资源。[4]

5. 民间应用调查　根据民间应用蟾蜕的情况调查，认为蟾蜕辛凉、微毒。具有清热解毒，消肿止痛，镇静，利尿等作用。可用于癌症、肝硬化、慢性乙肝及肝腹水、白血病和艾滋病的治疗。

（1）用法：将蟾蜕用适量温开水浸泡一刻钟后，连水喝下。或者将蟾蜕剪碎装入空心胶囊后服用。

（2）用量：各种恶性肿瘤，每早晚各服蟾蜕2～4张，30天为1个疗程。休息10天后进行第2个疗程。其它病症每晚服用1～2张。

注：由于蟾蜕属于蟾蜍新的药用部位，历代医药文献中均没有记载。近年来，虽有多家研究机构做了大量的基础研究和动物实验工作，证明其低毒或无毒，但目前尚未能列入药典，故临床使用时仍需谨慎。

参考文献

［1］缪珠雷，张康，柏巧明，等．中华大蟾蜍新药用部位——蟾蜕的来源、性状观察

及本草考证［J］. 时珍国医国药，2006，17（11）：2323.

［2］缪珠雷，张康，杨鸣泽，等. 蟾蜕抗肿瘤及增强免疫效应研究［J］. 中国中药杂志，2010，35（2）：213.

［3］缪珠雷. 时珍国医国药，2006，4（11）.

［4］梁光裕. 蟾蜕治疗恶性肿瘤临床研究初探［J］. 中国医学研究与临床，2005，3（4）：24.

（朱又春　朱彤）

穿山甲（《本草图经》）

（一）概述

【别名】鲮鲤甲（《别录》），鳣鲤甲（《肘后方》），鲮鲤角（《本草衍义》），川山甲（《三因方》），鳖鲤甲（《本草经疏》），山甲（《本草求真》），甲片（《疡科遗编》），麒麟片、麟片、随碱片（《广西中药志》），山甲片（《中药材手册》），钱鲤甲（《中国药用动物志》）。

【科属】为鲮鲤科动物鲮鲤的鳞片。

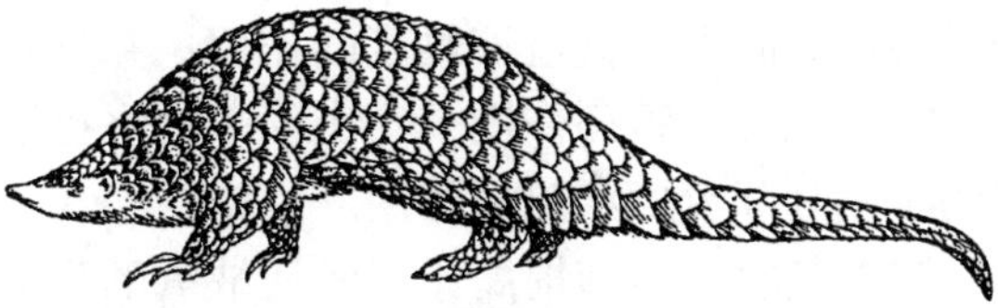

鲮鲤

【生态】[1] 鲮鲤头细，吻尖，眼小，舌长，无齿，趾（指）爪强健有力。身体背面、四肢外侧和尾部披覆瓦状角鳞片，间杂有数根刚毛，鳞甲有黑褐和棕褐色两种，以前者多见。老兽鳞片边缘呈橙褐或灰褐色，每一鳞片自基部始有纵纹，年龄越大纹数越短少；初生则鳞软色白，1月龄后渐次角化并变为褐色。鳞片形状大体有3种：背鳞呈阔棱形，较扁平；腹侧，前4肢近腹内侧和后肢鳞呈盾状，鳞片中央有龙骨状突起，该突起亦随年龄而减少，老年个体几乎消失；尾侧鳞呈折合状。自下颌起，过胸腹直尾基及四肢内侧无鳞而着生稀毛；两颊、眼、耳周亦被毛。四肢精短，前肢稍长；前足爪长于后足爪，中间趾爪特别粗长，是为挖掘的强劲工具。栖息于丘陵山地的树林、灌丛、草莽等各种环境，但极少在石山秃岭地带。掘洞穴居，昼伏夜出，能爬树游水，遇敌受惊时，将头裹在腹部，踡成一团。听觉、视觉差，嗅觉灵敏。食物以白蚁为主，亦食黑蚁、蚁的幼虫和其它昆虫的幼虫。发情期雌雄同居，交配后即分开，幼仔由雌兽培育，产仔期多在冬季，每胎1仔。现今之穿山甲共有7种，分布于亚洲和非洲热带及亚热带地区。我国药用的穿山甲分布于云南、广西、海南岛、台湾、贵州、湖南、福建、安徽、浙江等地，并向南延伸至越南、缅甸、印度半岛等地。以福建、广东、广西和云南等地数量较多。

【成分】主要含硬脂酸（stearic acid），胆甾醇（cholesterol），N-丁基-二十三（碳）酰胺（N-butyltrichosylamide），碳原子数为26～29的两个脂肪族酰胺，环（L-丝氨酰-L酪氨酰）二肽［cyclo（L-seryl-L-tyrosyl）］和环（D-丝氨酰-L-酪氨酰）-L-酪氨酰二肽［cyclo（D-seryl-L-tyrosyl）］，又含锌、钠、钛、钙、铅、硅、磷、铁、锰、铬、镁、镍、铜、钡、硼、铝、钼、锡等18种元素。水溶液含天冬氨酸（aspartic acid），苏氨酸（threonine），丝氨酸（serine），谷氨酸（glutamic acid），甘氨酸（glycine），丙氨酸（alanine），半胱氨酸（cysteine），缬氨酸（valine），蛋氨酸（methionine），异亮氨酸（isoleucine），亮氨酸（leucine），酪氨酸（tyrosine），苯丙氨酸（phenylalanine），赖氨酸（lysine），精氨酸（arginine），脯氨酸（proline）等16种游离氨基酸。还含挥发油和水溶性生物碱等。

【药理】[1~7]

（1）血管扩张作用：能显著增加股动脉血流量，降低外周阻力，对血管壁有直接扩张作用；

（2）对血液系统作用：实验结果表明，穿山甲片的水煎液有明显延长实验动物凝血时间和降低血液黏度的作用；并具有升高白细胞计数作用；

（3）抗炎、镇痛作用：穿山甲片的水提液、醇提液均有明显的抗巴豆油引起的小鼠耳部炎症和镇痛作用。

（4）其它：能够提高小鼠常压缺氧的耐受能力；有壮阳等作用；在临床上既可单味使用，又可以配伍应用。

【炮制】全年均可捕捉，捕后杀死，剥取甲皮，放入沸水中烫，等鳞片自行脱落，捞出，洗净，晒干。①炮山甲：取拣净的穿山甲片，分开大小，另将砂子置锅内炒至轻松，加入穿山甲片，炒至鼓起呈金黄色时，取出，筛去砂子，放凉。②醋山甲：用上法炒至鼓起呈金黄色时，筛去砂子，立即将炮山甲片倒入醋盆内，搅拌略浸，捞出，用水漂洗，晒干（穿山甲片每50千克，用醋25千克）。

【药性】味咸，性微寒；归肝、胃经。

【功效】①活血散结，主治血瘀经闭，癥瘕，风湿痹痛；②通经下乳，主治乳汁不下；③消痈溃坚，主治痈肿，瘰疬。

【用量】内服：煎汤，3～9g，或入散剂。外用：适量，研末撒或调敷。

【禁忌】气血虚弱、痈疽已溃者及孕妇禁服。

【前贤论述】

（1）《纲目》："除痎疟寒热，风痹强直疼痛，通经乳，下乳汁，消痈肿，排脓血，通窍杀虫。"；"谚曰：穿山甲、王不留，妇人食了乳长流。"

（2）《医学衷中参西录》："穿山甲，味淡性平，气腥而窜，其走窜之性，无微不至，故能宣通脏腑，贯彻经络，透达关窍，凡血凝血聚为病，皆能开之。"

（3）《药鉴》："同木通、夏枯草，捣末酒调，治乳奶肿痛；佐猬皮、条黄芩研细，汤送，止痔漏出血；以柴胡为君，又能却暑结之疟邪；以大力子为君，又能透痈疽之头点。"

（4）《别录》："主五邪惊啼，悲伤，烧之作灰，以酒或水和方寸匕，疗蚁瘘。"

（5）《药性论》："治山瘴疟。恶疮，烧敷之。"

（6）《日华子本草》："治小儿惊邪，妇人鬼魅悲泣，及痔漏、恶疮、疥癣。"

（7）《滇南本草》："治疥癞痈毒，破气行血，（治）胸膈膨胀逆气，又治膀胱疝气疼痛。"

（8）《本草再新》："搜风去湿，解热败毒。"

（9）《本草备要》："和伤发痘。"

（10）《本草经集注》："疗疥癞及诸疰疾。"

（11）《得配本草》："得肉豆蔻，治气痔脓血；配猪苓，醋炒酒调下，治便毒；入五积散，治浑身强直。"

（二）应用

1. 子宫肌瘤　以穿山甲为主治疗子宫肌瘤，疗效较好。药物组成：穿山甲 100g，三七粉 100g，三棱 100g，莪术 100g，当归 100g，桂枝 100g，共研细末炼蜜为丸，每日 3 次，每次服 9g，15 天为 1 个疗程[8]。

【病案举例】龙某，29 岁，1998 年 8 月 18 日初诊。2 年来月经量较以往增多，色黯红夹瘀块，月经周期 25 天。经期 15 天，伴头昏头痛，小腹疼痛，月经期加剧，白带增多，色黄，舌质紫黯边尖瘀斑、苔黄腻，脉细弦。妇检：外阴已婚未产，阴道畅通，宫颈光滑，子宫后位增大如孕 45 天、质硬、双侧附件（–）。B 超提示：子宫 7.2cm × 6.3cm × 5.5cm 肌瘤，宫内回声不均，子宫后壁探见约 3.2cm × 2.5cm 低回声区，有光团。双侧附件（–）。属肌壁间肌瘤。服上方治疗 3 个疗程，症状大减；嘱再服 1 个疗程，症状全部消失，复查 B 型彩超宫内未见占位性病变。1 年后随访，已怀胎 8 个月。

2. 不孕症　治疗 17 例不孕症，辨证属肝郁血瘀或湿热蕴积，胞脉瘀阻者，每于遣方用药中配用或重用穿山甲一味，全部治愈。据其临床表现，证属肝郁者，治宜解郁调经，养血通络，方选山甲种玉汤：炮穿山甲珠 12g，瓜蒌 10g，柴胡 10g，香附 10g，白芍 15g，当归 12g，路路通 10g，甘草 3g。证属血瘀者，治宜行气化瘀，通络调经，方选山甲化癖汤：炮穿山甲珠30g，桃仁10g，红花10g，当归12g，生地黄10g，枳壳10g，白芍12g，赤芍10g，川牛膝10g，甘草3g。证属湿热蕴阻胞脉者，治宜清热除湿，化瘀通络，方选山甲除湿方：炮穿山甲珠30g，金银花12g，连翘12g，红藤10g，薏苡仁15g，桔梗10g，路路通10g，瓜蒌10g，甘草3g。以上方中，炮穿山甲珠均要求另包，服时研细为末，随汤药送下，每次3g[9]。

3. 慢性盆腔炎　采用龙胆泻肝汤加减配合中药保留灌肠治疗慢性盆腔炎患者86例，疗效满意。中药内服：予龙肝泻肝汤加减，7日为一个疗程。中药保留灌肠：红藤、败酱草、蒲公英各30g，三棱、莪术、丹皮、赤芍、虎杖、穿山甲各15g，夏枯草20g。中药清水浓煎至100ml，待药液温度合适时灌肠，肛管插入深度12～14cm，保留1～2小时，月经期停止使用。每日1剂。7日为一个疗程。治疗1～2个疗程，86例患者痊愈28例占33%，好转56例占65%，无效2例占2%，总有效率98%[10]。

4. 产后缺乳、急性乳腺炎、产后发热等产后病　产后缺乳常在临床上配伍王不留行、当归、通草等药物，每每取得良好效果。

用催乳散（由穿山甲研末5g和维生素E 200mg组成）治疗产后缺乳80例，每日3次，10d为1个疗程，结果痊愈56例，有效20例，无效4例[11]。

用乳痈解毒散（瓜蒌、蜈蚣、穿山甲、王不留行、皂刺等），加大剂量青霉素治疗急性化脓性乳腺炎56例，7日内痊愈40例，10日内痊愈10例，15日内痊愈6例[12]。

对住院200例产后乳汁郁结患者进行产后乳房按摩，加以中药通乳，疗效满意。中药通乳方：蒲公英、银花、连翘、柴胡、山栀、牛子、瓜蒌、橘皮叶。产后恶露不尽加益母草、川芎、当归、泽兰；乳汁不畅加穿山甲、王不留行；高热加石膏、知母、黄芩[13]。

运用生化汤加穿山甲，治疗胎盘残留、产后发热等产后病，加强化瘀，止血，补虚之功，主治产后瘀阻胞宫所致瘀兼虚之诸症，收效甚佳[14]。

常用本品治疗妇女急性乳腺炎、附件囊肿，其效甚著[15]。

5. 带下病　采用仙方活命饮为基本方，倍用穿山甲，治疗顽固性带下证多例，均收到满意疗效[16]。

6. 前列腺炎　使用复元活血汤加味治疗慢性前列腺炎178例。药物组成：柴胡、红花各6g，当归、穿山甲、桃仁、天花粉、黄柏、制大黄各9g，败酱草、山药、淫羊藿、肉苁蓉各15g，甘草3g。湿热重者加蒲公英、马鞭草，瘀血明显者加三棱、莪术，气虚加党参、黄芪，腰膝酸软明显者加菟丝子、怀牛膝。每日1剂，水煎分2次服，20天为一疗程。连服2个疗程临床治愈67例，占37.6%；显效72例，占40.5%；有效24例，占13.5%；无效15例，占

8.4%；总有效率 91.6%[17]。

7. 尿血、尿路结石　遇尿血患者时，喜用穿山甲治之，每获良效。用法是将炮穿山甲研极细末，每次服 1.5～1.8g，白开水送服，日 1～2 次[18]。

采用穿山甲复方加味磁化治疗 36 例泌尿系结石。药物组成：穿山甲 12g，人参 10g，石斛 12g，生牡蛎 30g，上药四味用水 1000ml，煎至 250ml；茯苓 30g，瞿麦 12g，冬葵子 15g，泽泻 30g，石苇 30g，川楝子 6g，血余炭 3g（冲），甘草 3g，补骨脂 9g，菟丝子 9g，上药 10 味用水 1500ml 合前药 250ml，同煮 500ml，煎好后将药汁倒入磁化杯内，磁化 30 分钟后服用。同时对照组用石苇散水煎服：石苇 12g，冬葵子 12g，瞿麦 18g，滑石 18g，车前子（包）9g，水煎服日 1 剂，分 2 次服。通过实验表明治疗组疗效明显优于对照组[19]。

8. 肠梗阻　重用穿山甲组方治疗外科术后粘连性肠梗阻 40 余例，作用快，疗效显著。药物组成：穿山甲 20g，大黄 10g，皂刺 15g，桃仁 10g，蒲公英 15g，莱菔子 20g，厚朴 20g，枳实 15g，三棱 10g，莪术 10g。加减：呕吐加半夏 10g、砂仁 10g，瘀血明显加赤芍 10g，夏枯草 20g[20]。

9. 关节炎　采用自拟通痹汤（黄芪、穿山甲珠、地龙、制马钱子、白花蛇、当归等）治疗类风湿关节炎 64 例，结果治愈 38 例，显效 21 例，有效 3 例，无效 2 例，总有效率 96.7%[21]。以宣肺扶阳汤为基本方治疗 35 例关节病型银屑病，疗效显著。药物组成：麻黄 10g，桂枝 15g，陈皮 10g，制川乌 10g，黑附片 15g（先煎），川芎 10g，防风 20g，肉苁蓉 30g，炙甘草 10g，穿山甲（炮）10g，生姜 30g。伴消化不良者加山楂（炒）10g，神曲 10g；伴关节变形者加三七粉 3g（冲服），蜈蚣 1 条；遇寒加重者加重黑附片用量，并加鹿茸粉 3g（冲服）；遇热加重者去黑附片，加生石膏 40g，知母 10g，黄柏 10g；有血瘀明显者，加当归 10g，桃仁 10g，红花 10g；皮肤瘙痒严重者加浮萍 15g，蝉衣 15g；皮损坚厚者加黄药子 15g，刺蒺藜 15g。每日 1 剂，水煎分 3 次服，8 周为 1 个疗程。痊愈 22 例占 62.8%，显效 8 例占 22.9%，无效 5 例占 14.3%，总有效率 85.7%；治疗最短 1 个月，最长 1 年[22]。

10. 强直性脊柱炎　运用阎氏之经验方补肾强督方治疗强直性脊柱炎，取得良好的疗效。药物组成：熟地黄 10g，淫羊藿 10g，狗脊 30g，附子 10g，鹿角胶 10g，杜仲 25g，骨碎补 15g，补骨脂 10g，羌活 10g，独活 10g，桂枝 10g，续断 20g，赤芍 10g，白芍 10g，知母 10g，防风 10g，牛膝 6g，穿山甲 10g。每日 1 剂，共治疗 6 个月。治疗期间不服用其他同类药物[23]。

11. 肿瘤　应用仙朴消噎饮联合化疗治疗中晚期食道癌患者 159 例。药物组成：威灵仙 15g，川朴 15g，半夏 12g，半枝莲 15g，白花蛇舌草 30g，石见穿 30g，壁虎（冲服）3g，三七粉（冲服）10g，穿山甲（先煎）10g，西洋参 12g，麦冬 12g，临证加减。对照组 100 例常规化疗。对照组稳定率为 79.0%，治疗组为91.2%，两组比较有显著性差异（$P<0.05$）。两组患者治疗后症状改善、生存时间、体重、血清肿瘤标志物水平情况，治疗组优于对照组，两组比较有显著性差异（$P<0.05$）[24]。

以穿山甲外用治疗单纯性甲状腺肿大、结节，疗效显著。方法：穿山甲研末，每次10g，米酒为糊，采用药物离子导入治疗机局部导入，每日1次，每次50分钟，20天为1个疗程。疗程间休息20～30天，平均2～3个疗程即可治愈[25]。

癌痛：以中药补阳还五汤加味内服，配合活血止痛药物（穿山甲、生马钱子、生南星、生川乌、生附子、蜈蚣、蟾酥等）外敷治疗癌痛，总有效率为100%。绝对不能口服[26]。

12. 肝纤维化　采用三甲复肝合剂治疗肝纤维化33例，疗效可靠。药物组成：炮穿山甲、制龟甲、煅牡蛎、黄芪、麦冬、三七粉，每次口服30ml（每1ml相当于生药材2g），日3次，150天为1疗程；对照组13例：应用大黄䗪虫丸口服，一次40丸，日3次，150日为1疗程。在改善肝脏组织学、减轻肝细胞炎症、阻滞肝纤维化进展、降解血清肝纤维化指标方面，治疗组明显优于对照组，两组比较有显著性差异（$P<0.05$）[27]。

13. 肝硬化腹水　自拟臌胀汤合西药治疗肝硬化腹水38例，可明显提高疗效。药物组成：水蛭、三七各10g，白术、黄芪各40g，紫草15g，炮穿山甲（先下）15g，随证加减，水煎每日分2次口服，2个月为1疗程；对照组用西药治疗。结果：治疗组总有效率为91.67%，对照组总有效率为69.23%，可明显提高疗效[28]。

14. 血栓性静脉炎　用通脉汤Ⅲ号（山甲珠、地龙、当归、川芎、玄参等）治疗下肢血栓性静脉炎34例疗效显著，其中深静脉炎15例，痊愈9例，显效3例，有效2例，无效1例；浅静脉炎19例，痊愈12例，显效3例，有效2例，无效2例[29]。

15. 冠心病、心绞痛　自拟消栓通脉汤合西药治疗冠心病心绞痛，有较好的临床疗效。治疗组在常规应用上述药物的基础上加服自拟消栓通脉汤，药物组成：红花、当归、桃仁、赤芍、地龙各10g，益母草8g，鸡血藤、穿山甲各15g，川芎20g，丹参、黄芪各30g，血竭5g。结果：①心绞痛疗效：治疗组总有效率达94.3%，对照组为73.3%，差异有显著性（$P<0.01$）；②心电图改善情况：治疗组总有效率为85.7%，对照组为66.7%，差异有显著性（$P<0.01$）；③二组血液流变学有显著性差异（$P<0.01$）[30]。

16. 白细胞减少　以黄芪浓煎送服穿山甲粉治疗白细胞减少症，疗效甚佳[31]。

【病案举例】刘某，男，26岁，于1992年8月2日就诊。自诉近3年来常感头晕，疲乏，稍作轻微活动即心悸、汗出、眼花目眩，且日常极易感冒。检查：白细胞 2.2×10^9/L，虽经中西医治疗，疗效欠佳。望其面色皖白少神，印堂晦黯。纳呆便溏，脉细弱无力，舌淡苔薄白。显系气虚血少，气血瘀滞，脾胃虚弱。处方：炮穿山甲研粉 4.5g，另以黄芪 20g，当归 6g，熟地黄 10g，茯苓 10g，怀山药 10g，砂仁 6g，炙甘草 3g，浓煎，送服穿山甲粉，1 周后，白细胞升至 4.1×10^9/L。效不更方，加减继服 1 个月，白细胞升至 4.9×10^9/L。自感神清气朗，诸症均减。嘱其每日以黄芪 30g 浓煎，送服炮穿山甲粉 4.5g，常服不辍。1 年后复诊，自云服药后白细胞一直保持在正常范围，且年内虽有流感流行，亦未见感冒。

17. 痤疮 采用钱文燕老中医辨证方配合穿山甲治疗重度寻常性痤疮 40 例，取得了良好效果。观察组基本方：金银花 30g，连翘 15g，蒲公英 15g，黄芩 15g，炒栀子 6g，夏枯草 15g，茵陈 15g，川萆薢 15g，桃仁 10g，红花 10g，茯苓 15g，白术 30g，白茅根 20g，瓜蒌 30g。纳呆、腹胀者加陈皮 10g，厚朴 10g；月经不调者加益母草 15g。治疗组在钱老辨证基本方中加入穿山甲 10g；伴随症状加减同上。以上汤剂均每日 1 剂，水煎 300ml，分 2 次口服。两组疗程均为 4 周。治疗期间，均未口服其它药物，亦无局部用药。嘱患者少食辛辣、油腻之品，勿挤压，避免熬夜。观察组愈显率为 95.0%，对照组为 67.5%，两组愈显率比较差异有统计学意义（$P<0.05$）[32]。

（三）按语

穿山甲，味咸，性微寒；归肝、胃经。功效活血散结、通经下乳、消痈溃坚，主治血瘀经闭，癥瘕，风湿痹痛，乳汁不下，痈肿，瘰疬等症。常用于妇科肿瘤、不孕、带下、产后诸病，以及内科关节炎、肝硬化等病，是攻坚破积良药。朱老常用炮甲，配伍蜈蚣、守宫等，结合辨证加味，治疗多种癌症，取得较好的疗效。因其为国家二级保护动物，故药源已逐稀减，且价格较贵。研末冲服，可减少用量，一般 3～5g 效佳。

参 考 文 献

[1]《中华本草》编委会主编．中华本草［M］．上海：上海科学技术出版社，1997：25，540.

[2] 黄泰康．常用中药成分与药理手册［M］．北京：中国医药科技出版社，1994：1460.

[3] 徐理纳，等 .22 种活血化瘀药对狗外周血流量的作用［J］．中医杂志，1976，5：38.

[4] 高英，吕振兰，李卫民，等．穿山甲片与猪蹄甲成分研究［J］．中药材，1989，2：34.

[5] 马雪梅，秦永祺．穿山甲化学成分的研究［J］．药学学报，1988，8：588.

[6] 张艳，明亮．复方穿山甲口服液的抗炎及镇痛作用［J］．安徽医科大学学报，

1995，30（2）：91-93.

［7］李卫平，明亮．复方穿山甲壮阳作用的实验研究［J］．安徽医学，1995，16（5）：54-55.

［8］赵晓琴．用穿山甲组方治疗子宫肌瘤［J］．中医杂志，2002，43（3）：172.

［9］毕嘉．穿山甲用于治疗不孕症［J］．中医杂志，2002，43（3）：171-172.

［10］任小琴．中药治疗慢性盆腔炎86例［J］．现代中西医结合杂志，2009，18（29）：3594.

［11］席天玉．催乳散治疗缺乳症80例［J］．中国中西医结合杂志，1992，8：466.

［12］董西林，王雅娟．乳痈解毒汤配合抗生素治疗急性乳腺炎56例［J］．陕西中医，1997，18（2）：58.

［13］陈晓明，张金明．乳房按摩配合中药治疗产后乳汁郁结200例［J］．陕西中医，2006，27（10）：1265.

［14］李如祥．生化汤加穿山甲治疗产后病举隅［J］．中医杂志，2002，43（2）：93-94.

［15］孙浩．穿山甲可消痈散肿［J］．中医杂志，2002，43（4）：253.

［16］张建明．穿山甲治疗顽固性带下证有良效［J］．中医杂志，2002，43（2）：93.

［17］卢伟．复元活血汤为主治疗慢性前列腺炎178例［J］．实用中医药杂志，2006，22（3）：137.

［18］田霄燕，田树新．穿山甲治疗尿血［J］．中医杂志，2002，43（4）：254.

［19］王晓君．穿山甲复方加味磁化治疗泌尿系结石36例［J］．山东中医学院学报，1996，20（2）：100-104.

［20］赵丽华．重用穿山甲治疗粘连性肠梗阻［J］．山东中医杂志，2004，23（12）：758-759.

［21］陈双全，党永庆．通痹汤治疗类风湿性关节炎64例［J］．陕西中医，1996，17（10）：452.

［22］荆夏敏，胡梁谱，彭继斌，等．宣肺扶阳汤治疗关节型银屑病35例［J］．实用中医药杂志，2008，24（2）：93.

［23］马骁，黄小杰，王萍，等．补肾强督方对强直性脊柱炎生存质量影响的研究［J］．中国中医急症，2009，（5）：721-722.

［24］周雪林．仙朴消噎饮联合化疗治疗中晚期食道癌159例临床观察［J］．世界中西医结合杂志，2009，（6）：432-434.

［25］李春有，李春贵．穿山甲外治顽固性甲状腺肿大、结节［J］．中医杂志，2002，43（4）：253-254.

［26］宋彩霞，郑艳，夏璐，等．中药内服外敷治疗癌痛48例临床观察［J］．中国医药导报，2005，（21）：11-12.

［27］袁成民，张纵，苏良，等．三甲复肝合剂抗肝纤维化临床研究［J］．山东中医药大学学报，2009，1：37.

［28］张学彬，海银贵，马宏俊，等．自拟臌胀汤配合西药治疗肝硬化腹水 38 例［J］．陕西中医，2009，10：1326-1327.

［29］高维军．通脉汤Ⅲ号治疗下肢血栓性静脉炎 34 例［J］．陕西中医，1994，15（3）：111.

［30］陈澍，付潮胜，张松，等．中西医治疗冠心病心绞痛 35 例疗效观察［J］．实用中西医结合临床，2007，7（1）：8-9.

［31］郑敏．穿山甲治疗白细胞减少症［J］．中医杂志，2002，43（4）：252.

［32］王冬梅，钱文燕．中药汤剂配合穿山甲治疗重度寻常性痤疮［J］．北京中医药，2008，27（8）：635-636.

（张锋莉　周晓明）

白丁香（《滇南本草》）

（一）概述

【别名】雀苏（《雷公炮炙论》），雄雀矢（《别录》），青丹（《本草拾遗》），麻雀粪（《滇南本草》），雄家雀粪（《黑龙江中药》）。

【科属】雀形目文鸟科树麻雀 *Passer montanus* 或山麻雀 *Passer rutilans* Temm 的粪便。

麻雀或山麻雀多栖于有人类活动的地方，为最常见的人类所熟知的一种小鸟，白天四处觅食，晚间栖息在瓦檐、墙隙或树洞中。秋季在农田、仓库，冬季在房院周围活动，分布遍布全国。本品为干燥的雀粪。

【成分】雄雀粪含灰分 33.7%，总氮量 5.66%，氨 0.22%[1]。

【炮制】拣净杂质，晒干后于钵中研粉，甘草汤浸一宿，去上清，焙干备用。

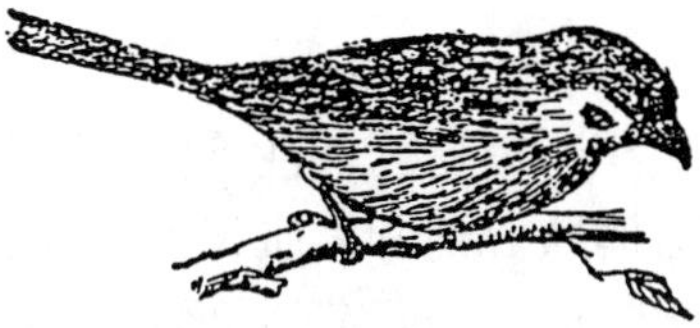

麻雀

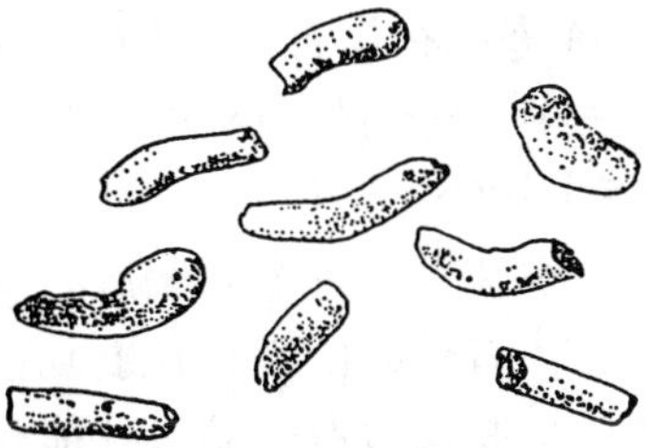

白丁香

【药性】味苦，性温，归肝、肾经。

【功效】①消翳，祛斑：多外用消肉积、赘瘤、核疬、目翳，色斑。②化积：内服可消积除胀，通乳。

【用量】内服研末为丸、散，1～3g。外用：研细调敷或和乳汁点眼。

【禁忌】肾虚有火及孕妇忌服。

【前贤论述】

（1）《纲目》："消积除胀，通咽塞口噤，女人乳肿，疮疡中风，风虫牙痛。"

（2）《日用本草》："去面上雀子斑、酒刺。"

（3）《滇南本草》："磨翳退雾，遮睛不明，入眼药用之。"

（二）应用

1. 胬肉攀睛，星翳外障　白丁香治胬肉，历代医家早有记述。其性善消散，外用可拔出火毒，有较好的消积化翳功能。《审视瑶函》载有化积散主治胬肉攀睛，星翳外障，由白丁香3g，白及9g，白牵牛9g组成，上药研末细腻无声，放舌上试过，无滓方收贮。每日点3次，重者不出1个月痊愈，轻者朝点暮好。今人取白丁香10g，研成细末用人乳调作糊状，用时取少许，点在胬肉所在的眦角部，每日2次，配合内服中药取得较好效果[2]。

2. 瘘管、湿疣　今人以白丁香组方外用治疗瘘管、湿疣取得较好疗效，均是利用其化积功效[3, 4]。

3. 黧黑斑（黄褐斑）《医宗金鉴·外科心法要诀》载有"玉容散"治疗黧黑斑，由白牵牛、团粉、白蔹、白细辛、甘松、白鸽粪、白及、白莲蕊、白芷、白术、白僵蚕、白茯苓各一两，荆芥、独活、羌活各五钱，白附子、鹰条白、白扁豆各一两，防风五钱，白丁香一两，共研末。每用少许，放手心内，以水调浓搽搓面上，良久再以水洗面，早晚日用二次，久久渐退而愈。

4. 乳汁不通　《医宗金鉴》载"涌泉散"治疗妇人产后无乳。产后乳汁不行，因瘀血停留，气脉壅滞者，其乳必胀痛，宜用涌泉散（王不留行、白丁香、漏芦、天花粉、白僵蚕、穿山甲）研细末。每服三钱，食后以猪蹄汤调服。

5. 冻疮：有作者[5]用本品研末，以乳汁黄酒调敷，治疗冻疮，每日换药一次，一般4～6日后痊愈，取得较好的疗效。

（三）按语

白丁香味苦，性温，归肝、肾经。功专化积，消翳。其性善消散，外用可拔出火毒，有较好的消积化翳功能；且具活血润肤、消肿生肌长肉之功，对色素加深的皮肤病也有效验；并能化积通乳，颇有进一步研究的价值。

参考文献

[1] 江苏新医学院编．中药大辞典［M］．上海：上海科学技术出版社，1986，695.

[2] 梅馨，张子强．泻脾除热饮配合白丁香点睛治胬肉攀睛 73 例［J］．河南中医，2005，25（5）：65.

[3] 纪德宽．中药锭治疗耳前瘘管 17 例［J］．中原医刊，1982，（2）：81.

[4] 李欣欣，李正高．八味百灵膏治疗肛门湿疣 78 例［J］．湖南中医药导报，1994，（1）：25-26.

[5] 柴瑞震．白丁香外敷治疗冻疮［J］．中医外治杂志，1992，1（4）：12.

（陈达灿　刘炽　刘俊峰　朱海莉　黄楚君）

鸭肫衣（《本草纲目》）

（一）概述

【别名】鸭肫胵（《经验光集》），鸭肫内皮（《本草求原》），鸭肫皮（《药材资料汇编》），鸭内金（《中药行性经验鉴别法》）。

【科属】为鸭科动物家鸭 *Anasplatyrhynchos domestica* Linnaeus 的砂胃的角质内壁。

【生态】本品呈类圆形盘片状，如鸡内金而较厚，表面呈黑绿色或紫黑色，稍有皱纹。质松，断面角质。气腥，味微苦。

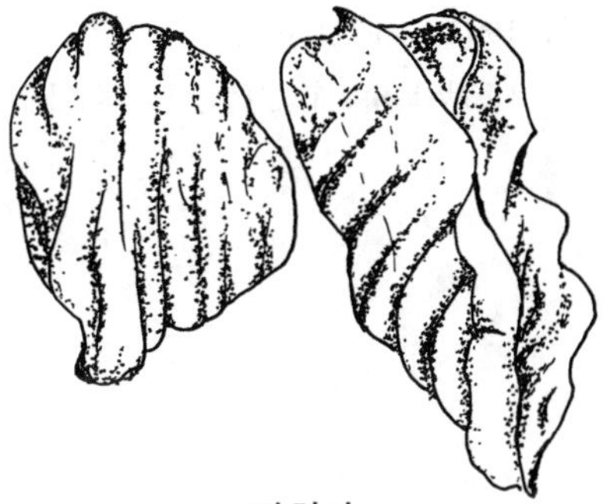

鸭肫皮

【成分】与鸡内金的主要成分基本相同，但鸭内金的水解氨基酸种类、胃酶和淀粉酶的含量均比鸡内金高，而氨基酸含量比鸡内金略低[1]。

【药理】与鸡内金对消化系统的药理作用基本一致，但鸭内金对增强体外消化酶活性更为显著，二者对胃肠运动均呈抑制作用，对胃液及胆汁分泌无明显影响，对胰液分泌有促进作用；体外实验中，鸭内金能增强胃蛋白酶、胰脂肪酶活性[1]，对淀粉酶和蛋白酶活性的作用亦高于鸡内金。

【炮制】将鸭杀死后，取出鸭肫，剖开，剥取内壁，洗净晒干。

【药性】甘，平；归脾、胃经。

【功效】消食化积。主治食积胀满，嗳腐吞酸，噎嗝翻胃，诸骨哽喉等。

【用量】内服：煎汤，3～6g；研末，1.5～3g。

【前贤论述】

《本草纲目》："主治诸骨硬，炙研，水服一钱即愈，取其消导也。"

（二）应用

1. 骨鲠 《本草纲目》以鸭肫衣炙研，水服一钱，治诸骨鲠，取其消导。

2. 噎膈反胃 《经验广集》鸭肫散以鸭肚胵数十个，晒干微炒，为末，每早烧酒送下六分，频服。

3. 食积 高士贤著《常见药用动物》（上海科学技术出版社，1984）用鸭砂胃内膜1个，焙干，研极细末，一次服下，每日2次。治疗食积，消化不良。

4. 尿路感染 取鸭肫皮1只，粳米50g，白糖适量。先将鸭肫皮洗净，用文火炒黄或焙干，研为细末备用。粳米煮成粥，成粥后加入鸭肫皮粉，再煮一沸，食用时加入白糖调味。每日2次，每次一碗，作早、晚餐温热食用[2]。

（三）按语

鸭肫衣，味苦性平，归脾、胃经。具有消积化食的功能。用治诸骨鲠、噎嗝反胃、食积、消化不良等症。民间经验用本品治疗小儿疳积有一定的疗效。

参考文献

［1］谭毓治，胡因铭，赵诗云，等．鸡、鸭内金对消化系统的药理作用研究［J］．中药材，1993，16（9）：33.

［2］严永和．东方食疗与保健［J］．东方食疗与保健，2008，（5）：13.

（廖祈祈　郭建文　潘峰　吕光耀）

二、活血祛瘀

蛴螬（《神农本草经》）

（一）概述

【别名】蟦（尔雅）、蟦蛴（《本经》）、应条（《吴普本草》）、地蚕（《郭璞》）、蛩齐（《别录》）、乳齐（《本草经集注》）、土蚕《安徽药材》、老母虫（《四川中药志》）、核桃虫（《药材学》）。

历来不少本草书籍将蛴螬与蝤蛴混为一物，实为大误。陈藏器《本草拾遗》谓："一名，在朽木中，穿木如椎，身长，足短，口黑无毛，至春雨后，化为天牛。"指出蝤蛴乃天牛之幼虫，而蛴螬系金龟子的幼虫，不可混淆不辨。

【科属】蛴螬（*Larva holotrichiae*）为节肢动物，昆虫纲、鞘翅目、金龟子科东北大黑鳃金龟 *Holotrichia diomphalia* Bates 或铜绿丽金龟 *Anomala corpulenta* Motsch、黄褐丽金龟 *A.exoleta* Faldermann、棕黑鳃金龟 *H.titannis* Reitter 等的幼虫[1]。

【生态】2 年发生 1 代，以成虫和幼虫在土中 60～180cm 处越冬。成虫于 4 月下旬至 5 月开始出土，5 月中、下旬至 6 月初为出土盛期，6 月中、下旬为产卵盛期，7 月中、下旬为幼虫孵化盛期，幼虫于 9 月中旬越冬。成虫出土后先交尾，然后取食。雌虫交尾后 7～9 天开始产卵，平均产卵量约 102 粒，散于 10～15cm 松软而湿润土中，卵期 15 至 20 天。幼虫取食植物根茎地下部分。幼虫共 3 龄，当年秋末越冬幼虫多为 2～3 龄。一般当 10cm 深土温降至 12℃以下时，即下迁至 56～149cm 处作土室越冬。

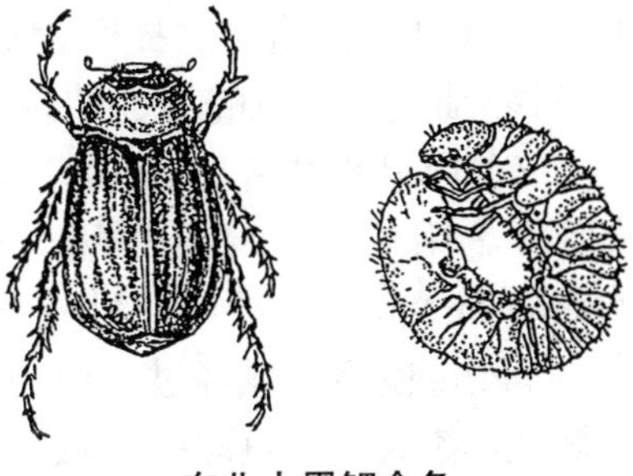

东北大黑鳃金龟

越冬幼虫翌年4月上旬开始上迁，4月下旬10cm深处土温达10.2℃以上时，幼虫全部上迁至耕作层危害。6月下旬老熟幼虫陆续下迁至30～50cm深处营土室化蛹。蛹期平均22～25天。成虫羽化后，当年并不出土，直到第2年4～5月才出土。

成虫体长椭圆形，黑褐色，体长16～21mm，头部密布刻点，触角黄褐色，10节，呈膝状弯曲，前胸背面有细刻点。鞘翅有纵隆线各3～4条，前足外侧有尖齿3个，内侧有一端棘，附节末端节最长，爪一对，呈叉状。成虫栖息于土中，昼伏夜出[1]。

幼虫长约15～35mm，呈长圆柱形，乳白色，体常弯曲，密生黄白色细毛，胸部三节，各有发达的胸足一对，生活于3～6cm深的土内，咬食作物的根部，为农业害虫。产于江苏、安徽、两广、四川、山东、河南等省区。

【成分】蛴螬中含有谷氨酸、甘氨酸等18种氨基酸，并含有多肽或蛋白质、糖类、生物碱、有机酸盐、甾体化合物等多种化学成分，还含有脂肪、外细胞糖酶、蔗糖酶等多种酶。此外国外有文献报道蛴螬含有两种酚氧化酶原（Propo-Ⅰ和Propo-Ⅱ）和三种酚氧化酶原活化因子（PPAF-Ⅰ、PPAF-Ⅱ和PPAF-Ⅲ）；含有多种对人体健康有益的矿物元素和维生素，Cu、Mn含量非常丰富，Ca、Mg、Cr、Fe、Zn和维生素B的含量较高，K/Na的比值也很高。另外有毒有害元素Cd、Pb的含量都小于1%，远低于国家限定范围。蛴螬脂肪体中抗坏血酸的含量，达0.1mg/g，大大高于脊椎动物血浆中抗坏血酸的含量[2]。

【药理】

（1）对心血管系统的作用：蛴螬水浸液1：10000浓度对兔冠状血管、离体兔耳血管、蟾蜍肺血管皆有收缩作用；1：1000浓度能兴奋离体心脏，浓度更高则导致舒张期停止；1：1000以上能兴奋离体兔子宫，收缩蟾蜍内脏血管；1：100能抑制离体兔肠管。大剂量有利尿作用，但对血压无影响（急性兔试验）。

（2）抗肿瘤作用：有研究表明蛴螬不同溶剂提取液具有一定的抗肿瘤活性[2]。科研人员用蛴螬提取物对S_{180}肉瘤细胞、人宫颈癌HeLa细胞和MGC-803胃癌细胞作了抗癌活性的研究，取得了很好的实验效果[3]。

（3）保肝作用：韩国学者以水飞蓟宾作阳性对照，对蛴螬作了保肝作用的研究。用蛴螬单味药作用于由氯仿（200μL/kg，ip）和3-D-氨基半乳糖（600mg/kg，ip）诱导的急性损伤肝细胞，降低了小鼠体内血浆中转氨酶的活性。肝硬化模型小鼠经过4周的蛴螬给药治疗后，同时降低了血浆中丙氨酸转氨酶、天冬氨酸转氨酶以及碱性磷酸酶的活性和肝脏中羟脯氨酸的含量，使模型小鼠肝脏切片的组织学外观得到了改善，保肝作用要强于水飞蓟宾。以上结果说明，蛴螬在一定程度上可以降低肝细胞损害，提示其可以用于肝硬化和急性肝损伤的治疗。

（4）抗菌作用：抗菌肽（antimicrobial peptides，AMP）是具有抗菌活性短肽的总称。AMP 具有广谱抗菌活性，对细菌有很强的杀伤作用，尤其是其对某些耐药性病原菌的杀灭作用。蛴螬体内含有多种 AMP。1994 年韩国学者 Lee 等从体内注射大肠杆菌的蛴螬血淋巴中纯化得到抗菌肽 holotricin 2，实验表明这种蛋白能抑制革兰阴性菌的生长。次年他们又从蛴螬体内得到了抗菌肽 holotricin 1 和 holotricin 3，通过实验表明 holotricin 1 对革兰阳性菌有很强的抗菌活性，但对革兰阴性菌的抗菌活性不明显[4]。2006 年韩国学者 Ju 等[5]从蛴螬的匀质无细胞的血浆中得到了脂多糖（lipopolysaccharide LPS）的识别蛋白（LPS recognition protein，LRP）。LRP 对大肠杆菌有凝固作用，对金黄色葡萄球菌和白色念珠菌则无效。由此表明蛴螬在抗菌消炎方面有一定的应用前景。

【炮制】活体应用：孵化周期一年。夏产卵秋长幼虫，冬藏地下春末孵化成虫。生长于沤黑麦秸中，产麦区均可采到。于 8 月将幼虫储于小瓷缸内，缸内放沤黑麦秸供养，可养至次年 5 月。9 个月内可随时使用。

干用：夏秋间翻土捕捉，捕捉后用开水烫死，捞出晒干。干燥处储藏。

【药性】味辛，微温。入肝经。《别录》、《本草纲目》谓“有毒”。

【功效】①破血逐瘀，软坚散结：凡死血、干血导致的肢体疼痛、肝脾肿大、两目下黯黑、闭经等均可使用。②消肿定痛：生用取汁滴喉用于治疗喉痹，外敷可治疗皮肤黏膜疮疡疼痛，并可治疗历节风之关节疼痛。③疗跌损、定疮痉：用于治疗跌打损伤所致关节肢体疼痛，并能治疗破伤风。④明目退翳：用于角膜溃疡及白内障。

【用量】内服：研末或入丸散，或装入胶囊。外用：鲜活幼虫汁液 0.5～1.0ml/ 次滴眼或滴喉，或外敷创面。不入煎剂。

【禁忌】以其破血逐瘀之力较峻，孕妇体弱或无瘀滞者忌用。

【前贤论述】

（1）《本经》：“主恶血血瘀，血在胁下坚满痛，月闭，目中淫肤青翳白膜。”

（2）《别录》：“主治吐血在胸腹不去，及破骨踒折，血结，金疮内塞，产后中寒，下乳汁。”

（3）《本草纲目》：“主唇紧口疮，丹疹，破伤风疮，竹木入肉，芒物眯目。许学士《本事方》治筋急养血，地黄丸中用之，取其治血瘀痹也；又按鲁伯嗣《婴童百问》云，张太尹传治破伤风神效方：用蛴螬，将驼脊背捏住，待口中吐水，就取抹疮上，觉身麻汗出，无有不活者。”

（4）《本草图经》：“取汁点喉痹，得下即开。”

（二）应用

1. 喉痹　泛指咽喉肿痛的疾病，有外感、内伤之异，外感多责风热，起病急骤；内伤由阴虚而致，病情缠绵，不易速愈。《集验方》用活蛴螬取汁点喉痹，得下即开。此当指外感引起急性喉痹，即《杂病源流犀烛》所述："喉痹，痹者闭也，必肿甚，咽喉闭塞。乃风痰郁火，热毒相攻之症"是也。朱老在农村巡回医疗时亦尝试用，消肿定痛甚速。

【病案举例】徐某，男，39岁，农民。两日前寒热，喉痛面肿，继则肿势加剧，今日有窒塞之感，乃嘱其速觅活蛴螬数条，捣取汁滴入喉中，须臾流涎甚多，频吐之，喉肿渐消退而愈。

2. 破伤风　今人由《婴童百问》启示而用蛴螬治疗破伤风，获得较好的疗效，经治14例，结果痉愈11例，死亡3例。有效病例均在15～30分钟张口自如，喉痉挛消失或减轻，口腔分泌物显著减少，能吞咽食物和药物；服药后抽搐虽能减轻，但尚不能制止，仍需配合其他方法治疗；3例死亡者均因年老体弱，并有心肺功能不良。方法：将蛴螬头向下，让其自然吐出黄水（如急用，可剪去其尾部，黄水随即流出）。取黄水搽在伤口上，可使伤口麻木，身上出汗；牙关紧闭者，可用蛴螬水涂牙龈，亦可将蛴螬捣烂如泥，外敷伤口，干后即换；或以蛴螬10个，焙干为末，分两次用黄酒送服。（小儿酌减）。上述方法每多合并使用[1]。

蛴螬内服外敷治疗破伤风，有活血散瘀、解毒定痉等作用。但其痉搐如一时不能迅速控制时，即应加蝎尾4枚，蜈蚣1条，防风9g，天麻12g，共研细末，每服6g，陈酒送下，日3次，奏效较速。凡重症均应及早配合试用，以提高疗效。

3. 历节风　为痹证之一，又名白虎风、白虎历节，因其关节肿痛较甚，昼轻夜剧，游走不定，故前人又将其属之痛痹、行痹范畴。《圣济总录》之"蛴螬散"，对此有较好之疗效：蛴螬7枚（研烂），甘草（炙，研末）15g，制没药（研）、滴乳香（研）各3g，同研烂，分两次服，煎黄酒一盏，调下，日两次，能消肿止痛。

【病案举例】汪某，男，47岁，工人。患历节风已四五载，关节肿痛，游走不定，时轻时剧，入暮为甚。舌苔薄腻，质衬紫，脉弦细。风寒湿邪袭踞经隧，夹有瘀滞，治宜祛风寒，化瘀滞，以《圣济总录》蛴螬散消息之。药后疼痛显著减轻，肿势亦消，舌质紫色略化，此佳象也，前方续进，基本趋于稳定，以汤剂随症调理而愈。

4. 肝炎　肝炎在临床上的证型较多，一般可分湿热内蕴、肝郁脾虚、肝血瘀阻、肝肾两虚等型，当随证施治，如呈现肝血瘀阻型者，当活血化瘀、软坚散结。蛴螬长于化瘀消症，对此最为合拍。1960～1962年肝炎流行期间，朱老曾用此观察数十例，具有化瘀消症，缩小肝脾肿大，制止胁痛之功，获效较佳。

【病案举例】俞某，男，36岁，干部。患无黄疸型肝炎已5月余，面色晦滞，神疲纳呆，肝脾肿大，两胁刺痛，有时撑胀，舌质衬紫，边有瘀斑，苔薄腻，脉沉涩。肝脾瘀滞，血瘀癖积，治宜疏肝化瘀，而消症癖。蛴螬60g（洗净、晒干）研细末，装0.3g胶囊，每服一粒，一日两次。一周后胁痛定，纳谷增，精神振，二周肿大之肝脾逐步缩小，舌质紫瘀渐化，脉涩渐利，调理善后之。

5. 闭经　实证闭经，少腹胀痛，舌质紫黯或边有瘀斑者，均可选用蛴螬治之，单用或配伍以调经活血之品，均有佳效。

【病案举例】冯某，女，28岁，工人。经闭4个月，少腹胀痛，腰酸带多，舌质薄，质衬紫，脉涩。此实证经闭，治宜和瘀通经。蛴螬20g，川芎60g，共研细末，装胶囊，每服4粒，日2次，黄酒送下。连服8日，腹部胀痛加剧，继服之，二日后经事即行，色紫成块，腹之痛胀消失，再以逍遥丸早晚各服8g，调理而安。

6. 跌仆损伤疼痛　跌仆损伤往往由于络损而血溢脉外，瘀血内阻，不通则痛。蛴螬擅长活血和瘀，疗伤定痛，对此最为合适。

【病案举例】金某，男47岁，工人。因工作中不慎由高处跌下，两侧肩臂及大腿外侧青紫肿痛，经检查未见骨折。舌苔薄腻，脉弦。跌仆损伤络脉，致使瘀血内滞，可予活血消瘀，疗伤定痛之品。蛴螬30g，参三七30g，共研细末，装胶囊，每服3粒，一日2次，温陈酒送下。药服3日，疼痛渐定，青紫趋消。

7. 角膜溃疡、白内障　《本经》治目中青翳白膜，《药性论》“汁滴目中去翳障”。角膜溃疡常并发虹膜睫状体炎，适时适度使用1%阿托品散瞳，防止粘连，局部点用抗生素眼药水和眼药膏并热敷。此外合用蛴螬新鲜体液点眼，每日0.5～1ml，点后包眼，每次4小时，日1～2次，严重溃疡每日可点2～4次。蛴螬体液使用方法：蛴螬分数十种，只选用铜绿金龟子幼虫，寄生于沤黑麦秸中，特点是用脊背走路。取虫洗净，用酒精棉球擦拭虫体，剪去头部，体液即可流出，用消毒镊子夹取黏稠黄白色体液（色黑者不用）点入眼内[6]。

（三）按语

蛴螬一药，早在《本经》、《别录》就有记载，其主要功效在于破血逐瘀、消肿解毒止痛，明目退翳，并有治疗破伤风、喉痹、下乳汁、解毒疗疮等作用。《伤寒论》中“大黄䗪虫丸”就开始使用其治疗肝硬化、肝炎，并广泛应用于治疗腹腔实体肿瘤等，现代药理证实其有保肝及抗肿瘤的作用。蛴螬使用的指征，《本经疏证》曰：“仲景所用通瘀药不下一二十种，独于两目黯黑之干血证用蛴螬，后人循此而识之，蛴螬可无误用矣。”其治疗角膜溃疡、白内障的作用已经确定，四川大学华西医学中心[7]已将蛴螬滴眼液研制成功，在临床广泛使用治疗白内障，其主要成分为甘氨酸、谷氨酸等18种氨基酸，说明古人记载蛴螬治疗目疾的正确性。对于治疗皮肤黏膜疮疡、喉痹等功效，可能与其含有抗菌肽有关，具有抗感染的作用。需特别注意的是，治疗喉痹、破伤风、目疾、皮肤黏膜溃疡时，应使用鲜活的蛴螬，疗效更佳。

参考文献

［1］《中华本草》编委会主编．中华本草［M］．上海：上海科学技术出版社，1997，143.

［2］董庆峰，张崇禧，张书锋，等．蛴螬的化学成分及药理作用研究进展［J］．药学实践杂志，2008，26（1）：14–16，19.

［3］宋莲莲，孙抒，刘树森，等．蛴螬粗提物对人宫颈癌 Hela 细胞抑制作用的形态学观察［J］．时珍国医国药，2006，17（5）：673–675.

［4］Lee SY，Moon HJ，Kawabata S，et a1.A sapecin homologue of Holotrichia diomphalia：purification，sequencing and determination of disulfide pairs［J］.Biol Pharm Bull，1995，18(3)：457–459.

［5］Ju JS，Cho MH，Brade L.J Immunol，2006，177（3）：1838.

［6］李宏，李光远．角膜溃疡 168 例临床报道［J］．中国医药学报，1994，9（6）：32–33.

［7］阳长明，罗杰英．蛴螬与蛴螬滴眼液的成分研究［J］．中药材，2000，23（12）：769–771.

（郭建文　潘峰）

五灵脂（《开宝本草》）

（一）概述

【别名】药本（《药谱》），寒号虫粪（《开宝本草》），寒雀粪（《中药志》）。

【科属】为鼯鼠科动物复齿鼯鼠 *Trogopterus xanthipes* Milne–Edwards 或飞鼠科动物小飞鼠 *Pteromys volans* L. 的干燥粪便。

【生态】复齿鼯鼠，形较松鼠略大，体长 20～30cm，体重 250～400g。头宽、吻短、眼圆而大、耳部前后生有黑色细长的簇毛。全身背毛为灰黄褐色。四足色较深呈棕黄色，尾为灰黄色，尾尖有黑褐色长毛。栖深山密林，筑窝于树洞、岩石陡壁上的石涸或岩缝中，在洞穴附近常见到灰黑色的粪便。喜在晨昏或晚间活动，能滑翔和爬树。食物主要为松籽、橡实、嫩树枝、浆果等。分布东北、内蒙古、河北、山西、青海、甘肃、云南、新疆等地。

【成分】含焦性儿茶酚，苯甲酸，五灵脂酸，间羟基苯甲酸，尿囊素，三对节萜酸，五灵脂三萜酸，5- 甲氧基 -7- 羟基香豆素等[1]。

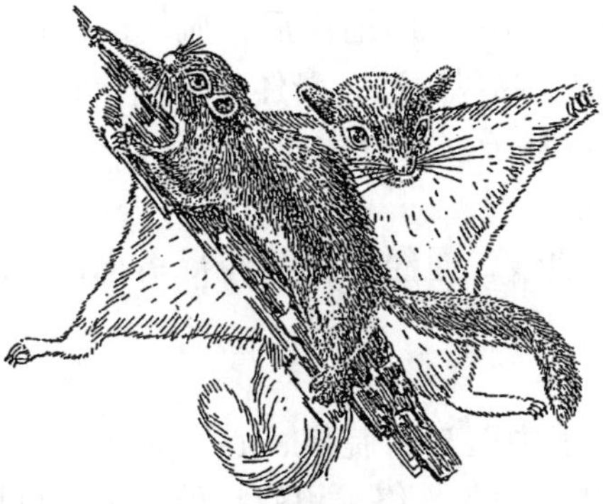

复齿鼯鼠

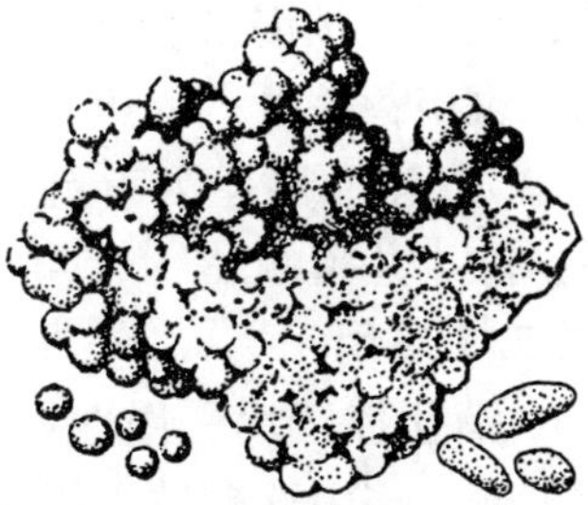

五灵脂外形

【药理】

（1）对心血管系统的影响[1]：股动脉注入五灵脂使麻醉狗股动脉血流量增加，血管阻力降低；水提液能降低大鼠乳鼠体外培养心肌细胞的耗氧量；有缓解平滑肌痉挛的作用，临床上也曾用于心绞痛。

（2）抗凝作用：水提液有增强体外纤维蛋白溶解作用。

（3）对子宫的作用：水煎剂对离体家兔子宫呈短时间张力提高，几分钟后恢复正常，部分出现后抑制现象，而对频率、幅度影响小。

（4）抗结核作用：体外试验证明，五灵脂对结核杆菌有抑制作用；对小鼠、豚鼠实验性结核病也均有一定疗效。

（5）抗真菌作用：对多种皮肤真菌有不同程度的抑制作用。

【炮制】灵脂米需拣净杂质，筛去灰屑，灵脂块需打碎。可取净五灵脂，置锅内，文火微炒，随即喷淋米醋，再炒至微干、有光泽为度，取出晾干为醋制五灵脂。亦可酒制，制法同上，惟用黄酒喷淋。

【药性】味苦，甘；性温。归肝，脾经。

【功效】①活血止痛：用于心腹血气诸痛、久痛，痛处固定者；妇女闭经、产后瘀滞腹痛，男科阳痿、早泄、癃闭诸症。②化瘀止血：用于妇女血崩，经水过多，赤带不绝，诸失血证。③消积导滞：用于小儿疳积、血痢、泄泻初起、反胃等症。④解毒：外治蛇、蝎、蜈蚣咬伤及疮疥。生用行血止痛力强，炒炭偏于化瘀止血。

【用量】内服：煎汤，5～10g；或入丸、散。外用：适量，研末撒或调敷。

【禁忌】孕妇慎服。

【前贤论述】

（1）《开宝本草》：主疗心腹冷气，小儿五疳，辟疫、治肠风，通利气脉，女子月闭。

（2）《纲目》：止妇人经水过多，赤带不绝，胎前产后，血气诸痛；男女一切心腹、胁肋、少腹诸痛，疝痛，血痢、肠风腹痛；身体血痹刺痛，肝疟发寒热，反胃，消渴及痰涎挟血成窠，血贯瞳子，血凝齿痛，重舌，小儿惊风，五痫，癫疾；杀虫，解药毒及蛇蝎蜈蚣伤。

（3）《本草蒙筌》：行血宜生，止血须炒，通经闭及治经行不止；定产妇血晕，除小儿疳蛔。

（二）应用

1. 消化性溃疡、慢性胃炎　本病属于中医学胃脘痛、心下痞痛、嘈杂和反酸范畴。多因饮食情志所伤，肝胃失和，病久入络，胃脘痛处固定，可用五灵脂活血化瘀止痛，配合舒肝健脾、散结消肿，和胃止痛药物柴胡、法半夏、白术、鸡内金、蒲公英、延胡索等有佳效。对胃脘久痛者，章次公先生多参入五灵脂、九香虫、炒蚕砂、刺猬皮、仙鹤草、伏龙肝、白残花等。其组方之妙在于化瘀而不伤新血，止血而不致停瘀[2]。

朱老治疗十二指肠溃疡、慢性萎缩性胃炎常用胃安散：莪术 50g，红参 45g（或用党参 90g），生黄芪、怀山药、蒲公英、枸杞子各 90g，鸡内金、炮刺猬皮、生蒲黄、五灵脂、徐长卿各 60g，炮山甲、玉蝴蝶、凤凰衣各 45g，甘草 30g（共研极细末，每服 4g，日 3 次，饭前服），有止痛、消胀、愈疡、开胃进食之功，对萎缩性胃炎病理切片报告有肠上皮化生或不典型增生者亦有显著作用，坚持服用，并视具体病情适当调整药物（如阴虚加生地、麦冬、白芍，阳虚加炒白术、荜茇、良姜之类），可获根治。

【病案举例】胡某，男，26 岁。患十二指肠球部溃疡，曾经多次便血（柏油样便）。最近因情绪紧张，工作劳累，又见黑便、胃痛，痛处固定拒按，痛时如针刺状。乏力、头昏、面色苍白，舌淡，脉细弱。病属气虚血瘀。处方：红人参 9g，当归、炒白术、赤白芍各 10g，茯苓 15g，炮姜炭、炙甘草各 6g，生地榆、五灵脂各 12g，伏龙肝 50g（先用水 4 碗，搅和，澄清后去渣及浮沫，代水煎药）。4 剂后痛止，已无明显黑便，精神转佳。易方以胃安散，加乌贼骨 90g，浙贝 60g，甘松 30g，一日 3 次，每次 5g，调理二月余，诸症悉除，复查壁龛已愈合。

2. 痢疾、泄泻　章次公先生曾创制“灵丑散”（五灵脂、黑丑等份为末，每服 3～6g），对痢疾、泄泻初起，胃肠积滞未消者，屡奏佳效。朱老经验：凡痰瘀交阻、宿食不消、浊气壅塞，而致腹痛撑胀，此药悉可选用，往往可奏浊气下趋，阴阳调和，胀消痛定之效。

【病案举例】王某，男，44 岁，工人。痢下白多赤少，日八九行，腹中切痛，里急后重，已 3 日。胸脘痞闷，不思饮食，舌苔白腻罩黄，脉滑数。湿热食滞，交阻阳明，倾刮脂液，化为脓血，病在初期，驱邪为急，拟予宣清导浊、化滞和中。处方：桔梗、五灵脂、地枯萝各 10g，炒枳壳 6g，生白芍 15g，黑丑 4g，青皮、陈皮、生甘草各 5g。连进 3 剂，腹痛大减，后重已除，下痢减为日二行，无赤白黏冻。原方去灵、丑，加山药20g，续服3剂，调理而瘥。

3. 慢性活动性肝炎　姜春华先生在探索慢性活动性肝炎肝区疼痛的治法的过程中，屡用疏肝利气，养血柔肝，竟无良效。后经反复思考，悟到肝炎乃肝细胞肿胀坏死，属肝血郁滞。气为血阻而致气行不畅，郁结为痛，利气柔肝只治其标，不治其本，活血化瘀才是治本之道。故对于慢性肝炎，直至肝硬化腹水都以活血化瘀为主，活血化瘀治则贯穿于始终。除非出现禁忌证时暂停，如虚证十分明显，则先补虚等病情好转再用，若情况允许则化瘀法一用到底。具体运用时分作三步走，即一步用活血化瘀，二步加九香虫，三步再加五灵脂、制乳香。他还遵李中梓之说，将人参与五灵脂配伍治疗肝脾肿大而取显效。

4. 冠心病、心绞痛　五灵脂活血散瘀止痛的功效与乳香、没药相似，是一味治疗血滞诸痛的要药。近年来临床上常用本品配合活血理气药治疗冠心病引起的心绞痛，有一定疗效。朱老认为，本病缠绵，反复发作，常呈气虚血瘀或本虚标实之证，故临床上常加入益气之黄芪、太子参等药。

5. 肺胀　肺胀（肺气肿）多继发于慢性支气管炎、哮喘等疾，由于肺脏膨胀，先贤根据症状推理而定名为“肺胀”，是十分确切的；同时在治疗上有“皱肺法”，创制“皱肺丸”治疗本病，具有良效。《百一选方》、《圣济总录》、《世医得效方》、《普济方》均载有该丸，由五灵脂60g，柏子仁15g，胡桃8枚（去壳）组成，共研成膏，滴水为丸，如小豆大，甘草汤过口，每服15粒，1日2次。有祛瘀化痰、敛肺纳肾之功，对肺气肿之轻者有较好的疗效。

【病案举例】方某，女，61岁，农民。宿有慢性支气管炎，冬春为甚，近年来发作较频，咳逆气短，活动后更甚，胸闷欠畅。胸透：两肺透亮度增强。苔薄腻、质衬紫，脉细。此肺肾两虚，痰瘀阻滞之肺胀也，予敛肺纳肾法。皱肺丸两料，每次15粒。一日2次。服药两周后，咳呛显减，胸闷、短气改善，每晨继服该丸，晚服河车大造丸6g，逐步痊复。

6. 痛经　为妇女常见的一种病症，以行经期或行经前后出现小腹疼痛为特征，有寒热虚实之分，寒者宜温经散寒；气血虚弱者宜调补气血；唯气滞血瘀者，必须活血行气，祛瘀止痛，失笑散为应手得效之方；湖北中医学院拟定之“痛经汤”（由失笑散加当归、川芎、丹参、香附、白芍、桃仁、九香虫组成），具有活血化瘀、行气止痛之功，奏效更佳。

7. 崩漏（功能性子宫出血）　产后余血未净或妇科手术后，瘀血阻滞冲任，血不归经为崩漏的常见原因。所谓“血实者宜决之”，五灵脂擅长化瘀止血，可理诸失血证，令血自归经而不妄行，达止血而不留瘀之目的。

【病案举例】李某，女，35岁。1992年4月8日初诊。患者两月前因“卵巢囊肿”行手术治疗，术后经血紫黑夹有片状瘀块，且数日不净，淋漓不断。近1周来经量增多，流血不止，少腹冷痛喜按，血色紫黯成块，块去痛减。妇科检查无特殊发现。诊断为功能性子宫出血。证见面色发白，精神疲倦，心悸，气短，舌淡红，苔薄白，脉沉涩。证属瘀阻胞脉，冲任失调。治宜活血化瘀，温经止痛。处方：生蒲黄 10g（包煎），五灵脂 10g，制香附 12g，当归 12g，延胡索 12g，小茴 10g，炮姜 5g，赤芍 12g，茜草 15g，肉桂 5g，甘草 5g。水煎服。二诊：上方服 4 剂后，阴道排出大小片状瘀块，腹痛大减，守原方加旱莲草 15g，女贞子 15g，再服 4 剂后，血块基本消失，但血量稍增多，瘀血已除，改投益气养血、摄血固经之剂，以资巩固。

8. 输卵管阻塞性不孕　前贤有“种子必先调经，经调自易成孕”之说，胞络寒凝瘀阻而致不孕，宜温通胞络，化瘀调经。经信通调，继以补益肝肾以助孕，为治疗输卵管阻塞性不孕之有效方案。五灵脂生用行血而不推荡，非若大黄之力迅而不守，以此疏通胞络，颇为适宜[3]。

9. 儿枕痛　产后腹痛又名儿枕痛。用五灵脂一味置于锅内加米醋炒，待闻到药味后取出碾细，每服 6g，用绍兴酒或黄酒送下，对产后腹痛效佳[4]。

10. 男科病　五灵脂为足厥阴肝经药，对男女少腹诸痛均可奏效。少腹逐瘀汤中五灵脂不可或缺，以治疗不射精症、阳痿、慢性前列腺炎等多种男性疾病，但见少腹、阴部疼痛固定者，取效良好[5]。

11. 尿路结石、肾绞痛　尿路结石除湿热煎熬成石之说外，血行瘀滞、瘀血成石亦不可忽视。对于长期腰腹部隐痛固定的尿路结石，用少腹逐瘀汤治疗，以五灵脂配伍生蒲黄、当归、川芎活血化瘀，通滞止痛，适当配合利尿溶石药，往往有效[6]。

12. 脑震荡后遗症　用五灵脂、血竭、青木香配伍随证加减可治疗脑震荡后遗症。如气虚血瘀可配伍黄芪、当归、丹参以加强益气活血，化瘀通络之力。一般 3～7 天症状可以减轻。再以上方加减制成丸剂服用 1～2 个月，常可痊愈[7]。

13. 肿瘤　平消片由郁金、仙鹤草、五灵脂、白矾、硝石、干漆（制）、枳壳（麸制）、制马钱子粉所组成。五灵脂是其组方的重要成分。具有活血化瘀、止痛散结、清热解毒、扶正祛邪之功效。该药在临床已应用多年，具有一定缓解症状，缩小瘤体，抑制肿瘤生长，提高人体免疫力，延长患者生命的作用。实验研究表明，平消片可明显抑制实体瘤生长，对腹水瘤荷瘤小鼠的寿命虽然没有明显的延长，但有延长的趋势。同时，平消片对热板法和醋酸扭体法两种实验模型均表现出明显的镇痛作用，对于减轻肿瘤患者的疼痛症状有较大帮助。平消片还具有促进巨噬细胞对鸡红细胞吞噬作用，提高机体的非特异性免疫功能，能够对抗化疗药物引起的机体免疫功能减弱，减少肿瘤患者并发症，提高患者生活质量[8, 9]。

14. 丹毒　丹毒主症为皮肤红肿热痛，可伴高热，由风湿热诸邪化火而致，淋巴管瘀滞亦是重要的病理机制。五灵脂化瘀定痛，兼有杀虫解药之功效，用于丹毒颇为贴切。用五灵汤（五灵脂 9g，商陆 9g，蒲公英 30g，紫花地丁 30g，马齿苋 30g，车前草 30g。）每日一剂，水煎分为 2 次服。治疗 50 例典型丹毒，其中男性 18 例，女性 32 例。服本药前及服药期间均未合并用其他抗菌类药物。服药后皮肤炎症消退、体温正常，合并有象皮肿者，象皮肿的疗效尚无系统观察。服完 3 剂达到治愈的共 43 人，治愈率 86%，服完 4 剂达到治愈的共 48 人，治愈率 96%[10]。

15. 冻疮　用五灵脂散治冻疮收效颇佳。处方：五灵脂 60g，肉桂 10g，樟脑粉 2g。前二味药用文火焙，研为细末再入樟脑粉研匀，凡士林调匀，装瓶备用。用法每用适量，涂擦患处，日 1 次，轻者 3～5 次愈，重者 10 次愈[11]。

16. 瘢痕疙瘩　五灵脂可抑制皮肤结缔组织增生，并促使其纤维束融合皱缩。用五灵脂丸治疗瘢痕疙瘩效果良好。五灵脂丸（五灵脂研细面炼蜜为丸，每丸 9g），每日 3 次，口服，每次 2 丸，疗效与醋酸曲安奈德针局部封闭治疗相当。五灵脂丸对瘢痕疙瘩的治疗，特别是对有激素使用禁忌证（如高血压、糖尿病、骨质疏松等）的患者是一种很好的治疗方法[12]。

17. 毒蛇咬伤　五灵脂有化瘀、止痛、解毒之功，伍以善解毒蛇、虫蜇伤之雄黄，对毒蛇咬伤中毒，具有较好之疗效。用五灵脂加入辨证处方内服，配合中药外洗、敷药等内外结合方法治疗毒蛇咬伤 20 例效果良好[13]。

（三）按语

五灵脂味甘气温，气味俱厚，入足厥阴、足太阴经，为活血散血之要药，又能降浊气而和阴阳，其应用范围相当广泛。机体多个系统的病症如冠心病、肝脾肿大、输卵管阻塞、泌尿生殖系统炎症包块、各种肿瘤，凡见瘀阻积滞，痛处固定，浊气不降，阴阳失和者，均可参用。朱老云："五灵脂能入血分以行营气，能降浊气而和阴阳，它的多种作用即可据此引申和参悟"，言简意深，发人深思。其降浊气的作用从《内经》治"臌胀"用"鸡矢醴"推衍而来。凡痰瘀交阻、宿食不消、浊气壅塞，而致腹痛撑胀，此药悉可选用，往往可奏浊气下趋，阴阳调和，胀消痛定之效。此外，朱老还以之治疗肺气肿，取得佳效。

人参、五灵脂，为中药"十九畏"中的一对药，向来在配伍禁忌之列。二者为何相畏？同用后会出现哪些不良反应？均无一个明确的说法。章次公先生早在上世纪 30 年代编写的《药物学》中即指出：二者完全可以同用，希望医药界同仁勿为成说束缚。朱老认为：久病多虚亦多瘀，胃脘久痛者，恒多气虚夹瘀之证，由于脾胃气虚，故症见乏力，面苍，空腹时则痛、得食可暂安；由于瘀血阻络，故疼痛较剧，患者痛如针扎、痛点固定，舌见瘀斑，大便隐血多是阳性。此与单一的脾胃虚寒，多见其痛绵绵，喜热喜按者明显有异，其治须以益气化瘀为主，故人参、五灵脂同用，一以益气，一以化瘀，乃症情之的对，经长期应用观察，并未发现二药同用后有任何不良反应。朱老治疗十二指肠溃疡、慢性萎缩性胃炎的胃安散即以人参（党参）与五灵脂同用，有止痛、消胀、愈疡、开胃进食之功，对萎缩性胃炎病理切片报告有肠上皮化生或不典型增生者亦有显著作用。

参考文献

［1］《中华本草》编委会．中华本草·精选本［M］．上海：上海科学技术出版社，1998，2492-2493.

［2］马继松．章次公先生治疗胃病浅识［J］．江苏中医，1982，（2）：42-43.

［3］胡长春．少腹逐瘀汤治疗妇科疾病举隅［J］．湖南中医杂志，2005，21（1）：49-50.

［4］邹焕然．五灵脂治疗儿枕痛的经验介绍［J］．广东医学，1966，（2）：21.

［5］赵锡峰．少腹逐瘀汤在男性疾病中的应用［J］. 实用中医内科杂志，2006，20(4)：412.

［6］贾世复，杨士珍．少腹逐瘀汤加减治疗输尿管结石［J］. 光明中医，2006，21(6)：53.

［7］汪达成．脑震荡后遗症治验谈［J］．江苏中医药，1990，（4）：34.

［8］贾堃．平消片治疗180例癌瘤疗效观察［J］．陕西中医，1984，5（6）：10-11.

［9］程嘉艺，阎醒予，刘守义，等．平消片主要药效学研究［J］．中成药，2008，30（3）：350-352.

［10］南京铁道医学院附属医院新医外科．五灵汤治疗下肢丹毒［J］．江苏医药，1975，（5）：57-58.

［11］刘世金．五灵脂散治冻疮［J］．新疆中医药，1989，（1）：48.

［12］武水斗，伊书红．五灵脂丸治疗瘢痕疙瘩54例疗效观察［J］．北京中医药大学学报（中医临床版），2006，（4）：23-24.

［13］汪渭忠．毒蛇咬伤临床治验［J］．江西医药，1965，（12）：31.

（陈达灿　刘炽　刘俊峰　朱海莉　黄楚君）

鼠妇（《神农本草经》）

（一）概述

【别名】伊威（《诗经》），蟠、鼠负（《尔雅》），委黍（《别录》），鼠姑（《陶弘景》），鼠赖虫、鼠粘（《蜀本草》），湿生虫（《圣惠方》），地鸡（《寿域神方》)，地虱(《纲目》)，西瓜虫、蒲鞋头虫(《苏州本草药材》)，潮湿虫(《中药志》)，豌豆虫，地虱婆，瓢虫，潮虫子，土孵，案板虫，鞋板虫。

【科属】卷甲虫动物，普通平甲虫 *Armadillidum vulgare*(Latreille)或潮虫科动物，鼠妇 *Porcellio scaber* Latreille 的干燥虫体。

【生态】

(1)平甲虫：体长椭圆而稍扁，长约10mm，表面稍光泽，呈灰色，局部带黄色，有时呈棕色，头部前缘中央及左右侧角突出显著，第一对触角较小共3节，第二对触角呈鞭状共6节。胸部分7个环节，尾肢扁平。

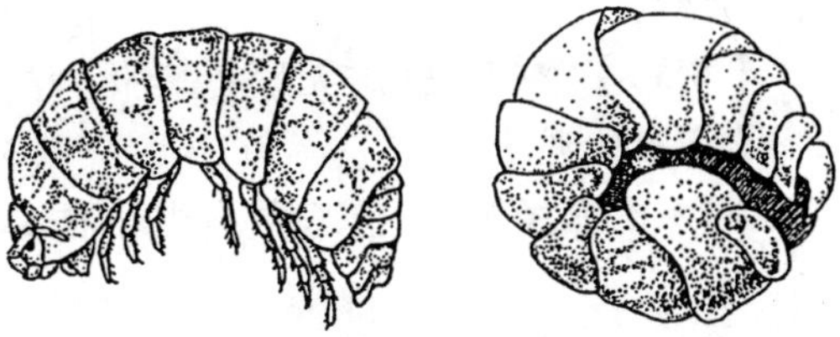
普通卷甲虫

(2)鼠妇：形颇似平甲虫，全体呈椭圆形，长约10mm，宽约6mm，表面有光泽，卷曲时呈球形。胸部各节后侧锐尖，尾节呈三角形，尾状呈棒状，长于尾节。全体呈土灰色或暗赤色。一般多栖于朽木，腐叶或石块下，喜阴暗潮湿的环境，或房屋、庭院潮湿的墙角或阴潮的砖石下，水边及海边石下也较多。

分布于吉林、河北、山东、江苏、浙江等地。

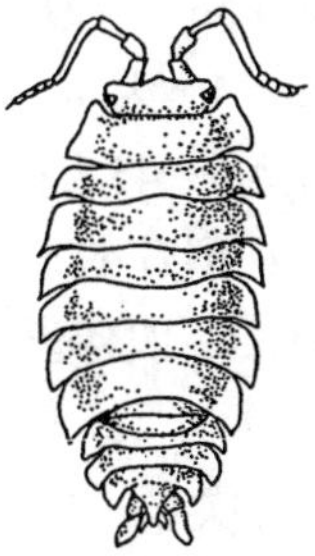
鼠妇

【成分】平甲虫肝胰腺含黏多糖，硫酸软骨素(chondroitin sulfuric acid)A或硫酸软骨素C，透明质酸(hyaluronic acid)；酶有透明质酸酶(hyaluronidase)，神经胺酶(neuraminidise)；还含硫、磷、钠、钙、铁、镁等。雄性生殖器及雄性腺含雄性激素(androgenic hormone)Ⅰ，雄性激素Ⅱ，雄性腺有含雄性激素；肥大肾上腺含雄性激素及雄性激素Ⅰ、Ⅱ。雄虫含卵黄蛋白原(vitellogenin)1、2、3、4；雌虫卵巢含卵黄磷蛋白(vitellin)1、2、3、4；血淋巴含卵黄蛋白原1、2、3、4。外脾腺含多酚氧化酶(polyphenol oxidase)。全体含糖原(glycogen)，糖(sugar)，血淋巴蛋白(hemolymph protein)，后内脏表皮腺三磷酸酶(hindgut epithelium adenosine triphosphatase)，胆甾醇(cholesterol)。

【药理】[1]

(1)镇痛作用：给小鼠灌胃80g/kg，腹腔注射0.1g/kg和2g/kg鼠妇水提取物，对热水(55℃)引起的小鼠缩尾法疼痛，有明显镇痛作用，其作用较哌替啶持久。

(2)致高蛋白血症作用。

【炮制】可于春、夏、秋三季捕捉，用铁锅炒干，或用开水烫死，晒干或焙干。

【药性】味酸、咸、性凉。归肝、肾经。

【功效】破瘀血，消癥瘕，通经闭，利水道，解热毒，定惊痫，止疼痛。主治癥瘕，疟母，血瘀经闭，小便不通，惊风撮口，牙齿疼痛，鹅口诸疮，癖积疼痛，属于热证，实证者，均可选用。

【用量】内服：煎汤，6～15g，止痛30～60g；或入丸，散。外用：适量，研末调敷。

【禁忌】孕妇及体虚无瘀者禁服。

【前贤论述】

（1）《本经》："主气癃不得小便，妇人月闭，血瘕，痫痓，寒热，利水道。"

（2）《日华子》："通小便，能堕胎。"

（3）《本草纲目》："治久疟寒热，风虫牙齿疼痛，小儿撮口惊风，鹅口疮，痘疮倒靥，解射干毒、蜘蛛毒，蚰蜒入耳。"

（4）《本草求原》："主寒热瘀积，湿痰，喉症，惊痫，血病，喘急。"

（5）《萃金裘本草述录》："善通经脉，能化癥瘕，治痎疟日久，结为疟母，以其破血而消坚也。"

（二）应用

1. 慢性气管炎　鼠妇研碎，经60%乙醇处理后，压成0.3g和0.5g两种片剂。0.5g/片每次服2～5片，0.3g/片每次服3～8片，均每日3次，15天为1疗程。共治247例，近期治愈24例，显效71例，进步107例，无效45例。总有效率81.8%，其中喘息型83.4%，单纯型79.4%，以肺肾虚偏寒型疗效较好，对咳、喘、痰均有一定作用。多数患者服后均有不同程度口干，一般停药后自行消失[2]。

2. 食管、贲门癌梗阻　开管散（鼠妇、青礞石等份研细末）每次1～2g，每日4～6次，放舌根部含服，不用开水冲服。治疗48例，明显缓解（完全梗阻转可进流汁）者为食管癌4例，贲门癌2例，无效者为食管癌3例，贲门癌2例[3]。

3. 肝癌剧痛　鼠妇干品60g，加水适量，水煎2次取汁240ml，混合后每日分4次口服。服药期间禁酸、辣、腥[4]。

4. 口腔炎、扁桃体炎　取活鼠妇30～40个，置瓦上焙干研末，加冰片少许和匀。取药末吹患处（尽量不吞下），每日2～3次。治口腔炎、扁桃体炎、牙龈炎等共250例，一般在3～5天内治愈[5]。

5. 各种疣赘　用活鼠妇研烂至汁出，直接涂抹患处，每日1～2次。平均每个扁平疣用1～2枚，寻常疣、鸡眼每个用1～5枚，反复涂擦至汁尽为止。

治寻常疣 45 例，痊愈 38 例，好转 4 例，无效 3 例，总有效率 92.8%。治扁平疣 30 例，痊愈 19 例，好转 6 例，无效 5 例，总有效率 83.3%。治鸡眼 80 例，痊愈 68 例，好转 8 例，无效 4 例，总有效率 95%。其中用药 1～5 次痊愈 45 例，5～10 次痊愈 18 例，10 次以上痊愈 5 例[6]。

6. 闭经、痛经　闭经、痛经之因有虚实之分，本品因其破瘀之力较峻，配伍化瘀调经之当归、川芎、五灵脂、桃仁等，适用于因瘀血阻滞而致的实证闭经或痛经。

【病案举例】于某，女，35 岁。痛经 5 年余，起于人工流产后盆腔感染而致。每至行经前 3～5 日即觉腹痛，而至行经时少腹剧烈疼痛，甚则可致昏厥，经色紫红，量偏多，有血块排出，血块多量排出后痛始减，常去医院急诊注射哌替啶可略缓。于市妇产医院作腹腔镜检查诊为“子宫内膜异位症”。曾先后服用中药桂枝茯苓丸、少腹逐瘀丸等不效。此次经将至，腹痛又作，而来求治。呈惊恐焦虑，面容黯淡憔悴，乳房少腹胀痛牵掣感，舌淡红黯紫，苔白干，脉弦缓细。诊断：痛经。辨证：厥阴瘀滞，久病入络。方药：鼠妇 4g（焙，研末服），䗪虫 5g，炒蒲黄 20g，五灵脂 10g，三七 10g，柴胡 6g，当归 15g，炒白芍 15g，生地 15g，生白术 15g，丹参 15g，桂枝 10g，炙甘草 15g。服药 1 剂腹胀掣痛感即觉减轻，至第 3 剂时月经来潮，经痛又作，但觉较以前经痛程度减轻，似可忍受，至第 3 日血块下尽后腹痛消失。感本方有效，欣喜万分。坚持服用本方至 30 日后经行，已无明显痛经，又间断服本方加减 2 个月余，诸证皆愈，至今已 3 年未发。（石志超《虫类本草证治拾遗》）

7. 久疟　因鼠妇“善通经脉，能化瘀癖”（黄元御语），所以凡疟疾反复发作，脾脏肿大，而舌有瘀斑或衬紫者，均可以本品制丸治之，或采用鳖甲煎丸，每服 8g，日 2 次。

（三）按语

鼠妇功擅破瘀血，消癥癖，通经闭，利水道，解热毒，截疟疾，定惊痫，止疼痛，凡瘀血、癥癖、口疮、咽肿、咳喘、肿瘤、闭经、疼痛之属于热证、实证者，均可选用。凡因气阻及血，湿热内蕴，而致小便不利者，可用本品研细，黄酒送服。对产后小便不利甚效。一般本品 10g，配合车前子、泽泻各 15g，煎服，利尿之功颇著。对各种手术后疼痛，有明显的止痛，镇静效果。

因其破瘀之功较猛，凡孕妇或体虚而无瘀滞者慎用。

参考文献

[1]《中华本草》编委会．中华本草［M］．上海：上海科技出版社，1997：111.

[2] 天津市红桥区第一防治院．防治院报，1972，(1)：35.

[3] 王济民，刘少翔，阎付荣．中西医结合防治肿瘤的思路与方法［J］．中国中西医结合杂志，1989，6：270.

[4] 姚善业，张一雄．鼠妇镇痛作用动物实验报告[J]．陕西中医，1986，(11)：512.
[5] 湖南省卫生厅．中草药新医疗法展览资料选编．1970：269.
[6] 刘耀驰．中药鼠妇外治各种疣赘的经验[J]．中西医结合杂志，1985，(1)：55.

（朱婉华　蒋恬）

水蛭（《本经》）

（一）概述

【别名】蛭蝚、至掌、虮（《尔雅》），马蜞（陶弘景），马蛭（《唐本草》），蜞、马蟥（《本草图经》），马鳖（《本草衍义》），红蛭（《济生方》），蚂蝗蜞（《医林纂要》），黄蜞（《本草求原》），水麻贴（《河北药材》），沙塔干、肉钻子（《中药材手册》），门尔哥蚂里（朝名）。

【科属】为医蛭科动物日本医蛭 *Hirudo nipponica*（*Whitman*）和宽体金线蛭 *Whitmania pigra*（*Whitman*）等的全体。

【生态】体长稍扁，乍视之似圆柱形，体长约2～2.5cm，宽约2～3mm。背面绿中带黑，有5条黄色纵线，腹面平坦，灰绿色，无杂色斑，整体环纹显著，体节由5环组成，每环宽度相似。眼10个，呈∩形排列，口内有3个半圆形的颚片围成一Y形，当吸着动物体时，用此颚片向皮肤钻进，吸取血液，由咽经食道而贮存于整个消化道和盲囊中。身体各节均有排泄孔，开口于腹侧。雌雄生殖孔相距4环，各开口于环与环之间。前吸盘较易见，后吸盘更显著，吸附力也强。

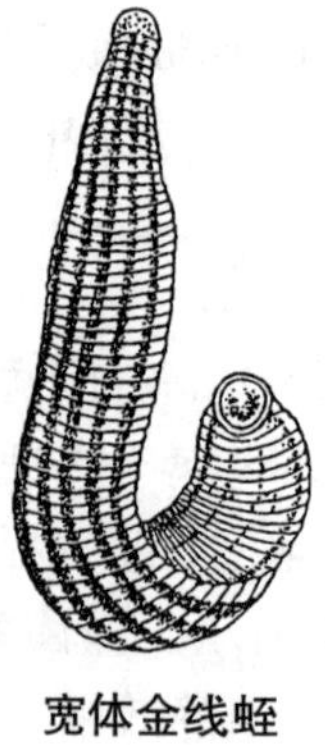
宽体金线蛭

生活在稻田、沟渠、浅水污秽坑塘等处，嗜吸人畜血液，行动非常敏捷，会波浪式游，也能作尺蠖式移行。每到春暖即行活跃，6～10月为其产卵期，到冬季往往蛰伏在近岸湿泥中，不食不动，再生力强，将其体切断饲养，能由断部再生成新体。分布于全国各地。

【成分】主要含蛋白质。新鲜水蛭唾腺中含有一种抗凝血物质名水蛭素（hirudin）。水蛭素含碳、氢、氮、硫，呈酸性反应，易溶于水、生理盐水及吡啶中，不溶于醇、醚、丙酮及苯，在空气中或遇热、或在稀酸中均易破坏，故在商品水蛭中此成分已被破坏。

【药理】

（1）抗凝作用：水蛭素是目前最强的凝血酶特效抑制剂，它与凝血酶结合后形成一种极其稳定的非共价复合物，而且反应速度极快。与凝血酶的亲和力极强，在很低的浓度下就能中和凝血酶。实验证实1μg水蛭素可以中和5μg凝血酶[1]。

（2）抗血栓作用：20世纪80年代后期，李凡等对水蛭素的溶栓作用进行了实验研究，结果表明水蛭素有抑制大鼠由ADP诱导的血小板凝集作用，其抑制率随药物浓度的增高而提高，同时对实验性血栓形成有明显的抑制作用，对溶解酶所致的实验性静脉血栓有溶栓作用。水蛭水煎浓缩提取物能明显降低全血比黏度和血浆比黏度。水蛭有直接溶解血栓的作用，尤其对弥漫性血管内凝血作用显著。日本学者松田春秋以水蛭等药材的70%乙醇提取物分别进行了体内、体外实验，发现水蛭具有活化纤溶系作用。说明水蛭抗血栓形成的药理作用是直接溶栓。

（3）降血脂作用：水蛭对实验性高脂血症家兔的胆固醇、三酰甘油均有明显的降脂作用；对主动脉粥样硬化斑块有明显消退作用，实验发现斑块内胶原纤维增生，胆固醇结晶减少，说明水蛭对防止动脉粥样硬化有潜在的应用价值[1]。

（4）对脑血肿、皮下血肿作用：水蛭注射液明显促进家兔中脑部实质血肿和背部侧皮下血肿的吸收，减轻脑组织炎症反应及水肿，缓解颅内压增高，并改善出血水肿局部血液循环，保护脑组织免遭破坏，有利于神经功能恢复和皮下组织功能恢复等作用[2]。

（5）对组织缺血缺氧的保护作用：水蛭素能对抗垂体后叶素引起的家兔冠状动脉痉挛，对心肌缺血有显著的保护作用；还有扩张毛细血管，改善微循环，增加肾脏血流量等药理特点[3]。

（6）抗肿瘤作用：对水蛭进行的抗肿瘤试验表明，水蛭素对小鼠肝癌细胞生长有抑制作用。其药理机制为水蛭有抗高凝作用。有利于抗癌药理活性物质及免疫活性细胞侵入癌组织而杀伤癌细胞[4]。

【炮制】水蛭：洗净、闷软，切段、晒干。炒水蛭：取滑石粉入锅内炒热，放入切段的水蛭，炒至微微鼓起，取出，筛去滑石粉。油水蛭：取洗净水蛭，置锅内用猪油炸至焦黄色，取出，干燥即成。

【药性】咸苦，平，有毒。入肝、膀胱经。

【功效】逐恶血、瘀血，破癥瘕积聚，妇女经闭，干血成痨，跌仆损伤，目痛，云翳。

【用量】内服：煎剂用4～8g，入丸、散，0.5～1g。外用：置病处吮吸；或浸取液滴。

【禁忌】体弱血虚，无瘀血停聚及孕妇忌服。

【前贤论述】

（1）《本经》："主逐恶血、瘀血、月闭，破血瘕积聚，无子，利水道。"

（2）《别录》："堕胎。"

（3）《本草拾遗》："人患赤白游疹及痈肿毒肿，取十余枚令啖病处，取皮皱肉白，无不瘥也。"

（4）《本草衍义》："治伤折。"

（二）应用

1. 脑梗死　本病属于中医"中风"范畴，其病因病机不外乎风、火、痰、瘀、气、血六端。其后遗症也主要表现为气滞血瘀。治疗应予活血化瘀，行气通络为主，活血化瘀使用虫类药能有效地改善脑梗死证候，加快患者的康复，缩短疗程，提高疗效。复方水蛭胶囊，合用清开灵注射液，治疗脑梗死，取得了显著疗效。复方水蛭胶囊由水蛭、人参、熊胆、牛黄、胆南星组成，其中水蛭与其他四种药的比例为4：1。上药按以上比例，共研末，装入胶囊，每粒0.5g。每天5粒，分3次口服；并给予清开灵注射液60ml加入5%葡萄糖液250ml中静脉点滴，日1次[5]。水蛭入汤剂一般4～8g，而在脑血栓形成治疗中，张全忠[6]认为可用至10～20g。

2. 脑出血　采用单味生水蛭配合治疗脑出血62例，收到良好疗效。除应用甘露醇脱水降颅压及对症治疗外，给生水蛭粉4g冲服，一日3次，5～10天为1个疗程，连续服用2～3个疗程[7]。

3. 风湿性心脏病　朱老认为，本病相似于"心痹"之候，多因风、寒、湿之邪侵入经络，搏于血脉，以致心体残损，气血亏虚，血流失畅，瘀而郁滞，久则脾肾亦虚，症见心悸气短，唇绀足肿，舌有瘀斑，脉细结代。朱老指出：凡瘀血征象明显而体气不太亏虚者，应侧重活血化瘀，佐以温阳利水、益气宁心之品。处方：潞党参、生黄芪、炒白术、茯苓各15g，当归、丹参、桃仁、红花各9g，水蛭粉1.5g（分吞），虻虫1.5g，炙草5g。每日1剂。如体气亏虚较甚者，则又当先予温阳益气以扶正，而后再参用活血化瘀的水蛭、虻虫，必须斟酌虚实施用，方不致误。

【病案举例】郭某，男，45岁，农民。5年前患风湿热，经治稳定；但后因受寒、劳累而数度复作，以致二尖瓣狭窄，诊为"风心病"。面色少华，两颧紫黯，稍事活动即感心悸、气短，甚则唇绀、咳呛；入暮两足浮肿加甚。苔薄腻，边有瘀斑，脉细涩而结代。病久致虚，心气不足，肺气失宣，致血瘀郁滞，脉气失利。心痹已成，不易根治。治宜益气养营，活血化瘀，以调心气而利脉道。予上方5剂。药后自觉胸次畅适，心悸、气短亦较缓；后继守原方损益，症情逐步稳定，舌边瘀斑日渐消失，遂以膏剂调治巩固之。

4. 冠心病　冠心病包括中医之真心痛、厥心痛、胸痹等症，多因气滞不通，血脉瘀阻所致，故"活血化瘀"是其重要治则之一。朱老认为，这仅是对实证而言，仍属治标，其本在心肝肾气阴两虚，故应审证用药，标本同治。对于气滞血瘀，经脉挛急，血运不畅而致心绞痛，甚者心肌梗死，而舌与口唇有明显瘀斑时，在一般活血化瘀、理气通阳剂中，加用水蛭3～6g，每获佳效。

运用水蛭胶囊治疗不稳定型心绞痛，取得了较好的疗效。每次服水蛭胶囊4粒（每粒含水蛭粉0.15g），每日3次。与肠溶阿司匹林比较，显示出水蛭胶囊在不稳定型心绞痛治疗方面的优势[8]。

5. 静脉血栓　采用以水蛭为主的水龙四物汤治疗深静脉血栓形成，临床应用效果确切而安全。方由水蛭、地龙、桃仁、红花、生地、赤芍、当归、川芎、云南三七等组成，水蛭最大时用到一天20g。初步观察水龙四物汤即便与抗血小板、抗凝西药一同使用，水蛭用到一天20g，临床均未见出血现象，凝血筛选检测也未见异常[9]。或以鲜水蛭外敷治疗血栓闭塞性脉管炎，疗效满意。将采集到的成虫活水蛭放入75%的酒精溶液中浸泡30分钟，取出后，每10条加生大蒜1瓣，共捣成酱泥，加入适量鸡蛋清，调匀后涂擦患处。对局部缺血期和营养障碍期者，每日涂擦患处1次；对坏疽期溃疡者，将水蛭蒜肉泥填充在溃疡创面上，外以纱布固定，每日换药1次。合并感染者，配合抗生素静脉滴注，不用其它药物[10]。

6. 哮喘　从痰瘀同治角度，用水蛭治疗咳喘取得较好效果，认为痰水内结，诸药少效，佐以水蛭5g，有明显利水化痰之功。咳喘固本的经验方：水蛭粉100g，蛤蚧尾1对，川贝50g，冬虫夏草100g，西洋参80g共研细为一料装胶囊，每次5～10g，每日3次。咳喘治标经验方：水蛭粉、地龙粉各50g，川贝50g，麻黄100g，天竺黄100g，胆南星100g，陈皮50g共研细为一料。每次1匙（约10～15g），开水调服，每日3次。二方可交替使用，对咳喘证或未发时服固本方，慢性咳喘服治标方[11]。

7. 高脂血症　使用水蛭粉对78例高脂血症患者的降脂作用进行了临床观察，临床上收到比较满意的疗效。方法：水蛭烘干打粉，用空心胶囊装服，每次1g，每日3次，用温开水送服，30天为1个疗程[12]。

8. 脂肪肝　用五虫方［水蛭、蜈蚣、全蝎、乌梢蛇、僵蚕、蚕蛹共研粉末（或将粉末装胶囊）］治疗128例脂肪肝的疗效，并与舒肝丸和丹参片治疗的32例进行对照，疗程3个月。结果：治疗组128例，治愈39例，显效38例，有效34例，无效17例，总有效率为86.7%；对照组32例，治愈2例，显效4例，有效3例，无效23例，总有效率为28%。治疗组优于对照组（$P<0.05$），提示五虫方治疗脂肪肝有较好疗效[13]。

9. 门静脉高压脾切除后血小板增多症　绝大多数的患者都有发热、舌红、脉弦数等“营血瘀热”征象，应予“凉血化瘀”。秦亮甫教授采用大剂量水蛭、虻虫、生地等药，取得显效，朱老甚为赞赏，并验证于临床，收效亦同。一般服2～4剂后血小板数即显著下降。此方破瘀之力甚峻，宜中病即止，毋使过之。

【病案举例】徐某，男，49岁，农民。慢性肝炎、早期肝硬化已3年余，目前呈脾亢现象，乃行脾切除术；术后7日，血小板数高达115.5×10^9/L；烘热头胀，口干，苔薄质红，脉弦数。此瘀热遏于营分之征，治宜凉血活血而泄瘀热。生地黄 20g，生蒲黄、五灵脂各 15g，水蛭 6g，桃仁、丹皮、地鳖虫、虻虫各 9g，甘草 6g。5 剂。药服 3 剂后，烘热、头胀、口干均见好转，血小板数下降至 36×10^9/L；停药后有所回升，继服 2 剂而平。

10. 肾病综合征　肾病综合征以大量蛋白尿、低蛋白血症、明显水肿、高脂血症为主要表现，属中医“水肿”、“虚劳”的范畴。肾病综合征服用水蛭，有利尿消肿、减少蛋白尿、降脂减黏的功效。在辨证分型服用汤剂的同时，配服水蛭胶囊 10 粒（每粒 0.13g），每日 2 次。治疗前和疗程结束后患者尿蛋白、血胆固醇、血肌酐、血浆纤维蛋白原等指标有明显下降[14]。

11. 蛋白尿　蛋白尿是肾脏疾病最常见的临床症状之一，持续大量蛋白尿会引起肾小球基底膜增厚、系膜基质增加而致肾小球硬化，最终出现肾衰竭。运用黄芪水蛭合剂治疗肾小球性蛋白尿，疗效满意。药物组成：黄芪 50g，当归 25g，水蛭 10g，柴胡 15g，茯苓 20g 等。该方能通过保护和修复肾小球电荷屏障，改善肾小球机械屏障损害，减轻肾小管间质损伤，抑制血小板聚集，提高机体免疫力，获得控制尿蛋白排泄，调节肾内血流量，减轻炎症细胞在肾小球周围和肾小管间质的浸润，延缓肾衰竭进程的较满意疗效[15]。

12. 糖尿病　应用水蛭素制剂脑血康片治疗 30 例 2 型糖尿病患者，结果显示其有明显改善胰岛素抵抗的作用，能提高胰岛素敏感性，降低血糖[16]。应用水蛭胶囊治疗糖尿病性周围神经病变 110 例，随机分为治疗组 60 例和对照组 50 例；两组基础治疗相同，治疗组给予水蛭胶囊口服治疗，对照组给予甲钴胺片口服治疗，3 个月后比较疗效。结果：治疗组显效 32 例，有效 25 例，总有效率 95%；对照组显效 16 例，有效 20 例，总有效率 72%；两组总有效率差异有显著意义（$P<0.05$）[17]。

13. 恶性肿瘤　食管癌早中期多表现为气滞、痰聚、血瘀、毒聚的实证；晚期则因病程缠延日久，进食困难，而致气阴两亏，虚实夹杂。在治疗上，必须审证求因，从因论治。朱老根据病机，曾拟订“通膈利噎散”（水蛭 10g，炙全蝎、蜈蚣各 20g，僵蚕、蜂房各 30g，共研细末，每服 6g，一日 3 次）治疗中晚期食管癌，部分能控制进展，部分可以临床缓解，延长生存期。因诸药均有消坚破结，解毒化瘀之功，冶为一炉，相辅相成，故能提高疗效。

【病案举例】谢某，男，56 岁，农民。进食时有梗阻感，已 3 月有余。近日噎窒加甚，乃至某医院诊治，经食道钡透：中下段有 2cm × 3cm 肿块，食道狭窄，有梗阻之征。嘱其作手术切除，患者胆怯不愿接受，遂来我院求治。根据钡检提示，已至中晚期，当告知其家属，保守治疗，难以有绝对把握，只能尽力而为。苔白腻，边有瘀斑，脉细弦。痰瘀夹癌毒阻于食管，噎膈已成，法当涤痰化瘀，解毒消症，予“通膈利噎散”一料。药服 3 日，即感梗窒缓解，进食较前爽利。继续服用半月，症情稳定，乃予汤剂调理巩固之。钡检复查，肿块略有缩小，但并未全部消失。嘱其仍宜间断服用散剂。以防反复。

采用中药克瘤丸（黄芪、水蛭、斑蝥等组成）配合化疗治疗不能手术的晚期非小细胞肺癌患者，并与单纯化疗组对照观察，在提高临床疗效，改善临床症状，增强机体免疫功能，提高生活质量方面有较好疗效[18]。用水蛭等活血化瘀的中药与放疗的综合疗法，治疗晚期鼻咽癌，研究结果显示，放疗时服用水蛭和中药患者对放疗反应轻，而单纯放疗或放疗后服中药者对放疗的反应较重（$P<0.05$），水蛭胶囊：活水蛭置 -20℃中速冻。制作时解冻，剖除内脏，清洗后晾干，然后烘烤、打粉，加入适量防腐剂，胶囊包装，每粒胶囊含水蛭干粉 0.15g，每次 1g，每天 3 次口服，3 个月为 1 个疗程[19]。

14. 癥瘕积聚　凡腹部癥瘕积聚，久而不消，诸药乏效者，参用水蛭，多获殊功。有人用水蛭粉（早晚用 3g，黄酒送下）治输卵管、卵巢肿块有效，但用药时间较长，需 2～6 个月始可奏效。朱老采用张锡纯氏之“理冲丸”治疗脏腑癥瘕积聚及妇女血瘀经闭不行，或产后恶露不尽而结为癥瘕者，有比较显著的疗效；在此基础上，加减创新，自拟“归桃理冲汤”：生黄芪 30g，党参、当归各 20g，炒白术、鸡内金、怀山药各 15g，炒白芥子、三棱、莪术各 10g，桃仁（连皮尖）、刘寄奴各 18g，水蛭胶囊 1～2g（分 3 次），配合“外治妇瘤散”治疗各种卵巢囊肿，多收满意疗效。《卫生宝鉴》的“见晛丹”，气血兼行，通涩并举，亦擅治“石瘕”（即血症）。吴鞠通氏的“化症回生丹”，诚如吴氏所说：“无微不入，无坚不破，……久病症结不散者，非此不可。”此方攻补兼施，药后无副反应，虚人亦可用之。二方均有水蛭，可以印证。此处所谓“腹部癥瘕积聚”，主要包括子宫肌瘤、卵巢囊肿及肿瘤等疾患。

【病案举例 1】张某，女，42 岁，工人。近两年来，少腹左侧发现坚块，逐渐增大，月经量多而腹痛。苔薄白，质红，边有瘀斑，脉弦，尺沉涩。经妇科检查确诊为卵巢囊肿，属于《金匮》之“癥病”，可予张氏理冲丸以化瘀消症。水蛭 30g，生黄芪 45g，生三棱、生莪术各 15g。当归、知母、桃仁各 18g。共研极细末，炼蜜为丸，如梧桐子大，每早晚各服 6g，月经期暂停服用。先后共服 3 料，坚块逐步软化缩小，终至消失。

【病案举例 2】傅氏少妇，23 岁，婚后 3 年不孕，月经紊乱，前后无定期，白带量多，左少腹胀痛，触之有块，大便溏薄。经某医院妇检，发现左侧卵巢囊性肿块约鹅蛋大，质软，活动良好，经 B 超证实为卵巢囊肿（左侧可见一个 6cm × 5.15cm × 3.18cm 液性暗区），舌淡苔白薄，脉弦细。西医建议手术，患者不愿造成手术切除后的终身遗憾，前来求治，诊为虚寒型妇瘤，投“归桃理冲汤”原方（如上）加肉桂 15g，制附子 10g。合“外治妇瘤散”敷神阙穴，内外合治 60 天，妇检肿块缩小至小核桃大，再合治一个月，B 超复查囊肿消失，翌年怀孕，顺产一女。

采用验方宫瘤清胶囊（由大黄、土鳖虫、水蛭、桃仁、黄芩、地黄等组成）治疗子宫肌瘤 300 例，有效率为 86.67%，实验还证实了宫瘤清胶囊有改善血流动力学、改善贫血的作用，并对雌二醇有明显拮抗作用[20]。应用古方抵当汤加味（水蛭、虻虫、桃仁、大黄、红花、川楝子），取其行气活血，破瘀导下之用，治疗子宫肌瘤46例，治愈19例，显效25例，有效2例，总有效率为100.00%[21]。以地鳖虫、水蛭、蜈蚣、僵蚕等虫类药为主组方治疗子宫肌瘤35例，治愈16例，好转18例，无效1例，总有效率为97.14%[22]。

用水蛭红藤煎治疗卵巢囊肿取得满意疗效。药用：水蛭10g，红藤20g，败酱草30g，白花蛇舌草15g，赤芍15g，桂枝12g，大黄10g，莪术15g，甘草10g，乌梅20g，海藻30g，夏枯草20g，茯苓15g。加减：体虚患者加用黄芪合乌梅补气摄血；赤白带下，责之有湿，加用苍术、薏苡仁、鱼腥草；小腹胀痛加用川楝子、延胡索、乌药。水煎服，日1剂，10日为1个疗程[23]。用三虫汤（全蝎、水蛭、土鳖虫、鸡内金、皂角刺、赤芍、白芍、三棱、莪术、败酱草、鸡血藤、马鞭草）随证加减治疗卵巢囊肿60例，治愈31例，有效25例，无效4例，总有效率为93.33%[24]。

15. 子宫内膜异位症　运用水蛭通络胶囊治疗子宫内膜异位症52例，治愈7例，占13.46%；显效25例，占48.08%；缓解14例，占26.92%；无效6例，占11.54%。总有效率88.46%。水蛭通络胶囊由水蛭、制穿山甲、黄芪、血竭、党参、三棱、莪术、蜈蚣、川芎和炙甘草组成，经过中药前处理、粉碎、制剂加工成成药，每粒含生药0.5g，每次6粒，每日3次，从月经第5日开始口服，3个月为1个疗程[25]。

16. 痛经　临床上治疗此症，主要体现“通则不痛”。以水蛭组成复方治疗痛经，获得满意疗效。药用当归15g、香附12g，川芎12g，杜仲20g，木香6g，川断12g，白芍12g，延胡索12g，丹参12g，煎成汤剂，生水蛭粉12g，随汤剂冲服[26]。以疏肝理气，化瘀止痛水蛭柴胡疏肝汤（水蛭粉2～5g，装胶囊内服；柴胡、炙甘草、枳壳、白芍、川芍、香附，随证加减）治疗肝郁气滞和气滞血瘀所致的原发性痛经38例，疗程一个月经周期，结果痊愈23例，好转13例，近期总有效率94.48%[27]。

17. 精液不化症　精液不液化是导致男方不育的常见病。应用“水蛭液化汤”治疗该病，对湿热下注型多获良效。“水蛭液化汤”组成：水蛭粉2g，知母30g，黄柏10g，天冬15g，麦冬15g，生地30g，玄参15g，石斛5g，木通9g，甘草6g[28]。根据久病多瘀理论，在辨证用药的基础上加用化瘀药水蛭10g冲服，有满意效果。每日剂量10g左右用于辨证有血瘀证的男科病的治疗，长期使用3月之久也不会出现任何副作用，也未见任何出血倾向，化验血小板计数亦在正常范围[29]。

18. 前列腺增生症　运用水蛭斑蝥汤治疗前列腺增生症。处方：水蛭、冬虫夏草（均研末冲服）各1g，斑蝥（研末冲服）0.1g，制大黄、炮穿山甲（先煎）各10g，川楝子、黄芪各15g，淫羊藿12g。随症加减：伴尿路感染者加萹蓄、瞿麦各15g，白花蛇舌草、白茅根各30g；血尿者加茜草、大蓟、小蓟各15g；腰痛甚者加杜仲、续断各15g。每天1剂，水煎取汁，再冲入水蛭末、冬虫夏草末、斑蝥末，每天2次，口服。1个月为1个疗程，共治疗2个疗程。水蛭善剔“精道、尿道之瘀血败精”，所含之水蛭素、抗血栓素能抗凝并促进局部微循环，有利前列腺增生的消散[30]。

19. 颈淋巴结核、流行性腮腺炎　水蛭由于具有较强的活血散瘀、消坚化积之功，对此二症，均有佳效。凡颈淋巴结核未溃者及腮腺炎均可用水蛭3份、冰片1份，研细末，调适量凡士林外敷，每日换1次。腮腺炎1～3日即愈；淋巴结核1～3周多数可以消失。如淋巴结核已溃破，可用水蛭研末，加少许冰片外掺于创面上，纱布覆盖，每日1换。颈淋巴结核患者体质较壮实者，可以内服水蛭粉，每次3g，一日2次，对已溃未溃者均可服用。体虚者，需适当减量，并配合补益之品同用始妥。

20. 血管瘤　血管瘤为体表血络扩张所致的良性肿瘤，在临床中采用水蛭一味单方治疗本病30例，效果较满意。水蛭生用，研末装入胶囊，每日1.5～3g，早晚2次分服[31]。

21. 痔疮　观察消痔瘘丸（大黄、僵蚕、水蛭、槐花等）治疗痔及肛瘘的疗效，一期内痔有效率93.3%，两期内痔有效率86.7%，肛瘘有效率85%[32]。运用复方水蛭散治疗小儿脱肛，取水蛭、五倍子等份，分置灰色小瓦上用炭火将其焙黄，凉透研极细末，分装瓶内备用。Ⅰ度直肠脱垂用水蛭粉0.75g，五倍子粉0.75g；Ⅱ度用水蛭粉1.8g，五倍子粉0.9g，冰片适量；Ⅲ度直肠脱垂用水蛭粉2g，五倍子粉1g，冰片适量。患儿取蹲位，使直肠黏膜脱出，用清水或淡盐水将其洗净，取消毒软纸，根据脱肛的程度，将已配制好的复方水蛭散均匀地撒在消毒纸上，药面的面积大于脱出物直径的，用一手托消毒纸于脱出物底部，轻轻向上推，直至把脱出物送入肛内，药物随之进入[33]。

22. 跟腱断裂　跟腱开放性完全性断裂并感染，治疗较为棘手，需创面感染控制后二期手术，术后外固定4～6周开始活动伤肢。不但跟腱挛缩，手术困难，病程长，并发症多，而且术后再断裂发生率高。采用非手术疗法，自配中药掺散——水蛭散创面换药，病程缩短，治疗过程不需外固定，踝关节不会发生僵硬，愈合后不影响踝关节屈、伸、行走功能，疗效满意。水蛭散由水蛭、蚕茧、海螵蛸、血竭、乳香、没药等组成。将水蛭炒炭，蚕茧烧煅存性，乳香、没药炒炙见表面融化点，海螵蛸炙酥，与血竭等6药共同研末，筛装入瓶[34]。

23. 面神经炎　应用单味水蛭配合芥末穴位贴敷治疗面神经炎患者416例，取得满意效果。治疗方法：给予水蛭15g水煎服，每日1剂，儿童减量，15天为1个疗程；同时配合芥末穴位贴敷：取芥末（黄芥子或白芥子研为细末）5～10g，用水调成糊状，摊在无菌纱布上，贴敷于患侧面颊部，相当于地仓穴、下关穴、颊车穴三者之间，用胶布固定。还可根据病情增选贴敷部位，如额纹消失者加贴敷阳白穴，眼不能闭合者加贴敷太阳穴、承泣穴。芥末糊贴敷时间为4～8小时，最长不超过12小时。取下芥末糊纱布后，可用无菌纱布保护局部[35]。

24. 黄褐斑　黄褐斑是一种常见的色素沉着性皮肤病。用水蛭化斑汤治疗黄褐斑。基本方：水蛭5g，益母草20g，桃仁10g，当归15g，何首乌15g，丹参15g，凌霄花6g，柴胡9g，香附9g，川芎12g，白芷6g。用法：生水蛭焙干后研细粉（切忌油炙，炙后效减），装入胶囊，每日服5g，分3次服用。余药水煎服，每日1剂。药渣加水200ml，煮沸后用海绵块吸取药汁敷面斑处，每次30分钟，每日1次，2个月为1个疗程。连续用药2～3个疗程[36]。

25. 玻璃体积血　玻璃体积血可发生在视网膜静脉周围炎、视网膜静脉阻塞、糖尿病性视网膜病变、高血压动脉硬化性视网膜病变、眼外伤、视网膜裂孔等许多疾病，致盲率高。西医常用普罗碘胺和止血药物治疗，效果欠佳。采用中药方剂眼血散治疗该病40例（46眼），疗效良好。眼血散组方：水蛭3g，昆布10g，三七4g（冲服），葛根15g，蒲黄10g，生地15g，赤芍、当归尾各10g，夏枯草15g，法半夏、陈皮各10g，茯苓15g。中医对玻璃体积血的治疗大多是从“血瘀”入手，采用活血化瘀的方法，此症多呈现为“痰瘀互结”之征象，故治以祛瘀化痰为法[37]。

（三）按语

水蛭，咸苦，平，有毒。入肝、膀胱经。破血，逐瘀，通经。治蓄血，癥瘕，积聚，妇女经闭，干血成痨，跌仆损伤，目赤痛，云翳。张锡纯赞此药“破瘀血而不伤新血，纯系水之精华生成，于气分丝毫无损，而瘀血默消于无形，真良药也。”水蛭活血止血而不留瘀，瘀祛而不加重出血，然毕竟是一味化瘀的峻品，应予慎用。朱老在临床中观察到，对有瘀血癥积而体气偏虚者，如用量稍大，连服数日，患者即现面色萎黄，神疲乏力，血检可见红细胞、血色素及血小板数均有下降，呈现气血两伤之证。古人以为“有毒”，殆即由此而来。因而明确指出：“凡证属体气亏虚，而脉又软弱无力者，虽有瘀滞癥癖，不宜使用大剂量，或伍以补益气血之品始妥。”

参考文献

[1] 黄泰康主编. 常用中药成分与治疗手册[M]. 北京：中国医药科技出版社，1994，643.

[2] 尹宝光. 水蛭对实验性脑血肿及皮下血肿的影响[J]. 中西医结合杂志，1986，6（7）：407.

[3] 周金黄，王筠默主编. 中药药理学[M]. 上海：上海科学技术出版社，1986，181.

[4] 阴健主编 . 中药现代研究与临床应用 [M]. 北京：中医古籍出版社，1997，218.

[5] 徐玉锦，李根培 . 复方水蛭胶囊治疗脑梗死 58 例 [J]. 四川中医，2005，23（9）：66.

[6] 张全忠 . 水蛭在治疗脑血栓形成中的应用 [J]. 辽宁中医学院学报，2004，6（4）：299.

[7] 巩树研，刘国红 . 单味生水蛭配合治疗脑出血 62 例 [J]. 中华实用中西医杂志，2004，17（4）：3034.

[8] 张少华 . 水蛭胶囊治疗不稳定型心绞痛的临床研究 [J]. 四川中医，2004，22（4）：34.

[9] 杨同华，陆智祥，闻艳，等 . 水龙四物汤治疗深静脉血栓形成的疗效观察 [J]. 现代中西医结合杂志，2007，9（16）：1222.

[10] 李密峰，赵东鹰，杨震 . 鲜水蛭外敷治疗血栓闭塞性脉管炎 60 例 [J]. 辽宁中医杂志，2000，27（7）：305.

[11] 董汉良 . 水蛭治咳喘的经验介绍 [J]. 中国社区医师，2004，20（15）：40.

[12] 王正红 . 单味水蛭粉治疗高脂血症 78 例疗效观察 [J]. 天津中医，1998，15（2）：25.

[13] 李毅，伍彩霞，沈玲妹 . 自拟五虫方治疗脂肪肝 128 例 [J]. 辽宁中医杂志，2006，33（1）：41.

[14] 暴连英，原所贤 . 虫类药在肾病中应用举隅 [J]. 辽宁中医杂志，2005，32（5）：480.

[15] 孙怡，贾刚，高立军 . 黄芪水蛭合剂治疗蛋白尿 23 例临床观察 [J]. 中医杂志，2002，43（7）：524.

[16] 黄全海 . 水蛭素对 2 型糖尿病胰岛素抵抗的影响 [J]. 浙江中医学院学报，2005，29（7）：18.

[17] 高瑞东 . 水蛭胶囊治疗糖尿病性周围神经病变临床观察 [J]. 四川中医，2005，23（2）：43.

[18] 杨晨，王瑞平 . 克瘤丸治疗晚期非小细胞肺癌的临床观察 [J]. 中医药学刊，2004，22（11）：124.

[19] 黄光武，谢成熹，邝国干，等 . 水蛭等活血化瘀中药与放疗联合治疗晚期鼻咽癌 41 例 [J]. 中国中西医结合杂志，2003，23（10）：777.

[20] 杨家林，严小平 . 宫瘤清胶囊治疗子宫肌瘤 300 例临床观察 [J]. 成都中医药大学学报，2001，1（24）：10.

[21] 刘兴民 . 抵当汤治疗子宫肌瘤 28 例 [J]. 现代医药卫生，2005，9（21）：1118.

[22] 伍朝霞 . 虫类药治疗子宫肌瘤 35 例 [J]. 医学理论与实践，1996，6（9）：267.

[23] 杨秀娟，薛宝利，孙海英 . 水蛭红藤煎治疗卵巢囊肿 116 例 [J]. 中国民间疗法，

2006，14（1）：37.

［24］郭耀春，赵会平．三虫汤治疗卵巢囊肿6例［J］．实用中医药杂志，2005，8（21）：492.

［25］徐勇，苏健，曹焕敏．水蛭通络胶囊治疗子宫内膜异位症52例［J］．河北中医，2007，29（9）：797.

［26］韩凤云．以水蛭组成复方治疗痛经27例临床观察［J］．黑龙江中医药，2000，2（2）：35.

［27］陈诗祥．水蛭柴胡疏肝汤治疗痛经38例［J］．中国中医急症，1997，6（6）：285.

［28］张若鹏，邵华．民间验方“水蛭液化汤”治疗精液不液化41例［J］．中国民族民间医药杂志，2003，64（5）：279.

［29］韩树杰，李巧叶．水蛭在男科疾病中的运用举隅［J］．北京中医药大学学报，1999，22（5）：25.

［30］陈双彪，陈祖红，苏藤良，等．水蛭斑蝥汤治疗良性前列腺增生症30例疗效观察［J］．新中医，2006，38（1）：44.

［31］娄巍巍，王杰，杨文臣．单味水蛭治疗血管瘤30例［J］．中国民间疗法，1999，11（11）：34.

［32］张卫刚，柏连松．消痔瘘丸治疗痔及肛瘘的疗效观察［J］．中成药，2000，22（8）：593.

［33］杜兆千．复方水蛭散治疗小儿脱肛［J］．山东中医杂志，1992，11（2）：50.

［34］黄文刚，柯显培，尹品仙．水蛭散治疗跟腱断裂9例报道［J］．中国中医药信息杂志，2001，8（1）：66.

［35］季昭利．单味水蛭配合芥末穴位贴敷治疗面神经炎416例［J］．现代中西医结合杂志，2007，16（1）：26.

［36］王琳瑛．水蛭化斑汤治疗黄褐斑20例［J］．河北中医，2003，25（8）：579.

［37］梁亮．眼血散治疗玻璃体积血［J］．浙江中西医结合杂志，2005，15（12）：768.

（陈达灿　朱海莉　刘俊峰　刘炽　黄楚君）

虻虫（《本草经集注》）

（一）概述

【别名】蜚虻（《本经》），牛虻（《本草崇原》），牛蚊子（《中药形性经验鉴别法》），绿头猛钻（《青海药材》），牛苍蝇（《浙江中药手册》），瞎虻虫、瞎蚂蜂（《河北药材》），瞎蠓（《中药志》），牛魔蚊（《四川中药志》），牛蝇子、瞎眼蠓（《中药材手册》）。

【科属】为虻科动物虻虫干燥性雌虫。

【生态】喜居于牧场、草原，或河沟、池塘、水田等近水之处，常附在牛的身上吸吮牛血。雄虻不吸血，故从牛体上捉到的均为雌虻。全国大部分地区均有分布，而以畜牧区最多。

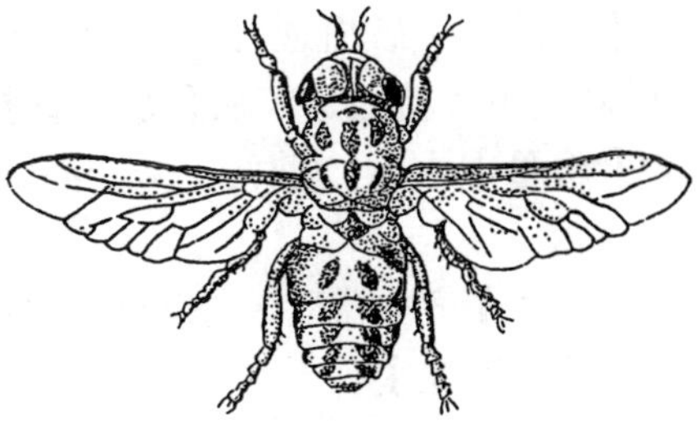

华虻

【成分】[1] 虻虫含有 Cu、Mo、Zn、Fe、Mn 等丰富的微量元素。虻虫药材中抗凝血物质基本结构为葡萄糖的多糖类物质。虻虫纤溶成分既具有纤溶酶的直接水解纤维蛋白的作用，又具有纤溶酶原激活物的间接水解纤维蛋白的作用。虻虫的脂溶性化学成分含有胆甾烯醇（cholestenol）、邻苯二甲酸双（2- 乙基己基）脂［bis（2-ethylhexyl）phthalate］、胞嘧啶（cytosine）、尿嘧啶（uracil）、胆甾醇（cholesterol）、胸腺嘧啶（thymine）等 14 个化合物和 20 种脂肪酸成分。

【药理】[1]

1. 抗凝和对纤溶系统的作用　虻虫提取物对纤溶系统具有活化作用。虻虫中含有的多糖类物质能显著延长小鼠、大鼠凝血时间，并能降低内、外源凝血系统因子的活性，增加纤溶系统的活力，从而防治血栓的形成和发展。大剂量对血小板最大聚集率有显著的抑制作用。虻虫可能通过降低血液的“黏、浓、凝、聚”，而发挥活血、逐瘀、破积和通经的临床效果。

2. 对小肠功能的影响　虻虫水煎剂对小鼠离体回肠运动有明显抑制作用。灌胃给药，对小鼠小肠推进功能无明显影响，致泻作用，相反使小鼠白天的排便次数明显减少。

3. 抗炎作用　虻虫提取物 B、C 和 D 组分能明显抑制大鼠角叉菜胶性足肿胀，其中 B 组分作用较强，后者静注 10、20、40mg/kg，即有显著作用，强度相当于静注 10～20mg/kg 的阿司匹林。

4. 镇痛作用　镇痛作用虻虫提取物 A 或 B 组分 100mg/kg 灌胃，能明显对抗苯醌（phenylquinone）所致小鼠扭体反应，其 B 组分作用较强。

5. 其它作用　虻虫对家兔离体子宫有兴奋作用。对内毒素所致肝出血性坏死病灶的形成有显著的抑制作用。

【炮制】夏、秋季捕捉后，将虻虫捏死，或沸水烫死，用线穿起，晒干或阴干，备用。虻虫：去原药材，除去杂质。炒虻虫：取净虻虫放锅内，用文火加热，微炒，取出放凉。米炒虻虫：取净虻虫与米放锅内，用文火加热，拌炒至米呈深黄色为度。取出筛去米粒，摊晾（每 10kg 虻虫，用米 2kg）。炒虻虫、米炒虻虫形如虻虫，表面色泽加深。贮干燥容器内，密闭，置通风干燥处，防蛀。

【药性】味苦、微咸，性凉，有毒。入肝经。

【功效】①破血通经：主治血瘀经闭，产后恶露不尽。②逐瘀消癥：主治干血痨，少腹蓄血，癥瘕积块，跌打伤痛及痈肿、喉痹等。

【用量】内服：煎汤，3～5g；研末，0.3～0.6g；或入丸剂。外用：适量，研末调敷。

【禁忌】气血虚者、孕妇及月经期均禁服。

【前贤论述】

1.《神农本草经》："主逐瘀血，破下血积、坚痞、癥瘕，寒热，通利血脉及九窍。"

2.《别录》："主女子月水不通，积聚，除贼血在胸腹五脏者，及喉痹结塞。"

3.《纲目》："故治蓄血用虻虫，乃肝经血分药也。古方多用，今人稀使。"

4.《药征续编》："按用虻虫之方，曰破积血，曰下血，曰蓄血，曰有久瘀血，曰有瘀血，曰妇人经水不利下，曰为有血，曰当下血，曰瘀热在里，曰如狂，曰喜忘，是皆为血证谛也。然不谓一身瘀血也，但少腹有瘀血者，此物能下之，故少腹鞕满，或曰少腹满，不问有瘀血否，是所以为其证也。"

（二）应用

1. 冠心病　临床治疗冠心病心绞痛 18 例，其中合并高血压、心律不齐各 3 例，心肌梗死 1 例。药用虻虫 6～12g，陈皮 12g。水煎服，每日 1 剂，30 天为 1 疗程。气虚加党参 15g，阴虚加玉竹 12g。结果本病缓解、显效 12 例，好转 6 例；复查心电图，显效 6 例，改善 7 例，无变化 5 例。其中，对改善心电图 S-T 段降低、T 波改变的效果好[2]。

2. 肺癌合并胸腔积液　肺癌合并胸腔积液多属中医学"肺积"、"支饮"范畴。杨氏运用泽兰虻虫汤（泽兰、生薏苡仁各 30g，虻虫 3g，川贝母、郁金、苦杏仁、黄芩各 12g，瓜蒌皮、合欢皮、百部各 15g）联合化疗治疗肺癌合并胸腔积液取得了较好的疗效。一般患者服用汤剂后，多有腹泻，少数病人有尿道灼热感，多在 1 周左右消失，不必停药，甚者可减虻虫量为 1.5g[3]。

3. 血栓闭塞性脉管炎　10 例本病患者口服通脉散（虻虫、土鳖虫、穿山甲、沉香、罂粟壳为主），收到较好的疗效。能使患肢指趾温度回升至正常，肤色好转，疼痛缓解。血液流变学六项指标均有不同程度的改善[4]。另据报道，用通脉活血汤（炙虻虫，炙全蝎，干地龙，当归，丹参等为主）治疗本病 8 例。经 6 个月治疗，结果治愈 6 例，显效 2 例。认为方中主药虻虫的破血化瘀功效尤为显著[5]。

4. 血管性头痛　用复方地甲猬虫汤（地龙、虻虫各 15g，穿山甲 21g，刺猬皮 18g）为主，辨证治疗血管性头痛 240 例，全部病例均用过西药或中药治疗而疗效不理想者，结果：基本治愈 218 例，好转 12 例，无效 10 例，总有效率为 95.8%。远期疗效：对治愈的 218 例进行 1～3 年的随访，其中 194 例情况良好，24 例复发[6]。

5. 精神病　临床治疗癫狂属蓄血型，用抵当汤原方治疗，获满意效果[7]。

6. 外科疾病

（1）痔疮：治疗瘀血型内痔出血均可用虻虫粉内服治疗，每日 1 次，每次 3～12g，饭后温开水冲服，有效率达到 78.5%[8]。

（2）前列腺炎、尿潴留：用抵当汤加减治疗慢性前列腺炎 15 例，结果 12 例治愈，2 例好转，1 例无效[9]。用抵当汤为基本方（虻虫 6g，水蛭 9g，大黄 15g，桃仁 12g）治疗急性尿潴留 30 例，其中因外伤或前列腺肥大伴炎症，或尿路结石引起者，各随证加味治疗，结果 30 例症状缓解，实验室检查正常[10]。用抵当汤加味治疗 2 例前列腺炎、肥大并尿潴留患者，服药 5 剂后，小便即通畅，诸症悉除[11]。

7. 经闭　江素茵[12]用抵当汤原方治疗经闭发狂者，服药 2 剂，经水即至，再服 2 剂，神清而愈。

8. 小儿腺病毒肺炎合并 DIC　用化瘀汤为主治疗患儿 93 例，结果痊愈 72 例，好转 4 例，死亡 17 例。病死率为 18.28%。化瘀汤由水蛭、虻虫、当归、赤芍、川芎、丹皮、鸡血藤、黄芪组成。其中水蛭、虻虫等破血逐瘀药可改善凝血功能障碍，治疗较严重的 DIC 而无副作用，对高凝和纤溶阶段均可使用，但作用较肝素缓慢[13, 14]。

9. 肿瘤　用五虫丸（水蛭、虻虫、地鳖虫、壁虎、蟾皮）治疗原发性肝癌，有较强的破血消癥作用，可暂时抑制癌块发展并延长患者生命[15]。

（三）按语

虻虫味苦，性微寒，有小毒，归肝经，功能逐瘀积，消癥结。《本草从新》谓其“破血通行经络，堕胎只在须臾。”其破血逐瘀之性，较水蛭为强，与水蛭常同用，二药合用，相须配对，可使药力发挥既迅速又持久。据研究报道，水蛭、虻虫的配伍比例为 3∶1 和 6∶1 时，对血液流变学主要指标的改善作用比较明显[16]。

虻虫效力猛烈，服药剂量大（虻虫日服 6g）或用药时间较长（超过 6 天），即发现血小板计数明显减少。服用虻虫可能会引起血压降低，甚至发生休克[17]。因易伤正气，凡无瘀滞血积者忌用，孕妇、体虚者亦禁用。

参 考 文 献

[1] 李军德，黄璐琦，陈敏，等. 中药虻虫研究进展. 中国实验方剂学杂志，2010，

16（8）：228-230.

［2］魏振装．虻虫复方治疗心绞痛 18 例临床疗效和实验研究［J］. 北京中医学院学报，1982，4：3l.

［3］杨丁友，刘献琳．泽兰虻虫汤配合化疗治疗肺癌合并胸腔积液 56 例．新中医，1998，30（3）：32-33.

［4］周玉萍．通脉散治疗血栓闭塞性脉管炎血液流变学观察［J］．中西医结合杂志，1985，5（8）：465.

［5］范正祥．中西医结合治疗血栓闭塞性脉管炎经验选编（第 1 辑）［M］．北京：人民卫生出版社，1980：176.

［6］高文武．复方地甲猬虫汤治疗偏头痛型血管性头痛 240 例［J］．中西医结合杂志，1988，8（11）：653.

［7］史淑明，董金声．中药治疗癫狂 415 例疗效观察［J］. 山东中医杂志，1982，（5）：285.

［8］曹旭．单味虻虫治疗内痔出血 107 例．陕西中医，1993，14（4）：173.

［9］周智恒．中医年鉴［M］．北京：人民卫生出版社，1983：221.

［10］汪凤杰．抵当汤加减治疗急性尿潴留 30 例［J］．湖北中医杂志，1988，（1）：20.

［11］王治强．抵当汤治验隅得［J］．辽宁中医杂志，1985，（1）：28.

［12］江素茵．《金匮要略》妇人篇治瘀法初探［J］．福建中医药，1985，5（2）：10.

［13］阎田玉，林胡春，龚明敏，等．小儿腺病毒肺炎血瘀症的临床诊治体会［J］．中医杂志，1981，22（12）：27.

［14］阎田玉，龚明敏，林胡春，等．活血化瘀治疗小儿腺病毒性肺炎的机理探讨与电镜观察——附 93 例小儿腺病毒肺炎合并 DIC 临床疗效分析［J］．中西医结合杂志，1984，4（3）：139.

［15］上海市第一人民医院肝癌小组．医学情况交流，1976，9：29.

［16］梁进权，宓穗卿，王宁生，等．水蛭和虻虫不同剂量配伍对血瘀大鼠血液流变学指标的影响．中国新药杂志，2009，18（12）：1141-1144，1154.

［17］张秀英．水蛭、虻虫治疗心肌梗塞并发下肢动脉不全栓塞一例．河南中医学院学报．1980，（1）：58-59.

（洪宏喜　徐凯）

地鳖虫（《神农本草经》）（又名䗪虫）

（一）概述

【别名】地鳖（《本经》），土鳖（《别录》），过街（《埤雅》），簸箕虫（《本草衍义》)，蚵蛂虫(《袖珍方》)，地蜱虫(《包氏小儿方》)，地乌龟(《分类草药性》)，土元(《中药形性经验鉴别法》)，土鳖虫(《江苏中药名实考》)，臭虫母、盖子虫(《河北药材》)、土虫(《吉林中草药》)，节节虫、蚂蚁虎(《江苏药材志》)。

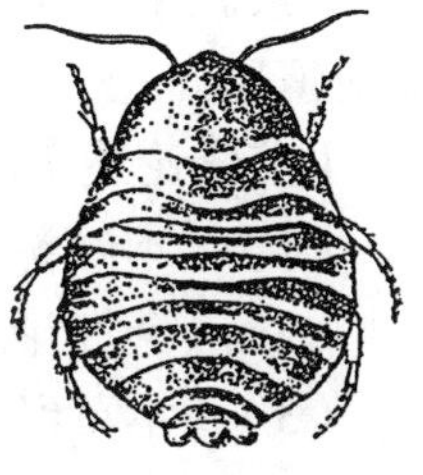

地鳖

【科属】为鳖蠊科昆虫地鳖 *Eupolyphaga sinensis* Walker 或冀地鳖 *Steleophaga plancyi*（Boleny）的雌虫干燥体。

【生态】生活于阴暗、潮湿、腐殖质丰富的松土中，多见于粮仓底下、厨房、灶脚或油坊阴湿处。怕光，白天潜伏，夜晚活动。生长最适温度28～30℃，低于0℃或高于38℃会引起死亡，8℃以下进入休眠期。全国大部分地区均产，主要分布于河北、陕西、甘肃、青海、河南、湖南等地[1]。

【成分】含挥发油和氨基酸。以及二氯苯和二甲基二硫醚等其它中药少见的成分。氨基酸总含量约40%，人体必需的氨基酸占氨基酸总量的30%以上。另含 β－谷甾醇、尿囊素、尿嘧啶、胆甾醇、棕榈酸等。

【药理】

（1）土鳖虫总生物碱可增强实验小鼠耐缺氧能力，对抗垂体后叶素引起的急性心肌缺血大鼠 ST-T 改变。

（2）对抗凝血的影响：土鳖虫水提物均能显著延长大鼠出血时间，对血小板聚集率均有明显的抑制作用，且能显著缩短红细胞电泳时间。对大鼠全血黏度、血浆黏度、纤维蛋白原含量均无明显影响。

（3）溶解血栓作用：本品含一种丝氨酸蛋白酶的活性成分，能在无纤维蛋白存在的条件下有效激活人血纤溶酶原，作用与尿激酶相似。

（4）土鳖虫总生物碱对家兔心泵功能起负性作用。表现为心率显著降低，S-T 段明显缺血改变，P-R 间期延长，房室传导减慢等。

另外土鳖虫的还有降脂、抑制白血病细胞的作用。

【炮制】取原药材，除去杂质，洗净或筛去灰屑，干燥。炒用，取净地鳖虫，置锅内，用文火加热，炒至微焦，取出放凉。酒地鳖虫，取净虫用适量酒洗后，置锅内，用文火加热，炒微干，去头、足。酥制地鳖虫，取酥油置锅内，用文火加热化开，倒入净地鳖虫拌匀，炒至黄色时，摊凉。

【药性】味咸，性寒，有小毒，归肝经。

【功效】①破血逐瘀：主治血瘀经闭，癥瘕积块，木舌重舌。②续筋接骨：主治跌打瘀肿，筋骨骨折。

【用法与用量】内服：煎汤8～10g；研末1～1.5g。浸酒饮适量。外用：适量，煎汤含漱、研末撒或鲜品捣敷。

【禁忌】无癥瘕癖积、年老体弱及月经期者慎服，孕妇禁服。有过敏史者亦应慎用。

【前贤论述】

（1）《本经》：主心腹寒热洗洗，血积癥瘕，破坚，下血闭。

（2）《药性论》：治月水不通，破留血积聚。

（3）《本草经疏》：䗪虫，治跌仆损伤，续筋骨有奇效。

（4）《本草衍义》：乳脉不行，研一枚，水半合，滤清服。

（5）《纲目》：行产后血积，折伤瘀血，治重舌，木舌，口疮，小儿腹痛夜啼。

（6）《本草再新》：消水肿，败毒。

（二）应用

1. 腰腿痛、痹症　地鳖虫有活血化瘀、通络止痛之功，治疗腰腿痛有特殊疗效。将地鳖虫焙黄，以酥为度，研末，开水（黄酒更佳）送服，每晚服3只，对外伤及肾虚腰痛，均有显效。取鲜地鳖虫，大的七八只，小的约十四五只，用温开水洗净、捣烂，绞汁去渣，以白酒冲服，每日1～2次，对急性腰扭伤有效。民间有单方取活地鳖虫二三十只，冷开水洗净，捣取白汁饮，治疗坐骨神经痛。对于类风湿关节炎、肩周炎、末梢神经炎及骨关节病等各种痹证所致肌肉疼痛、酸沉肿胀、麻木、活动障碍或强直变形，地鳖虫均有效。北京医学院基础部中西医结合研究组曾提出“通痹方”内服外用，包括制川草乌、桑桂枝、红花、当归、土鳖虫、路路通、五加皮、乳没、骨碎补、伸筋草等药物，用以治疗风寒湿痹属寒偏重的一些患者，取得了较为满意的效果[2]。

2. 慢性肝炎、早期肝硬化　慢性肝炎或早期肝硬化，肝脾肿大，胁痛隐隐，肝功异常，面色晦滞，症情缠绵，久而不愈者，朱老根据“久痛多瘀，久病多虚”及肝郁气滞，血瘀癖积的机制，拟订了以地鳖虫为主的“复肝丸”治疗此症，一般连续使用1个月以上，可获效机。本方不仅能缓解胁痛，并可缩小肝肿，促使肝功能恢复正常，升高血浆蛋白总量，调整白、球蛋白的倒置。处方：地鳖虫、红参须各30g，紫河车24g，广姜黄、广郁金、参三七、炮山甲、鸡内金各18g，共研细末，另用虎杖、石见穿、糯稻根各120g煎取浓汁，与上药粉泛丸如绿豆大，每服3g，1日3次，食前服。本方寓攻于补，攻不伤正，补不壅中，可使虚弱、胁痛、症癖等症，逐渐减轻、消失。自1963年报道后，各地采用治疗慢性肝炎及早期肝硬化，均称收效满意。

【病案举例】丁某，男，41岁，工程师。患迁延性肝炎已近两年，因工作关系，未能充分休息，而致病情缠绵未愈。目前面色少华，神疲乏力，胁痛如刺，时轻时剧，肝肋下3.5cm，质中等，脾肋下2cm。纳呆欠馨，食后腹胀，夜寐不实，噩梦纷纭。苔薄腻、质衬紫，脉弦细。此正虚邪恋、肝郁气滞、血瘀癖积、脾失健运之候，治宜活血化瘀、益气运脾、疏肝解郁、化症散结。以“复肝丸”消息之。服完一料后，胁痛消失，肝大缩小为肋下2cm，纳谷增加，神疲渐复。续服一料，肝功正常，肝肋下1cm，脾未触及。以后每日服2次以巩固之。

3. 浸润型肺结核、慢性纤维空洞型肺结核、肺结核咯血　朱老拟制之“保肺丸”治疗浸润型肺结核、慢性纤维空洞型肺结核、肺结核咯血具有佳效。处方：地鳖虫、紫河车各120g，百部180g，制首乌、白及各450g，共研细末。另以生地榆、葎草、黄精各180g煎取浓汁泛丸如绿豆大，每服6g，日2次。一般服用半月后即见效，潮热、咳呛、咯血、盗汗，均显见减轻或消失，血沉下降；连服2～3个月，病灶可趋吸收或闭合。此方配伍精当，力专效宏。地鳖虫活血散瘀，推陈致新；百部润肺定咳，抗痨杀虫；制首乌滋补肝肾，《本草纲目》谓其“功在地黄、天门冬之上”。《本草再新》突出其“补肺虚，止吐血”。白及补肺泄热，敛肺止血，逐瘀生新，消肿生肌；地榆凉血止血，清热抗痨；葎草清热解毒，消瘀抗痨；黄精补肾润肺，益气滋阴，并能抗痨。此方既辨证，又辨病；既治标，又治本，充分反映了朱老诊疗的思路，甚有启迪。

【病案举例】周某，男，43岁，木工。患肺结核已3年，因未正规系统治疗，迄未痊愈。右肺上叶有2cm×3cm空洞，伴有散在絮状阴影；形瘦神疲，潮热盗汗，咳呛纳呆；血沉38mm/h。苔薄质红，脉细弦而数。气阴两虚，瘀热壅肺，予保肺丸一料。药后症情逐步恢复，3个月后复查，浸润病灶吸收，空洞闭合。嘱其继续服用以巩固之。

4. 风心病、冠心病　风心病心阳亏耗，心力衰弱，血脉瘀滞，水湿不行。阳衰为本，瘀水为标，标本同治，可重用地鳖虫逐陈瘀、通血脉，配伍参附益气温阳，白术、茯苓、葶苈、泽泻以利水，常可奏效[3]。地鳖虫配伍血竭、丹参治疗冠心病效果良好[4]。

5. 闭经、通经　对于妇女因受寒、饮冷、淋雨等外寒侵袭、胞络瘀阻，而致月经闭止、腹部胀痛、苔白质紫、脉细涩者，当活血化瘀、散寒通经，可予地鳖虫、五灵脂、当归、制大黄、桃仁、红花、香附、艾叶、肉桂等品。

【病案举例】邓某，女，35岁，农民。月事来潮方一日，因在田间劳动，突遇暴雨，月水即停，嗣后腹痛而胀，腰酸腿软，纳谷欠香，月事届期而未行。苔白，脉涩。此寒湿闭滞胞络，瘀血内阻之闭经也。治宜化瘀通经，温宫散寒。地鳖虫、全当归、五灵脂、桃仁、红花、艾叶各10g，制大黄5g，肉桂4g。5剂。药服4剂，经即行，嘱晨服逍遥丸，晚服归脾丸以调理善后。

6. 宫外孕　宫外孕在急性腹痛、出血症状稍缓后，而腹部癥块不消者，以地鳖虫为主配合化瘀、软坚、止痛之品进行治疗，有一定效果。南通医学院曹向平教授经验方：酒炙地鳖虫3只，炮山甲、桃仁泥、制海藻、全当归、延胡索各9g，没药6g，煅牡蛎30g。每日一剂，分2次服，连服4～6日，部分病例癥块可以消失。

7. 骨折损伤　地鳖虫善治骨折损伤，能接续筋骨，促进骨痂生长，已被大量资料所证实。1976年7月28日河北省唐山、丰南地区发生地震，8月上旬部分伤员来南通治疗，市中医院亦收治了一批肋骨、骨盆及四肢骨折的伤员，除给整复固定外，均配合服用“接续筋骨合剂”，处方为：地鳖虫、续断、红花、赤芍各9g，自然铜、骨碎补、当归、川芎各15g，甘草5g。每日1剂。其功效能活血散瘀，消肿止痛，接骨续筋，加速骨痂形成；经治患者，多数在3～4周即骨痂增生而愈合。

8. 前列腺增生症　前列腺增生为老年男性多发病。肾气不足，气化不利，痰瘀互结，腺体退行性增大形成“异物”，压迫尿道而致排尿不畅是其主因。补肾化瘀散结，通利水道是治疗原则，可以地鳖虫为主药，配合软坚化痰利水之品，辅之以壮腰健肾药，标本兼治。

9. 瘰疬　地鳖虫对瘰疬具有卓效，《本经》谓其主“血积癥瘕，破坚”，能软坚散结，对瘰疬不论已溃、未溃均有佳效。取鲜地鳖虫、陈瓦花（在屋上来年者佳，瓦上煅存性）等份，同捣烂，用膏药贴，每2日1换，一般1～2周即获显效，直用至痊愈。

【病案举例】薛某，女，42岁，农民。颈部两侧敞核累累，共9枚，其中一枚已破溃，已历年余，迭治未愈。有肺结核史，诊为淋巴结核。苔薄，脉细。此瘰疬也，予地鳖虫、瓦花验方消息之。药敷3次后，溃核分泌减少，坚核有松软之势；继用5次后，溃破处肉芽红活，稍见缩小，坚核已有5枚缩小，3枚消失。共敷12次而愈。

10. 重伤晕厥　以活地鳖虫为主药的“回生丹”（验方），有活血化瘀，疗伤定痛，通窍回苏之功，擅治跌伤、压伤、打伤、刀伤、枪伤、割喉，以及因吊、惊、溺而昏迷；如服后见大便下紫血状者，则效更著。据载：清道光十年（1830年）闰4月22日磁州（今河北磁县）地震，压毙甚众，以此丹救活不下百余人。“一·二八”抗日战争时，以此丹灌服治疗受重伤而昏厥者，活人甚多。处方：活地鳖虫（取雄性活地鳖虫，洗净，去足，放瓦上小火焙黄，研细末）15g，自然铜（放瓦上木炭火烧红，入好醋淬，片刻取出，再烧再淬，连制九次，为细末）9g，炙乳香（每30g用灯心7.5g同炒枯，共研细，吹去灯心，净末）和陈血竭（飞净）、飞朱砂、巴豆（去壳研，用纸包压数次，去净油，用净末）各6g，麝香0.7g（后入）。以上各药研极细末，储入小口瓷瓶，密封备用。成人每用0.5g，小儿0.25g，酒冲服。牙关不开者，鼻饲之。严重者可连服2次。苏后宜避风调养。若苏后转心腹痛者，此瘀血未净，急取白糖60g，热黄酒或开水化服，自愈。此方经朱老实践证明，效果甚好，可广泛用于外伤性急救。

11. 脑震荡后遗症　脑震荡后遗症多呈现头眩而痛，健忘神疲，视力减退，周身酸痛，天气变化时则更甚。有时食欲不振，睡眠欠佳。因气血瘀滞，面色常见黧暗，舌有瘀斑，脉多沉涩或细涩。在辨证论治上，是属于“虚中夹实”之候；因其虚，必须“大补气血，滋养肝肾”；因其实，气血瘀滞，必须“化瘀活血”。据此，朱老拟订了“健脑散”：红人参30g（参须可代用），地鳖虫、当归、甘杞子各45g，制马钱子、制乳没、炙全蝎各24g，川芎、地龙、紫河车、鸡内金各48g，血竭、甘草各18g。上研极细末，每早晚各服5g，开水送下。可连续服2～3个月。朱老谓此散并可用于老年痴呆症、卒中后遗症、严重神经衰弱症。

【病案举例】李某，男，42岁，军人。在检查施工过程中，突为从上落下之铁棍击于头部而昏倒；当时颅骨凹陷，继即出现血肿，神志不清达20余小时，经抢救始苏。半年后曾去北京检查：脑组织萎缩1/4。目前头昏痛。健忘殊甚，欲取某物，转身即忘；记不得老战友的姓名，不能作系统发言；有时急躁易怒，失眠神疲。苔薄腻，边有瘀斑，脉细涩。此瘀阻脑府，灵窍欠慧，气血亏虚之候。予健脑散消息之。服后一周，头昏痛即见轻减，夜寐较安，精神略振，自觉爽适。坚持服用2个月，症情平稳，已能写信，讲话层次不乱；续予调补肝肾，养益心气之品善后。

12. 斑秃　斑秃，中医称之为“油风”，多由于肝肾气血不足，血虚生风，发失所养而脱落。斑秃日久不愈，多有瘀血阻滞毛窍，予大黄䗪虫丸补虚活血化瘀，疗效亦颇满意[5]。

13. 局限性硬皮病　局限性硬皮病多由寒邪凝聚，瘀血内阻，经脉不通，肌肤失养所致。阳气不足是发病的基础，瘀血内停是发病的关键。治疗上多采用活血化瘀，兼以温补阳气之法。大黄䗪虫丸可适时运用。

14. 鼻咽癌　地鳖虫、酢浆草、红糖，捣烂外敷，第二次用药去掉酢浆草。用量根据病情轻重而定。

（三）按语

地鳖虫即䗪虫，性味咸寒，入肝经，有活血化瘀、通络止痛之功，兼能通督脉，强关节、补益肝肾，强壮身体，为伤科、内科常用之品。从仲景大黄䗪虫丸主治“五劳虚极羸瘦，……经络荣卫气伤，内有干血，肌肤甲错，两目黯黑。缓中补虚。”可以了解地鳖虫是破血而不伤血，祛邪而不伤正的活血化瘀、舒经通络之止痛良药。一些本草书所载：地鳖虫，有小毒，如《别录》云“有毒”，《中药大辞典》亦载“有毒”。但临床所见，只要严格掌握适应证和药量，无明显毒性反应，是一味最平和的活血化瘀药，破而不峻，能行能和，《长沙药解》说它“善化瘀血，最补损伤”。以其善于通络理伤，对跌打损伤，具有接续筋骨的作用，故伤科经常使用。咸寒能入血软坚，故主心腹血积，癥瘕血闭诸症。朱老治经闭腹胀痛之实证，常与大黄、桃仁、红花、五灵脂同用；治跌打损伤，与自然铜、骨碎补、乳香、没药等伍用；治肝脾肿大，每与鳖甲、三七、郁金、莪术等同用；治腰部扭伤，经久不愈，其痛如刺者，可与当归、刘寄奴、川续断等同用；肾虚腰痛，则又需与熟地黄、蜂房、乌梢蛇等伍用。章次公先生常用地鳖虫配伍其它大队虫类药如蜈蚣、全蝎、蕲蛇、蜂房、地龙、五灵脂、穿山甲等，可大大增强其逐瘀通络镇痛之力。为防其破血伤正，可佐以扶正之药兼顾正气。

地鳖虫入药方式有煎剂、研吞。研末吞服可提高疗效，入口有一种特殊香味，无腥臭味，并不难吃。因此临床可大胆应用，但如无瘀滞者及孕妇，则宜慎用，个别过敏体质宜慎用。

参考文献

[1]《中华本草》编委会. 中华本草[M]. 精选本. 上海：上海科技出版社，1998，2401-2403.

[2] 基础部中西医结合研究组. “通痹方”治疗痹证[J]. 北京医学院学报，1978，(4)：250-252.

[3] 肖修俊. 运用土鳖虫杂病治验4则[J]. 实用中西医结合临床，2003，(4)：45.

[4] 赵晨俊. 土鳖虫血竭丹参在临床运用体会[J]. 青海医药杂志，1980，(4)：44-48.

[5] 刘冰，边文会，张洁. 大黄䗪虫丸在皮肤科临床的运用[J]. 四川中医，2005，23(7)：76-77.

（陈达灿　刘炽　刘俊峰　朱海莉　黄楚君）

红娘子（《本草图经》）

（一）概述

【别名】红蝉（《中国药用动物志》），红女、红姑娘（《四川中药志》），么姑虫（《中药志》），灰花蛾（《纲目》），樗鸡（《本经》），红娘虫（《药材资料汇编》）。

【科属】为蝉科昆虫黑翅红娘子 *Huechys sanguinea* de Geer 或短翅红娘子 *Huechys philaemata* Fabricius 的干燥全虫。

【生态】全体如蝉而瘦小，长10～25mm，宽5～7mm。头部及胸部均呈黑色，唇基朱红色。头部两侧有复眼，大而突出，杂有黑褐色的斑块，触角1对，位于复眼间的前方。前胸背板前狭后宽，黑色，中胸背板黑色，左右有两个大形的斑，呈血红色。腹部血红色，基部黑色，足黑色3对，前翅黑色，后翅褐色。雄虫在后胸部腹板两侧有鸣器，雌虫有黑褐色的产卵管。主产于江苏、浙江、福建、台湾、广东、广西、江西、四川、云南等省区。

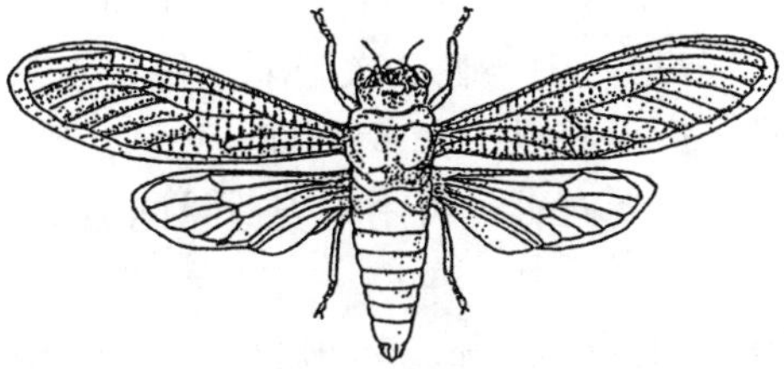

黑翅红娘子

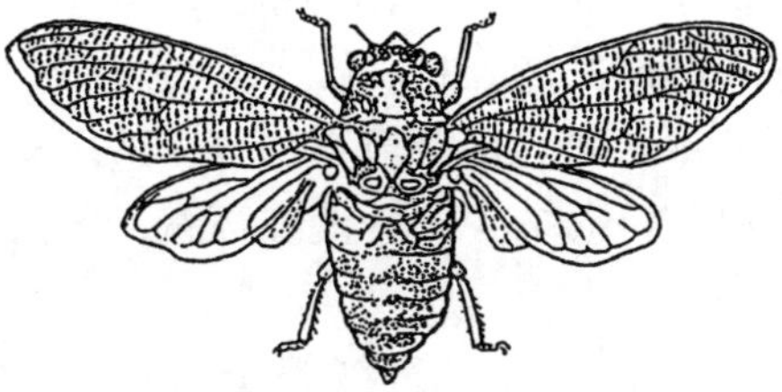

短翅红娘子

【成分】不含斑蝥素，含蜡、脂肪油及红、黑2种色素，已分离出16种氨基酸。

【药理】红娘子的头、足、翅与红娘子去头、足、翅后，对小鼠口服最大耐受量分别为12.76g/kg与13.15g/kg，相当于成人常用量的1866倍与1923倍。红娘子煎剂或悬浮液按20g/kg体重给小鼠灌胃7天，未见死亡；按4.2g/kg体重给小鼠连服4周，无明显毒性反应，红娘子亦不会使皮肤发泡。

【炮制】捕得后用沸水烫死，晒干或烘干。生用或将虫体去头、足、翅、与米置锅内，用文火炒至米呈老黄色为度，取出，去米，摊凉。

【药性】味苦、辛，性平。归肝、胆、心经。

【功效】强阴益精，行瘀活血。主治阴痿、不孕、腰痛、血瘀经闭，瘰疬、癥瘕、目翳等。

【用量】内服：2～4g，煎服或入丸、散。外用：适量调敷。

【禁忌】孕妇忌服。

【前贤论述】

（1）《本经》："主心腹邪气，阴痿。"

（2）《名医别录》："疗腰痛，下气。"

（3）《本草衍义》："形瘀血、月闭。"

（4）《本草纲目》："主瘰疬，散目中结翳，疗猘犬伤。"

（5）《山西中药志》："外用治疮癣。"

（二）应用

1. 腰伤疼痛　《青岛中药手册》用红娘子1只，研末，黄酒冲服。

2. 不孕症　《万县中草药》载，红娘子2.5g，土鳖、全虫、蜈蚣各6g。纸包带身上焙干（切忌火烘），共研细末，分30包，每日早、晚各服1包，开水送下。男女均可服用，一般以虚寒型为宜，实热型可用生地黄煎水送服药末。

3. 瘰疬　《广西药用动物》采用红娘子2个，海藻9g，牡蛎15g，玄参12g，甘草5g。水煎服，治疗瘰疬。

4. 肺癌[1]　红娘子6g，露蜂房6g，蝉蜕6g，生半夏60g，白茅根60g，葶苈子15g，加水1600ml，煎沸30分钟后滤出药汁；药渣再加水1500ml，煎沸30分钟，滤出药汁。两次药汁混合后，分早、中、晚3次服下，每日1剂。有解毒祛瘀、化痰散结功效。适用于肺癌，症见咳嗽、痰多，胸闷气急，痰中带血，口渴纳少，舌偏红苔腻，脉滑数。生半夏有毒，可用生姜适量同煎。可解毒性。

5. 食管癌[1] 红娘子15g，斑蝥10g，山豆根90g，乌梅90g，蜈蚣6g，白糖2500g，红枣肉1000g。前6味药研成细末，红枣肉捣烂，混合制丸，每丸6g，每日3次。每次1丸，含化后咽下。攻毒逐瘀补中。主治食管癌，症见吞咽梗阻，食物难下，胸骨疼痛，呈刺痛样，口干苦、舌暗红、苔薄黄、脉涩数，斑蝥、山豆根有毒、不宜过量服用。

（三）按语

红娘子有强阴益精，行瘀活血的功效。《本经》有樗鸡的异名，而历代《本草》每多混淆，红娘子和樗鸡，在现代动物学上是两种不同科属的昆虫，目前药材只用红娘子，樗鸡未见入药，以往文献皆认为本品含斑蝥素，为剧毒的药物，近年研究证实本品无毒。一般临床用于腰腿痛，不孕症，瘰疬等，近有报道红娘子复方制剂治疗肺癌，食管癌，有一定疗效，值得关注和研究。

参考文献

［1］章永红．蛇虫疗法［M］．南京：江苏科学技术出版社，1998，658.

（蒋熙　蒋恬）

青娘子（《名医别录》）

（一）概述

【别名】芫蜻（《雷公炮炙论》），芫青（《名医别录》），青娘虫、相思虫（《苏州本产药材》）。

【科属】芫青科昆虫绿芫青 *Lytta caraganae* Pallas 的干燥虫体。

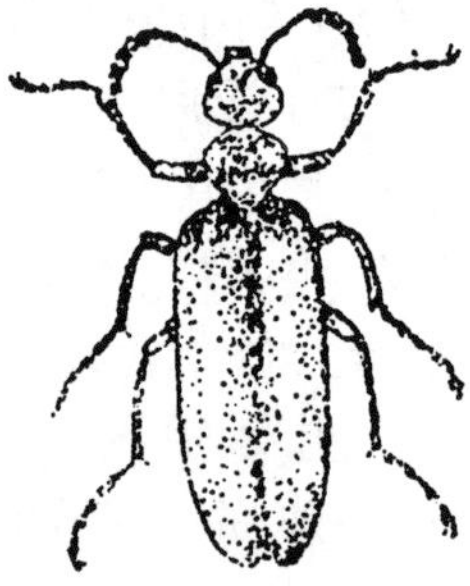

绿芫青

【生态】绿芫青体绿色或蓝绿色，有光泽，个别虫体的鞘翅有时呈蓝紫色。体长12～20mm。头略呈三角形，头部刻点弱而稀疏，额前端有半球形复眼一对，复眼间有3个小凹陷横列，额中央具有1小红圆斑，头顶中央有1条纵沟纹。触角1对，11节，末端数节膨大，呈念珠状，末节末端尖锐。前胸横调，前端束狭，前胸背板刻点弱而稀疏，中央具1条纵沟纹，后缘前面有1条横沟。小楯片三角形，边缘厚而隆起。翅2对，前翅为革质的鞘翅，后翅膜质，两侧平行，翅面刻点密集呈皱状，具3条不明显的纵脊纹。足3对，细长，体腹面具细绒毛。

干燥虫体长圆形，长1～2cm，宽4～5mm。头略呈三角形，蓝紫色，有光泽；眼小，微突。鞘翅全部呈亮绿色，蓝紫色或红紫色而具美丽的光泽；膜翅淡棕色，有4条较明显的脉纹。胸部突起，腹部具5体节。足3对多已脱落。气微臭。以身子完整、色青绿鲜艳有光泽者为佳。产于江苏、安徽、浙江等地。

【成分】含斑蝥素、脂肪及甲壳质等[1]。

【药理】

（1）抗肿瘤作用：1933年国外有人发现斑蝥素给药3～4次能使焦油诱发的家兔癌瘤消失[2]。近年我国发现斑蝥素对小鼠腹水型肝癌和网织细胞肉瘤ARS均有一定抑制作用，可以延长腹水肝癌小鼠和ARS腹水型小鼠生存时间，作用与接种的癌细胞数和投药量有关[3, 4]。能引起小鼠腹水肝癌细胞明显萎缩、退化、胞浆多空泡等形态学改变，实验证明斑蝥素首先抑制癌细胞的蛋白质合成，继而影响RNA和DNA的生物合成，最终实现抑制癌细胞的生长和分裂[5]。斑蝥素衍生物斑蝥酸钠对骨髓造血干细胞有刺激作用。用药后其在胆囊内有高浓度的分布，提示可用来治疗某些类型的胆道及胆囊肿瘤。曾有人用斑蝥酸钠针、片剂对中、晚期食管癌进行术前用药，结果证明对癌细胞或有直接杀伤作用[6]。斑蝥酸钠的抗肿瘤谱比较宽，除能抑制小鼠腹水肝癌和ARS外，还能抑制小鼠肉瘤S_{180}宫颈癌U_{14}、艾氏腹水癌实体型等肿瘤株；体外亦能抑制Hela细胞株、人食管鳞癌CaEs-17细胞株及人肝癌BEI-7402细胞株。同时用电镜观察到^{3}H-斑蝥酸钠可以直接进入小鼠腹水肝癌细胞的核及核仁。还用生物化学方法观察到斑蝥酸钠可抑制癌细胞的DNA和RNA含量及前体的掺入，从而证明了该药首先作用于癌细胞的核酸代谢，继而使癌细胞的形态和功能发生改变，杀伤癌细胞[7, 8]。斑蝥素能提高部分癌症患者的免疫功能[9]。青娘子对多种实验动物移植性肿瘤有明显的抑制作用[10]。发生作用的成分就是斑蝥素及其衍生物。

（2）抗病毒作用：青娘子所含脂溶性斑蝥素可以治疗“急性型”新城疫鸡瘟病，治愈率达90%以上[11]。

（3）升白细胞作用：青娘子所含斑蝥素及斑蝥素衍生物斑蝥酸钠能刺激骨髓引起白细胞升高[7]。

（4）局部刺激作用：青娘子所含斑蝥素可使动物和人的皮肤发红起泡，用此在患者手腕部发泡，取渗出液作巨噬细胞功能测定[12]。由于斑蝥素能刺激大量的巨噬细胞产生，所以这种方法较理想。

（5）促雌性激素样作用：雌兔灌服斑蝥素可见尿中雌激素与黄体酮增加，剂量越大作用越强[13]。但有人报告，用不完全纯的斑蝥素有此作用，完全纯的反而无此作用[14]。

（6）其他作用：青娘子所含斑蝥素1∶4水浸剂体外可抑制黄色毛癣菌等12种致病皮肤真菌[15]。还可杀死丝虫幼虫。

【炮制】7～8月捕捉，沸水中烫死，晒干。拣净杂质和米同炒至米呈焦黄为度，取出，去净米粒，除去足及翅即得（每青娘子5kg用米1kg）。《雷公炮炙论》："凡修事芫蜻，用糯米、小麻子相拌同炒，待米黄黑，出去麻于等，去两翅、足并头。"

【药性】味辛，性微温。有毒。归肺、肾经。

【功效】利尿，祛瘀，解毒。用于小便不利，闭经，狂犬咬伤；外用治疥癣疮疡，淋巴结结核等。

【用量】内服：炒炙后煎汤，1～2枚；或入丸、散；外用适量。

【禁忌】有剧毒，内服宜慎；体弱及孕妇忌服。

【前贤论述】

（1）《名医别录》："蛊毒，风疰，鬼疰，堕胎。"

（2）《本草纲目》："居芫花上而色青，故名芫青。世俗讳之，呼为青娘子，以配红娘子也。主疝气，利小水，消瘰疬，下痰结，治耳聋，目翳，猘犬伤毒。余功同斑蝥。"

（3）《本草图经》："芫青，今处处有之。三四月芫花发时乃生，多就花上采之，暴干。"

（二）应用

1. 恶性肿瘤　青娘子临床用于原发性肝癌、肺癌、食管癌、乳腺癌等，有一定近期疗效[10]。以斑蝥素为主的复方斑蝥素片（每片含斑蝥素0.25mg，并含有白及粉，氢氧化铝等），常用量为每日2～6片，分3次口服，多以小剂量递增法达到常用药量。治疗原发性肝癌800余例，总有效率为45%～60%，部分病例肿块回缩、症状改善、生存时间延长，1年存活率为12.7%。对直肠癌、结肠癌、食管癌也有一定疗效[7]。斑蝥酸钠临床上用于治疗各种恶性肿瘤250例，其中原发性肝癌140例，有效率为56.4%；食管癌、贲门癌、胃癌共89例，有一定效果[10]。斑蝥素的衍生物羟基斑蝥胺针剂1日常用量为80mg，可供肌内注射或静脉滴注；片剂1日常用量为75～300mg，分3次口服，疗程为1个月至数月。临床治疗原发性肝癌142例，总有效率为56.3%；半年存活率达36%，部分患者甲胎蛋白转阴。对胃癌、食管癌也初见疗效。且无明显毒、副作用。另一种斑蝥素衍生物甲基斑蝥胺的日常服用量为 30～200mg，治疗原发性肝癌有一定疗效，患者平均存活时间为 8～9 个月。可使癌块缩小，症状减轻。且毒、副作用很小[16, 17]。斑蝥素与化疗药物合并使用有预防白细胞下降作用[10]。俞慎初在《虫类药物临床应用》中记载，取鸡蛋一个，在一端挖一小孔，将芫青（去头、足、翅）1～3 个塞入蛋内，用胶布封闭小孔，以泥土包好放入炭火煨熟，只吃鸡蛋，不吃芫青，每天一次，治疗原发性肝癌。

2. 病毒性肝炎　用脂溶性斑蝥素片（含斑蝥素 0.1mg，食用植物油 20mg）每日口服 0.02mg/kg 或者用 1/10000 斑蝥素油纱布外敷肝区 $5cm^2$～$20cm^2$/kg，1～2 日更换 1 次。治疗甲型肝炎 100 例（黄疸和非黄疸型各半），服药后 2～5 天症状消失者占 70%，其余 30%，6～8 天症状消失。用药 14～20 天肝功能转为正常者占 65%，其余于 21～30 天肝功能转为正常。治愈后须继续服药 1～2 周。此外，配合外敷法尚可治疗急、慢性乙型肝炎[11]。

3. 疯狗咬伤　《谈埜翁试验方》用青娘子 3 个（去翅、足，40 岁加一个，五六十岁加 2 个），红娘子 2 个，斑蝥 5 个（并去翅、足，若 40 岁各加一个，50 岁各加 2 个），海马半个，续随子一分，乳香、沉香、桔梗各半分，酥油少许，为末。10 岁者作 4 服，15 岁作 3 服，20 岁作 2 服，30 岁作 1 服。

4. 偏坠疼痛　李时珍《本草纲目》以青娘子、红娘子各 10 枚，白面拌炒黄色，去前二物，煎汤调服，立效也。

5. 耳聋　宋·王怀隐等（《太平圣惠方》）以芫青、巴豆仁、蓖麻仁各一枚，研，绵包塞耳。

6. 目中顽翳　宋·朱柿《普济方》用青娘子、红娘子、斑蝥各 2 个（去头、足，面炒黄色），蓬砂一钱，蕤仁（去油）5 个，为末。每点少许，日五六次。（宜慎用）

7. 神经性皮炎　俞慎初（《虫类药物临床应用》）用芫青 20 个，白酒 60g，浸泡 3 天，每天涂抹患处 1 次。

（三）按语

本品含斑蝥素，有一定毒性，但对肿瘤的抑制有一定作用，可控制剂量，谨慎应用，不可滥用。

参考文献

[1] 楼之岑 . 生药学［M］. 北京：人民卫生出版社，1964，428.

[2] Sollmann T：A Manual of Pharmacology and its Applications to Therapeutics and Toxicology，8th–ed，160，W.B.Saunders company，1951.

[3] 陈瑞婷，等 . 斑蝥素的药理研究［J］. 中华医学杂志，1977，51（8）：475.

[4] 天津市药品检验药物研究所 . 资料汇编，1975：120.

［5］上海实验生物研究所肿瘤核酸组．斑蝥素对小白鼠移植性肿瘤抑制作用的研究［J］．1974，8.

［6］傅乃武，等，活血化瘀药物和抗癌药物对细胞表面的作用——分光光度法定量测定植物凝集素与癌细胞的凝集反应以及药物对此过程的影响［J］．中华肿瘤学杂志，1980，2（2）：96.

［7］王广生．斑蝥的抗癌应用及其发展［J］．药学通报，1980，15（5）：23.

［8］卢宝廉，张善干，张玉华．斑蝥酸钠在小鼠体内抗癌作用的研究［J］．药学学报，1980，15（2）：78.

［9］陈克正．动物类中药的免疫作用［J］．浙江中医杂志，1982，17（8）：382.

［10］柯铭清．中草药有效成分理化与药理特性［M］．长沙：湖南科学技术出版社，1982：359.

［11］王日卫，梅玉秀．斑蝥素——抗病毒抗生素［J］．自然科学，1980，3（6）：458.

［12］徐宜为．实验免疫学技术［M］．北京：科学出版社，1979，121.

［13］Bertani M.Effect of para-oxy-propiophenone on gonadostimuline A and B［J］.CA，1953，47：8262D.

［14］Steidle H.On a possible hormone-like effect of cantharidin［J］.CA，1952，46：637b.

［15］曹仁烈，等．中药水浸剂在试管内抗皮肤真菌的观察［J］．中华皮肤科杂志，1957，5（4）：286.

［16］重庆市第三人民医院．斑蝥素综合治疗原发性肝癌 34 例疗效初步观察［J］．四川肿瘤简报增刊，1975，（1）：67.

［17］王开伯，胡昌梯，樊哲秀．甲基斑蝥胺治疗 17 例原发性肝癌疗效初步观察［J］．泸州医学院学报，1978，（3）：23.

（洪宏喜　徐凯）

三、行气和血

刺猬皮（《本草原始》）

（一）概述

【别名】猥皮（《本经》），仙人衣（《山东中药》）。

【科属】为刺猬科动物刺猬 *Erinacoeus europaeus* L 或短刺猬 *Hemiechinus dauuricus* Sundevall 的皮。

【生态】

（1）刺猬：体形肥短，体长约 22cm，尾长约 2cm，体重约 400～900g。头宽，吻尖，耳短，不超过其周围之棘长。足及爪较长，身体背面被粗而硬的棘刺，头顶部之棘略向两侧分列。棘之颜色可分二类：一类纯白色，或尖端略染棕色；另一类棘之基部白色或土黄色，其上为棕色，再上段复为白色，尖稍呈棕色。整个体背呈土棕色，脸部、体侧和腹面以及四肢的毛为灰白或浅灰黄色，四足浅棕色。头骨之颌关节窝后突甚小，低于颞乳突之高。栖息于平原、丘陵或山地的灌木丛中，亦见于市郊，村落附近。昼伏夜出，冬眠期长达半年。遇敌则蜷缩一刺球。食物以昆虫及其幼虫为主，亦食幼鸟、鸟卵、蛙、蜥蜴、瓜果、蔬菜等。分布东北、华北、华东、华中四川等省。

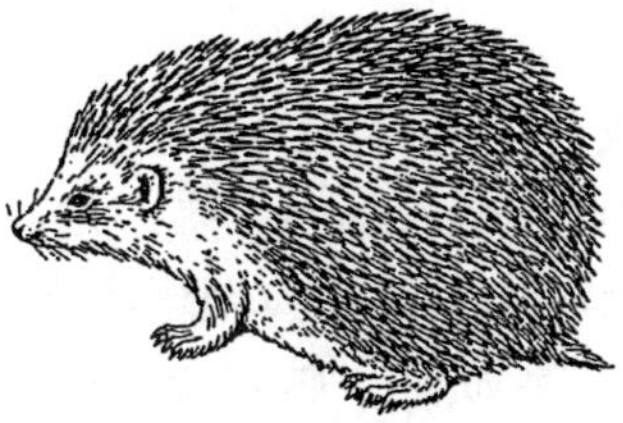

刺猬

（2）短刺猬：又称达呼尔刺猬、大耳猬。外形同刺猬而略小。耳甚大，长于周围棘刺。刺由耳茎前端稍后方起始，向后经背至尾部以上。头顶部棘不向两侧分列。棘较细而短，有棕褐色与白色相间，整个背部呈浅褐色。全身无白色之棘。腹毛土黄色。颌关节窝后突与颈突等高，二者连成半圆形的管状。栖息于北方草原地带，低洼地方较多。亦有冬眠习惯。食昆虫，小鼠或蛙等小动物。分布吉林省西部，内蒙古东部，南至河北省及华东地区。

【成分】棘刺主含角蛋白（keratin），其皮层含胶原（collagen），及其它蛋白质如弹性硬蛋白（Elastin）和脂肪等。

【药理】未见报道。

【炮制】炒刺猬皮：将净刺猬皮切成小块，取滑石粉在锅内炒热，炒烫至黄色，取出，除去滑石粉，剪去毛，放凉。四川用砂烫法：取油砂至锅内加热炒烫，加入净刺猬皮，烫至刺尖鼓起，皮边略有焦性，呈黄色时取出，筛去砂，放凉。

【药性】苦、涩、平。归大肠、肾、胃经。

【功效】散瘀缓痛，用治胃痛呕吐，腹痛疝气；苦涩止血，用治肠风下血，痔漏便血；敛精缩尿，用治遗精、遗尿。

【用量】内服：煎汤一般6～10g；或入散剂，约1.5g～2.5g；外用：研末撒或调敷。

【前贤论述】

（1）《本经》：“主五痔阴蚀下血，赤白五色血汁不止，阴肿痛引腰背，酒煮杀之。”

（2）《名医别录》：“疗腹痛疝积，烧为灰，酒服之。”

（3）《药性论》：“主肠风泻血，痔病有头，多年不瘥者，炙末白饮下方寸匕；烧末吹主鼻衄。”

（4）孟诜：“烧灰酒服治胃逆，又煮汁服治反胃。”

（5）《本草备要》：“泻，凉血。”

（6）《本经逢原》：“除目中翳障。”

（7）《随息居饮食谱》：“煅研服，治遗精。”

（二）应用

1. 萎缩性胃炎　一般症情比较顽缠，伴有肠上皮化生者，必须耐心服药，始可瘥复。朱老治疗此症，认为用药宜滋而不腻，温而不燥，补而不壅，攻而不峻，方得其治之道。在辨证用药基础上，凡见肠上皮化生或不典型增生者，必加刺猬皮，炮山甲，以软坚散结，消息肉，化瘀滞；舌质红，脉弦者，再加白花蛇舌草、蒲公英、白英等；黄芪配莪术，有益气和瘀，推陈致新之功，坚持服用，对肠化或不典型增生性病变，能促其转化与吸收，往往可消弥于无形。

朱老创胃安散（黄芪、莪术、党参、山药、蒲公英、杞子、刺猬皮、鸡内金、绿萼梅、五灵脂、炮山甲、徐长卿、玉蝴蝶、凤凰衣、甘草等），对萎缩性胃炎久治未愈者有佳效。

刺猬皮苦能泄降，化瘀降逆，多用于胃痛日久，气病入络，气滞血瘀而致的胃脘疼痛或反胃吐食。证属寒瘀气滞者，可配温中散寒的高良姜，延胡索等品同用。对胃逆呕吐，用炒刺猬皮研末，绿豆煮粥送服，亦可配代赭石、旋覆花等降逆止吐药。

2. 消化性溃疡　乌贼猬皮香虫汤（乌贼骨 20g，炙刺猬皮 10g，炒九香虫、延胡索各 15g，炒五灵脂，川楝子，制乳香，制没药，香橼，佛手，香附各 10g）治疗瘀血阻滞型消化性溃疡 66 例，30 天为 1 个疗程，水煎服。经 1～2 疗程后，治愈 35 例，好转 16 例，未愈 5 例，总有效率 92.6%[1]。

3. 肠风、痔漏　刺猬皮炒用有收敛止血的功效，多用于止消化道出血，尤善治疗肠风下血，便血及痔疮出血。治肠风下血，配木贼草或皂荚，以祛风解毒止血。治痔疮出血，可与地榆炭、侧柏叶、生地黄等相伍，以清肠止血。对痔疮肿痛或痔疮成漏者，配丹皮、黄连清热解毒。肛门脱出者，可配磁石或黄芪同用。

4. 肝癌　肝癌是常见消化道恶性肿瘤之一，肝癌晚期症见瘀久入络，以痛为主等，属瘀血重症。用猬皮香虫汤治疗肝癌疼痛，取得较好的疗效。方剂组成：炙刺猬皮 10g，炒九香虫 10g，金铃子 10g，延胡索 10g，五灵脂 10g，大腹皮 10g，乳香 10g，没药 10g，白芍 10g，当归 10g，丹参 10g，甘草 10g，香附 10g，水煎服。每日一剂。本方以刺猬皮逐瘀滞，疏逆气；九香虫通滞气，壮元阳，两药合用，祛瘀止痛，活血止血有良好的止痛效果，虽不能治愈肝癌，但在减轻患者疼痛，提高生存质量，避免麻醉药的副作用，有一定的临床意义[2]。

5. 遗精　遗精是精液自动外流的一种疾患。《医林改错》刺猬皮散：刺猬皮 1 个，瓦上焙为末，黄酒调服，治遗精，梦而后遗，不梦而遗，虚实皆效。以复方刺猬皮散（刺猬皮、金樱子、芡实各等份）研末，每次 5g，每天 2 次，淡盐水送服，结合中医临床辨证，治疗此症 55 例，总有效率 96.6%[3]。

6. 乳腺炎、乳房内包块、产后乳汁不通、乳房胀痛　云南漾濞彝族自治县上街卫生院苏佳生用刺猬皮 10g 炒黄研末，木通 15g，当归 20g，水煎剂冲服，每日 1 剂，对乳房疾患有效。

7. 前列腺炎、肾结石　《中药大辞典》载刺猬皮 2 个，焙干研末，分 40 包，早晚用米汤各送服 1 包，服药过程中可有尿道灼痛感，勿虑。

8. 乳糜尿　河南医科大学中医教研室李培英拟刺猬皮 6g，萆薢 20g，醋香附 9g，翻白草 9g，水煎服，用治乳糜尿，疗效满意。

9. 疝气　刺猬皮，焙干，研细末，每次 3g，日服 2 次，饭前服。

（三）按语

刺猬皮，入大肠，胃经。功擅凉血止血，降气止痛，化瘀解毒，收敛固精。用于胃痛，反胃，便血，痔血，遗精，遗尿等症。性收涩，善于治疗消化道出血。对于气滞血瘀，瘀久入络之胃脘痛，胁痛，与九香虫，失笑散，金铃子散等相伍，有较好的止痛效果。刺猬皮烤炙研成细末，麻油调成稀糊状，高压消毒，外敷伤处，也是治疗烫伤的一味良药。

另，猬肉性味甘、平、无毒，主治反胃，胃脘痛，痔漏，可单用或配伍用，内服，适量煮食或炙食。

参考文献

［1］邢本香．自拟乌贼猬皮香虫汤治疗瘀血阻络型消化性溃疡66例［J］．中国民族民间医药，2007，6：359-360.

［2］贾熠章．自拟猬皮香虫汤治疗肝癌［J］．中国临床医药研究杂志，2004，(124)：52.

［3］杨承虞．复方刺猬皮散治疗遗精临床应用［J］．内蒙古中医药，2007，26(4)：16.

（朱婉华　蒋恬）

人指甲（《本草衍义》）

（一）概述

【别名】手爪甲（《日华子本草》），人退（《眼科龙木论》），筋退（《纲目》）。

【科属】为健康人指甲 *Unguis Hominis*。

【生态】本品呈不规则月牙状，大小、宽窄不等。表面黄白色中牙白色，半透明，光滑。有细纵纹。角质，坚硬而韧，富弹性，难折断。

【成分】含有角蛋白及微量元素铜、钙、锰、铁、锌等[1]。

【药理】含有有机胶性钙质，可以补充钙质之不足[2]。

【炮制】用碱水或皂角水洗净，晒干。或再和滑石粉入锅内同炒至指甲黄色鼓起为度，取出筛去滑石粉，放凉，碾粉用。

【药性】味甘、咸；性平。

【功效】①止血；主治鼻衄、尿血；②外用可以治疗目生翳障，中耳炎、咽喉肿痛等。

【用量】内服：入丸、散。外用：研末点目、搐鼻，吹耳。

【禁忌】无。

【前贤论述】

（1）《本草拾遗》："取细末置目中，去翳障。"

（2）《本草衍义》："治鼻衄，细细刮取，俟血稍定，去瘀血，于所衄鼻中搐之。”

（3）《纲目》：“治破伤中风。”

（二）应用

1. 顽固性呃逆　剪取人指甲（或足趾甲）4～5片与烟丝装入烟斗，或将指甲插入香烟末端，点燃后吸烟吞下，连续服完指甲烟，呃逆即止，一般1～2次，不超过3次治愈，有治必应[3]。治疗的关键是在于吞咽方法，只能把烟吞入胃中，不能把烟吸入肺内，否则效果大减或无效。

2. 暴喑　用人的指甲3或7个（洗干净，擦干手后剪下），以纸卷之成卷烟状，再点火吸此卷烟，如抽香烟状数口，一会儿声出，再煎服土牛膝根一两半，可煎1～2次，频频饮之[4]。

3. 宫颈糜烂　应用“糜烂散”治疗宫颈糜烂100例，痊愈89例，好转11例，治愈率89%。糜烂散组成：人指甲（炒黄）5g，寒水石30g，硼砂10g，珍珠6g，壁钱1g，共研细末，过120目筛，装瓶密闭备用。每次1～3g，敷子宫颈糜烂处，嘱其平卧10分钟，隔日1次，7次为一疗程[5]。

4. 中耳炎　应用中耳炎散治疗中耳炎有良效。药物组成：人指甲20g，猪苦胆2个，明矾100g，黄连20g，冰片2g，青黛7g，麝香1g。配制方法：将指甲用碱水洗净、晒干，与滑石粉入锅，文火炒至黄色，待指甲发胀鼓起时取出，筛去滑石粉备用；然后将明矾敲碎成豆粒块状大小，放入搪瓷盘内，再把猪胆汁倒入盘中，微火煎熬成块；再加入人指甲、黄连、冰片、麝香、青黛共研成细粉，过筛后分装密封瓶内备用。治疗方法：用3%的过氧化氢冲洗外耳道，擦拭干净，然后将药粉吹入耳内，用量不宜过多，每日一次即可，以免药粉在耳内结块，影响疗效[6]。

5. 鼻息肉　采用祖传验方“息肉消化散”吹鼻治疗鼻息肉85例，疗效显著。息肉消化散组方：人指甲9g，狗头骨50g，乌梅肉25g，硼砂6g。配制方法：将狗头骨去净肉（不见生水）放在一新瓦上，用另一瓦盖住，置炭火中焙烤，待骨头白色时取出后研末；乌梅肉放在瓦上焙呈黑炭样取出研末；再将人指甲放在瓦上置炭火中焙成焦黄色取出研末；硼砂研末。将四味药末和匀研极细末贮瓶备用。用时取散少许均匀吹鼻，吹在息肉上。每1～2小时吹药1次，10天为一疗程，至愈为止。症状严重者加用本散内服，每服3～6g，每日3次，再用辛夷花、薄荷等份，煎水冲服，奏效尤速[7]。

6. 鸡爪风　鸡爪风多发生于产后妇女。因产后血液亏损，不能荣筋，外被风寒侵袭，致手足拘急疼痛，因其抽搐如鸡爪状，故名。此病相当于现代医学所称之手足搐搦症，多由血液内钙质降低所致，尤其产后喂乳母亲最常见，其次为孕妇、婴儿、甲状腺素缺乏症等都能发作。以人指甲二钱洗净阴干，用阴阳瓦焙烤以不焦枯存性为度，然后研极细末，用黄酒二两送服，一次后不再复发，重症不超过三次即愈[2]。

7. 尿血 《千金方》载治妇人无故尿血，爪甲、乱发二味，并烧末，等份，酒服方寸匕，日三，饮服亦得。

8. 去翳 《圣惠方》贝齿散治眼生珠管：手爪甲（烧灰）、贝齿（烧灰）、龙骨各半两，上药，同研令极细，每用少许，点珠管上，日三、四度。

（三）按语

人指甲，味甘、咸；性平，无毒。有止血、去翳之功。将指甲与纸或烟丝点燃吸其烟，取走窜通利之效，临床用以治疗顽固性呃逆及暴喑有较好疗效；人指甲烧灰或焙黄研磨外用，可以治疗目生翳障、中耳炎、咽喉肿痛、鼻息肉、宫颈糜烂等疾病；配伍血余炭止血之功较强，古代医家用之治疗鼻衄、尿血等血证。《纲目》曰："治破伤中风"，现代医学用于治疗手足搐搦症，臆断其有祛风镇痉作用。

参考文献

［1］闫立强，李国平，高野，等 .ICP—AES 测量指甲中 5 种微量元素［J］. 光谱实验室，2002，19（6）：772-773.

［2］曹一鸣 . 人指甲治疗"鸡爪风"二例奇效［J］. 江西中医药，1960，（01）：33.

［3］翁时人 . 吞指甲烟治疗呃逆［J］. 中国民间疗法，1996，（05）：44.

［4］卢慕舜 . 民间治咽疾二法［J］. 家庭中医药，1996，（4）：26.

［5］李秀，李云英 . 糜烂散外敷治疗宫颈糜烂 100 例［J］. 中医研究，1997，10（2）：52.

［6］李春杰 . 中耳炎散的配制及疗效［J］. 黑龙江中医药，1985，（06）：40.

［7］程爵棠 .85 例鼻息肉治疗小结［J］. 上海中医药杂志，1987，（10）：20.

（陈达灿　刘俊峰　刘炽　朱海莉　黄楚君）

人尿（《名医别录》）

（一）概述

【别名】溲、小便（《素问》），人溺（《日华子》），轮回酒、还元汤（《纲目》）。

【科属】为健康人之小便，去头尾，用中间段。一般以 10 岁以下健康儿童小便为佳，称"童便"。

【生态】为健康人之小便。

【成分】[1] 复杂多变，成分的种类及多少，常受饮食及排尿时间的影响。

尿中主要成分有尿素及氯化钠、钾、磷酸等。尿素是蛋白质的代谢终产物，含量随摄食蛋白质量的多少而变化，通常浓度为1.5%～3%。尿中次多的成分有硫酸、尿酸、肌酐、氨、马尿酸等。其他量少而常有的成分，有酚、草酸、尿蓝母、钙、镁等。此外，尚含微量维生素，如 B_1、B_2、B_6、C及叶酸；又含多种激素，如17-酮甾类、17-氧皮质甾酮、雌激素、促性腺激素等。尿中尚有许多生理活性物质，如尿激酶、绒毛膜促性腺激素（孕妇小便中）、尿胰蛋白酶抑制剂、尿抑素、尿血管舒缓素等。还有一些肽和氨基酸衍生的混合物，它们是抗瘤酮A1、A2、A3、A4、A5、A10。

【药理】

（1）溶栓：从人尿中分离提取“尿激酶”，能激活纤维蛋白溶酶原，使组成血栓的纤维蛋白水解，血栓亦随之溶解。

（2）止血作用：尿中的促凝物质可能是凝血激酶[2]，认为尿中的凝血激酶不是主要来自血液的，尿的凝血作用不因尿激酶而被抵消。

（3）抗肿瘤活性：人尿中分离纯化到小肽混合物，分子量不超过800Da，定名为UAP（*uricantibacterial peptides*）。UAP对体外培养的SMMC7721，MKN45和U937细胞具有抑制作用，但对人正常白细胞无明显抑制作用，体内实验表明UAP对小鼠HAC肝癌，小鼠LEWIS肺癌和小鼠S180肉瘤瘤体生长有明显抑制作用。急性毒性试验显示其毒性作用很低[3]。从人尿中分离出五种活性组分，这些组分都是一些小肽和氨基酸衍生物的混合物，将其命名为抗瘤酮（*antineoplaston*）A1、A2、A3、A4和A5。这些抗癌组分能够抑制癌细胞增殖过程中DNA的合成和有丝分裂阶段以控制肿瘤的生长，而对正常细胞的生长没有影响[4]。

（4）抗菌作用：通过对UAP抗菌活性的研究，证明UAP具有很高的广谱抗菌活性[5]。另外，人尿中分离得到三甲氧苄二氨基嘧啶，其也是抑菌的活性成分之一[6]。

【炮制】健康人之小便，去头尾，用中间段。置容器中备用。

【药性】味咸；性寒。

【归经】心、肺、膀胱、肾经。

【功效】①滋阴降火：用于阴虚之黄褐斑、肺痨，亦可解火热之毒如水火烫伤；②止血散瘀：治疗各种血证如：咳血、吐血、衄血、产后血晕、跌打损伤、血瘀作痛等。

【用法用量】内服：取新鲜者温饮，30～50ml；或和入汤剂。

【注意】脾胃虚寒及阳虚无火者禁服。

【前贤论述】

（1）《别录》：“疗寒热，头疼，温气。”

（2）《唐本草》：“主卒血攻心，被打内有瘀血，煎服之，一服一升。又主症积腹满，诸药不差者服之皆下血片肉块。亦主久嗽上气失声。”

（3）《本草拾遗》：“主明目益声，润肌肤，利大肠，推陈致新，去咳嗽肺痿，痓病。”

（4）《本草衍义》：“人尿须童男者，产后温一杯饮，压下败血恶物，有饮过七日者，过多，恐久远血脏寒，令人发带病，人亦不觉。气血虚无热者，尤不宜多服。此亦性寒，故热劳方中亦用。”

（5）《纲目》：“小便性温不寒，饮之入胃，随脾之气上归于肺，下通水道而入膀胱，乃其旧路也，故能治肺病引火下行。凡人精气清者为血，浊者为气，浊之清者为津液，清之浊者为小便，小便与血同类也。故其味咸而走血，治诸血病也。”

（6）《本草经疏》：“人尿为除劳热骨蒸、咳嗽吐血及妇人产后血晕闷绝之圣药，其味咸而走血，咸寒能伏虚热，使火不上炎而血不妄溢，是以能疗诸血证也。”

（7）《医林纂要》：“便溺，凡跌打血闷欲死，灌此即苏，新产和酒饮之，可免血晕上攻，血瘀作痛，此皆咸以散瘀，见效甚速者。至于骨蒸劳热，咳嗽吐血，其效诚有之，然非可专恃，盖降泻之用多，而滋补之力微也。……通利三焦，降热去瘀，滋补心血，降泻肾邪。”

（8）《重庆堂随笔》：“童子小便，最是滋阴降火妙品，故为血证要药。必用童子者，尤须淡泊滋味，不食荤膻，去其头尾，但以中间一段清澈如水者，始有功效，若炼成秋石，昔人尚谓其中寓暖气，在所不取，何后人妄造轮回酒之名，令患者自饮已溺。夫人既病矣，溺即病溺，以病溺犹堪治病，则无病之溺，皆可为药，何必取童子，戒荤腥，去头尾，欲清澈，而故难其事哉。”

（9）《本草思辨录》：“人尿咸寒入血，不兼走气，能益阴清热消瘀，而不能利水，故于益阴清热消瘀，愈显其用。仲景白通加猪胆汁汤，内有人尿，所以平呕烦，泻阴中之阳；葛稚川葱豉汤，内有人尿，所以防温邪之伤阴，或阴分之寒已化热，皆取其咸寒清热。惟系曾经府藏输化之物，与人身阴气相得，非他物咸寒可比，故治产妇血晕，与夫劳嗽血渗入肺，吐血，骨蒸发热，昏闷，折伤跌仆，至有灵验。”

（10）《日华子本草》：“止劳渴，嗽，润心肺，疗血闷热狂，扑损瘀血运绝及困乏。揩洒皮肤治皲裂，能润泽人。蛇犬等咬，以热尿淋患处。难产及胞衣不下，即取一升，用姜、葱各一分煎三、两沸，乘热饮，便下。吐血，鼻洪，和生姜一分，绞汁，乘热顿饮瘥。”

（11）《本草衍义补遗》：“降火最速。”

（12）《长沙药解》：“清心泄火，退热除烦。”

（二）应用

1. 小儿遗尿　①饮健康男童尿疗法：选用7岁以下的健康男童的新鲜晨尿服用。每晨1次，用量为3～8岁50～100ml、9～12岁以上100～200ml，尿中加入30～50g白糖，微加热后服用，服至痊愈为止。②饮自尿疗法：利用夜间2次唤醒患儿排尿的机会取尿，即在午夜1时、早晨5时将患儿唤醒让其排尿时接取中段尿50～100ml/次，加糖后随即服用，坚持服用至病情痊愈为止[7]。

2. 血证　吴球《诸证辨疑》云："诸虚吐衄咯血，须用童子小便，其效甚速。盖溲溺滋阴降火，消瘀血，止吐衄诸血，但取12岁以下童子，绝其烹炮咸酸，多与米饮，以助水道，每用一盏，入姜汁或韭汁二三点，徐徐服之，日进二三服。寒天则重汤温服，久自有效也。"足见人尿对于各种出血均有很好的治疗作用，因而受到古今医家推崇。有报道[8、9]用于胃痛吐血、痔疮大出血、产后瘀血、肺结核病咯血等。

《蒲辅周医案》以侧柏叶三钱，炮干姜二钱，艾叶二钱，浓煎取汁，兑童便60ml，频频服之。治吐血（胃溃疡出血）。有报道用童便300ml，丹皮15g，熟地15g，牛膝10g，陈皮10g，苏子10g，橘络6g，藕节10g，加水煎服，治疗咯血等，颇获良效[9]。

3. 黄褐斑　《医林纂要》认为人尿能"通利三焦，降热去瘀，滋补心血，降泄肾邪"。《本草拾遗》则认为人尿能"润肌肤，利大肠，推陈致新"。对于黄褐斑，肾虚精亏、瘀热互结的病机，能起到标本兼治的作用。方法[10]：每晚睡前洗净面部后，取自身中段的新鲜清洁尿液（或童便）适量，用棉签蘸后涂于面部色斑处。至次日晨起床后，再取晨尿适量涂擦，并于20分钟后洗净。继而面部搽一般润肤霜即可，皮肤干燥者可在尿中滴数滴甘油。治疗期间避免阳光直接照射患部皮肤并停用其它内服及外用药。

4. 水火烫伤　人体遭烧烫，乃火热之毒为患，热盛伤阴，故宜急用清热解毒止痛之药。人尿清热凉血，滋阴降火，止血消瘀。韩慧敏[11]用健康人排出之尿液适量治疗：一度浇烫伤，立即用尿液外涂，涂一次即可，并保留0.5～1小时再洗去；二度烧烫伤，需浸泡在尿液中，若烧烫部位不便浸泡，需时时涂抹，约浸洗0.5～2小时，再保留1小时，一次即可。若二度烧烫伤几日后来诊，需清洗创面，水疱可用三棱针从根部刺破，放出毒水，再用尿液浸洗并保留，时间同上。

5. 足跟痛　足跟痛多属痹症范围，多因寒凝气滞所致，治宜温经通络、活血祛瘀、行气止痛，采用人尿治疗足跟痛取得好的疗效。方法：热敷前先用锤子轻轻敲击足跟跟底疼痛部位，以微痛为限，次数100次左右。敲锤后嘱其备砖一块，放在炉中烧热取出，再用一块棉布浸人尿后盖放在烧热的砖块上，患足跟底趁热踩在尿布上，温度降后还可重复，以后每2日1次。至有效治愈。治疗51例，其中31例疼痛消失治愈，20例开始效果不明显，多次应用上述方法后均有不同程度缓解，最多5次。对老年或患有糖尿病不宜接受封闭、手术治疗者尤为适用[12]。

6. 鹅掌风　此病即手癣，依其部位性状，称“鹅掌风”。《杂病源流犀烛》曰：“手热赤痒，两掌皮厚皴裂，则病属肝胆血燥。”因此，治宜滋阴润燥。得《日华子本草》启发，童便能“揩洒皮肤治皲裂，能润泽人”，故用之有效[9]。晨取童便300ml，加紫草10g，黄柏10g，苦参15g，浸泡，至晚加热后，泡手半小时后，将药液倒弃。待手上药液晾干后，涂凡士林手霜，再用塑料袋套扎，次晨擦去药膏。

7. 预防麻疹　《动物本草》载，据在流行季节对数千例易感儿童试用观察，服用尿泡鸡蛋后，发病率明显下降，流行趋势显著减弱。有的地区认为尿泡鸡蛋预防麻疹，1年内的免疫效果达100%，第2年下降为44%；在潜伏期、前驱期服蛋后虽不能控制发病，但能减轻症状，缩短病程，减少并发症。制备与用法：取新鲜鸡蛋针刺7～10个小孔，浸入10岁以下患过麻疹身体健康的童尿中（尿量需浸没鸡蛋），放低温处浸泡7天，取出洗净煮熟去壳内服，每日服1个，根据年龄大小，1次或数次服，连续2～3天。有的采用刚出麻疹或有前驱症状的童尿，洗净鸡蛋外壳，用70%酒精消毒，不刺孔，浸入尿中7天，洗净，煮沸半小时，每日服1只，连续2～3天。又有人用新鲜尿液注射预防麻疹，取未患其它急、慢性传染病的近期麻疹恢复期患者（以皮疹消退后7～16天为限，且无并发症者）尿液，经过滤、煮沸或高压消毒，行肌内注射1次，4～12个月婴儿肌注0.5～1ml，1～3岁者1～2ml，3～6岁者2～3ml，5岁以上者3ml。经观察，有一定预防效果。

8. 妊娠尿治疗银屑病　妊娠尿的制备法有二：①自然尿：怀孕2～3个月的健康妇女，充分洗净外阴，再以0.1%苯扎溴铵溶液消毒局部，按无菌操作取中段尿液，培养24小时无细菌生长即可，贮于冰箱中备用。②消毒尿：取2～8个月健康妇女的妊娠尿，煮沸后析出沉淀物，取上清液，再高压消毒；低温保存。成人每次肌内注射6～10ml，每日1次，儿童5ml。经穴注射每穴每次0.5～1ml，儿童0.6ml。妊娠尿对带有过敏性质的急性期病变，效果快而显著。自然尿的治愈率比消毒尿高，妊娠第2个月左右的尿液效果最强，可能是尿中绒毛膜促性腺激素的含量较高之故。

9. 自尿注射治疗流行性腮腺炎　取患者本人尿液10ml煮沸，待冷后每次肌内注射1ml，每日2次，3天为一个疗程。若症状未退，可继续1个疗程。据39例观察，32例注射3次后痊愈，4例经3～6次注射而愈（《动物本草》）。

10. 各种癌肿　据（《动物本草》）记载，有报道，每次口服10岁以下健康男孩中段尿100ml，日3次，治各种癌肿76例，对改善症状有效。有人单用尿素治疗肝癌 18 例，其中 8 例平均生存期为 26.5 个月，6 例完全缓解，总有效率 93%。还能刺激皮肤和骨髓的生长，升高细胞和血小板数量，这对于多数患者来说是有益的。用 A_{10} 酮胶囊治疗 42 例患有 49 种不同类型的晚期癌症患者，最高剂量 14g/24 小时，最短治疗时间 6 天，最长 314 天，8 例完全缓解症状，3 例部分缓解，25 例病情获得稳定，总有效率 85.7%。还能增加红细胞、白细胞、血小板的数量，改善凝血状况。

（三）按语

人尿，咸寒，归心、肺、肾、膀胱经，具有滋阴降火、止血消瘀之功。主治骨蒸劳热，阴虚发热，咳嗽咯血，便血、吐血、产后血晕、跌打损伤，瘀血作痛等症。人尿为滋阴降火之妙品，自古有“血证圣药”之美称，如《本草经疏》云：其味咸而走血，咸寒能伏虚热，使火不上炎而血不妄溢，是以能疗诸血症也”。日人丹波元简亦说“尝治诸虚吐衄咯血药中，每入童便二合，其效甚速，或单用以为汤炖服，无不应效”。因而临床上广泛用于各种出血、血瘀、血晕等血证，然以童便效佳。烧烫伤之早期，可取药源丰富易得之人尿，直接作用于病变局部，因其“降火最速”，可以起到清热解毒作用，预防早期热毒内传，效果快捷而高。有学者认为尿中含有某种激活机体自愈的活性物质，因而尿液对很多顽疾如：银屑病、癌症等有一定疗效。人尿性寒，脾胃虚寒及阳虚无火者禁服。

参考文献

［1］江苏新医学院编 . 中药大辞典［M］. 第 1 版 . 上海：上海科学技术出版社，1985，27.

［2］张保真 . 人尿中含有特效止血成分［J］. 陕西新医药，1982，11（10）：59-61.

［3］麻亚锋，陈钧辉，张冬梅 . 人尿提取物抗肿瘤活性研究［J］. 中国药理学通报，2004，20（1）：69-71.

［4］徐文方，李方林 . 人尿中的抗癌物质［J］. 国外药学—合成药、生化药、制剂分册，1987，（2）：75-77.

［5］卢彦，陈钧辉，毛晓青，等 . 人尿提取物的抗菌活性研究［J］. 江苏医药杂志，2004，30（6）：453-454.

［6］李强，陈钧辉，张冬梅，等 . 人尿中一种抗菌物质三甲氧苄二氨基嘧啶的分离、纯化和鉴定［J］. 中国生物化学与分子生物学报，2004，20（2）：280-282.

［7］韩智祥，孙霞 . 尿疗法治疗顽固性小儿遗尿 31 例［J］. 中医函授通讯，1999，18（4）：61.

［8］叶扬清 . 谈人尿在血证治疗中的作用［J］. 江西中医药，1986，（4）：51.

［9］杨梅，熊磊 . 童便临床运用举隅［J］. 中国民族民间医药杂志，1999，（1）：

31-33.

[10] 杨梅，熊磊. 人尿外涂治疗黄褐斑17例[J]. 中医函授通讯，1999，18(1)：61.

[11] 韩慧敏. 人尿治疗水火烫伤[J]. 光明中医杂志，1996，(6)：30-31.

[12] 王立样，华松年，游松椿. 人尿热敷治疗跟痛症51例[J]. 福建医药杂志，2001，23(5)：93.

(陈达灿　刘俊峰　刘炽　朱海莉　黄楚君　尹克春　杨敏)

牛角䚡(《神农本草经》)

(一) 概述

【别名】牛角胎(《纲目》)，牛角笋(《医林纂要》)。

【科属】牛科动物黄牛或水牛角中的骨质角髓。

【生态】呈圆锥形，微弯，基部较粗，上部渐尖，长约15cm，底部径约5cm。外表粗糙，灰白色或灰黄色，满布骨质细孔，并有少数浅纵沟。质坚硬。横切面中空，外壁厚约6mm，灰白色，较细致，内层有粗大髓样组织。气微腥，味淡。以干净，无头爿骨，形状粗短者为佳[1]。

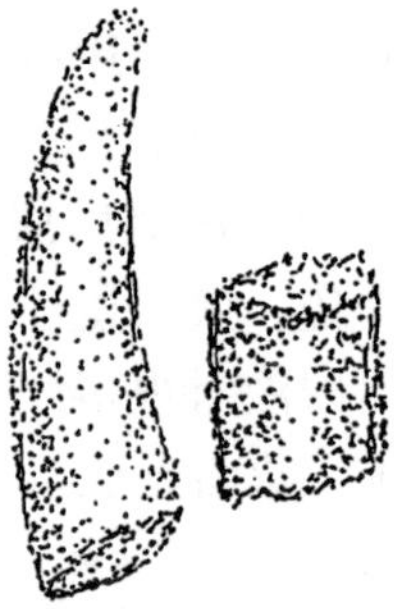

牛角䚡

【成分】含碳酸钙、磷酸钙等。

【药理】未见报道。

【炮制】从牛角中取得后，用清水浸泡数天，刮去残肉。生牛角䚡：牛角䚡洗净后，劈成小条，日晒夜露至无腥为度，再晒干。炒牛角䚡：先将砂子入锅炒热，再入生牛角䚡拌炒至黄色为度，取出、筛去砂子，放凉即可。

【药性】味苦，性温，无毒，归肝、肾、大肠经。

【功效】化瘀止血，补益肝肾，燥湿止泻。治贫血，便血，衄血，妇女崩漏，带下，赤白痢疾，泄泻，蜂蛰伤。

【用量】内服：煎汤，15～30g；或入散剂。

【禁忌】阴虚火旺者慎用。

【前贤论述】

(1)《本经》："下闭血，瘀血疼痛，女人带下血。"

(2)《药性论》："黄牛角䚡灰，能止妇人血崩不止，赤白带下，止冷痢、泻血。"

(3)《本草蒙筌》："除吐衄。"

(4)《纲目》："治水肿。"

（二）应用

1. 崩漏　血得热则行，得寒即止，故崩漏多以血热为主，常法治以清热凉血多可奏效。久漏久崩往往出现虚实寒热错杂的情况。在辨明阴阳寒热的基础上应适当选择止血药物。血热可选丹皮炭、侧柏叶、炒地榆、旱莲草、生地炭。久崩久漏，大多绵延日久，一般止血剂效果不显，以温补脾肾法配伍牛角䚡、仙鹤草，奏效颇佳。

2. 产后恶露　产后体虚，肝肾不足，恶露淋漓，治宜温补固摄。予补肾温脾方药中加入牛角䚡颇为合拍。《章次公医案》记载治一产后恶露淋漓，两月未净。其色鲜红，腹不胀痛。只宜温摄，不宜去瘀，予生熟地各12g，萸肉9g，乌贼骨15g（煅），阿胶24g（烊冲），牛角䚡炭9g，五味子4.5g，炮姜炭2.4g，生艾叶4.5g，诃子肉9g，震灵丹9g（分2次吞）。

3. 贫血、血小板减少　牛角䚡含蛋白胶质，有补益肝肾，升高红、白细胞及血小板之功，可用于贫血、血小板减少等血液系统疾病。朱老常与油松节、鸡血藤合用，收效更佳。

【病案举例】张某，女，54岁，工人。患血小板减少性紫癜已5年余，迭经中西药物治疗，终未痊复，血小板常逗留在2.5万～4万之间，牙龈渗血，四肢紫癜，此伏彼起，关节酸痛，头昏肢软，纳谷欠香，怯冷便溏，苔薄质淡，脉细软。新病多属实属热，久病则多为虚为寒，朱老辨为脾肾阳虚，气不摄血所致，治当培益脾肾，补气摄血。用上三味加益气血的党参、黄芪，温补脾肾之阳的仙灵脾、炮姜炭、炒白术。连服10剂，血小板升至9万，精神较振。紫癜逐步减少，已不续透。嘱续服8剂，症情稳定，紫癜未续见，乃以丸剂巩固善后。晨服人参养荣丸，晚服归脾丸，每次6g。随访半年，紫癜迄未再作。

4. 虚寒下痢　《肘后方》记载牛角䚡烧灰。上一味捣筛，白饮服方寸匕，日三。可治痢色白，食不消者。《嘉佑本草》亦记载："木贼得牛角䚡、麝香，治休息痢历久不瘥。临床可试用。

5. 肠风痔瘘　《世医得效方》记载黑玉丹由刺猬皮120g（锉，研），猪悬蹄25个，牛角䚡90g（锉碎），雷丸30g，槐角45g，败棕60g（锉），乱发（皂角水洗净，烧）60g，芝麻30g，苦楝根37.5g组成，上药锉碎，入瓷罐内，烧存性，研为末，加入麝香6g，乳香15g，研匀为丸，空腹温酒吞服适量，治疗肠风痔瘘，据称二三日内可以见效。

6. 蜂蜇伤　《肘后方》记载牛角䚡烧灰，醋和敷之。可治蜂蜇伤。

（三）按语

牛角䚡含有蛋白胶质，味苦，性温，无毒，归肝、肾、大肠经。功擅化瘀止血，又有补益肝肾之功，兼可燥湿止泻。妇科血症属虚寒者多有效验。章次公先生治疗经行过多，久崩久漏，经脉空虚者，常以"补，温、凉、涩、祛瘀”五法结合，选牛角鳃止血化瘀，又兼温补固摄之功，临床用之适当，效果颇佳。朱老将牛角鳃的运用扩展至妇科之外，凡贫血患者，三系减少，或仅血小板减少者，朱老每以油松节、鸡血藤、牛角鳃、仙鹤草各 30g，补骨脂 15g，加于辨治方中，有升高红、白细胞及血小板之功。此外本药还有燥湿止泻功效，可用于虚寒下痢、肠风痔瘘等症。

参考文献

［1］南京中医药大学．中药大辞典［M］．第 2 版．上海：上海科学技术出版社，2006：583-584.

（陈达灿　刘炽　刘俊峰　朱海莉　黄楚君）

狗宝（《本草纲目》）

（一）概述

【别名】狗结石。

【科属】犬科动物犬 *Canis familiaris* L. 的胃中结石，可入药。

【生态】狗宝多呈圆球状或椭圆球状，一般直径 1～5cm，表面呈灰白色或灰黑色，略有光泽，并有多个类圆形突起。质地坚重细腻，指甲一划可见划痕。断面为白色或牙白色，呈同心环状层纹，近中心部较疏松，但多不能分离，气微腥，味微苦，嚼之有粉性而无沙性感觉。以色白细腻，指甲划之留有痕迹，断面有层纹者为佳。

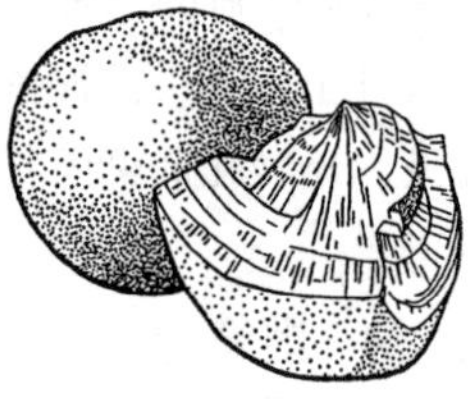

狗宝外形

【成分】含碳酸钙、碳酸镁、磷酸镁等。

【药理】未见记载。

【炮制】全年可采收，杀狗时剖腹开胃，发现有胃结石时，取出，除去皮膜，洗净，用通草加棉花包裹，吸取水分，装入袋中，挂通风阴凉处阴干即成。

狗宝的人工培植法：选取 3～4 月龄，2～4kg 家犬，通过外科手术，在胃腔、胆囊、膀胱内置入宝核（结石中心），术后 1 年或更长或有阻塞症状时进行取石。实验表明，胆囊、膀胱内结石形成比率高，稳定性大[1]。

【药性】味甘、咸，性平。归心、肺、胃、肝经。

【功效】①降逆气，开郁结，用于噎膈反胃。②解毒，用于痈疽疮疡等。

【用量】0.9g～1.5g，研粉水冲服，或入丸、散剂。外用适量，撒布患处。

【禁忌】脾胃虚弱、气血衰少、羸瘦者慎服。

【前贤论述】

(1)《本经逢原》:"狗宝专治噎膈反胃之病,取苦能下降,温能开结也。予尝推广其用,凡痈疽溃疡不收,癫狂冷痰积结,无不可用。惟郁结伤脾,气血枯槁者,误投则有抱薪救火之危。"

(2)《医学入门》:"狗胆中黄谓之狗宝,犬夜吠月,发狂者多有之。然必自采,乃得其真。""治肺经风毒痰火,痈疽恶疮。"

(二)应用

1. 噎膈反胃　明·王英《杏林摘要》载,噎食数月不愈,狗宝为末,每服一分,以威灵仙二两,盐二钱,捣如泥,浆水一盅,搅匀,去滓调服,日二。《杨氏颐真堂方》狗宝丸:硫黄、水银各一钱,同炒成金色,入狗宝三钱,为末,以鸡卵一枚,去白留黄,和药搅匀,纸封泥固,微火煨半日,取出研细。每服五分,烧酒调服,不过三服见效。高士贤等著《常见药用动物》用狗宝 5g,麝香 0.5g,共研末,每服 0.5g,日服 2 次。

2. 赤疔疮　《通玄论》记载,狗宝八分,蟾酥二钱,龙脑二钱,麝香一钱。为末,好酒和丸麻子大,每服三丸,以生葱三寸,同嚼细,用热葱酒送下,暖卧,汗出为度。后服流气追毒药,贴拔毒膏。

3. 痈疽疮疡　《常见药用动物》用狗宝 3g,蜂房 5g。水煎,日服 2 次。

(三)按语

狗宝味甘、咸,性平;归心、肺、胃、肝经。功效降气开结,解毒,用于噎膈、反胃和痈疽疮疡等。可研粉冲服,或入丸、散;亦可外用,撒布患处。脾胃虚弱、气血衰少、羸瘦者慎服。

参考文献

[1] 刘正阳,等. 人工培植狗宝实验研究初报 [J]. 中草药,1988,19(12):32.

(洪宏喜　徐凯)

九香虫(《纲目》)

(一)概述

【别名】黑兜虫(《纲目》),瓜黑蝽(《昆虫分类学》),屁板虫(《药材资料汇编》),蜣螂虫、打屁虫、屁巴虫(《中药志》)。

【科属】九香虫为半翅目、蝽科昆虫九香虫 *Aspongopus chinensis Dallas* 的干燥全体。

【生态】呈椭圆形,紫黑带铜色光泽,头尖而略呈三角形,复眼突出呈卵圆形，单眼1对。喙短，触角5节。前胸背板及小盾片均具不规则横皱纹。翅2对，前翅为棕红色半鞘翅，翅末1/3为膜质。足3对，后足最长。腹部密布细刻及皱纹，后胸腹板近前缘区有2个臭孔，由此放出臭气。成虫能飞翔，常在土块、石块下及石缝中越冬，每年3月飞出。除东北、西北外，全国大部分地区均有分布。

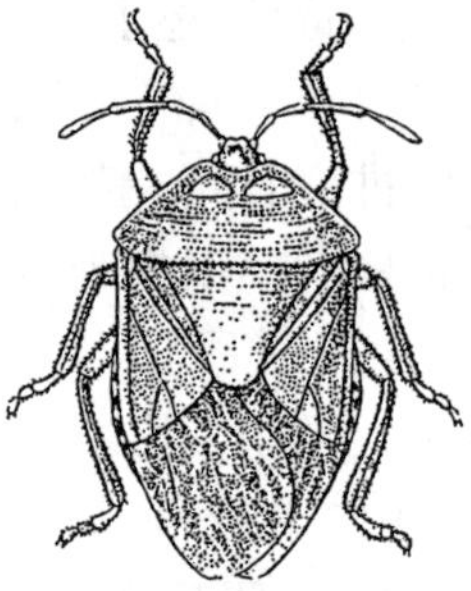
九香虫

【成分】含脂肪、蛋白质、甲壳等。脂肪中有硬脂酸（*stearic acid*）、棕榈酸（*palmitic acid*）、油酸（*oleic acid*）。其特殊臭味来源于醛、酮成分[1]。含锰、镁等微量元素[2]。

【药理】

（1）抗菌作用：在试管内对金色葡萄球菌、伤寒杆菌、甲型副伤寒杆菌及福氏痢疾杆菌有较强的抑制作用[3]。

（2）抗癌作用：虫体中抗癌、抑癌元素锰和镁含量较高，致癌元素镍、铬、砷、镉、铍的含量较低，似可能有抗癌作用[2]。

【炮制】春秋季捕捉后沸水烫死，晒干或烘干，除去杂质，筛去灰屑备用。也可以将其置锅内，用文火加热，炒至有香气逸出时取出放凉。另外有资料报道[4]采用酒炙、酥油炙的炮制方法。置干燥容器内，密闭，于通风干燥处，防潮，防蛀。

【药性】味咸；性温，无毒，归肝、肾、脾经。

【功效】①补脾肾，壮元阳：用于肾阳不足之阳痿、腰膝冷痛；②疏肝郁，散滞气：治疗因肝郁气滞引起的气痛。

【用量】内服：煎汤，3～9g；或入丸、散，0.6～1.2g。

【禁忌】本品性温，又有温肾壮阳之功，故凡肝胆火升，阴虚舌红者，均需慎用（或佐以养阴柔肝之品）。如出现皮疹、瘙痒、过敏者停服。

【前贤论述】

（1）《纲目》：治膈脘滞气，脾肾亏损，壮元阳。

（2）《本草新编》：专兴阳益精，且能安神魂。

（3）《本草用法研究》："壮脾肾之元阳，理胸膈之凝滞，气血双宣。"

（二）应用

1. 肝胃气痛　朱老以九香虫为主药，佐以理气之品，治疗"肝胃气痛"经常发作者，收效颇捷，且疗效较为巩固。处方：九香虫4.5g，荔枝核，苏罗子（天师栗）、八月札（即三叶木通之果实）、陈香橼各9g，甘草3g。水煎服，每日一剂。倘属于脾胃虚寒者，则应去苦寒之八月札，加用广木香、砂仁、炒白术、潞党参等品；或郁甚者，参用左金丸。随证损益，奏效更佳。又以九香虫、蒲公英、砂仁各9g，沉香、檀香各3g，共研细末，分为15包，一日3次，每次一包，治疗神经性胃痛亦佳。

【病案举例】黄某，女，29岁，工人。患肝胃气痛已久，遇辛劳、受寒或拂逆均易引发，发则脘痛而胀，掣及胁肋，如锥如刺，时轻时重，恒经四五日，服药休息始瘥，颇以为苦。顷以拂逆，又致发作，苔薄白质红，脉弦细，左关为甚。良以七情郁结，肝气横逆，侮克中宫而致。姑予疏肝解郁、和胃定痛消息之。处以上方加煨金铃子、生白芍各9g。药后一剂知，二剂已，以调益肝胃之品善后巩固。迄今10余年，未复发。

2. 胆汁反流性胃炎　用小承气汤加九香虫等药物治疗胆汁反流性胃炎取得较好疗效。药用：大黄8g、枳实12g、厚朴12g、九香虫12g、槟榔12g、青皮9g、木香9g、炙甘草10g，治疗胆汁反流性胃炎，能迅速缓解疼痛程度，改善消化道的内环境，促进炎性渗出物的吸收，清除局部瘀腐[5]。

3. 慢性十二指肠溃疡　用九香虫14g，鸡蛋14个，将每个鸡蛋大头开一小洞，入1g虫粉，放入饭中蒸熟，空腹食蛋。治疗慢性十二指肠溃疡，一般14天为一个疗程，未愈可续服之[6]。（按：有出血倾向者慎用。）

4. 呃逆　呃逆一般轻症者不治自愈，而就医者多是频繁呃逆不止，影响进食、工作及休息，痛苦不堪。诸多医籍皆云虚呃不治，实证易治，诚如是。

治疗一例呃逆频繁发作，就诊时已第5日，谈笑间或转移注意力时呃逆乃止，移时复发，伴见纳食减少，二便调，舌淡红，苔薄腻，脉弦。予旋覆代赭汤加川朴、丁香、柿蒂，服2剂后呃逆缓解。第四天呃逆发作益加频繁，针灸、肌注利他灵、中药原方进服等均无效，影响进食，睡眠。实验室及影像学检查排除肝胆肺等脏腑疾患，其呃逆不止与湿浊中阻有关，中焦气机壅阻，和降失司。治以健脾化湿、降逆。方选平胃散加藿香、佩兰、苏梗各10g，九香虫5g，车前子30g，投药3剂，患者呃逆止，未再复发。认为九香虫、车前子是治疗呃逆的常用对药。九香虫理气降逆，车前子淡渗利湿亦有降气之效，在辨证基础上加九香虫、车前子治疗呃逆，效甚佳[7]。

5. 肝炎胁痛　朱老认为，慢性肝炎之胁痛，多由于肝郁血滞而引起，极为顽固，为患者精神上一大威胁。如仅以胁痛为主者，则径予“宁痛丸”，恒获良效。症情复杂者，即以九香虫加于辨证论治的处方中，亦有比较满意的疗效。宁痛丸方：九香虫150g，参三七200g，炙全蝎100g，研极细末，水泛为丸如苏子大。每服1.5g，早晚各一次，开水送下。一般服一二日后，疼痛即见减轻；痛减后可改为每晨一次，待痛定即停服。

【病案举例1】张某，男，30岁，教师。于1962年10月患黄疸型肝炎，当即住天津某区医院，治疗两月余好转，而转入疗养院休养；迄未完全恢复，仍感头晕神疲，口苦纳呆，胁肋刺痛甚剧。夜寐不安，心悸健忘，腰酸遗泄。肝肋下3cm，脾肋下1cm。乃于1963年4月入我院调治。脉寸关弦细，尺弱，苔薄腻，质衬紫。证属肝郁血滞，脾虚湿阻，心肾俱虚之候。先后经投疏肝解郁、活血化瘀、运脾渗湿、补益心肾之品诸象有所改善，但胁肋刺痛未能减轻，乃予以“宁痛丸”，每早晚各服 1.5g，二日后即见好转，续服一周，而趋稳定。

【病案举例 2】杨某，男，36 岁，干部。两年前发现肝大肋下 3cm，脾大肋下 1cm，诊为无黄疸型传染性肝炎。经连续治疗，症情有所好转，但胁痛迄今不止，至以为苦。时感腹胀，矢气频作，便秘恒三日一行，不易入寐。苔白薄腻，质胖，脉细虚弦。肝郁不达，气滞血凝，脾失舒展，升降失司，拟予行气活血，养肝和脾调之。方用丹参、红花、炒橘核、天师栗、瓜蒌仁、柏子仁各 9g，九香虫 4g，参三七末 1.2g（另吞），生麦芽 15g。嘱连服 5 帖。当服至第二帖时，胁痛即见减轻；续服之，寐亦较实；但腹胀仍甚，肠鸣，便秘，苔白腻，脉弦细，仍系肝脾不调之咎。上方加法半夏 6g，大腹皮 9g，麸炒枳壳 1.5g。续服 5 帖，胁痛基本消失。余象亦显见好转；守上方损益调治，以巩固疗效。

6. 胆囊结石　朱老在“三金汤”（金钱草 30g，广玉金、鸡内金各 9g）中加入九香虫 6g，芒硝 4.5g（冲），治疗胆囊结石，既能止痛，又能促使排石。

【病案举例】汪某，女，42 岁。患慢性胆囊炎已 6 年。近年来胆区刺痛，恶心呕吐，此次伴有发热，黄疸，墨菲氏征阳性。苔黄腻，脉弦数。此为肝胆郁结，气滞而夹湿热，治宜疏肝理气，利胆排石。予上方加蒲公英 30g，连服 3 剂即见好转，继服 6 剂而平。

7. 术后肠粘连　多继发于腹部手术后，为气滞血瘀而致。朱老指出：《灵枢·百病始生篇》：“肠胃之络伤，则血溢于肠外，肠外有寒汁沫，与血相搏，则并合凝聚不得散，而积成矣”。似与肠粘连之病机相吻合，因此在治疗上应行气和血，佐以健脾；并在辨证论治原则下，加用九香虫。

【病案举例】陈某，女，37 岁，工人。三月前因子宫肌瘤而行手术切除。近两月来，纳谷欠香，腹胀便难，肠蠕动微弱，已服理气消胀之中药 40 多帖，迄未改善，市一院钡透（X 线摄片号：29061）：①回盲部轻度粘连；②移动盲肠Ⅱ°；③过敏性结肠炎。患者苔白糙，脉细，为脾虚气滞，血瘀阻络。治宜健脾行气，活血和络，予全当归、徐长卿、决明子、佛手片各 12g，九香虫 4g，广木香 6g，橘荔核，台乌药各 9g，甘草 4.5g。4 帖，每日一帖。二诊；药后腹胀显松，肠鸣矢气，腹膨顿消，自觉甚适。苔薄腻，脉细微弦。前法既效，毋庸更张，因目赤暂加桑菊各 9g。三诊；腹胀已平，惟少腹有掣引不利感。大便每日 1～2 次，颇爽。苔薄糙，脉细。续当健脾行气，活血和络，予当归、徐长卿各 12g，九香虫 3g、橘荔核、台乌药、桃仁各 9g，乌梅炭、甘草各 4.5g。继服 6 帖而愈。

8. 心绞痛　冠心病心绞痛属中医胸痹心痛范畴。是由于气虚、痰浊、瘀血、气滞、寒凝引起心脉痹阻不畅而发病。治以益气养阴、清热祛痰、化浊开痹为主，兼行气活血，临床辨证用药时加用九香虫能达到行气血止痛的作用，对于稳定型及不稳定型心绞痛均能起到较好疗效。《现代实用中药》认为九香虫“为镇痛药，有强壮之效。适用于神经性胃痛，腰膝酸痛，胸脘郁闷，因精神不快而发胸窝滞痛等症”。《本草用法研究》言其“理胸膈之凝滞，气血双宜”。虫类药物的作用部位主要在血脉经络，这一特点恰与心主血脉之理相一致，因此能针对胸痹心痛之痰瘀痹阻脉络之病机，发挥其治疗作用。九香虫等虫类药物治疗胸痹心痛，特异性强，功效全面，具有植物药无可比拟的优势。

9. 支气管炎　九香虫除有理气止痛作用外，还有温中助阳、祛风镇咳平喘之效。将九香虫用火焙焦，研成面与鸡蛋搅匀，再用芝麻油或棉油煎鸡蛋（不用猪油），日服1次，每次用鸡蛋、九香虫各1个，天天服用。治疗21例，大部分是年老体衰，久治不愈的慢性喘息型支气管炎患者，总有效率100%。服药期间，忌食油腻[8]。

10. 肾虚腰痛　对于肾气亏虚，腰膝酸痛，用九香虫配合地黄、杜仲、狗脊、益智仁、桑寄生等有效。用九香虫45g，浸泡于500g白酒中，7天后服用，每服20ml，日服2次，早晚空腹服，治疗腰痛有效[9]。治疗腰肌劳损采用九香虫、陈皮各7g，研成细末，日2次，用开水或酒送服，连服7剂，治疗7例，获得良好效果[10]。

11. 阳痿　阳痿临床常见于青壮年，与精神因素密切相关，其基本病机为肝郁肾虚。九香虫具蠕动之性，咸温清香，《本草新编》称其为“虫中之至佳者”，为“兴阳之物”，扶衰弱最宜”。善入肝肾脾经，理气化滞、疏通力强，能壮脾肾元阳，理肝脾郁滞，故临床用于肝郁肾虚型阳痿，有达郁通络、强肾起阳之效[11]。

用九香虫30g炒至半生半熟，干玫瑰花30g，入米酒800ml浸10天，制成九香玫瑰酒，饮之能疏肝理气，补肾壮阳，适用于阳痿的治疗。用九香虫9g，海马6g，仙茅9g，淫羊藿9g，熟地15g，山药15g，菟丝子10g，适应于肾阳亏虚，阳痿尿频，腰膝冷痛之症。单用浸酒服或其它补阳药巴戟、肉苁蓉、锁阳等配合应用治疗肾阳虚阳痿，腰膝酸软[12, 13]。

【病案举例】王某，男，31岁，医生，初诊2000年3月21日。患胃病10余年，西医诊断为慢性胃炎、十二指肠球部溃疡，于半年前又发阳痿，伴胃脘胀闷，痞满纳呆，气短头晕，时嗳气，形体消瘦，舌淡嫩苔白厚，脉缓细略弦而无力，服多量六味地黄丸、三肾丸类药物，阳痿不见稍愈，今以阳明虚衰立论，投九蜂补中汤（九香虫10g，炒蜂房10g，黄芪15g，人参5g，补骨脂15g，白术15g，女贞子10g）加桂枝10g，白芍15g，以增温养阴柔之力，日一剂，水煎分两次服，服8剂，阳事渐举，胃病亦见好转，又加减服药10余剂，喜述阳痿已愈，胃病亦大见好转。（石志超《虫类药证治拾遗》）

12. 小儿遗尿　遗尿又称遗溺、尿床，多为先天肾气不足，下元虚冷所致，水道失约，则发生遗尿；另外，由于各种疾病引起的脾肺虚损、气虚下陷，也可出现遗尿症。因此温补肾阳、固涩小便为治疗本病的重要方法。九香虫温补脾肾，与温肾固精，缩尿止遗的中药配伍可以起到很好的治疗作用[14]。

采用中药敷脐结合按摩法治疗小儿遗尿取得较好疗效，治疗方法：敷脐药物组成：九香虫20g，丁香10g，益智仁20g，桔梗5g。上药共研细末，过80目筛，贮瓶备用。推拿后再以75%酒精消毒脐部，取上述药粉5～8g，用白酒调匀敷于脐部，外用纱布覆盖后以脐布固定。每晚换药1次，7日为1个疗程。治愈率96.2%，平均治愈时间14天[15]。

13. 恶性肿瘤 上海市徐汇区天平路地段医院介绍，用九香虫9g，藤梨根90g（先煎2小时）。龙葵、铁刺铃各60g、石见穿、鸟不宿、鬼箭羽、无花果各30g，便秘加全瓜蒌30g，呕吐加姜半夏15g，疼痛加苏罗子15g，治疗胃癌有一定作用。

用“黄氏抗癌粉”治疗各型肿瘤500例，取得了比较满意的疗效，统计结果为总有效率达80.2%。主药是九香虫、天花粉等，配以全虫、蜈蚣、甲珠、地龙、延胡索、三七、金钱白花蛇，并按照病变部位及病理类型不同有8组处方。取九香虫理气痛、温中助阳之功，使之瘤消结散，邪去而正得扶，故机体得以康复。正所谓“疏其气血，令其条达，而致和平。“黄氏抗癌粉”对控制肿瘤病情发展、改善生存质量、减轻患者痛苦等均有积极的治疗意义。再则，对失去手术机会，术后复发、转移不宜手术者及不能接受放疗、化疗的中晚期恶性肿瘤患者，的确是一种比较理想的治疗措施[16]。

14. 血管瘤 捕捉九香虫若干只，盛于纸盒或瓶中备用。同时以钳子两把，一把夹住九香虫前半部，另一把夹破虫体尾部，挤出其腹腔内容物，涂在血管瘤上，视血管瘤面积的大小，涂布均匀为度，每日3～4次，连用数日，治疗4例，均治愈。治愈所需时间最短7天，最长1月。无毒副作用[17]。

治一女婴，出生后发现左食指上一红点，逐渐长大，外科诊断为毛细血管瘤，动员其年龄大些行手术治疗，病家恐其瘤增大，故前来中医治疗。查见患儿左手食指中节一红色肿块，中间布满红色血丝，高出皮肤，长约1cm，宽约2cm，包围了食指中节约3/4。如法外擦九香虫。擦药后，瘤块皮色由红转黄，面积由大到小，半月之内完全消失，未留一点痕迹[18]。

九香虫外用治疗血管瘤，历来本草学中未有相似记载，是九香虫功用的一个新发现，且简单易行、安全有效，能否用干品研极细末，用米酒调擦患处，临床不妨一试。

15. 精神分裂症 九香虫虽非脾经专药，如湿滞痰阻，久不得散，当取其行气化瘀通络之性，视临证病情，既可单独选用，亦可与他药相伍为用，收效益佳。如痰浊较重，出现神志不宁时常配以菖蒲、远志、莲子心等有较好疗效[19]，若为慢性疾患，可以配成丸剂，以求缓图。

16. 胸肋骨骨折 采用九香虫15g，冬瓜子30g，川续断、白芍各12g，苏子、苏梗、桃仁、杏仁、陈皮、生军（后下）各10g，生甘草3g。水煎服。配合外敷消瘀膏、桂冰散等治疗胸肋骨骨折32例。治疗结果：痊愈17例，显效

9例，好转5例，自动出院1例[20]。

（三）按语

九香虫，咸温，入肝、脾、肾经，有理气止痛，温脾暖肾之功，为治疗肝胃气痛的常用之品，其行气力强，性善走窜。朱老认为，其主要适应证有三：①肝胃气痛，痛有定处，如锥如刺，呈阵发性，其部位局限于两胁及脘部，或其痛横窜者可用；如上下攻筑者，则不宜用。②慢性肝炎，肝郁气滞或肝郁血瘀型而胁痛不已者。③背部痹痛，剧烈难受，仅限于背部如“着痹”，而他处不痛者，或虽走窜，但仍仅限于背部者。

肝胃气痛配以疏肝理气药物即可；慢性肝炎之胁痛，宜伍以活血化瘀之品如参三七之类；至于背部痹痛，则于理气和络剂中再加葛根、秦艽等味；如痛在脐腹部，上下窜走攻筑，或虽在脘部而痛无定处，或有溃疡病者，服后不但不能止痛，反因攻窜而疼痛益甚，故使用时必需详辨，不能混淆。九香虫“理胸膈之凝滞，气血双宣”，用于治疗胸痹心痛疗效甚佳；由于其具有疏肝行气之功，对术后肠粘连而致腹部撑胀不适或胆结石、泌尿系结石疼痛者，于常规用药中增入本品，收效亦佳。对于脾胃虚弱者宜与健脾益气药同用，其功尤捷。

此外，本品尚有补肾助阳之功，用于肾阳不足之阳痿、腰膝冷痛、遗尿等症，临床多与杜仲、巴戟天等药配伍，寓补阳于行气之中，有补中兼行，阳复气畅之妙，但阴虚阳亢者慎用，多作丸、散剂，亦可入煎剂；其祛风镇咳平喘之效，可用于治疗支气管炎；外用治疗血管瘤是九香虫功用的一个新发现。

参考文献

［1］《中国药用动物志》协作组．中国药用动物志［M］．天津：天津科技出版社，1979，85.

［2］胡玉清，赵中杰，江佩芬．9种虫类药物中28种元素的分析［J］．中国药学杂志，1989，24（11）：650.

［3］《全国中草药汇编》编写组．全国中草药汇编（上册）［M］．北京：人民卫生出版社，1976，20.

［4］王孝涛．历代中药炮制法汇典［M］．南昌：江西科学技术出版社，1989，321.

［5］李斯文，王云．加味小承气汤治疗胆汁反流性胃炎106例疗效观察［J］．云南中医学院学报，1999，22（2）：38-39.

［6］雷载权．中华临床中药学［M］．重庆：重庆出版社，1989，993.

［7］蔡惠标．陆成标从脾胃论治杂病经验举隅［J］．江苏中医，1995，16（5）：5.

［8］葛自明．用鸡蛋、九香虫治疗慢性喘息型支气管炎21例［J］．河南中医学院学报，1979，（4）：66.

[9] 陈国华. 九香虫治疗腰痛 [J]. 农村新技术，1996，(12)：57.

[10] 徐财源. 九香虫治疗急慢性腰肌劳损 7 例 [J]. 浙江中医药，1979，(5)：179.

[11] 刘茂君. 调肝益肾汤治疗阳痿 40 例 [J]. 陕西中医，2004，25 (8)：698-699.

[12] 苏勋庄. 九香玫瑰酒对阳痿的治疗 [J]. 中医药学报，1990，(3)：26.

[13] 钟永楚. 九香虫治疗肾阳虚阳痿 [J]. 时珍国药研究，1994，5 (2)：42.

[14] 苗林艳，林美蓉，田艳丽. 遗尿方治疗小儿遗尿症 11 例. 邯郸医学高等专科学校学报，1999，12 (2)：109.

[15] 李春莲，张绪凤. 中药敷脐结合按摩治疗小儿遗尿 26 例 [J]. 江苏中医，2003，24 (9)：26.

[16] 吕爱华，张才兴，孙在典. "黄氏抗癌粉"治疗中晚期恶性肿瘤 500 例的近期疗效观察 [J]. 实用中西医结合杂志，1995，8 (02)：84.

[17] 孟景春. 九香虫为治疗血管瘤专药 [J]. 江苏中医，1996，17 (6)：24.

[18] 潘大理，王律修. 九香虫外涂治疗血管瘤 [J]. 中医杂志，1987，28 (11)：40.

[19] 郭荫楠. 瘀滞潜入络，有赖九香虫 [J]. 浙江中医学院学报，1986，(4)：24.

[20] 赵家宏. 九香虫治疗急慢性腰肌劳损 7 例 [J]. 江苏中医杂志，1986，(4)：16.

（陈达灿　刘俊峰　刘炽　朱海莉　黄楚君）

四、宣风泄热

蚱蝉　蝉衣（《本经》）

附：蝉花

（一）概述

【别名】蜩、鸣蜩（《诗经》），蝒、马蜩（《尔雅》），鸣蝉（《新修本草》），秋蝉（《圣惠方》），知了（《说文通训定声》），蜘蟟（《七修类编》），蚱蟟（《中药志》）。

【科属】蚱蝉为同翅目蝉科昆虫黑蚱 *Cryptotympana atrata Fabricius* 的全虫。

【生态】蚱蝉是一种对树木，特别是对果树有害的昆虫。幼虫栖息树下土中，吸树根液汁生存。每年春夏之交可大批捕获。成虫头壳宽 10～11.7mm，体长 38～48mm，翅展儿 6～125mm，体黑色，有光泽，雄虫腹部第 1、2 节有“鸣眼”。末龄若虫（刚出土的）110～120 只重 500g，干重 187～204g。其卵长 3.3～3.7mm，宽 0.5～0.9mm，乳白色，呈“梭”形微弯曲，一端钝圆，一端尖削。刚孵出的 1 龄若虫头壳宽 0.5～1.1mm，体长 2.3～6.7mm，乳白色，呈“虱”形[1]。

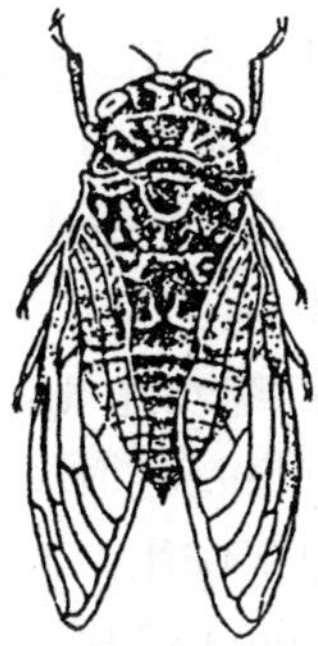

黑蚱

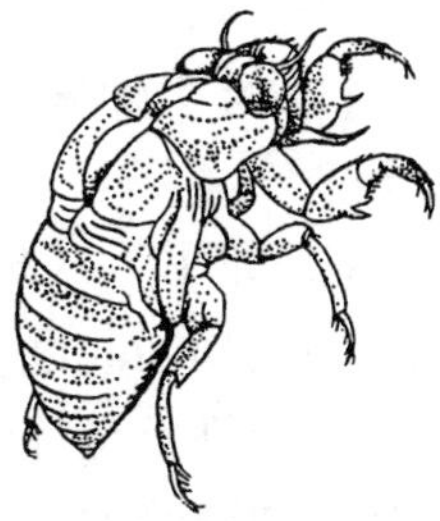

蝉蜕外形

黑蚱的若虫羽化时脱落的皮壳叫“蝉衣”（又名蝉蜕、蝉退、蝉壳、伏蜻，枯蝉、知了皮、金牛儿等）。其幼虫在羽化前为麦角菌科真菌大蝉草的分生孢子寄生而死亡的带菌干燥尸体，叫“蝉花”。

【成分】蚱蝉幼虫在营养素组成上具有高蛋白、低脂肪，富含钙、铁、锌，且氨基酸组成比较合理的特点[2]。蝉衣含有大量甲壳质，含氮 7.8%，灰分 14.57%。含 8 种氨基酸，即丙氨酸、天门冬氨酸、苏氨酸、丝氨酸、谷氨酸、甘氨酸、缬氨酸和异亮氨酸[3]。

【药理】

（1）抗惊厥作用：蝉蜕醇提取物小鼠腹腔注射能减少士的宁引起的惊厥死亡数，并能延长惊厥动物的存活期和惊厥潜伏期。延长破伤风毒素所致惊厥小鼠的存活期，如与苯巴比妥钠合用则较单用时更显著[4]。蝉蜕还能对抗可卡因、烟碱等中枢兴奋药引起的小鼠惊厥死亡，部分消除烟碱引起的肌肉震颤[5]。

（2）镇静作用：蝉蜕具有显著的镇静作用，腹腔注射蝉蜕醇提取物能显著减少正常小鼠自发活动，拮抗咖啡因的兴奋作用，与戊巴比妥类药物有协同作用[4]。腹腔注射蝉蜕提取液可使家兔活动减少、安静，腹及四肢肌张力降低，翻正反射迟钝等，静脉给药时该作用更为明显[6]。

（3）解热作用：对过期伤寒菌苗所致的发热兔，蝉蜕煎剂灌胃有一定的解热作用。此药用以头、足为强，全蝉蜕次之，蝉蜕身最差。另对角叉菜胶致热大鼠也具有显著解热作用[7]。

（4）抗过敏作用：蝉蜕水煎液给小鼠灌服，对小鼠耳异种被动皮肤过敏反应（PCA）有明显的抑制作用，对 2，4- 二硝基氯苯（DNCB）所致小鼠耳迟发型超敏反应也具有明显的抑制作用，能非常显著地降低大鼠颅骨骨膜肥大细胞膜颗粒的百分率，具有稳定肥大细胞膜，阻滞过敏介质释放，抑制变态反应的作用[8]。

（5）免疫抑制作用：蝉蜕可减轻小鼠免疫器官的重量，明显降低单核巨噬细胞系统的吞噬能力[9]。

（6）抗癌作用：蝉蜕水提取物对小鼠艾氏腹水癌细胞表现出高度的抗癌活性，抑制率为 75% 以上。可试用于脑膜瘤、急性粒细胞白血病、甲状腺癌[10，11]。

【炮制】在捕捉后用水浸 4～5 个小时，再洗净淋干。习惯上都主张去头足。但据动物实验证明，蝉衣之头足解热作用明显；蝉衣身的止痉作用最强，与戊巴比妥钠有协同作用。所以蝉衣用于疏散风热及镇静时，无必要去头足；而用于抗痉厥时，则以去头足为宜。

【药性】蚱蝉味咸、甘，性微寒；蝉衣则无气味，性微凉。入肺、肝、肾三经。

【功效】①疏散风热：蝉衣体气轻虚而性微凉，以其疏泄之性，擅解外感风热，为温病初起之要药。蝉衣疏散风热的作用机制，可能是对体温调节中枢的异常兴奋性有选择性的抑制作用；通过皮肤，血管扩张，血流加速，汗腺分泌增加，使散热增加，从而使体温趋向正常。②定惊解痉：它不仅能祛外风，又能熄内风，而达到定惊解痉的作用[12]。③善透瘾疹：凡麻疹、水痘等之应发而不发者，用之可促其透发。④利咽解毒：凡咽喉肿痛，声音嘶哑，甚至病后失音者，用之能清利咽喉，消肿止痛。⑤祛风消翳：治疗肝热目赤肿痛、蟹睛疼痛、白翳遮睛、目蒙生翳等多种目疾，亦有疗效。⑥疗疮肿毒：用于疮疡疖肿。

【用量】一般煎剂作透表托疹之用时为6～9g，但作祛风定惊之用者，可增为15～30g。散剂则应减用其量。

【禁忌】凡无风热或表虚多汗者，忌用蝉衣。

【前贤论述】

（1）《神农本草经》："主小儿惊痫，夜啼，癫痫，寒热。"

（2）《本草衍义》："治目昏翳，又水煎壳汁，治小儿出痘疹不快。"

（3）《名医别录》："主惊悸，妇人乳难，胞衣不出，又堕胎。"

（4）《本草纲目》："治风头眩晕，皮肤风热，瘙疹作痒，破伤风及疔肿毒疮，大人失音，小儿噤风天吊，惊哭夜啼，阴肿。"

（二）应用

1. 小儿惊搐

（1）定惊散：胆星、胡黄连、全蝎、羌活、天竺黄、琥珀、防风、黄芩、天麻各4.5g，焦山栀、煅龙齿、连翘各6g，川贝、大黄、煅磁石、僵蚕、代赭石、煅青礞石、煅石决明各9g，飞朱砂15g。共研极细末，分装于30只活蝉腹内（不去翅足），线扎紧，挂廊檐透风处阴干；焙研为极细末，然后加入麝香1.5g和匀，以瓷瓶密封。二岁婴儿每服0.7g，一日三次；三岁以上小儿按年龄递加，每岁加0.15g。此乃朱老早年搜集之验方，功能祛风化痰，泄热定惊，可治小儿食滞不化，感受风邪，以致发热有汗不退，频发惊搐，角弓反张，歧视或上视，咂唇、弄舌、撮口等症。

（2）小儿惊风退热散：蝉衣60g，鸡内金、天竺黄、钩藤各12g，陈皮9g。共研细末，瓶贮备用。一般二岁左右每服1g（或每千克体重0.1g），日3次。能解热定惊，化痰和中，可治小儿惊风，发热，消化不良。

【病案举例】黄某，女，4岁。风寒外袭，食滞内阻，壮热3日，有汗不解，面赤气粗，呕吐，烦啼不安，入暮惊搐频作，咂唇弄舌，二日未更衣。苔白腻中后微黄，脉滑数，指纹青紫，已透气关。此邪滞互结，蕴蒸生热，热盛生风，而致惊搐。予定惊散3包，每服一包（1g），一日3次。服第一包后，神烦即较安，呕吐亦缓；嗣服第二包，得畅便一行（量甚多），面赤退，气粗平，神疲欲睡；晚服第三包，酣然入睡，热势渐平，不再惊搐。后调理而愈。

2. 疹出不透　蝉退3g，芫荽、浮萍各9g，荆芥6g，水煎服。并可煎汤趁热外熨。

3. 痄腮　痄腮（流行性腮腺炎）是外感风温邪毒由口鼻而侵袭肺卫，邪传少阳、阳明，肝胆之火与胃热挟痰浊阻于少阳，阳明之络，郁结两腮而成。

以疏风泄热、散结消肿为主要治法。用蝉衣、天虫与桑叶、牛蒡子、连翘等同用，轻清发散，热甚者配以焦栀皮、炒淡芩、板蓝根等清凉解毒。认为蝉衣与天虫，味成辛、性微凉，化痰散结而具宣透之性，泄热解毒，使温毒痰结郁以发之，热以泄之，结以散之，既无邪热化燥之弊，亦无冰伏其中之虑。不失为治痄腮之良药[13]。

4. 乙脑后遗症之失音　沈阳市传染病院使用“通窍发音汤”治疗此症，治愈率达85%以上。处方：蝉退、菖蒲、寸冬、天竺黄各12g，桔梗、玄参、甘草各3g，生地、连翘各15g，炒山栀、射干各6g；竹茹30g，用水煎至240毫升。成人每服80毫升，每日三次。小儿酌减。此方具有通窍利咽，养阴调肺、清热解毒的作用，用于本症颇为确当，值得学习使用。

5. 小儿夜啼症、惊吓　小儿夜啼症，俗称“夜郎叫”，临床表现为白天喜睡，夜无睡意。惊吓，指患儿熟睡时猝然受到鞭炮、汽车喇叭声、门窗关闭声音而受惊，日久可致乳食少思，形体日渐消瘦，无精神，或稍听见响动之声就会自然抖动，临床表现为熟睡时手足时有抽动、唇口色青、指纹青紫。上述二症多发生于1岁以内的小儿。用蝉衣5g，钩藤10g，灯心（辰拌）1g，3～5剂为度。本方特点是无苦味，非常适宜幼儿服用[13]。

6. 百日咳　是一种顽固的痉咳，一般用“顿咳散”疗效较好。处方：蝉衣、僵蚕、前胡各6g，生石膏、杏仁、川贝、海浮石各4.5g，六轴子、北细辛、陈京胆各1.5g，研极细末。每次一岁服0.3g，一日可服4～5次（间隔3小时），白糖开水送下。一般连服2日后可见缓解，5～6日后可渐愈。

【病案举例】尤某，女，6岁。患百日咳十余天，面微浮，咳呛阵作，作则面红气促，涕泪俱出，有时呕吐。经治无好转。给服顿咳散，每次2g，一日4次；翌日瘥减，五日而愈。

7. 感冒高热　无论是普通感冒，还是流行性感冒，凡外感发热，甚至高热，伴咽痛咳嗽者，用蝉衣配僵蚕解表退热，解毒利咽效果极佳。处方：蝉衣10g、僵蚕10g，银花10g，连翘10g，薄荷（后入）5g，前胡10g，一枝黄花15g，甘草5g。清代温病学家杨栗山首推蝉衣、天虫（即僵蚕）为治时行温病之要药，朱老用之临床，屡用屡验。

8. 水肿　凡浮肿病或风水等症，可用“蝉金散”方：蝉衣、鸡内金、车前子等份研末；每服6g，一日2次，开水送下，能利水消肿。1961年朱老曾用此治疗营养不良性浮肿病，肿势消退甚速，但体质虚弱者不能巩固。后加用棉花秸根（生黄芪可代用之）、艾叶、赤小豆等，则收效较好。

【病案举例】任某，女，42岁。慢性腹泻一年多，近3月来，经常面浮足肿，有时腹膨，形体消瘦。尿检无异常。苔薄白质淡胖，脉细软。此脾虚不能制水之征，属之“营养不良性水肿”，予蝉金散，另用棉花秸根一株，艾叶9g煎汤送服。药后尿量增多，浮肿渐退，3日悉平，子参苓白术丸调理而安。

9. 肾炎　用蝉衣治急性肾炎，根据张仲景“腰以上肿，当发汗乃愈”之旨，在温肾气、化浊水外，重在宣肺之邪风，发肺之滞气，用大剂量蝉衣，再配以前胡，使升降基本平衡，手太阴肺经郁滞之气能消，宣发之气得长，而达恢复“通调水道”之目的。蝉衣与前胡的用量为 10∶3。若有胸满喘息者，用蝉衣配甜葶苈，取其泻肺水，下肺气，有除满止喘之功。水肿从脾治：脾气亏虚者，蝉衣配防己黄芪汤；脾阳不健者，配实脾饮；水肿从肾治，常用蝉衣配济生肾气丸。夹湿热者，可参入茵陈四苓散芳化淡渗，并宗“其在皮者，汗而发之”的经旨，每用蝉衣配羌活、防风、连翘、牛蒡、浮萍之属；其热盛或喘者，以蝉衣配麻杏石甘汤；有瘀及大便干者，用《伤寒瘟疫条辨》升降散，其中蝉衣用量在 5～10g 之间。服上述汤药后，均可得汗而解，1～3 日内消肿，1 周左右尿蛋白可阴转，或仅见微量至（+），颗粒管型大多消失[14]。

【病案举例】郑某，男性，15 岁，学生。2002 年 6 月 12 日初诊。患者于 3 个月前患急性扁桃体炎，经抗感染治疗好转，继而出现两眼睑肿如卧蚕，四肢浮肿，小便短赤，于中心医院化验尿常规显示：尿蛋白（++），尿潜血（+++），红细胞 8～12，白细胞 3～5，颗粒管型 0～3。确诊为急性肾小球肾炎，经过西药治疗，浮肿有所减退，尿化验无任何改善而求诊于中医。来诊时全身浮肿，以眼睑及双下肢为甚，倦怠乏力，腰膝酸软，小便短赤，舌淡，苔薄白，脉沉滑缓。诊断：水肿（急性肾小球肾炎），辨证：风水泛溢，脾肾两伤，治法：祛风利水，脾肾双补，方药：蝉蜕 15g，牛蒡子 10g，白术 15g，山药 30g，熟地 30g，茯苓 15g，泽泻 15g，坤草 30g，茜草 15g，旱莲草 20g，丹皮 10g，鸡内金 15g。2002 年 6 月 27 日二诊：浮肿消退大半，仍觉乏力腰酸，化验尿常规显示：尿蛋白（+），尿潜血（++），红细胞 3～5，白细胞 3～5，颗粒管型未见。2002 年 7 月 13 日三诊：：浮肿完全消退，体力逐渐恢复，尿常规显示：尿蛋白（－），尿潜血（+），红细胞 0～3，白细胞 0～3，颗粒管型未见。以上方化裁计两月余而痊愈，尿化验多次均为阴性，随访一年，未见复发。（摘自石志超《虫类药证治拾遗》）

10. 神经衰弱（失眠）　采用蝉衣安眠汤（蝉衣、菖蒲、炙甘草、茯苓、熟地等）治疗顽固性神经衰弱 38 例，治愈 31 例，总有效率为 100%[15]。

11. 硅肺　硅肺是由于长期吸入含有大量二氧化硅的粉末而引起的慢性职业病，所谓“石痨”、“煤工肺痨”，就是本病最早的命名。其主要症状是胸痛、胸闷、咳嗽、咯痰及进行性气急，均因粉尘沉积肺络，阻塞气机，肃降失常而致。一般治疗颇难奏效。兹举用蝉衣等组成的治疗硅肺的验方一首，供临床应用参考：地黄 30g，白及、蝉衣各 18g，防己 12g，荆芥、甘草各 6g，每日煎服一帖。

12. 过敏性哮喘、荨麻疹　哮喘与荨麻疹均为过敏性疾病，故在治疗上有共同之处。“祛风定喘丸”用蝉衣 45g，黄荆子 15g，共研细末，炼蜜为丸；每服 6g（幼儿酌减），日 3 次，收效甚好。朱老曾制用，颇感应手。发作时服量可增至9～12g，不发时可以小剂量，每日3次巩固之。因为蝉衣不仅有疏风清热之功，且有镇静解痉及抗过敏的作用；而黄荆子既能止咳祛痰、解痉定喘，并有解表散热、镇静止痛之功，故对此二症均有效。

用“麻黄蝉衣汤”治疗荨麻疹、湿疹、药疹、漆过敏等39例过敏性疾病，其中37例治愈，1例进步，1例效不显。处方：麻黄4.5g，蝉衣、浮萍各6g，槐花6g，黄连、甘草各3g。将上药加水1200ml，煎成400ml，经纱布滤过后为一煎。将剩的药渣再加水600ml，煎至200ml，经纱布滤过为二煎。再将一与二煎混合均匀后，等份早晚分服[17]。

13. 过敏性紫癜　用蝉衣、天虫为主治疗反复发作的过敏性紫癜取得良好疗效。认为本病反复发作，难以速愈与湿热胶结内伏血分，夹感时令风邪密切相关，故选择具有疏表散风泄热之蝉衣与天虫为主药，对风热夹湿，壅遏肌表，内伏血分之紫癜能透而达之，泄而清之。现代药理研究表明，蝉衣与天虫具有类皮质激素样作用，而无激素样副作用[16]。

14. 破伤风

（1）傅青主氏治破伤风，创有“蝉衣酒”之方。即：净蝉衣15～30g，以黄酒150g加水煎服；或以蝉衣炒研，每服9g，黄酒送下亦可。临床观察，证势轻者有效，剧者需加全蝎、僵蚕、制南星、天麻等始妥。

（2）采用破伤风经验方[17]：蝉退、全蝎、僵蚕、羌活、防风、制川草乌、白附子、天麻、白芷、胆星、大黄、半夏、甘草各9g，蜈蚣三条，水煎得450ml，一日分3次服，每日一剂；另琥珀、朱砂各3g，研细末，分3次随汤冲服，治疗破伤风。轻型一般需3～5剂，中型5～7剂，重型7～10剂。7剂以上视情况可不用朱砂，腹泻甚者去大黄。共治疗16例，无一例死亡。此方有镇静、祛痰、退热等作用。其优点为抗破用量少，镇静剂用量少，气管切开少，护理简便，患者痛苦少，治疗方法较之过去大为简化而效果更好。

15. 产后尿潴留　自拟“宣癃汤”，重用蝉衣巧治产后尿潴留68例，获效后均能自主排尿，服药后4小时内即能取效者8例，4～6小时内排尿者19例。11例已插入导尿管排尿者，其中9例先撤管后再服中药取效，2例插管留置导尿，同时服用本方，俟取效后再撤管。“宣癃汤”组成：蝉衣30g，生黄芪、益母草各15g，肉桂5g，麦冬、当归、王不留行各10g，车前子12g（包煎），一般均服2～3剂即效，服用本方过程中未发现明显副反应[18]。

16. 对口、搭背初起　对口、搭背属于“痈”的范畴，故对口又称“颈痈”，搭背亦称“背痈”。多由湿热蕴蒸，气血凝滞而致。初起未化脓时，用蝉衣、蜈蚣等份研细末，蜜或醋调敷，每日换药一次，连用数日可消。因为蝉衣善于祛风胜湿，涤热解毒，配以蜈蚣之开瘀化毒，其效自著。

17. 脱肛　蝉衣研末，以香油调成糊外搽患部，缓缓纳入。一般数次可愈。体虚者需服“补中益气丸”以巩固疗效。

18. 痔疮　每日用蝉衣7只，胡桃7枚，炙存性为末，黄酒冲服。连服7～10日。适用于内痔痔核肿痛。其方义为：蝉衣善入血分，能祛风胜湿，涤热解毒；助以黄酒之活血散瘀，即能消肿定痛；胡桃补肾润肠，有利于痔疾之恢复。

【病案举例】刘某，女，39岁。宿有便秘之患，因经常努责，而引起内痔痔核坠痛，排便时更甚，颇以为苦。因惧手术，要求服药内消。即予上方试服，3日见效，8日而愈。又山西省运城人民医院介绍“蚕蜕散”治痔法，即用蝉蜕、僵蚕粉各33g，分成15份；每晨取鸡蛋一枚，在一端破一小孔，纳入上药粉一份，以胶布封口，蒸熟；每日早晨空腹服一个，共服15天为一疗程。治疗15例，效果均满意，值得推广应用。

19. 汗疱疹　汗疱疹系一种发生于掌跖、指（趾）侧、指（趾）间皮肤的复发性非炎性水疱病，常伴手足多汗，夏季多发，且反复发作。运用乌蛇蝉衣汤加减治疗36例汗疱疹，取得了较为满意的疗效。乌蛇蝉衣汤为验方乌蛇败毒散加减，药用：乌梢蛇10g，蝉蜕8g，荆芥、赤芍、丹皮、佩兰、藿香、苦参各10g，土茯苓30g，薏苡仁15g，牡蛎20g。心烦、失眠加栀子、竹叶、茯神；大便秘结加生大黄、芒硝；瘙痒明显加白鲜皮、地肤子。每日1剂，内服结合外洗。结果：治愈29例，约占80%；好转5例，约占14%；无效2例，约占6%[19]。

20. 角膜斑翳　角膜炎多由肝经风热上扰所致，经常反复发作，每致遗留翳膜；宜养阴柔肝，清热散风，和血退翳，可用加减“拨云退翳丸”。处方：川芎45g，蝉衣、菊花、密蒙花、蔓荆子、木贼草、楮实子、荆芥穗、地骨皮、蕤仁肉、黄连、甘草各15g，生地、杞子各30g，研末，蜜丸如梧子大。每服6g，日2次。体虚者兼服“补中益气汤”或“杞菊地黄丸”。

【病案举例】张某，女，24岁，农民。5岁时患麻疹后，右眼遗留角膜白斑；视力甚差，仅见眼前手动。苔薄质微红，脉细弦。予拨云退翳丸一料，药未尽剂，视力即提高到1.2；嘱其服完后，继服杞菊地黄丸巩固之。

21. 囊虫病　囊虫病是由链状绦虫的幼虫（囊尾蚴），寄生于人体某一组织而引起的病变。其中脑囊虫病发病率最高，约占本病的80%以上；而其包囊多位于皮质运动区，所以癫痫发作最为常见。遵循以痫为标，以虫为本的辨证法则，拟定了“消囊定痫散”：蝉蜕75g，全蝎50g，甘草25g，琥珀20g，朱砂15g，冰片5g（后下）共研细末。每服3.5～5g，日服2～3次，白开水送下。该方具有息风定痫、杀虫消囊的作用。经治9例，痊愈6例，显著好转3例[20]。

附：蝉花

蝉花味甘性寒，功能疏风热，定抽搐，并能明目散翳。配合钩藤、白芍治小儿夜啼；配合炙全蝎、炙僵蚕、广地龙，治惊痫抽搐；配合密蒙花、谷精珠、菊花，可明目散翳。用量3～6g。

（三）按语

蚱蝉早在《本经》即有记载，说它能治“小儿惊痫夜啼，癫病寒热”，而入药实则先于蝉衣。但后世多习用蝉衣，而不用蚱蝉，淹没其功，殊为可惜。朱老指出：一般散风热、透疹痘，固以蝉衣为胜；但祛风定痉，则以蚱蝉效宏。凡是因风、因痰而生热，因热、因恐而致痉，因惊、因痰而为痫、癫的证候，用之都有疗效。其所以奏效之理，诚如邹澍在《本经疏证》中所说：以其疏泄，致“阴中之清阳既达，裹缬之秽浊自消”。民间常于螳螂攫食蚱蝉时捕之（阴干），用于防治小儿脐风，这是因它与螳螂都有定痉止搐作用的缘故。又取蚱蝉以火烤熟食之，可治慢性失音。

蝉衣体气轻虚而性微凉，擅解外感风热，并有定惊解痉作用，为温病初起之要药。清代温热学家杨栗山氏称其“轻清灵透，为治血病圣药”，有“祛风胜湿，涤热解毒”之功，故《寒温条辨》、治温热病的主要方剂中，有12首均用之。朱老指出：但若热邪已深入营血，如各种热病发生的出血斑，无论隐显与否，均必须应用大剂凉血解毒之品，倘误用蝉衣逆而透表，则反耗气动血，致斑益多，病愈剧。再如邪已从火化，不拘上结为肺热叶焦，或下结为热结旁流或燥矢，此时更不当发疹，误用则病益甚，必须慎之。

《银海精微》谓本品能祛风散毒，消退目翳，止泪散邪。故在治疗肝热目赤肿痛、蟹睛疼痛、白翳遮睛、目蒙生翳等症的方剂中，用之者达十余首之多。可见本品对各种目疾，亦有疗效。

蝉衣含有大量甲壳质等成分，能降低横纹肌紧张度，使反射迟钝，并对交感神经节的传导有阻断作用，故镇痉定惊之功较为显著，破伤风等症多用之。近年来还证明它具有抗心绞痛的效能。

各家本草对蝉衣均未有“利小便”之记载，独张锡纯述及。证之临床，确有效验。据近年来报道，用蝉衣配合苏叶、益母草治疗慢性肾炎，对减少尿蛋白有一定的作用。这又是一个新的发现。

蝉衣配蛇退，能治癞癣疹瘾之瘙痒；与胖大海组成“海蝉散”，可用治肺热声哑之候。又常与僵蚕合用，以增强疏泄风热之力。以此二味复入钩藤、全蝎，则善治肝热风动之痉挛抽搐；复入菊花、薄荷、白蒺藜等品，又是治瘾疹焮痒，风热表证的效力；复入杏仁、贝母等，又可用治百日咳。

僵蚕与蝉衣虽均有散风泄热、定惊解痉的作用，但僵蚕兼有化痰消坚、解毒疗创之功，而蝉衣又兼有透疹止痒之效，为二者同中之异。

在炮制方面，习惯上都主张去头足。但据动物实验证明，蝉衣之头足解热作用明显；蝉衣身的止痉作用最强，与戊巴比妥钠有协同作用。所以蝉衣用于疏散风热及镇静时，无必要去头足；而用于抗痉厥时，则以去头足为宜。

蚱蝉幼虫在营养素组成上具有高蛋白低脂肪，富含钙、铁、锌，且氨基酸组成比较合理的特点。其体型较大，易于捕获，口味鲜美且可变害为宝，因此是一种值得深入研究和开发的动物性食物源。

参考文献

[1] 孙居祥，赵保立，刘现垒，等．蚱蝉及其人工养殖［J］．特种经济动植物，2002，（7）：13.

[2] 王灿楠，丛宁．蚱蝉幼虫的营养成分研究［J］．营养学报，2002，24（4）：447.

[3] 范俊源．蝉蜕化学成分提取的初步报告［J］．湖南医学院学报，1985，10（1）：61.

[4] 吴葆金，等．蝉蜕醇提物中枢药理作用的研究［J］．中草药，1986，17（11）：21.

[5] 周金黄．中药药理学［M］．上海：上海科学技术出版社，1986，39.

[6] 王浴生，等．中药药理与应用［M］．北京：人民卫生出版社，1983，1223.

[7] Hsieh M T，et al.Studies on the anticonvulsive，sedative and hypothermic effects of Periostracum Cicadae extracts.Journal of Ethnopharmacology［J］.1991，35（1）：83-90.

[8] 马世平，瞿融．蝉蜕的免疫抑制和抗过敏作用［J］. 中国中药杂志，1989，14(8)：42-45.

[9] 小草夫，等．药学杂志［J］．1985，105（8）：791（日文）.

[10] 周爱如．斑蝥酸钠抗癌作用的生化研究［J］．北京医学院学报，1980，（4）：296.

[11] 江苏新医学院．资料选编，1975，2：104.

[12] 盛丽先．蝉衣与天虫在儿科临床的应用［J］．浙江中医学院学报，1993，17（2）：30.

[13] 沈关桢．巧用虫药治儿疾经验撷萃［J］．江苏中医药，2004，25（10）：51.

[14] 王少华．我用蝉衣治肾炎［J］．浙江中医杂志，1996，31（1）：4.

[15] 余利军．蝉衣安眠汤治疗顽固性神经衰弱38例［J］．陕西中医，1996，17（9）：405.

[16] 王锦云．加味麻黄蝉衣汤对过敏性疾病的治疗经验［J］．中医杂志，1964，7：247.

[17] 中国医科院．中西医结合治疗破伤风［J］．医学研究杂志，1972，6：39.

[18] 胡坚．重用蝉衣巧治尿潴留宣癃汤治疗产后尿潴留68例［J］．上海中医药杂志，1998，3：11.

[19] 程晓平．乌蛇蝉衣汤加减治疗汗疱疹36例［J］．甘肃中医，1999，12（3）：26.

[20] 洪作范．消囊定痫散治疗囊虫病九例临床观察［J］．辽宁中医，1978，2：38.

（朱建华　潘峰）

白僵蚕（《神农本草经》）

（一）概述

【别名】僵蚕（《千金要方》）、天虫（《药材资料汇编》）、僵虫（《河北药材》）、白僵虫（《新华本草纲要》）。

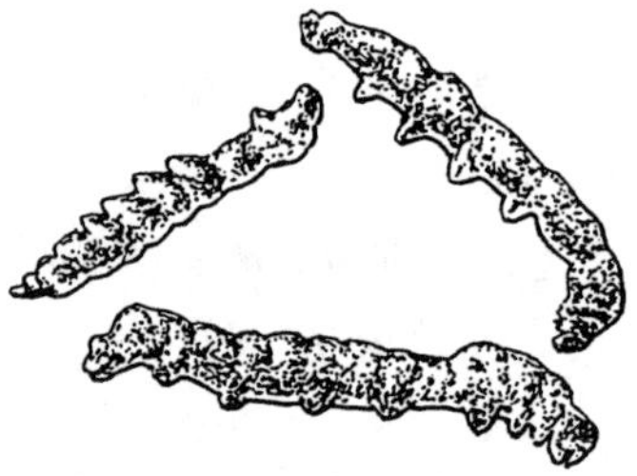

白僵蚕（幼虫）外形

【科属】本品为蚕蛾科昆虫家蚕 *Bombyx mori* L.4～5 龄的幼虫感染或人工接种白僵菌 *Beauveria bassiana*（Bals.）Vuill. 而致死的干燥体。

【生态】幼虫以嫩桑叶为食，经 5 龄而作茧化蛹，成蛾。蚕的发生次数，每年有一次及二次、四次等，故有一化蚕、二化蚕、四化蚕等名称，依发生时间不同，有春蚕、夏蚕、秋蚕等分别。分布广，我国大部分地区均有饲养。

【成分】含蛋白质、草酸铵，并含赖氨酸（lysine）、亮氨酸（leucine）、天冬氨酸（aspartic acid）等 17 种氨基酸，镁、钙、锌等 28 种元素，以及变态活性融激素、促脱皮甾酮等。白僵菌菌体含软白僵菌素（tenellin），白僵菌黄色素（bassianin）等[1]。

【药理】

（1）抗惊厥作用：对硝酸士的宁引起的惊厥有明显的对抗作用。市售白僵蚕、蝉蜕等组成的合剂（即五虎追风散的煎剂）能降低士的宁、戊四氮、可卡因，烟碱等引起小鼠惊厥的死亡数。人工白僵蚕煎剂亦有对抗士的宁所致的小鼠惊厥的作用。

（2）催眠作用：醇水浸出液对小鼠和兔有催眠作用。

（3）抗凝作用：延长凝血酶、凝血酶原时间，以及纤维蛋白原凝聚时间。

（4）降糖作用：对实验性糖尿病大鼠的血糖有显著降低作用。

（5）抗癌作用：对移植性小鼠肉瘤 S–180 的生长有抑制作用。

【炮制】淘洗后干燥，除去杂质，拣去丝毛，晒干。炒僵蚕麸炒法，用麸皮（每僵蚕 100 斤，用麸皮 10 斤）撒于热锅中，候烟冒起，倒入僵蚕，炒至黄色，取出筛去麸皮，放凉。

【药性】味辛、咸，性平，归肝、肺、胃经。

【功效】①散风泄热：用于热病初起。②祛风止痉：用于惊风抽搐，面神经麻痹，常配天麻、全蝎。③化痰散结：治疗瘰疬、扁桃体炎、腮腺炎。④解毒利咽：治疗咽喉肿痛。

【用量】内服：煎汤，5～10g；研末，1～3g；或入丸、散。外用：适量，煎水洗；研末撒或调敷。

【禁忌】而无外邪为病者忌之。对异体动物蛋白过敏者慎用。

【前贤论述】

（1）《药性论》：能入皮肤经络，发散诸邪热气也。

（2）《本草求真》：僵蚕，祛风散寒，燥湿化痰，温行血脉之品。故书载能入肝兼入肺胃，以治中风失音，头风齿痛，喉痹咽肿，是皆风寒内入，结而为痰。合姜汤调下以吐，假其辛热之力，以除风痰之害耳。又云能治丹毒瘙痒，亦是风与热炽，得此辛平之味，拔邪外出，则热自解。

（二）应用

1. 热病初起　僵蚕散风泄热之功甚著。朱老认为，热病初起常证兼表里，倘表里同治，内外并调，多能收事半功倍之效，有截断、扭转之功。早年即采用聂云台氏创制之“表里和解丹”治疗多种热病初起而见有表里证者，或病起已三五日而尚有表证存在者，服后常一泻而脉静身凉，或显见顿挫，续服数次可瘥。盖其功能疏表泄热，清肠解毒，可表里双解，缩短疗程，不论成人、小儿，除正气亏虚或脾虚便溏，或发热极轻，而恶寒较甚者外，均可服之。处方：僵蚕45g，蝉衣、甘草各30g，大黄135g，皂角、广姜黄、乌梅炭各15g，滑石180g，共研极细末，以鲜藿香汁、鲜薄荷汁各30g（如无鲜者，可用干品各45g煎取浓汁代之），鲜萝卜汁240g，泛丸如绿豆大；成人每服4～6g，妇女、体弱者酌减；小儿10岁左右服2g，6～8岁服1～1.5g，2～5岁服0.5～1g，每日1次，连服1～3日，热退即勿再服。

【病案举例】荣某，女，43岁。恶寒发热，体温38.9℃。周身酸楚，已起3日，曾服成药，得汗未解，口粘不爽，胸脘痞胀不适，2日未更衣。苔白中黄腻，脉浮数。此风热外袭、湿滞中阻之候，治宜两顾，予表里和解丹10g，分2次服，每日1次。药后5小时许得畅便一行，当晚热势即下挫至37.7℃，自觉困惫缓释。翌日续服1次，热退至正常，诸象若失。

2. 小儿惊痫夜啼、癫痫、惊搐　《本经》以僵蚕为治“小儿惊痫夜啼”之品，后世以之组成治小儿惊风搐搦之处方甚多，常需配伍蜈蚣、全蝎等以加强熄风定惊之力。朱老曩年取《保婴集》治惊风方（青蒿虫若干，捣和朱砂、轻粉，制丸如粟粒大，一岁一丸，其效“十不失一”）加僵蚕、全蝎二味，治小儿高热、惊搐，效甚验捷，因而定名为“解热定痉丸”。处方：僵蚕20条，全蝎12只，飞朱砂10g，轻粉12g，共研极细末，加青蒿虫（青蒿节间有小虫，须在秋分前后剥取，否则即羽化飞去）若干捣和为丸，如绿豆大。每服2～4粒，日2～3次，待热挫搐止即停服。朱老治疗癫痫常用“复方止痉散”（蜈蚣、全蝎、僵蚕、地龙各等份，研细末），每服2～4g。1日2次，有显著的熄风定痉之功，对癫痫经常发作者，坚持服药，可以减少或控制其发作。

【病案举例】汪某，男，5岁。发热3日，服药未解，入暮为甚，高达39.7℃，烦躁不安，惊搐时作，龂齿谵妄。苔黄腻质红，脉数。此温热之邪袭踞气分，热极动风之候。予解热定痉丸24粒，每服4粒，1日3次。药后4小时许，热即挫降，惊搐略缓；次日神烦已安，体温降至37.3℃，善后而愈。

3. 血管神经性头痛　证多因内伤外感致风痰上扰清窍，治疗在辨明主证的基础上，佐以祛风化痰奏效方捷。僵蚕善祛风化痰通络，伍入主方，常获显效。

4. 痰核、瘰疬　《本草纲目》赞其善于“散风痰结核，瘰疬……”。本品长于化痰软坚，诸凡痰核、瘰疬、喉痹，均有佳效。乳腺小叶增生症，属之“乳癖”范畴，多因肝气不舒、痰气交凝、冲任失调而致，治宜疏肝解郁、化痰软坚、调协冲任。以僵蚕为主组成之“消核汤”（僵蚕12g，蜂房、当归、赤芍、香附、橘核各9g，陈皮6g，甘草3g），具有佳效，一般连服5～10剂，即可奏效。“瘰疬”多由肝肾两亏，痰火内郁，结而为核，其核肿硬未化脓者，可用僵蚕、大贝母各2份，全蝎1份，研为细末，另用玄参、夏枯草各1份煎取浓汁泛丸如绿豆大，每食后服4g，1日2次。能软坚散结，化痰消核，坚持服用，能取得良效。

【病案举例】仇某，女，29岁。左侧乳房有核两枚，逐步增大，一枚如核桃大，一枚如银杏大，月经期或情绪激动之后较甚，已经3年余，迭药未消。苔薄白，脉弦细。此肝郁痰气交凝之乳癖也，可予消核汤。服上方5剂后，肿核明显缩小，续服5剂而愈。并嘱晨服逍遥丸，晚服归脾丸巩固之。

5. 中风、面瘫　本病多由脉络空虚，风、火、痰、瘀等邪气痹阻经络所致，属中医“中经络”、“僻”、“歪嘴风”等病证。初起宜平肝潜阳，化痰清热；俟症稍缓解，则须活血和营，消除经隧之瘀，风阳熄，痰火平，营血调，络脉通，则枯者荣，废者起，庶免后遗之患。常用可随证配伍僵蚕以定风化痰解痉。对于某些顽固病例，朱老采用以僵蚕、全蝎为主的“平肝祛风汤”治疗，处方：僵蚕12g，炙全蝎2g（研分2次吞服），炒荆芥6g，黄菊花、嫩钩藤（后下）各15g，生白芍、竹茹各9g，石决明30g（或珍珠母30g），病程长而病情较重者，加白附子6g，水煎分2次服，每日一帖，连服20帖以上。

6. 咳嗽、哮喘　感冒后咳嗽久不愈者，临证屡见不鲜。其表现为咽痒阵咳，痰粘量少。多属外感之后，风邪留恋所致，可用止嗽散加僵蚕，收效颇佳。此外，单味僵蚕粉，每服3～5g，日2次，对哮喘之轻者，有缓解作用，可解痉定喘，化痰止咳，散风泄热。对哮喘重度发作者，可加广地龙，二味药均有较好的平喘作用，姜春华教授常将此二味药加入截喘方中，以增强截喘效应。

7. 慢性肾小球肾炎　慢性肾炎病变在肾小球，血络丰富而且微细，似符合中医经络学中的“孙络”的特点。僵蚕味咸入肾，善搜风通络。临床以黄芪当归合剂为基本方剂，方中配以芡实、金樱子等药物，重用僵蚕20～30g，用于慢性肾小球肾炎可减少蛋白尿及血尿，收到良好的临床疗效[2]。

8. 糖尿病 僵蚕具降糖之效，研粉吞服，每次4g，1日3次，可用于糖尿病。运用僵蚕为主药治疗糖尿病，适用于不伴有心、脑、肾及血管病变，空腹血糖未超过15mmol/L的患者，疗效明显。

9. 慢性咽炎 朱老指出：慢性咽炎相似于中医之阴虚喉痹，多由痰热蕴结日久，耗伤肺肾之阴，而致虚火上烁咽关使然。患者咽部焮红灼痛。咽壁有颗粒小泡突起，哽然欠利；讲话较多则咽部不适，发音欠扬，常有口干咽燥之感。苔薄质红，脉弦细或带数。治宜养阴清热、化痰利咽。验方“咽痛散”：炙僵蚕、炙全蝎、黄连各8g，炙蜂房、金银花、代赭石、生牡蛎各10g，共研细末，分作20包。每服1包，1日2次，食后2小时，用生地、麦冬、北沙参各6g泡茶送服。连服3～5日咽部即感爽适，继服之即可痊复。

【病案举例】华某，男，48岁，教师。患慢性咽炎已近5载，咽部干燥，哽然不适，讲课较多，其势更甚，发音嘶哑。苔薄质偏红，脉弦细而数。阴虚之体，痰热阻于咽关，治宜泄化痰热，养阴利咽。予咽痛散一料，药未尽剂，症即趋平。

10. 荨麻疹 即“风疹块”，多为风热客于营分，治宜祛风泄热，凉血活血，僵蚕长于散风泄热，对风热型荨麻疹，甚有佳效。朱老常用僵蚕、姜黄、蝉衣、乌梢蛇、生大黄等份，共研细末，每服5g，日2次。如久治未愈，而气血亏虚者，宜佐以益气养血之品；脾虚者又应参用补脾渗湿之剂。

11. 牛皮癣 多因风热之邪积聚于皮肤肌腠，而致气血运行不畅，郁而生热化燥，耗伤津血，肌肤失养，鳞屑不断产生。故治疗上一般以祛风清热、凉血解毒、活血散瘀为主，久病则参用凉血之品。但此症殊为顽固，不易奏效。苏州市中医院皮肤科创订“四白散”（白僵蚕、白花蛇、制白附子、白蒺藜各等份为末）内服，日3次，并用“黄升膏”（黄升20%，和蜂蜡、麻油调为糊状）外搽，一日2次（少数患者有局部过敏现象即停用），对部分病例有效。因僵蚕疏风泄热，解毒疗疮，白花蛇搜风通络，白附子辛散祛风，白蒺藜辛散苦泄，所以对初中期之牛皮癣甚为合拍。倘久病血虚者，宜配合养血凉血之品。

12. 乳痈、乳癖 乳痈初起，乳部有癖块，多有肝气郁结或胃热壅滞，乳汁阻塞而致，不即消散，易致化脓。若外皮尚未红肿者，可用生僵蚕末，以醋调敷患处，每日换药一次，一般数日可消。乳癖则可以“消核汤”（炙僵蚕12g，蜂房、当归、赤芍、香附、橘核各9g，陈皮6g，甘草3g），连服5～10剂，可以获效。如未全消者，可续服之。

13. 重型风湿关节炎 反复发作，久治未愈而寒湿偏盛者，朱老用“五虎汤”（炙僵蚕、炙全蝎各6g，蜈蚣3条、制川、草乌各3g）多收效。阴虚体弱者慎用。

此方加天麻、白芷、当归身、牛膝，可治小儿麻痹症（剂量酌减）；加蒲公英、地丁、九里明，可治痈疽。五虎汤如作散剂内服，仅需 1/3 量，既节约药材，又可提高疗效。

（三）按语

僵蚕僵而不腐，得清化之气，又名“天虫”，味成辛而性平，入心、肺、肝、脾四经。本品对温邪感染最为适用，是故杨栗山之《寒温条辨》首推本品为时行温病之要药。因其功能散风降火，化痰软坚，解毒疗疮，故于风热痰火为患之喉痹咽肿、风疹瘙痒、结核瘰疬等症均适用之，治流感发热及风热型伤风感冒效亦佳。并能治癫痫、头风作痛、糖尿病、小儿惊搐、口眼㖞斜等症。由于本品具有轻宣表散之功，对风热壅遏而痘疹不能透达者，最能表而达之。

僵蚕主要含脂肪及蛋白质，白僵菌还含甾体 11α－羟基化酶系，用于合成类皮质激素。是否因其能增强机体防御能力和调节功能，而达到愈病之目的，尚待进一步探索。其醇水浸出液对小鼠和兔有催眠作用，煎剂有对抗士的宁所致的小鼠惊厥作用，可以与熄风定痉作用相印证。

僵蚕因异体蛋白可引起过敏反应，对有动物蛋白过敏者应慎用。尚有较强的抗凝作用，对有血小板减少、凝血机制障碍或有出血倾向者应慎重使用[3]。

参考文献

［1］《中华本草》编委会．中华本草［M］．精选本．上海：上海科技出版社，1998，2416-2417.

［2］魏明刚．僵蚕用药心得［J］．中医杂志，2007，48（1）：60.

［3］王居祥．论僵蚕的不良反应［J］．时珍国药研究，1997，8（6）：567-568.

（陈达灿　刘炽　刘俊峰　朱海莉　黄楚君）

白花蛇（《开宝本草》）

（一）概述

【别名】五步蛇又名蕲蛇、花蛇（《纲目》），褰鼻蛇（《开宝本草》），蕲州白花蛇（《绍兴本草》），百步蛇（台湾），盘蛇，棋盘蛇（福建），五步跳，犁头匠（贵州），龙蛇《中药大辞典》；尖吻蝮银环蛇又名银报应，寸白蛇，多条金甲带，花蛇，小花蛇、白节蛇，手巾蛇，断肌甲。

【科属】为蝮蛇科五步蛇或眼镜蛇科银环蛇幼蛇除去内脏的蛇体。

【生态】

（1）五步蛇：长 54～180cm，头大而扁平呈三角形，状如犁铲，吻端有由吻鳞与鼻鳞形成的一短而上翘的突起，头背黑褐色，有对称大鳞片，具颊窝。体背呈深棕或棕褐色，正中有一行方形大斑块；腹面白色，有交错排列的黑褐色斑块。背鳞最外1～3行有极细的弱棱，其余均具有结节的强棱，体表糙。尾侧扁而尖锐，尾下鳞大多为双行，尾尖一枚鳞片侧扁而尖长，俗称“佛指甲”。生活在海拔100～1400m的山区或丘陵地带，多栖息于300～800m的山谷溪涧附近，偶尔进入村宅，出没于厨房与卧室之中。夏季于山谷溪流边岩石，草丛，树根下阴凉处度夏，冬天在向阳山坡的石缝及土洞中越冬。喜食鼠类、鸟类、蛙类、蟾蜍和蜥蜴，尤以捕食鼠类的频率最高。我国分布于安徽（南部）、重庆、江西、浙江、福建（北部）、湖南、湖北、广西（北部）、贵州、广东（北部）。

（2）银环蛇：呈圆盘状，盘径3～6cm，蛇体直径0.2～0.4cm，头盘在中间，尾细，常纳口内。背部黯然或灰黑色，微有光泽，有48个以上宽均1～2鳞的白色环纹，黑白相间，并有1条显著突起的脊棱。脊棱鳞片较大，呈六角形；背鳞细密，通身1.5行；腹部黄白色鳞片稍大；尾部鳞片单行。气微腥，味微咸。生活于平原、丘陵地区水稻田、塘边等近水处。白天潜伏，黄昏外出活动，喜吃鳝鱼、泥鳅，也吃其它鱼类及蛇类。分布于安徽、浙江、江西、福建、台湾、湖北、湖南、广东、海南、广西、四川、贵州、云南等地。

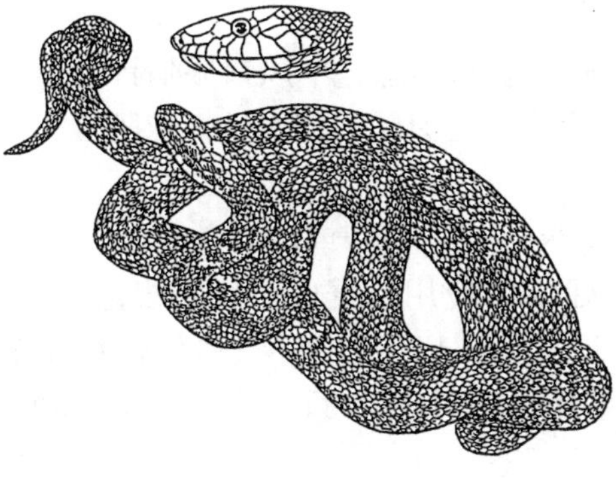

百花锦蛇

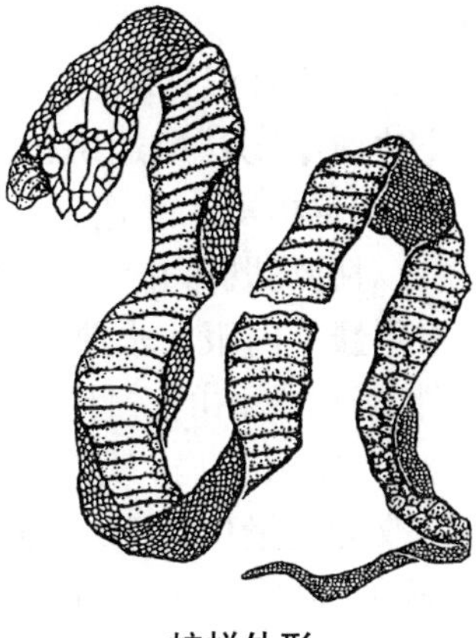

蛇蜕外形

【成分】蛇体含蛋白质、脂肪、氨基酸及钙、磷、镁、铁、铝、锌、锶、钛、锰、钒、铜等21种元素[1]。

【药理】

（1）抗凝血作用：用尖吻蝮蛇毒生理盐水溶液20mg/kg静脉注射家兔，可使全血凝固时间延长以至完全不凝固。抗凝血机制研究表面，抗凝成分并不破坏纤维蛋白原，而是干扰凝血酶及加速球蛋白之间的相互作用而降低血液凝固性，同时也破坏刚生成的凝血活酶，因而产生抗凝血作用[2]。

（2）降压作用：静脉注入尖吻蝮蛇毒可使血压下降，其机制是由于其含有缓激肽释放酯酶，使血浆中激肽原分解释放出舒缓激肽[2]。

（3）抗神经退化变性作用：蛇毒经氧化氢氧化去毒的神经毒可阻止脊髓灰质炎、肌肉萎缩、侧索硬化等神经变性退化[2]。

（4）神经再生促进作用：白花蛇可使神经生长因子从胚胎侧根神经节诱出神经突赘疣。

（5）镇痛作用：蛇毒 0.188mg/kg 对大鼠的镇痛效果较吗啡 1mg/kg 尚大 3～4 倍，且不易产生耐受性。可用于各种疼痛，如神经痛、癌痛等[3]。

（6）抗癌作用：白花蛇具有一定的抗肿瘤作用[4]。

（7）毒副作用：银环蛇毒对小鼠 LD_{50} 为 0.09mg/kg，临床致死率 23%。尖吻蝮蛇毒溶液皮下或皮内注射，30 分钟后均引起毛细血管通透性增强，局部弥漫性出血，损伤附近皮肤，肌肉等组织，导致局部剧痛、溃烂、坏死，LD50 为 76.5ug/ 只小鼠[2]。

【炮制】夏、秋季捕捉，剖腹去骨脏，用乙醇浸泡处理后，以头为中盘成圆形，用竹签撑开后烘干。置干燥处，防霉，防蛀。五步蛇统称“大白花蛇”，撑开焙干者又称“蕲蛇鲞”，直接焙干者又称“蕲蛇棍”；银环蛇称“金钱白花蛇”。

【药性】性温；味甘，咸；有毒；归肝、脾经。

【功效】①祛风通络：治疗风湿痹痛，筋脉拘急，中风口眼㖞斜，半身不遂，疥癣，梅毒，恶疮；②定惊止痉：治疗小儿惊风，破伤风，麻风。③镇痛消癥：对肿瘤既可止痛，又能消除肿块。

【用量】内服：水煎，3～4.5g；或研末，0.5～1g；或浸酒 3～9g。

鉴于白花蛇的毒性，王洪君[5]等建议①应用依据中药炮制规范，“去净头、尾，刷去灰屑，用黄酒润透切段干燥”再入药；②计量单位将数量单位“条”改为重量单位 kg 或 g；③严禁使用活的白花蛇。只有这样，才能保证临床用药的准确、安全、有效。

【禁忌】阴虚血少及内热生风者禁服。

【前贤论述】

（1）《本草纲目》：“通治诸风，破伤风，小儿风热，急慢惊风搐搦，瘰疬漏疾，癫痫恶疮要药。”

（2）《本草经疏》：“凡疠风疥癣㖞僻拘急，偏痹不仁，因风所生之证，无不借其力以获瘥。”

（3）《本草图经》：“白花蛇，有大毒，头尾各一尺尤甚，不可用，只用中断干者。”

（二）应用

1. 头痛　刘志明用自拟白花蛇散内服、外贴治疗顽固性头痛20例，收到满意效果。用法：每次3g，一日2次温黄酒送下；每晚取药末5g加入等量面粉，白酒调成饼状，摊贴于两太阳穴上，胶布固定，晨起取下。如贴药处皮肤肿痒，可加大面粉比例[6]。

2. 类风湿关节炎　“类风关”俗称四大难症之一，其病机复杂，病程缠绵，殊难速效。朱老通过长期临床实践，以益肾养血，通督壮筋治其本，钻透剔邪，蠲痹通络治其标的原则，治疗类风关数千例，获得显效。其经验就在选药上，除选草木之品养血补肾培本外，又藉虫类药搜风逐邪、散瘀涤痰，白花蛇即为必用之品。朱老采用“蛇蝎散”，专治类风关关节变形或骨质破坏而致剧烈疼痛者。处方：全蝎15g，金钱白花蛇20g，六轴子（即闹羊花之种子，剧毒）4.5g，炙蜈蚣10条，钩藤30g，共研细末，分作10包。每服1包，第1天服2次，以后每晚服1包，服完10包为1疗程。此方还对增生性脊柱炎、坐骨神经痛，甚则癌肿因肿块浸润、压迫而致剧烈疼痛者有显著疗效。白花蛇性温味甘咸，搜风逐邪，通络止痛，为痹症之良药，又可引诸药直达经络病所，配以温经散寒，通络止痛，补益气血之品而收效。

【病案举例】荆某，女，39岁，四肢关节疼痛5年余，尤以夏末秋初最为严重。今秋疼痛又作，膝、肘及手、脚关节痛如针刺，遇冷更甚，行动不便。诊见：面色苍白，精神差，畏寒怕冷，厚衣裹身，舌淡苔白，脉沉细。证属正气虚弱，风寒湿邪直中，治以温经散寒，祛风除湿，通络止痛。予以乌附麻辛桂姜汤加白花蛇一条，4剂后痛大减，四肢温，畏寒减，感腰膝酸软无力。改用独活寄生汤加白花蛇一条，制川乌9g。再服9剂，去川乌继服12剂，诸症全除。随访2年，未见复发。

谢海州先生验方（《谢海州用药心悟》）：白花蛇1条，全蝎5g，当归10g，川芎10g，地龙10g，羌活10g，独活10g，防风6g，威灵仙15g，水煎服。主治诸风顽痹、筋脉拘挛、关节不利、肌肉顽麻者。

3. 栓塞性静脉炎　栓塞性静脉炎中医称谓“脉痹”，主要病理是瘀血阻络。急性期兼有湿热内蕴。因此，采用白花蛇等活血通络，配伍清热祛湿之剂，使脉络通、湿热除，脉痹自愈。

4. 肌肉萎缩　本病之成因多由气血亏耗，不能濡养腠理、分肉与筋脉所致，在治疗上朱老强调在补益气血、温养肝肾的基础上要加入祛风通络之品，方能奏强壮起废之功。蕲蛇即为首选药物，《开宝本草》云其主治“脚弱不能久立”，朱老用其治瘫痪痿软之症，验之有效。处方：蕲蛇（可用乌梢蛇代之，用量加倍）、地鳖虫、蜂房、仙灵脾、全当归、制黄精、制首乌、杞子、肉苁蓉各90g，川石斛、生白芍、熟地、鹿衔草、僵蚕各60g，甘草30g，共研细末，另用豨莶草、生熟地、千年健、桑寄生各120g，煎取浓汁泛丸如绿豆大。每早晚各服1次，每次6g。此方适用偏于阴虚者，如偏于阳虚者，可去石斛、白芍，加巴戟天、益智仁、鹿角霜、川桂枝各60g。如能辅以按摩、体疗则更佳。

5. 瘫痪　朱老治疗痉挛性瘫痪，见于外伤性截瘫，多从调补肝肾，祛风舒筋，疏通经络，以白花蛇、乌梢蛇、地龙等为主药。处方以：炙乌梢蛇、白花蛇、土鳖、全当归、熟地、金狗脊、川牛膝、鸡血藤各15g，地龙20g，鹿角片、锁阳、续断各9g，水煎服，每日一剂。重者并用“蝎蜈片”（全蝎、蜈蚣各等份研细末，加入稠膏黏合剂压片，每片重0.3g，每服6片，日2次），获效甚佳。

谢海州先生以白花蛇配天南星为主药治疗中风偏瘫，口眼㖞斜，以白花蛇之善走搜风，天南星之涤痰止痛，合用增强祛风通络，涤痰利痹之功。再随证酌加他药，即可见效。（按：生南星有毒，内服当用制南星。）

6. 多发性肌炎　多发性肌炎是一种自身免疫性疾病。中医认为急性期系热毒炽盛，瘀血内停阶段，治疗以清热解毒、活血通络为法。白花蛇具有活血通络之功，适合本病的急性期治疗，尤其对缓解肌肉疼痛，稳定病情等方面疗效显著[7]。

7. 乙脑后遗症　乙脑高热、昏迷、惊厥平息后，常遗留智力下降、健忘、不语、失明、手足拘挛、搐搦、瘫痪、流涎等后遗症，治疗比较棘手。朱老采用内服煎剂，配服散剂，外用吹喉等法，曾治疗188例。取得较好的疗效。

【病案举例】李某，女，5岁。1973年7月中旬，高热惊厥，神志昏迷，经当地医院西医抢救10余天，体温下降，神志渐清，但不能言语，口角流涎，四肢瘫痪，时有抽搐，40余天尚未恢复。8月29日来诊，确属“乙脑后遗症”。苔薄腻，质衬紫，脉细涩。症属痰瘀交阻、筋脉失养、络道痹阻，治宜化痰瘀、通痹闭、畅络脉，徐图效机。

（1）煎剂：蕲蛇、丹参、红花、广地龙、赤芍、僵蚕、川芎各6g，生自然铜、豨莶草、鸡血藤、伸筋草各9g，制乳没、甘草各2g。连服5剂后，接服散剂。

（2）散剂：蕲蛇30g，炙僵蚕24g，炙蜈蚣、炙全蝎、当归、化橘红、天竺黄、广地龙、红花各18g，共研细末。每服2g，日3次，开水送服。

（3）吹药：蕲蛇2.5g，制白附子、炮附子、陈胆星、石菖蒲、白芷各2g，麝香0.6g，上药研细末，后加入麝香再研匀，瓶密储。每取少许吹两侧扁桃体部，1日3～4次。经上药治疗4天后，开始发音，1周后能爽利讲话，1个月后已能行走，惟左侧手足尚感欠利，嘱继服散剂，并活动锻炼，配合针灸，经随访已完全恢复。

8. 溃疡性结肠炎　大便稀溏，或完谷不化，肠鸣腹痛而泻，乃风邪伤肝，肝失疏泄，脾失健运，清阳不升所致。白花蛇入肝、脾经，势猛力峻，善于脏腑之间搜风散邪，故能生效。

9. 恶性肿瘤 使用白花蛇在临床上治疗转移、原发性肝癌18例，取得一定疗效。单味中药白花蛇粉剂服用，每日2次，每次3g，水冲服，连续用15天为一个疗程，休息3天继续服用。可服用几个疗程[8]。现代药理研究发现，蛇头部及体部含有一些活性成分，具有抗癌作用。癌肿由于肿块浸润、压迫每引起剧痛，朱老创制蛇蝎散，有较强的镇痛、化瘀、解痉、化瘀消肿的作用，既能止痛，又有抗癌之功。并对类风湿关节炎、坐骨神经痛等亦有镇痛之效。蒋璐等[9]运用白花蛇止癌痛，效果良好。白花蛇含凝血酶样物质，脂酶3种抗凝血物质。白花蛇毒中的a-环毒素是一种神经毒，而另一种毒为血循毒。白花蛇制成的注射液能镇静催眠，并有镇痛作用。

抗癌中成药金龙胶囊主要成分为鲜守宫、鲜金钱白花蛇、鲜蕲蛇等，功效破瘀散结，解郁通络。用于原发性肝癌血瘀郁结证，症见右胁下积块，胸胁疼痛，神疲乏力，腹胀，纳差等。因该药具有提高免疫功能，抑制癌细胞的作用，故亦可广泛应用于其他肿瘤及免疫功能低下的结缔组织病。

10. 鼻窦炎 鼻窦炎在祖国医学有“鼻渊”、“脑漏”、“脑风”之称，据临床观察，此疾常因素有痰浊壅窍，又被风邪所伤，两邪交织，缠绵难愈。白花蛇则能借其走窜钻透之性引诸药深入窦窍，搜风涤痰通络开窍，沈伟生[10]在辨证的基础上，加用白花蛇，治疗20例难治性鼻窦炎均获佳效。

11. 荨麻疹 中医谓之“瘾疹”、“风丹”、“瘖瘟”，俗称风疹块，为皮肤科常见病、多发病。朱老认为本病病因虽多，但均与“风”（外风、内风）有关，故其治疗当以祛风为首务，其首选药物即为蕲蛇（或乌梢蛇），蕲蛇内通外达，其透剔搜风之效强。朱老云：“凡瘾疹瘙痒难除者，非此不除，故有截风要药之称。”常取白花蛇为主药（或用乌梢蛇15～20g），加僵蚕宣散风热，解毒镇痉；加蝉衣轻浮达表，凉散风热；加炒荆芥、生赤芍祛风凉营；佐以白鲜皮、地肤子、徐长卿清热利湿，祛风止痒；更加乌梅抗过敏，诸药相配，共奏祛风清热，凉营止痒之功。临床上屡用效佳。朱老还指出，本病若属胃肠湿热或热象重者，加生大黄以清泄之，可以缩短疗程。风寒者当参用麻黄、桂枝、浮萍以温散之。妇女伴有月经不调者，可加入当归、仙灵脾、川芎等品以调冲任。气血两虚者，又当选用益气养血之剂如地黄、芍药、丹参、黄芪等。随证用药，断不可拘泥执着。

白花蛇、青蛙研成粉末冲服治疗急慢性风疹，均在1～5日疹退而愈。方法：白花蛇2条，青蛙2只，研成粉末，每日早晚各一小勺（约0.5g左右），效果显著[11]。

12. 银屑病 多因风、寒、热、燥等邪，经络阻塞，气血凝滞等引起。应用克银胶囊治疗银屑病，药物组成：牛黄20g，乌梢蛇200g，川贝母50g，金钱白花蛇25g，白鲜皮50g，白扁豆50g，山慈姑50g。每天3次，4粒/次。2

个月为1疗程，对顽固性银屑病可用2～3个疗程。克银胶囊中牛黄具有清心，息风解毒功效，其中乌梢蛇和白花蛇有祛风通络作用[12]。

13. 带状疱疹　蕲蛇不仅内服效佳，外用治皮肤疾患亦有著效。朱老常外用于治疗带状疱疹。本病祖国医学称为“蛇丹”、“缠腰火丹”，俗称“缠腰疮”或“蜘蛛疮”。好发于背胁腰腹部，甚至面部，疼痛剧烈，服止痛片无效，患者颇为痛苦。此病多由肝经郁毒所致，治宜清热解毒，祛风止痛。朱老创“蕲冰散”，处方：蕲蛇30g，冰片3g，研细末，用麻油或菜油调为糊状，涂敷患处，日3次。一般2～4天可愈。蕲蛇搜风解毒之力远较乌梢蛇为胜，故对重症顽疾须取蕲蛇；冰片散郁火，消肿止痛，能引火热之气自外而出，两者同用，共奏解毒祛风止痛之功。

14. 神经性皮炎　病因不明，病情易反复发作，临床治疗较困难。系由久病耗伤正气，脾弱血虚，感受风湿热邪而致。白花蛇搜风逐邪而止痒，尤善治顽风瘤痰，以祛肌肤之风邪，配以养血活血，润燥祛风之药，则病乃去[13]。

15. 颈椎病　采用“脊椎宁胶囊”（白花蛇粉、制马钱子粉、狗脊粉、琥珀粉、桂枝粉按1∶0.1∶1∶0.3∶0.3之比混匀装空心胶囊，每粒重0.4g），按第1～3天每日3次，每次1粒，以后每次2粒，每日3次口服，治疗颈椎病167例，治愈22例，占13.17%；有效135例，占80.84%；总有效率94.01%[14]。

16. 百日咳　予白花蛇5g，贝母、生甘草各10g。共研细末，每日3次，每次1.5～3g，治疗43例百日咳，38例治愈，3例好转，2例无效[15]。

17. 破伤风　《普济方》之“夺命散”用白花蛇、乌梢蛇各二寸，炙蜈蚣一条，共研细末，每服9g，温酒调服，日2～3次，治破伤风项强身直者有效。

18. 麻风　《疡医大全》以“白花蛇丸”治麻风，处方：白花蛇120g，川芎90g，天麻60g，羌活60g，独活60g，白附子60g，当归90g，蔓荆子90g，飞雄黄15g，石菖蒲45g，威灵仙90g，蝉蜕90g，赤芍90g，雷丸90g，苍耳子120g，枳壳60g，大枫子90g，防风60g，首乌150g，僵蚕120g，牛膝90g，苦参90g，皂角90g，甘草30g，研末制丸，每服9g，一日两次。

（三）按语

白花蛇乃蝮蛇科动物五步蛇（又名蕲蛇）或眼镜蛇科动物银环蛇的幼蛇（又名金钱白花蛇），其味甘咸，性温，有毒，入肝、脾二经。本品能搜风通络，攻毒定惊。主治痹症、筋脉拘急、半身不遂、口眼㖞斜、疥癞、梅毒恶疮、破伤风等症。

蛇性走窜，善行而无处不及，且可速达病位，实为祛风良药，朱老谓其能外达皮肤，内通经络，而透骨搜风之力尤强，称之为“截风要药”。凡疠风顽痹，肢体麻木，筋脉拘挛，半身不遂，口眼㖞斜，惊痫抽掣，瘾疹瘙痒，症势深痼，而风毒壅于血分者，朱老均以其为主药，屡屡获效。

然因其有毒，虽可治顽痹，但不可久服。

参考文献

[1]《中华本草》编委会主编．中华本草（精选本）[M]．上海：上海科学技术出版社，1998，2479.

[2]《中国药用动物志》协作组主编．中国药用动物[M]．天津：天津科学技术出版社，1983，326-338.

[3]颜正华主编．中药学[M]．北京：人民卫生出版社，1991，295.

[4]郑虎占主编．中药现代研究与应用[M]．北京：学苑出版社，1998，4826.

[5]王洪君，刘淑花，董敏华．对白花蛇用法的几点建议[J]．山东医药工业，1999，18(3)：39.

[6]刘志明．白花蛇散治疗顽固性头痛[J]．山东中医杂志，2001，20(2)：100.

[7]扬明，吴文先．白花蛇临床应用体会[J]．河南诊断与治疗杂志，1998，12(2)：84.

[8]王宏卫，刘明荣．白花蛇在肝癌治疗中的应用[J]．中医药研究，1998，14(5)：26.

[9]蒋璐，浦鲁言．白花蛇止癌痛1例[J]．黑龙江中医药，2003，(4)：38.

[10]沈伟生．白花蛇搜风愈疾证治举隅[J]．陕西中医函授，1992，(4)：23.

[11]巴哈尔．白花蛇、青蛙治疗急慢性风疹[J]．新疆中医药，2002，20(3)：82.

[12]程多武．克银胶囊制备及临床应用[J]．时珍国医国药，1999，10(8)：580.

[13]黄祖祺，梁静．白花蛇治顽风痼疾举隅[J]．陕西中医函授，1999，(6)：30.

[14]袁邦雄，俞善同．颈椎宁胶囊治疗颈椎病167例[J]．中西医结合杂志，1989，9(12)：752-753.

[15]张华．验方“三味散”治疗百日咳[J]．安徽中医学院学报，1984，3(4)：43.

（陈达灿　徐凯　朱海莉　刘俊峰　刘炽　黄楚君　熊霸）

蜘蛛（《神农本草经集注》）

（一）概述

【别名】网工（《广雅》），社公（《方言》郭璞注），网虫、扁珠（《现代实用中药》），圆珠，蛛蛛，癞癞蛛（《吉林中草药》）。

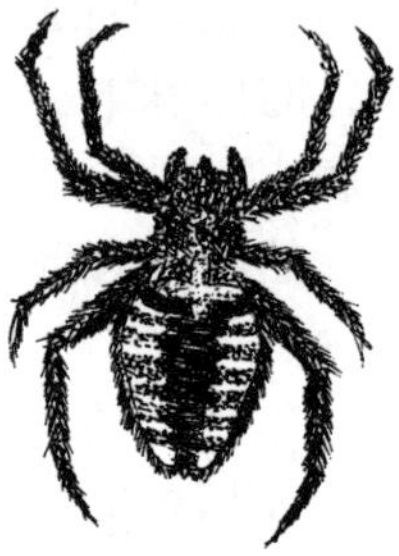
蜘蛛

【科属】为圆珠科动物大腹圆珠 *Araneus ventricosus*（L.Koch）的干燥全体。

【生态】雌性成体约30mm，雄性约15mm。体呈圆形或椭圆形，头胸部和腹部皆黑褐色。头胸部梨形，扁平，有小白毛。8眼分聚于3眼丘，前缘中央眼丘上有4眼，两侧眼丘各两眼，蟹肢强壮，有7枚小齿，步足强大，多刺，上有深色环带。腹部近圆形，较大：背部沿中线有8对细小圆斑，其中以第2～6对易见。腹面有1对白斑。生殖器有黑色长舌状体。纺织器锥形。大多单独生活，多在黄昏时结网于树间、屋檐下，结大型车轮网，网丝粗韧，富粘性，以小昆虫为食。遍布全国各地。

【成分】含蛋白质等。

【药理】地蜘蛛散能使腹膜的分泌与吸收功能恢复平衡，达到治疝的目的。

【炮制】夏、秋季捕捉。虫体入沸水中略煮，取出，晒干或烘干备用。《雷公炮炙论》曰："凡用（蜘蛛）去头足煎膏，投入药中用"；《长沙药解》："炒枯存性研细用"。

【药性】苦、寒、有小毒，入肝经。

【功效】祛风、消肿、解毒、散结。治疗狐疝、中风口㖞、小儿慢惊、口噤、疳积、喉风、牙疳、聤耳、疔肿、瘰疬、疮疡等症。

【用法】内服：入丸、散。外用：焙干研末撒、捣汁涂或调敷。

【禁忌】孕妇忌用。《日华子本草》："畏蔓青、雄黄"。蜘蛛有小毒，其毒汁可使人中毒，但毒汁的成分和毒理均未闻阐明。

【前贤论述】

（1）《名医别录》："蜘蛛，微寒。主治大小儿。"

（2）《神农本草经集注》："蜈蚣、蜂、虿螫人，取置咬处，吸其毒。"

（3）《新修本草》："主蛇毒温疟，霍乱，止呕逆。"

（4）《本草纲目》："主口㖞、肛脱、疮肿、狐臭、齿䘌。"

（二）应用

1. 疝气坠痛　以草蜘蛛20只（放水中洗净，晒干，置瓦上焙存性）研细末，分作3次服，用温肾理疝的胡芦巴9g煎汤送下，收效满意。

2. 疔疮　凡疔疮，可捕一只大草蜘蛛（或将其腹剖开）放于疔疮上，外以膏药（或橡皮膏）压贴之，每半日至一日一换。倘二日无效，即应改用其它疗法。若疔疮已经走黄，形成脓毒败血症者，则必须中西医结合，协力抢救，否则每致贻误。

无锡大浮卫生院用“疔疽散”治疗疔疮、恶疽30例，收效较好。其特性为，自一粒撮起未老先白头，根盘肿大坚硬，红、肿、热、痛。处方：炙蜘蛛、煅红信各6g，炙守宫尾3g，炙甲鱼头、炙全虫各9g，共研细末，用鸡蛋黄熬油调匀备用。用法：患部常规消毒后，用尖刀将疮头轻轻刺开（以渗血为宜），将药末少许嵌入，然后以膏药及纱布贴盖。治愈天数：一般3天左右，最短一天，最长一周左右。本方有消肿、拔脓、止痛作用，药费甚廉。药有小毒，凡肿消痛止后即应停用。

3. 蜈蚣、毒蜂蜇伤　凡被蜈蚣咬伤或毒蜂刺伤，肿痛不止者，可速捕大黑蜘蛛一枚放于伤处，以伏吮其毒，约经0.5～1小时，可收肿消痛定之效。

4. 狭窄性腱鞘炎　苏州金阊人民医院季金实氏用“黑虎丹”外敷，有化瘀通络，消肿定痛之功。处方：大蜘蛛7只，大蜈蚣7条，全蝎7只，穿山甲7片，麝香（可用人造者）、公丁香、母丁香、冰片、滑石各3g，研极细末，每次用0.3g敷于患处，用4cm见方的胶布贴盖。夏秋季每日或间日换药一次，冬春季可数日一换。另外，此方用于网球肘、肩关节周围炎以及扭伤、挫伤、脱臼、骨折后所引起的后期关节强直和瘀滞硬结等症，亦均有疗效。

5. 口疮　用蜘矾散治小儿口疮，轻者吹搽一次，重者3次即愈。处方：屋角蜘蛛6只，白矾60g，冰片0.15g。先将白矾用砂锅煅化，再入蜘蛛，直至白矾全部成枯矾，离火剔去蜘蛛，入冰片，研为极细末。外用搽患处，日1～2次。此方蜘蛛解毒消肿，生肌疗疮；枯矾燥湿杀虫，止血定痛；冰片善治口疮，散火止痛，配伍允当[1]。

用蜘蛛枯矾散治疗小儿鹅口疮，疗效满意。（但对阴虚，口舌光红无苔及圆形小溃疡点者，疗效不佳。）其处方与上方相仿，仅是以冰片易为明雄黄。可以互相参证[2]。

【病案举例】田某，女，2岁。患鹅口疮，溃疡面先由两颊开始，随即蔓延于咽舌、齿龈、上腭、口唇，吞咽、呼吸困难。经中西医治疗，效果不佳。后用蜘蛛枯矾散外搽，4次痊愈。

6. 便血　民间验方：蜘蛛7只，冷开水洗净，鸡蛋一枚；将蜘蛛放蛋内，外用泥封固，火煅成炭，存性，研细，白开水送下，治便血甚效。

按：蜘蛛治出血，本草均未有记载，惟侯延赏《退斋闲录》云：“凡人卒暴吐血者，用大蜘蛛网搓成小团，米饮吞下，一服立止”；蜘蛛网既为止血之物，推而蜘蛛当亦有止血之功。有一人患便血三载，一服即止。今后可继续试用观察。

7. 腋臭　取大蜘蛛一只，用泥包好烧成灰，取出研细末，加轻粉等量和匀；将局部洗净，以此粉扑上，每晚一次，连续4～5天。（中国人民解放军

6313 医院）。

8. 阑尾炎根治方　对阑尾炎采取保守疗法，用清热解毒、活血消肿之中草药，多能取效，但有部分病例常易复发。《家庭应用良方》载有一根治方，药仅五味，颇为合理；经试用有效，可以进一步观察，加以总结。处方：老蜘蛛 2 枚，僵蚕、蝉退各 6g，蜈蚣、大黄各 3g，共研细末，空腹用黄酒调服。其功能开瘀散结，解毒化坚，通泄残腐。在阑尾炎临床症状控制后，接服此方，可以不再复发。

9. 无名肿毒　民间验方用大蜘蛛五只，白糖、陈石灰各适量，同捣烂敷患处，每日换一次，有效。

据宋昌规等报道，用蜘蛛塞蛋（将活的大蜘蛛 1～2 只塞入鸡蛋内，将洞口封好，蒸熟，剥去蛋壳，取掉蜘蛛，服下鸡蛋），每日一只，连服 7～10 天，对多发和反复发作性疖肿，有良好疗效，无任何不良反应。

10. 小儿疳积　蜘蛛、鸡蛋各一只，将蛋戳个小孔，纳入蜘蛛，煮熟，去蜘蛛吃蛋。每天一次，连服 5～7 天。

11. 哮喘性慢支、支哮　伏天蜘蛛 3 只，用纸包好，挂檐下，立冬后取下焙干为末，加蜂蜜、黄酒适量，同放碗中，隔水蒸热内服，每年一次。

12. 慢性咽炎　属中医学“喉痹”、“乳蛾”范畴，反复发作，缠绵不愈，病程日久，采用喉部吹敷蜘蛛大枣散治疗本病，疗效满意。方法：大枣去核备用，捕捉蜘蛛，大者为佳，每枚大枣中间夹裹一只蜘蛛，将大枣闭合。把裹有蜘蛛的大枣放在新瓦上，用文火焙干，研末过筛装瓶备用。应用时由患者家属或医者，用干净的细竹筒或喷粉器将药粉灌入其中，患者漱口后，头后仰张口，将药粉吹向患部，药物覆盖在充血红肿的咽部，5 分钟后再吹敷 1 次。每次吹敷药粉后患者可分泌较多唾液，让唾液在口中保留 5 分钟后，连同药物一起咽下，每天早晚各治疗 1 次，10 次为 1 个疗程。治疗期间应少进刺激性饮食，治疗中除非外感、高热而致咽部急性感染，不配合其它治疗。结果：治疗 60 例，痊愈 28 例，约占 47%，好转 26 例，约占 43%，无效 6 例，约占 10%，总有效率 90%[3]。

（三）按语

蜘蛛，苦、辛，微寒，有小毒，具破结通利作用，仲景有蜘蛛散治阴狐疝气甚效；又善化瘀解毒，消肿止痛。治中风口祸，狐疝偏坠，疳积，疔肿，痄腮，咽炎、口糜等。疗效较佳。

另有一种花蜘蛛，体形较黑蜘蛛略小，背部有红、绿、黄等色之条状斑纹，外貌甚美，故称之为“花蜘蛛”。多产于苏州及浙江山区，过去药农常搜捕之，今则药源甚缺。性微温，入肾经。功擅兴阳益肾，对阳痿及瘘管有显著疗效。

1. 阳痿　其因有二：一为劳倦伤神，思虑过度，精血暗耗，下元亏损，而致阳痿不举；一是由于肝经湿热遏注不泄，致宗筋为之痿而不举。后者用龙胆泻肝汤清其肝火，泄其湿热，极易瘥复；但前者治疗则较困难。朱老在临床上用自拟之“蜘蜂丸”治之，收效满意。处方：花蜘蛛30只（微焙），炙蜂房60g，熟地黄90g，紫河车、仙灵脾、淡苁蓉各60g，共研细末，蜜丸如绿豆大。每服6～9g，早晚各一次，开水送下。严重者可加海狗肾（或黄狗肾）两具，以增强其效。盖花蜘蛛、露蜂房能温肾壮阳，以振其痿；而熟地、河车、仙灵脾、苁蓉等则补养肝肾，以复其损。个别患者在高度疲劳或情绪抑郁之后，偶有复发现象，但续服该丸，仍可收效。

【病案举例】徐某，男，29岁，教师。体秉素虚，兼之教务繁忙，阴液暗耗，肝肾亏损。近两年来，初为早泄，继则阳痿不举，并见头眩耳鸣，健忘心悸，腰酸腿软诸象。苔薄质淡，脉细软尺弱。曾用中西药物，兼施针灸，均少效果，乃予蜘蜂丸治之。服后一周，即见效机，不尽剂而痊愈。

2. 痔疮瘘管　痔疮而形成瘘管者，殊为顽缠，一般药物不易奏效。以花蜘蛛等虫类药组成的“痔瘘消管方”，其效甚佳。盖花蜘蛛温壮下元，能促使体气健复，推陈致新，而有助于瘘管之愈合；蜣螂虫、水马（在池塘水面上，其走如飞，可候起大风时捕取）50只。三者均置瓦上炙灰存性，加冰片、麝香少许，同研细末，瓶密储备用。管浅者掺上即可，深者则以纸捻送入，外以膏药掩之。每日或间日换药一次。药后其管可渐化为脓水，而后长肉收功。

参考文献

［1］李景瑞．治小儿口疮验方［J］．中医杂志，1966,（1）：13.

［2］田志高．蜘蛛枯矾散治疗小儿鹅口疮［J］．新中医，1975,（2）：50.

［3］任爱民．蜘蛛大枣散治疗慢性咽炎60例临床观察［J］．中国医药学报，2004，19（1）：10.

（薛梅红）

紫草茸（《本经逢原》）

（一）概述

【别名】赤胶（《吴录》），紫矿（《唐本草》），紫梗（《纲目》），紫胶（蔡邦华《昆虫分类学》，虫胶（《中药志》）。

【科属】为节肢动物门、昆虫纲、同翅目、胶蚧科昆虫紫胶虫 *Laccifer lacca*

Kerr. 雌虫在树枝上所分泌的干燥胶质。

【生态】紫胶虫虫体极小，雄虫呈长梭形，呈朱红色，体长2～3mm，分有翅和无翅两型；雌虫为不规则圆球状，呈黄褐色至紫红琥珀色，无足，表面有3个突起，其1为肛门，另2个为胸气门，周围环绕有丝状蜡质，肛门周围有肛门环和肛门棘包围。一年内发生两代，幼虫分别于每年春秋季孵化，孵化后寄生于钝叶黄檀、秧青、三叶豆、泡火绳、酸香、大叶榕、小叶榕等树的嫩枝，吸取树液，一周后起从体侧胶腺分泌紫胶，覆盖虫体，并与邻近各个胶虫虫体相互连成一片，约1～1.5月停止泌胶，准备产卵孵化。紫胶呈暗红色，质坚，加温后可软化，性极胶粘，可作为玻璃器皿之黏接剂。我国广东、广西、四川、云南、浙江、福建、湖南、西藏等省均产。

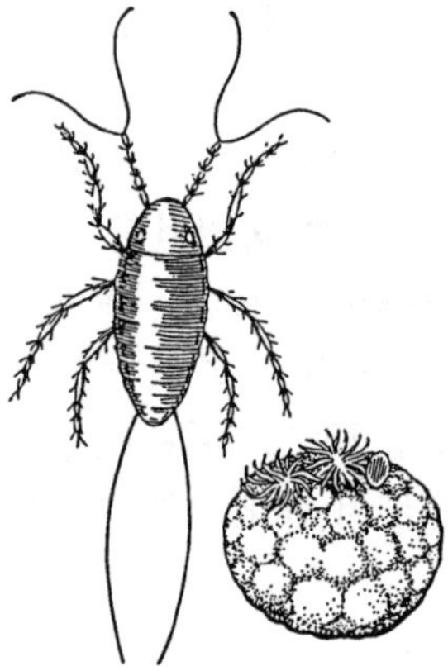

紫胶虫

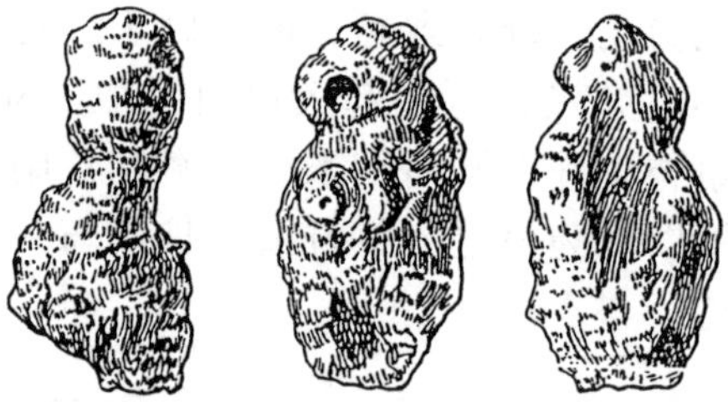

紫草茸（胶质）外形

【成分】含虫胶质70.5%，蜡4%～6%，色素6.5%，虫体、木片等夹杂物9.5%，水分3.5%，虫胶质为虫胶酸及油酮酸等所组成的高分子化合物。色素主要为虫漆酸，是一种蒽醌衍生物的红色素。

【药理】未见报道。紫草茸提取得到的虫胶红酸常用作食品天然红色色素，但可能有潜在的诱发肿瘤作用。

【炮制】7～8月间采收，将长有紫胶的枝条剪下，刮下胶质，除去杂质，平摊在阴凉通风处，经常翻动，使之干燥不结块，厚度不超过15cm，风干为紫褐色或紫红色胶块，贮干燥容器内，置阴凉干燥处，用时捣成小块。

【药性】甘、咸，平。入心、肾两经。

【功效】①发痘透疹，主治麻疹、斑疹不透；②解毒消痈，主治疔疮肿毒；③化瘀止崩，主治月经过多，崩漏；④祛风胜湿，主治湿疹；⑤清热凉血；⑥催生堕胎。

【用量】内服研末 1.5～3g，煎汤 3～10g；外用研末撒或熬膏涂敷。

【禁忌】孕妇忌用。

【前贤论述】

（1）《新修本草》："主五脏邪气，带下，止痛，破积血，金创生肉。"

（2）《海药本草》："治湿痒疮疥，宜入膏用。"

（3）《本草用法研究》："活血泻热，透斑疹。"

（4）《本草汇言》："紫矿，起痘行浆之药也。治痘不作浆，或皮薄欲损，血溢于外者用之。"

（5）《本经逢原》："紫矿即紫草茸。古方治五脏邪气，金疮崩漏，破积血，生肌止痛。今人专治痘疮，有活血起胀之功，无咸寒作泻之患，其功倍于紫草，故以紫草茸呼之，实非紫草同类也。"

（6）《唐本草》："紫矿，紫色如胶。云蚁于海畔树藤皮中为之。树名渴禀，喻如蜂造蜜。斫取用之。《吴录》谓之赤胶。""味甘，咸，平。有小毒。主五脏邪气，带下，心痛，破积血，金疮生肉。"

（7）《海药本草》："治湿痒疮疥，宜入膏用。"

（8）《纲目》："紫矿，乃细虫如蚁虱缘树枝造成，正如今之冬青树上小虫造白蜡一般，故人多插枝造之。"

（9）《痘学真传》："紫草茸，发痘。每遇血热毒壅，失血烦闷，顶陷不起，疮疔肿胀，于清解药中，研加四、五分，无不效，惜乎方书不载，不敢擅增本草。近见《神应心书》独标紫草茸色淡红，出乌思藏，着大树枝上，如白蜡，其价如千金，不特发痘，用酒调服一二钱，能治诸肿毒恶疮。又云，顺手擂一钱酒下，力能催生。"

（10）《卫生简易方》："紫矿、乳香、麝香、白矾等份。为末，掺之，水漱。可治齿缝出血。"

（二）应用

1. 痘疹　紫草茸善治痘疹初起，痘出不快者，《中药志》云其"治斑疹不透，麻疹不出"，可煎服或入丸散、外用敷于患处。《医学正传》透肌散（紫草茸、绿升麻、粉甘草各 3g）治疗痘疹皮肤厚，肉腠密，毒气难以发泄，痘出不快者。《小儿卫生总微论方》以紫草茸汁水煎服用治疮疹出不快者；紫草散（钩藤钩子、紫草茸等份，研细末）治疗疮初生，才作赤点，毒气未得透皮肤出作疮，恐出不快者；四圣散（紫草茸一两，木通细锉四两，枳壳麸炒去穰四两，黄芪炙锉半两，甘草半两）治疗疮疹出不快，小便赤涩，心腹胀满者。但若属虚寒内陷之痘疹，则不宜用之。

2. 七日热　又名登革热，是一种由黑斑蚊所传染的急性病毒性传染病。发病突然，高热，全身疼痛，特别是以头、腰部疼痛剧烈为主要症状；第四五日，乃出现红疹，多数还伴有呕吐、便秘。重则谵语、神昏。小儿可发生搐搦。结膜、咽头充血，也较常见，又可并见鼻衄、胃肠道和子宫出血。全程约7天，故有“七日热”之称，属于瘟疫、温毒，也有作为丹痧一类病症来看待。治法一般以清热、凉血、解毒为主。紫草茸有清热、凉血、解毒之效，对瘟疫类疾病疗效显著。《章次公医案》有记载：

【病案举例】丁某，男，身热第4日，胸前、两臂散布红点，7日热也。牛子9g，连翘9g，赤苓9g，紫草茸9g，白茅根一扎，浮萍6g，蝉衣3g，西河柳9g，胡荽子9g（包），草决明9g。

二诊：一周后，脉静身凉，诸恙消失而倦怠，默默不欲食。此最为流行症习见者。香白芷9g，枳实9g，酒炒桑枝12g，佛手9g，薤白头12g，木瓜9g，仙鹤草12g，豨莶草9g，左金丸2.4g（吞）。后期出现正虚气郁之表现，治法以理气、扶正为主。

3. 湿疹　由多种内、外因素引起的浅层真皮及表皮炎症。临床上急性期以丘疱疹为主，有渗出倾向，慢性期常以苔藓样变为主，易反复。其病因急性者以湿热为主，治疗上以清热利湿为法。紫草茸清热解毒，善治疮疹，故凡湿痒疮疥，皮肤瘙痒，破流津水者，均可以其细末外敷，亦可内服。

4. 血管性头痛　即偏头痛，为瘀血内阻，络脉不通所致，“不通则痛”。《当代名医临证精华·头痛眩晕专辑》用紫草茸取其活血通络之效。

【病案举例】明某，女，32岁。1975年11月6日初诊。患者终日巅顶疼痛已年余，痛呈胀痛，延及左右两颞侧，伴头晕如乘舟车，阵发心悸、心慌，耳如蝉鸣，甚至恶心，两胁下胀满，入夜口苦，晨起咽干喜饮温水，大便结如羊屎，小溲尚可，月经量多，每逢经期上述症状加剧。自述有肝炎、贫血、菌痢病史。舌质黯红，苔薄，脉弦细数。辨证：肝肾阴亏，瘀血内阻。治法：宜补肾滋阴，佐以通络止痛。方药：辛芷六味汤加减。予北细辛2g，香白芷3g，熟地黄18g，粉丹皮6g，怀山药15g，云苓9g，女贞子15g，光泽泻9g，怀牛膝9g，紫草茸9g，活磁石15g（先煎）。11月10日2诊：服药3剂后头痛、头晕明显减轻，恶心已除。偶感脘腹不适，嗳气，肠鸣、矢气频作，大便稀软，舌质黯红，苔薄白，脉细弦数，药既中病，守方续进。

5. 崩漏　崩漏治疗一般宜止血、固本，但不能忽视求因，倘由于瘀血阻滞，气不畅行，血不循经，而致崩漏不止，伴见腹痛拒按，舌质紫黯，边有瘀斑，脉沉涩者，应予祛瘀止崩之剂，本品颇为合拍。《杨氏家藏方》紫矿散即为佳例：“紫矿不拘多少，为细末，每服2钱，沸汤调下，食前。治血崩佳。”

（三）按语

紫草茸味甘、咸，性平；入心、肾两经。功效清热，凉血，解毒。主治麻疹、斑疹不透，月经过多，崩漏，疮疡，湿疹。历代医家尤喜用治痘疹透出不快者。

（马璇卿　尹克春　杨敏）

五、搜风解毒

露蜂房（《神农本草经》）

附：蜂胶　蜂蜜　蜂毒　蜂乳　蜂蜡

（一）概述

【别名】蜂肠（《本经》），革蜂巢（《雷公炮炙论》），百穿（《别录》），蜂房（《千金要方》），大黄蜂巢（《蜀本草》），紫金沙（《圣济总录》），马蜂窝（《河南中药手册》），蜂巢（《中药材手册》），野子窝（《山东中药》）。

【科属】为胡蜂科昆虫黄星长脚黄蜂 *Polistes mandarinus* Saussure 或多种近缘昆虫的巢。

【生态】黄星长脚黄蜂，长 20～25mm，头呈三角形，具复眼 1 对及单眼 3 个，触角 1 对。颜面、头部、唇基、上颚及颊部均有黄褐色斑纹；胸部有刻点，前胸背部后缘及中胸背板中有 2 条黄色纵线；胸腹节呈黑色，有 4 条黄褐色纵线；腹部纹锤形，各腹节中央有黑色纵线，尾端有毒针。翅 2 对，前翅较后翅大；有 3 对褐色细长足，飞行时常伸长 6 足，呈下垂状。性喜群栖，营巢于树木上或屋檐下。我国大部分地区均有分布。

蜂房完整者呈盘状、莲蓬状或重叠形似宝塔状，商品多破碎呈不规则的扁块状，大小不一，表面灰白色或灰褐色。腹面有多数整齐的六角形房孔，孔径 3～4mm 或 6～8mm；背面有 1 个或数个黑色突出的柄。体轻，质韧，略有弹性。气微，味辛，淡。

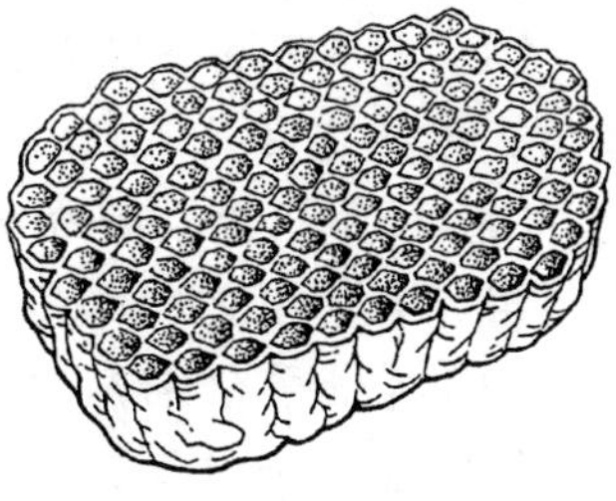

露蜂房（巢）外形

【成分】大黄蜂巢含露房油，蜂蜡，树脂，多种糖类，维生素和无机盐等。

【药理】

（1）抗炎作用：蜂房有类似氢化可的松作用，对实验动物的急、慢性炎症有显著的抑制作用。用其水提取液灌胃，对巴豆油诱发的小鼠耳廓肿胀有明显的抑制作用，小鼠摘除肾上腺后其抗炎作用仍然存在；大鼠皮下注射本品，对蛋清所致的足垫肿胀、棉球诱发的肉芽组织增生均有显著抑制作用。

（2）解热镇痛作用：蜂房水提液可使正常及摘除肾上腺小鼠小鼠体温明显降低，作用与柴胡粗皂苷或阿司匹林相似，4 小时后恢复正常；对醋酸诱发的扭体反应有明显抑制作用。

（3）抗菌作用：蜂房有一定的抗菌作用，蜂房油可驱除绦虫。

（4）对心血管系统的作用：蜂房各浸出物均有强心、扩张血管作用，引起一时性血压降低及显著的促凝作用。

（5）对平滑肌的作用：蜂房的丙酮提取物可使家兔离体肠管蠕动及紧张度稍有减弱。

（6）利尿作用：蜂房有轻度的利尿作用。

（7）毒性：露蜂房水提取液小鼠静脉注射半数致死量为 12.00 ± 0.38g/kg，皮下注射半数致死量为 33.33 ± 2.318g/kg。

【炮制】洗净，蒸透，剪成小块，晒干；或略炒至微黄色。煅蜂房：取蜂房碎块入罐内，盐泥封固，煅存性，露去火毒。

【药性】味微甘；性平；小毒。归肝、胃、肾经。

【功效】①祛风止痛，主治风湿痹痛，风虫牙痛；②解毒消肿，主治痈疽恶疮，瘰疬，喉舌肿痛，痔漏；③杀虫止痒，主治风疹瘙痒，皮肤顽癣。

【用量】内服：煎汤 5～10g；研末服 2～4g。外用：适量，煎水洗、研末掺或调敷。

【禁忌】气虚及肾功能不全者慎服。

【前贤论述】

（1）《本经》："味苦，平。主治惊痫瘛疭，寒热邪气，癫疾，鬼精蛊毒，肠痔，火熬之良。"

（2）《纲目》："露蜂房，阳明药也。外科齿科及他病用之者，亦皆取其以毒攻毒，兼杀虫之功耳。"

（3）《景岳全书》："味微甘微咸，有毒。疗蜂毒肿毒。合乱发、蛇蜕烧灰，以酒服二方寸匕，治恶疽、附骨疽、疔肿诸毒，亦治赤白痢，遗尿失禁，阴痿。煎水可洗狐尿疮、乳痈、蜂蜇恶疮，及热病后毒气冲目。漱齿牙，止风虫牙痛。炙研，和猪脂，涂瘰疬成瘘。"

（4）《本草蒙筌》："味苦、咸，气平。无毒。恶芩芍牡蛎，及干姜丹参。主癫疾蛊毒鬼精，治惊痫瘛疭寒热。蜂毒乳毒并解，赤痢白痢总除。水煎汁服治齿疼，酒调灰服主阴痿。瘰疬作孔，研和猪脂涂瘥；痈肿不消，磨以酽醋敷效。热病后毒气熏目，可煎水频频洗之。”

（5）《日华子本草》：“微毒，治牙齿疼，痢疾，乳痈，蜂叮，恶疮，即洗煎，入药并炙用。”

（6）《药性论》：“亦可单用，不入服食。能治痈肿不消，用醋水调涂，干即便易。”

（7）《本草崇原》：“蜂房水土结成，又得雾露清凉之气，故主祛风解毒，镇惊清热。仲祖鳖甲煎丸用之，近医用之治齿痛，褪管，攻毒，解毒，清热祛风。学者以意会之可也。”

（8）《本草求真》：“味苦咸辛，气平有毒，为清热软坚散结要药。是以惊痫蛊毒，痈疽瘰疬，痔痢风毒等症，得此则除。”

（9）《本草图经》：“煎水，洗热病后毒气冲目。炙研，和猪脂，涂瘰疬成瘘。”

（10）《名医别录》：“治诸恶疽、附骨痈，根在脏腑，历节肿出，丁肿恶脉诸毒皆差。”

（11）《本草备要》：治惊痫瘛疭，附骨痈疽，根在脏腑。和蛇蜕、乱发烧灰酒服。”

（12）《滇南本草》：“治一切虚证，阳痿无子，采服之。”

（二）应用

1. 痹证　包括风湿性关节炎、类风湿性关节炎、强直性脊柱炎及增生性关节病等。此等疾患凡属症情较重，迭治缠绵不愈者，朱老指出：即非单纯祛风、散寒、逐湿之剂所能奏效。正如王肯堂对其病因所说的：“有风，有湿，有寒，有热，有挫闪，有瘀血，有滞气，有痰积，皆标也；肾虚，其本也”。风寒湿仅是外在的诱因，而肾虚才是内在的本质。“外因是变化的条件，内因是变化的根据，外因通过内因而起作用”。因此在治疗上，必须益肾壮督以扶正治本，蠲痹通络而祛邪治标，方能收到预期的效果。朱老据此创制“益肾蠲痹汤（丸）”，从临床200例的疗效分析来看，其有效率为98%，痊愈率为75%，好转率为23%，无效为2%。处方：熟地黄15g，当归、蜂房、仙灵脾、鹿衔草、淡苁蓉、炙僵蚕、炙乌梢蛇、炙地鳖虫各9g，炙蜈蚣、炙全蝎各1.5g（研分2次吞），甘草3g。上为一日量，煎服。连服5帖后，按上方10倍量研细末，另用生地黄、鸡血藤、老鹳草、青风藤、桑枝、苍耳子各150g。煎取浓汁泛丸如绿豆大，每早晚食后各服6g。妇女妊娠或经期暂勿服。寒湿甚者加制川草乌各9g；阳虚者加熟附块、炙黄芪各20g；阴虚者加石斛、麦冬各9g；变形甚者加蜣螂虫、炮山甲各9g。一般服汤剂后即感疼痛减轻，继服丸剂2～3月，可以逐步稳定或治愈。如服丸后有口干现象者，可另用生地、麦冬、北沙参各9g泡汤代茶。

【病案举例】王某，女，47岁，干部。患者在1971年4月份开始腰痛，逐步增剧，脊椎渐趋弯曲，头向前倾，不能直立，呈严重驼背状，而且掣及两腿疼痛，行走欠利。手指关节亦见变形。迭经中西药物及针灸治疗，未见好转。1972年8月30日至某医院诊治，经X线腰椎正侧位摄片（片号为43087）：腰椎4～5椎体唇样增生，腰5椎下缘许氏结节，印象为“腰椎增生症”合并“类风”。给服泼尼松及局封，嘱卧硬板床，未见好转；经常藉服止痛片缓解，不能劳动，殊为苦闷。因行走不便，难以继续外出求诊。1973年3月15日由其战友携X线摄片及病历来院索方。综合证情，朱老认为属之“顽痹”，以其病情较重，邪已深入经隧骨骱，骨节蹉跎，非虫蚁搜剔，难以奏功。腰为肾之府，腰椎乃督脉循行之处，又应辅以益肾壮督之品，庶可标本并顾，或能获取小效，予益肾蠲痹丸观察之。1974年4月30日来院复诊：服丸药后腰痛大减，能安卧，行走较前灵活，腰椎弯曲亦稍好转。苔薄质淡，脉细涩。效不更方，原方续服一料。1974年7月12日三诊：腰痛已定，并能直立行走，能从事一般轻活；惟觉口燥而干，苔糙微腻，质红，脉细弦。以其有伤阴之征，宜复入养阴之品，上方加麦门冬、生白芍、川石斛各90g，如法制丸续服，以巩固疗效。以后随访，一切正常。1975年4月26日经南通县人民医院摄片（片号：26576）复查，增生之骨刺已经消失。

本品功能蠲痹去风，对关节肿痛久而不消，具有佳效，所以《别录》云有治“历节肿出”之功。朱老经验，凡风湿性关节炎或类风湿关节炎而见关节僵硬，久而不消，甚至变形，参用本品，颇有帮助。

“去痛酒”以蜂房60g，生川、草乌各15g，75%乙醇300ml浸泡半月。药棉蘸擦关节肿痛处，或浸纱布湿敷，对关节肿痛而有冷感者最为适合，如为热痹不宜用。

2. 恶性肿瘤　癌肿在祖国医学文献里，除了宋代《卫济宝书》的“癌疾”、《直指方》的“癌疮”、明代《外科启玄》的“癌发”等记载是直道其名外，其它尚有许多疾患，如恶疮、附骨疽、流注、恶核、翻花、黑疔、癥瘕、积聚、噎嗝、崩漏、浊带等论述中，亦包括多种癌肿在内。

蜂房，《别录》言其“治恶疽、附骨疽，根在脏腑”，可使“诸毒均瘥”。张文仲方用蜂房三指撮，温酒送服，治崩中、漏下五色之症（按此症很像子宫癌疾患）甚效。《验方新编》的“乳癌散”亦以蜂房为主药，已故江苏省中医研究所樊天徒先生曾指出：“蜂房、全蝎、蜈蚣、守宫等品，对某些恶性肿瘤有一定作用”。上海曙光医院曾用蜂房、全蝎等治疗乳癌及癌肿转移引起的淋巴结肿大等症。近几年来，各地用于治疗癌肿的报告日益增多。由此可知，蜂房在治疗癌肿恶核方面是很值得深入探索的一味药品。

以蜂房为主药治疗癌肿的方剂很多，现择要介绍于下：

（1）消瘤丸加减：蜂房、全蝎、守宫、僵蚕等组成的“消瘤丸”内服，对肿瘤有一定的控制作用，尤其对喉癌、鼻咽癌、淋巴结转移癌等效果较好。朱老常用之，认为有一定疗效。

【病案举例】张某，女，61岁，家庭妇女。30年来有发作性上腹疼痛，并伴有泛酸、嗳气史。疼痛发作时，服胃舒平或进少量饮食可以缓解。近年来，疼痛发作频繁，夜间尤甚；并见呕吐，多在食后3～4小时出现，每次量约大半痰盂，有隔餐食物；饮食减少，日渐消瘦，大便秘结。且病情日益加剧，以致每日仅进少量流汁；有阵发性绞痛（痛时腹部可见隆起的肿块移动），必注射“安依痛”始能稍缓。1963年6月经南通医学院附院住院检查（住院号：71197），印象为“溃疡病恶变合并幽门梗阻”，建议转外科手术治疗。因患者不同意，乃回家治疗。出院后，痛呕不能食如故，诸药罔效，羸弱更甚；每日赖注射葡萄糖以维持体力，哌替啶以缓其痛。4个月后，病入险境，乃邀往诊治。因患者膈症已深，势非一般药石所能奏效，乃径予虫蚁搜剔之品，破症化坚，镇逆定痛，冀能小挫其势，以缓痛呕。处方：炙蜂房、炙全蝎、炙蜣螂虫、代赭石各8g，陈皮6g，甘草4g。共研及细末，分作10包；每服一包，一日2次，开水送下。第一包服后，疼痛即稍缓，呕逆渐减，颇感舒适；续服数日后，症情益趋稳定，能进稀粥。10日后，能吃粥及面条，精神逐步好转，并能起床行走，患者数年来，症情稳定，即使偶然微痛，服上药仍可缓解。

（2）乳癌散：本方出自《验方新编》。临床初步观察，乳癌初起，服本方一般可使坚核趋向缩小；连服2～3月，轻者即愈；稍重者，则需较长期连续服用。处方：炙蜂房、苦楝子、雄鼠粪各等份，炒研细末（或水泛为丸）每服9g，开水或米酒送下，间日服一次，江苏海门市中医院曾用本方加山羊角（用量为它药之双倍），制为乳癌丸，每服9g，一日两次，开水送下。据称疗效更好，可以应用。

（3）肺癌方：中医认为，肺癌多由正气内伤，邪毒犯肺，以致肺气膹郁，宣降失司，血瘀气滞，络脉阻塞而致；因此，在治疗上应用益气养阴，清热化痰，解毒散结，活血消肿之剂。上海肿瘤医院在辨证和辨病相结合的思想指导下，使用下方治疗肺癌：炙蜂房、北沙参各12g，半枝莲60g，藕节、杏仁、蒲黄、黄芪、枇杷叶各9g，石燕（石燕《纲目》属石类，味甘性凉，无毒；主利窍，行湿热，疗目翳，治消渴。）30g，漏芦15g。水煎，每日一帖。有缓解症状的作用。

（4）预防子宫绒毛膜上皮癌：岭溪县人民医院用“复方蜂房汤”预防子宫绒毛膜上皮癌5例，获得显效。治疗对象：住院确诊为葡萄胎，经过刮宫1～3次后尿妊娠试验仍为阳性者。方剂、用法及反应：复方蜂房汤：当归、泽兰、山甲珠9g，蜂房6g，茯苓12g，丹参15g，山楂18g。水煎，每日一帖，以5帖为一疗程。服一个疗程后，可做尿妊娠试验，若转为阴性则停服；如仍为阳性，可继续服第2个疗程。反应：一般服药后会出现不规则阴道流血，若数量不多，不需停药，亦不需止血。尿妊娠试验转为阴性后，在停药期间，再出现不规则阴道流血而妊娠试验仍为阴性者，按月经不调处理。在治疗中如贫血明显者，适当加入补血之品。如服第一疗程尿妊娠试验仍属阳性者，亦可适当加入紫草或半枝莲等以加强抗癌作用。疗效观察：共治5例，第一、第二胎患者，服一个疗程已经转为阴性，第四胎患者服两个疗程以上转为阴性。

【病案举例】冯某，女，22岁。1967年患葡萄胎（第二胎），经刮宫手术后，仍不规则阴道流血，复刮宫两次，尿妊娠试验3次均为阳性。患者不同意作全宫切除。服上方5帖，又出现阴道流血，尿妊娠试验结果阴性。出院后追踪访查，患者次年已经妊娠，正产一孩。

3. 疔疮痈肿　在外科上以蜂房为主药的方剂极多，兹选数则于下：

（1）蜂房散：本散为民间流传极广的治乳痈的单方，可是医者却很少知道采用；新中国成立后在搜集单方运动中，才加以发掘。用本品治疗急性乳腺炎，治愈率达88.4%，有效率为92.3%，平均治愈时间仅为2.1天，疗效颇为显著。制服法：将蜂房拣净撕碎，置锅中，以文火焙至焦黄（忌焦黑），再研细末，瓶贮备用。每服2～3g，每4小时一次，以热黄酒一两冲服。如连服3天有明显进步而未全部消散者，可续服之。倘服后无明显好转而有化脓趋势者。应考虑手术。服药期间，应多饮开水，避风寒，多静息。重症可辅以热敷。已有化脓倾向者。则不宜服用[1]。

（2）消肿化毒膏：擅治发背、痈疽及各种肿毒疮疖，已溃未溃，均可敷贴。处方：露蜂房、杏仁各30g，黄芪22.5g，蛇蜕（盐水洗净）、玄参各15g，乱发如鸡蛋大一团（去油垢），菜油300g，黄丹150g。制法：先将菜油、乱发入锅中熬，候发烊尽，加杏仁；待杏仁黑色，布滤去渣，加黄芪、玄参；熬1～2小时，再加蜂房、蛇蜕，搅熬至紫黑色，滤去渣，用慢火熬；最后下黄丹，急搅至千余转，滴水不散，膏即成。用法：将膏药摊于牛皮纸或黄蜡纸上，贴于患处。未成脓者消散，已成脓者自溃；已溃者拔毒生肌，收口而愈。一般疮疡，换贴数次可愈，重者则须连续换药。

（3）蜂芷散：用蜂房、白芷等量研细末，酒渣调敷患处，治颈痈（对口）、背痈（搭背）甚效。每日换药一次。未溃者，数次可消。

（4）蜂房洗剂：蜂房30g，加水1000ml，煮沸15分钟，过滤去渣即成。对各种化脓性疮面，如外伤性感染、手术后伤口感染、疖、痈、烫伤、蜂窝组织炎、新生儿皮下坏疽等均有较好疗效。用法：取蜂房渗洗剂浸泡，冲洗创面，务使干净，而后用消毒纱布覆盖。对于有坏死组织的疮面，可将洗剂加温后，再冲洗浸泡，每天1～2次。有祛腐、生肌、消炎、止痛的作用，能促进创口早期愈合。

（5）海门市中医院用带子蜂房、山羊角等，焙研成粉，每服6～9g，日服一次，治搭背及其它疮疡甚效。

（6）太保丹：上海已故名医夏应堂氏膏药方：蜂房炭120g，公丁香、细辛、荜茇、百草霜各60g，研细末，瓶贮。每次以清凉膏药黑肉（本方亦名

“万应清凉膏”，方见马培之《外科传薪集》外科方外奇方卷二；药铺有成药出售，为膏药中常用的一种基础膏药肉，如缺如可用普通膏药肉代之）300g，药末 30g，先将膏药肉烊化，再将药末和入搅匀，视病变部位的大小，摊相应的膏药贴用。一般每间五、六日换膏药一次。对一切寒性肿块、骨节作痛、疝气偏坠、风痰流注及乳吹初起，均有较好的疗效。惟阳证红肿而脓已成者，则不宜采用。

（7）潮安县风塘中学红医班科研组用“蜂房散”治疗疔疮 60 例，有效率为 100%；发病部位均在面部，未用任何药物配合，值得推广使用。处方：蜂房一个，三黄（黄芩、黄连、黄柏各等量）末 5g。制法：蜂房烧存性（以烧至黑褐色为度，切不可烧成灰烬），研末，与三黄末混合即成。用法：菜油调敷患处。若敷上之药能持续保存，即不必换药。一般在敷药两天内出脓，至第三天就可结痂痊愈。

4. 脱疽　即“闭塞性脉管炎”，手指、足趾色黑内陷，痛不可忍，逐节脱落；用蜂房炙研细末，以醋调搽，每日一换，并内服《石室秘录》之“驱湿保脱汤”（薏苡仁 90g、茯苓 60g、桂心 3g、白术 30g、车前子 15g，每日一剂，连服 10 剂），有一定的疗效。

虹口区中心医院脉管炎小组认为，血栓闭塞脉管炎在辨证上有寒、热、湿等邪的瘀痹，又有正气与之相抗的矛盾演变的特征。因此，在临床上每次发作周期中的邪正胜负过程分为三个阶段（期），采取几个途径进行辨证治疗。①急性发展期：邪盛伤正，患肢缺郁血症与炎势发展快。治法以祛邪为主。寒邪用温法（蜂房、白附子、制南星各 9g，乌不宿 3g，苍术 15g 等），热邪用清法（毛冬青、益母草各 60g，蒲公英、忍冬藤、甘草各 30g），湿邪用利法（益母草 60g，土茯苓、薏苡仁各 30g，苍术、防己、萆薢各 15g）。集中药力以攻消血管内外的炎势。②迁延活动期：邪正相持抗衡，患肢缺郁血绵延。治法以驱邪与扶正（补益：党参、黄芪、棉根、玄参、石斛等；活血：鸡血藤、丹参、红花、乳没、三七、大黄䗪虫丸、小金片等）两法并用，可随证分别主次兼施。③稳定恢复期：邪去正复，患肢缺郁血症趋向缓解。治法以扶正、补益、活血及扩血管药为主，以利去淤生新，促进建立侧支循环的代偿功能。其总有效率为 95.5%，显效率为 50%，截肢 1%。值得参考。

5. 骨结核、骨髓炎、关节炎　此三种疾病均较顽固，但以解毒疗疮、散肿定痛、蠲痹通络之虫类药组成的“四味解毒丸”（炙蜂房、地鳖虫、全蝎、蜈蚣等份，研细末，水泛为丸如绿豆大，每服 3g，一日 2 次）治之，有较好的疗效。南京铁道医学院附院外科使用多年，甚感满意。

哈尔滨市中医学术经验继承小组指出，骨结核乃毒痰凝结为患，治之必须开其腠理，解其寒凝，气血乃行，毒亦随之而消，自无不愈。遂拟定“蜂房散”治之，收到显效。处方：蜂房、血余炭、大熟地各60g，蛇退、蝉衣、僵蚕各30g，共为细末，每服3g，日2次，黄酒为引。本方治骨结核无漏孔者最合，体虚过甚之易致呕吐，可减小剂量，配合阳和汤并用为宜。

【病案举例】王某，女，32岁。1962年腰酸背痛，倦怠乏力，未曾介意，但体重日减，午后潮热，入睡盗汗，食欲减退。同年6月黑龙江省商业职工医院诊断为“浸润型肺结核”，用抗痨药好转，第7～8胸椎突起有明显压痛，X线摄片：7～8胸椎突起，有明显破坏，续用抗痨药，未能控制病势发展。1963年8月，患者疼痛增剧，行走困难。1964年3月卧床不起，下肢瘫软，1964年5月21日来诊：形体消瘦，神情痛苦，7～8胸椎漫肿、压痛。苔薄质淡，脉沉细。证属骨疽，治宜温通经络，固肾健骨。先服阳和汤10余副，继服蜂房散，每日2次。每次3g，黄酒为引：局部外敷玉龙膏，每周换药一次。用药3个月后，症状大有改善，腰痛显著减轻，下肢能活动。因酷暑停药一月。后继服2个月，腰痛消失，扶拐活动。又服药一个月，离拐行走，能做洗衣、担水等家务劳动。到目前已停药6个月，与常人无异。

6. 慢性支气管炎　安徽宿县地革会科技小组采用民间验方“蜂房末炒蛋”治疗203例慢支，其有效率达92.6%。控制主要症状的时间（60%以上患者）在3天内，可知本方不但疗效高，而且见效快。经临床观察，本方除具有止咳化痰及平喘的效能外，还有催眠、增加食欲及止血的作用。用法：露蜂房粉1.5～3g，鸡蛋1个（去壳），放锅内混合，不用盐油，炒熟，于饭后一次服用，每日1～2次。不良反应：只有少数患者服后有头晕（4例）、恶心（2例）、腹泻（2例）、心悸（1例），不需停药。

【病案举例】邱某，男，50岁，农民。患慢支六年，每年冬天加重，平时受凉后即犯。这次治疗前咳嗽频繁，咳痰很多，伴气喘而不能平卧；查体：两肺可闻及哮鸣音。胸透：纹理增加。血检：白细胞11，000。诊断为：“喘息型慢支”，重度，虚寒型。服药第2天，咳嗽明显好转，咳痰减少，食欲增加，由原来一顿62.5g，增至一顿250g。服用一疗程（10天）后，咳嗽消失，咳痰明显减少，喘息也基本控制。

朱老用此治疗慢支，收效亦同，用于小儿，效尤显著。如治戴某，女，5岁，患哮喘性慢支，已3年余，逐步增剧；夏季略平，入秋以后即转剧，咳喘不已，痰咯不爽，夜难平卧，汗出肢冷。苔薄腻，脉细数。此寒痰蕴肺，气失降和，治宜温肺化痰定喘。予炙蜂房30g，研细末，每日取2g和鸡蛋一枚拌搅炒食。第3日显著好转，6日而平。据其家长反映，此法比过去所用中西药物之效均较优，且能稳定不发。

又民间流传一治慢性支气管炎的单方，由露蜂房、钩藤各9g组成，谓连服7日即可奏效。证之临床，凡久咳不已，或时作时辍，时轻时剧，咳时面红气急，涕泪俱出者，用之确有疗效。可以互相参考。

7. 百日咳　露蜂房一个，先用开水泡4～5次，至无红汤为止，再用清水漂数次，然后用纱布包好，加水两碗，煎数沸，再加冰糖一两，煎取药汁，候温顿服。对百日咳有一定效果。

8. 遗尿　遗尿虽为小恙，但原因较多，部分病例不易根治，朱老查考唐《新修本草》记载蜂房能治“遗尿失禁”，《子母秘录》却又说它能治二便不通。据此可知，本品治疗遗尿，重在温阳益肾以固本。凡遗尿久治不愈，症情顽缠，体质虚弱者，均可选用。制服法：露蜂房炙存性，研极细末。成人每服3～6g，年幼者酌减，一日2次，黄酒或开水送下。如有其它兼症，宜配合煎剂调治。

【病案举例】陈某，男，25岁，工人。自幼即患遗尿，迄今未已，每三五日一作，辛劳时则增剧。求治多年罔效，颇以为苦。顷方新婚，内心尤感苦闷。察其面色不华，询之有怯冷、腰酸之证，结合脉右尺沉弱，乃下元亏虚，命火不振之候。予蜂房散60g，嘱每服6g，一日2次，开水送下。但患者误以为每服30g，竟于二日服完。药后宿疾顿愈，未发生任何副作用。然此过量之剂，终不足为法，仍以小量连服或递加为宜。

9. 阳痿　蜂房炙存性，研末。每服6g，睡前服，有兴阳起痿作用，对阳痿不举，效用可靠，得效即停服。

【病案举例】王某，男，31岁，初诊2002年3月21日，患胃病10余年，西医诊断为慢性胃炎、十二指肠球部溃疡，于半年前又见阳痿，伴胃脘胀闷，痞满纳呆，气短头晕，时嗳气，形体消瘦，舌淡嫩苔白厚，脉缓细而无力，服多量六味地黄丸、三肾丸类药物，不效，证属阳明虚衰，处方：炒蜂房10g，九香虫10g，黄芪15g，人参5g，补骨脂15g，白术15g，女贞子10g，桂枝10g，白芍15g，日一剂，水煎分2次服，服8剂，阳事渐举，胃病亦见好转，又加减服药10余剂，喜述阳痿已愈，胃病亦大见好转。（石志超《虫类药证治拾遗》）

10. 带下　本病多因肝郁脾虚，湿热下注，或肾阳不振，下元亏虚，或感受湿毒而致。一般辨证用药，均可取效。惟偶见一种“清水样带下”，类似“白崩”，殊为顽固。朱老经验，于常规用药中伍以蜂房，则疗效显著，殆因蜂房具有独特的温阳益肾、解毒散肿之功。

【病案举例】陈某，女，30岁，工人。结婚七载未生育，诊断“先天性子宫发育不良”。长期闭经，用人工周期疗法能暂时行经，但停药则又如故。现闭经年余，周期性乳房作胀，约两周消失；继之即排清水样白带，量多涌溢而出，常淋漓循腿而下。迭药乏效，颇以为苦。头晕掌炕，腰酸肢软。人中短于同身寸，约为2∶3。苔薄白，质淡，脉弦细尺弱。心肝血亏，脾肾阳虚，冲任失调，带脉不固，予健脾益肾，养血柔肝，调其冲任，束其带脉。处方：炙黄芪15g，炙蜂房、潞党参、仙灵脾、熟地黄、当归、茯苓、菟丝子各12g，煅龙牡各30g，甘草5g。5帖，每日一帖。复诊：药服2帖，清水样之白带显见减少，精神亦振。苔薄，脉细。前方既效，毋庸更张，继进之。以后随访，疗效巩固，月经能届期而行。

11. 牙龈脓肿　多由阳明经蕴热，随经熏灼于上，治宜清热降火，解毒消痈；而肾主骨，齿为骨之余，又已兼以益肾。处方炙蜂房、玄参、骨碎补各9g，水煎服，每日一帖。连服3～5帖可愈。又用露蜂房一小块，加水一小碗。煮沸待温，含漱，治牙痛甚效。对于走马牙疳，牙根腐烂者，用蜂房加冰片少许，研细末，吹数次可效。

12. 白喉及一般喉痛　治用龙凤散[2]：蜂房一只（约90～120g），蛇退一条，凤凰衣6～8只，西瓜霜1.5g，元寸0.3g，梅片1.5g，研细末（待前三味研好，再加入后三味研匀）。吹喉，日四、五次，效果较好。

（三）按语

蜂房味微甘，性平，有小毒；归肝、胃、肾经。能祛风止痛，解毒消肿，杀虫止痒。主风湿痹痛，风虫牙痛，痈疽恶疮，瘰疬，喉舌肿痛，痔漏，风疹瘙痒，皮肤顽癣等症。其解毒杀虫、消痈疗疮的功效显著，外科常用之，如《证治准绳》“蜂房膏”之治痈疽肿毒，“三生散”治恶疮怪症等。因其祛风止痛，解毒消肿，又能治疗痹症、癌肿、结核；还具兴阳起痿之功，故可治疗阳痿。此外，尚能用于咳嗽、遗尿、带下诸症。

在配伍应用上，合细辛煎汤漱口，可治牙痛；合半枝莲治疔肿恶核；合蝉衣能脱敏，治荨麻疹及其它皮肤瘙痒症；合花蜘蛛治阳痿不举；合桑螵蛸治遗尿失禁；合地鳖虫、全蝎、僵蚕治痹症；合乌梢蛇、地鳖虫治顽固腰痛；合苦楝子、两头尖治乳癌等等。

一般内服用量，汤剂为每日6～12g；散剂每次1～2g，一日2次；病情严重而阳虚较甚者，可酌加量。为了增强疗效，虽连续大量服用，临床尚未发现任何副作用及毒性反应。外用剂量根据需要而定。阳证痈疡有化脓趋势者，应予慎用。

参考文献

[1] 杨中学. 露蜂房治疗26例急性乳房炎疗效观察[J]. 中医杂志，1963，(11)：7.

[2] 葛德俊，李百衡. 中药“龙凤散”治疗白喉43例初步临床观察[J]. 江苏中医，1960，(1)：20.

（胡世云　孙玉芝　张锋莉　周晓明）

附：蜂胶（江西《中草药学》）

（一）概述

【别名】

【科属】为中华蜜蜂 *Apis cerana* Fabricus 和意大利蜂 *Apis mellifera* Linnaeus、胡蜂科昆虫大黄蜂从植物的树芽、树皮等部位采集的树脂，再混以蜜蜂舌腺，蜡腺等腺体的分泌物，经蜜蜂加工转化而成的一种胶状的、纯天然的物质，用以修补蜂巢、粘贴巢框及粘复复布以防止雨水侵入。蜂胶呈棕绿色至棕红色，有黏性，低温下变硬、变脆。

【生态】见“蜂房”。

【成分】含有大量的生物活性的化合物和微量元素，有 50%～60% 的树脂和香膏，30% 的蜂蜡，10% 的香精油和 5% 的花粉。此外尚含有丰富的黄酮类化合物和苯甲酸、柯因、肉桂酸、肉桂醇、香草醛、高良姜精、阿魏酚等。

【药理】

（1）抗菌作用：蜂胶对革兰阳性细菌、耐酸细菌很敏感；对金黄色葡萄球菌、绿色链球菌、溶血性链球苗、变形杆菌等的作用强于青霉素。蜂胶还能抑制杀灭结核杆菌等多种致病菌的生长。

（2）抗真菌作用：蜂胶对常见的医学真菌黄癣菌、絮状癣菌、红色癣菌、铁锈色小孢子菌、石膏样小孢子菌、羊毛状小孢子菌、大脑状癣菌、断发癣菌、紫色癣菌等有较强的抑制作用。

（3）抗病毒作用：蜂胶中的黄酮类化合物和 3– 甲基 – 丁烯 –2 咖啡酸脂对单纯泡疹病毒（HSV–1）、腺病毒 –5、流感病毒、杆状病毒、口腔病毒等均有杀灭作用。

（4）抗原虫作用：蜂胶具有抗原虫的作用，尤其对鞭毛纲、孢子纲和纤毛纲原虫作用显著。

（5）免疫增强作用：蜂胶能强化免疫系统，增强巨噬细胞吞噬能力和自然杀伤细胞活性，增加抗体产量，显著增强细胞免疫功能和体液免疫功能。

（6）局部麻醉作用：蜂胶有局部麻醉作用。

（7）组织再生促进作用：蜂胶有促进组织再生及促进死组织脱落的功能。

（8）抗氧化作用：蜂胶在低浓度时，就有很强的抗氧化能力，并能使超氧化物歧化酶（SOD）活性显著提高。

（9）抗疲劳作用：蜂胶能提高三磷酸腺酶（ATP 酶）的活性，从而生成更多的 ATP，在代谢过程中释放出能量，因此被称为能量与活力之源。体内能量充裕，肌体代谢顺畅，有效地清除体内代谢废物，就可以很快消除疲劳。

（10）抗癌作用：蜂胶具有抗癌广谱性，能抑制致癌物质代谢活性，增强正常细胞膜活性，分解癌细胞周围的纤维蛋白，防止正常细胞癌变或癌细胞转移。

（11）美容作用：蜂胶能全面调节器官功能，修复器官组织的病变损伤，促进组织再生，调节内分泌，改善血液循环状态，促进皮肤下组织血液循环，防治皮肤病变。

（12）蜂胶对心血管系统的作用：蜂胶中含大量黄酮，黄酮醇等对心血管系统有一定的保护作用，并证实蜂胶有防止或延缓动脉粥样硬化、狭窄和阻塞的作用。

（13）蜂胶的抗辐射作用：蜂胶能刺激 SOD 的释放，研究表明蜂胶对 γ-射线诱导的炎症反应有保护作用。

（14）对肝脏的作用：蜂胶提取物对四氧化炭致肝脏损伤具有保护作用，蜂胶对酒精致肝脏损伤具有保护作用。蜂胶中黄酮类化合物以及阿魏酚、咖啡酸等含有酚羟基有机酸等可消除自由基，抑制氧化反应和自由基反应，具有保肝、抗肝脏脂质抗氧化作用。蜂胶提取物能保护肝细胞免受乙醇、四氯化碳、半乳糖胺、丙烯醇等毒素物质损伤，尤其是蜂胶水提取物中的咖啡醇喹尼酸具有很强保护作用。20 世纪 80 年代，研究人员发现蜂胶中类黄酮和芳香酸衍生物具有抗病毒作用。蜂胶提取物能抑制病毒复制，抑制溶酶体 H+-ATP 酶和磷酸酯酶 A_2 的脱壳作用。阻断病毒转移基因的磷酸化从而抑制病毒 DNA 和 RNA 合成，对带被膜的 HSV 病毒和 VSV 病毒有杀伤作用。蜂胶可通过抗氧化作用，减少致癌物合成、吸收和活化，调节细胞分化、增殖、基因表达，修复受损伤的 DNA，促进癌细胞凋亡。

（15）蜂胶的抗溃疡作用：据研究蜂胶对大鼠实验性胃溃疡，有促进组织修复作用，另外蜂胶还能使胃溃疡大鼠胃酸降低，对抗幽门螺旋杆菌所致溃疡的形成，对抗酒精型和消化型溃疡的形成，并明显促进醋酸型溃疡的愈合。蜂胶抗溃疡作用可能与改善局部血液循环、促进组织再生修复、增加胃内黏液、抑制胃酸分泌、并影响腺上系统等有结合作用。蜂胶各种溶剂提取物对 HP 都有很好的抗菌效果。蜂胶有良好的成膜性，能够在胃黏膜表面形成一种胃酸不易渗透的保护膜，从而保护胃黏膜免受胃酸的侵蚀，利于缓解临床症状和溃疡修复。

其它作用：蜂胶还有抗炎镇痛作用，当腹部注射蜂胶后可以减弱神经性炎症性疼痛反应，蜂胶对组胺的释放有强烈的抑制作用。

【炮制】可每 10 日左右采收一次，选择天气暖和蜂胶柔软时用刮刀将蜂胶刮起，当即捏成团块，用蜡纸或油纸包好，以免硬化，放阴凉处贮存备用。

【药性】味辛，性温。

【功效】①解毒消炎。蜂胶对多种细菌有抗菌作用，其抗菌作用是其所含成分的复合作用结果。②收敛生肌。③止痒止痛。④止血。⑤降压降脂。

【用量】视剂型而异。蜂胶服用量应以服用产品的含纯蜂胶量为基准。根据人体的身体状况来确定，对于健康人的日常保健用，可服用纯蜂胶 0.5g / 日即可（相当于 0.8g 的蜂胶软胶囊 2～4 粒），对于亚健康状态的人群（如内分泌失调、失眠、体弱、气喘等），很好的改善其状态，每日需服用约 1g 以上的纯蜂胶（相当于其软胶囊 6～8 粒）。如需治疗疾病（如糖尿病、高血脂、炎症等），需日服用纯蜂胶20g左右（约10粒的软胶囊）。如是严重的疾病（肿瘤等）每日需服用25g以上的纯蜂胶（约15粒的软胶囊）。如果蜂胶外用，一般将酒溶的蜂胶液涂于患处即可，或直接滴3～5滴于患处。

服用时间：正常情况下，服用蜂胶的时间没有严格的规定，正常情况下以早晚空腹服用效果较好，糖尿病患者以在饭前半小时服用为佳。蜂胶作为在治疗一段时间病情明显好转或痊愈后，中间也可停歇一段时间，之后再继续服用，不同疾病的治疗和疗程也不同。

【禁忌】极少数人对蜂胶过敏，过敏率约为0.3%。过敏的症状各不相同，一般是局部发痒、灼痛，出现湿疹样皮疹等，停用后症状自行消失，过敏体质慎用。个别人口服后有的口鼻发干、头晕、嗜睡、食欲不振、胃部不适，孕妇及婴儿不建议服用。蜂胶具有镇定安宁作用，因而不宜加入咖啡、茶叶中服用。

【前贤论述】基本同蜂蜜。

（二）应用

1. 口腔疾病　蜂胶可以改善微循环，杀菌消炎与调节免疫力等，是理想的治疗口腔病良药。蜂胶的制剂用于口腔溃疡效果良好。很多人认为具有良好药效，无毒无害，无致癌性的天然药材，被制成酊剂、牙膏、口胶，药膜、片剂、漱口液等。

（1）防龋作用：蜂胶可阻止细菌的细胞分化，破坏主要龋病的变形链球菌自身合成葡萄糖的功能，有效抑制变形链球菌、乳酸杆菌的生长繁殖，可抑制变形链球菌的黏附，减少菌斑的附着；还能增加牙釉质的显微硬度，可能有一定的防龋作用。可将蜂胶制成蜂胶口胶咀嚼。

（2）牙周疾病：王银龙等[1]观察36例正常人群连续运用蜂胶牙膏预防牙周疾病的效果，发现4周后有效率达100%，菌斑指数变化与对照组相比有显著差异（$P<0.01$）。证明蜂胶可有效预防牙周疾病。马尔美等[2]采用蜂胶牙泰治疗牙周炎，对照组应用1%碘甘油。结果表明，蜂胶的疗效显著优于碘甘油（$P<0.05$）。

（3）失活牙髓：唐金贤等[3]用蜂胶制剂失活牙髓300例，发现它的失活效果与砷制剂相媲美，但比多聚甲醛优良，失活成功率达97.33%。它的安全性又高于砷制剂，未见固封闭药造成牙槽骨缺损坏死的，也未见封药后出现皮疹、恶心、头晕、心慌等全身过敏反应和毒性反应。

（4）消毒牙根管：陈晖等[4]利用蜂胶的光谱抗菌性对感染根管消毒。结果表明蜂胶酊具有良好的生物相溶性，对口腔软硬组织无任何副作用，虽然消毒效果略弱于传统的甲醛甲酚，但是由于甲醛甲酚对人体有毒性作用。因此蜂胶被认为是较理想的根管首先开放上药的药物，且开放用药的效果显著。

（5）复发性口疮：蜂胶溶液局部涂抹后的成膜性，可在病损黏膜表面形成薄膜，起到机械隔绝外界刺激的作用。有人在蜂胶中添加黄柏、冰片等协同药物，制成特殊的蜂胶制剂治疗复发性口疮，取得良好疗效。郭蓉华等将新鲜的芦荟搅碎，提取液后与蜂胶混合，制成酊剂和贴膜治疗复发性口疮，均优于氯已定冲洗后涂抹碘甘油的效果。芦荟与蜂胶的联合应用比单独应用疗效更佳，对各型口腔溃疡均有快速镇痛、促进愈合的作用，且未出现拮抗作用和不良反应。可将30%蜂胶乙醇溶液与甘油（或杏仁油）按1∶2比例混合后涂患处，每日1次，连用10～15日。

（6）口腔黏膜白斑：蜂胶的抗真菌，改善微循环，软化上皮组织角质层等作用，对口腔黏膜白斑有一定疗效。庞劲凡等[5]应用50g蜂胶复合药膜局部外用治疗口腔黏膜白斑，治愈率62%，有效率100%。

（7）放化疗性口腔炎：放化疗性口腔炎是头颈部恶性肿瘤放化疗后常见的并发症：可见口腔黏膜充血、水肿、溃疡、难以进食，十分痛苦，用蜂胶液含服治疗，可收良效。

2. 肝病　蜂胶可用于慢性乙型肝炎、肝癌、化学性肝损伤、脂肪肝等肝病的防治。

3. 胃病　蜂胶中类黄酮化合物可抑制消化道平滑肌收缩，具有解痉作用。还有抗幽门螺杆菌，加强毛细血管抵抗力，消除自由基作用。还可用于胃、十二指肠球部消化性溃疡等病。促进组织再生，加速溃疡愈合的作用。将10%蜂胶乙醇溶液15～20滴混于温开水中服下，1日3次，连用18～20日。

4. 皮肤病　蜂胶可用于各种皮肤病，如各种皮炎，浸润性秃发病，斑秃病、皮肤结核、带状疱疹、鸡眼等。多采用5%～20%蜂胶酊剂（或乙醇溶液）、20%～30%蜂胶软膏或不同浓度的蜂胶洗剂，每日或隔日涂敷，疗程可视疗效而定，一般用药2周左右，多者1～3月。治鸡眼可用新鲜蜂胶贴患处，1周左右鸡眼即可自行脱落。治牛皮癣：每次服0.6～0.9g，1日3次。1个疗程2～3个月。一般在服药后2～4周开始见效。烧烫伤、创伤的治疗宜用15%蜂胶软膏，浓度过高有刺激性，低于此浓度疗效差。5%蜂胶乙醇溶液局部喷雾治疗下肢溃疡，疗程视疗效而定。

5. 耳鼻咽喉疾病　陈玉香[6]采用5%蜂胶加中药煎剂雾化治疗慢性咽喉炎27例，有效率96.3%。另外，蜂胶可用于过敏性鼻炎的治疗。

6. 心血管疾病　蜂胶中含有丰富的黄酮类物质，阻止高血脂膜型大鼠血黏度和血脂升高，能降低甘油三酯和胆固醇的含量，减少主动脉胶纤维的产生，软化血管，净化血液，改善微循环以及抗氧化等。可用于治疗高血压、心脏病、高血脂、动脉硬化、糖尿病血管系统并发症、脑血栓等心脑血管疾病。治高脂血症：每次服1.5g，1日3次。疗程1个月。

7. 肿瘤　蜂胶具有攻坚散结、活血化瘀、抗菌消炎、修复病变损伤组织器官等功效，含有多种抗癌活性物质，其中咖啡酸苯乙酯有特定的肿瘤细胞杀伤力。临床实验表明采用蜂胶治疗肝癌、乳腺癌、胃癌、咽癌、结肠癌等癌症患者26例，有效率达80%以上。

（三）按语

蜂胶，味辛，性温。有解毒消炎，收敛生肌，止痒止痛，止血，降压降脂之功。临床应用广泛，可内服，可外用。适用于各种消化性溃疡、口腔黏膜溃疡、急性化脓性中耳炎、鼻炎、慢性咽炎、喉炎、牙周炎、更年期综合征、乳腺炎、宫颈糜烂、滴虫性阴道炎、子宫颈炎、慢性胃炎、高脂血症、高血压症、慢性肠炎、肝炎、湿疹、足癣、甲癣、神经性皮炎、银屑病、皮肤结核、鸡眼、褥疮、痔瘘等。蜂胶不良反应少，是很好的免疫增强剂，有很强的抗菌作用，对真菌、原虫、病毒均有抑制作用，对心血管、神经系统、消化系统也有良好作用，是一味既有保健又有治疗作用之药物，愈来愈受到老百姓的认可。

参考文献

［1］凌培芝. 蜂胶治疗急性冠周炎的疗效观察［J］. 安徽卫生职业技术学院学报，2002，（2）：26-27+34.

［2］马尔美，王小洁，马谦. 蜂胶牙泰治疗冠周炎和牙周炎的临床疗效观察［J］. 广东牙病防治，1996，（1）：41.

［3］唐金贤，李素英，丁蓉民，史俊南，宋素萍. 用蜂胶制剂失活牙髓300例效果观察［J］. 中国养蜂，1995，（4）：3.

［4］陈晖，彭春梅，邢秀莲，等. 蜂胶酊对感染根管消毒作用的临床实验研究［J］. 中国微生态学杂志，1996，（2）：40.

［5］庞劲凡. 口腔白斑的药物治疗［J］. 武警医学，2008，（4）：349-352.

［6］陈玉香，张世芬. 蜂胶加中药煎剂雾化法治疗慢性咽炎疗效观察［J］. 蜜蜂杂志，1998，（11）：5.

（吴坚　钱小雷）

蜂蜜（《本草纲目》）

（一）概述

【别名】石蜜、石饴、食蜜、蜜、白蜜、白沙蜜、蜜糖、沙蜜、蜂糖。

【科属】为蜜蜂科动物中华蜜蜂 *Apis cerana* Fabricus 和意大利蜂 *Apis mellifera* Linnaeus 等所酿的蜜糖，经加工精制而成的液体。

【生态】见“蜂房”。

【成分】蜂蜜中含有糖类（如葡萄糖、果糖、蔗糖等、酶类、有机酸类，蛋白质，多种维生素和钙、铁、镁、锌、乙酰胆碱、色素等。

【药理】

（1）抗菌作用：大量的研究证明，蜂蜜对多种细菌有抗菌作用，如对大肠杆菌、绿脓杆菌、链球菌、霍乱弧菌、沙门菌、黄曲霉菌、黑曲霉菌、黄青霉菌及革兰阴性和阳性等15种致病菌均有抗菌作用，其抗菌作用主要是由于：蜂蜜是一种高渗透性物质，许多微生物在这种高渗环境中无法获得正常存活所需要的水分；蜂蜜的pH值都在3.2～4.5之间，这种酸度足以抑制多种病原菌的生长繁殖；蜂蜜中含有葡萄糖氧化酶，它与葡萄糖作用产生有抗菌作用的过氧化氢；蜂蜜中还含有类黄酮、溶菌酶等物质，它们都具有抗菌作用。

（2）营养作用：蜂蜜中含有大量碳水化合物，并有维生素和人体必须的微量元素，故服用后能为机体吸收并利用，又能促进机体受伤组织的复原，使动物体重增加，它是一种使身体强壮的特殊滋补剂。

（3）促进伤口愈合作用：蜂蜜含有促进人体生长的活性物质，能使烧伤和手术后感染部位很快长出肉芽组织，使表皮组织生长愈合。

（4）调整胃肠道疾病作用：目前确定，天然蜂蜜有保护胃的作用，且具有抗氧化能力。此外，蜂蜜有通便作用，这和果糖的不完全吸收有关。蜂蜜通便的作用机制主要是蜂蜜中的乙酸胆碱进人体内后，会对副交感神经发生作用，促进胃肠蠕动，此外，还与益生菌作用有关。浙江省医学科学院焦捷军等（1992）动物实验表明，100%及50%蜂蜜对小鼠小肠推进运动有明显的促进作用，并显著缩短通便时间。

（5）蜂蜜的抗溃疡作用：坎迪尔等（1987）实验证明，蜂蜜对用乙酰水杨酸所致大鼠实验性胃溃疡有治疗效果。但蜂蜜的治疗效果高于人造蜂蜜。坎迪尔等（1989）进行的实验证明，蜂蜜对阿司匹林诱发大鼠胃溃疡的治愈率为80%。阿里等（1990）进行了蜂蜜对大鼠实验性胃损伤保护作用的实验。结果证明大剂量的蜂蜜对蚓哚美辛引起的大鼠胃损伤有100%的保护作用，但对乙醇引起的胃损伤只有58%的保护作用。提示蜂蜜具有抗溃疡作用，并可用于防止和减轻服用具有潜在致溃疡药物对胃的损伤。

（6）免疫作用：针对专一性过敏原导致的体液性抗体反应，蜂蜜有免疫抑制作用。

（7）抗氧化作用：美国伊利诺斯州立大学的昆虫学家布林伯教授对蜂蜜进行化学分析后发现，蜂蜜中含有数量惊人的抗氧化剂，它能清除人体内“垃圾”——氧自由基，达到抗癌、防衰老的作用。不同花蜜酿制的蜂蜜具有不同的抗氧化能力。布林伯教授的研究小组对来自夏威夷等不同地区的19种蜂蜜进行了分析评定，将这些蜂蜜中的水溶性抗氧化物能力与维生素C的抗氧化能力进行比较，结果表明，不同蜂蜜中的水溶性抗氧化物含量相差很大，较深颜色的蜂蜜往往具有较高的抗氧化能力。测试组中颜色最深的伊利诺斯荞麦蜜的抗氧化剂含量几乎是颜色最浅的加利福尼亚鼠尾草蜜的20倍。研究表明有2/3的蜂蜜可以由颜色深浅来判断其抗氧化剂浓度的高低。

（8）促进儿童生长发育：现代研究表明，儿童常食蜂蜜，可助长发育，牙齿及骨骼会长得快而坚实，并可增强对疾病的抵抗力。美国医生休鲁兹和诺特曾对幼儿做过试验，结果发现：在牛奶中掺入蜂蜜后喂养婴儿，矿物质的利用率大大增加，尤其是婴儿对钙和镁的吸收量大大增加。东京大学的托摩武人教授也做过规模很大的临床实验，结果表明喂蜂蜜的幼儿与喂砂糖的幼儿相比，其体重、身高、胸围和皮下脂肪增加较快，皮肤光泽。并且较少患痢疾、支气管炎、结膜炎和口腔炎等疾病。托摩武人教授指出，蜂蜜有利于幼儿肠内乳酸菌的繁殖，这种菌能抑制肠内赤痢菌等有害菌的繁殖，从而减少痢疾的发病率。

（9）促进组织再生：蜂蜜中含有丰富的营养物质，尤其是含有一定量的生物素，能有效地促进创伤组织的再生。各种难以愈合的创面及溃疡面涂敷蜂蜜后，可显著加速愈合并使肉芽组织健康生长，同时还可起到吸湿、收敛和止痛等作用。

（10）保肝作用：蜂蜜中的单糖、多种维生素、酶及氨基酸均不需肝脏加工合成，可直接进入血液为机体利用，对肝脏起到一定的保护作用。蜂蜜中所含丰富的胆碱，对体内各组织具有净化作用，更能强化肝脏的功能；还含有多种酶，能增强肝脏的解毒功能，再加上蜂蜜含有多种营养成分，具有强肝作用，从而增强机体对传染病的抵抗能力。蜂蜜还能增强机体的新陈代谢，调节免疫功能，以利肝病治愈。研究表明，蜂蜜对肝脏的保护作用主要表现在两个方面：一是蜂蜜中的葡萄糖能转变成肝糖原贮存备用，为肝脏的代谢活动蓄积和供应能量，从而保证了肝功能的正常发挥；二是蜂蜜能刺激肝组织再生，起到修复损伤的作用。

（11）强心造血：蜂蜜中的还原糖可以直接进入血液被人体吸收利用，从而起到了营养心肌、提高心肌代谢、改善心肌供血能力，使人体中红细胞及血红蛋白的含量升高，有效地促进造血功能的提高。蜂蜜有助于扩张冠状动脉，使血液循环保持正常。心绞痛、冠心病等心脏病患者服用蜂蜜，可起到缓解症状及治疗作用。经常服用蜂蜜，还可使血压保持平衡，降低血糖和血脂，提高血液中高密度脂蛋白水平，增加血红蛋白值数，有利于预防和治疗各种心血管系统疾病。

（12）改善睡眠：蜂蜜中的葡萄糖、维生素以及镁、磷、钙等物质能够营养神经，调节神经系统，从而起到促进睡眠的作用。美国纽约罗斯福医疗中心曾做过试验，结果表明：睡觉前适当进食蜂蜜有催眠作用，睡眠前进食的病人其第一觉的睡眠时间是不进食者的4倍，而催眠效果最好的食物是热牛奶中加蜂蜜。

【炮制】春至秋季采收。先将蜂巢割下，置于布袋中，将蜜挤出或用摇蜜机将蜜摇出，过滤，除去杂质即得新鲜蜂蜜，取纯净的新蜂蜜，用文火煎炼，过滤去沫，至滴水成珠为佳。白色至淡黄色称为“白蜜”，橘黄色至琥珀色称为“黄蜜”。

【药性】味甘，性辛，归肺、脾、大肠经。

【功效】①补中益气：凡中焦虚弱，症见形体消瘦，乏力，面色少华，气短等，均可服用。②止痛：可用于脘腹疼痛、喜按喜温者。③润肠通便：蜂蜜有很好的润肠作用，可治疗习惯性便秘、老年性便秘及孕妇便秘。④解毒，和百药：乌头中毒可以蜂蜜解之。其他如误服有毒、伤胃之药、化学品，也可酌情使用。蜂蜜味甘，可以调和诸药。⑤愈疡生肌：凡皮肤汤火烫伤、褥疮等使用有良好效果。

【用量】一般内服，量10～30g。外用直接涂于创面或用纱条浸透使用。

【禁忌】脾虚溏泄者慎用。

【前贤论述】

（1）《神农本草经》：“主治心腹邪气，诸惊痫痉，安五脏诸不足，益气补中，止痛，解毒，除众疾，和百药，久服强志，轻身，不饥、不老”。

（2）《金匮要略》：“白蜜，质柔性清，能润燥通便，对燥热伤津而为便秘者，尤为相宜。蜜能调和诸药，缓和药毒，缓解止痛，润燥通便”。

（3）《本草经疏》：“石蜜，其气清和，其味纯甘，施之精神气血，虚实寒热，阴阳内外诸病，罔不相宜”。《经》曰：“里不足者，以甘补之”。“同芦根汁、梨汁、人乳、牛羊乳、童便，治噎膈大便燥结，用此润之，有痰加竹沥。炼熟和诸丸药及膏之，主调五脏，益血脉，调脾胃，通三焦。涂火灼疮能缓痛”。

（4）《本草纲目》：“生则性凉，故能清热；熟则性温，故能补中；甘而和平，故能解毒；柔而濡泽，故能润燥；缓可去急，故能止痛；和能致中，故和百药与甘草同功。”

（二）应用

1. 便秘　量15～30g，开水冲服，每日1～2次。

2. 咳嗽

（1）萝卜蜂蜜饮。用白萝卜5片，生姜3片，大枣3枚，蜂蜜30g，将前三味加水煮沸约30分钟，去渣，加蜂蜜，再煮沸即可。温热服下，每日1～2次，治伤风咳嗽，以风寒感冒咳嗽为宜。

（2）蜂蜜绿茶饮。用蜂蜜30g，浓绿茶水500ml，搅拌均匀慢慢吞咽服，治风热咳嗽。

3. 静脉炎　黄惠明等[1]以如意金黄散加蜂蜜外敷治疗静脉炎。方法：取如意金黄散加入蜂蜜搅拌成糊状，再取适量调好的如意金黄散涂于无菌纱布上，厚度约3mm，覆盖范围大于病变范围1～2cm，外敷于静脉炎处，外盖塑料薄膜，以胶布固定，每次12小时以上，每天更换1次，至静脉炎痊愈为止。罗红等[2]以消炎止痛蜂蜜膏治疗静脉化疗药物外漏，方法：取适量消炎止痛蜂蜜膏涂于4层无菌纱布，厚度3mm，覆盖于外漏处。覆盖范围大于病变范围1～2cm，时间12小时以上，注意保温。1次/日，5天为一个疗程。治疗28例，显效21例，有效7例，总有效率100%。

4. 皮肤溃疡　柴玉艳[3]以胰岛素蜂蜜治疗皮肤溃疡。方法，用酒精盐水常规处理创面后，用生蜂蜜10ml，加精蛋白锌胰岛素40ml配制的蜂蜜膏涂在无菌纱布上，覆盖或填塞于创面处，无菌纱布覆盖包扎，每日1次。同时口服抗生素，治疗组显效率77.4%，有效率98.1%。生蜂蜜性凉，有清热解毒润燥作用。现代药学证实蜂蜜呈弱酸性，具有很强的吸水性，能够从水肿组织中吸收水分，防止肉芽水肿，刺激肉芽生长，并且含有杀菌成分，能有效杀灭绿脓杆菌、大肠杆菌及化脓性球菌。邓建华等[4]以生蜂蜜合云南白药外敷治疗糖尿病足部溃疡。方法：除基础治疗外，包括合理饮食、控制热量、用胰岛素控制血糖在理想水平；广谱抗生素控制感染，根据创口深部分泌物做细菌培养及药敏试验及时调整。经与扩张血管、抗凝、活血等改善肢体循环和微循环，营养神经，平衡全身代谢，对症支持治疗。外治法：创面在局部常规消毒后，据病情不失时机地扩创，减张、减压，消除隔膜，保证充分通畅引流，注意分次“蚕食”清创，逐渐地清除坏死及失活组织，再以无菌生理盐水适度冲洗伤口，然后高流量氧气吹拂创面5～10分钟，以尽可能吹干为度。治疗组在综合治疗基础上，将按生蜂蜜10ml：云南白药1g的比例搅匀，均匀充分地涂抹于创面，然后外敷2～3层无菌纱布。每天换药1次，观察4周。结果：治疗组痊愈12例（36.4%），有效18例（54.5%），无效3例（9.1%），总有效率90.9%。庞妙玲等[5]同样以蜂蜜与胰岛素治疗糖尿病足，也取得良好效果。杨建强[6]以蜂蜜与胰岛素混合湿敷治疗糖尿病足溃疡也取得佳效。此方法经济、有效，对创面无刺激，患者容易接受。

5. 口腔溃疡　刘志生等[7]以溃疡膏治疗口腔溃疡。方法：取自制溃疡膏（云南白药4g加蜂蜜适量调成糊状）用棉签蘸少许均匀涂于口腔溃疡面，闭口保持5～10分钟，尽量避免咽下，每日4次（三餐后和睡前），直至痊愈（治疗期间戒烟酒，少吃辛辣食物）。治疗47例，显效36例，有效11例。总有效率100%。云南白药具有收敛、止血、生肌、消炎、消肿、排脓、祛毒等功效。蜂蜜内含有肾上腺皮质激素样物质和抑菌素，有较强地抗菌、消炎、收敛、止痛等作用。两药配伍用于治疗口腔溃疡，能有效地减少炎性渗出，使坏死组织脱落，促使口腔黏膜细胞修复，加速溃疡愈合。此法简单易行，方便使用，值得推广。尤佳[8]以蜂蜜茶水含漱治疗口腔溃疡，3 日内疼痛消失，3～5 天愈合。

6. 烫伤　柴志强[9]以蜂蜜鸡蛋油治疗面部Ⅱ度烫伤 100 例。方法：以蜂蜜 30ml，新鲜鸡蛋清 3 个，麻油 10ml，冰片 1g，研粉。倒入容器，搅拌均匀，浸泡 5 分钟备用。用法：使用前用 1% 新洁尔灭将创面冲洗干净，用无菌棉签蘸药液均匀涂于患部，前 3 天每隔 4 小时涂 1 次，3 天后每隔 6 小时涂 1 次。连续用药 7～8 天后，薄膜由浅度烫伤部位向深度烫伤部位逐渐脱落，脱落后的面部皮肤洁白，无色素沉着。蜂蜜鸡蛋清在历代古书中外敷治疗烫伤均有记载，加入冰片后能迅速止痛，麻油滋润肌肤，鸡蛋清在创面上形成一层蛋白膜，减少渗出和感染，蜂蜜、鸡蛋清又有美容之功效，故愈后面部洁白，无色素沉着。

7. 慢性胃炎、消化性溃疡　叶兆云等[10]以岗松花蜂蜜治疗慢性胃炎、消化性溃疡取得良好疗效。早晚空腹服用岗松蜜液（不兑水），每次剂量 30～50g，疗程 15～90 天，治疗 357 例，结果：治愈 267 例，好转 78 例，无效 12 例，总有效率 96.6%。此法治疗胃病，有疗效高、见效快、无副作用、复发少、价廉的特点。

8. 放射性肠炎　尹岩伟等[11]自制蜂蜜制剂防治放射性肠炎。方法：蜂蜜 10ml，复方甘草片 4 片，云南白药 4 粒，用生理盐水溶解，稀释至 50ml，搅匀，备用。设对照组，治疗组分 1、2 组，以上药灌肠，每日 1 次，尽量保留半小时。有效率 92%。提示蜂蜜、甘草和云南白药灌肠，可以有效防治放射性结肠炎的发生发展，三者合用具有增效和协同作用。

（三）按语

蜂蜜，味甘性平，归肺、脾、大肠经。蜂蜜有补中益气，止痛解毒，润肠通便，补诸不足，和百药之功效。自古以来，就是人们喜爱的一种医疗保健用品。蜂蜜口感好，常内服治胃、十二指肠球部溃疡、便秘等胃肠疾病，外用治疗烫伤、烧伤、褥疮及化脓性感染的窦道有良好效果。蜂蜜用于治疗咳嗽也有佳效。蜂蜜还能解毒，可治疗乌头中毒等。近来蜂蜜配合用于治疗肝脏病、皮肤病、眼病等也能取得良好效果。也有人用于美容肌肤，无刺激，可使皮肤光嫩滑润。临床经验的总结说明，蜂蜜可以清热，解毒，通便，并能调和各种药物。现在中西医药常用蜂蜜配制丸药、膏剂、糖浆等药物，医治各种疾病。

参考文献

[1] 黄惠明 . 如意金黄散加蜂蜜外敷治疗静脉炎的疗效观察 [J] . 南方护理学报，

2004,（3）：44-45.

［2］罗红，任道琼．消炎止痛蜂蜜膏治疗静脉化疗药物外漏的疗效［J］．解放军护理杂志，2006,（12）：89.

［3］柴玉艳，王雪梅．胰岛素蜂蜜治疗皮肤溃疡疗效观察［J］．西南军医，2007,（3）：134.

［4］邓建华，韩旭，张建德，等．生蜂蜜合云南白药外敷治疗糖尿病足部溃疡33例疗效观察［J］．新中医，2007,（09）：86-88.

［5］庞妙玲，洪仁华．蜂蜜与胰岛素治疗糖尿病足的疗效观察及护理［J］．现代临床护理，2004,（3）：38-39.

［6］杨建强．蜂蜜与胰岛素混合湿敷治疗糖尿病足溃疡16例体会［J］．疑难病杂志，2007,（8）：497.

［7］刘志生，王绍朋．溃疡膏治疗口腔溃疡47例［J］．临床军医杂志，2006,（3）：321.

［8］尤佳．蜂蜜茶水含漱法治疗口腔溃疡临床观察［J］．中华医学实践杂志，2004(7)：650.

［9］柴志强．蜂蜜鸡蛋油治疗面部Ⅱ度烫伤100例［J］．河南中医，2004,（3）：86.

［10］叶兆云．岗松花蜂蜜治疗慢性胃炎消化性溃疡的效果观察［J］．中国自然医学杂志，2004,（2）：130.

［11］尹岩伟．自制蜂蜜制剂防治放射性结肠炎疗效观察［J］．山西中医，2005,（5）：13-14.

（吴坚　钱小雷）

蜂毒（《吉林中草药》）

（一）概述

【别名】蜜蜂毒素。

【科属】为蜜蜂科昆虫中华蜜蜂 *Apis cerana* Fabricus 等之工蜂尾部蜇刺腺内的有毒液体。

【生态】见“蜂房”条。

【成分】蜂毒是一种成分复杂的混合物，它除了含有大量水分外，还含有若干种蛋白质多肽类、酶类、组胺、酸类、氨基酸及微量元素等。在多肽类物质中，蜂毒肽约占干蜂毒的50%，蜂毒神经肽占干蜂毒的3%。蜂毒中的酶类多达55种以上，磷脂酶A含量占干蜂毒的12%，透明质酸酶含量约占干蜂毒的2%～3%。

【药理】

（1）蜂毒对神经系统的作用：蜂毒对神经系统有明显的药理作用，蜂毒中

的多肽及磷脂酶 A_2 等具有明显亲神经特性。蜂毒对神经系统产生抗胆碱活性，神经节产生阻滞作用。蜂毒具有明显的中枢性烟碱型胆碱阻滞性能，先引起皮层下部兴奋，后转为皮层和皮层下结构广泛抑制。蜂毒的抗胆碱作用，不仅可抑制中枢神经和植物神经系统，还能抑制周围神经系统冲动传导。蜂毒镇痛效果明显，尤其对慢性疼痛作用最佳，蜂毒可以通过血脑屏障，作用于中枢神经系统，扩大痛阈，降低疼痛的敏感性，治疗剂量具有明显的镇静和镇痛作用，蜂毒对神经官能症、偏头痛、三叉神经痛、面神经麻痹等具有较好的治疗效果。

（2）蜂毒的抗炎作用：蜂毒具有明显的抗炎作用，用来治疗类风湿性关节炎历史悠久，蜂毒中多肽类等多种有效成分有抗炎作用。可直接抵制炎症，其抗炎作用比同样剂量的氢化可的松强 100 倍，同时蜂毒刺激垂体 - 肾上腺皮质系统，促使皮质激素释放，产生抗炎作用。

（3）蜂毒对心血管系统的作用：蜂毒对心血管系统有显著影响，蜂毒具有降血压作用，抗心律失常，改善脑血流及心肌功能等多方面作用。磷脂酶 A_2 不引起心功能改变，直接作用于血管平滑肌改变外周阻力，促使组胺释放，引起血压下降。蜂毒肽和 MCD 肽也能释放组胺，使血压下降，蜂毒降低血压同时，使脑血流量增加，增加了蜂毒临床实用价值，它可改善冠状动脉供血，缓解心较痛，对心肌力的增强有良好的作用，对抗心力衰竭有一定作用。

（4）蜂毒对血液系统的作用：蜂毒有抗凝血作用，使凝血时间延长，血液凝固迟缓。蜂毒能影响一些凝血因子的活性，如抑制凝血活酶的活性，使血小板凝集作用降低，对防治血栓和栓塞十分有益。

蜂毒有溶血作用，但治疗剂量尚不能引起溶血，遭受大量蜂螫时出现血红蛋白尿，蜂螫致死者出现广泛的出血和溶血改变，有出血倾向的疾病禁用蜂螫。

（5）蜂毒的抗菌作用：蜂毒对革兰阳性、阴性菌均有抑制和杀灭作用，蜂毒对结核杆菌、伤寒杆菌和枯草杆菌均有抑制作用。蜂毒不但有直接抗菌作用，还可增加抗生素青霉素、磺胺抗菌作用。

（6）蜂毒的抗肿瘤作用：蜂毒能使肿瘤细胞的增殖受到明显抑制，对肿瘤细胞的破坏作用大于正常细胞。

（7）蜂毒的防辐射作用：蜂毒有一定的抗辐射作用，能增强机体的应激能力，减轻辐射损伤的程度，提高动物的成活力，蜂毒有保护和复苏造血细胞的潜在作用，防止由辐射所引起的骨髓和脾脏的退化现象。

【炮制】蜂毒是工蜂毒腺和副毒腺分泌的、储存于毒囊中的一种有毒液体。工蜂自卫时，毒液即从尾部螫针排出。生产蜂毒通常采取电刺激蜜蜂取蜂毒，即电取毒法。电取毒是利用一定的电流经过蜜蜂机体，蜜蜂受电击后，产生排毒反响而排出蜂毒，再用玻璃板等承接，待干后即可刮取蜂毒。取下的蜂毒要用棕色玻璃瓶装好、密封，以备提纯。

【药性】味辛、苦，性平，有毒。归肺、心经。

【功效】①镇痛、平喘。镇痛效果明显，尤其对慢性疼痛作用最佳。蜂毒也有解痉平喘作用，可用于喘等症。②祛风、除湿，活血化瘀，通经活络。蜂毒针刺激经络穴位，具有中医针刺疗法的功能，能使气血流畅、经络疏通，促使病邪外泄。

【用量】①由于蜂毒治疗各种疾病机制尚未完全清楚，所以目前还没有一种科学的方法来鉴定蜂毒的效价。现在普遍采用将 1 只工蜂的排毒量（约 0.2～0.&127；4ml）作为一个治疗单位，治疗使用的剂量大小，要根据病人的耐受程度和病情的变化而定，一般每次使用 1～4 个治疗单位。②蜂毒注射液，成人每日 1.5～2mg，隔日 1 次，30 支为一疗程，可穴位注射或选阿是穴。

【禁忌】蜂毒含有多种成分，有人易引起过敏。故用蜂毒治疗前要做过敏试验。①以一只蜂尾针蜇刺看局部反应情况。方法：可在患者前臂内侧远端 1/3 处轻刺一下，随刺随拔，局部可出现红肿，疼痛反应，观察 20 分钟，局部红肿范围不超过 5cm，24 小时内无全身反应即可接受正式治疗。②皮试。在患者前臂内侧皮内注射蜂毒皮试液 0.1ml，半小时内红肿反应直径小于 5cm，24 小时内无全身反应者，即可治疗。注意各人耐受性不同，治疗过程中要密切观察患者的局部和全身反应，如出现局部红肿明显，不消退，或是头晕、头痛、心慌、胸闷、恶心、面色苍白等症，应立即停止使用，治疗并作相应处理。过敏体质慎用或禁用。对患有肝炎、结核病、糖尿病、先天性心脏病、动脉粥样硬化、性病、肾炎、胆囊炎、尿崩症以及有出血倾向的疾病等应禁止使用蜂毒。儿童和老年人对蜂毒极其敏感，亦需注意，要慎用。

（二）应用

1. 风湿性疾病　蜂毒治疗风湿性疾病应用最多，是蜂毒疗法一大特点。中医学认为痹证是由于人体正气不足，感受风寒湿热等外邪，致使经络痹阻，气血运行不畅，引起以肌肉、筋骨、关节发生疼痛、麻木、重着、灼热、屈伸不利甚或关节肿大变形为主要临床表现的病症。相当于现代医学的风湿热、类风湿性关节炎、强直性脊柱炎、骨性关节炎等病症。现在对于痹证的治疗出现了各种各样的方法，但疗效却是参差不齐。其中蜂毒疗法因操作简单，见效快，治愈率高，而深受患者欢迎，国内此类报道很多。蜂毒具有活血、祛风、镇痛、强壮等作用，能使人体的气血流畅、经络疏通、病邪外泄。吴文峰以蜂毒疗法治疗类风湿性关节炎 33 例，以阿是穴为主，配合循经取穴及辨证取穴，开始用 1～2 只蜜蜂以避免过敏反应，每天 1 次，以后逐日增加 1～3 只，总量不超过每天 20 只，10 次为一疗程，视情况再行第 2 个疗程，结果：治愈 4

例，显效11例，好转12例。王孟筠[1]也以此法治疗风湿性疾病256例，先作过敏试验，依病情循经取穴，适当用阿是穴，从2～5只蜂逐日增加至25只，少数可达40只，2周为一疗程，有效率为97.78%。吴小敏[2]以蜂毒治疗类风湿性关节炎150例，方法是用蜂毒注射液作穴位注射，每日0.5mg。3个月为一疗程，总有效率为93.9%。鲍庆祥[3]以穴位注射蜂毒治疗风湿性、类风湿性关节炎172例。方法：取穴：急性期：取局部压痛点，病情稳定期，选用阳明经穴或相关经穴足三里、曲池、支沟等，药物取注射用蜂毒0.5mg，溶入2ml氯化钠注射液再加盐酸利多卡因2ml，注入选定穴位，2天治疗1次，10次为一个疗程，治疗1～5个疗程。结果：风湿性关节炎中近期控制78例，显效21例，进步8例，无效5例；类风湿性关节炎中近期控制8例，显效30例，进步10例，无效12例。李国萍等[4]以蜂毒穴位注射治疗骨质增生性病证，方法：蜂毒注射液每支2ml，成人每日1.5～2mg，隔日1次，30支药为1个疗程。按病变部位的不同及病因病理随证取穴。如华佗夹脊穴、阿是穴、命门、肾俞、内外膝眼、足三里、解溪、昆仑、肩髎、肩髃、曲池、天井等。依经络走向随证选择配穴。每次选择6～10个穴位，交替治疗，隔日1次，在所有增生部位的治疗过程中着重配用调肾益气，强督壮体的足太阳、督脉经穴为主。结果治愈率40%，有效率为98.3%。张秀兰等[5]以蜂毒配合中药治疗类风湿性关节炎。方法：①镊子把活蜂尾部的蜇刺取下为针，循经取穴或在患病关节部位点刺，最后将蜇针刺入穴位。留针20分钟，待蜂毒全部排入穴位后取针，每日或隔日1次。用量由每次2只开始，逐步递增，一般1次最大用量不超过20只，连续治疗30次为一个疗程。②蜂毒液注射：精制蜂毒注射液肌内注射或选穴注射，肌注每次0.5mg，每日1次；穴位注射，每次0.5mg。选用3～5个特定穴位，有针感后注射，30次为1个疗程。选穴原则以患病部位就近取穴为主，配以循经取穴。再配合中药治疗，基本处方：桑寄生20g，淫羊藿15g，枸杞子10g，党参10g，黄芪30g，当归10g，川芎10g，鸡血藤12g，秦艽20g，防风10g，地鳖虫12g，蜈蚣2g，全蝎2g，乌梢蛇8g，甘草10g。结果：90例患者，总有效率93.3%。唐韬等[6]以蜂毒和风痛宁穴位注射治疗骨关节炎。

2. 哮喘　王春利等[7]用蜂毒穴位超声中频导入治疗支气管哮喘48例，实证选用合谷、天突、肺俞，虚证选用肺俞、脾俞，根据病情选用适当配穴，治疗期间尽量不使用辅助药物。结果显效18例，有效25例，无效5例，总有效率89.6%。有人以活蜂蜇刺背俞穴为主，配合辨证取穴，治疗哮喘取得良效。

3. 头痛　藤书元用蜂针治疗头痛25例，取穴翳风、风池，配合局部取穴，结果15例治愈，显效6例，好转4例。丁志贤[8]用蜂针和蜂毒注射疗法，治疗血管神经性头痛70例，总有效率为98%，并认为蜂毒疗法止痛效果较好，对三叉神经痛、带状疱疹后遗症也有较好疗效。朱兰荣[9]用蜂针治疗顽固性头痛110例，主穴取翳风、太阳、率谷、丝竹空、头维、百会等，采用直刺、点刺、散刺相结合。结果：治愈89例，显效14例，有效5例，无效2例。

4. 面瘫　大多可以蜂针、蜂毒注射液穴位针刺或注射，多取下关、颊车、太阳、地仓、合谷等，可得良好效果。

5. 颈椎病　成永明[10]用氧气、蜂针治疗颈椎病，方法：蜜蜂在颈头脊蜇刺，每次2～4只，再用处理过的氧气1～3ml注入肩井及阿是穴，每3天治疗1次，5次为一疗程，一般治疗2个疗程，结果：痊愈31例，好转25例。周学志[11]用蜂针配合中药电离子渗入治疗45例，方法：用蜂针点刺大椎、风池、曲池、后溪、阿是穴，然后于颈椎处进行中药离子渗入，每天1次，12次为一个疗程，一般治疗3个疗程。结果：痊愈27例，显效9例，好转9例。

6. 肩周炎　靖培生[12]以蜂针治疗16例，方法：肩周穴位及阿是穴为主，先以两针开始，逐渐增加针量，1～2天治疗1次，15次为一疗程，治疗1～4个疗程，治愈9例，显效4例，有效3例。李伟倍[13]以蜂针治疗40例，方法：取肩髃、肩髎、肩贞、臂臑、曲池、曲垣、天宗、阿是穴、条口、阳陵泉等穴，从1针开始逐日增加，最多可10多针，1～2天1次，15次为一个疗程，结果：痊愈12例，显效15例、有效10例、无效3例。他认为蜂针具有化学、针刺、温灸的复合作用，蜂毒具有很强的镇痛抗炎作用。

7. 网球肘　吕启让[14]治疗6例网球肘。方法：取穴静点、曲池、手三里、合谷，一次治疗可3～4针，10次为一个疗程，结果：痊愈4例，显效2例。

8. 腰腿痛　梁洪德[15]治疗28例，用活蜂皮试阴性者，第1天用蜂2只，以后每天加2只，至8只/天，若出现全身反应者可适当处理和减量。但仍需继续治疗，6天为一个疗程，治疗2个疗程，结果：显效26例，有效1例，无效1例。

9. 中风后遗症　白宝成[16]用蜂针治疗中风后偏瘫。方法：循经散刺3、4点，并在背部、四肢腧穴敏感点交替使用，活蜂首次1只，以后每天增加1只，最多30只每天，30天为一个疗程，结果：基本治愈1例，显效8例，有效16例，无效5例。

10. 过敏性鼻炎　邓金锋等[17]用蜂毒治疗过敏性鼻炎。方法：先在足三里穴皮试阴性后，进行治疗。取穴：足三里、阳交、曲池。每次取1～2穴，每穴用蜂一只针刺，3～7天治疗1次，5次为一个疗程，一般连续治疗1～3个疗程。结果：痊愈30例，显效12例，有效8例。

蜂毒还有报道用于治疗银屑病、肝硬化、高血压，甚至肿瘤、艾滋病。蜂毒对心脑血管、血液系统、消化系统、神经系统、免疫系统均有良好的作用。有研究表明，蜂毒具有抗肿瘤、抗辐射、抗艾滋病的作用。但对于蜂毒疗法的机制还无系统性研究，对于蜂毒疗法的方法、制剂工艺、有效成分的提取等尚有待进一步研究、挖掘。

（三）按语

蜂毒，味辛、苦，性平，有毒，归肺、心经。有镇痛、平喘、祛风、除湿、通经活络之功效。民间用蜂毒治病，由来已久，多为捉活蜂蜇刺穴位或病处。治疗风湿性关节炎、类风湿性关节炎、周围神经炎及神经痛、肌肉痛、腰椎劳损、荨麻疹、闭经等均有较好的效果。杨仓良曾指出："蜂毒之功，在于以毒攻毒，以毒解毒。"需要注意的是，有的人对蜂毒过敏，还要注意用量，现有蜂毒注射液，使用更方便、广泛。

参考文献

[1] 王孟筠，韦颖，刘群英，等. 穴位蜂蜇法治疗风湿性疾病256例［J］. 新中医，1992，(7)：30.

[2] 吴小敏，潘述尧. 蜂毒治疗类风湿性关节炎（RA）150例临床分析［J］. 天津中医，1994，(6)：30.

[3] 鲍庆祥. 穴位注射蜂毒治疗风湿性类风湿性关节炎172例疗效观察［J］. 针灸临床杂志，1999，(6)：38.

[4] 李国萍，王振英，李宏君. 蜂毒穴位注射治疗骨质增生性痛证疗效观察［J］. 上海针灸杂志，2007，(2)：23-24.

[5] 张秀兰，聂承和. 蜂毒疗法配合中药治疗类风湿性关节炎90例［J］. 山东中医杂志，1997，(5)：205.

[6] 唐韬，赵敏奇. 蜂毒和风痛宁穴位注射治疗骨关节炎468例［J］. 上海针灸杂志，2003，(12)：21-22.

[7] 王春利，陈晓芳. 蜂毒穴位超声中频导入治疗支气管哮喘48例［J］. 山东中医杂志，1996，(10)：447.

[8] 丁志贤. 蜂毒疗法纵横谈［J］. 蜜蜂杂志，1994，(6)：8.

[9] 朱兰荣. 蜂针治疗顽固性偏头痛110例［J］. 中国民间疗法，1998，(5)：8.

[10] 成永明. 气、蜂针治疗颈椎病57例［J］. 针灸临床杂志，1999，(11)：29.

[11] 周学志，宋恒，孟艳. 蜂针治疗中老年人四肢拘挛［J］. 蜜蜂杂志，1995，(7)：6.

[12] 靖培生. 蜂针疗法治疗肩周炎16例［J］. 山东中医杂志，1994，(12)：540.

[13] 李伟洁. 蜂针治疗肩关节周围炎40例［J］. 上海针灸杂志，1997，(3)：14.

[14] 吕启让. 蜂针治疗肱骨外上髁炎 6 例体会 [J]. 中国民间疗法，1997，(1)：6.

[15] 梁洪德. 蜂针治疗腰腿痛 28 例 [J]. 广西中医药，1995，(5)：39.

[16] 白宝成. 蜂针治疗中风后偏瘫 30 例 [J]. 辽宁中医杂志，1990，(11)：21.

[17] 邓金锋，杨顺益，赖先娥. 蜂针治疗过敏性鼻炎 50 例 [J]. 新中医，2000，(5)：24.

（吴坚　钱小雷）

蜂乳（《中药大辞典》）

（一）概述

【别名】王浆、乳浆。

【科属】为蜜蜂科昆虫中华蜜蜂等工蜂咽腺分泌的乳白色胶状物和蜂蜜配制而成的液体。

【生态】见“蜂蜜”条。

【成分】含水、蛋白质、脂肪、转化糖、矿物质等。含人体必需的近 20 多种氨基酸，有丰富的维生素 B_1、B_2、B_6，烟酸、叶酸、泛酮、肌醇等。有多种酶如抗坏血酸酶、胆碱酯酶、磷酸酶、淀粉酶等，还有有机酸类、激素类和乙酰胆碱、生物嘌呤、亚甲胆甾酶等有机物质。

【药理】

（1）增强机体的抵抗力：通过小鼠的耐疲劳、耐缺氧、抗放射线试验以及免疫试验表明，蜂王浆能显著提高小鼠的耐疲劳、耐缺氧能力，提高机体的非特异性免疫机能，蜂王浆组小鼠在连续 12 天、剂量为 0.016 库 /（千克·分钟）(60.4 伦琴 / 分钟）的 ^{60}Co 照射后能活 19 天，而对照组在 11 天后便死于放射病。

（2）促进生长的作用：从蜂王浆在蜂群中的用途、效果和用其喂果蝇的实验结果可以看出，蜂王浆有延长生命的作用。对肝脏的实验证明，蜂王浆能促进细胞再生，增强组织呼吸，降低耗氧量，促进新陈代谢，对受切割的肝脏有很好的修复作用。蜂王浆可促使幼龄动物加快生长，且发育正常。有人曾选用 10 只同龄的幼年小鼠做对比试验，其中 5 只体质较差的总体重 435g，每日每只在常规饮料中加喂 20mg 蜂王浆，另外 5 只体质较好的总体重为 461g 作对照，饮料中不加蜂王浆。两组在同一比较差的环境中饲养。30 天后，饲喂蜂王浆的小鼠体质好转，食欲提高，活泼爱动，毛色发亮，总体重达到 639g，增长率为 47%；而对照组，在 1 周后发现其活动明显少于蜂王浆组，1 个月后总体重为 571g，增长率仅为 23.9%，平均低于蜂王浆组 23%。

动物实验证明，蜂王浆能使幼年大鼠提早性成熟，使睾丸和卵巢重量明显增加，引起未成年大鼠睾丸内精子形成，子宫和卵巢肥大成熟。梁明等（1999

年）报道，蜂王浆能促进雌幼小鼠子宫和卵巢发育，并能增强雄性大鼠的交配功能，说明它具有性激素样作用。饲喂蜂王浆的雄性鹌鹑提前性成熟，雌性鹌鹑提前产卵。而在饲料中添加2%的蜂王浆饲喂温室甲鱼，与对照相比，则能使雌甲鱼提前1个月产卵，停卵时间推迟1个月，平均日产卵量提高30%左右。

（3）对内分泌的作用：可使胸腺萎缩，有促进肾上腺皮质激素样作用，幼大鼠甲状腺重量增加，增强了甲基硫氧嘧啶抑制的甲状腺的吸碘能力。还含有促性腺激素样物质。

（4）对循环系统作用：实验证明，蜂乳制剂能扩张离体猫心的冠状血管，猫、蛙的后肢血管、蛙肝血管，对猫有明显的降压作用。蜂王浆含乙酰胆碱95.8mg/100g，因此，蜂王浆不仅能增强智力和记忆力，延缓衰老，而且还能促进动脉血流量，具有调节血压的双向作用。蜂王浆中的神经鞘磷脂、磷脂酰乙醇胺及3种神经节苷质等磷脂类物质具有乳化性，可降低血液的黏度，促进血液循环。蜂王浆中的游离脂肪酸，尤其是亚油酸、花生酸等，既有降血脂效果，又有降血压、软化血管、防止血管、防止血栓的作用[1]。

（5）提高人体免疫力：蜂王浆中的牛磺酸（平均含量为20.98/100g）、核糖核酸和脱氧核糖核酸、超氧化物歧化酶、微量元素以及维生素等都对癌症有治疗作用。1997年10月，在东京举行的第四届国际蜂疗学术研讨会（IAHBA）上，日本学者奥田拓道等报道，从蜂王浆中分离出对抗引起消瘦的癌毒素的物质——氨基葡糖，其中2-氨基葡糖的含量为1410mg/100g。日本医学博士、著名的血液生理学权威森下敬一还认为："蜂王浆之所以具有惊人的抗癌效果，是因为它具有出色的净血作用和提高自然治愈力的作用。"

林志彬等（1987年）报道，蜂王浆能增强小鼠免疫功能。足跖迟发性过敏反应（DTH）是反映运物细胞免疫功能的一个经典指标。实验证明：蜂王浆能显著增强正常小鼠的羊红细胞（SRBC）致敏的DTH，即蜂王浆能刺激细胞免疫功能，并使环磷酰胺所致DTH低下完全恢复正常。蜂王浆还能明显地提高小鼠淋巴细胞的免疫功能，使补体C3含量显著上升，增强非特异性免疫，并对体内不同的免疫紊乱进行双向调节，是改善临床症状的基础。

（6）对造血器官作用：蜂乳可降低小鼠因六巯嘌呤所致的死亡率，延长寿命，并减轻其骨髓抑制作用，口服或注射能增加人红细胞的直径和网织红细胞的血红蛋白，血铁含量显著增加，这是由于刺激了铁的运输所致；大鼠连续皮下注射10天可使红细胞、血红蛋白增加，但对白细脑则无影响，并使血小板数目增加。

（7）对血糖的作用：蜂乳能降低大鼠、小鼠及四氧嘧啶糖尿病之大鼠的血糖。还能部分对抗肾上腺素对正常小鼠的升高血糖的作用。

（8）抗癌作用：蜂乳中醚溶性部分，W- 羟基 - △ 2 癸烯酸具有强烈抑制移植性 AKR 白血病、6C3HED 淋巴癌、TA3 乳腺癌及多种腹水型艾氏癌等癌细胞生长的作用，可使患癌的家鼠能够活 1 年，而对照组仅活 21 天，意大利蜂幼虫浆口服或注射，能使艾氏腹水癌鼠寿命延长，腹水出现较迟、癌细胞发育有退行性变化。

（9）抗菌作用：实验还表明，蜂王浆的抗菌消炎作用显著，对大肠杆菌、金黄色葡萄球菌、巨大芽孢变形杆菌、溶血性链球菌、伤寒杆菌、枯草杆菌、星状发癣菌、结核杆菌、表皮癣菌都有很好的抗性，对各种炎症有明显的抑制作用，对某些病毒有杀伤力。柴夫契斯基（1973 年）报道，蜂王浆具有减轻炎症过程，并促进炎症修复。研究表明，蜂王浆能兴奋炎症反应细胞的功能，促进 LDH、SDH 和 NADH- 细胞素 - 还原酶的酶活性。蜂王浆有促进感染伤口的愈合作用。蜂王浆的醚溶成分表现出很强的抗菌活性，其中的 10-HAD 在用碱中和后仍保持抗菌活性。

【炮制】取浆在清洁室内进行，穿工作服，戴口罩。先取下各段板条，用小镊子移出幼蜂，再用牛角匙或竹制小匙，挖出王浆，并立即放入褐色玻璃瓶内。王浆应密闭避光、低温（不超过 4℃）保存。

【药性】味甘、酸，性平，归脾、肝经。

【功效】①滋补强壮：用于治疗久病病后体弱、老年体衰、传染性肝炎、小儿营养不良、老慢支、肺气肿、心肌炎、贫血等。②益肝健脾：用于慢性肝病、高血压病、十二指肠球部溃疡、风湿性关节炎、精神病等。

【用量】各家意见不一，因人、因病而异。当今人群实际服用量远远超过文献记载用量。保健用量以每日 2～4g 为宜，蜂王浆冻干粉 1.5g 相当于鲜蜂王浆 4.5g（按 3∶1 折算）。治疗用量可加大到每日 10g（冻干粉 3～4g），对于癌症和垂危病例不受此限。含服蜂王浆比吞服好，因为它可以直接由口腔和舌下部分黏膜吸收，减少蜂王浆通过胃后部分活性物质的破坏，蜂王浆干粉或含片含服值得推荐。坚持长期服用蜂王浆者，不宜选胶囊剂。

蜂王浆作为保健品，小剂量长期服用有助于延年益寿；用于治疗疾病，则须根据病情加大剂量，每服 1 个月，停服 1 周，治愈再服 1 个月巩固疗效。

【禁忌】因其中含有大量维生素和激素，不宜长期服用。湿热泻痢者禁服，孕妇慎服。

个别人对蜂王浆有过敏反应，表现为食用蜂王浆后出现哮喘、荨麻疹、流鼻血、胃痛等症状，停止使用即可恢复正常。有些口服蜂王浆不过敏，但用蜂王浆涂抹会出现局部皮疹、红痒、流泪等过敏症状，此症状 48 小时后会不治自愈。但蜂王浆过敏反应严重者，须到医院救治。另外，蜂王浆性温，有个别体质或使用剂量大者，会出现上火现象，如口干、目赤、燥热等，减小用量或同时食用蜂蜜，有助于火气的消除。超大剂量的服用，会出现脱发的不良反应。

【前贤论述】蜂乳和蜂蜜功效相近，见前论述。

（二）应用

蜂乳能调理人体某些生理机制，促进消化，增进食欲，镇静安眠，调整血压，加强造血机能，促进肝功能的恢复，消除关节炎引起的疼痛和炎症，增强机体对疼痛的抵抗力。

1. 治疗急性、慢性肝炎　日本学者吉谷和男曾报道服用蜂王浆散治疗慢性肝炎 13 例、急性肝炎恢复期 1 例，获良好疗效。国内有单位观察蜂王浆治疗慢性肝炎有一定疗效。

2. 治疗慢性期风湿性关节炎　每日服蜂王浆 400mg，连服 36 个月。每日 1 剂，2 次分服，20 天为一个疗程，连服 3 个疗程。我国江苏省淮北盐务管理局医院房桂试制成功蜂乳注射液，经过临床实验证明对关节炎、贫血体弱、病后和手术后恢复期有良好疗效。

3. 降血压、防止动脉硬化　蜂王浆中的牛磺酸含量为 20.89mg/100g，具有降血压、防止动脉硬化、保护心肌的功能，并且调节心肌收缩力、促进血液循环，起到调节血压的作用。蜂王浆有降血压作用，宜在清晨空腹服用，或在上午 10 时左右可与蜂蜜、蜂胶配合服用。另据临床实践，蜂王浆具有防治高脂血症、动脉粥样硬化和改善血液高凝状态的作用。实验结果显示，蜂王浆能有效地降低高脂血症大鼠血清胆固醇（TC），提高高密度脂蛋白 C 含量，因而利于动脉粥样硬化的防治。

4. 治疗癌症　蜂王浆既能抑制癌细胞［如 10-HAD 对貂癌细胞（AKR）、白血病等癌细胞的抑制］和动物移植性肿瘤的生长，又能减轻治癌的放射线和化学药品的毒副作用，并且通过扶正固本增强机体免疫功能来促使癌症者康复。在癌症治疗中，加大蜂王浆服用剂量可以减轻化疗、放疗的毒副反应，促进机体正常细胞的再生，调整机体免疫功能，进而改善机体内环境和抗癌能力。

5. 营养不良　蜂王浆对营养不良性浮肿也有显著疗效。病后体弱者服用蜂王浆使恢复期缩短，并能预防旧病复发。给实验动物和人口服或注射蜂王浆，可使红细胞的直径增加，并使血红蛋白数量及网状细胞的数目、血小板数目增多。

6. 糖尿病　蜂王浆能促进糖代谢和降低正常动物的血糖，也能暂时降低四氧嘧啶糖尿病动物的高血糖。临床上，蜂王浆用于糖尿病和高血压的治疗效果良好。

7. 皮肤病　治疗脚气病，在用温水泡脚后，用蜂王浆涂抹患部，至有涩感止，有一定疗效。

（三）按语

蜂乳，又名王浆，味甘、酸，性平，归脾、肝经。有滋补、强壮、益肝、健脾之功。蜂乳又名蜂王浆，为人们常用的保健抗衰老之佳品。对于病后恢复期、支气管哮喘、糖尿病、溃疡病、血液病、神经衰弱、精神病、肝炎、皮肤病、各种神经炎、神经痛及小儿发育迟缓和营养不良等病有良好的效果。日常生活中，作为保健品，广泛受到百姓喜爱。过敏体质需慎用。

参考文献

[1] 沈新南，陆瑞芳．蜂王浆冻干粉对实验性高脂血症及血栓形成的影响．中华预防医学杂志，1995，29（1）：27-29.

（吴坚　钱小雷）

蜂蜡（《中国动物药》）

（一）概述

【别名】黄蜡、蜜蜡、白蜡、蜡、蜂白蜡、川蜡、黄占、川占

【科属】见“蜜蜂”条。工蜂腹部下面四对蜡腺分泌的物质。

【生态】见“蜜蜂”条。

【成分】含酯类、软脂烯酸蜂蜡酯类、羟基软脂酸蜂蜡酯、蜡酸蜂蜡酯、游离脂肪酸、游离脂肪醇和碳水化合物。还有类胡萝卜素、维生素 A、芳香物质等。

【药理】

（1）抗菌作用：将蜂蜡提取液对幼虫芽胞杆菌及蜂窝杆菌具有平行的抗菌作用。

（2）活性氨清除作用：中国产蜂蜡对来自芬顿体系的·OH 和来自 X/XO 系的 O2 均有清除作用。2.5 μg/ml 以上浓度完全抑制脂质过氨化，还可浓义依赖性抑 SOD 诱导。

（3）其他作用：蜂蜡及其乳浊液有抑菌和防腐作用，且将肝素 100～150mg 悬浮在蜂蜡 0.5～1.5ml 内，给予静脉注射，可使肝素抗凝血作用时间延长。

【炮制】将蜂巢置水中加热，滤过，冷凝取蜡或再精制而成。用时熔化，澄清，除去杂质。

【药性】味甘、性微温，入脾、胃经。

【功效】①收涩，敛疮，生肌，止痛，调理。外用于溃疡不敛，臁疮糜烂，创伤，烧、烫伤。②止痢。可用于久痢、久泻。

【用量】内服5～10g，入煎剂或丸剂、膏剂。外用适量。

【禁忌】无明显禁忌。

【前贤论述】

（1）《纲目》："蜜之气味俱厚，故养脾。蜡之气味俱薄，故养胃。厚者味甘而性缓质柔，故润脏腑。薄者味淡而性啬质坚，故止泄痢。张仲景治痢有调气饮，《千金方》治痢有胶蜡汤，其效甚捷，盖有见于此欤。"

（2）《本草求真》："凡荡除下焦之药，以此（蜡）裹丸，亦免伤上焦之意。"

（3）《本经》："主下痢脓血，补中，续绝伤，金疮，益气。"

（4）《别录》："疗久泄澼后重见白脓，补绝伤，利小儿。"

（5）《本草通玄》："贴疮生肌止痛。"

（二）应用

1. 生肌疗烫伤　陈雪琴等以蜂蜡豆油烫伤膏治疗烫伤。方法：蜂蜡和豆油的比例是1∶10，即50g蜂蜡可加500g豆油。将豆油用慢火加热到沸点，而后把蜂蜡用纱布包两层放入已沸的豆油内，待蜂蜡完全融化即可。为临床上使用方便，可根据烧烫伤面积的大小，取适当的纱布块趁热放入，做成蜂蜡豆油烫伤膏纱布，凉后使用。用此药时将创面彻底清创，除去脱落坏死的组织，换药后保持无菌操作，渗出液多时每天换药1次，渗出液少时可每2～3天换药1次，可收到良好的效果。且敷料不粘创面和结痂，止痛好，不留瘢痕，方便，经济。王兰芹等用蜂蜡膏防治放疗后的皮肤急性放射反应。放疗皮肤反应是极为常见的不良反应之一。早期表现红、肿、热、痛，1～2天可出现水泡、溃烂。以蜂蜡膏均匀涂在患处，1次/天。对于有皮肤溃烂者先用生理盐水冲净分泌物再用无菌纱布轻轻蘸干，用棉签涂上此药，每天2～3次，保持局部皮肤干燥。20小时后形成白膜，用棉签轻轻清除后再涂蜂蜡膏。治疗组86例5天内治愈40例，6～10天内治愈46例。蜂蜡膏主要成分为蜂蜡和香油。孙全蕾等[1]用蜂蜡治疗小儿肛门溃烂，方法：蜂蜡50g、香油100g，煎化搅匀放冷，把患儿肛门溃烂处洗净轻轻擦干，用小毛刷摊贴于患处，敷盖无菌纱布，抱起患儿，两侧臀部肌肉并拢夹住药液和纱布，待蜂蜡凝固后取下，1～3次/天，或患儿便后即涂，均取得了较好效果。蜂蜡具有解毒、生肌、定痛之功效。

2. 体癣　赵德文等[2]用巴豆蜂蜡膏治疗体癣。巴豆蜂蜡膏组成的配制：当归、巴豆仁、蜂蜡、轻粉、香油。先把香油置锅内，将当归和巴豆仁放入其中，渐加温至沸，待上二味药煎炸成炭、过滤，趁热在滤液中先放入蜂蜡溶解，再将轻粉加入，充分搅匀，冷后装瓶备用。用法：将患处用清水洗净，取药膏适量，均匀涂于局部。然后用艾条熏，使皮肤感觉发热，每日1～3次，每涂擦3～4天后清洗癣面，再继续涂擦。治疗31例，治愈率96.7%。

3. 急性乳腺炎　每次用5g，内服，一日2次。

4. 慢性荨麻疹　取黄色蜂蜡12g，温开水溶化送服，每日2次，连服一周，都可痊愈。此为民间偏方，验之于临床，确有良效，实具调和营卫、益气养血，祛风润燥、和血解毒之效能，无不良反应。

（三）按语

蜂蜡，味甘、性微温，入脾、胃经。有补中益气，收敛生肌，润脏腑，止痛解毒之功。尤擅治疮疡溃烂、臁疮、烧烫伤、蛇虫蛰伤、冻伤等。

参考文献

[1] 孙金蕾.蜂蜡疗治小儿肛门溃烂[J].实用护理杂志，2002，(2)：37.

[2] 赵德文，张印民.巴豆蜂蜡膏治疗体癣[J].现代中西医结合杂志，1999，(11)：1880.

（吴坚　钱小雷）

地龙（《本草图经》）

（一）概述

【别名】蚯蚓（《礼记》），蟺、螾（《说文》）、丘螾（《淮南子》），蜿蟺、引无（《广雅》），附蚓、寒蚓（《吴普本草》），曲蟺（《古今注》），曲蟮（《小品方》），土龙（《别录》），地龙子（《药性论》），土蟺（《纲目》），虫蟮（《贵州民间方药集》）。

【科属】本品为巨蚓科动物参环毛蚓 *Pheretima aspergillum*（E.Perrier）、通俗环毛蚓 *Pheretima vulgaris* Chen、威廉环毛蚓 *Pheretima guillelmi*（Michaelsen）或栉盲环毛蚓 *Pheretima pectinifera* Michaelsen 的干燥体。前一种习称"广地龙"，后三种习称"沪地龙"。

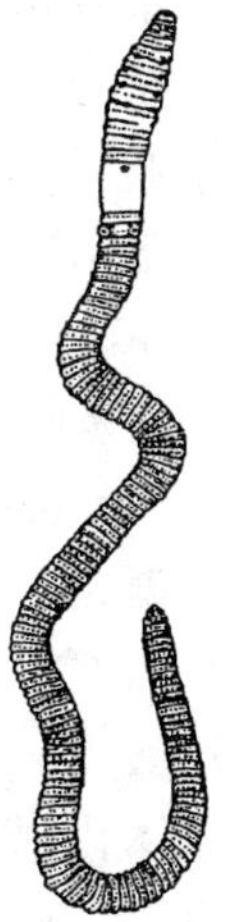

参环毛蚓

【生态】

（1）参环毛蚓，体较大，背部灰紫色，腹面稍淡。前端较尖，后端较圆，长圆柱形。头部退化，口位在体前端。全体由100多个体节组成，每节有一环刚毛，刚毛圈稍白。第14～16节形成环带，无刚毛。雌性生殖孔位于第14节腹面正中，雄性生殖孔位于第18节腹面两侧，受精囊孔3对位于6～7，7～8，8～9节间。

（2）威廉环毛蚓，背面青黄色或灰青色，背中浅深青色。环带占14～16三节，无刚毛。刚毛较细，前端腹面细而疏。雄生殖孔在18节两侧一浅交配腔内，陷入时呈纵裂缝，内壁有褶皱，褶皱间有刚毛2～3条，在腔底突起上为雄孔，突起前面通常有孔头突。受精囊孔3对，在6～7，7～8，8～9节间，孔在一横裂中的小突起上，无受精囊腔。8～9，9～10节间缺隔膜，盲肠简单。受精囊的盲管内端2/3在平面上，左右弯曲，为纳精囊。

（3）通俗环毛蚓，身体大小、色泽及内部构造与威廉环毛蚓相似。唯受精囊腔较深广，前后缘均隆肿，外面可见腔内大小乳突各一。雄交配腔亦深广，内壁多皱纹，有平顶乳突3个，位置在腔底，有一突为雄孔所在处，能全部翻出，一如阴茎。

（4）栉盲环毛蚓，背面及侧面有深紫色或紫红色。刚毛圈不白，环带占3节，无刚毛。身体前部刚毛虽粗，但在2～9节并不特粗。雄生殖孔在一个十字形突的中央，常由一浅囊状皮褶盖住，内侧有一个或多个乳头，其排列变化很大。受精囊孔3对，位于6～7，7～8，8～9节间，其位置几近节周的一半距离，孔在一乳头的后侧，前后两侧表皮腺肿大，孔常陷入，孔的内侧腹面在刚毛圈前或后，有乳头突，排列较规则。8～9，9～10节间缺隔膜。盲肠复式，其腹侧有栉状小囊。副性腺有索状短管。盲管较受精囊本体长，内端3/4稍粗，或直或稍弯曲。

蚯蚓为夜行性动物，一般栖息在潮湿的泥洼中，喜温湿，喜安静，怕光，怕盐，怕单宁味。再生能力较强，当受伤被切断之后，能够生出新的组织代替丢失的部分，当气温低于5℃时，钻入土中冬眠。广地龙主要产于广东、海南、广西等地；沪地龙主要产于上海、浙江、江苏、安徽、山东、河南等地。

【成分】[1] 参环毛蚓和背暗异唇蚓含溶血成分蚯蚓素（lumbritin），解热成分蚯蚓解热碱（lumbrofebrin），有毒成分蚯蚓毒素（terrestro-lumbrilysin）等。及6-羟基嘌呤（hypoxanthine），黄嘌呤（xanthine），腺嘌呤（adenine），鸟嘌呤（guanine），胍（guanidine），胆碱（choline），以及丙氨酸（alanine），缬氨酸（valine），亮氨酸（leucine），苯丙氨酸（phenylalanine），酪氨酸（tyrosine），赖氨酸（lysine）等氨基酸。我国市售的赤子爱胜蚓和美国红蚓即红色爱胜蚓的杂交种，称为"大平二号蚓"，含天冬氨酸（aspartic acid），苏氨酸（threonine），丝氨酸（serine），谷氨酸（glutamic acid），甘氨酸（glycine），丙氨酸，缬氨酸，蛋氨酸（methionine），异亮氨酸（isoleucine），亮氨酸，酪氨酸，苯丙氨酸，赖氨酸，组氨酸（histidine），精氨酸（arginine），脯氨酸（proline）和锌、铜、铁、铬、硒、钼、镁等元素。近年从赤子爱胜蚓体内找出血小板活化因子（PAF）前体物质1-O-烷基-2-酰基-sn-甘油-3-磷酸胆碱（1-O-alkyl-2-acyl-sn-glycerophosphocholine）占磷脂酰胆碱（phosphatidylcholine）的比例高达61.4%。

【药理】[1]

（1）溶栓和抗凝作用：参环毛蚓具有明显的溶纤维蛋白活性，冻干粗粉与尿激酶的溶纤维蛋白活性相当，但溶纤维蛋白机制与尿激酶不完全一样。此外，尚有直接催化纤维蛋白水解的作用。赤子爱胜蚓提取液在体外对兔静脉血栓有溶解作用，对已凝固的纤维蛋白也有一定纤溶活性，其纤溶作用有直接纤维蛋白溶解和激活纤溶酶原的间接作用，以直接纤溶为主。家兔静注广地龙醇提取注射液，可明显延长血小板血栓和纤维蛋白血栓形成时间，使血栓长度和干重减少，并降低血液黏度。正蚓科双胸蚓属粗提取液经进一步萃取，制备出含多种纤溶酶和纤溶酶原激活物的制剂，具有良好的溶解血栓作用，可使兔血浆组织型纤溶酶原激活物（t-PA）活力增加，血小板聚集性显著降低，全血黏度和血浆黏度降低，红细胞刚性指数降低，提示其通过促进纤溶、抑制血小板聚集、增强红细胞膜稳定性等发挥作用。

（2）对心血管系统的作用

1）抗心律失常：对氯仿－肾上腺素或乌头碱诱发的大鼠心律失常，氯化钡或毒毛花苷G诱发的家兔心律失常均有明显的对抗作用；对心脏传导亦有抑制作用。

2）降血压：降压机制可能是直接作用于脊髓以上的中枢神经系统或通过某些内感受器反射地影响中枢神经系统，引起部分内脏血管的扩张而使血压下降。降压过程与血小板活化因子（PAF）相似，预先静注PAF受体阻滞剂则显著抑制广地龙的降压作用，提示类PAF物质是广地龙的重要降压成分。对易卒中自发性高血压大鼠喂食含地龙饲料，可降低血压，改善血管弹性，且还具有利钠、利尿和降低三酰甘油作用，提示地龙可能有一定的预防卒中发生的作用。

（3）对中枢神经系统的作用

1）治疗缺血性脑卒中（中风）：对结扎蒙古沙土鼠颈总动脉造成的缺血性脑卒中具有一定的预防作用，可减轻缺血性脑卒中的症状，如立毛、转圈行为和打滚发作等的发生率下降，并明显降低动物的死亡率，使缺血性脑卒中动物脑组织中降低了的单胺类递质5-羟色胺和多巴胺趋于恢复，而对去甲肾上腺素含量则无明显影响。

2）抗惊厥和镇静：小鼠腹腔注射地龙醋酸铅处理的提取液，可明显对抗戊四氮和咖啡因引起的惊厥，但不能对抗士的宁引起的惊厥，提示其抗惊厥作用部位是在脊髓以上的中枢神经部位。小鼠腹腔注射地龙乙醇浸出液，对电惊厥也有对抗作用，ED为22.18g/kg。地龙醇浸液对小鼠、家兔有镇静作用。

3）解热作用：蚯蚓水浸剂对大肠杆菌内毒素及温热刺激引起的发热家兔均有良好的解热作用，但较氨基比林的作用弱。口服广地龙散12g，对健康人体温无降低作用，对感染性发热患者降温作用优于阿司匹林（口服0.3g）对非感染性发热亦有效，但作用出现较晚，一般于服药后0.5～3小时显效，2～5小时体温降至正常。

（4）抗肿瘤：小鼠每日灌服地龙提取物对移植的肉瘤或实体瘤有明显抑制作用，不仅瘤体明显减小，且可延长小鼠的生存期。应用凝胶过滤技术对地龙提取物进行分离获4个组分，组分Ⅰ在体外对胃癌细胞有非常显著的抑制作用，有一定耐热性；组分Ⅳ在体外对胃癌细胞也有非常显著的抑制作用，该组分不耐热；组分Ⅱ和组分Ⅲ则均无抑瘤作用。地龙提取物在体外对培养的喉癌细胞有抑制作用；与5-氟尿嘧啶（5-FU）联合应用对乳腺癌的治疗有明显协同作用；与白介素2（IL-2）联合应用可抑制肿瘤生长，表现协同作用；与热疗联合应用对小鼠实体瘤EMT6的抑制也有明显协同作用。在体外，地龙提取物与AK123合用对人喉癌细胞也表现协同作用。

灌服地龙提取物对正常及荷瘤（S_{180}）小鼠均有促进脾淋巴细胞转化作用，对给予直线电子加速器照射和未照射小鼠脾淋巴细胞转化也有促进作用；但体外实验则对小鼠脾淋巴细胞和人血淋巴细胞转化均有抑制作用。提示地龙提取物可能通过提高机体免疫能力而抑制肿瘤细胞生长的。小鼠腹腔注射地龙提取物，可使胸腺及脾脏有核细胞数明显增加，脾细胞对刀豆球蛋白A（ConA）、脂多糖（LPS）的反应性均明显高于对照组，脾脏自然杀伤细胞（NK）及抗体依赖细胞介导细胞毒（ADCC）活性也显著高于对照组。对荷瘤小鼠的免疫功能亦有相似作用，但脾脏NK及AfXIC活性则显低于对照组。荷瘤小鼠经深部X线治疗机局部照射后，脾重、脾有核细胞数、NK细胞活性、ADCC活性及脾细胞IL-2活性均受到一定抑制，但如加用地龙提取液治疗，则未见任何免疫抑制作用，甚至有所提高，提示对机体免疫功能都有一定的促进作用。小鼠每日灌服地龙提取物，可使尾血中吞噬细胞化学发光增强，提示可增强吞噬功能；荷瘤（S_{180}）小鼠NK细胞活性下降，如灌服地龙提取物，则NK活性基本恢复。肿瘤患者服用地龙提取物2个月，采用系列抗人淋巴细胞及其亚群单克隆抗体（McAb），用间接免疫荧光法检测T3，T4，T8，T4/T8，Tb，Tac，B细胞亚群的值，服地龙提取物者可提高T3，T4及T4/T8，提示其为一种免疫增强剂。接受放射治疗的食管癌患者服用地龙提取物后，能控制患者白细胞下降，效果优于免疫增强剂多抗甲素。荷瘤（S_{180}）小鼠每日灌服地龙提取物，能使因荷瘤而增加荧光产物（直接反映体内脂质过氧化速率）含量降低，血中谷胱甘肽还原酶（GR）、过氧化氢酶（CAT）、谷胱甘肽过氧化物酶（GSH-Px）和超氧化物歧化酶（SOD）的活性则增加，提示地龙提取物有清除自由基、抗脂质过氧化的作用。但体外试验却证明，地龙提取物与激光、血卟啉衍生物对S_{180}癌细胞具有协同杀伤作用，化学发光强度也明显增高，如将自由基清除剂CAT和SOD加入培养基内，则使增强的发光强度明显减小，提示地龙提取物的协同作用至少部分是通过增加活性氧而实现的。

（5）平喘作用：豚鼠腹腔注射地龙液，使卵蛋白和吸入组胺引起的过敏性哮喘潜伏期明显延长，但对吸入乙酸胆碱引起的哮喘则无影响；大鼠腹腔注射地龙液对卵蛋白引起的被动皮肤过敏反应也有抑制作用。在体外，地龙液对豚鼠离体气管由组胺引起的收缩有明显抑制作用。从蚯蚓提出的含氮成分对大鼠、家兔肺灌注法有显著扩张支气管作用，并能对抗组胺和毛果芸香碱引起的支气管收缩。静注于豚鼠，50% 动物可耐受致死量组胺。认为地龙的某种组分可阻滞组胺受体，对抗组胺使气管痉挛及增加毛细血管通透性的作用，此为平喘的主要机制。

（6）对平滑肌的作用：从广地龙提取出的淡黄色结晶，能使已孕和未孕大鼠或豚鼠离体子宫紧张度明显升高，浓度增加可使之呈痉挛收缩状态；可使家兔在位子宫紧张度升高，使慢性子宫瘘管家兔子宫收缩明显增强。此外，该结晶静注，对家兔在位肠管亦有明显兴奋作用，对大鼠后肢血管灌流亦表现明显兴奋，但对在体豚鼠支气管作用较弱。

（7）其它作用：蚯蚓 3% 醋酸提取物、2.5% 硫酸提取物、84% 乙醇及石油醚提取物在体外对人型结核杆菌有较强抑制作用，由 3% 醋酸提取的两种物质抑制人型结核杆菌的最稀释位数分别为 100 倍及 70 倍，2.5% 硫酸提取物的最高稀释倍数为 100 倍，此三种提取物均耐热；84% 乙醇及五油醚提取物的最高稀释倍数均为 3200 倍，但不耐热。

地龙提取物在体外对小鼠和人的精子均有快速杀灭作用，其中的琥珀酸、透明质酸能迅速使精子制动、凝集，并使其结构受到破坏。

地龙提取液外用对局限性硬皮病有效，经生化分析提取物具有特异性降解胶原纤维的胶原酶，其疗效很可能是局部变性胶原纤维降解所致。

（8）体内过程：抗凝血酶成分由血液向外周组织分布速率很快，而清除较慢，可能是一种小分子物质，在体内分布广泛。

（9）毒性：广地龙热浸剂给小鼠静注，LD_{50} 为 3.85g/kg，腹腔注射 LD_{50} 为 95～115g/kg，给大鼠灌胃 0.1g/（kg·d），连续 45 日未发现毒性反应。小鼠腹腔注射广地龙注射液，LD_{50} 为 40.7g/kg。从广地龙 1000g 提得淡黄色结晶 2g，给小鼠静注，LD_{50} 为 38.7mg/kg。按动物急性死亡率法估测参环毛蚓毒性组分的药动学参数，其在体内属一级动力学消除，呈一室模型，$t_{1/2}$ 为 31.2 分钟，仅为抗凝血酶成分消除半衰期的 22.3%，因毒性组分半衰期短，所以地龙多次连续给药不易造成蓄积中毒。比较安全。

【炮制】春季至秋季捕捉。洗去黏液，及时剖开腹部，洗去内脏及泥沙，洗净，切段，干燥。贮于干燥容器内，置通风干燥处，防霉，防蛀。

【药性】味咸；性寒，归肝、肺、肾经。

【功效】①泄热定惊；②行水解毒；③平喘通络；④镇肝降压。用于治疗中风、痫疾、温邪高热、黄疸、喉痹、哮喘、痹痛等症。

【用量】本品用量一般煎剂9～15g（多用酒洗，以增强药力），丸散1～2g。或鲜品拌糖或盐化水服。外用：适量，鲜品捣烂敷或取汁涂敷；研末撒或调涂。

【禁忌】脾胃虚寒不宜服，便溏者慎用，孕妇禁服。

【前贤论述】

（1）《别录》："疗伤寒伏热狂谬，大腹、黄疸"。

（2）《本草经集注》："温病大热狂言。饮其汁皆瘥，与黄龙汤疗同也。熬作屑，去蛔虫甚有验也"。

（3）《嘉祐本草》："涂丹毒，并敷漆疮效"。

（4）《滇南本草》："祛风。治小儿瘛疭惊风，口眼㖞斜，强筋，治痿软"。

（5）《纲目》："主伤寒、疟疾，大热狂烦，及大人、小儿小便不通，急慢惊风，历节风痛，肾脏风注，头风，齿痛，风热赤眼，木舌，喉痹，鼻瘜，聤耳，秃疮，肿，卵肿、脱肛。解蜘蛛毒，疗蚰蜒入耳"。

（6）《医林纂要·药性》："清肾去热，渗湿行水，去脾胃湿热，通大便水道"。

（7）《得配本草》："能引诸药直达病所，除风湿痰结，治跌仆，祛虫瘕，破血结"。

（二）应用

1. 哮喘　以地龙为主药治疗哮喘之处方甚多，兹择其要者，以供选用。

（1）地龙膏：以其寒能泄热，咸能润降，对于气火上升之热喘，最为合拍。处方：活地龙100～200条，洗净，用水煎熬，去渣，加白糖收膏。每服一小茶匙，开水冲服，一日2次。脉虚者须慎用，或配以扶正培本之品。

（2）姜春华教授经验方：广地龙15g，海螵蛸、天竺黄各9g；共研细末，每服2g，一日3次。配合益气培本、润肺化痰之汤剂，对哮喘收效较好。

（3）地龙、甘草粉等份，每服3～4.5g，日3次；或地龙、葶苈子粉等份，每服3g，日三次，对哮喘发作有缓解之效。体虚者用前方，肺气壅实者用后方。

（4）上海市公费医疗第五门诊部方：广地龙、紫河车各60g，生甘草12g；如热喘可加海蛤壳60g；寒喘加鹿角30g；痰多加川贝母30g。各研细末和匀，装入胶囊，每日2次，每服3g。连服6个月为一疗程。本方对慢性支气管哮喘而咳喘不能平卧者，能增强机体功能，促使康复，对发育期前的儿童哮喘，疗效亦较为明显。

2. 高血压　地龙具有泄热、定痉、咸降的作用，用于阴虚肝旺、风火及气血上冲诸型的高血压症，可显著降压，消除头目胀痛、烦躁不眠等症，且疗效较巩固。

【病案举例】李某，男，45岁，干部。体秉素丰，肝阳偏亢，肾阴暗耗，肝失所养，风动火升，诸象并作；头痛而胀，耳鸣目糊，面赤烘热，烦躁不眠，腰酸腿软，口干便难，舌质红绛，脉弦而劲，左尺较弱，血压170/110mmHg。亟宜潜降息风，以戢风火，滋肾柔肝，而治其本。处方：大生地、生石蟹、紫贝齿、制首乌各18g，川石斛、生白芍、桑椹、广地龙各12g，炙龟甲、生麦芽各30g，甘草2.5g。二诊：服药4帖后，诸症均见减轻，精神爽适，夜能安卧，舌红略淡，脉弦稍柔，血压146/88mmHg。前法既效，可继进之。三诊：续服4帖后，病情稳定，血压基本正常，改予膏剂调理。

3. 脑血管意外后遗症　脑血管意外常见的后遗症有偏瘫（半身不遂）、言语不利、口眼㖞斜、口角流涎等，按中医辨证多属于气虚血瘀，络脉痹阻。王清任补阳还五汤，功能补气活血，化瘀通络，促使痿废恢复，用之颇合病机。方用黄芪（原方用四两，一般用一至一两半，约30～45g即可）。地龙、当归尾、川芎各6g，赤芍、桃仁各9g，红花4.5g。水煎，每日一帖。口眼㖞斜者，加炙全蝎、僵蚕；舌强语謇者，加石菖蒲、女贞子；肢体痿软者，加桑寄生、制首乌，炙乌梢蛇；血压偏高者，加重地龙用量，参用紫贝齿、怀牛膝。或用地龙、蜈蚣、水蛭、川芎等份，研末装0.3g胶囊，每服4粒，一日3次，对卒中后遗症，有较佳疗效。

【病案举例】任某，男，59岁，工人。体秉丰腴，素日嗜酒，有高血压史，经常头胀、肢麻。两日前中午饱食后，突感头痛面红，继而昏仆，不省人事，口吐涎沫，小溲失禁，右侧肢体瘫痪；经医院抢救后，神志渐清。血压由196/110mmHg，下降为160/90mmHg。但遗留言语欠利，半身不遂。苔薄腻，脉微弦，边有瘀斑。予补阳还五汤（黄芪30g，地龙用12g）加石菖蒲12g，女贞子30g。连服5帖后，自觉较适，语謇稍利，偏废之手足，亦较松活；继服原方30余帖，诸象渐平，能弃杖行走，血压亦稳定在正常数值内，惟右手握力仍较差。

4. 癫狂　凡癫狂而体气壮实者，均可用地龙配合镇肝降火之品，或单独用之，亦有一定效果。

【病案举例】袁某，男，21岁，学生。因故情志拂郁，郁久化火，火盛则生痰动风，上蒙清窍、神志迷乱，骂詈叫号，不避亲疏，甚至毁衣殴人，服药无效。诊见面红目赤，两眼闪烁不定，脉弦滑有力，苔黄糙，边尖红，此狂症也。治宜泻肝降火、熄风涤痰。方用鲜地龙（水洗净），每日10条，与猪肉50～100g同切碎，加盐葱拌和作馅，以面做饼烘熟与食。4日后躁狂之象即稍缓解，10日乃大定，连服一月而愈。迄今10余年未复发。

烟台地区莱阳精神病院用蚯蚓糖浆治疗精神病50例，其中痊愈1例，显著好转6例，好转9例，无效21例。糖浆制法：每斤鲜蚯蚓（洗净）加食糖150g，使其自动溶化；24小时后，将溶化的蚯蚓液滤出；对残存的蚯蚓，再用冷开水冲洗过滤几次；然后将溶液合并，用纱布再过滤 3～5 次。每 500g 蚯蚓约制成糖浆 1000ml，放在冰箱或阴冷处备用，夏天可加防腐剂。每日 1～2 次，每服 100ml。该院认为，此药有一定镇静作用，对精神分裂症紊乱性兴奋和躯体性精神病效果较好，但对兴奋躁动的患者，不能起到即刻抑制作用。

5. 溃疡病　朱老认为，地龙对证型偏热的消化性溃疡，确具良效。临证时必须按中医辨证施治的原则，有选择地使用，若误用于虚寒型的溃疡病，则将造成不良后果。

制法：取鲜地龙 1 千克，置净水中约 2 小时，待其将腹中泥粪排净，取出洗净，放于盆内，用白糖 500g 撒入拌匀，其体液即迅速渗出；经 1～2 小时后，以纱布滤取其液，至滤不出时再加少许清水冲滤，以得到 700～1000ml 为度。最后以高压消毒，置冷处或冰箱内待用。

服法：每次 30～40ml，日 3～4 次，于饭前一小时加温口服，服后立即向病变部位侧卧一小时左右，以便药物更合理的发挥局部作用。一般可连服 1～2 月。此液味甜适口，无特殊气味，患者乐于服用。各地使用验证之病例颇多，朱老亦屡用得效；但以阴虚胃热，或溃疡活动期而合并出血者，最为适合。

【病案举例】路某，男，43 岁，干部。胃痛史 8 年，每以受寒或辛劳即作，作则脘痛，泛呕吞酸，嘈杂不安，以食后 3 小时为甚，曾有黑便史。经钡透检查：十二指肠球部有 0.4cm×1cm 龛影，诊断为十二指肠球部溃疡；大便潜血（++）。苔微黄腻，中剥质红，脉细弦。此阴虚胃热之候，可予地龙液消息之。每次 30ml，食前一小时服；连用一周，症状显著好转；继服至 3 周，体重增加，精神旺盛。3 个月后复查，壁龛已告消失。

6. 慢性肾炎　朱老治疗肾炎多采用黄芪与地龙相配伍。朱老认为，“慢性肾炎水肿是标，肾虚是本，益气即是利水消肿，化瘀可以推陈致新”。又谓“肾主藏精，乃真阴真阳之寓所，补肾途径有二：一曰填精以化气，一曰益气以生精。气病及水，益气补肾饶有利水之功，故宜先用此法以消退水肿，促进肾功能之恢复，继则配合填补肾精以巩固疗效”。常用黄芪与地龙相配伍的方法，黄芪每日 30～60g 左右，地龙每日用 10～15g，以黄芪能充养大气，调整肺、脾、肾三脏之功能，促进全身血液循环，提高机体免疫能力，同时兼有利尿作用；化瘀以地龙为要品，能走窜通络，利尿降压，两药相伍，具有益气开瘀、利尿消肿、降低血压等多种作用。在辨证论治的前提下，以两药为主组成方剂，药后往往可收浮肿消退、血压趋于正常、蛋白尿阴转的效果。

【病案举例】顾某，男，22 岁，8 年前曾患肾炎，经治而愈。近两月来又感不适，头眩腰酸，面浮足肿，尿少色黄，舌尖红，苔薄腻，脉细弦。尿检：蛋白（++），红细胞（+），白细胞（+），透明管型：少许；血压 136/104mmHg。肾气亏虚，瘀浊留滞，拟益肾泄浊为治。生黄芪 30g，广地龙 12g，生山药 20g，漏芦 15g，菝葜、泽泻 12g，净蝉衣 6g，仙灵脾 10g，川续断 10g，石苇 15g，连进 5 帖，浮肿渐消，精神颇爽。仍以上方出入加减，共进药24帖，面浮足肿消退，血压及尿检正常，嘱常服六味地黄丸善后。

7. 白虎历节　地龙性喜走窜，长于通络治痹，故李时珍谓其擅治“历节风痛”；朱丹溪则以其性寒，又称其“大解热毒”。历代以之治疗痹痛的方剂甚多，如《圣惠方》的地龙散，《奇效良方》的循络丸，《沈氏尊生书》的捉虎丹，《证治准绳》的定痛丸，《本事方》的麝香圆等均是。疼痛剧烈的白虎历节，尤为必用之药。朱老在临床上凡遇风湿性关节炎、类风关、坐骨神经痛等之疼痛顽剧者，恒兼用许叔微麝香园，颇能缓痛，令人满意。

处方：生川乌（大八角者）3个，生全蝎21只，生黑豆21粒，广地龙15g，研细末，入麝香0.5g，同研匀，糯米粉糊为圆（丸），如绿豆大。每服7粒，甚者10粒，夜卧前温酒下（开水亦可），微汗出便效。

【病案举例】尹某，女，54岁，农民。患风湿性关节炎已15载，时轻时剧，迄未根除。近年来日益加剧，关节木僵肿痛，活动障碍，入暮不能安卧，恒服激素及抗风湿类药以缓其苦。抗“O”833U，血沉40mm/h。苔白腻，脉细涩。此为寒湿袭踞经隧之顽痹，予麝香丸治之，每服7粒，一日2次。服后疼痛即减，连服一周而痛定；继以温经通络，益肾养血之品善后巩固之。一月后复查抗“O”、血沉，均在正常值内。一年多未复发。

8. 乙型肝炎　治疗乙型肝炎在辨证论治的基础上加用地龙、蜈蚣、蝉蜕等虫类药入肝经，祛风通络、解毒散结之品收到了较好的效果。部分患者服药1～3个月后HBeAg转阴。同时，还发现单用虫类药亦可促使HBsAg转阴，但对黄疸消退，肝功能恢复疗效不显著[2]。

9. 高热惊搐　凡是热性病高热而见惊搐谵妄者，均可于辨证用药中加入地龙，以泄热定惊。儿科用之，尤称应手。惟脉软、便泄者忌用。对乙脑、流脑高热持续不退而昏厥较甚者，还可取新鲜地龙五六条洗净，加入皂矾2g，捣烂，敷于患儿囟门（头发剪去）；5小时后如热仍不下挫，可洗去续敷一次，多能收效。朱老多次用于乙脑高热昏迷者的配合治疗，颇收帮助。此外，用红蚯蚓120g，红糖适量，捣烂敷脐上，亦能退小儿高热。

10. 流行性腮腺炎　此病好发于小儿，症见寒热，腮肿而痛。外用地龙白糖浸出液，一般可在1～2天退热，1～3天消肿。

制法：新鲜地龙10条，弃去体外污泥（勿用水洗，以免丧失其体内黏液，降低疗效），置玻璃杯中加等量白糖搅拌，约0.5～1小时后即成糊状棕灰色之“地龙白糖浸出液”；然后将其盛玻璃瓶中，置于阴凉处或2～8℃的冰箱内（贮存期不宜超过2周）。

用法：将纱布沾地龙白糖浸出液贴敷于患处，每3～4小时换一次；以生理盐水洗净局部后，再行敷贴。浙江建德县芝峰卫生所用此法治疗腮腺炎120例，轻者一天愈，重者三日愈，足证其奏效之速。朱老早年在农村巡回医疗时，多次嘱患儿家属采用，均获佳效。

11. 小儿麻痹症　本病属于温病范畴，相似于“软脚瘟”、“痿疫”之类。各地分型意见不一，主要可划分两个阶段：一是麻痹前期，也就是进展期，治宜清化湿热，舒筋活络，可用地龙、赤芍各6g，当归、木瓜、牛膝、黄芩、僵蚕各9g，桃仁、红花各3g，川断7.5g。肢软加党参、黄芪；汗多加龙骨、牡蛎。二是瘫痿与后遗症期，可在清理余邪的基础上，益气养血，滋补肝肾，舒筋通络，药如炙黄芪15g，当归、仙灵脾、赤芍各6g，地龙、川芎、桃仁、乌梢蛇各4.5g。因为地龙既能泄热解毒，又能通络舒筋，所以始终适用。

12. 小儿鹅口疮　取蚯蚓2条（洗净），撒白糖适量，片刻即有渗出液；用棉签蘸此液搽患处，日2～3次，收效甚速。

13. 小儿夜啼　内服法：取鲜地龙（即活蚯蚓）5～7条洗净，放于清洁容器中，加入适量白砂糖浸泡，30分钟后取出浸出液，置入小号砂锅内，加水20ml，文火煮沸约5分钟，每日1剂，分数次频服。外敷法：取鲜地龙2～3条，洗净捣烂成糊备用。待按摩患儿腹部后，将地龙糊纳入患者脐部，绷带固定。共治疗30例患儿，其中25例1～2天治愈，4例治疗3～4天治愈，1例无效[3]。

14. 产后乳汁不行　内服地龙颗粒20g，加入低度白酒10ml，温开水冲服，每日2次，配合拔火罐法治疗产后乳汁不行，取得令人满意的效果。主要取其通络，配以白酒则增强其通络作用，乳络通则乳汁自然流畅[4]。

15. 避孕　地龙120g，鹿衔草、紫草各90g，黄柏60g，分作9包。经净后，每日煎服一包。此方试用，部分有效。因为药性偏于寒凉，以气血旺盛，无脾胃虚寒者较为合拍。

16. 阳痿　在从肝论治阳痿的过程中，辨证基础上常加地龙、荔枝核。地龙咸寒入肝下行走窜，长于通络，为治痿之良药；荔枝核辛温入肝，其性下行入睾丸，故用之能引诸药达于阴茎而起事半功倍之效[5]。

17. 早泄　地龙10条（剖开洗净），和韭菜汁捣烂，热酒冲，每日一次；对于体气不太亏虚者，连服数日可效。

18. 泌尿系结石　小红蚯蚓、大蒜子、红薯叶各适量，捣烂敷肚脐处，每日一次，有促进排石作用。

19. 脊髓外伤性早期瘫痪　脊髓外伤性瘫痪的病情比较复杂，有部分性横断和完全性横断之分，后者治疗尤为棘手。一般在早期如有手术指征者，应及早施行手术治疗。中药治疗，应辨证施治，灵活掌握，如骨折瘫痪者，可以活血化瘀，疏通督脉，续筋接骨；如属于弛缓型瘫痪者，可以补肾健脾，温经通络；如瘫痪呈痉挛性者，可以滋补肝肾，疏通经络等。同时应结合针灸、穴位注射治疗以及功能锻炼。

北京市中医院战截瘫医疗组介绍的早期瘫痪方，适用于脊髓损伤在3个月以内，损伤平面以下感觉运动功能丧失，二便不能控制，损伤部位疼痛。其方：地龙、骨碎补、自然铜、金狗脊、红花、桃仁、当归、丹参、地鳖虫、制乳没、三七粉（分冲）各6g。煎服。加减法：体虚气弱者加人参、麦冬、五味子各9g，去自然铜、桃仁；颈椎损伤者加葛根15g；疼痛剧烈者加延胡索9g；食欲不振者加砂仁5g、焦神曲12g；便秘数日不解者加郁李仁、火麻仁各30g，去骨碎补、制乳没。

1976年秋，朱老曾参加唐山震区来通截瘫伤员的治疗工作。对弛缓型者，用温壮肾督的乌梢蛇、蜂房、仙灵脾等；痉挛型者，用祛风定痉的地龙、全蝎、蜈蚣（研吞）等。后来为了便于服用，又拟订了“龙马起废片”（制马钱子0.06g，乌梢蛇1g，鹿角片0.4g，炙地鳖虫1g，地龙1.5g，蜂房1.5g，如法制片），每片0.3g，上为一日量，分3次服，能益肾壮督，振颓起废，有一定的疗效。

20. 丹毒　鲜地龙5份，白糖一份，加适量凉开水，使溶成糊状；以之涂搽患处，每日3次，一般2～3日可愈。

21. 血管栓塞性疼痛　如闭塞性脉管炎之类，用活地龙加白糖少许，捣烂外敷，可使疼痛渐减。

22. 下肢溃疡　局部清洗后，以纱布沾浸地龙浸出液敷贴于患处，一日换3次；创面肉芽可渐变红润，溃疡可逐步缩小乃至愈合。此地龙浸出液与治疗腮腺炎之制法相同。

23. 烧伤　用“地龙浸出液”治疗烧伤。采集活地龙适量，用清水洗净体表污物，置清水中存放，让其自行排泄，经数次处理，待消化腔内污物排净，再用无菌水清洗体表及消化腔3～5次；将洁净虫体置于消毒的玻璃器皿中，放入等量的精制白糖，将其体内液体脱出。浸出液经过滤器过滤后，紫外线照射0.5～1小时，装入特制的喷雾装置内。用时直接喷洒于烧伤创面，每1～2小时1次。地龙浸出液对控制创面疼痛、感染、渗出有明显疗效，且能够缩短烧伤创面愈合过程[6]。

24. 骨折　河南省整骨医院介绍，地龙对骨折患者，具有明显的止痛消肿、促进骨痂生长和加速骨折愈合的作用。一般用后一小时止痛，24小时消肿；X线摄片：早期骨痂形成，最短为17天，最长为62天，平均为38.7天。其处方有三：①地龙浆：鲜地龙数10条，洗净捣成糊，加白糖或冰片少许，敷伤处，日1～2次。②地龙散：广地龙30g，冰片5g；取3份，加白糖一份，和适量凡士林调成膏状外敷，每日换一次。③地龙接骨丸：广地龙研细末，水泛为丸，如梧子大，山药粉为衣，每服6g，日2次。

25. 跌打损伤　凡跌打损伤、瘀血肿痛者，可取鲜地龙洗净，焙干，研末，每服6g，用黄酒送下，日1～2次，能止痛消肿，散瘀和络。

26. 荨麻疹　属营血郁热者，用广地龙、甘草各9g煎服，每日一帖，连服2～3日可效。对顽固性荨麻疹，可肌注100%地龙注射液[7]，每次2ml，每日1次。10次为一疗程。疗程之间需间歇3～5日。疗效多在5～8次后发生，一般经1～2疗程可愈，有效率为84%。

27. 固定性红斑型药疹　以地龙液外用治疗固定性红斑型药疹，特别是用于唇部和外生殖器等处出现的疱疹溃疡，疗效显著。方法：常规将患处洗净，用消毒纱布浸沾地龙液湿敷于患处；纱布稍干即滴上药液，使之保持湿润；每天换药纱布一次，直至痊愈。若用地龙白糖浸液，则用鲜地龙100条加白糖100g搅拌，静置2小时后将地龙弃去，取浸液照上述方法外用。1974年以来，共享此法治15例，其中11例皮损在包皮处，2例在口唇，2例在右手肘部，均有不同程度起泡溃烂，一般都在2～4次换药后痊愈[8]。

28. 带状疱疹　取活的地龙适量洗净，装入干净的碗内，加入白糖适量，待地龙化成液体后，用棉签蘸取此液涂抹于患处，日4～5次，直到病愈止。结果28例中3日治愈的有12例，6日治愈的有14例，另外2例因年龄偏大，病史超过1周而未愈。治愈率为93%[9]。

29. 沙眼　用白颈蚯蚓数条，放冷开水中反复洗涤，放入玻璃杯中，加1/10氯化钠，蚯蚓体液即行渗出。半小时后抛弃蚯蚓，将体液过滤，再在60℃的温水中进行间歇水浴加温，每次30分钟，反复3～4次即可，冷却后放低温处或冰箱储藏。每日滴眼2～3次，平均10.4天治愈。

30. 中耳炎　治疗组使用鲜地龙水，组成：活地龙30g，白糖20g。制法：将30条地龙用冷开水洗净泥土后装瓶，然后向瓶内加白糖20g，盖上瓶口待化成橙黄色透明黏液后，再用单层纱布过滤即可。用法：先以3%过氧化氢水溶液清洁外耳道及内耳，再用干棉球拭干，然后将地龙水吸入干净的眼药瓶内滴用，每次2～3滴，每日3～4次。滴入后，在外耳道口塞一无菌干棉球。结果治愈96例，显效3例，无效1例，总有效率96%[10]。

31. 牙痛　应用自拟龙花蜂汤治风火牙痛5例，服药最少4次，最多12次，全部治愈。龙花蜂汤组成：花椒20粒（去目），地龙15g，蜂蜜18g。用水适量先将花椒和地龙煎开10分钟后，再放入蜂蜜，将两次煎好的药液混合后，分早晚各服一次。

【病案举例】姚某，女，56岁。1987年11月21日诊。牙痛28天，曾用土霉素及中药治疗，其痛未减，又在某市医院拔牙2颗，当晚右残根部疼痛不已。刻诊：牙根红肿，遇热凉饮食后，牙痛更甚，苔薄黄，脉细数。给予龙花蜂汤2剂后，牙痛大减，肿块消失，晚上已能安睡。再进1剂，疼痛若失，饮食恢复，牙痛治愈[11]。

（三）按语

地龙味咸，性寒；归肝、肺、肾经，有清热止痉，平肝息风，通经活络，平喘利尿之功。临床实践证明，地龙对中风偏瘫，有较好疗效，如功能振颓起废、善治半身不遂的“补阳还五汤”中，就用了地龙。凡肝阳上亢、脉弦劲而血压升高持久不降，或已服诸药而效不显者，于平肝潜阳剂中加广地龙，每可使血压显著下降，并能消除头胀痛，不眠烦躁等症。由于地龙具有泄热解毒作用，凡斑疹为火邪所遏，内陷而色紫黑者，均可用之。对出血性斑疹而呈血热征象者，亦可选用本品还可促进溃疡愈合，慢性溃疡用之亦多获效。本品对热性病的高热、谵妄、躁烦，甚则搐掣痉厥，如乙脑惊厥等，多可奏效。因其功能走窜通络，凡痹症偏热而体气不太虚者，均可选用，然地龙性寒，凡脉虚弱而便溏者慎服用，孕妇体弱者忌用。

《别录》谓其善治“大腹黄疸”。朱老认为，本品不仅可以用治一般湿热黄疸，而且可试治“急黄”之邪入心包（恶性型肝炎、急性黄色肝萎缩）或出现腹水，偏于胃实而见高热口干，谵妄躁越，神志不清，腹膨胀满，大便秘结，苔黄厚，脉洪大数疾等症。朱老治疗肾炎多采用黄芪与地龙相配伍，二者具有益气开瘀、利尿消肿、降低血压等多种作用。在辨证论治的前提下，以两药为主组成方剂，药后往往可收浮肿消退、高血压趋于正常、蛋白尿阴转的效果。本品可能还有扩张尿路平滑肌的作用，对泌尿系统结石引起的血尿，有止血之功，且可促使排石。另外制成油剂外用如取活蚯蚓若干条，清水洗净后，置于橄榄油中（1∶3）浸渍数日，用纱布包绞去渣。然后滤过，静置澄清即成。凡痛风、打扑伤、火烫伤、蛇咬伤及局部肌肉痉挛等，用之外搽可以缓解。还有抑制结核杆菌及常见致病性皮肤真菌的作用，而可用于慢性骨髓炎、疮疖及外伤感染等。

参考文献

［1］《中华本草》编委会主编．中华本草（精选本）［M］．上海：上海科学技术出版社，1998：2344-2347.

［2］肖才松．辨证分型加虫类药治疗乙型肝炎138例临床体会［J］．湖南中医杂志，1987，(3)：9.

［3］褚付英．鲜地龙治疗小儿夜啼30例［J］．中国民间疗法，2003，11(9)：20.

［4］邱业健．单味地龙颗粒内服配合拔罐治疗产后乳汁不行190例［J］．中医外科杂志，2004，2(13)：17.

［5］张东明．从肝论治阳痿一得［J］．实用中医内科杂志，1989，2(3)：34.

［6］曾凡举，贺子岑，刘士平，等．地龙浸出液治疗烧伤168例疗效观察［J］．国医论坛，2001，16(1)：36.

［7］李振基．地龙注射液治疗慢性荨麻疹100例［J］．新医学，1976，(4)：178.

［8］张伟生．地龙液外用治疗固定性红斑型药疹［J］．新医学，1976，(3)：20.

[9] 侯洪领，隋秀梅 . 验方治疗带状疱疹 28 例 [J]. 时珍国医国药，2004，15（11）：776.

[10] 薛向上，徐文利 . 鲜地龙水治疗慢性中耳炎 100 例 [J]. 河南中医，2006，26（11）：70.

[11] 成积玉 . 应用自拟龙花蜂汤治风火牙痛 [J]. 四川中医，1989，（3）：42.

（陈达灿　朱海莉　刘俊峰　刘炽　黄楚君）

蚂蚁（《中国动物药志》）

（一）概述

【别名】蚁，玄驹，蚍蜉，马蚁（《纲目》）。

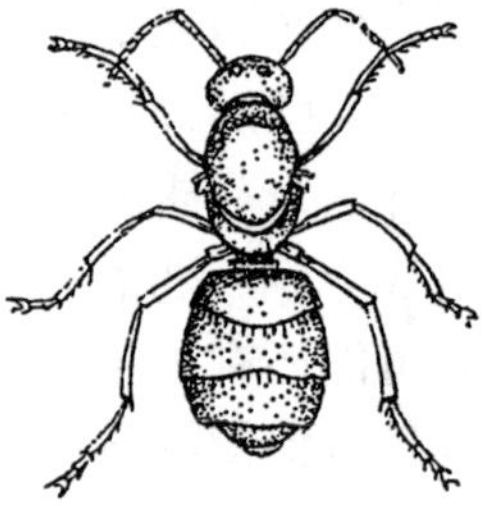

丝光褐林蚁

【科属】为蚁科动物丝褐林蚁及拟黑多翅蚁等多种无毒蚂蚁的全虫、卵。

【生态】分雌蚁、雄蚁、工蚁、兵蚁四种蚁型。雌蚁体长 15～50mm，雄蚁 15～20mm，工蚁约 13mm。体黑，平滑而有光泽；头圆三角形，复眼一对，单眼 3 个，触角屈膝状共 12 节，口器发达，前胸板发达，中胸背板小，足 3 对，胸腹部相接处为细柄状。兵蚁与工蚁相似，均无刺：雌蚁形大，有翅，但多脱落：雄蚁较雌蚁略小，有翅，触角细长。喜温暖湿润处，营群体生活，常在避风向阳，湿润肥沃、含有机质多的土壤里或树上筑巢，巢内工蚁和兵蚁较多。兵蚁职司守卫，雄蚁专门交配，雌蚁繁殖产卵，卵白色或黄色。分布于全国各地，主要产于广西、云南等地[1]。

【成分】经过挑选的蚂蚁和卵主要含蛋白质（42%～67%）、氨基酸，几乎无毒，极少数品种因受环境等影响含臭蚁素（但这种蚂蚁有其特征，采集蚂蚁者易识别）。蚂蚁含人体 50 余种必需的营养物质，因蚁种不同，其体内蛋白质含量在 42%～67% 间，已检出含氨基酸多达 30 种；微量元素 31 种，尤以锌、磷、铁、钙、锰、铝、镁含量最为丰富，具延缓衰老作用的硒含量也较高，被认为是蚂蚁活性成分之一，具有促进生长发育，提高免疫功能，与延缓衰老有密切关系的锌的含量比动物性食品和普通食品均高出 10～20 倍；并含有 19 种酶和辅酶；丰富的维生素 A、D、E、B_1、B_2 及 B_{12}；另外还含有甾族类化合物、三萜类化合物、草体蚁醛、蚁酸和较高含量的糖类物质等以及高能量[2]。

【药理】20 世纪 80 年代的研究表明，蚂蚁及其制剂具有镇静、抗炎、平喘、解痉等广泛药理作用，近年的进展主要集中在抗应激、镇痛、护肝、增强和调节免疫功能、延缓衰老、补肾壮阳、活血化瘀等方面[3]。

（1）抗应激作用：鼎突多刺蚁粉、蚂蚁水醇提取物或蚂蚁制剂能明显延长小鼠耐缺氧时间，以及在低温、常温、高温负重下的游泳时间，具有抗寒、抗高温、耐缺氧、抗疲劳作用。

（2）抗炎、镇静、镇痛作用：蚂蚁粉或蚂蚁醇浸膏对小鼠腹腔炎症、鼠耳水肿、大鼠肉芽肿的形成、大鼠足肿胀及佐剂性关节炎具有明显的抑制作用，对急慢性实验性炎症有缓解作用，能减少化学致痛剂所致的小鼠扭体反应次数，提高电、热刺激致痛反应的痛阈值。

（3）护肝作用：蚂蚁醇浸膏和蚂蚁制剂对四氯化碳所致大鼠肝损伤具保护作用，并有减轻肝细胞的脂肪变性和坏死，促进慢性肝损伤的白蛋白合成，减轻肝组织纤维化的作用。

（4）增强和调节免疫功能：蚂蚁粉及其水醇提取物或制剂可促进免疫器官（胸腺和脾脏）重量增加，蚂蚁制剂可明显提高小鼠巨噬细胞的吞噬指数及吞噬活性，促进脾淋巴细胞特异性抗体的合成和分泌，明显提高人体血中IgA、CH_{50}的活性，对IgM、IgG有双向免疫作用，是一广谱的免疫调节剂。

（5）延缓衰老作用：大黑蚁粉能防止D-半乳糖引起的胸腺萎缩、肝和脑脂褐素含量增高，以及皮肤羟脯氨酸含量降低的衰老性改变；蚂蚁制剂能明显延长果蝇的平均寿命和最高寿命；蚁粉和蚂蚁制剂具有明显增强超氧化物歧化酶的活性，抗脂质过氧化、清除自由基、保护细胞膜的脂质层和增加细胞膜的流动性的良好作用。

（6）对内分泌的影响：蚂蚁复方制剂能明显提高大鼠睾丸组织RNA、DNA含量，蚂蚁提取液或醇浸膏能使未成年大鼠性器官重量与体重的比值增加，能提高精子的质量和数量，对牙周病肾虚模型有明显抑制作用，对肾虚骨质病变具有调节钙磷代谢、预防和治疗骨质病变的作用。

（7）活血化瘀作用：蚂蚁醇浸膏可明显对抗大鼠动脉、静脉旁路线性血栓形成，明显延长小鼠出血时间。

【炮制】全年可捕捉，秋冬易收捕，将口袋罩住蚁巢，捅破蚁巢，收紧袋口，放置一夜，倒在烧烫的铁锅内，用小火继续焙干，或用开水烫死，焙干，拣尽杂质备用，也可鲜用。蚁卵宜鲜用。置通风干燥处，防霉，防蛀。

【药性】味咸，性平，蚁卵味甘；入肝、肾经。

【功效】①补肾益精，用于肾虚头昏耳鸣，失眠多梦，阳痿遗精；②通经活络，用于风湿痹痛，中风偏瘫，手足麻木；③解毒消肿，用于痈肿疔疮，毒蛇咬伤。

【用量】主要用蚂蚁的全体，成人每日10～15g为宜。

【禁忌】孕妇禁服。过敏体质可从小剂量试服，如无不适，再适当逐加。

如有肤痒、红疹者，即应停服。

【前贤论述】

（1）《本草拾遗》："独脚蚁，主疗肿疽疮，烧令黑，和油涂之。"

（2）《药性考》："食之长力"。

（3）叶天士："取其虫蚁迅速，飞走诸灵，以松透病根"。

（二）应用

1. 免疫功能低下　近年资料表明，蚂蚁能分解和合成草体蚁醛，后者为一种目前难以人工合成的珍贵滋补剂。蚂蚁体腔内除含有少量的蚁酸外，90%以上是草体蚁醛，可能是蚂蚁可以推动相当自己体重100倍物体的物质基础。已证明草体蚁醛可以调节人体免疫系统功能，一定剂量的大黑蚂蚁乙醇提取液能明显增强小鼠的细胞免疫功能及单核－巨噬细胞吞噬功能。

有报道[4]阳虚证患者免疫功能明显下降，用温阳药可以使患者免疫功能得到改善。蚂蚁煎剂可提高阳虚小鼠脾脏T、B细胞的丝裂原增殖反应，使阳虚小鼠脾脏抗体形成细胞数显著增加，表明对阳虚小鼠的细胞免疫功能和体液免疫功能恢复具有增强作用。对阳虚小鼠非特异性免疫功能也有增强作用，并提示对免疫功能减退的老年病的防治将会起到有益的作用。

2. 类风湿关节炎　类风湿关节炎是一种慢性、对称性侵害关节和关节周围组织及关节滑膜病变为主的全身性自身免疫病。发病率高，危害性大，重者可致残，严重影响患者的生活质量。用蚂蚁治疗本病的报道较多。

用复方黑蚂蚁粉，选用拟黑多刺蚁67%，露蜂房15%，黄芪15%，当归3%，粉碎灭菌后制成散剂，每服5g，每日3次，治疗本病77例，如原服有激素类药物时逐日减少用量，直至停药。临床治愈22例，显效41例，有效13例，无效1例，总有效率98.7%[5]。

自拟蚂蚁消痹汤，方选：黑蚂蚁15g，黄芪15g，杜仲10g，川续断15g，威灵仙6g，秦艽10g，全蝎3g，乌蛇6g，川芎6g。风重者加青风藤、海风藤各10g；湿重者加干姜6g，制川乌6g；化热者加七叶一枝花10g，连翘15g。上药每日1剂，黑蚂蚁为末分3次服，余药水煎2次，每次煎60分钟，合并煎液，分3次服。20天为1疗程，休息5天，再进行下一个疗程。嘱服药期间避免过度劳累、受凉，停止服用其它药物。治疗类风湿关节炎68例，经2个疗程治疗后，近期控制38例（55.88%），显效17例（25%），有效8例（11.76%），无效5例（7.36%），总有效率92.64%[6]。

以拟黑多刺蚁为主药，配合其它名贵中药制成的复方制剂，治疗非风湿关节炎，总有效率为97%，临床用药无胃肠道反应和对血常规及肝肾功能的影响。服药6个月以上者病变关节有明显改善。少数病例发现对关节面的风湿性破坏有轻微修复作用[7]。

用广西产大黑蚂蚁制剂玄驹珍丸（蚂蚁干燥粉末，加蜂蜜为丸）治疗类风湿关节炎，并以五痹丸为对照组，进行双盲对比治疗。结果玄驹珍丸治疗总有效率为90.1%，近期缓解疗效明显优于五痹丸，患者关节肿痛、晨僵等关节功能明显改善并消失。血中IgG、IgA、IgM以及补体CH明显下降，淋巴细胞转化率（CTR）明显增高，血沉下降曲线明显，类风湿因子（RF）转阴率74.3%[8]。

以拟黑多刺蚁为君药（50%～70%），佐以祛风除湿和补肝健脾药，治疗类风湿关节炎10000例，成人每日15g，儿童酌减，连用3～6个月。治疗结果：治愈1100例（11%），显效5000例（50%），有效3900例（39%）[9]。

用蚂蚁为主药，配以祛风、活血、除湿及补气药物组成蚂蚁通痹灵，根据关节寒、热、痛情况随证加减。治疗初期用汤剂，每日1剂，分早、中、晚3次服用，10～20剂后缓解，巩固阶段用散剂或酒浸剂（蚂蚁500g，余药2～4剂），2～3个月为1疗程，治疗类风湿关节炎35例，治愈17例，显效12例，有效5例，无效1例。服药时间最长15个月，最短20天[10]。

3. 颈椎病　自拟蚂蚁风湿消胶囊，方选蚂蚁110g，全蝎、蜈蚣、白花蛇各10g，僵蚕、炮山甲、露蜂房、地龙、土鳖虫、乌梢蛇各15g。上药加工为细末装胶囊，每粒含药粉（0.5g），每次4粒（2g），1天3次，1个月为一疗程。治疗颈椎病63例，经服药1～3个疗程后，本组63例中临床治愈43例，占68.25%；显效13例，好转5例，无效2例，总有效率为96.82%。上方治疗肩周炎86例，同时另将以上细末适量用酒调外敷患部疼痛处，日换1次，10天为1个疗程，治疗1～2个疗程。结果：痊愈66例，显效16例，好转3例，总有效率为98.8%[11，12]。

4. 强直性脊柱炎　用蚂蚁为主，加老鹳草、山甲、当归、蜈蚣、地黄、牛膝等制成类风湿灵系列治疗强直性脊柱炎100例，总有效率达90%[13]。

5. 痛风性关节炎　用复方蚂蚁膏外敷治疗痛风性关节炎45例，具有明显的治疗效果，显效35例，好转6例，无效4例，总有效率91.11%。药物组成及治法：蚂蚁100g，秦皮100g，萆薢50g，六轴子30g，川芎30g，赤芍30g，桂枝20g，甘草10g。研为细末，加薄荷油2～5ml，用凡士林调成膏状敷患处[14]。

6. 软组织损伤　在应用复方蚂蚁制剂治疗中，发现蚂蚁还有直接作用于患部的功效，尤其对软组织损伤一类疾病疗效更加明显，对于腰肌劳损，服药3～5天，症状即减轻，几乎达到了局部用药的效果[15]。

7. 乙型肝炎　蚂蚁制剂能恢复和提高乙肝患者细胞免疫功能，具有对抗四氯化碳升高大鼠血清谷丙转氨酶活性，防止肝细胞脂肪变的作用，因而可用于治疗慢性肝炎。

应用蚂蚁制剂“蚂蚁乙肝宁”（含拟黑多刺蚁、黄芪、茵陈、仙灵脾、郁金、三七、鳖甲等）治疗乙型肝炎，每日3次，每次10g，3个月为一疗程，常用1~2个疗程。治疗344例，其中临床治愈117例（占34.0%），有效192例（占55.8%），无效35例（占10.2%），总有效309例（89.8%）；对照组142例，其中临床治愈17例（占12.0%），有效68例（占47.9%），无效57例（40.1%）；总有效85例（有效率59.9%）。两组比较具有非常显著差异（$P<0.01$），说明用蚂蚁制剂治疗乙肝疗效较佳[16]。

用天山大黑蚂蚁15%，黄芪煎膏15%，蜂巢脾膏15%等制成天蚁芪颗粒，治疗乙型肝炎37例，并与对照组37例传统保肝疗法相比较，结果1月后急性乙肝恢复率治疗组和对照组分别为85%、60%，3月后慢性肝炎恢复率分别为81.8%、55%，肝炎后肝硬化恢复率分别为50%、10%。治疗组在症状、体征和肝功能等的恢复上均优于对照组[17]。

用蚂蚁150g，冬虫夏草120g，青黛90g，人参100g，虎杖60g，丹参30g制成复方乙肝宁胶囊，治疗乙型肝炎病毒携带者（HbsAg阳性）和乙肝患者97例，3个月为1疗程。治疗结果痊愈50例，占50.5%；好转47例，占48.5%；无效1例，占1%[18]。

用蚂蚁粉胶囊治疗乙肝表面抗原阳性102例，每粒0.3g，每次4粒，每天3次，并设对照组98例服用乙肝宁冲剂，结果治疗组总HBsAg转阴率91.17%，对照组60.20%（$P<0.05$），且二组症状和体征改变有显著差异[19]。

用蚂蚁50%，黄芪10%，茵陈10%，鳖甲10%，三七10%，五味子5%，仙灵脾5%制成散剂，治疗慢性乙肝和肝纤维化95例，对照组采用保肝、退黄、降酶常规治疗，治疗期限1年，结果SOD、HA、PC Ⅲ均较治疗前和对照组有显著差异（$P<0.01$）[20]。

8. 糖尿病　发现蚂蚁对2型糖尿病有较好辅助治疗作用。根据祖国医学对消渴的认识，以蚂蚁为君药，佐以人参、生地、黄芪等养阴补气，生津润燥的中药制成“蚂蚁糖尿灵”，组成：蚂蚁60%，人参10%，黄芪10%，天花粉10%，丹皮5%，玄参5%，烘干粉碎过100目筛。成人每日3次，每次5g，病情重者可加倍服用，3个月为1个疗程。共治疗糖尿病320例，有效率达90%，以病程短的2型糖尿病疗效显著，1个疗程血糖、尿糖即可复常，“三多”、疲倦无力、出汗、心悸、皮肤瘙痒等症状消失，40~55岁的中年性功能衰退者可得增强，达到临床治愈。对1型糖尿病亦可增强体质，改善症状，提高疗效[21]。

采用蚂蚁降糖方治疗40例2型糖尿病，药物组成：蚂蚁粉9g（另冲服），人参3g，黄芪10g，栀子10g，黄连5g，生地15g，丹皮10g。上述7味药文火煎熬2次，取汁300ml，1日3次，每次100ml，送服蚂蚁粉3g，1个月为1疗程，连服1~2个疗程。结果：显效32例，有效4例，总有效率90%，测定前后空腹血糖及餐后2小时血糖变化有显著性差异（$P<0.01$）[22]。

用蚂蚁为主药，辅以滋阴、清热、补气等药物制成“蚁糖消胶囊”（太子参10g，蚂蚁60g，天花粉15g，葛根10g，淮山药10g，鸡内金6g，白术10g，苍术6g，五味子10g，山萸10g，玄参10g，生地20g，地骨皮6g，知母20g，丹参20g，生甘草10g，黄芪15g，麦冬15g，黄精10g，当归15g，肉苁蓉15g，研细末，消毒后入胶囊，每粒0.3g），每次10粒，每日3次，3个月为1疗程。治疗糖尿病56例，显效38例（67.9%），有效12例（21.4%），无效6例（10.7%），总有效率89.3%。一般服药2个疗程，血糖明显下降，有的可降至正常；服药最多者4个疗程，血糖降至正常。个别病例出现血糖反跳现象，继续用药后即恢复。无效病例多为年龄偏高，病程较长，有并发症，全身状况较差者[23]。

9. 恶性肿瘤　用于恶性肿瘤的治疗和辅助治疗。用蚁蚣丸加味治疗胃癌13例，显效4例，有效6例，总有效率76.9%[24]；北京肿瘤医院和几家解放军医院用蚂蚁提取的口服液，配合放、化疗治疗恶性肿瘤患者，有改善食欲及营养状况，增加白细胞，减轻疼痛，延长存活时间，明显减轻放、化疗副作用的疗效。同时有资料表明，用蚂蚁提取的口服液应用于恶性肿瘤患者，能改善食欲，改善营养状况，增加血白细胞，减轻疼痛，延长存活时间，明显减轻放疗、化疗的副作用，抑癌率达38‰能治疗肺癌、淋巴结癌、肺结核等病。

10. 性功能衰弱　以蚂蚁为主药，伍以蜻蜓、蛤蚧、海马、雄蚕蛾、韭菜子、枸杞子制成“玄驹保春液”，每次10～15ml，1日2～3次，治疗性功能衰弱者1000例，其中男性820例，女性180例，年龄最小18岁，最大60岁，均排除器质性疾患。治疗期间，每日服30ml，3次饭后分服（少数患者加至日服40ml），2个月为一疗程。一疗程后，95%患者阳痿、早泄及腰膝酸软、健忘、乏力、头昏、耳鸣等症状明显改善或有所改善，仅有5%的患者不明显[25]。

【病案举例】李某，男，32岁，阳痿年余，四肢不温，腰酸，性欲低下，疲乏无力，舌淡苔白，脉沉无力。证属：肾阳虚，治以温补肾阳之法，处以“玄驹兴阳散”（大蚂蚁40g，桑螵蛸30g，九香虫20g，人参10g，淫羊藿20g，韭子30g，枸杞30g，桂枝5g，白芍15g，共为细末）每服5g，每日3次，空腹用少许黄酒送下。（石志超《虫类药证治拾遗》）

11. 前列腺增生，慢性前列腺炎　玄驹保春液治疗55～72岁的前列腺增生40例（5例并慢性前列腺炎），40～60岁的慢性前列腺炎10例，以1个月为1个疗程，第一周早晚各一次，每次50ml，一周后症状明显好转减半数至满疗程。药后尿频、排尿困难、失禁、腰痛等症状消失或减轻，而精力、体力和性功能也均有不同程度的增强[26]。

12. 男女不育症　用黑蚂蚁每日3次，每次5～6g，结合辨证，分为10型（女8型，男2型），分别佐以雄蚁通肾胶丸、右归丸、雄蚁生精胶丸、蚁龙种丹胶丸、柴胡疏肝散、少腹逐瘀汤等治疗无精或少精症、不射精、精索静脉曲张、多囊卵巢综合征、子宫内膜异位症、闭经、卵巢囊肿、子宫发育不良、溢乳症、月经不调不排卵、双侧输卵管不通等引起的男女不孕症，均取得满意疗效[27]。

采用蚂蚁干粉制剂治疗男性不育症62例，蚂蚁干粉的剂量每日15g，一次口服或分次口服，连续30天为1疗程。完成1疗程57例，2个疗程5例。服用后，精子密度，活动精子百分比及精子活力较治疗前明显改善，同时女方受孕10例，其中完成1疗程受孕8例，完成2疗程受孕2例；治疗后2个月受孕2例，3～6个月受孕6例，10个月受孕2例[28]。

13. 白发　在运用蚂蚁治疗类风湿关节炎400例中，有80例患者不但类风湿病得到了有效的控制，而且白发转为黑发，秃顶再生黑发[29]。

14. 葡萄膜炎　用拟黑多刺蚂蚁治疗复发性葡萄膜炎50例，并设对照组48例，对照组静滴地塞米松，口服泼尼松，局部点眼和结膜下注射地塞米松，治疗组在常规激素减量的前提下，加服拟黑多刺蚁，成人每日15g，一般以服用1kg为1疗程，可重复治疗。服蚂蚁治疗前葡萄膜炎15日、1个月治愈率分别为75.8%、24.2%；而对照组的15日、1个月、2个月治愈率分别为20%、56.7%、23.3%；两者有显著性差异（$P<0.05$）；加服蚂蚁治疗葡萄膜炎15日、1个月、2个月治愈率分别为17.6%、64.7%、17.7%；而对照组单独用激素治疗的葡萄膜炎15日、1个月、2个月治愈率分别为0、27.8%、66.7%；两者有显著性差异（$P<0.05$）[30]。

15. 神经衰弱，神经官能症　将蚂蚁制成片剂，冲剂或酒剂，每日3次，每次2g（含蚂蚁量），治疗神经衰弱236例，疗程4～8个月。结果痊愈10例，显效148例，有效78例，无效12例，总有效率为95.2%[31]。

16. 小儿疳积　蚂蚁有消积化滞之功，可研粉冲服，或烙饼食之。可用鸡蛋一个打入碗内，加水等量，然后将蚁粉3g兑入，和匀后隔水炖服，有良好的消积补虚作用。

【病案举例】李某，男，3岁。病史：哺乳期当生后4个月时由于喂养不当，伤及乳食，消化功能紊乱，又兼调治失宜，渐成慢性消化不良、营养不良之顽疾。其母带患儿来诊时见：面黄肌瘦，毛发稀疏，精神不振，困倦喜卧，脘腹胀满，稍食多或食急则呕吐，夜寐不宁，大便时干时溏，舌淡红，苔白腻，脉缓细略滑，指纹淡紫。诊断：疳证。辨证：乳食积滞，脾胃损伤，后天失养。方药：大黑蚂蚁、炙鸡内金、生山药各等份，共研细末，每服2～3g，日2次。服药月余后来诊，已觉食纳转佳，已无呕吐，面色正见红润之征，大便为正常软便。嘱继用前法方药长期调养。半年后其母携儿来诊，喜告之诸证皆愈，食纳健旺，身体发育健康，体重明显增加，并述，因服药粉有时困难，此期间尚曾用上述中药配合白面、奶粉制成发糕服用。也曾用以上方药每日10g水煎后，服汤调治。总之，服前药6个月余，未曾间断。征询是否还需治疗。嘱其停药并注意饮食调养。（石志超《虫类药证治拾遗》）

（三）按语

蚂蚁性味咸平，入肝、肾，具有抗炎、镇痛，抗风湿之效，用于虚损性及免疫功能低下等疾病，类风湿关节炎，强直性脊柱炎等；其护肝作用用于治疗乙型肝炎及乙肝病毒健康携带者疗效显著；尚有抗过敏及平喘、镇静等作用，对哮喘、肿瘤也颇有疗效。临床可用鲜活蚂蚁外用消肿解毒，主治毒蛇咬伤，疗毒肿痈，神经性皮炎，慢性下肢溃疡。研究发现有抗疲劳，调节免疫力和对内分泌的作用，能改善睡眠、调节血脂、祛黄褐斑、延缓衰老，并能用于阳痿、性功能减弱以及不育等症。

参考文献

［1］南京中医药大学编著．中药大辞典［M］．2版．上海：上海科技出版社，2006：3482.

［2］唐省三．蚂蚁化学成分和药理研究概述［J］．特产研究，2002，（2）：60-61.

［3］吴志成，嵇顺初．食用、药用蚂蚁展望（上）［J］．江苏中医，1989，10（11）：43-44.

［4］高梅，窦肇华．大黑蚂蚁水提液对阳虚动物模型免疫功能的影响［J］．中国老年学杂志，1999，19（1）：49-50.

［5］宋振国，林映青．复方黑蚂蚁粉治疗类风湿性关节炎77例［J］．四川中医，2001，19（4）：29.

［6］莫滚．蚂蚁消痹汤治疗类风湿性关节炎68例［J］．广西中医药，2005，28（6）：45.

［7］徐俊芳，张巨文，彭兴．复方黑蚂蚁胶囊对类风湿关节炎的药理实验及临床观察［J］．现代中西医结合杂志，2007，16（3）：364.

［8］聂志伟，路遥．蚂蚁制剂治疗类风湿性关节炎的疗效对比观察［J］．辽宁中医杂志，1995，22（7）：304.

［9］吴志成．蚂蚁制剂治疗类风湿关节炎1595例临床观察［J］．江苏中医，1990，11（1）：10-11.

［10］符罗生．蚂蚁通痹灵治疗类风湿性关节炎35例疗效观察［J］．江西中医药，1998，29（5）：5.

［11］李汉俊．蚂蚁风湿消治疗颈椎病63例［J］．陕西中医，1997，8（5）：202.

［12］李汉俊．自拟蚂蚁风湿消治疗肩周炎86例［J］．安徽中医临床杂志，1997，（2）：83.

［13］吴志成．蚂蚁为主治疗类风湿关节炎和强直性脊柱炎4100例疗效总结［J］．中医研究，1989，2（3）：29.

［14］严试．复方蚂蚁膏外敷治疗痛风性关节炎45例［J］．中医外治杂志，2001，10

（1）：11.

［15］李天成，张文吉．蚂蚁应用于临床治疗的几点体会［J］. 实用医技杂志，1996，3（3）：202.

［16］吴志成，郭文奇．蚂蚁制剂治疗乙型肝炎临床疗效评论［J］. 江苏中医，1996，17（9）：43-45.

［17］谢党恩，张新华．天蚁芪颗粒治疗乙型肝炎37例临床观察［J］. 新疆中医药，2001，19（3）：35-36.

［18］申玉通，男风鸣．复方乙肝宁胶囊治疗乙型肝炎病毒健康携带者和乙型病毒性肝炎97例观察［J］. 河北中医，1994，16（1）：42.

［19］冯丙江，高雅文．蚂蚁粉治疗乙肝表面抗原阳性临床观察［J］. 浙江中西医结合杂志，1997，7（5）：288-289.

［20］孙永年．蚂蚁乙肝宁对慢性乙肝，肝纤维化疗效观察［J］. 人民军医，1998，41（12）：722-723.

［21］吴志成．蚂蚁糖尿灵治疗糖尿病320例初步总结［J］. 江苏中医，1996，17（2）：11-13.

［22］章青梅．蚂蚁降糖方治疗40例Ⅱ型糖尿病临床小结［J］. 湖南中医学院学报，1998，18（2）：40.

［23］梁起恭，辛爱青，魏锦富．蚁消糖胶囊治疗糖尿病56例［J］. 四川中医，2002，20（1）：28-29.

［24］周爱国．蚁蚣丸加味治疗胃癌13例［J］. 湖南中医杂志，1997，13（4）：32.

［25］吴志成，戴量．新型保健精品“玄驹保春液”：强壮补肾　兴阳振痿［J］. 江苏中医，1994，15（6）：32-33.

［26］吴志成，马玉兴．玄驹保春液治疗前列腺增生与慢性前列腺炎的体会［J］. 黑龙江中医药，1994，（6）：17.

［27］应建原，柳灵芝．黑蚂蚁综合疗法治疗男女不育症探析［J］. 中医函授通讯，1999，18（3）：43-44.

［28］周惠耕，沈汉统．蚂蚁治疗男性不育症62例临床观察［J］. 浙江中医杂志，1993，28（9）：401-402.

［29］吴志成，王桂芝．蚂蚁使白发老人再生黑发之疗效分析［J］. 黑龙江中医药，1994，（1）：44-45.

［30］廉大萌，杨爱荣，康艳丽，等．拟黑多刺蚁治疗复发性葡萄膜炎50例临床观察［J］. 黑龙江医学，1999，（2）：1-2.

［31］容碧娴．蚂蚁制剂治疗神经衰弱236例［J］. 中草药，1989，20（6）：41.

（高想　张锋莉　尹克春　张云娜）

六、息风定惊

全蝎（《蜀本草》）

（一）概述

【别名】虿（《诗经》），虿（《说文》），杜柏、篁（《广雅》），主簿虫（《酉阳杂俎》），蠆蠍（《蜀本草》），虿尾虫（《纲目》），全虫（《外科真铨》），茯背虫（《山西中药志》），蝎子（俗称）。

【科属】为钳蝎科动物东亚钳蝎 *Buthus martensi* Karsch 的全体。

【生态】体长约 60mm，头胸部和前腹部为绿褐色，后腹部为土黄色，头胸部背甲梯形，侧眼 3 对，胸板三角形，螯肢的钳状上肢有 2 齿，触肢钳状，上下肢内侧有 12 行颗粒斜列，第 3、4 对步足胫节有距，各步足跗节末端有 2 爪和 1 距。前腹部的前背板上有 5 条隆脊线，生殖厣由 2 个半圆形甲片组成，栉状器有 16～25 枚齿，后腹部的前 4 节各有 10 条隆脊线，第 5 节仅有 5 条，第 6 节的毒针下方无距。喜栖于石底及石缝的潮湿阴暗处，昼伏夜出，怕冰冻，冬季伏于土中，长期不食，直至惊蛰后才出来活动。为肉食性动物，喜食小昆虫、蚂蚱、蚯蚓、土鳖虫、潮虫以及其它多汁软体动物。多年生，繁殖力强，繁殖时间一般在 7 月左右。主要分布于辽宁、河北、山东、安徽、河南、湖北等地。近年来野生者日渐减少，多以人工繁殖为主。

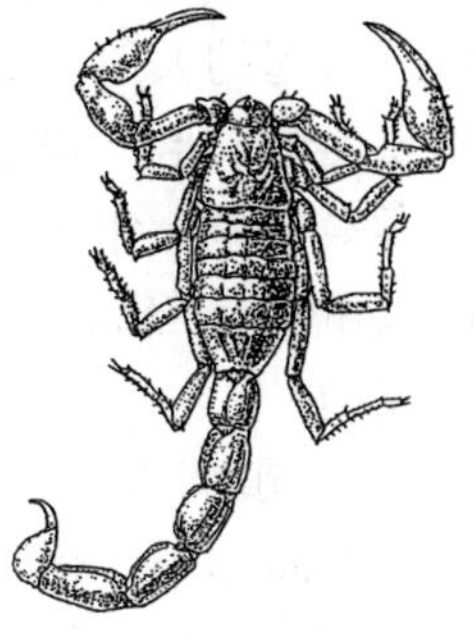

东亚钳蝎

【成分】[1] 含蝎毒（katsutoxin），系一种类似蛇毒神经毒的蛋白质，粗毒中含多种蝎毒素，包括昆虫类神经毒素、甲壳类神经毒素、哺乳动物神经毒素、抗癫痫活性的多肽（AEP）、镇痛活性多肽如蝎毒素（tityustoxin）Ⅲ、透明质酸酶（hyaluronidase）。全蝎水解液含有天冬氨酸（aspartic acid）、苏氨酸

(threonine)、丝氨酸(serine)、谷氨酸(glutamic acid)、甘氨酸(glycine)、胱氨酸(cystine)、缬氨酸(valine)、蛋氨酸(methionine)、亮氨酸(leucine)、异亮氨酸(isoleucine)、酪氨酸(tyrosine)、丙氨酸(alanine)、苯丙氨酸(phenylalanine)、赖氨酸(lysine)、组氨酸(histidine)、精氨酸(arginine)、脯氨酸(proline)等17种氨基酸。并含有钠、磷、钾、钙、镁、锌、铁、铝、铜、锰、氯等29种无机元素。此外,尚含三甲胺(trimethylamine)、甜菜碱(betaine)、铵盐、苦味酸羟胺(hydroxylamine picrate)、胆甾醇(cholesterol)、卵磷脂(lecithine)、蝎酸(katsu acid)、牛磺酸(taurine)、软脂酸(palmitic acid)、硬脂酸(stearic acid)、油酸(oleic acid)、亚油酸(linoleic acid)、亚麻酸(linolenic acid)、正十七碳酸(margaric acid)、正十四碳酸(myristic acid)、15-甲基十七碳酸(15-methymargaric acid)、二十碳酸(arachidic acid)。

【药理】[1]

(1)对中枢神经系统的作用

1)抗惊厥作用:全蝎或蝎尾提取物能对抗小鼠士的宁所致惊厥发作,全蝎浸膏小鼠灌胃可明显对抗电惊厥及尼可刹米、戊四氮和烟碱引起的惊厥。小鼠静脉注射由蝎毒分离出的纯品多肽-抗癫痫肽明显抑制咖啡因、贝美格、士的宁引起的惊厥,其中对抗咖啡因惊厥效果最强,对抗士的宁惊厥作用最弱,其抗惊厥作用较抗癫痫肽弱。

2)抗癫痫作用:东亚钳蝎毒和抗癫痫肽静注,均能对抗头孢菌素与马桑内酯引起的大鼠癫痫发作,能延长潜伏期,减轻发作程度,缩短持续时间。与苯妥英钠、卡巴西平和丙戊酸钠相比,AEP作用强、用量小、毒性低;在印防己毒素模型上作用与苯妥英钠相似,在青霉素模型上作用与抗菌灵相似。用整体大鼠和猫隔离皮质方法证明,AEP的抗癫痫作用依赖于单胺类神经递质的存在。

3)镇痛作用:蝎身及蝎尾制剂对动物皮肤或内脏痛均有显著镇痛作用,蝎尾镇痛作用比蝎身强约5倍。蝎毒对小鼠内脏痛、皮肤痛及刺激大鼠三叉神经诱发皮质电位均有较强的抑制作用,表明蝎毒对各类疼痛均有很强的镇痛作用,可能作用于中枢与痛觉有关的神经元而发挥镇痛作用。向大鼠侧脑室注入东亚钳蝎毒液2μl,用辐射热甩尾法测定其皮肤痛阈的变化,结果亦表明东亚钳蝎毒有明显中枢镇痛作用。从蝎毒中提纯的蝎毒素-Ⅲ(TT-Ⅲ)是一种镇痛活性多肽,对多种疼痛模型均有很强的镇痛作用,较粗制蝎毒强3倍,大大强于阿尼利定。TT-Ⅲ的镇痛作用依赖于脑内5-HT的存在。

(2)对心血管系统的作用

1)对心脏的作用:静注蝎毒使兔左心室内压及dp/dt升高;灌流液内加入蝎毒可使离体豚鼠心脏心肌收缩张力明显增加,同时引起心率减慢和心律不齐。蝎毒对心脏的这些作用主要通过自主神经递质实现。东亚钳蝎毒使离体豚鼠心脏心肌收缩力增强，心率减慢。

普萘洛尔可阻断其正性肌力作用，阿托品可阻断其负性心率作用，酚妥拉明和戊脉安对 Bmkv 的作用没有影响，表明肾上腺素 β 受体与 Bmkv 的正性肌力作用有关，而胆碱 M 受体与其负性心率作用有关，Bmkv 对离体心脏的作用与肾上腺素 α 受体和 Ca^{2+} 通道无关。

蝎毒能增加电诱发兔离体乳头肌的收缩幅度，但从蝎毒中提纯的 AEP 对在位心脏影响不大，对离体豚鼠心脏作用，使心肌收缩力明显减小，心率明显加快。东亚钳蝎粗毒使培养小鼠心肌细胞动作电位的时程与除极有关参数全部减小。

最大除极速度（V_{max}）、阈电位（TP）、动作电位幅值（APA）呈显著的剂量依赖性，洗脱后恢复。表明蝎毒有钠通道阻滞作用。

2）对血管的作用：蝎毒能引起兔主动脉条明显收缩，作用强度约为去甲肾上腺素的 1/5；能反转妥拉唑林和普萘洛尔的作用。氯化钙可引起蝎毒处理后的主动脉明显收缩，维拉帕米可明显抑制甚至完全消除这种反应，说明与其激活细胞 Ca^{2+} 通道、增加膜对 Ca^{2+} 的通透性有关。AEP 仅能使兔主动脉条轻微松弛，而蝎毒和 AEP 均能使小鼠末梢血管收缩。

（3）抗血栓形成作用：全蝎提取液能抑制大鼠下腔静脉血栓形成，减轻血栓重量；同时使激活部分凝血活酶时间和凝血酶原时间均明显延长，抗凝血酶Ⅲ活性和纤溶酶原含量降低。提示其抗静脉血栓形成作用与抗凝及促纤溶作用有关。

（4）抗肿瘤作用：蝎尾提取物可使接种 S_{180} 肉瘤小鼠的瘤重较对照组显著减轻；治疗性灌胃给予同剂量蝎尾提取物，可抑制肉瘤的生长；但腹腔注射给予蝎尾提取物 12.5mg/kg 和灌胃给予蝎身提取物 2.5g/kg，连续 7 日，均未见抑瘤作用。东亚钳蝎毒腹腔注射，对艾氏腹水癌（EAC）小鼠的生存期有明显延长作用及对小鼠体重的增长有抑制作用。

（5）对猪囊尾蚴的抑制作用：全蝎体外具有显著的杀灭猪囊尾蚴的作用，其不同的加工品和药用部位的灭囊活性无显著差异。抗猪囊尾蚴的作用机制是与其能升高猪囊尾蚴体内 Ca^{2+} 浓度，破坏其体内肌细胞静息电位，引起肌挛缩，并使其尿酸含量增加及能量代谢障碍等多因素综合发挥其杀虫作用。

（6）其它作用：蝎毒素可直接引起骨骼肌自发性抽搐和强直性痉挛，最终不可逆麻痹。蝎毒使大鼠血糖升高，肌肝糖原分解。粗蝎毒可降低大鼠脑细胞线粒体的呼吸调节比（RCR）、二磷酸腺苷与氧之比（ADP/O）、氧商（QO_2）及细胞色素氧化酶活性，增加膜脂质的流动性；而对心肌细胞线粒体作用所不同的是增加 QO_2。从蝎毒中纯化得到的多肽有与粗蝎毒相似的作用，但其浓度仅为蝎毒的1/10。全蝎水浸剂（1 ： 5）在试管内对奥杜盎小芽孢癣菌有抑制作用。

（7）毒性

1）急性毒性：序贯法测得小鼠静注蝎身煎剂 LD_{50} 为6.148g/kg，蝎尾为0.884g/kg，蝎尾较蝎身毒性约高6倍。辽宁产蝎毒对小鼠腹腔注射的 LD_{50} 为10.3mg/kg，河南和山东产蝎毒对小鼠腹腔注射的 LD_{50} 为2.4mg/kg。河北产蝎毒对小鼠静注的 LD_{50} 为2.79mg/kg，AEP对小鼠静注的最大安全量为5.6mg/kg。给予麻醉家兔静注蝎毒0.5mg/kg，可使血压升高，心率减慢，心律不齐，呼吸频率减慢，终因呼吸停止而死亡。AEP1.42mg/kg不论是静注还是脑室给药，对麻醉家兔动脉血压、心率和呼吸频率均无明显影响。

2）特殊毒性：蝎毒可影响细胞色素氧化酶和琥珀酸氧化酶系统，可使胎儿骨化中心延迟或消失，胎儿骨骼异常，有致畸作用。蝎毒对人血淋巴细胞无诱变作用，但具有明显的细胞毒性作用。

【炮制】采收在立秋后进行，将蝎洗净，放入浓度为4%～5%盐水锅内浸泡6～12小时，捞出后放入沸盐水中煮10～20分钟，再捞出，摊放通风处阴干。或将蝎洗净后置入沸水中煮，待水沸腾时捞出，晒干。蝎毒提取，可用高频电流刺激，也可用铗子夹住蝎尾，人工刺激头胸部，使蝎排毒以获取毒液。全蝎：取原药材，除去杂质，洗净或漂洗，干燥。酒全蝎：取净全蝎，用酒洗后，干燥。制全蝎：取薄荷叶加沸水适量，盖密，泡0.5小时，去渣。再用薄荷水洗净盐霜，捞出，滤去水，晒干或低温烘干。每全蝎100kg，薄荷叶20kg。贮干燥容器内，酒全蝎、制全蝎密闭。置阴凉干燥处，防蛀。

【药性】味辛，性平，有毒。归肝经。《品汇精要》："味甘，性平，气之薄者，阳中之阴，臭腥。"

【功效】①祛风止痉：主治小儿惊风，抽搐痉挛，中风口㖞，半身不遂，破伤风，风疹。②通络止痛：主治风湿顽痹，偏正头痛，牙痛。③攻毒散结：主治耳聋，痈肿疮毒，瘰疬痰核，蛇咬伤，烧伤，顽癣。

【用量】内服：煎汤，2～5g；研末入丸、散，每次0.5～1g；蝎尾用量为全蝎的1/3。外用：适量，研末掺、熬膏或油浸涂敷。《本草新编》云："不可多服，以其辛而散气也。"

【禁忌】血虚生风者及孕妇禁服。《本草经疏》谓"似中风及小儿慢脾风，病属于虚，法咸忌之。"《萃金裘本草述录》："肝虚者忌用。"《宝庆本草折衷》："畏冷水。蝎尾尖处有刺如钩，其性最毒，当摘去之。"

【前贤论述】

（1）《开宝本草》"疗诸风隐疹，及中风半身不遂，口眼㖞斜，语涩，手足抽掣。"

（2）《纲目》："蝎，足厥阴经药也，故治厥阴诸病。诸风掉眩、搐掣，疟疾寒热，耳聋无闻，皆属厥阴风木，故东垣李杲云：凡疝气带下，皆属于风。蝎乃治风要药，俱宜加而用之。"

（3）《医学发明》："治疝气，带下。"

（4）《本草会编》："破伤风宜以全蝎、防风为主。"

（5）《本草蒙筌》："却风痰耳聋。"

（6）《本草图经》："治小儿惊搐。"

（7）《玉楸药解》："穿筋透节，逐湿除风。"

（8）《医林纂要·药性》："主治诸风，兼能益心，下清肾水。"

（9）《药性切用》："攻毒祛风。"

（10）《本草经疏》："蝎，《本经》味甘辛有毒，然察其用，应是辛多甘少气温。入足厥阴经，诸风掉眩属肝木，风客是经，非辛温走散之性则不能祛风逐邪、兼引诸风药入达病所也，故大人真中风、小儿急惊风皆须用之。"

（11）《衷中参西录》："蝎子，善入肝经，搜风发汗。治惊痫抽掣，中风口眼㖞斜，或周身麻痹；其性虽毒，转善解毒，消除一切疮疡。为蜈蚣之伍药，其力相得益彰也。"

（二）应用

1. 破伤风　本病是由破伤风杆菌侵入人体所引起的一种特异性感染，可引起嚼肌、颈面部及腹背肌肉痉挛，甚至引起呼吸肌麻痹，危及患者的生命。在外伤名为"金疮瘛疭"、"金疮痉"；在新生儿称为"脐风"；产妇感染则为"产后风"。治疗本病，以全蝎为主药的方剂甚多，朱老使用蝎尾4枚，蜈蚣一条，防风9g，天麻12g，研细末备用，对口噤，角弓反张，痉挛抽搐，甚则不省人事，有显著缓解乃至治愈之功。口噤者，可以药末擦牙或吹鼻内，俟口噤稍开后，再取药末6g和陈酒灌服。如病情需要，可以连续服用。

以祛风定痉为治疗原则，自拟"解痉汤"共治疗14例，处方：蜈蚣1条，全蝎3g，天南星5g，天麻5g，白芷5g，羌活6g，防风5g，鸡矢白6g，先煎诸药去渣后放入鸡矢白（为干燥鸡屎发白的部分，取出干燥）研末加黄酒1杯，每日1剂，分3次内服，1周为1疗程。治疗1疗程后，痊愈12例，显效2例，总有效率100%[2]。

运用驱风散加全蝎治疗婴儿脐风，药物组成：苏叶、防风、陈皮、厚朴、枳壳、木香、僵蚕、甘草、生姜各3g，钩藤、全蝎各1g。用法：上述药物制为极细末，以红砂糖3g拌匀，配合"广义子午流注"定时服药，分别于每日早7～9时（胃），午13～15时（小肠），晚21～23时（三焦），服药喂食3次，每服2～3g[3]。

2. 乙脑极期　在乙脑极期，呈痰浊阻塞气机，蒙蔽心窍，高热昏迷，惊厥频作，痰涎壅盛，声如拽锯而苔厚腻，有内闭外脱趋势者，朱老采用“夺痰定惊散”治之，多能转危为安。处方：炙全蝎30只，巴豆霜0.5g，犀黄1g（人工牛黄2g可代），飞朱砂1.5g，雄精2g，陈胆星6g，川贝母、天竺黄各3g，麝香0.3g（后入，可用人造麝香0.6g代替），共研极细末，瓶密储。每服0.6g，幼儿0.3g，每日1～2次。鼻饲后3～4小时。排出黑色而杂有黄白色黏液的大便，即痰消神苏（未排便者，可续服1次）。此散息风化痰，通腑泄浊之作用，十分显著，并可用于肺炎、中毒性菌痢、百日咳脑病、脊髓灰质炎等痰浊交阻、痰鸣如嘶之症，既可免除吸痰之烦，又可防止窒息。

【病案举例】黎某，男，7岁。乙脑一周，高热昏迷，惊厥频作，痰鸣如嘶，时有窒息之虞。吸痰时导管插入气道，即气管痉挛，出现发绀、气室而中止吸痰，呈现危象。苔黄焦而垢腻，脉滑数。此乃痰热陷于心包，蒙蔽神明，肝风内动，肺闭痰壅之危候；除常规治疗外，另予夺痰定惊散0.6g鼻饲之。4小时后排出黏便甚多，痰壅顿释，昏厥渐苏，后调理而安。

3. 癫痫　对经脑电图检查确诊的110例癫痫患者，用“全蝎韭糖汁”治疗，与60例抗癫痫治疗对照。治疗组停用其它一切抗癫痫药物，以全蝎一个（不去头尾）放在洗干净的瓦片上，文火焙干研成细粉；新鲜韭菜250g，洗净晾干，将全蝎粉与韭菜混合一起揉汁，用干净新纱布过滤其汁，汁中放红糖50g，反复拌匀后入锅内蒸熟，空腹一次服下，亦可用此量之5～10倍制成全蝎韭菜糖浆，制作方法同上，入冰箱保存，分5～10次服下。对照组采用苯妥英钠，部分病例使用了硝西泮及苯巴比妥。治疗结果，全蝎方组显效率为71%，有效率达95%；对照组显效率52%，有效率82%。全蝎组多在给药后10～15天获效。在服药过程中因自行停药过早，个别患者癫痫发作次数会增加，再给药又可获效。部分病例服药半年至一年后停药，未见癫痫发作，可达临床治愈。认为机制可能是由于全蝎毒素具有抗胆碱、儿茶酚胺及阻止脑细胞大量异常放电的作用有关。经长期反复观察，此药小量长期间歇性服用时，其毒性低，副作用小，使用安全，对肝肾及造血系统无损害，是一种比较理想的治疗药物[4]。

用血府逐瘀汤加蜈蚣全蝎治疗癫痫，基本方：当归、生地、红花、牛膝各9g，桃仁12g，枳壳、赤芍各6g，桔梗、川芎各4.5g，柴胡、甘草各3g，蜈蚣2条，全蝎6g。瘀血较重加三棱、莪术；有头部外伤史加丹参、三七等；风痰较重加胆南星、半夏、菖蒲、天麻、钩藤；痰火较甚加用黄芩、龙胆草、胆南星、天麻；心脾两虚去桃仁、红花，加党参、白术、茯苓、山药；肝肾阴虚去桃仁、红花，加首乌、熟地、山萸、枸杞子。方中除蜈蚣、全蝎外均水煎，分2次服。蜈蚣、全蝎研粉，1日量分2次吞服。西药组按癫痫发作类型给予正规抗癫痫治疗。治疗时间均1年以上。治疗组32例，近期治愈12例，好转

11 例，未愈 9 例，总有效率 72%；对照组 28 例，近期治愈 13 例，好转 8 例，未愈 7 例，总有效率 75%，两组疗效相近，$P>0.05$。中药组服药期间出现胃肠道症状 4 例；西药组出现肝功能异常 2 例，皮疹 1 例，齿龈增生 2 例，嗜睡 1 例，胃肠道症状 4 例。两组不良反应发生率比较，差异有显著性意义，$P<0.05$[5]。

4. 血管性头痛　血管性头痛是一种血管舒缩功能障碍引起的发作性头痛。包括西医偏头痛、紧张性头痛以及与头颅组织结构无关的各种头痛。其发作部位常在头部偏侧居多，呈周期性、发作性、剧烈性的搏动。目前西医对此病无特殊治疗方法，主要是对症治疗。其病因虽多，但均与肝阳偏亢，肝风上扰攸关；每因情志波动或气交之变、疲劳过度而引发。部分病例极为顽固，一般常规用药，殊难收效。朱老创订“蝎麻散”，不仅可以缓痛，而且可获根治。方用全蝎 20g，天麻、紫河车各 15g，共研细末，分作 20 包，每服 1 包，1 日 2 次。一般服 1～2 次后，即可奏效，痛定后每日或间日服一包，以巩固疗效。另一个自订“钩蝎散”（炙全蝎、钩藤、地龙、紫河车）也有异曲同工之效。有时单用全蝎末少许置痛侧太阳穴，以胶布贴之，亦可止痛。此法对肿瘤脑转移者之头痛，用之亦能缓痛。

【病案举例】吴某，女，36 岁，工人。右侧偏头痛已历 3 年，经常发作，作则剧痛呕吐，疲不能兴。经外院诊断为“血管神经性头痛”迭服中西药物均未能根治。顷诊：面色少华，疲乏殊甚，右侧头痛，时时泛呕。苔薄腻，质微红，脉细弦。证属肝肾不足，风阳上扰，治宜熄风阳，益肝肾。予蝎麻散 10 包，每服 1 包，日 2 次，另以石斛、杞子各 10g 泡茶送服。药后头痛即趋缓解，次日痛定。以后每日服 1 包。服完后再以杞菊地黄丸巩固之。

采用全蝎钩藤汤治疗本病 30 例，处方：全蝎 3g（研末冲服），钩藤 15g，地龙 15g，僵蚕 8g，红花 8g，白芍 20g，炙甘草 8g。加减：痛及巅顶者，加藁本 12g，蔓荆子 10g；痛及前额、眉棱骨，加白芷 12g，川芎 6g；痛及后项，加羌活 10g，葛根 10g；情绪易于变化者，加合欢花 10g，玫瑰花 10g，柴胡 8g；夜间休息欠佳者，加远志 15g，酸枣仁 15g；劳累过度，气血不足者，加党参 15g，枸杞子 15g，当归 10g，黄芪 12g；烟酒过度者，加竹茹 10g，陈皮 6g；气候变化诱发者，加防风 10g，白术 10g，黄芪 15g。上方每日 1 剂，水煎 2 次，混合后分 2 次口服。20 天为 1 个疗程，服中药期间，停服其它药物。对照组 30 例，予麦角胺咖啡因 1 片，于先兆期或头痛开始时即服，不减轻者再服 1 片，但 1 日用量不超过 4 片，周用量不超过 12 片。20 天为 1 个疗程。结果：治疗组痊愈 22 例，有效 7 例，无效 1 例；对照组痊愈 9 例，有效 14 例，无效 7 例。经 χ^2 检验，$P<0.005$，有非常显著性差异[6]。

【病案举例】李某，女 54 岁，患偏头痛已 10 余年，每周发作 4～10 次，发无定时，发作时头痛欲裂，不思饮食，曾服多剂平肝潜阳方药未效，来诊时正当头痛发作、心烦、精神疲惫，口干，微觉口苦，舌淡红，苔薄黄，脉弦滑，证属：邪阻少阳，久病脉络瘀滞。处方：全蝎5g，柴胡6g，生白芍15g，川芎15g，黄芩10g，生地15g，炒酸枣仁10g，代赭石（先煎）10g，1剂后痛减，3剂痛止，随访2月未发。（石志超《虫类药证治拾遗》）

5. 脑动脉硬化性眩晕　脑动脉硬化性眩晕是影响老年人日常生活和损害老年人健康的重要因素，典型症状表现为眩晕呈反复发作性及可逆性，为临床多发病与常见病。

采用剔络散治疗脑动脉硬化性眩晕60例，取得了较好的疗效。组成：全蝎、白僵蚕、蜈蚣各1袋（免煎制剂，全蝎1袋相当于生药3g，白僵蚕1袋相当于生药10g，蜈蚣1袋相当于生药1g）。用法：早晚吞服，连续服用3个月为1个疗程，1～2个疗程结束后评定疗效。与常规治疗30例对照，结果：两组临床疗效比较，治疗组显效39例，有效18例，无效3例；对照组显效10例，有效17例，无效3例，统计学处理，两组显效率比较非常显著性差异（$P<0.01$），治疗组优于对照组[7]。

6. 神经根型颈椎病　颈椎病是中老年人常见的一种疾病，近年来由于电脑的普及，其发病年龄有年轻化的趋势，有人将之称为“白领病”。采用《伤科补要》名方舒筋活血汤加全蝎、蜈蚣治疗神经根型颈椎病48例，并与用布洛芬胶囊治疗的46例作对照，获得较好疗效。治疗方法：治疗组服用舒筋活血汤（羌活12g，荆芥12g，红花6g，防风12g，独活12g，牛膝12g，五加皮12g，杜仲12g，当归12g，续断12g，青皮12g）加全蝎12g，蜈蚣2条。水煎服，加水500ml煎至200ml，每日2次，早晚各1剂。对照组服用布洛芬胶囊，每日2次，每次0.3g。治疗1周。结果：治疗组显效24例，占50%，有效20例，占41.67%，无效4例，占8.73%，总有效率为91.67%；对照组显效15例，占32.61%，有效20例，占43.48%，无效11例，占23.91%，总有效率为76.09%。两组比较$P<0.05$[8]。

7. 阵挛性面肌痉挛　指面神经所支配的肌肉发作性无痛性阵挛性收缩，中年后妇女居多。采用全蝎蜈蚣散治疗阵挛性面肌痉挛36例，与同期采用卡马西平治疗28例进行比较。治疗组采用药物为中药全蝎、蜈蚣1∶1混合洗净，微火焙焦研末为散药，一次口服1g，1日3次。均10日为一疗程，不配合其它治疗。两个疗程后，治疗组治愈30例，明显好转4例，无效2例，有效率达94.4%。随机随访20例两年，复发4例。西医组治愈14例，明显好转4例，无效10例，有效率为64.3%。随机随访18例两年，复发6例。经Ridit检验分析处理，两组总有效率有显著性差异（$P<0.05$）[9]。

8. 面瘫　临床颇常见，发病后如能得到及时有效的治疗，见效甚快，若迁延失治，病程长达半年以上者，疗效则欠佳。多由络脉空虚，风寒、风热之邪乘虚侵袭，面部筋脉，以致气血阻滞，肌肉纵缓不收而成面瘫。朱老曾拟“平肝祛风汤”（全蝎、僵蚕、荆芥、菊花、钩藤、石决明、竹茹、制白附子）内服。配合外治法，即以马钱子、白附子按2∶1比例研为细粉，均匀撒布于半张伤湿止痛膏上，贴于地仓穴（嘴角外五分，左歪贴右，右歪贴左，24小时一换）。每在1周左右可获痊愈。王慧玲[10]治疗本病多采用疏风通络养血，方用全蝎粉、僵虫粉、白附片粉各0.5g，混合冲服，早晚各1次，配以针灸治疗。

9. 肺结核　凡肺结核伴有空洞而久治不愈者，其病灶多呈僵化状态，非一般药物所能收效，常需给予开瘀消痈、解毒医疮之中药以“推陈致新”，始可促使病灶吸收，空洞闭合，“抗痨散”即为此而设，其处方为：炙全蝎、白及、紫河车各120g，炙蜈蚣、地鳖虫各60g，甘草30g，研为细末，每服4g，日3次。

【病案举例】魏某，女，49岁，农民。患慢性纤维空洞型肺结核已8载，迭经中西药物治疗，迄未奏效。面色晦滞，形体尫羸，咳呛气促，痰多而浊，偶或带血，胸痛隐隐，盗汗失眠。纳呆不馨。苔腻质紫，脉弦细而数。证属肺痨重候，乃肺体久损，痰瘀凝滞，邪稽不去，正虚难复之征。治宜开瘀解凝。培正补肺并进，予抗痨散一料，冀能应手。药后精神较振，咳呛、咯痰均减，活动已不气促。盗汗、失眠已见好转，纳呆渐香。胸透复查：病灶明显吸收，空洞略见缩小。上方续服两料，诸象悉除，体重增加。摄片：空洞闭合，炎症吸收。已能从事一般轻工作。

10. 咳嗽变异性哮喘　采用虫类药为主治疗咳嗽变异性哮喘42例，方法：以全蝎3g，僵蚕、蝉蜕10g，地龙15g为主药。辨证属寒者加用麻黄6g，干姜、紫菀、半夏、陈皮各10g，杏仁12g；属热者加用桑白皮15g，地骨皮、黄芩、枇杷叶、瓜蒌皮各10g，生甘草5g；咽痒者酌情加前胡、牛蒡子各10g；腑气不通者加生军3g。上药水煎，每日1剂，日2次。对照组42例服用美普清（盐酸丙卡特罗片）0.025mg，日2次。2组均以2周为1疗程，服药期间停用其它药物。治疗结果：治疗组42例，临床控制17例，显效14例，有效8例，无效3例，总有效率92.9%；对照组40例，临床控制4例，显效12例，有效10例，无效14例，总有效率65.0%。两组总有效率有显著差异（$P<0.01$）[11]。

11. 顽固性呃逆　是临床常见病之一，可单独出现，亦可伴见于其它疾病之中，临床反复发作，较难控制，以致影响到患者正常的工作和生活。以柔肝息风法为主，自拟全蝎芍甘汤治疗顽固性呃逆16例，疗效满意。方药组成：全蝎10g，蝉蜕20g，赤、白芍各60g，炙甘草20g，苏子15g。恶心呕吐加苏梗20g、柿蒂30g；胃脘胀痛加香附20g、延胡索20g；失眠烦躁加石菖蒲20g、生牡蛎30g、合欢皮30g。每日1剂，水煎服[12]。

12. 类风湿关节炎、增生性脊柱炎　此两种疾患均有疼痛，多因骨质增生、变性或破坏，患者关节肿痛，反复发作以致关节变形，不能活动，具有久病多虚、久痛入络、久病多瘀、久必及肾之特点。因病变部位在骨，骨又为肾所主，肾督能统一身之阳，故肾督亏虚为顽痹正虚的一面，风、寒、湿、热、痰浊、瘀血痹阻经隧、骨骱，留伏关节，为邪实的一面。朱老把握这一基本病机，倡导“益肾壮督”治其本，“蠲痹通络”治其标的治疗大法：益肾蠲痹丸即是其代表方。处方：生熟地、当归、仙灵脾、鹿衔草、肉苁蓉、鸡血藤、徐长卿、老鹳草、炙全蝎、炙乌梢蛇、炙地鳖、蜂房、炙僵蚕、虎杖、甘草等。此方以补益肝肾精血、温壮肾督阳气与祛邪散寒、燥湿通络、涤痰化瘀、虫蚁搜剔诸法合用，扶正祛邪，标本兼顾，冶于一炉。关节疼痛剧烈者，可用全蝎或蜈蚣（每日3g，研末分两次吞服）搜风定痛；或用蝎蛇散止痛：全蝎15g，金钱白花蛇一条（或乌梢蛇30g），六轴子（俗称闹羊花子，剧毒）4.5g，炙蜈蚣10条，钩藤30g，共研细末，分作10包。每服一包，第一天服2次，以后每晚服一包，服完10包为一疗程。

【病案举例】徐某，女，46岁。患强直性脊柱炎已3年余，腰脊不能直立，活动困难；经X线摄片，12～5变形，骨质疏松，轻度破坏。患者觉疼痛剧烈，经常服用吲哚美辛、泼尼松，稍缓其苦。苔薄白，脉细。予蝎蛇散10包，每服一包，日2次；服后第2日，疼痛即见减轻；继续服之，历30日趋缓解，继服益肾蠲痹丸，观察半年，未见复发。

13. 抽动－秽语综合征　抽动－秽语综合征（Gilles dela Tourette Syndrome）简称TS，是一种原因不明、复杂的慢性神经精神疾病，临床以多发性抽动、暴发性发声、猥亵语言为特征，属中医“慢惊风”、“抽搐”、“瘛疭”等范畴。通常用多巴胺受体阻滞剂氟哌啶醇治疗，但嗜睡、记忆力减退的副作用难以令患者坚持，且治疗时间在一年以上。

用中药全蝎治疗本病疗效确切。组成：陈皮9g，法半夏6g，山药、枳实、茯苓各9g，竹茹6g，五味子3g，生龙牡各24g（先煎），菖蒲9g，远志、山栀子、炙甘草各6g，全蝎3g或6g。上方煎取汁200ml，早、晚各服1次，疗程均1个月。分别记录服药前、后抽动发作次数，观察每晚7～8时患儿不知情情况下的不自主抽动情况，连续3次，取平均值作为结果。治疗结果：全蝎6g组与3g组治疗后症状改善与治疗前比，均有明显差异（$P<0.05$），治疗后比治疗前抽动次数明显减少；全蝎6g组症状改善较全蝎3g组更明显，差异有显著性意义（$P<0.05$）[13]。

14. 小儿脑损伤后综合征　脑损伤是小儿外科的常见病，伤后常有短时间意识障碍，醒后有逆行性遗忘，常后遗头痛、头晕、乏力、恶心、呕吐、思维及记忆力减退等症状，急性期（伤后1～2周）症状较明显，恢复期（伤后2～4周）逐渐好转，少数患儿症状可持续数月或数年，称为脑损伤后综合征。

临床康复治疗一般以对症及神经营养为主。

对 18 例小儿脑损伤后综合征患儿应用川芎嗪合用全蝎治疗，取得满意疗效。将 39 例随机分为研究组（18 例）和对照组（21 例）。研究组应用川芎嗪 5mg/（kg·d）维生素 B_6 50mg/d 静脉滴注，5 岁以下、5～10 岁、10 岁以上患儿分别合用全蝎散 0.5g/ 日、1.0g/ 日、1.5g/ 日，口服，4 周为 1 个疗程。对照组仅给予神经营养治疗，维生素 B_6 50mg/ 日、脑活素 20ml/ 日静脉滴注，3 周为 1 个疗程。结果：研究组治愈 11 例，显效 4 例，有效 1 例，无效 2 例，对照组治愈 6 例，显效 9 例，有效 3 例，无效 4 例，两组患儿的疗效有显著性差异[14]。

15. 流行性腮腺炎　用全蝎治疗流行性腮腺炎，观察组 50 例，取全蝎去足焙干，5 岁以下小儿每次 1/4 个，5 岁以上每次 1/2 个，2 次 / 日，与鸡蛋混合后煎服。对照组 50 例，常规口服病毒灵、吉他霉素及注射抗腮腺炎注射液（金银花制剂），其它对症治疗相同。结果：观察组患者在 6d 内全部治愈，病程 2～6 日，平均治愈时间 10.2 日，对照组治愈 28 例，好转 15 例，无效 7 例，$P<0.01$ 差异有统计学意义[15]。

16. 百日咳　采用全蝎治疗百日咳，方法：全蝎 1 只，炒焦为末，鸡蛋 1 个煮熟，用熟鸡蛋蘸全蝎末食，每日 2 次，3 岁以下酌减，5 岁以上酌增，经治 74 例，全部治愈，治疗时间最长 7 日，最短 4 日，平均 5 日[16]。

17. 乳腺增生病　是女性常见的顽固性乳腺疾病，中医称之为“乳癖”。近年来本病发病率呈大幅度上升趋势，常见于中年妇女。采用瓜蒌全蝎粉治疗乳腺增生病 48 例，取全蝎 120g，瓜蒌 25 个，瓜蒌开口，将蝎子分别装于瓜蒌内放于瓦片上烘干，研成粉。每日 1 次，每次 3g 口服。对照组 48 例予逍遥丸每日 2 次，每次 6g。二组均连服 1 个月。结果：治疗组痊愈 43 例，有效 4 例，无效 1 例。对照组痊愈 18 例，有效 25 例，无效 5 例。统计学处理有显著性差异（$P<0.01$）[17]。采用类似方法治疗乳腺小叶增生：取全蝎、瓜蒌各 45g，共研粉制成全虫散，分成 20 包。于月经净后开始服，每次半包，温开水送服，每日 2 次，20d 为 1 疗程。经治 112 例，痊愈 95 例，显效 12 例，有效 3 例，无效 2 例。在治愈的 95 例中，1 个疗程治愈 59 例，2 个疗程治愈 36 例。与对照组乳康片组疗效比较，前者优于后者。临床观察表明：病程愈短疗效愈好，而绝经后的患者则疗效较差[18]。自 1975 年 1 月至 1994 年 12 月，以《外科秘录》六神全蝎丸加减治疗乳腺增生病 80 例，效果甚佳。六神全蝎丸：全蝎焙干去足 3g，炒白术 12g，法半夏 9g，白芍 15g，茯苓 12g，炙甘草 3g[19]。以逍遥散加全蝎、蜈蚣治疗乳腺增生致乳房胀痛，疗效满意[20]。

18. 乳痈　乳痈是常见的急性化脓性、感染性疾患。初期，症见乳房肿胀疼痛，皮肤微红，乳汁分泌不畅，多伴恶寒发热，头痛，舌苔薄，脉弦数。证属热毒壅结、脉络瘀阻，初期若不消散，易致化脓。初期治疗首当通乳排毒、活血通络，用二虫消痈散治疗初期乳痈，取得较好疗效。药用蜈蚣 3 条，全蝎 5 只，于瓦上焙存性极细末，日 2 次，用绍兴黄酒送服，3 天可愈。用此方治疗乳痈百余例，全部获愈[21]。

19. 痛证　全蝎（连尾）50g，蜈蚣（去头、足）30g，丹参 100g。共晒干研末，每次 10g（小儿用量按年龄递减），用白糖调成糊状，开水送服，每日 2 次。治疗急性发作型疼痛 60 例（其中表现有头痛者 42 例，肩周痛 38 例，手足或腰痛 52 例），服药后，7 日内疼痛消失者 46 例，15 日内疼痛减轻者 11 例，21 日后仍不能缓解者 3 例[22]。

20. 肝炎后胁痛　拟宁痛散［三七、九香虫（或地鳖虫）、全蝎。三药以 1.5∶1.2∶1 比例剂量研末］为主方，每天 2 次，每次 1.5g 口服，痛减后可改为 1 天 1 次，痛止即停。另根据气滞与血瘀的偏重，兼湿热或兼阴虚而加汤剂治疗肝炎后胁痛，偏气滞加柴胡疏肝散（柴胡、八月札、川楝子、佛手、枳壳、白芍各 9g，延胡索、当归各 12g，川芎 6g，甘草 5g）；偏血瘀加膈下逐淤汤（失笑散、川芎、赤芍、白芍、桃仁、香附、丹皮参各 9g，当归、延胡索、川楝子各 12g，乌药 6g）；兼湿热加茵陈蒿汤或龙胆泻肝汤（茵陈 30g，山栀、泽泻、车前子、柴胡、广郁金各 9g，龙胆草、甘草各 5g，猪苓、茯苓各 12g，薏苡仁 15g）；兼阴虚加一贯煎（生地、北沙参、丹参、生山楂各 15g，杞子、麦冬、当归、川楝子各 12g，合欢花、佛手各 9g），汤剂每天 1 剂，分头汁、二汁 2 次分服，10 天为一疗程。治疗肝炎后胁痛 52 例，结果：显效（临床症状消失）36 例，占 69.2%。有效（临床症状减轻）11 例。占 21.2%。无效（服 3 个疗程后症状无明显减轻）5 例。占 9.6%。总有效率达 90.4%[23]。

21. 带状疱疹后遗症　带状疱疹后遗神经痛乃肝经湿热余毒与血瘀结而留阻经络，不通则痛，痛势剧烈。非一般活血化瘀药所能奏效。用全蝎单味治疗带状疱疹后遗疼痛 20 例，效果满意。方法：全蝎 30g，研细末分为 10 包，早晚各服 1 包，7 天为一疗程。轻者 1 个疗程痛止，重者可连服 2～5 个疗程。用药过程中，根据患者年龄和体质，严格掌握剂量。若患处皮色仍红，疱疹未愈者，可配合使用黄连膏和岐黄膏（主要成分为黄连、黄芩、黄柏、生地、姜黄和芙蓉花叶、大黄、栀子、野菊花等）外敷。治疗结果：痊愈 15 例，占 75%；有效 4 例，占 20%；无效 1 例，占 5%；总有效率达 95%。在有效的 19 例中，治疗 1 个疗程者 5 例，2 个疗程者 9 例，3 个疗程以上者 5 例。认为全蝎入肝经，具有熄风解痉，祛风止痛，解毒散结之效。治疗后遗疼痛取其通络、解毒之功效。对尚有疱疹未消者配用黄连膏加岐黄散外敷，可清热解毒，润燥止痛，有助于疼痛的及早控制，缩短病程[24]。

【病案举例】李某，男，64 岁，2003 年 8 月来诊，左侧肋间患带状疱疹 20 天，疱疹已愈，唯余肋间疼痛不止，痛苦不堪，症见神色疲惫，胁痛不止，痛如针刺，饮食无味，夜寐不佳，舌暗红，苔薄白，脉细涩。诊为蛇窜疮，证属瘀毒入络，处方：全蝎粉 5g（冲服），麦冬 15g，白芍 20g，柴胡 10g，当归 15g，鸡血藤 15g，夜交藤 15g，水煎服，每日一剂，3 日痛减，7 日疼止。（石志超《虫类药证治拾遗》）

22. 慢性荨麻疹　用鸡蛋 1 只，在顶部开 1 小孔，取全蝎 1 枚塞入，破口向上，放容器内蒸熟，弃蝎食蛋，每日 2 次，5 天为 1 个疗程。治疗 73 例，痊愈（疹块消失，无瘙痒感）58 例，显效（疹块消失，瘙痒减轻）13 例，无效 2 例。疗程最短 5d，最长 34d[25]。

23. 复发性口疮　复发性口疮是临床常见病和多发病。其主要表现为口腔黏膜及舌面反复发作的糜烂，烧灼样疼痛，进食和说话常使疼痛加重。病情短者数月，长的往往经久不愈，西药对此病多无根治办法。应用半夏泻心汤合四物汤和全蝎为主治疗本病 110 例，辨证以脾虚湿热为主，根据症状分为偏虚型 39 例，偏湿型 47 例，偏热型 15 例，兼阴虚型 9 例。治疗方法：制半夏 12g，党参或太子参 15～30g，苍术 6～12g，白术 10～15g，黄芩 6～12g，黄连 3～10g，干姜、生姜各 3～6g，生地 15～30g，川芎 12g，白芍、生甘草、当归、升麻、柴胡各 10g。偏虚型重用党参、白术再加生黄芪 20g，黄连用小量，偏湿型去生地，加茯苓 12g；偏热型干姜用小量，再加栀子 10g，或银花 20g，连翘 15g；兼阴虚型重用生地，再加麦冬 12g，石斛 15～20g，苍术、黄芩、黄连、干姜用小量；大便溏，去黄芩；大便干燥，重用黄芩或配生大黄 3～10g，全蝎每方必用，每汤剂用 8～10g，但全蝎价贵，用 3g 研末吞服（嫌服虫类者，用空心胶囊装后再服）代之，每服 1 剂，每日 2 次。每日 1 剂，每剂 2 服。待溃烂愈合后再继续服 1～3 月，或隔日服或每日 1 服（视经济和时间条件而定）。接着仅用全蝎一味研末吞服巩固疗效，再连服 1～3 月。结果：显效（停药后一年以上未复发）53 例，占 48.2%；有效（复发次数明显减少，复发时症状较前减轻）57 例，占 51.2%[26]。

24. 慢性泪囊炎　慢性泪囊炎古称漏睛疮，是农村常见的一类眼科疾病，不仅经久不愈，反复发作，而且作为一个慢性泪囊炎病灶长期存在，只要角膜上皮损伤，常可致严重感染，发生化脓性角膜炎，进而危及眼球。采用全蝎试探性治疗对 18 例慢性泪囊炎（均为不愿接受手术治疗患者）的治疗，疗效确切，且无副作用。治疗方法：全蝎适量，在瓦片上焙干，研末备用。成人每次 6～9g/d，儿童减半，以黄酒送服（以个人嗜酒量而定，每次 15～50ml 不等；儿童或不饮酒者，改用温开水送服），每日 1～2 次，3 日为 1 个疗程。结果：痊愈 16 例，好转 2 例，显效时间平均 3～4 日[27]。朱老早年曾多次应用，收效甚佳。

25. 化脓性中耳炎　取全蝎 6g（焙干），白矾 60g（煅枯），冰片 3g，共研细末。先用过氧化氢溶液洗净患耳分泌物，棉球拭干，将药粉吹入耳道内，每日2次。治疗30余例，一般用药3～5日即可治愈[28]。

26. 大面积烧伤后期残余创面　用生肌油（全蝎45只，蟾蜍7～10只，麻油1kg，鲜蛋黄0.5kg，煎后去渣而成）治疗450例，先用生理盐水洗净创面脓性分泌物，用生肌油纱布按创面大小敷贴，行半暴露或包扎疗法。对无脓性分泌物的创面，一般不换药，对脓性分泌物较多的创面，每日换药1次至创面愈合为止。结果450例创面全部愈合，其中9cm×9cm脱痂创面7日愈合，后期8cm×4cm残余肉芽创面21日愈合。创面愈后很少形成瘢痕，即使有也很表浅。未见明显副反应[29]。

27. 褥疮　采用“全蝎膏油纱条”疮面换药治疗褥疮22例，方法：根据褥疮的不同分期给予相应的处理。对Ⅱ、Ⅲ期褥疮有水泡者，在无菌条件下抽出泡内渗出液，棉球蘸生理盐水擦净创面后外敷全蝎膏油纱条，盖上无菌纱布并用胶布固定。每日换药1次。Ⅳ期褥疮溃烂面积大而深，脓性分泌物多者每天应做清创处理，有痂下存脓者，应将原有干痂去掉清创后，用抗生素湿敷30分钟再敷以全蝎膏油纱条，纱布外敷，胶布固定，每日或隔日换药1次，直至愈合。治疗结果：总显效率为86.36%，治愈率为81.8%，对Ⅱ期、Ⅲ期褥疮总有效率达90%以上[30]。

28. 流火　此乃丹毒发于腿部者，多由肝火湿热郁遏肌肤所致，常以辛劳或受寒而引发，十分顽缠，不易根治。朱老用蝎甲散（全蝎30g，炮山甲45g，共研极细末，每服4.5g，每日1次，儿童、妇女或体弱患者酌减，孕妇忌服。）对此具有卓效，一般服药第一次后，寒热可趋清解，随后局部肿痛及鼠蹊部之焮核，亦渐消退，多于3日左右缓解，乃至痊愈。此散之所以奏效如此迅捷者，主要是在于功擅解毒消痈的全蝎，又伍以祛风通络、散血消肿、化毒攻坚的穿山甲，故而效如桴鼓之应。张丽民[31]常以全蝎、蜈蚣为伍，佐䗪虫、穿山甲组成四物散治之。方中全蝎、蜈蚣解毒散结，更增䗪虫4g、穿山甲30g消痈散结解毒之功。四物散方由全蝎30只，蜈蚣6条，䗪虫4g，穿山甲30g，共研细末。每日1次，每次6g，温黄酒送服。

29. 急性颌下淋巴结炎　外用全蝎治疗急性颌下淋巴结炎。全蝎30g，冰片10g，共研细末，以医用凡士林调匀成膏，装瓶密封。使用时将药膏均匀地涂布在肿大的淋巴结处，胶布覆盖固定，3天换药一次，局部破损或溃烂者禁用。一般贴数次可愈[32]。

30. 瘰疬　全蝎不仅长于熄风定痉，而且又有化痰开瘀、解毒，医治顽疽恶疮之功。无锡已故外科名医章治康氏，对阴疽流痰症（多为寒性脓疡、骨结核及淋巴结核）应用“虚痰丸”，屡起沉疴；该丸即为本品与蜈蚣、斑蝥、炮山甲制成，足证其医疮之功。考方书以全蝎为主药治瘰疬之经验方、秘方甚多，配合蜈蚣并用，其解毒消坚之功更着。朱老常用下列两方：①消疬散：炙全蝎20只，炙蜈蚣10条，穿山甲20片（壁土炒），火硝1g，核桃10枚（去壳），共研细末。每晚服4.5g（年幼、体弱者酌减），陈酒送下。不论瘰疬已溃、未溃，一般连服半月即可见效，以后可改为间日服一次，直至痊愈。②淡全蝎7.5g，元寸0.7g，共研细末。取鸡蛋五枚，于蛋头上开一孔，将药末分装五个鸡蛋内，棉纸或胶布封好，于火灰中煨熟。每晚食后服一枚，陈酒送下。同时用艾绒在每个疬核上灸3壮，间5日一次，连灸3次。此对瘰疬、痰核之初起未溃者，多能获效。

【病案举例】郑某，男，25岁，干部。瘰疬发病之因，总由气郁、痰凝或虚劳而起。患者有肺结核病史，一年前因劳累过甚，体气亏虚，致形体；羸弱更甚。左颈侧起一肿核，初起蚕豆大，继则如鸡卵，坚硬不移，按之疼痛。旋右侧又起两枚，曾用链霉素及异烟肼两月，未见效机，乃来院诊治。因惧外治法之疼痛，要求服药内消，遂选用①方。服药一周后疼痛即减轻，两周后左侧坚核略见缩小，并能移动，右侧肿核则明显消退。此后改为间日服用一次，历45日，两侧肿核消失。

（三）按语

全蝎为止痉要药，各种风动抽搐之证，如急、慢惊风，中风，癫痫，破伤风等均可应用，临床使用较为广泛。

全蝎常与蜈蚣相伍，加强祛风止痉之力，如止痉散。用于小儿急惊，四肢抽搐，角弓反张，可配羚羊角、钩藤、地龙等，以清热息风止痉；慢惊，则须与补虚健脾，祛风定惊之党参、白术、半夏等同用。治疗中风，口眼㖞斜、半身不遂者，配白附子、僵蚕等祛风化痰药，如牵正散；言语不清者，配茯苓、薄荷，如正舌散。癫痫者可伍以化痰开窍之郁金、菖蒲、远志，或镇心安神之朱砂、琥珀，如全蝎散。破伤风配蝉蜕、防风、僵蚕、南星等，以祛风痰，止痉搐，如干蝎、天麻、蟾酥之干蝎丸。

全蝎味辛，性善走窜，引风药直达病所，又能通络止痛，用于风湿顽痹，头痛、腹痛、疝气等证。治风湿久痹，关节顽痛，筋脉拘挛，可单用或与白附子、僵蚕同用，如通灵丸。治偏正头痛，配川芎、藿香叶、白芷或细辛、麻黄，以加强止痛作用。腹痛可单用，或配桃仁同用，如定痛丸。疝痛者，可与理气止痛之延胡索或小茴香同用。牙痛，配胡椒、乳香、细辛研末擦患处。癌肿晚期痛剧者，单用本品或配地鳖虫、延胡索等有一定效果。

全蝎以毒攻毒，解毒散结，开气血之凝滞，用于痈肿疮毒，瘰疬痰核，癌瘤、血栓闭塞性脉管炎、蛇咬伤，烧伤，风疹，顽癣等症，既可外用，亦可内服。

参考文献

[1]《中华本草》编委会主编．中华本草（精选本）[M]．上海：上海科学技术出版社，

1998：2391-2392.

［2］田家敏 . 解痉汤治疗破伤风［J］. 山东中医杂志，2006，25（9）：624.

［3］景书州，张应泰 . 驱风散加全蝎治疗婴儿脐风将作临证举隅［J］. 湖南中医药导报，2004，11（10）：28.

［4］晏九银，成湘萍，乔玉怀，等 . 全蝎韭糖汁治癫痫 110 例［J］. 四川中医，1991，9（11）：12-13.

［5］江霞 . 血府逐瘀汤加蜈蚣全蝎治疗癫痫 32 例［J］. 浙江中西医结合杂志，2006，16（6）：381.

［6］田国翠 . 全蝎钩藤汤治疗血管性头痛 30 例［J］. 中医研究，2003，16（3）：22-23.

［7］黄国毅 . 剔络散治疗脑动脉硬化性眩晕［J］. 中医文献杂志，2003，21（3）：56.

［8］李凌汉 . 舒筋活血汤加全蝎、蜈蚣治疗神经根型颈椎病 48 例［J］. 吉林中医药，2005，25（2）：17-18.

［9］王俊明，杨银全 . 全蝎蜈蚣散治疗阵挛性面肌痉挛［J］. 四川中医，2006，24（8）：78.

［10］王慧玲 . 全蝎的临床应用体会［J］. 新疆中医药，2006，5（24）：124.

［11］李红 . 虫类药为主治疗咳嗽变异性哮喘 42 例［J］. 江苏中医药，2005，26（11）：19.

［12］李延昌，石英辉 . 全蝎芍甘汤治疗顽固性呃逆 16 例［J］. 河北中医，2002，24（5）：378.

［13］艾小文 . 全蝎治疗抽动 - 秽语综合征量效比较［J］. 浙江中西医结合杂志，2004，14（3）：162.

［14］潘沁铭，林妙承，刘洁嫦 . 川芎嗪合用全蝎治疗小儿脑损伤后综合征疗效观察［J］. 中国康复理论与实践，2004，12（10）：770-771.

［15］邵晓丽 . 全蝎治疗流行性腮腺炎的疗效观察［J］. 吉林医学，2007，28（12）：1992.

［16］王保贤，赵玉民 . 全蝎鸡蛋治疗百日咳（74 例）［J］. 中国社区医师，1989，（10）：12.

［17］王天松，毕朝霞，刘传莲 . 瓜蒌全蝎粉治疗乳腺增生病 48 例效果观察［J］. 现代中西医结合杂志，2007，16（21）：3032.

［18］李双喜 . 全虫散与乳康片对乳腺增生病的疗效比较［J］. 河南中医，1990，10（4）：26.

［19］金峰 . 六神全蝎丸加减治疗乳腺增生病 80 例［J］. 甘肃中医学院学报，1996，13（4）：6.

［20］杨德胜 . 运用全蝎、蜈蚣相须配伍治疗痛证［J］. 湖北中医杂志，2006，28

（6）：39.

［21］张丽民，郝蕾，王月梅．蜈蚣配全蝎在中医外科中的应用［J］．湖北中医杂志，2002，24（4）：43.

［22］张祥尤．蝎蚣参散治疗痛证 60 例［J］．湖南中医学院学报，1989，9（3）：166.

［23］单琴芳．宁痛散为主治疗肝炎后胁痛 52 例［J］．实用中医药杂志，2003，19（5）238–239.

［24］罗珠兰．全蝎治疗带状疱疹后遗疼痛 20 例［J］. 实用中医药杂志，2002，18(3)：28–29.

［25］金永来．全蝎新用八则［J］．家庭中医药，2004，11（10）：54.

［26］朱跃民，李翠荣．中药治疗复发性口疮 110 例［J］．四川中医，1997，15（10）：48.

［27］徐德华．全蝎治疗慢性泪囊炎 18 例［J］．中医研究，2008，21（2）：47.

［28］李星朗．蝎矾散治疗化脓性中耳炎［J］．四川中医，1985，(6)：封三．

［29］王长惠，王涛．生肌油治疗 450 例大面积烧伤后期残余创面的疗效观察［J］．中医杂志，1989，30（5）：285.

［30］鲍亚莉．全蝎膏治疗褥疮 22 例［J］．中国民间疗法，2003，11（3）：34–35.

［31］张丽民，郝蕾，王月梅．蜈蚣与全蝎在中医外科中的应用［J］．湖北中医杂志，2002，4（24）：43.

［32］姜丽敏，纪俊芬，卫继庆，等．全蝎外用举隅［J］．湖北中医杂志，1977，19（2）：45.

（陈达灿　高想）

蜈蚣（《神农本草经》）

（一）概述

【别名】蝍蛆（《庄子》），吴公（《广雅》）、百脚《药材学》）、百足虫、千足虫（《山东药用动物》）。《本草纲目》有天龙之别名，但后世多称天龙为守宫，故本品不宜用之，以免混淆。

【科属】为蜈蚣科动物少棘巨蜈蚣 *Scolopendra subspinipes multilans*（L.）Koch. 和多棘蜈蚣 *Scolopendra subspinipes multidens*（Newport）的干燥全体。

【生态】少棘巨蜈蚣成虫体长约 10～15cm，为节肢动物，两侧有 21 对步足，尾足较长，背板呈金黄色、暗黄色、墨绿色，体节两侧有气门 9 个，头板前部的两侧各有 4 个单眼，集成左右眼群，颚肢内部有毒腺，呈酸性，故如被蜇咬后，立即涂以肥皂水，即可中和止痛消肿。喜栖息于乡野乱石草丛中，昼

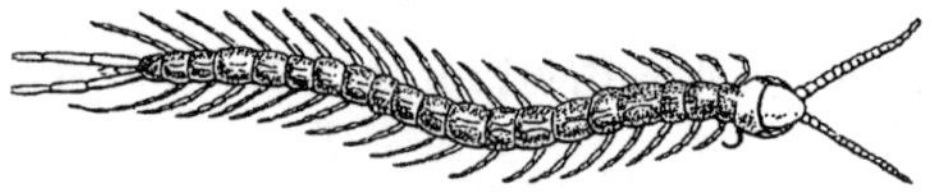

少棘巨蜈蚣

伏夜出，捕食小型昆虫为生，喜暖畏寒，秋冬季节低于15℃以下，即蛰伏冬眠。卵生，每年在6~8月间产卵，每次产卵20~60粒，约经35~45天孵化成幼虫。由于自然环境整治，野生蜈蚣已少，目前多以人工饲养为主，而满足供应。主要产于河南、湖北、陕西、江苏、浙江等地。

【成分】含类蜂毒样的组织胺样物质、溶血蛋白、脂肪、蚁酸等，并含有多种氨基酸及28种无机元素如磷、钾、钠、钙、镁、锌、铁等[1]。

【药理】

（1）抗惊厥作用：少棘蜈蚣提取物0.25g（生药）/20g分别给小鼠灌胃，连续3天，对士的宁引起的惊厥作用有明显的对抗作用。[2]止痉散（全蝎、蜈蚣）每天1g，连服1、3、9天后，对卡他阿佐、士的宁、烟碱的半数惊厥量引起的小鼠惊厥有对抗作用。

（2）抗心肌缺血动脉硬化：由河北医科大学中西医结合学院司秋菊等[3]科研人员完成的一项研究结果显示：动物中药蜈蚣具有抗心肌缺血及动脉粥样硬化作用。这一研究成果为提取单体、高效、低毒抗心肌缺血新药剂提供了科学的实验研究依据。司秋菊等从细胞因子等不同水平，从脂代谢、自由基、内皮细胞等多个角度，对蜈蚣蛋白的成分进行了分析，系统阐述了蜈蚣单味药对小鼠心肌缺血的作用机制，并在此基础上进一步研究了长期应用该药对家兔动脉粥样硬化的影响。结果显示，蜈蚣具有调节脂代谢、改善血液流变学、降低血脂、调节氧自由基代谢、增强心肌抗氧能力、保护心肌免受脂质过氧化损伤的作用，可保护血管内皮细胞免受损伤，从而有效防治动脉粥样硬化的形成，增加冠脉血流量，改善心肌缺血。

（3）抗菌作用：对皮肤真菌及结核杆菌有不同程度的抑制作用。

（4）抗肿瘤作用：蜈蚣脂提取物140~200mg/kg腹腔注射对小鼠肉瘤S_{180}、子宫癌U_{14}、网络细胞肉瘤Ars、大鼠癌肉瘤W_{256}、黑色素瘤B_{16}等肿瘤的抑制率为25.9%~61.8%；灌胃350mg/kg对S_{180}的抑制率为32.9%。醚提取物25~50mg/kg腹腔注射对S_{180}、U_{14}、W_{256}、B_{16}抑制率为30.8%~43.0%；口服25mg/kg时对S180的抑制率为39.1%。提取物400mg/kg腹腔注射对白血病388抑制率为40.1%，250mg/kg腹腔注射对W256的抑制率为35.0%[4]。

（5）促进免疫功能的作用：复发性口腔溃疡者，口服蜈蚣冲剂前，血清IgG和E玫瑰环形成率分别为0.034±0.025mg/L和0.213±0.022mg/L。服药后血清IgG和E玫瑰花环形成率明显提高。早、晚唾液中IgG和IgA均高于正常人[5]。

（6）蜈蚣毒液腹腔直射小鼠的 LD_{50} 为22.5mg/kg，大剂量时小鼠表现为不稳定、抽搐，然后在数分钟之内死亡，小剂量时表现为站立不稳，呼吸急促和衰竭、惊厥等，可能逐渐恢复或死亡[6]。

【炮制】多于夏秋捕捉，以沸水烫死后，用薄竹片撑直晒干备用。过去多去头足入药，今则不去，其效更佳，以得气味之全也。入药多炙后用。宜贮容器内，防霉、防蛀。

【药性】味辛，性微温，入肝、心经。《别录》谓其有小毒，事实其毒液有毒，但干品其毒液已氧化，并无毒害，但个别体质过敏者，有时会出现动物异体蛋白质过敏现象，即应停用，或加徐长卿、地肤子等以脱敏。

【功效】①熄风定痉：凡风动抽掣或口眼㖞斜，手足麻木，顽固头痛，诸药无效者，增用本品，多奏佳效。②开瘀解毒：对于肿瘤及疮疡痈毒，皆有消坚化毒之功，尤善解蛇毒，为解毒蛇咬伤之要药；对肺结核之潮热，亦有化解之功。③舒利关节：凡顽痹之关节变形，拘挛不利者，有化瘀、散结、定痛之功。④杀灭孕卵：《别录》曾提到其有“堕胎，去恶血“之功，今用之于宫外孕之孕卵未终绝者甚效，可以相互印证。⑤益肾助阳：本品益肾助阳之功，历代文献均无记述，但临床配伍施治，确有温肾强壮作用，对阳痿、劳倦有效。

【用量】一般内服：煎剂用5～8g；研末，每次1～1.5g，日2～3次冲服或装胶囊吞服。散剂之效，较煎剂为强。服蜈蚣应以常用量为宜，无反应者始可逐加，以知为度。

【禁忌】凡阴虚血燥、孕妇禁服。过敏体质可从小剂量试服，如无不适，再适当逐加。如有肤痒、红疹者，即应停服。

【前贤论述】

（1）《本经》“主鬼疰蛊毒，啖诸蛇虫鱼毒，杀鬼物老精，温疟，去三虫”。

（2）《名医别录》：“疗心腹寒热，结聚，堕胎，去恶血”。

（3）《日华子》：“治症癖，邪魅，蛇毒”。

（4）《本草纲目》：“治小儿惊痫风搐，脐风口噤，丹毒，秃疮、瘰疬，便毒，痔漏，蛇瘕，蛇瘴，蛇伤”。

（5）《医林纂要》：“入肝祛风，入心散瘀，旁达经络，去毒杀虫”。

（6）《衷中参西录》：“蜈蚣，走窜之力最速，内而脏腑，外而经络，凡气血凝聚之处，皆能开之。性有微毒，而转善解毒，凡一切疮疡诸毒皆能消之。其性尤善搜风，内治肝风萌动，癫痫眩晕，抽搐，瘛疭，小儿脐风，外治经络中风，口眼㖞斜，手足麻木。为其性能制蛇，故又治蛇症及蛇咬中毒。外敷治疮甲（俗称鸡眼）。用时宜带头足，去之则力减，且其性原无大毒，故不妨全用也。”

（二）应用

1. 口眼㖞斜　此症中医责之于风，但有中经络与中脏腑之分，需辨病辨证施治。蜈蚣善祛风和络，对风中经络而致口眼㖞斜，即周围型面瘫的初起，用之多收良效。我常用的处方是：生蜈蚣粉 3g，以防风、僵蚕各 10g，制白附子 8g 煎汤，分 2 次送服。如症情缠延已久，则需延长疗程，并根据机体阴阳气血之盛衰，加用有关药物。

【病案举例】徐某，男，37 岁，工人。体质素健，8 日前突然左颊有木钝感，说话时口唇不利，旋即拘急牵掣向右歪斜，左目不能闭合，左侧口角微呈下垂，伸舌时向右侧歪斜，不能吹口哨。某医院诊断为“周围型面神经麻痹”，经电疗及服药未效。来我院诊治时，予上方 3 剂；服用第一剂后，感牵掣轻释，2 剂歪斜较复，3 剂趋向正常。

张怡安[7]用补阳还五汤加蜈蚣治疗周围性面瘫，日 1 剂，水煎服。药渣再加水煮沸取药液待温，用毛巾浸渍敷患侧面颊。1 周为 1 疗程。治疗 26 例全部治愈。经 1 个疗程治愈 8 例，2 个疗程治愈 11 例，4 个疗程治愈 5 例，6 个疗程治愈 2 例，可供参考。

2. 骨痨、瘰疬　黑龙江省祖国医药研究所以“结核散”[8]治疗骨与关节结核、淋巴结核，收到较好的疗效。该所曾通过实验证明，“结核散”的酸性酒精浸出液，在试管内有抑制结核菌生长的作用。我们通过临床实践，证实其对骨痨及瘰疬均有疗效。处方：蜈蚣、全蝎、地鳖虫按比例（比例标准为 44∶50∶44）混合而成，共为细末。成人每次 10g（妇、儿酌减），混入鸡蛋内搅匀。煮熟服用，日服 3 次。

原方服量较大，每日总量达 30g，且为散剂。我们使用时仅用其半量，亦有疗效。可以酌减其用量。

用蜈蚣油膏[9]治疗颈淋巴结核的经验，亦可参考。其治疗方法：取蜈蚣一条，焙干，去头足，研成细末，用植物油 20ml 搅拌均匀，外敷于肿大之淋巴结处，每日一次，10 次为一疗程。

【病案举例】唐某，男，干部。因肺结核入院，查体时发现颈部淋巴结肿大如核桃，压痛明显。给外敷蜈蚣油膏 8 次，肿大的淋巴结缩小至黄豆大，疼痛消失。

3. 癫痫、惊搐　以蜈蚣、全蝎各等份，共研细末，每服 1～3g（按年龄、病情增减用量），一日 3 次，开水送下。对癫痫经常发作者，持续给药，可减少或制止其发作。对小儿乙脑或高热惊搐，于辨证施治的方药中参用此二药，有止搐缓惊之功。又方用蜈蚣、僵蚕、全蝎、朱砂、钩藤各等量，共研细末，每服 1.5～3g，日 2～3 次，对小儿惊风抽搐亦有效。如症见痰多者，加川贝母、天竺黄；火盛者，加黄连、龙胆草。

【病案举例】刁某，男，21岁，农民。7年前一次突然昏厥，手足抽掣，历十余分钟始苏。嗣后每隔一二月即发作一次，发则昏仆不省人事，口吐白沫，手足拘挛而抽掣，甚则小便失禁，经5～15分钟而苏。醒后头昏神疲，1～2日后始恢复如常。苔薄腻，脉弦滑。此痫症也。俗称“羊痫风”。良由惊恐伤及肝肾，脏气不平。而致风动火升，痰火上扰神明，癫痫以作。治宜祛风镇惊，化痰降火，以散剂徐图；处方：炙蜈蚣、炙全蝎各30g。研细末，每服2.5g，一日2次，以钩藤、菊花、夏枯草各9g泡茶送服。药后无任何不适，连服2个月，未见发作，遂停药观察，迄未再发。

4. 毒蛇咬伤中毒　毒蛇咬伤中毒，不仅局部剧痛，漫肿，而且很快出现一系列“风”象（神经系统中毒症状），如头目胀大如斗感，复视，四肢麻痹，抽掣，烦躁不安，甚则昏糊谵妄，不即救治，每致死亡。蜈蚣为多种蛇药验方的主药之一，能克制蛇毒，控制上述症状；其用法是，制成粉剂，每服2～3g，一日4次。但如症情严重者，尚需配合有关抢救措施，方可转危为安。

【病案举例】诸某，男，42岁，农民，清晨在农田劳动，为蝮蛇咬伤右手臂，疼痛异常；经半小时即漫肿至肘弯，及至来诊时已肿及腋部，头昏，微烦。苔薄白，脉细数。此蛇毒攻心。内风肆扰之候，亟宜解毒祛风。处方：炙蜈蚣粉，每服3g，6小时一次；并于肿胀部以粗针穿刺数处，引流排毒。药后当日下午即痛减神安，翌日肿势显著消退（遂改为一日3次，每次2g），连服三日而瘥。

5. 乳痈　乳痈即乳腺炎，初起漫肿疼痛，结块坚硬，不即消散，每致化脓。蜈蚣具有开瘀解毒、消痈散肿之功，用之奏效较速。处方：蜈蚣2条，全蝎4只，焙存性，研细末，分2次黄酒送下。另：蜈蚣置于瓦上烤枯研细末，用凡士林配成20%蜈蚣纱布备用。对乳腺炎已化脓溃破者，局部清洗后填塞此纱布条，每日一换，能拔毒促进愈合。

【病案举例】张某，女，26岁，干部。产后2月，右乳突然红肿疼痛，形寒发热，曾用抗生素未见消退。检查：乳痈尚未成脓。给上方服之。药后当晚寒热退，肿痛减；翌日续服，即获痊愈。

6. 小儿消化不良　应用蜈蚣儿茶散[10]治疗小儿消化不良30例，其中年龄最小3个月，最大两岁。主要症状为腹泻，呕吐，小便减少。其中重度脱水6例，中度脱水2例，轻度脱水12例。处方：将蜈蚣用文火烘干（黄而不焦），与儿茶共研细末。在综合疗法（加强护理，脱水者补液等）基础上，口服蜈蚣儿茶散，每日3次。剂量：6个月以下，每次服蜈蚣0.2g，儿茶0.125g；6～12个月每次服蜈蚣0.4g，儿茶0.25g；1～2岁，每次服蜈蚣0.6g，儿茶0.5g，疗效：除1例服药一日后中断外，余29例均短期临床治愈。

考《别录》曾提到蜈蚣“疗心腹寒热积聚”，说明此药对胃肠功能有调整作用。今伍以收敛止泻之儿茶，一温一寒，一开一收，共奏和调中州之功。如属脾虚者，又宜参用健脾运中之品，如白术、木香之类。

7. 口疳　口疳糜烂，取蜈蚣粉，加梅片少许，以鸡蛋清调搽，收效较快。

8. 鸡眼　无论生于手部或足底，先用温水浸泡15分钟，修去角质层，置于鸡眼上，以胶布封固，一周后可软化脱落。（胶布必须贴牢，贴紧，否则无效。）或用蜈蚣粉，醋调外敷鸡眼部，以胶布固定，敷一夜，翌晨揭去，鸡眼呈黑色，约经六七日，鸡眼即自行脱落，更为方便。

9. 百日咳　俗称“顿咳“，以阵发性、痉挛性咳嗽为特征。单方蜈蚣、甘草等份，研为细末，每次1～2岁用1.5g，3～4岁用2g，一日3次，连服5～7天。一般效果较好。方中蜈蚣解痉定咳，甘草润肺止咳，二者相辅相成。

10. 疝气　俗称“小肠气”。处方：蜈蚣一条，蝎子一个，臭椿树皮内的白皮适量，共研为细末，黄酒或开水送服，安卧得微汗可缓解。

11. 宫颈癌　宫颈癌延至中晚期而失去手术时机者，用中药泄浊解毒，破坚化瘀，调理冲任，有一定疗效。山西医学院（现山西医科大学）一附院治疗此症的经验，值得学习与应用。

（1）宫颈癌汤：蜈蚣两条，全蝎3g，昆布、海藻、香附、白术、茯苓、白芍各9g，柴胡、当归各6g，水煎服。每日服1～2剂，并可随症稍作加减。

（2）外用药粉：蜈蚣2条，轻粉3g，冰片0.3g，麝香0.15g，黄柏15g，或加雄黄15g，共研细末。用法：以大棉球蘸药粉送入穹隆部，紧贴宫颈，开始每日上药一次（经期暂停），以后根据病情逐步减少次数，直到活检转为阴性。效果：共治疗宫颈癌10例，均健在，最长者已达9年。本方对宫颈糜烂也有效。

12. 宫外孕及孕卵未终绝者　宫外孕孕卵未终绝者。用宫外孕方（丹参9～15g，赤芍、桃仁各6～9g，乳没各3～6g）加蜈蚣2～4条（研冲），三棱、莪术各3～9g，牛膝6g，能使孕卵终绝而康复。

13. 下肢溃疡　患者用金银花、野菊花适量煎水冲洗净后，撒上蜈蚣粉末适量，再用膏药覆盖。每日换一次，10天为一疗程。此法有化瘀解毒，促使溃疡愈合的作用。

14. 皮肤癌　先用蜈蚣治疗胃溃疡恶性变取得了效果，后又发现对乳腺癌、食道癌、肝癌、胃癌都有一定疗效。近年来用蜈蚣制成注射液治疗皮肤癌5例，均获治愈。其方法是：用蜈蚣注射液，于癌肿基底部做浸润注射，每天一次，每次2～4ml；若癌肿面积大，可用注射用水稀释，每天可能全部浸润癌肿基底。一般注射30次左右，癌肿开始干燥萎缩脱落，60次左右癌细胞消失；然后停止注射，溃疡面给予一般外科换药，至疮面愈合为止。副反应：发热、寒战。多于注射数分钟后开始（并不是每次注射均发生，经30～60分钟即自然缓解。此种不良反应是否与蜈蚣的有毒成分有关，尚需进一步探讨。第2批制剂经过活性炭吸附后，既无反应，也无疗效，说明有效成分丢失[11]。

15. 慢性骨髓炎　蜈蚣10条，研粉，装入胶囊内，分为7等份，每日服1份；外用凡士林纱布蘸上蜈蚣粉末，填入瘘管内，每日换药一次。

16. 慢性溃疡、疖肿、外伤感染　用活蜈蚣两条，浸于100g菜油中备用（时间长些为好）。此油功能解毒消肿，拔脓生肌，凡慢性溃疡、疖肿、外伤感染均可用其外搽患部，每日一次。此外，化脓性指头炎，应用“蜈蚣套”，可消炎、解毒、提脓、止痛。其法是：用蜈蚣一条（焙干），松香18g，共研细末混匀，倒入盛有开水的钵中，粉末在热水中即自然溶成胶状，粘结成团。然后将此粘团趁热捏塑成指套的形状，套在患指上，冷却后固定成型即为“蜈蚣套”。用于脓肿未溃者，少则二、三天，多则五、六天，即可自行破溃，提出脓液；破溃前每日取下指套一次，将患指用温开水洗净。对脓肿破溃或已切开引流者，每日早晚两次取下指套，用温开水或生理盐水将患者及指套内的浓汁冲洗干净。最初浓汁较多，以后便很快减少，且疮面红活，一般经10～20日痊愈。

又李登德等[12]采用民间验方茶叶蜈蚣末治疗难治性皮肤溃疡11例，效果满意。方法：取一般茶叶100g，10～15cm长干蜈蚣10条，用砂锅文火炒焦，研为细末，然后用过氧化氢水溶液、生理盐水冲洗溃疡创面，清除创面脓液及坏死组织，溃疡周围皮肤用碘酒、酒精消毒后，将先制好的药末撒在创面上，外用无菌纱布包扎固定，每2日换药1次，用药2次后创面有大量肉芽组织生长，溃疡边缘有大量新鲜皮向溃疡中心生长，治疗4～8次后创面结痂愈合。

17. 脱发、斑秃　用活蜈蚣十余条，浸入250g豆油中；三日后用棉球蘸油涂搽患处，一日2次。连用7～14日。按照临床观察，此油具有促进毛发再生的作用。是否由于活蜈蚣浸入豆油后，其嘴内释放的一种淡蓝色毒液，具有促生长素，值得探索。

18. 慢支　用蜈蚣[13]治疗慢支115例，总有效率达92%，蜈蚣一条，用瓦片焙干为末，把鸡蛋打开一小孔，将蛋清倒出少许，再将蜈蚣末置入鸡蛋内，封口蒸熟，每天早晨以温开水送服。服5天，间隔2天为一疗程，连服5个疗程。15岁以下，50岁以上每日服一个；16～49岁每日服2个。

19. 急慢性肾炎　用民间验方蜈蚣蛋治疗急慢性肾炎36例，治愈35例，1例无效。蜈蚣一条，生鸡蛋一个，将蜈蚣去头足，焙干为末，纳入鸡蛋内搅匀，外用湿纸及黄泥土糊住，放灶内煨熟，剥取鸡蛋吃，每日吃一个，7天为一疗程，病不愈隔3天再进行下一疗程。本方治疗前均有浮肿、腰酸、纳呆、精神呆滞等症状，并经化验检查，确诊为急、慢性肾炎，始服本方。治疗中嘱患者休息，低盐饮食，不配合其它药物。一般2～3个疗程治愈，少数4～6个疗程治愈。据观察，本方对浮肿的消退和尿蛋白的控制，有较好的效果。但如服后有肤痒不适者，乃是动物异体蛋白过敏反应之症，应予停服[14]。

以中药口服灌肠，配合内服蜈蚣蛋治疗慢性肾功能不全患者36例。口服芪苓汤方：黄芪100g，土茯苓150g，白茅根30g，益母草30g，枸杞子10g。加减：水肿明显者加赤小豆、车前草；上呼吸道感染加板蓝根、鱼腥草；恶心呕吐去黄芪，加法半夏、干姜；纳呆加砂仁；血瘀明显加桃仁；肾阳虚加制附子、肉苁蓉；肾阴虚加女贞子。每剂水煎2次，煎取药液300ml，分早晚2次温服，服药期间禁食海鲜及酸辣品。灌肠方：生大黄30g，生牡蛎60g，马鞭草30g，红花10g，每剂水煎2次，取药液100ml，每晚保留灌肠1次，病程较重者，每日2次。2周为1疗程，视病程可连用2～3个疗程。蜈蚣蛋制法同上。36例患者中，显效15例，占41.7%；有效18例，占50%，无效3例，占8.3%。总有效率为91.7%[15]。

20. 腔隙性脑梗死　腔隙性脑梗死是由脑深部动脉闭塞所致的脑软化灶。自拟天蝎蜈蚣汤，对52例临床观察，取得良好疗效。52例腔隙性脑梗死患者，其中男46例，女6例，年龄39～73岁，病程10日～28月，均有不同程度的原发性高血压史。治疗方法：天蝎蜈蚣汤：天麻15g，全蝎12g，蜈蚣3条，丹参30g，赤芍15g，川芎15g，胆南星9g，石菖蒲15g，远志15g，地龙15g，炙黄芪30g，川牛膝15g，鸡血藤15g，千年健15g，伸筋草15g，甘草3g。若兼有冠心病见胸闷心悸诸症，加栝楼30g，檀香12g，砂仁9g，太子参15g。兼糖尿病见消瘦口干舌红加生石膏30g，白芍15g，葛根15g，黄连6g。兼高血压见眩晕耳鸣，加罗布麻15g，夏枯草15g，钩藤15g，生石决明30g。兼高脂血症加生山楂30g，绞股蓝15g，决明子30g等。上述药物每日1剂，分早晚2次温服，15天为1个疗程，可连服2～3个疗程。结果：52例中痊愈19例，占37%，显效13例，占25%，有效9例，占17%，无效11例，占21%，有效率占79%[16]。

21. 阵挛性面肌痉挛　阵挛性面肌痉挛是指面神经所支配的肌肉发作性无痛性阵挛性收缩，中年后妇女居多。王俊明、杨银全[17]采用全蝎蜈蚣散治疗阵挛性面肌痉挛有较好疗效，值得推广。（详见“全蝎”条）

22. 口腔黏膜溃疡　口腔溃疡是口腔科最常见的病症之一，以黏膜缺损、疼痛为特点，患者多因疼痛而就诊，在一般人群中发病在25%以上，迄今病因不明，故而临床上缺乏特效的治疗方法。以“蜈蚣油”治疗口腔黏膜溃疡116例，经临床观察，效果满意。“蜈蚣油”的制作：将整体蜈蚣1条（儿童患者去除蜈蚣尾刺），用烘干箱或瓦罐焙制至焦黄带香味，切勿焦煳。研碎后加入10ml香油，装入棕色瓶中备用。使用方法：在治疗前半个月内均未使用过激素、免疫抑制剂，无过敏史，并在治疗期间不用任何其它药物。在首次涂药前先用2%过氧化氢水溶液棉签及生理盐水棉签将溃疡表面之淡黄色的纤维膜擦去，吸干创面水分后，用棉签蘸以“蜈蚣油”涂在口腔黏膜溃疡的表面。使用“蜈蚣油”后即刻可以止痛，消除患者的痛苦，并且逐步减轻黏膜的水肿和充血，促进溃疡的愈合。中药蜈蚣具有熄风止痛、解毒散结、通络止痛之功效。焙制后的蜈蚣增强了止痛，并兼有收敛消肿、抗毒的作用。另外，使用“蜈蚣油”直接涂于溃疡表面吸收唾液，即刻在溃疡表面形成一层保护膜，阻断细菌和炎性因子的刺激，减轻溃疡的症状，促进肉芽组织的生长，加速创面的愈合。治疗效果：治愈71例，占61.2%，有效29例，占25%，无效16例，总有效率为86.2%。运用“蜈蚣油”治疗口腔黏膜溃疡，使用方便，价格便宜，药源丰富，显效迅速，未发现不良作用，可反复使用，是治疗口腔黏膜溃疡的易行疗法[18]。

23. 小儿支原体肺炎　运用经验方连休蜈蚣地龙汤治疗小儿支原体肺炎41例，获较好的疗效。连休蜈蚣地龙汤处方：黄连3g，重楼、地龙、腊梅花、法半夏、苦杏仁各10g，麻黄5g，蜈蚣1条。伴发热加羚羊骨、桑白皮、地骨皮各10g；久咳有痰，加东风橘10g，细辛3g；恢复期，偶咳或无咳，加丹参15g。每天1剂，加水600ml煎取药液200ml，分2次服。5～7天为1疗程，连用5～8疗程。恢复期可隔天1剂。结果：痊愈20例，有效17例，无效4例，总有效率90.25%[19]。

24. 血管神经性头痛　采用自拟五虫方治疗128例血管神经性头痛患者，取得较好疗效。五虫方药用：僵蚕、蚕蛹、蜈蚣、水蛭、全蝎、乌梢蛇（按3∶3∶2∶2∶1∶2比例），共研粉末搅均，或将搅均粉末装胶囊，1次10g，1d3次，温水送服。结果：显效89例，有效31例，无效8例，总有效率93.7%[20]。

25. 慢性间质性肺炎　用麻杏石甘加蜈蚣汤（炙麻黄、杏仁、生石膏、炙甘草、蜈蚣）治疗慢性间质性肺炎，36例中痊愈28例，显效6例，有效2例，总有效率100%[21]。

26. 类风湿关节炎　应用蜈蚣龙蛇汤治疗类风湿关节炎（RA）100例，蜈蚣龙蛇汤基本方：蜈蚣1条（去头足），地龙10g，金钱白花蛇1条（研末兑），制川乌5g（先煎），制草乌5g（先煎），血竭5g（研末兑），制天南星5g，土鳖虫5g，伸筋草10g，威灵仙10g，乳香10g，没药10g，续断10g，白芷10g，透骨草10g，当归20g，川芎20g，甘草8g。加减：风湿痹阻者，肢体关节酸楚疼痛，游走不定，加防风10g、防己10g；风湿痹阻者，肢体关节冷痛，痛势较剧者，加麻黄3g、熟附片5g（先煎）；湿热痹阻者，关节红肿热痛，痛不可近者，原方去川乌、草乌，加黄柏10g、苍术10g；上肢加桑枝15g；下肢加牛膝10g；痰浊痹阻者，肢体关节重着不移、麻木不仁者，原方去川乌、草乌，加白芥子10g（另包）；瘀血痹阻者，肌肉关节疼痛拒按，屈伸不利者加鸡血藤30g；正气虚弱者，病程久远，肌肉萎缩原方去川乌、草乌，加黄芪30g、杜仲20g。结果：临床治愈13例（13.0%），显效44例（44.0%），有效36例（36.0%），无效7例（7.0%），总有效率为93.0%。生化指标均有明显下降。多数病例在服药5剂后，食量增加，面色转红润，体力增强；少数病例在口服药后口唇、四肢麻木，有虫爬感，属正常反应，不必停药。如过敏体质，可加徐长卿15g，地肤子30g[22]。

27. 神经根型颈椎病　采用《伤科补要》名方舒筋活血汤加全蝎、蜈蚣治疗神经根型颈椎病48例，获得较好的疗效。用舒筋活血汤（羌活12g，荆芥12g，红花6g，防风12g，续断12g，青皮12g）加全蝎16g，蜈蚣2条。水煎服，加水500ml煎至200ml，每日2次，早晚各服1次。显效24例，占50%，有效20例，占41.67%，无效4例，占8.73%，总有效率为91.67%[23]。

用天麻蜈蚣汤治疗颈椎骨质增生63例，取得良好效果。处方：天麻10g，蜈蚣3条，川芎15g，威灵仙15g，秦艽15g，制首乌10g，独活15g。加减：偏寒者加桂枝15g，附子10g，淫羊藿10g，白芥子10g；气滞血瘀者加丹参10g，桃仁10g，红花10g。63例中显效40例；有效18例；无效5例[24]。

28. 鼻炎、鼻息肉　本病鼻咽都有不同程度的鼻塞、流涕、头痛等见症，因此，在辨证用药的同时加入蜈蚣2～5条即能使药力迅速到达病灶，其效甚好[25]。

29. 阳痿　本品补肾强壮作用，古代文献较少记载，但临床应用中，发现其有补肾强壮作用，对阳痿有较佳疗效。陈玉梅自创"亢痿灵"（蜈蚣18g，当归60g，白芍60g，研细末，分作40包，每次服0.5～1包，一日2次）治疗阳痿有一定作用。老友绍兴市中医院董汉良主任医师治肾虚肝郁之阳痿方（蜈蚣30条，海马30g，制马钱子5g，西洋参60g，共研细末，装0号胶囊，每服5粒，一日3次），对肾阳不振，肾精亏虚的中老年阳痿患者，有较佳之疗效。若肝郁气滞者加逍遥丸；湿热下注者配以知柏地黄丸；阳虚畏寒，可佐以金匮肾气丸，其效更佳。

【病案举例】陆某，男，29岁，医生，初诊日期：1998年5月13日。病阳痿年余，抑郁焦虑，胸闷胁胀，口苦咽干，面色青黄而晦。平素性欲萌动时，偶可举阳，而每临房却从未能兴举，历进温肾壮阳之品弗效，而反增烦躁之症。诊断：阳痿，证属：肝气郁结、气血逆乱、宗筋失养。治法：畅达肝脉、行血荣筋。方用"蜈蚣疏郁汤"。处方：蜈蚣3条（研末分吞），海参10g（研末分吞），地龙10g，蚕蛹15g，柴胡10g，香附10g，王不留行10g，白芍20g，当归15g，6剂。每日一剂，后7味水煎分两次服，送服前两味药末，配合心理疏导。二诊：阳事可兴举，再予6剂，同房成功。（石志超《虫类药证治拾遗》）

30. 坐骨神经痛　坐骨神经痛类似中医的痹证、筋痹等，袁习文（南京市六合区中医院）用蜈蚣全蝎酒治疗本病30例，疗效较好。取蜈蚣6条约20g，全蝎 20g，金钱白花蛇 5g，制川乌 20g。将上药全部装入瓶内，用 60° 白酒 1000ml 密闭浸泡 1 周后即可服用。每次 15～20ml，每日 2 次，尽量于饭前饮用。感冒发热期间及高血压患者禁服，胃溃疡患者慎用，15 日为一个疗程。30 例中，治愈 23 例，占 76.7%；好转 5 例，占 16.7%；无效 2 例，占 6.6%。总有效率为 93.4%。一般 1～2 个疗程即可好转，多数 3～4 个疗程痊愈。

31. 腰椎间盘突出症　腰椎间盘突出症是骨伤科临床的常见病、多发病，陆秉泰近五年来运用蜈蚣细辛汤治疗腰椎间盘突出症 108 例，取得颇为满意的疗效。方药组成：蜈蚣 2 条、细辛 6g、徐长卿 10g、牛膝 10g、荆芥 6g、甘草 6g，每日一剂，早晚煎服，服药期间需注意保暖，服药后取微汗者效果最佳。治疗期间宜给予卧床休息，半个月为一疗程，如不愈可继续第 2 个疗程。经上方治疗后，痊愈者 73 例，好转者 25 例，无效 11 例，总有效率 89.9%。

32. 膝关节骨性关节炎　益肾蠲痹丸主要由补肾培本、温阳壮督的熟地黄、仙灵脾、全当归、鹿衔草等草木之品及钻透剔邪、散瘀涤痰之全蝎、蜈蚣、蜂房、地鳖虫等虫类药物组成，具有标本兼顾，攻补并施，起到益肾壮督治其本，蠲痹通络治其标的功效。为了观察益肾蠲痹丸治疗膝关节骨性关节炎，孟庆良、郑福增[26]等对 70 例膝关节骨性关节炎进行临床观察，取得了显著疗效。口服益肾蠲痹丸每次 8g，每日 3 次，饭后温开水送服，1 月为 1 疗程，一般 2 个疗程以上。其中阳虚寒凝型 30 例，总有效率 93.33%，瘀血阻滞型 21 例，总有效率 99.40%，肾虚髓亏型 19 例，总有效率 89.47%，以瘀血阻滞型疗效最好，提示益肾蠲痹丸更适用于瘀血阻滞型膝关节性关节炎的治疗。

33. 骨结核瘘管　用蜈蚣膏（金头蜈蚣 50 条，蓖麻子（去皮）50g，松香 50g。把三味药置乳钵内，捣碎后，研磨均匀呈膏状，装入有色瓶内，密闭置避光处保存备用。）治疗骨结核瘘管，效果显著[27]。

【病案举例】李某，女，56 岁，城镇居民。患者左臀部结核性瘘管已 9 月余，曾经过常规抗结核治疗及局部外用链霉素、异烟肼治疗，久不愈合。现在左臀部共有三个瘘管，瘘管内经常排出干酪样物，瘘管之间互不相同。处理：用过氧化氢水溶液清洁瘘管，用探针把蜈蚣膏送入瘘管内，使膏在瘘管内呈疏松状态，然后用消毒敷料包扎。开始用蓖麻膏时，瘘管内排出较多干酪样物，所以每两天换药一次。以后随着排出物的减少，改为每 3 天换药一次，瘘管也逐渐由内向外变浅。3 个瘘管分别于换药 13～21 次后愈合。应用蜈蚣膏的同时，应用了西药全身抗结核药物[27]。

34. 外伤性鼓膜穿孔　陕西中医学院附院张晓莉等采用蜈蚣油贴补治疗鼓膜外伤性穿孔患者 43 例，获得了满意的治疗效果。蜈蚣油制备：将 10 条大蜈蚣洗净放入 1 两芝麻油中用文火炸为焦黄，待油凉后将蜈蚣滤净取药油备用。处理：将患者的外耳道用 75% 酒精消毒后，在穿孔鼓膜的表面贴敷 2% 丁卡因棉片进行表面麻醉，再于左耳道 1，6 点，右耳道 6，11 点处用 2% 利多卡因行浸润麻醉，待麻醉满意后，用希格氏耳镜置入耳道观察穿孔边缘，鼓室情况，一般1～2mm穿孔无鼓膜边缘内翻，5mm以上穿孔常有鼓膜内翻，若有内翻，在直视下用显微钩将内翻鼓膜翻出，并于鼓膜内放置蜈蚣油浸过的明胶海绵上，再于鼓膜表面贴补浸有蜈蚣油的棉片；若鼓室内或鼓膜边缘有血痂用小钩针或小息肉钳将血痂清理，然后于鼓膜表面贴补浸有蜈蚣油的棉片。小穿孔边缘无内翻者，可直接行表面贴补。术后每日耳内滴蜈蚣油1～2滴，每3d换药1次，观察鼓膜生长情况。对照组采用常规保守治疗，耳道口放置消毒棉球，常规抗生素、复合维生素B口服，并保持耳道干燥，禁止洗耳、点耳、每隔3日观察鼓膜生长情况。43例中治愈38例，好转3例，无效2例（该2例经行鼓膜修补成活后视为无效），总有效率95.35%。

35. 下肢静脉曲张　民间验方用活蜈蚣6条浸泡白酒（50度）150ml，一周后可用。以药棉浸蘸药液外搽静脉曲张处，搽后疼痛减轻，每日搽2次，一周后疼痛消失，随之曲张之静脉曲张，亦逐步消失，但溃破处勿搽，亦不宜内服。

36. 化脓性指头炎　化脓性指头炎又名瘭疽，是手指末节掌面的皮下脓肿，常规治疗往往效果不理想，患者痛苦较大，病程较长。应用蜈蚣散外敷治疗化脓性指头炎42例，疗效较好。方法：取蜈蚣一条，熏干，研末后用适量猪胆汁（或鱼胆汁）调成糊状，患指常规消毒后均匀敷涂，用无菌纱布包扎，间隔24～36h换药一次。用药1次治愈2例，2次治愈21例，3次治愈14例，4次治愈5例；治愈率100%；未出现不良反应[28]。

37. 带状疱疹　运用自制的蜈蚣雄黄散外敷治疗带状疱疹。处方：蜈蚣3条、雄黄20g，冰片4g，云南白药5g，青黛5g。先将蜈蚣用文火炒存其性，研成极细粉末，然后再将研好的雄黄、冰片与青黛、云南白药混匀，装瓶密封备用。使用时加香油调成糊状，外涂于患处，再加消毒纱布覆盖固定，每日换药1次。一般2～7天后疱疹即结痂而愈。治疗56例，其中43例痊愈，8例有效，3例好转，2例无效[29]。

运用自拟蜈蚣散（蜈蚣4条，全蝎、地龙、当归、红花各10g，大黄12g，冰片3g，研细末备用）治疗本病，获得满意疗效。使用时先用0.5%碘酒消毒病灶，取蜈蚣散少许用香油调成糊剂外涂，一般4小时1次，疱疹消失后停用。治疗结果：1～4天痊愈32例（67%），5～7天痊愈8例（17%），有效6例（12%），无效2例（4%）。总有效率为95.83%[30]。

（三）按语

蜈蚣，味辛，性微温，有小毒，入肝、心经。蜈蚣是一味功效多样性的药物，既能息风定痉、搜风通络，又能开瘀解毒、消肿缓痛，尚有益肾壮阳，振奋精神之功，故临床应用甚广。凡风动惊厥、抽搐拘挛、僵肿硬结、疼痛难忍，均可参用。与全蝎同用，有协同加强作用，重症危候多兼用之。蜈蚣与全蝎之功，同中有异，不尽相同：全蝎以定惊、缓抽搦、瘛疭见长；蜈蚣则以开瘀解毒之功为著。故风动惊厥用全蝎，如为热盛生风者，以有“热毒肆扰”，伍用蜈蚣，其效更彰。而外科解毒消痈，则蜈蚣独擅其长，尤善解蛇毒。蛇医季德胜治蛇毒咬伤中毒之严重者，每先予蜈蚣粉 3g 内服，然后再行施治，多收佳效。凡惊厥而见眼斜视、上视、昏厥不醒者，以全蝎最妥；见躁狂烦乱者，则蜈蚣见胜。恽铁樵氏曾指出蜈蚣与全蝎之异同说：“此数种虫药之中，亦有等级，蜈蚣最猛，全蝎最平。有用全蝎、蝎尾不能制止之风，用蜈蚣则无有不制止者；然而有宜有不宜。惊风撮口最为强烈，非蜈蚣不能取效；寻常抽搐，则全蝎足以济事，不宜蜈蚣也。”确系经验之谈。

蜈蚣除熄风定痉之功外，又擅开瘀、消症解毒、镇痛，故凡痈毒肿瘤之瘀结不解者，均可用之。近年来肿瘤发病率日见升高，在辨治基础上，参用蜈蚣，每收佳效，不仅止痛，且能消症，增强体质，是一味颇有前途的抗癌药，值得进一步探索、观察。至于用量，一般入煎剂可用 8～12g，散剂每次 2g，一日 2 次。孕妇忌用，阴虚血燥者，伍以养血滋阴之品始妥。凡过敏体质慎用，或先用小量，如有肤痒，皮疹者，则应停用。有时加用徐长卿 15g、地肤 30g，则可防止过敏现象。

参考文献

[1]《中华本草》编委会 . 中华本草［M］(精选本). 上海：上海科学技术出版社，1998，2398.

[2]《中国药用动物志》协作组 . 中国药用动物志 . 天津：天津科技出版社，1983，87.

[3] 司秋菊 . 蜈蚣可抗心肌缺血动脉硬化［J］. 现代中西医结合杂志，2004，13 (22)：2945.

[4] 胡玉清，赵中杰 . 种虫类药物中 28 种元素分析［J］. 中国药学杂志，1989，24 (11)：650.

[5] 吴刚，冉永禄，凌沛深，等 . 蜈蚣 (Scolopendra subspinipes mutilans L.Koch) 毒的化学组成和生物活性［J］. 生物化学杂志，1992，8 (2)：144.

[6]《中华本草》编委会 . 中华本草［M］. 精选本 . 上海：上海科学技术出版社，1998，2398.

[7] 张怡安 . 补阳还五汤加蜈蚣治疗周围性面瘫 26 例［J］. 中药研究，1998，11 (5)：25-26.

[8] 杨志成，滕捷，滕义和，等 . 以结核散为主的综合疗法对骨与关节结核治疗的初步报告［J］. 中国防痨，1958，(6)：21-26.

[9] 中国人民解放军第三医院结核科 . 介绍蜈蚣油膏治疗颈淋巴结结核［J］. 新医药

学杂志，1974，(05)：44.

[10] 浑江市第一人民医院．蜈蚣儿茶散治疗小儿消化不良[J]．广西卫生，1973：(5)：62.

[11] 昌潍地区卫生局．蜈蚣注射液治疗肿瘤，临床资料汇编，1973.

[12] 李登德，等．茶叶蜈蚣末治疗难治性皮肤溃疡 11 例[J]．中华现代皮肤科学杂志，2005，1(3)：276.

[13] 崂山市卫生局．蜈蚣散治疗慢支 115 例疗效观察．青岛市防治慢支资料汇编．

[14] 候士林．蜈蚣蛋治疗急慢性肾炎 36 例[J]．中医杂志，1979，(8)：32.

[15] 曾敏．中药口服灌肠配服蜈蚣蛋治疗慢性肾功能不全 36 例临床观察[J]．河北中医，2005，27(4)：260-261.

[16] 刘杏枝．天蝎蜈蚣汤治疗腔隙性脑梗塞 52 例[J]．实用中医内科杂志，2004，18(5)：441.

[17] 王俊明，杨银全．全蝎蜈蚣散治疗阵挛性面肌痉挛[J]．四川中医，2006，24(8)：78.

[18] 怀滨．“蜈蚣油”治疗口腔粘膜溃疡 116 例报告[J]．医学理论与实践，2005，18(12)：1441-1442.

[19] 黄向红，陈丽霞，彭德胜．连休蜈蚣地龙汤治疗小儿支原体肺炎 41 例疗效观察[J]．新中医，2004，36(1)：21-22

[20] 李毅，方丽文，林青．五虫方治疗血管神经性头痛 128 例[J]．陕西中医，2005，26(3)：204-205.

[21] 张一德．麻杏石甘加蜈蚣汤治疗慢性间质性肺炎 36 例[J]．江苏临床医学杂志，1999，3(3)：279.

[22] 黄道富，黄媛华．蜈蚣龙蛇汤治疗类风湿性关节炎 100 例[J]．中国中医药信息杂志，2005，12(15)：69-70.

[23] 李凌汉．舒筋活血汤加全蝎、蜈蚣治疗神经根型颈椎病 48 例[J]．吉林中医药，2005，25(2)：17-18.

[24] 张卫松．天麻蜈蚣汤治疗颈椎骨质增生 63 例[J]．中国冶金工业医学杂志，2004，21(6)：549

[25] 徐锦婷．药物与临床，2007，4(3)：172.

[26] 孟庆良，郑福增．益肾蠲痹丸治疗 120 例膝关节骨性关节炎的临床观察[J]．浙江临床医学，2005，7(3)：304.

[27] 王炳炎，王文峰．蜈蚣膏外科应用 3 则[J]．陕西中医函授，1992，(04)：30.

[28] 赵爱文，王樊．蜈蚣散外敷治疗化脓性指头炎 42 例[J]．人民军医，2004，47(1)：59.

[29] 葛少亮，孔凡明．蜈蚣雄黄散治疗带状疱疹 56 例[J]．中国民间疗法，2004，

12（3）：22.

［30］田锐．蜈蝎散外用治疗带状疱疹 48 例［J］．新中医，2007，39（1）：78.

（朱良春）

乌梢蛇（《纲目》）

附：蛇胆 蛇退

（一）概述

【别名】乌蛇（《药性论》），黑梢蛇（《开宝本草》），黑花蛇（《本草纲目》），剑脊蛇（《中药志》），乌峰蛇（《动物学》），青蛇（《现代实用中药》），剑脊乌梢蛇、三棱子、黑乌梢（《四川中药志》），乌风蛇、黄风蛇（《生物学通报》）。

【科属】脊索动物门爬行纲蛇目游蛇科动物乌梢蛇 *Zaocys dhumnades*（Cantor）除去内脏的干燥体。

【生态】大型无毒蛇类，为主要食用蛇。形体粗大，头颈区分不明显，全长可达 2m 以上。背面橄榄灰色、黑褐色或灰褐色，背部正中有一条黄色纵纹，背脊两侧各有一黑线，至体后部消失。背中央浅褐色，腹面灰白色至灰绿色。生活于沿海平原、丘陵、山区或田野、林下等处，栖息于海拔 1600m 以下的中低山地带，常在农田、河沟附近，或村落中发现。白天活动，行动敏捷，爬行迅速，性情温和，常躲避人畜，一般不主动咬人。以鼠、蛙、蜥蜴、蚯蚓、昆虫、泥鳅、鳟鱼等多种动物为食，食量较大，消化力强。冬春季，伏于树洞、土洞、石堆下冬眠，大约半年左右，5 月出蛰，雌蛇于 7～8 月产卵，多产在石堆的石穴间，卵群成堆，每窝 3～8 枚。我国分布较广，主产于华东、华南、西南和湖北、湖南、山西、河北等地。在云南仅在滇东北和滇东地区有分布。目前野外生存数量大减，应予保护。

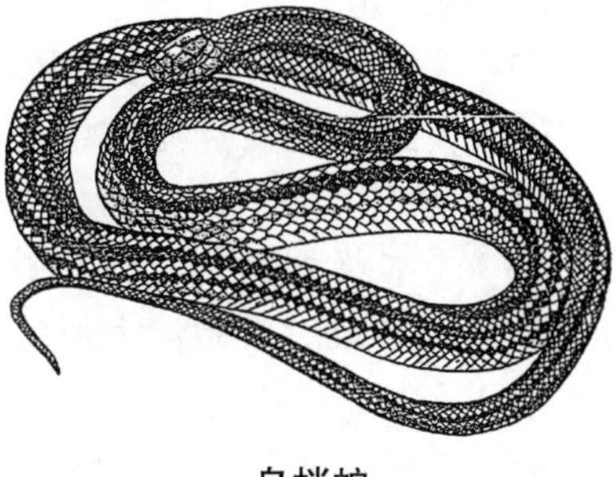

乌梢蛇

药材呈圆盘状，盘径约 16cm。表面黑褐色或绿黑色，密被菱形鳞片，无光泽；头圆形，盘在中间，口内有多数刺状牙齿，眼大不陷而有光泽，头与颈部分界不明显；背鳞行数成双约 14～16 行，背中央 2～4 行鳞片强烈起棱，形成两条纵贯全体的黑线，俗称“剑脊”；腹部剖开边缘向内卷曲，脊肌肉厚呈黄白或淡棕色，可见排列整齐肋骨；尾渐细而长；气腥，味淡。

【成分】含蛋白质、脂肪；尚含有大量钙、磷、镁等常量元素；铁、铝锌等微量元素含量也较高。含赖氨酸、亮氨酸、天门冬氨酸、谷氨酸、甘氨酸、丙氨酸、苏氨酸、丝氨酸、胱氨酸、缬氨酸、蛋氨酸、异亮氨酸、酪氨酸、苯丙氨酸、组氨酸、精氨酸、脯氨酸等17种氨基酸成分[1]；蛇蜕含骨胶原[2]，肌肉含果糖–1–6–二磷酸酶[3]，原肌球蛋白[4]，蛇胆含胆酸[5]，胰岛素[6]。

【药理】[7, 8]

（1）镇痛作用：其提取物有镇痛作用。

（2）抗炎作用：乌梢蛇水煎液或醇沉液，及以乌梢蛇为主药的复方蛇制剂具有明显的抗炎作用。

（3）镇静、抗惊厥作用：乌梢蛇具有一定的镇静、抗惊厥作用。

（4）抗蛇毒作用：由于乌梢蛇血清中含有能抗尖吻蝮蛇毒的因子，故具有一定的抗蛇毒作用。

【炮制】多于夏、秋二季捕捉，剖开蛇腹或先剥去蛇皮留头尾，除去内脏，盘成圆盘状，干燥。置干燥处，防霉，防蛀。

乌梢蛇肉：去头及鳞片后，用黄酒闷透，除去皮骨，干燥。酒（炙）乌梢蛇：取净乌梢蛇段，酒炙法炒干，每100kg乌梢蛇，用黄酒20kg。

【药性】味甘，性平，归肺、脾、肝经。

【功效】祛风通络，定惊止痉。用于风湿顽痹，麻木拘挛，中风口眼㖞斜，半身不遂，抽搐痉挛，破伤风，麻风疥癣，瘰疬恶疮。

【用量】煎服，6～12g，散剂，每次1.5g。

【禁忌】血虚生风所致的痉挛抽搐不宜用。

【前贤论述】

（1）《开宝本草》：“主治风瘙隐疹，疥癣，皮肤不仁，顽痹诸风。”

（2）《药性论》：“味甘，平，有小毒，能治热毒风，皮肤生疮，眉髭脱落，痒疥等。”

（3）《本草纲目》：“黑花蛇与白花蛇同，而性善无毒。其膏以绵裹豆塞耳，治耳聋神效。其胆治大风疠疾，木舌胀塞。”

（4）《本草蒙筌》：“气味甘平，治诸风皮肤不仁，散瘾疹身体瘙痒。”

（5）《药性解》：“乌梢蛇，味甘，性平，有小毒，入脾肺二经，主诸风皮肤不仁，散瘾疹身体瘙痒，热毒风淫、眉髭脱落。塞耳治聋，须辨真者佳。”

（6）《本草备要》：“功同白花蛇，而性善无毒。性善不噬物，眼光至死不枯，以尾细能穿百钱者佳。重七钱至一两者为上，十两至一镒者中，大者力减。”

（7）《得配本草》：“得酒良。甘平，有小毒。入手太阴肺经。治皮肤不仁，疗风淫热毒，功用与白花蛇同，但白花蛇主肺风，为白癜风之要药，乌梢蛇主肾风，为紫云风之专药。配麝香、荆芥，治小儿撮口。”

（8）《本草分经》："甘咸，温，性窜，内走脏腑，外彻皮肤，透骨搜风，截惊定搐，治风湿瘫痪疥癞。"

（二）应用

1. 大麻风　用乌蛇三条蒸熟，取肉焙干，研末，加蒸饼做成丸子，如米粒大。以此喂乌鸡，待食尽即杀鸡烹熟。取鸡肉焙干，研为末。每服 3g，酒送下。或加蒸饼制丸服亦可。吃过三、五只乌鸡，即愈。

又方：捕大乌蛇一条，打死，待烂后，加水 2 碗浸泡 7 天，去掉皮、骨，倒入糙米一升浸泡一天。取米晒干，喂白鸡一只（令鸡先饿一日）。等到羽毛脱落，即杀鸡煮吃，同时适量饮酒，鸡吃尽后，再用热水一盆，洗浴大半天，其病自愈。

2. 紫白癜风　用乌蛇肉（酒炙）180g，枳壳（麸炒）、牛膝、天麻各 60g，熟地黄 100g、白蒺藜（炒）、五加皮、防风、桂心各 60g，各锉细片，装袋中，用酒 2kg 浸泡，密封 7 天。每次温服一小杯。忌鸡鹅鲼以及发物。

3. 婴儿撮口　婴儿撮口，不能吸乳，用乌蛇（酒浸过，去皮、骨，炙干）15g、麝香 0.3g，共研为末。每用 1.5g，以荆芥汤灌下。

4. 破伤风　《圣济总录》"夺命散"治破伤风项颈紧硬，身体强直，用蜈蚣一条（全者），乌蛇（项后取）、白花蛇（项后取）各 2 寸（先酒浸，去骨并酒炙）。上 3 味，为细散。每服 6～9g，煎酒小沸调服。

5. 痹症　《圣惠方》乌蛇丸用于风湿痹痛，常与防风、制天南星、白附子同用。

【病案举例】赵某，男，52 岁，患类风湿关节炎 5 年，手足关节初则窜痛，久则定痛，漫肿变形，疼痛夜甚，腰脊疼痛不能俯仰，肢端强直难以屈伸，历服祛风湿、通经络、止痹痛之方药罔效，久用肾上腺皮质激素类药，亦渐转失灵，并见倦怠乏力，畏寒肢冷，纳呆胃痞，大便干燥，舌质红，苔薄黄，脉弦细。诊断：尪痹、顽痹；辨证：气血两亏、肝肾不足、脉络痹阻；治法：益气养血、填精益髓、通痹止痛。方药：乌蛇 15～30g（研粉冲服）、当归 15g，生白芍 15g，生地 15g，生白术 15g，杜仲 15g，桑寄生 30g，知母 15g，肉苁蓉 15g，续断 15g，灵芝 30g，露蜂房 15g。每日一剂水煎服。乌蛇粉制法：将乌蛇碎成小块，放入铁锅内，加香油少许，微火烘焙，稍见黄脆即好，碾细成粉。二诊：半月后，患者自觉痹痛减轻，胃纳好转，大便通畅，关节红肿，畏寒肢冷，舌红少津，脉弦细。前方去肉苁蓉，加淫羊藿 10g。三诊：一月后，体力大增，痹痛基本缓解，关节仍肿胀变形，舌红，苔薄白，脉细涩。去知母，改乌蛇粉 20g 继续巩固治疗。（摘自石志超教授著《虫类药证治拾遗》）

6. 湿癣　常与荷叶、枳壳为散服，如《圣济总录》三味乌蛇散。

【病案举例】朴某，女，未婚，学生。于五个月前，因变换水土及饮食等因素，胸腹部及下肢出现散发红色皮疹，逐渐泛发全身，皮疹渗出，糜烂，瘙痒无度，入夜尤甚，伴口苦咽干，心烦胸闷，尿黄便燥，经行量少、色深。曾服中药单方及应用西药（抗过敏、钙剂、激素等），终未能愈，迁延至今。检查：周身泛发红色粟疹，多处皮疹渗出，轻度糜烂，部分皮肤增厚，呈轻度苔藓样变，挟有抓痕、血痂及少量白色脱屑。舌质红，苔白干，脉弦细数。诊断：慢性湿疹。辨证：禀辨不强，邪毒遏伏，复感湿热，而发湿疹。方药：乌蛇粉 20g（分吞，自小量起），苦参 15g，苍术 10g，黄柏 15g，鸡血藤 30g，当归 10g，丹皮 10g，地肤子 15g，蝉蜕 10g，生甘草 5g。4 剂水煎服。配用少量止痒外用药膏。注：服药期间忌生冷、发物、腥膻、辛辣之物。二诊：瘙痒大减，皮损已见好转，二便亦趋正常。舌淡红，边尖略红，苔薄白干，脉细数。继服前方 4 剂。先后共服前方，略有加减，16 剂后，临床治愈。一年后随访，未见复发，曾试服少量鸡蛋，一年来亦未曾发病。（摘自石志超教授著《虫类药证治拾遗》）

7. 银屑病　治疗牛皮癣的验方复方乌蛇散，组成：乌梢蛇、白鲜皮、丹参、金银花、地肤子各 30g，荆芥、防风、蝉蜕、苦参、赤芍、连翘各 20g，浮萍、紫草各 15g，甘草 10g。共研细末，每次吞服 6g。复方乌蛇散有祛风除湿、凉血解毒之功，故有良效。痒不重者去荆芥、防风；热重者加黄芩；血燥者加丹皮；病在四肢者加桑枝；若病久者再加全蝎、地龙，效果更好。该方对寻常型银屑病疗效较理想，然对脓疱型、红皮病型银屑病，则需加用免疫抑制剂，有感染者需抗感染治疗[9]。

【病案举例】唐某，男，23 岁。患者于元旦时曾患上感，十余日后，又复酒后当风，头部四肢起红色丘疹，继而泛发周身，皮疹上复白屑，瘙痒较重，心烦少寐，口渴尿黄，曾应用过一些中西药物，治疗未见好转。曾先后于市某院及本院皮肤科诊为银屑病。检查：周身遍布豆大及铜钱大小之红色丘疹，上复银白色鳞屑，大量脱屑，搔抓脱屑后，露出鲜红色平滑光亮之薄膜，再剥刮时可见点状出血，皮损以四肢伸侧及头皮为重，四肢皮损有部分融合成片，同时还有少量新的皮疹出现。舌边尖红，苔薄白略黄，脉弦滑数。诊断：银屑病（泛发性急性进行期）。诊断：血热风毒，伤人肌肤。方药：乌蛇粉 20g（分 3 次服），苦参 20g，白鲜皮 30g，丹皮 10g，赤芍 10g，蝉蜕 10g，土茯苓 25g，双花 10g，生地 20g，生甘草 5g。前后共服前方二十剂，皮损全消，诸症悉除，临床治愈，至今已 2 年未见复发。（石志超《虫类药证治拾遗》）

（三）按语

乌梢蛇味甘，性平，归肺、脾、肝经；功效祛风通络，定惊止痉。现代药理证明其有抗炎、镇痛、镇静、抗惊厥等作用，可用于风湿顽痹，筋肉麻木拘急；中风口眼㖞斜，半身不遂，抽搐痉挛等症。因其含有丰富的蛋白质、氨基酸，故也可食用，是药食两用之佳品，惟血虚生风所致痉挛抽搐不宜用。

参考文献

［1］张莅峡，韩薇，刘泓．八种动物药的氨基酸分析及薄层扫描鉴定［J］．中药材，

1990，13（1）：11.

［2］中国药用动物志协作组．中国药用动物志［J］．第2册．天津：天津科学技术出版社，1983，316.

［3］许根俊，施建平．蛇肌果糖1，6-二磷酸酯酶的提纯、性质及钾离子激活的别构动力学［J］．生物化学与生物物理学报．1981，12（1）：83.

［4］国家中医药管理机《中华本草》编委会．中华本草（精选本）［M］．上海：上海科技出版社，1998，2476.

［5］南京中医药大学．中药大辞典［M］．第2版．上海：上海科学技术出版社，2006：4545.

［6］家中医药管理局《中华本草》编委会．中华本草（精选本）［M］．上海：上海科技出版社，1998，2476.

［7］顾剑萍，林干良．乌梢蛇的药理研究初报［J］．浙江医药，1986，3（4）：4-7.

［8］南京中医药大学．中医药大辞典［M］．第2版．上海：上海科学技术出版社，2006，995.

［9］王治国．复方乌蛇散治疗牛皮癣有佳效［J］．浙江中医杂志．2008，43（8）：470.

附：蛇胆（《别录》）

（一）概述

【别名】乌蛇胆。

【科属】乌梢蛇或其它种蛇的胆囊。

【生态】同乌梢蛇。干燥的胆囊呈棕褐或绿褐色，皱缩，长约1cm，粗0.5cm，上端胆管长1.5cm。对光透视微透明，内心黄棕色或黄绿色。味极苦，回甜。

【成分】蛇胆成分复杂，采用薄层层析法，分离出牛磺胆酸、牛磺脱氧胆酸、牛磺鹅脱氧胆酸、石胆酸、胆固醇和游离胆酸，可能含有甘氨酸胆酸、甘氨酸脱氧胆酸，以牛磺胆酸的斑点最大。除上述成分外，尚有待鉴定的其它成分。

【药理】具有止咳、化痰、平喘、缓解支气管平滑肌痉挛作用；并有抗菌、抗炎、抗过敏、降压、助消化等作用。

【炮制】取出胆囊，通风处晾干。但生蛇胆含有寄生虫，食用后很容易引起中毒，可用65度以下的纯白酒兑后泡一段时间吞服，或者蒸食。

【药性】性凉，味苦，微甘，无毒；入心、肝二经。

【功效】清热解毒，化痰镇痉，祛风除湿，外用清凉明目、解毒去痱。用于小儿肺炎，百日咳，支气管炎，咳嗽痰喘，痰热惊厥，急性风湿关节炎，皮肤热毒、口眼生疮、肺热咳嗽、胃热疼痛、肝热目赤、痔疮。

【用量】1~2个，内服：研末为丸、散。外用：研末撒或调搽。新鲜者从蛇体中取出即可用开水冲服或兑酒服，也可与其它药物配制。

【前贤论述】

《纲目》："乌蛇胆主治大风疠疾，木舌胀塞。"

（二）应用

蛇胆汁为主要原料制成眼药水，用来滴眼可治疗角膜溃疡，浅层角膜炎，角膜斑翳等。如用蛇胆配制成蛇胆川贝末、蛇胆陈皮末、蛇胆追风丸等，用于治疗小儿肺炎、支气管炎或伤风咳嗽等病，疗效显著。目前市场上销售的粉刺霜，就是用蛇胆等药物配制而成的，有消除颜面粉刺及炎症作用。

中医认为蛇胆其有行气化痰，搜风祛湿，清肝明目，平肝息风的功用，故可用来治疗多种疾患。蛇胆对多种细菌引起的呼吸系统炎症咳嗽，都有良好的消炎止咳作用。临床上用于急慢性支气管炎与百日咳。蛇胆蛇肉可治各种风湿痹痛。对目赤肿痛、目暗目糊有显效，浙江等地多用蛇胆鲜吞，并可治小儿高热惊风及老人卒中后遗症、半身不遂等。另外对皮肤热毒、疮肿瘙痒及痔疮红肿等，均有一定效果。

（三）按语

蛇胆自古以来就是一种药材，广泛应用于临床，最早记载见于梁代《名医别录》。蛇胆性凉，味苦微甘，有行气祛痰，搜风去湿，明目益肝的功效，对咳嗽多痰、目赤肿痛、神经衰弱、高热神昏和小儿惊风等症都有良好的治疗效果。

附：蛇退（《纲目》）

（一）概述

【别名】蛇蜕、龙子衣、蛇符、龙子单衣、弓皮（《本经》），龙皮、龙单衣、蛇筋、蛇附（《吴普本草》），蛇皮（《雷公炮炙论》），蛇壳（《纲目》），龙衣（《分类草药性》），长虫皮（《河南中药手册》），青龙衣（《浙江中药手册》），白龙衣（《山西中药志》）。

【科属】乌梢蛇或其它蛇类蜕下的干燥表皮膜。

【生态】同乌梢蛇。扁圆筒形而多皱缩，完整者形似蛇，长可达1m以上；背部银灰或淡灰棕色，有光泽，鳞迹呈菱形或椭圆形似覆瓦状排列，衔接处呈白色，略抽皱或凹下；腹部乳白色或略显黄色。体轻，质微韧，手感润滑有弹性。气微腥，味淡或微咸。

【成分】含胶质原。

【药理】未见报道。

【炮制】春末夏初或冬初采集，除去泥沙，干燥，置干燥处，防蛀。蛇蜕：

除去杂质，切段。酒蛇蜕：取蛇蜕段，照酒炙法炒干，每100kg蛇蜕，用黄酒15kg。

【药性】味咸、甘，性平；归肝、肾、脾、胃经。

【功效】祛风，定惊，解毒，退翳。用于小儿惊风，抽搐痉挛，翳障，喉痹，疔肿，皮肤瘙痒。

【用量】2～3g；研末吞服0.3～0.6g。

【禁忌】孕妇忌服。

【前贤论述】

（1）《本经》："主小儿惊痫瘛疭，癫疾，寒热，肠痔，虫毒蛇痫。"

（2）《纲目》："治风毒气，眼生翳，唇紧唇疮。"

（3）《药性论》："治喉痹。"

（4）《日华子本草》："止呕逆。治小儿惊悸客忤，催生，疬疡，白癜风。"

（二）应用

1. 腮腺炎　蛇退6g，清水洗净，切碎，加鸡蛋两个搅拌，用油炒热（可加盐少许），顿服（成人蛇退加倍，不加蛋），一般一剂即效；但胃肠功能紊乱或一剂药蛋分多次服用者，效果较差。此方迭经使用，确有疗效。

2. 外科杂症　民间验方"黄拔毒散"，能提脓拔毒，生肌收口，对痈疽、流注、搭背、对口、瘰疬、疔疖、湿毒、溃疡流脓水等疾患，效果较好。镇江市中医院临床使用，疗效达90%。处方：龙衣、炮山甲、炙全蝎各12g，明雄黄、牛蒡子各30g，蜈蚣、冰片各6g，共研细末，后加冰片研匀即成。用法：纱布油膏外敷，或膏药上敷少许散剂，每日换药一、二次，直至痊愈。

3. 乳腺炎　以蛇退4.5～6g，烧成灰后研末，用黄酒1～2两冲服，每日一剂。服药期间停止哺乳，每日吸空乳汁，并用毛巾热敷。

4. 痔漏　蛇退（焙）、五倍子、龙骨各7.5g，续断15g，共为细末，入麝香少许，唾津调敷，治痔漏成管，血水渗流不止者有效。

5. 带状疱疹　1970年吴德才用蛇退治疗带状疱疹，取得良好效果。用法：蛇退研细末，用橄榄油调成40%油膏，以小毛笔或棉签蘸油膏涂布病变部位，每日2～3次；或用纱布包扎，以防油膏污染衣服。一般涂2～3次后，水疱停止蔓延，逐渐萎缩，疼痛减轻，3～4天后结痂痊愈。

6. 口疮　将冷开水浸软的蛇退拭口内，一二次可渐愈，并以蛇退贴足心。

7. 慢性中耳炎　此症经年累月，渗脓流水，时轻时剧，不易根治。可用下列单方：①龙矾散：龙衣微火焙黄，枯矾等份研末，以双氧水洗耳使净，取0.06～0.1g吹耳内，每日或隔日一次，数次可效。②蛇退97%，小蜘蛛2%，冰片1%，研成粉。对慢性中耳炎患者，先洗净耳内脓液，吹上药粉，每日一次，能祛风、解毒、止痛，一般3～4次见效。

8. 睑腺炎、眼睑炎　将蛇退浸于醋中备用。用时将蛇退捞出，贴患处，一日一换，1～3 日可消。早期红肿，用之最宜。

9. 角膜翳斑　用蛇退一条，洗晒剪细，以白面和调作饼，炙焦黑色为末，食后温水调服 3g，日 2 次，连续服之，可以消退。或用蛇退（酒洗）焙黄、研末，每服 1.5g，饭后开水送服，每日 3 次，至云翳消退为止。

10. 疥癣　皮肤瘙痒，以蛇退 6g，苦参 15g，蛇床子 30g，白矾 9g，水蒸汤洗，每日一次。

（三）按语

蛇退是乌梢蛇或其它蛇类蜕下的干燥表皮膜，其味咸、甘，性平，归肝、肾、脾、胃经；功效祛风，定惊，解毒，退翳。常用于痄腮、疔肿、翳障、喉痹、皮肤瘙痒等症。

应当注意，另有植物蛇退（异名俞莲），为百合科植物褐黄蜘蛛抱蛋的根，辛微苦，平；功效祛风解毒，祛瘀止痛，与本品有别。

（胡世云　孙玉芝）

蚱蜢（《本草纲目》）

（一）概述

【别名】螽（《诗经》）、螽（《说文》），百蜷（《淮南子》），簸蹱（《汉书》），俗名土蚂蚱。

【科属】为节肢动物门昆虫纲直翅目蝗科中华蚱蜢 *Acrida chinensis* Westm. 的干燥虫体；中华稻蝗 *Oxya chinensis* Thunb. 及长翅稻蝗 *Oxya velox* Thunb. 与本品形态近似，功效亦同，均可入药。

【生态】本品体长，色黄绿，复眼椭圆形，头顶并有单眼三个，触角细长，有薄翅，足三对，后肢特长大，能飞善跳；多生于田间，食禾本科植物之叶苗，为农业害虫。各地均有。

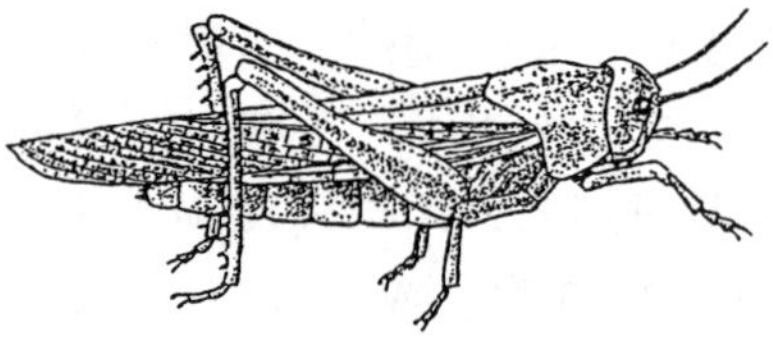

飞蝗

【成分】鲜品含水分 65.9%，蛋白质 25.5%，脂肪 2%，碳水化合物 1.4%，灰分 2.3%，尚有维生素 A、B、C 等。干品含水分 20.62%，蛋白质 64.25%，脂肪 2.30%，少量的维生素 A、B 以及灰分 3.33%（磷、钙、铁、铜、锰等）。

【药理】未见报道。

【炮制】夏、秋季节捕捉，鲜用，或以沸水烫死，晒干或烘干备用。一般药房不备，需于秋季预为捕取，晒干备用。

【药性】辛、甘，温；归肺、脾、肝经。

【功效】镇咳定喘，消食，止痉。善治百日咳，哮喘，咽喉肿痛，消化不良，小儿惊风等。

【用量】内服：煎汤，10～12只；煅存性研末，用3g，分冲。外用：研末撒用或调敷，适量。

【禁忌】体气虚寒者慎用。

【前贤论述】

（1）《滇南本草》："蚂蚱，味甘、味辛，性温。入肝、脾二经。治山岚瘴气疟疾，寒热往来，不服水土……，立效。"

（2）《本草纲目拾遗》：蚱蜢"治咳嗽，惊风，破伤风，疗骨损，冻疮，斑疹不出。"又"蚱蜢，性窜烈，能开关透窍。……《救生苦海》五虎丹用之，治暴疾气闭，大抵取其窜捷之功为引也。"

（3）《纲目》："螽，在草上者曰草螽，在土中者曰土螽，似草螽而大者曰螽斯，似螽斯而细长者曰蟿螽，数种皆类蝗，而大小不一，长角修股善跳，有青、黑、斑数色。亦能害稼，五月动股作声，至冬入土穴中。"

（二）应用

1. 小儿惊风　清·赵学敏《本草纲目拾遗》谓蚱蜢不拘多少，煅存性，砂糖和服。朱老认为本品善于息风定痉，常取蚱蜢7只，合疏散风热之薄荷3g，清肝止痉之钩藤5g，清热定痉之地龙4g，共研细末，每服3～5g，一日3次，既便服用，效尤佳良，定名为"息风定痉散"。

2. 百日咳　俗称顿咳，呈顽固性痉咳。本品既善解痉、又能止咳，故治疗本病农村多习用之。

【病案举例】贾某，男，5岁。咳呛兼旬，迭治未已，咳势阵作，作则咳声连续不已，乃至面红气窒，得深吸气一次而缓解；有时呕吐痰涎、食物。苔薄腻，脉滑数。此百日咳也，嘱捕蚱蜢50只，每日取10只煎汤服之。服后咳势见缓，4日而瘥。

3. 支气管哮喘　本症发作时多呈气管痉挛，而致呼吸困难，喘促气窒。本品有解痉平喘之功，故甚适用。叶桔泉先生在《现代实用中药》介绍其治疗支气管喘息及痉挛性咳嗽的经验，以蚱蜢30只，麻黄、甘草各3g，水500ml，煎至200ml，一日2～3次分服，效果良好，值得参用。

4. 脾虚脘腹胀痛　《中国动物药》记载用蝗虫30g，小茴香6g，一同放入煎开的食用油中翻炒，待熟时加食盐少许炒匀，每次服蝗虫5只，日3次。

5. 小儿疳积　《食疗本草》以蝗虫适量，先用热开水烫死，再用油盐煎炒，内服。

6. 下肢慢性溃疡　《常用验方集锦》载以炒地骨皮15g，炒蚱蜢3个，蜂蜡少许，松香适量，炒鸡腿骨1个，共研细粉，香油调搽患处，治疗本病。

（三）按语

蚱蜢，味辛甘，性温，有止咳定喘、镇痉、消食、解毒之功。民间习俗多取之治惊风、咳喘、消化不良等症，老农多知之，常备而取用。《纲目》谓其有毒，不确，因农村常以之油炸食之，并无毒害。

（薛梅红）

雀瓮（《本经》）

（一）概述

【别名】躁舍（《本经》），蛅蟖房（《别录》），雀儿饭瓮（《蜀本草》），蛓毛虫窠（《日华子本草》），棘刚子、天浆子（《本草图经》）。

【科属】为刺蛾科刺蛾属动物黄刺蛾 *Cnidocampa flavescens* Walker 的虫茧。

【生态】黄刺蛾头、胸部均黄色，足暗红褐色。前翅内半部黄色，外半部褐色，两条暗褐色横线从翅尖向后斜伸，内面一条伸到中室下角后呈松散圆斑，为内半部黄色的分界线，外面一条伸达近后角处；后翅赭黄色，腹部雄虫较小，雌虫肥大。幼虫初孵化时黄色，成熟时变为黄绿色，头小，腹部肥大，体两侧各节有小突起，上生褐色刺毛。7～8月间结茧，呈椭圆形，长约15mm，灰白色，并有数条暗黑色粗斜线，质甚坚硬。

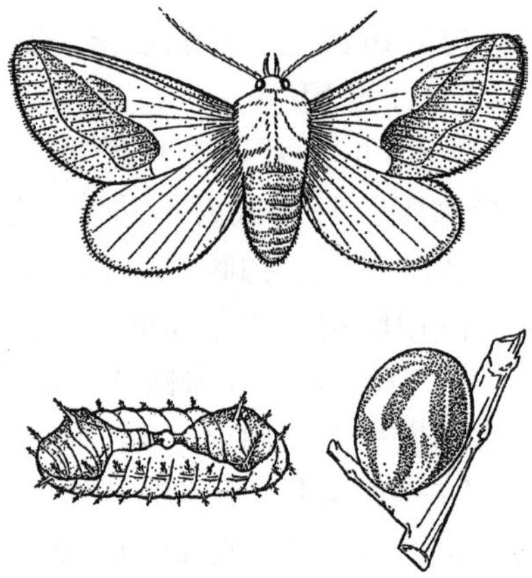

黄刺蛾　雀瓮

【药理】[1]

（1）抗缺氧作用：小鼠腹腔注射雀瓮水提取液2g/kg，1.5g/kg和1g/kg，可以显著延长小鼠的缺氧存活时间。大鼠股静脉注射0.5g/kg和0.25g/kg雀瓮水提取液，对垂体后叶素所引起的大鼠急性心肌缺血、心律失常、心率减慢均有明显的对抗作用。

（2）抗惊厥作用：小鼠腹腔注射10g/kg，5g/kg，2.5g/kg雀瓮水提取液，可对抗戊四氮引起的惊厥。

（3）催眠作用：小鼠腹腔注射20g/kg雀瓮水提取液，对硫喷妥钠阈下剂量催眠作用有协同作用。

（4）镇痛作用：小鼠扭体法和尾电刺激法证明，10g/kg和20g/kg雀瓮水提取液腹腔注射给药，有明显的镇痛作用。25g/kg 雀瓮水提取液腹腔注射给药，小鼠热板法的镇痛效果不明显。

（5）抗炎和抗溃疡作用：100% 雀瓮幼虫水提取液以 10g/kg 或 20g/kg 给大鼠灌胃 4d，显著抑制角叉菜胶所致足肿胀。大剂量组在蛋清致炎后第 2 小时，有显著抑制大鼠蛋清性足肿胀作用。同样剂量，每日灌服 2 次，连续数月，对大鼠佐剂性关节炎继发性足肿胀有显著抑制作用。水提取液 10g/kg 剂量灌胃，每日 2 次，连续 22 日，对醋酸所致大鼠实验性胃溃疡有一定的抑制作用。

（6）毒性：小鼠尾静脉注射雀瓮水提取液，按综合法计算：雀瓮水提取液 LD_{50} 为 14.68 ± 1.16g/kg。

【炮制】秋季从树枝上取下，蒸后，干燥即成。

【药性】甘，平。

（1）《本经》："味甘，平。"

（2）《别录》："无毒。"

（3）《日华子》："有毒。"

【功效】息风止惊，解毒消肿。主治小儿惊风，脐风，癫痫，乳蛾肿痛。

【用量】内服：入丸、散，1～5 个。

【前贤论述】

（1）《本经》："主小儿惊痫，寒热结气，蛊毒鬼疰。"

（2）《本草拾遗》："主小儿撮口病，先剺小儿口傍，令见血，以瓮碎取汁涂之，亦生捣鼠妇并雀瓮汁涂。"

（3）《中国动物药》："清热止惊，散风解毒。治小儿惊风，癫痫，流涎，脐风等。"[1]

（二）应用

1. 胎惊　胎惊者，月内温壮，翻眼握拳，噤口切牙，身腰强直，涎潮呕吐，搐掣惊啼，腮缩囟开，或颊赤，或面青眼合。凡胎风眼合，不可误作慢惊而用温药，只宜解散风邪，利惊化痰调气，贴囟，甚则以朱银丸[2]（水银 3g，蒸枣研如泥，南星、全蝎、朱砂各 3g，白附子 5g，天浆子、芦荟各 15g，铅霜和水研、牛黄各 1.6g，白僵蚕七枚，炒，片脑 0.75g，麝香少许。蜜丸桐子大，薄荷汤食前下。）治之。如初生不能服药，以猪乳汁，调牛黄麝香少许，入咽即愈。如眉角引搐不已，用大虾膜一双，活取胆，将人乳调服之，立效。此方能取胎中蕴受之毒，亦治惊积，须量与之。

2. 小儿中风　蓖麻散[3]：蓖麻子 20 枚（去皮，别研），天浆子（去壳）10 枚，生蝎 30 枚，石榴 1 枚（取却石榴子及 7 分，盛 3 味药在内，作泥球固济，烧令通赤，候药香气出即熟，取出打破球便捣罗为末，入后药 3 味，天南星 0.5g，半夏 0.5g，白附子 0.5g。上将后药 3 味，并生用为散，与前药相和，研令匀。酒调下 0.75g。重者不过 2 服。

3. 小儿诸痫　天浆子丸[4]：天浆子 14 枚（去壳，别捣），芎䓖 15g，蚱蝉 15g（去翅、足，微炙），川大黄 45g（锉碎，微炒），蜣螂 3 枚（去翅、足，微炙），知母 15g，牛黄 7.5g（细研），人参 15g（去芦头），生干地黄 15g，虻虫 3 枚（炒黄），桂心 15g，蛴螬 22.5g（微炒）。上诸药，捣罗为末，炼蜜和捣三二百杵，丸如绿豆大。每服以粥饮下 3 丸，日 3 服。

4. 小儿慢惊风　天浆子散[3]：天浆子 3 枚，白僵蚕（炒）3 枚，干蝎（炒）3 枚。上为散。每服 0.75g，煎麻黄汤调下，1 日 3 次，不拘时候。汗出为效。

5. 小儿胎风　手足搐搦，遍身壮热。牛黄丸[4]：牛黄 7.5g（细研），水银 7.5g（用黑铅 7.5g 同结为砂子，细研），朱砂 7.5g（细研），犀角屑 7.5g，麝香 4g（细研），蝎梢 7.5g（微炒），天浆子 7.5g，天南星 7.5g（炮裂）。上药捣罗为末，以糯米饭和丸，如绿豆大。不计时候，以薄荷汤化破三丸服之。

6. 小儿疳积　五疳保童丸[5]：黄连（去须），白鳝头（炙令焦黄，无即以炒白芜荑充代），龙胆草（去芦），雄黄（研、飞），青橘皮（去瓤），五倍子，夜明砂（微炒）各 30g，蟾头 1 枚（炙令黄色），苦楝根、天浆子（微炒）、胡黄连、麝香、青黛（研）、熊胆（研）、芦荟（研）各 30g。上为细末，都研令匀，用糯米饭和丸，如麻子大。一岁儿每服 1 丸，不计时候，温米饮下，日进三服尤妙。

7. 癥瘕　妇女胞中结块，伴有或痛或胀或满或出血者，称为癥瘕。癥者，坚硬不移，痛有定处；瘕者，推之可移，痛无定处。大抵癥属血病，瘕属气病。但气血密切相关，癥瘕亦难分割，故统称为癥瘕。西医所称的女性生殖器官肿瘤，属于癥瘕。此外，子宫内膜异位症所致的肿块、陈旧性宫外孕包块以及炎症性包块，均属中医癥瘕范围。肿瘤有良性与恶性之别，以子宫及卵巢的肿瘤为多见。

【病案举例】杜壬[6]治马氏妇，年 32，腹中血块作疼，经五六年，形已骨立，众皆曰不可为，奈其未死何。家甚贫，而大小悯之。一日召杜至，告杜曰：但以济物为怀则可，业已请召明医，非所言也。遂以少物帛赠杜。杜不受，曰：但服某药必获安。无以是为疑，遂示方。用没药、牛膝、干漆、当归各 15g，砂、木香、水蛭炒、红娘子炒、红花、丹皮、朱砂各 0.3g，海马一个，斑蝥去翅足炒 14 个，为末，酒醋各半升熬为膏。每日天明用一皂子大，酒醋化下，一月病退，六十日渐安。（此药较桃仁汤更峻，宜斟酌用之。）

8. 卵巢癌　七巧守宫丸[7]治妇人月闭，腹中坚症积聚血瘕，阴疮胀痛寒热。通利血脉。生子大良。组成：守宫二七枚，得东行者良，砂锅熬；䗪虫 7 枚熬，没药 2.3g，红娘子 7 枚熬，蛴螬 7 枚熬，乳香 2.3g，雌黄精 2.3g。上药分别为末，称准合匀，炼蜜为丸，如绿豆大，即“七巧守宫丸”也。每服一丸，病重者酌加，老白酒送下，一日 3 服。

（三）按语

雀瓮味甘，性平。功效熄风止惊，解毒消肿。主治小儿惊风，脐风，癫痫，乳蛾肿痛。在治疗小儿惊风方面，古籍中有不少记载，如八珍丹，虎睛圆等。雀瓮除熄风止惊外，又善解毒消肿，对于妇人癥瘕积聚，如卵巢癌一类疾病，可用之。目前临床上在雀瓮治疗肿瘤方面的应用较少，仍需进一步观察其疗效。

参考文献

[1] 南京中医药大学 . 中药大辞典 . 第 2 版 . 上海：上海科学技术出版社，2006.
[2] 明・程凤雏 . 慈幼新书 . 上海：上海大东书局，2007.
[3] 宋・赵佶 . 圣济总录 . 北京：人民卫生出版社，2004.
[4] 宋・王怀隐 . 太平圣惠方 . 北京：人民卫生出版社，1958.
[5] 宋・陈师文 . 太平惠民和剂局方 . 北京：人民卫生出版社，2008.
[6] 清・魏之琇 . 续名医类案 . 北京：人民卫生出版社，2000.
[7] 刘民叔 . 鲁楼医案 . 北京：人民卫生出版社，1954.

（尹克春　杨敏）

紫贝（《新修本草》）

（一）概述

【别名】文贝（《南州异物志》），蚜螺（《本草图经》），紫贝子，南蛇牙齿，狗支螺（《幼幼集成》），紫贝齿（《中国医学大辞典》），紫贝止，贝齿（《药材学》）。

【科属】为宝贝科绥贝属动物阿文绥贝 *Mauritia Arabica*（Linnaeus）、宝贝属山猫眼宝贝 *Cypraea lynx*（Linnaeus）、虎斑宝贝 *C.tigris* Linnaeus 等的贝壳。

【生态】

（1）阿文绥贝：贝壳长卵圆形，壳坚质固。壳塔和螺旋部几乎完全被珐琅质所遮盖。背部膨圆，两侧下部渐收缩，边缘稍厚。壳表光亮细滑，褐色或浅褐。两侧缘灰褐色。壳口狭长，微曲，呈紫褐色。壳内面为淡紫色。前后水管沟短。栖息于低潮区岩石块的下面或珊瑚礁的洞穴内，喜昼伏夜出。雌雄异体，产卵期在海南岛为 4~6 月。我国分布于福建、广东、广西、海南、南沙群岛、台湾。

（2）山猫眼宝贝：贝壳长卵圆形，壳质坚固。壳背膨圆，两端微瘦，壳表紫红色或淡褐色，表面如瓷样光滑，其上有一层较薄而呈灰白色的珐琅质，背线明显。两侧缘及壳基部呈白色。壳口狭长，居中，唇齿短，白色，齿间橘红色，壳内面白色。生态同前。我国分布于海南及西沙群岛、台湾。山猫眼宝贝为国家二级保护动物。

（3）虎斑宝贝：贝壳卵圆形，壳质坚厚。壳背膨圆，两端微突出，前端较尖瘦；后端内陷。背线明显偏向一侧，略弯。壳表极光滑，一般为白色或淡黄色。内唇中部稍后，常有黑褐色大斑1块，内唇齿较细。外唇肥厚。前水管沟较后水管沟略短。生活于低潮线下一至数米深的岩礁海底，退潮后常隐藏于珊瑚基部或珊瑚礁洞穴内，都昼伏夜出黄昏后出来觅食时，外壳膜展开后将贝壳完全包住，其上伸出许多触手，非常漂亮。产卵期在西沙群岛为3～4月。我国分布于海南及西沙群岛、台湾。虎斑宝贝为国家二级保护动物。

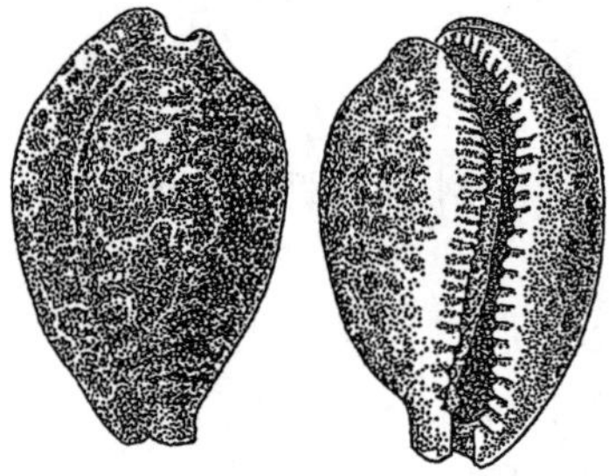

虎斑宝贝

【成分】

（1）阿文绶贝：贝壳主含碳酸钙90%以上；另含镁0.91%、铁0.12%、磷酸根0.04%、硅酸根0.44%、硫酸根0.22%、氯0.06%等离子，以及有机质0.47%。

（2）山猫眼宝贝：同“阿文绶贝”。

【炮制】

（1）紫贝：取原药材，除去杂质，洗净，晒干，碾碎。

（2）煅紫贝：取净紫贝，置适宜的容器内，在无烟的炉火上煅至酥脆，取出放凉，碾粉或打碎。

（3）盐紫贝：取净紫贝置瓦罐内，在火上煅红取出，用盐水拌匀研细。

饮片性状：紫贝呈碎末状，表面被珐琅质，光滑，具棕色与青灰色相间的网状斑纹或蓝白色或灰紫色，质坚硬，有光泽，无臭，无味。煅紫贝呈碎块或粉末状，浅灰色或灰褐色，质松脆，无光泽，无味微咸。盐紫贝形如煅紫贝，味咸。

贮干燥容器内，置干燥处，防尘。

【药性】味咸，性平。归肝、心经。《食性本草》谓其“平，无毒。”《本草求真》曰“入脾、肝。”

【功效】清心安神，镇肝明目。主治肝阳上亢，血压升高，小儿高热抽搐，头晕目眩，惊悸心烦，失眠多梦，目赤肿痛，热毒目翳。

【用量】内服：煎汤，15～30g，打碎先煎。外用：水飞点眼。

【前贤论述】

（1）《新修本草》："明目，去热毒。"

（2）《医学入门》："壳煅灰傅痈疽，点眼明目去翳。"

（3）《本草求真》："利水通道，逐蛊下血。凡人患脚气，五瘫水肿，蛊毒鬼疰，用此确能解除。"

（4）《本草汇纂》："除湿热。"

（5）《饮片新参》："清心，平肝安神。治惊惕不眠。"

（二）应用

1. 智迟　西医认为属"大脑发育不全"或"精神幼稚症"。中医认为，肾为先天之本，主骨生髓，脑为髓海；心为君主之官而主宰神明；肝为将军之官而主谋虑。小儿先天不足或后天失养，均可导致心、肝、肾三脏的损伤，使髓海不充，神志衰弱，谋虑失常，而产生智力低下的病症。紫贝功善平肝息风，对动风之抽搐效显。

2. 呆病　本病为肝气郁结，克伐脾胃，以致痰湿内生，蒙蔽心窍；气郁日久，损及肝肾阴血，以致虚风内动，用紫贝是取其平肝息风之效。

3. 脏躁　历来诸家对脏躁之治，多宗仲景甘麦大枣法以调理心脾，而本例则为肝郁气逆证，不适于单纯用甘麦大枣汤补虚。何世英[2]以舒肝降逆为主，调和心脾为辅。重用紫贝齿以降逆安神，用量为25g。

4. 子痫　子痫的发病机制，主要为阴血不足，肝阳上亢，化火生风。《素问·生气通天论》说："阳气者，精则养神，柔则养筋。"今肝阳化风，奔逆于上，则阳气不能柔养筋脉，而致筋脉拘挛绌急，气血运行也必因而涩滞不畅；又因阴血既亏，则血液运行无力，也会导致血脉涩滞，络中血瘀，故子痫发病过程中，瘀血的因素是存在的。同时由于肝气上旋，挟气血上奔于头，以致气血逆乱，冲任失调，胞宫供血不足，胎儿也将不得充分滋养。此时若单纯息风潜阳，而不予疏利血脉，导血下流，则逆上之气血即不能速反，《内经》说："气反则生，不反则死。"因此，"非惟胎妊骤下，将见气血涣散，母命亦难保全。"故对子痫的治疗，在辨证施治的基础上，针对病情，选用适当的活血化瘀之品，有利于舒缓筋脉，调畅血行，导血下流，调养冲任，不仅能达到"治风先治血，血行风自灭"，从而缓解症状之目的，而且能佐助镇肝息风之品，有补阴益血、滋养胎儿之功。在此用紫贝，是取其镇肝息风之效。

5. 外伤性癫痫　祖国医学认为其发病由于风、火、痰引起。脏腑失调主要在肝、肾、脾影响于心而发病。肝肾阴亏，则肝风内动；肝肾阴亏不能敛阳而生热，热煎津液为痰；或饮食不节，损伤脾胃，以致精微不布，痰浊内聚。这是痫证发作的基础。若遇情绪郁结，或劳累过度等，触动积痰，肝风挟痰上扰，壅闭经脉，阻塞心窍，以致突然昏仆，发为癫痫。治疗时应用生石决明、紫贝齿、灵磁石、紫石英以平肝清脑，降低其兴奋性，恢复大脑的正常生理功能。

6. 偏头痛　偏头痛一证，多与肝胆功能失调有关。起病较急者，属肝阳上亢，治疗以平肝清脑为主。紫贝齿与珍珠母、菊花合用，共奏平肝清脑之功。

7. 眩晕　眩晕证是常见病症之一，引起原因较多，而与风、火、痰、虚损等因素关系较密切。脏腑辨证以肝肾阴虚较多。紫贝齿平肝清脑，可增强其定眩功效。

8. 产后高血压　产后高血压为妇产科临床常见病之一，一般产前高血压往往属实，产后高血压往往属虚。其原因，产前多为肝阳，痰火素盛，或临产过度紧张引起；产后多由血虚，肝阴不足，阳失潜藏引起。紫贝平肝潜阳，对于肝肾阴虚、肝阳上亢之高血压尤为适合。

（三）按语

肝阳偏亢，血压升高，紫贝味咸，性平。入肝、心经。紫贝功效镇惊安神，平肝明目。主治小儿高热抽搐，头晕目眩，惊悸心烦，失眠多梦，目赤肿痛，热毒目翳。临床上肝风内动之抽搐、眩晕、癫痫，肝阳上亢之头痛、高血压，心神不宁之脏躁、呆病等均可参用。与紫石英、石决明合用，重镇潜阳之效倍增。紫贝属甲壳类药品，煎煮时宜打碎先煎，用量15～30g。

（尹克春　杨敏）

石决明（《别录》）

（一）概述

【别名】鳆鱼甲（《本草经集注》），千里光（《纲目》），真海决、海决明、海南决、关海决、鲍鱼壳、鲍鱼壳、九孔石决明、九孔螺（《药材学》），鲍鱼皮（《山东中药手册》），金蛤蜊皮（《山东中草药》）。

【科属】本品为鲍科动物杂色鲍（光底海决）*Haliotis diversicolor* Reeve、皱纹盘鲍（毛底海决）*Haliotis discus hannai* Ino、羊鲍（大海决）*Haliotis ovina* Gmelin、澳洲鲍 *Haliotis ruber*、耳鲍 *Haliotis asinina* Linnaeus 或白鲍 *Haliotis laevigata* 的贝壳。

【生态】

（1）杂色鲍生活于暖海低潮线附近至10m左右深的岩礁或珊瑚礁质海底，以盐度较高、水清和藻类丛生的环境栖息较多，用宽大的腹足爬行或牢固地吸附于岩石上或潜伏于礁缝内。摄食时将齿舌先端伸出来，于岩石表面舐食硅、红、褐等藻类，分布于浙江、福建、台湾、广东、海南、广西等地，为我国南方优良养殖种类之一。

（2）皱纹盘鲍喜生活于潮流通畅、透明度高、褐藻繁茂的水域，栖息于水深 3～15m 处，于低潮线附近或 20m 以下的深水区则数量较少，幼体主食硅藻，成体多以褐、红藻类为食，也食有孔虫和桡足类、多毛类等小动物，分布于辽宁、山东及江苏连云港等地，为我国鲍属中个体最大，产量最多的良种，南移到福建沿海人工养殖获得成功。

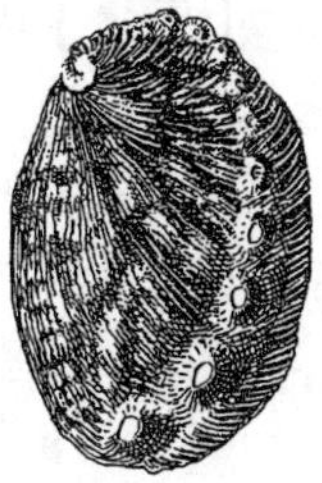

皱纹盘鲍

（3）羊鲍生活于潮下带岩石、珊瑚礁及藻类较多的海底，分布于海南岛和西沙、东沙群岛及台湾海峡[1]。

（4）耳鲍生活于暖海低潮线以下的岩石、珊瑚礁及藻类丛生的海底其足部肌肉特别肥厚，运动力强，足后部有一深的纵沟，常把足部翻转上来包埋整个贝壳，肉质细嫩、鲜美，为名贵的海产品之一，唯产量远不如杂色鲍多。

【成分】杂色鲍贝壳主含碳酸钙，并含壳角质及无机元素钠、钙、钛、锰、铁、磷、铬、镁、锌、铜等。贝壳的内层具珍珠样光泽的壳角质，经盐酸水解得 16 种氨基酸，有甘氨酸（glycine）、天冬氨酸、丙氨酸（alanine）、丝氨酸、谷氨酸等。

【药理】

（1）镇静、降血压、拟交感神经作用。

（2）抑菌作用：九孔鲍提取液对金黄葡萄球菌、大肠杆菌、铜绿假单胞菌的抑菌效力最强。

（3）抗凝作用。

（4）保肝降酶作用：其贝壳内层水解液经小鼠抗四氯化碳急性中毒（肝炎模型）实验表明有保肝降酶和明显耐氧作用。

（5）支气管解痉作用：增加离体小鼠肺的灌流量，扩张气管、支气管平滑肌。

（6）免疫抑制作用：通过灌胃及腹腔两种途径，连续给小鼠九孔鲍水煎醇沉淀提取液一周后，测定脾脏特异玫瑰花结数目表明，具有免疫抑制作用。

【炮制】石决明洗净晾干，敲成碎块。煅石决明：取刷净的石决明，置无烟的炉火上或坩埚内煅烧，内服的煅至灰白色，外用的煅至白色，取出放凉，碾碎。盐石决明：将石决明煅至微红，取出，喷淋盐水，碾碎。

【药性】味咸，性微寒，无毒，归肝、肾经。

【功效】①平肝潜阳：用于肝阳上亢之头痛、眩晕、惊搐、手足痉挛、骨蒸劳热。②清肝明目：用于目赤翳障，视物昏花，青光眼。生石决明平肝潜阳，清热明目功力较强，善治肝火上炎所致目赤肿痛，头目眩晕；煅石决明减寒凉之性，加强收涩之功，多能平肝敛肝，用于骨蒸劳热，青盲内障，外伤出血；盐石决明；增咸寒滋阴之力，长于补肝益肾，滋阴清热。

【用量】内服：煎汤，10～30g，打碎先煎；或入丸、散。外用：适量，研末水飞点眼。

【禁忌】脾胃虚寒者慎服，消化不良、胃酸缺乏者禁服。

【前贤论述】

（1）《海药本草》："主青盲内障，肝肺风热，骨蒸劳极。"

（2）《要药分剂》："石决明大补肝阴，肝经不足者，断不可少。"

（3）《山东中草药手册》："镇肝、明目，治眩晕。"

（4）《医学衷中参西录》："石决明味微咸，性微凉，为凉肝镇肝之要药。肝开窍于目，是以其性善明目。研细水飞作敷药，能治目外障；作丸、散内服，能消目内障。为其能凉肝，兼能镇肝，故善治脑中充血疼痛眩晕，因此证多系肝气、肝火挟血上冲也。"

（5）《本草求原》："软坚，滋肾，治痔漏。"

（6）《本草从新》："愈疡疽。"

（二）应用

1. 目赤肿痛、翳障、视物昏花、暴盲　石决明清肝明目的作用，为治疗目疾的要药，对肝火上炎、目赤肿痛，常配桑叶、菊花、谷精草、密蒙花；如肝肾阴虚、视物模糊，常配熟地、山萸肉、菟丝子、枸杞子以养肝明目。用治目赤翳障、青盲雀目、怕光畏光、视物昏花等各种虚实眼科疾患。《眼科龙木论》以石决明组方者有 27 首，其中石决明与细辛、车前子、人参，是其多数方剂的配伍核心。《银海精微》以石决明配伍活血、升阳、泻火及其它明目之品用于多种眼科疾病，为石决明开辟了更为广泛的应用领域。现代研究认为石决明含有极为丰富的锶（Si），参与了透明质酸、硫酸软骨素和肝素的合成，是石决明在清热消炎、明目祛翳，治疗青光眼等方面药效的基础之一[2]。

2. 神经衰弱　百合、怔忡、脏躁、癫狂、狐惑、劳损等病症与神经衰弱均有相似之处。然其病情虽然繁杂，但发病之要总由劳乏郁结，心肝火旺，进而波及五脏，累及六腑，从心肝论治则可得其要领。焦树德教授的验方"挹神汤"调理心肝治疗神经衰弱有显效[3]。其组成为：生石决明 20～45g（先煎），生龙牡各 15～30g（先煎），生地 12～18g，生白芍 10～15g，炒黄芩 10g，茯神（苓）15g，香附 10g，远志 9～12g，炒枣仁 12～20g，白蒺藜 9～12g，合欢花 6g，夜交藤 15g。曾用本方为主随证加减治疗了神经衰弱属于阴虚阳旺证者 48 例，收到了显著效果。并经过随访观察，治愈者 8 例，基本痊愈 5 例，显效 16 例，有效 16 例，无效 3 例。

3. 眩晕、头痛、高血压　石决明功能平肝潜阳，既可用于虚证，也可用于实证。用于阴虚肝阳上亢、头目眩晕之症，常与生牡蛎、白芍、生地等药同用；用于肝阳实证，可与钩藤、夏枯草、菊花等药同用。如《类证治裁》所云："风依于木，木郁则化风，如眩如晕。"凡肝阳有余之证，必以介类以潜之，或佐咸降，以清泄阳热，而平其上升之肝风，石决明味咸，性微寒，入肝经，治疗眩晕、高血压病无论虚实，均可配伍参用。

4. 脑血管意外、脑梗死（中风）　中风之病机纷繁复杂，然总不外虚、火、风、痰、气逆、血瘀六端，又以虚风内动为主。常以石决明配伍天麻、钩藤组方，以平肝潜阳，息风通络。

5. 小儿惊风、癫痫　惊风是小儿时期常见的一种急重病证，以临床出现抽搐、昏迷为主要特征。又称"惊厥"，俗名"抽风"。惊风的症状，临床上可归纳为八候。所谓八候，即搐、搦、颤、掣、反、引、窜、视。但见八候的先兆，可速予羚羊角、钩藤、石决明、菊花、生地、川贝母、郁金、菖蒲、竹沥等清热平肝之品，以防惊风发作。

6. 带状疱疹　年轻人患带状疱疹一般治疗1～2周痊愈，通常无后遗症。而老年患者多病程较长，疱疹发出晚，常发生后遗神经疼痛，需要尽早积极治疗。初起多见肝郁化火，应用石决明清肝泻热，颇为合拍。

（三）按语

石决明味咸，性微寒，无毒，归肝、肾经。功擅清肝泄热，自古以来即为清肝明耳、退翳除障之要药，无论新久虚实之目疾，配伍应用均可取效。本品有较强的平肝潜阳作用，凡属肝阳上亢或兼有肝肾阴虚之眩晕、高血压，用之皆有效。尚有恢复受损神经之功，常用其治疗神经衰弱、卒中后遗症、带状疱疹神经痛。朱老曾拟"平肝祛风汤"取全蝎、僵蚕等配伍石决明，治疗面瘫，恢复面部神经功能，多有效验。此外，石决明还能清热凉肺，治疗肺痨、骨蒸劳热。石决明的不同炮制方法使其功用各有偏重。生石决明平肝潜阳，清热明目功力较强；煅石决明收涩之功强，多能平肝敛肝；盐石决明咸寒滋阴之力增，长于补肝益肾，滋阴清热。临床应用又当有所区别。一般用量为10～30g，入汤剂宜先煎。唯其性味咸寒，脾胃虚寒者不宜长期服用。

参考文献

[1]《中华本草》编委会．中华本草［M］．精选本．上海：上海科学技术出版社，1998，2358-2360.

[2] 彭欣．石决明在眼科配伍应用的历代沿革［J］．中医药动态，1997，(4)：9-11.

[3] 焦树德．方剂心得十讲［M］．北京：人民卫生出版社，1997，219-221.

（陈达灿　刘炽　刘俊峰　朱海莉　黄楚君）

牡蛎（《神农本草经》）

（一）概述

【别名】蛎蛤（《本经》），古贲（《异物志》），左顾牡蛎（《肘后方》），牡蛤（《别录》），蛎房、蚝莆、蚝山（《本草图经》），蚝壳（《浙江中药手册》），海蛎子壳、海蛎子皮（《山东中药》），左壳（《中药志》）。

【科属】为牡蛎科动物近江牡蛎 *Ostrea rivularis* Gould，长牡蛎 *Ostrea gigas* Thunberg 及大连湾牡蛎 *Ostrea talienwhanensis* Grosse，密鳞牡蛎 *Ostrea denselamellosa* Lischke 等的贝壳。

【生态】近江牡蛎生活于低潮线附近至水深7m左右的江河入海近处，适盐度为10%～25%。杂食性，以细小浮游生物为食。繁殖季节5～9月。我国沿海均有分布，山东、福建、广东沿海已人工养殖。

【成分】近江牡蛎含80%～95%的碳酸钙，磷酸钙及硫酸钙，并含镁、铝、硅及氧化铁等。大连湾牡蛎含碳酸钙90%以上，有机质约1.72%；尚含少量镁、铁、硅酸盐、硫酸盐，磷酸盐和氯化物。煅烧后碳酸盐分解，产生氧化钙等，有机质则被破坏。软体部分含多种氨基酸、维生素、蛋白质、脂肪等，水解后可得甘氨酸、谷氨酸、牛磺酸等17种氨基酸，谷胱甘肽，维生素A，B_1，B_2，D及亚麻酸和亚油酸，铜，锌，锰，镁，铁，硒，钴，镍，铬，钼等微量元素[1]。

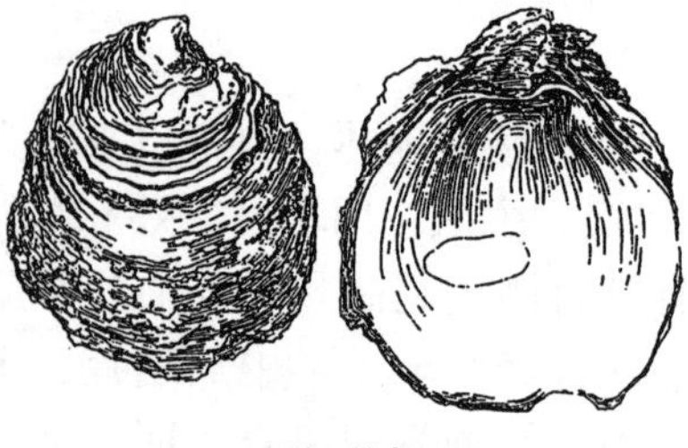

近江牡蛎

【药理】作用于神经系统，具有镇静镇痛，抗惊厥作用；并具有收敛，解毒作用；其酸性提取物在活体中对脊髓灰质炎病毒抑制作用，使感染的鼠死亡率降低。

【炮制】牡蛎收获期在每年的5～6月，即牡蛎生殖腺高度发达而又未进行繁殖，软体部最肥时。采收时，将牡蛎捞起，开壳去肉，取壳洗净，晒干，碾碎用。煅牡蛎：将洗净的牡蛎，置无烟炉火上煅至灰白色，取出放凉，碾碎。

【药性】味咸，性微寒，无毒，归肝，肾经。

【功效】①敛阴潜阳安神：生用治阴虚阳亢之潮热盗汗，头痛失眠，眩晕耳鸣，烦躁惊悸等症。②软坚散结化痰：生用治瘰疬痰核，癥瘕痞块。③收敛固涩止汗：煅用治多汗，遗精，带下，崩漏，泄泻，也可用于胃酸过多，常配乌贼骨。

【用量】内服：煎汤，15～30g，先煎；或入丸，散。外用：适量，研末干撒或调敷。

【禁忌】本品多服久服，易引起便秘和消化不良。虚而有寒者忌用。

【前贤论述】

（1）《神农本草经》：“主伤寒寒热，温疟洒洒，惊恚怒气，除拘缓鼠瘘，女子带下赤白。久服强骨节。”

（2）《名医别录》：“除留热在关节荣卫，虚热去来不定，烦满；止汗，心痛气结，止渴，除老血，涩大小肠，止大小便，疗泄精，喉痹，咳嗽，心胁下痞热。”

（3）《汤液本草》：“牡蛎，入足少阴，咸为软坚之剂，以柴胡引之，故能去胁下之硬；以茶引之，能消结核；以大黄引之，能除股间肿；地黄为之使，能益精收涩，止小便，本肾经之药也。”

（4）《本草纲目》：“补阴则生捣用，煅过则成灰，不能补阴。”

（5）《海药本草》：“主男子遗精，虚劳乏损，补肾正气，止盗汗，去烦热，治伤寒热痰，能补养安神，治孩子惊痫。”

（6）《现代实用中药》：“为制酸剂，有和胃镇痛作用，治胃酸过多，身体虚弱，盗汗及心悸动惕。对于怀孕妇及小儿钙质缺乏与肺结核等有效。”

（二）应用

1. 心律失常　心律失常自古有之。凡脉结代，脉促，心动悸，惊，烦躁，脐下悸，心下逆满，气上冲胸等，均与心律失常密切相关。如《药征》所云“牡蛎主治胸腹之动也，旁治惊狂烦躁”。常用桂枝龙骨牡蛎汤，桂枝去芍药加蜀漆牡蛎龙骨救逆汤主治心阳不振，营卫失和之心腹悸动[2]。病毒性心肌炎所致心律失常，气阴两虚，余毒未清者多见，予牡蛎配百合，公英，地丁等以平冲降逆，益气养阴，清解余毒，常可奏效[3]。

2. 高血压　生牡蛎常用于高血压病而呈现肝阳上扰，头晕目眩等症候者，以奏敛阴潜阳之功。虚阳外越者，予金匮肾气汤或四逆汤加龙骨，牡蛎以温肾潜阳，常可取得意想不到之疗效。

3. 癫痫　《杂病广要》云“柴胡加龙骨牡蛎汤，此方能下肝胆之惊痰，以之治癫痫必效”。名老中医赵锡武善用柴胡龙骨牡蛎汤加减为通用方治疗癫痫病，兼夹其它见证者，如遇痰饮偏盛，往往先以礞石滚痰丸或小青龙汤每以数剂涤荡痰饮，然后柴胡龙骨牡蛎汤加减调治，常可奏效[4]。

4. 神经衰弱　神经衰弱属于内伤范围。神经衰弱主要临床特点是易于兴奋又易于疲劳。临床表现很少属于单独一个证候，往往是几个证候错综出现，但是以肝经证候为主，常用治法为养肝、清肝、平肝、息风、疏肝、降火、安神、补肾、补脾、和胃等。牡蛎敛阴潜阳安神，为治疗神经衰弱之常用药物，可随证配伍清解滋养，温补药物。

5. 盗汗，自汗　单味牡蛎15g水煎治疗结核盗汗即效果良好[5]。自汗是更年期综合征常见症状。盖由阴阳失调，营卫失和，冲任失养，腠理不固，迫津外泄所致。总的治疗原则为调和阴阳。常用桂枝甘草龙骨牡蛎汤调和营卫，收敛浮越之气，往往收效颇佳；随证可加黄芪，麻黄根，浮小麦，糯稻根须，以增强止汗功能[6]。流产后往往出现阴阳失和，卫阳不固，自汗盗汗。牡蛎，浮小麦固涩腠理止汗，配伍桂枝，白芍调和营卫，当归养血，党参，附子益气温肾，振发卫阳，常可奏效[7]。

6. 水肿，积液　牡蛎泽泻散为利水软坚散结之良剂。仲景云“从腰以下有水者，牡蛎泽泻散主之”，首先阐述其治疗水肿的功效。本方不但可治腰以下水肿，而且对心、肝、脾、肾等多种全身性水肿，或局限性水肿，只要证属水湿郁遏，津结痰阻，气机不畅者均有效。方中以牡蛎、泽泻、商陆根为要药，辨证加减时多不宜去，去则利水之效无几，本方之义全无。

7. 血证　牡蛎能收敛上溢之热，使之下行，而上溢之血，亦随之下行归经，对于虚不受补，服补药无效之血证，投以大剂牡蛎往往有效。补络补管汤[8]为治疗咳血吐血，久不愈者之良方。由生牡蛎、生龙骨、山萸肉、三七、赭石组成。随其所在茯苓、白术、泽泻以利水，又可治便血尿血。合黄芪，艾叶、生地炭、茜草炭等又可治崩漏经久不愈[9]。

8. 脱证　牡蛎性专入肾固脱，可治疗大汗，出血，咳喘，滑泻等多种原因所致脱症，张锡纯每用生牡蛎配伍山萸肉、白芍以固脱。汗出不止加黄芪、浮小麦、龙骨，以敛汗固脱。大失血加当归补血汤以补血固脱。滑脱不禁者，加党参、白术、芡实、莲米以健脾止泻固脱。喘脱加生脉散以益气救阴固脱。若出现阴竭阳脱者，加附子、肉桂急救回阳[10]。

9. 遗精，早泄，血精症，不射精症　遗精，早泄，血精症常由肝肾不足，相火妄动所致。可选柴胡加龙骨牡蛎汤加减。取牡蛎固肾敛火，安神涩精为要药，辅以炒枣仁、潼蒺藜、金樱子以加强安神固涩作用，可治疗遗精、早泄。加橘核引药入睾丸，焦栀子清心火，女贞子、旱莲草滋阴补肾，可治血精症。加炮山甲、路路通、通草、丹参活血通络，可治疗不射精症[11]。

10. 小儿肺炎　小儿肺炎为儿科临床常见，多发病种之一，在祖国医学中属于“肺热咳喘”范畴。常法以“宣肺定喘，化痰止咳”为主。但对某些体弱或病程较长患儿，肺部病灶不易吸收，长期不规则发热，多具有心阳不振，营卫虚弱的证候。其病机不在邪多而在正虚，辨证选用桂枝加龙骨牡蛎汤加减治疗，取得较为明显的效果。

11. 疣　牡蛎善治青少年面部疣、跖疣。疣常因精神紧张而加剧，生于面部为扁平疣，影响美容；生于足底为跖疣，常因压迫疼痛而妨碍行动和工作。

临床上针对病因加入牡蛎重镇安神，软坚散结。《夏少农医案》以“四重汤”（左牡蛎30g，灵磁石30g，代赭石30g，紫贝齿30g）治疗跖疣，常可获较好疗效。

12. 瘰疬　瘰疬由肝经血燥有火，筋急而生瘰。牡蛎、玄参、贝母配伍为消瘰丸。本方所治瘰疬是由肝肾阴亏，肝火郁结，灼津为痰而成。方中牡蛎软坚散结；玄参清热滋阴，凉血散结；贝母清热化痰。三药合用，可使阴复热除，痰化结散，使瘰疬自消。亦可用于痰核，瘿瘤属痰火结聚者。

13. 特应性皮炎　特应性皮炎患者常因瘙痒导致心烦、急躁、睡眠不安，反之又加重瘙痒。《本草纲目》中记载牡蛎“清热除湿”，又可潜阳安神，颇为切合特应性皮炎的病机。于辨证处方中加入牡蛎治疗特应性皮炎，疗效颇佳。

（三）按语

牡蛎为海生介类药物，其质重，味咸涩，性微寒，无毒，归肝、肾经。重可去怯，咸能软坚，涩可收敛。功擅敛阴，潜阳，镇惊，止汗，涩精，化痰，软坚。《伤寒论》中立方以牡蛎名之者有5方，为桂枝甘草龙骨牡蛎汤，桂枝去芍药加蜀漆牡蛎龙骨救逆汤，柴胡加龙骨牡蛎汤，牡蛎泽泻散，柴胡桂枝干姜汤。小柴胡汤加减法中有加牡蛎四两，以化饮散结，去胁下痞硬。此6方基本体现了牡蛎的主要功效，可谓开后世应用之法门。历代医家多有发明，临证活用牡蛎治疗多种疑难杂症如心悸，惊恐，眩晕，头痛，癫痫，耳鸣，多汗等，其配伍方法尤其重要。牡蛎配伍柴胡，能潜阳敛阴，舒肝软坚，有协同双向调节之妙。牡蛎配附子可既济水火，交泰心肾。牡蛎配玄参可软坚散结消瘿瘤痰核瘰疬。牡蛎配山药可滋肾健脾止泻。牡蛎配麻黄根，黄芪益气固表止汗，治诸虚不足及新病暴虚，津液不固，体常自汗，夜卧盗汗之症。牡蛎配石膏功能补肾清热，除惊恚怒气，泻火除烦，治产后多衄。牡蛎配椿根皮可养阴清热止崩带。牡蛎配夏枯草可镇风阳开清窍。牡蛎配贝母消痰散结，清热泄降，可消痰结，散瘰疬。牡蛎配苍术，可治小儿缺钙，佝偻病。牡蛎配鳖甲去胁下坚满，消癥瘕肿块清虚热，软坚散结用于肝脾肿大，肝硬化等。牡蛎配天花粉能清热止渴，生津润燥，可治消渴多饮多尿者。治疗外感咳嗽时以牡蛎配伍桔梗，可散咽喉肿痛，咽痒咳嗽。然牡蛎终究为重镇之药，临证应用又当留意，正如《本草经疏》论牡蛎“凡病虚而多热者宜用，虚而有寒者忌之，肾虚无火，精寒自出者非宜”。对于脾胃虚寒，无热象虚火时又当慎用。

参考文献

［1］《中华本草》编委会．中华本草［M］．精选本．上海：上海科学技术出版社，1998，2375-2378.

［2］谢志云．论张仲景治疗心律失常的主要途径 -- 桂枝龙骨牡蛎汤系统药物［J］．新

疆中医药，1986，(04)：6-10.

［3］汤于嘉，瞿伟．牡蛎百合清心汤治疗病毒性心肌炎后遗症——频发室早［J］．四川中医，1991，(7)：23.

［4］张问渠．老中医赵锡武治疗癫痫病经验［J］．浙江中医药大学学报，1979，(5)：27.

［5］周星莹．应用牡蛎止盗汗［J］．中国防痨杂志，1960，(1)：46.

［6］熊莉华．桂枝甘草龙骨牡蛎汤加味治疗不育症更年期自汗症43例［J］．新中医，2007，(7)：69.

［7］严宇仙．参附加龙骨牡蛎汤加味治疗流产后自汗盗汗的效果观察［J］．职业与健康，2003，19(3)：105.

［8］陈耀兴．补络补管汤阐微［J］．江苏中医药，1993，14(3)：39-40.

［9］陈治国．补络补管汤的临床应用［J］．四川中医，1985，(1)：34.

［10］牛忠贤．张锡纯欲脱证治八法评介［J］．安徽中医学院学报，1986，(2)：7-9.

［11］王贯中，王意诚．柴胡加龙骨牡蛎汤化裁治疗男科病举隅［J］．现代中医药，2003，(5)：53.

（陈达灿　刘炽　刘俊峰　朱海莉　黄楚君）

珍珠（《开宝本草》）

（一）概述

【别名】真朱（《本草经集注》），真珠（《雷公炮炙论》），蚌珠（《南方志》）。

【科属】为珍珠贝科动物合浦母贝、珠母贝、大珠母贝、长耳珠母贝或蚌科动物三角帆蚌、褶纹冠蚌、背角无齿蚌等贝壳中外套膜受刺激形成的珍珠。

【生态】

（1）合浦珠母贝：贝壳斜四方形，壳长50～90mm，宽18～32mm，高与长相近，大者可达100mm以上，质较脆。壳顶位于前方，两侧有耳，前耳较后耳稍小。两壳不等，右壳平而左壳稍凸，右壳前耳下方有一明显的足丝凹陷。背缘平直；腹缘圆，壳面淡黄褐色，同心生长轮脉极细密，成片状，薄脆易脱落，壳中部常呈磨损状近腹缘的排列紧密，延伸成小舌末端稍翘起，足丝孔大，足丝呈毛发状。壳内面中部珍珠层厚而发达，具极强的珍珠光泽。有的外套膜受刺激后，上皮组织急剧裂殖，形成珍珠囊，且不断分泌珍珠质，逐

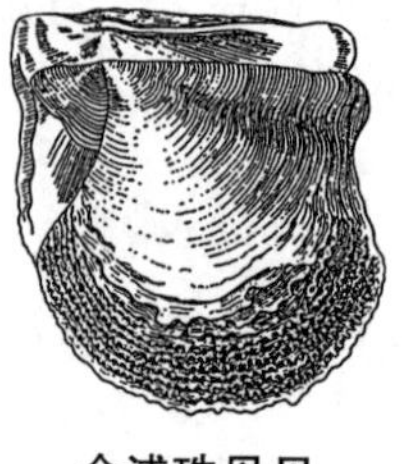

合浦珠母贝

渐形成珍珠。壳内面边缘淡黄色，无珍珠层。铰合线直，有一突起主齿，沿铰合线下方有一长齿片。韧带紫褐色，前上掣肌痕明显，位于壳顶下方，闭壳肌痕大，长圆形，前端稍尖，位于壳中央稍近后方。

栖息于风浪平静的海湾中，泥沙、岩礁或砾较多的海底，以足丝固着生活于岩礁或石块上，以潮流通畅、水质较肥的海区生长较好。从低潮线附近至水深 10m 左右均有生长，通常在 5m 的深处较多。以硅藻为主食，适宜生长温度 15～30℃，产卵期 5～10 月，生长速度较快，一般 2 年壳高即可达 70mm 左右。

（2）珠母贝：贝壳呈不规则圆形，壳质坚厚，一般壳长 110～150mm，大者可达 200mm 左右，高与长近等，左壳稍凸略大于右壳，壳顶位于背缘前端并向前弯，右壳顶前方有一凹陷，为足丝出孔，两壳耳不明显，壳表面棕褐色或绿褐色，壳顶光滑，暗绿色，其余部分被有同心形鳞片，鳞片延伸至壳的边缘呈棘状或锯齿状，中部鳞片常脱落，多数留有淡白色放射状。壳内面珍珠层厚，有虹彩光泽，铰合线直，无齿，韧带强壮，紫褐色，前上掣肌痕较小，闭壳肌痕宽大，长圆形，略呈葫芦状，外套缘黑色，肛门膜具黑色素，肥厚宽大，顶端有一小突起。栖息于潮间带低潮线附近，以足丝固着于岩礁缝际或珊瑚礁内，且多固着于背风浪的岩石基部。

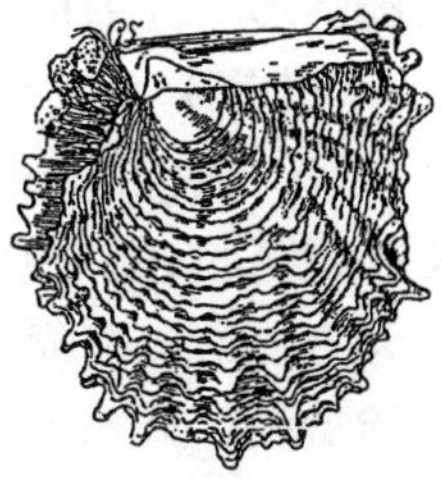

珠母贝

（3）大珠母贝：贝壳近五边形，略圆，壳质坚实厚重，成体壳长超过 200mm，大者达 300mm 以上，重 4～5kg，是珍珠贝中最大的一种，壳稍平，壳顶位于背缘前端，前耳小，无后耳。壳表面鳞片排列不规则，呈灰黄褐色，放射肋淡褐色，老贝壳体鳞片常脱落，显露珍珠层，放射肋不明显。壳内面具很厚的银白色珍珠层，边缘部黄褐色。铰合部后端稍突出。韧带宽厚，脱落后有一凹痕。闭壳肌痕呈宽大的肾形，痕面不平滑，有许多横纹。肛门膜舌形，末端宽圆。多栖息于水深 20m 左右的海区，在 60m 的深处也能采到。

（4）长耳珠母贝：贝壳近方形，壳长 100mm 左右，个体比合浦珠母稍大，壳顶位于前方，无前耳，后耳较长，成翼状突起，右壳较平，左壳稍凸。壳表边缘鳞片层薄，成片翘起。壳内面具银白色珍珠层，闭壳肌痕细长。生境和分布同合浦珠母贝。

（5）三角帆蚌：贝壳大而扁平，壳质坚硬，外形略呈三角形。左右两壳顶紧接在一起，后背缘长，并向上突起形成大的三角形帆状后翼，前背缘短小，呈尖角状。腹缘近直线，略呈弧形。壳面不平滑，壳顶部刻有粗大的肋脉。生长线同心环状排列，距离宽。贝壳内面平滑，珍珠层乳白色。生活于淡水泥底稍带沙质的河湖中。

（6）褶纹冠蚌：贝壳较大，略呈不等边三角形。前背缘冠突不明显，后部长高，后背缘向上斜出伸展成为大形的冠。壳的后背部自过错顶起向后有一系列的逐渐粗大的纵肋。腹级长近直线。壳面深黄绿色至黑褐色，壳顶常受侵蚀而丢失表层颜色。珍珠层有光泽。生活于江河、湖泊的泥底，行动迟缓。

（7）背角无齿蚌：贝壳外形呈有角突的卵圆形，前端稍圆，后端呈斜切状，腹缘呈弧形。后背部有自壳顶射出的三条粗肋脉。壳面绿褐色。闭壳肌痕长椭圆形。壳内面珍珠层乳白色。生活于江河湖沼泥底。

【成分】

（1）合浦珠母贝：珍珠含16种无机元素，以碳酸钙为主，次为硅、钠、镁的化合物；其色蛋白中含16种氨基酸，以丙氨酸和甘氨酸的含量较高，次为天冬氨酸、亮氨酸和精氨酸[1]。合浦珠母贝的天然珍珠有白色、银色两种，含碳酸钙、碳酸镁、氧化硅、磷酸钙、氧化铝和氧化铵、有机物、水[2]。合浦珠母贝的珍珠中还含有牛磺酸，是治疗子宫功能性出血和慢性肝炎的主要有效成分[3]。此外，含合浦珠母贝的珍珠层粉与其珍珠的氨基酸种类和含量很相近，可以代用[4]。

（2）珠母贝：珍珠主要含有碳酸钙约92%左右，有机物占5%左右，金属元素有铝、铜、铁、镁、锰、钠、锌、硅、钛等。尚含有谷氨酸，甘氨酸，缬氨酸，亮氨酸，胱氨酸，酷氨酸，天冬氨酸，苯丙氨酸，蛋氨酸等氨基酸[4]。黄色珍珠色素含类胡萝卜素、糖、贝壳硬蛋白样蛋白、卟啉类、铁等。紫色素含毛莨黄素，白色素中含葡萄糖胺，黄色素含葡萄糖胺及半乳糖胺。总色素提取物中尚含木糖、岩藻糖、甘露糖、半乳糖、葡萄糖等[4]。

（3）三角帆蚌：珍珠含有20种无机元素，钙含量最高，其次为钠，铍含量较低[5]。此外，还富含氨基酸，其中甘氨酸和丙氨酸含量较高，苏氨酸含量甚低，脯氨酸、胱氨酸则未能测出。不同产地的三角帆蚌珍珠质量也有差异，如浙江养殖的三角帆蚌珍珠含12种氨基酸，总含量平均为4.12%；而江苏养殖的同种珍珠含10种氨基酸，总含量平均为2.80%[6]。此外，不同育龄的珍珠所含各元素的量也不相同，如九龄三角帆蚌珍珠中钡、钙、铁、锂、镁、锰、锶的含量均高于三龄蚌珍珠[5]。三角帆蚌的珍珠层粉的氨基酸种类与含量明显少于该珍珠本身，代用时宜加量[6]。

（4）褐纹冠蚌：珍珠含有钙、钠、镁、锶、铁、锰等20种无机元素及碳酸根、草酸根等酸根阴离子。富含15种以上的氨基酸，其中以某氨酸、丙氨酸的含量最高，次为天冬氨酸、丝氨酸和亮氨酸、脯氨酸、胱氨酸则未能测出[6、7]。

【药理】

（1）对心血管的作用：珍珠层30%硫酸水解物中氨基酸可使实验动物心脏跳动幅度增大及一时性尿量增加[8]。其酸水解物的乙醚提取液（除去钙）能保护豚鼠因组胺引起的休克，此外尚有升压作用[9]。

（2）对肝脏的作用：珍珠层注射液可加强肝脏的解毒和蛋白质合成作用[10]。

（3）促进愈合作用：珍珠膏可使兔耳背实验创伤在12天内完全愈合。用组织学方法观察，可见创面有纤维素渗出，白细胞活跃，这是上皮再生的良好环境[10]。

（4）抗肿瘤作用：珍珠层粉对肉瘤S_{180}有一定的抑制作用[10]。

（5）对血脂的作用：降低血清过氧化脂质，但对血清胆固醇、三酰甘油、高密度脂蛋白则无明显影响[11]。

（6）镇痛作用：用扭体法试验：小鼠以珍珠粉腹腔注射后，镇痛百分率为94.44%，保护百分率为98.9%。说明珍珠粉对小鼠有一定程度的镇痛作用[8]。

（7）苏州地区产珍珠粉有延缓衰老、抗辐射等某些功能[12]。

【炮制】

（1）珍珠粉：①原药材，除去杂质，洗净，晾干，捣碎，研成极细粉。②取净碎珍珠置乳钵内，加水适量研细，再加多量水搅拌，倾出混悬液，下沉部分再按上法反复操作数次，直至研尽，合并混悬液，静置后分取沉淀，干燥，研散。

（2）豆腐制珍珠：取原药材，置布袋内，扎固，与豆腐同置锅内加适合水煮2小时，取出洗净，干燥，研成粗粉，反复水浸淘洗，除去悬浮物至水清，再水飞成极细粉。每珍珠100kg，用豆腐80kg。

（3）煅珍珠：取净珍珠，大小分开，置铁锅内，上面扣一碗，用中火加热，煅至爆炸声尽，取出，晾凉，水飞或研成极细粉。

贮干燥容器内，密闭，置通风干燥处。

【药性】味甘，咸，性寒；入心、肝经。

【功效】①安神定惊：主治惊悸怔忡，心烦失眠，惊风癫痫。②清肝明目：主治目赤翳障。③解毒生肌：主治口舌生疮，咽喉溃腐，疮疡久不收口。

【用量】内服：研末，每次0.3～1g，多入丸、散，不入汤剂。外用：适量，研末干撒、点眼或吹喉。

【禁忌】孕妇慎用。《本草经疏》："病不由火热者勿用。"

【前贤论述】

（1）《药性论》："治眼中翳障白膜。亦能坠痰。"

（2）《海药本草》："主明目，除面䵟，止泄。合知母疗烦热消渴，以左缠根治小儿黑麸豆疮入眼。”

（3）《日华子本草》：“安心、明目。”

（4）《本草衍义》：“小儿惊热药中多用。”

（5）《本草纲目》：“安魂魄，止遗精、白浊，解痘疔毒。”

（6）《海药本草》：“真珠入药，须久研如粉面，方堪服饵。研之不细，伤人脏腑。”

（7）《本草新编》：“疮毒若内毒未净，遽用真珠以生肌，转难收口。”

（8）《本草汇言》：“镇心，定志，安魂，解结毒，化恶疮，收内溃破烂。”

（9）《本经逢原》：“煅灰入长肉药及汤火伤敷之。”

（10）《冯氏锦囊·药性》：“珍珠，味甘微咸，气寒无毒。入手少阴、足厥阴经。心虚有热则神气浮越，肝虚有热则目生翳障，除二经之热，故能镇心明目也。”

（11）《宝庆本草折衷》：“诸方以真珠为镇心要药，而许叔微又取为入肝之第一也。夫心主火，肝主木，火炎则暴扰，木病则枯槁。珠生于水，禀水之性，以水降火，则成既济之功，以木得水，则有相生之益。”

（二）应用

1. 肝炎　用珍珠层注射液治疗肝炎113例，其中急性黄疸型肝炎97例，急性无黄疸型肝炎11例，慢性肝炎5例，总治愈率达88.6%，有效率达99.2%，慢性肝炎疗程较长，但疗效好，治愈率高。用法：成人每日肌注2次，每次2ml，儿童量酌减[10]。或用海参500g，煮融，加蜜糖250g，白糖500g，珍珠层粉30g，搅匀，每天2～3次，每次服1茶匙。

2. 空洞型肺结核　《山东药用动物》记载，珍珠粉0.6～0.9g，蜂蜜124g，猪油124g，冰糖124g，炒白面1000g，将蜂蜜熬热，再加入其它药，搅匀为膏，每次1匙，每日3次。

3. 哮喘、慢性气管炎　珠贝定喘丸由珍珠、川贝、牛黄等药组成，临床验证359例，哮喘275例，有效率为86.5%，慢性气管炎84例，总有效率为86.9%，并有较好的远期疗效[13]。

4. 惊悸怔忡，癫狂恍惚，神志不宁，魂魄散乱，及小儿气血未定，遇触即惊，或急慢惊风，搐搦　珍珠3g（研极细末），茯苓、钩藤、半夏曲各30g，甘草、人参各18g。同炒黄，研极细末。总和匀，炼蜜丸龙眼核大。每服一丸，生姜汤化下（《本草汇言》）。单用珍珠层粉，每次1～1.5g，可治失眠，神经衰弱。

5. 小儿惊啼、夜啼　《圣济总录》真珠丸以真珠末、伏龙肝、丹砂各一份，麝香一钱。同研如粉，炼蜜和丸，如绿豆大。候啼即温水下一丸。量大小，以意加减。

6. 风痰火毒、喉痹、及小儿痰搐惊风　珍珠1g，牛黄0.3g。上研极细，或吹或掺；小儿痰搐，以灯心调服0.75～1g（《医级》珠黄散）。

7. 囊虫病　黄蜡120g熔化，加蜂蜜60g，待蜂蜜溶化后离火，撒入珍珠粉4.5g，充分搅拌，边搅拌边撒入明矾末500g，趁热制丸。饭后每次1g，日3次。60～70天为1疗程。观察10例，临床治愈9例，无效1例，有效率90%[14]。

8. 白内障　用珍珠层提取的多种氨基酸制成“海珠晶眼药”点眼，1日4～6次，1个月为1疗程。或用眼膜，1日两次，放置眼结膜囊内，1个月为1疗程。用治临床早期老年性白内障约2000例。根据268例、513只眼的病例分析，69.9%的视力有不同程度的提高，43.7%的晶体皮质透亮[15]。

9. 青光眼　用珍珠层粉口服，治疗青光眼患者200例，眼压得到控制[8]。

10. 慢性结膜炎、青少年近视眼、点状结膜炎、鳞屑性睑缘炎和视力疲劳症　用珍珠明日液，对155名患者进行治疗，显效20例，有效104例，无效31例，总有效率为80%，视力疲劳症的有效率为97.2%[8]。

11. 口疮　《丹台玉案》珍宝散用珍珠9g，硼砂、青黛各3g，冰片1.75g，黄连、人中白各6g（煅过）。上为细末。凡口内诸疮皆可掺之。

12. 咽喉肿痛，糜烂　珍珠、牛黄各等份，分别研成极细粉末后，混合均匀，每用适量，吹敷患处。

13. 痤疮、湿疹、脂溢性皮炎、单纯性糠疹、酒瘙性皮炎、过敏性皮炎、褐斑、雀斑用珍珠膏对上述患者，进行两个月的治疗，证实效果良好[8]。

14. 外科疮疡　《本草汇言》油蜡膏取真珠3g（研极细末），胞衣一具（烘燥，研极细末）。白蜡30g，猪脂油30g，火上共熔化，和入胞衣末、真珠末，调匀。先以猪蹄汤淋洗毒疮净，将蜡油药，轻轻敷上，再以铅粉麻油膏药贴之。治一切诸毒疽疮，穿筋溃络，烂肌损骨，破关通节，脓血淋漓，溃久不收之证。《外科正宗》珍珠散治下疳皮损肉烂，痛极难忍，及诸疮新肉已满，不能生皮，又汤泼火烧皮损肉烂，疼痛不止者：青缸花1.75g，珍珠3g（研极细），真轻粉30g。上三味共研千转，细如飞面。凡下疳初起皮损，搽之；腐烂疼痛者，甘草汤洗净，猪脊髓调搽；如诸疮不生皮者，用此干掺；及妇人阴蚀疮，亦可搽；汤泼火烧痛甚者，用玉红膏调搽之。《疡科心得集》八宝丹收口生肌长肉。予珍珠1.75g，血珀（灯心同研）3g，象皮（切烘）3g，龙骨（煅）3g，辰砂3g，乳香1.75g，没药1.75g，白及3g。共研极细，瓷瓶密贮，待用。

15. 烧伤、烫伤　《赵炳南临床经验集》珠香散用珍珠（煅，研）4.5g，当门子1.5g，琥珀粉15g，滴乳香30g。共研极细粉末。薄撒患处。撒布后，很快结痂，切勿清除其痂皮，以防影响上皮生长。或以珍珠层粉、地榆配成膏剂，外敷。

（三）按语

珍珠既可内服，又能外用，内、外、妇、儿、五官各科均可广泛应用，中成药中如行军散、锡类散、珠黄散、梅花点舌丹、八宝眼药、六神丸、牛黄镇惊丸等均含珍珠，可见其应用之广。其功效内服以安神定惊、清肝明目为主，外用则以消翳赤、解毒敛疮为著。但疮毒未净者，不可早用，否则有敛毒贻害之弊。目前多以珍珠层代替珍珠，其效亦同，且价廉多矣，可以减轻患者负担，值得提倡。

参考文献

[1] 刘承松，陈婉颜 . 大珠母贝贝壳珍珠层的化学成分研究［J］. 动物学杂志，1984，(4)：7.

［2］江苏新医学院 . 中药大辞典［M］. 上海：上海人民出版社，1977，1494.

［3］张杰魁，陈治清 . 珍珠及其在生物医学等领域中的研究进展［J］. 天然产物研究与开发，1996，8（2）：63-67.

［4］《中国药用动物志》协作组 . 中国药用动物志（第二册）［M］. 天津：天津科学技术出版社，1983，49.

［5］孙家美 . 异龄三角帆蚌珍珠内部元素含量变化的研究［J］. 中药通报，1988，13（1）：43.

［6］陈定一，王静竹，薛岚，等 . 珍珠及珍珠层的化学成分比较研究［J］. 天然产物研究与开发，1990，2（3）：10.

［7］翁林福 . 淡水珍珠和海水珍珠化学成分的分析比较［J］. 中国药学杂志，1989，24（5）：276.

［8］卢慧卿 . 海洋药物杂志，1987，2：39.

［9］王恒芬 . 真珠成分的药理［J］. 上海中医药杂志，1958，(5)：40.

［10］邓明鲁，高士贤 . 中国动物药［M］. 长春：吉林人民出版社，1981，46.

［11］黄元伟 . 珍珠粉对冠心病血清过氧化脂质与血脂的影响［J］. 中西医结合杂志，1987，7（10）：596.

［12］全国第二届神经药理学术会议论文摘要汇编，1985：89.

［13］许遵柔 . 珠贝定喘丸对哮喘、慢性支气管炎 359 例疗效分析［J］. 广东医学，1987，8（5）：54.

［14］刘光汉 . 珠矾丸治疗囊虫病 10 例疗效观察［J］. 陕西中医，1987，8（9）：402.

［15］周海林 ."海珠晶". 眼药对早期老年性白内障的临床疗效观察［J］. 中国海洋药物，1990，(2)：34-36.

（洪宏喜　徐凯）

珍珠母（《开宝本草》）

（一）概述

【别名】真珠母（《宝庆本草折衷》），明珠母（《中药志》），珠牡、珠母（《本草图经》）。

【科属】本品为蚌科动物三角帆蚌 *Hyriopsis cumingii*（Lea）、褶纹冠蚌 *Cristaria plicata*（Leach）的蚌或珍珠贝科动物合浦母贝 *Pinctada martensii*（Dunker）的贝壳。

【生态】生活于波浪较为平静的海湾，沙泥、岩礁或石砾较多的海底。分布广东、广西沿海。目前已有人工养殖。全年皆产。

（1）三角帆蚌：略呈不等边四角形。壳面生长轮呈同心环状排列。后背缘向上突起，形成大的三角形帆状后翼。壳内面外套痕明显；前闭壳肌痕呈卵圆形、后闭壳肌痕略呈三角形。左右壳均具两枚拟主齿，左壳具两枚长条形侧齿，右壳具一枚长条形侧齿；具光泽。质坚硬。气微腥，味淡。

（2）褶纹冠蚌：呈不等边三角形。后背缘向上伸展成大形的冠。壳内面外套痕略明显；前闭壳肌痕大呈楔形，后闭壳肌痕呈不规则卵圆形，在后侧齿下方有与壳面相应的纵肋和凹沟。左、右壳均具一枚短而略粗后侧齿及一枚细弱的前侧齿，均无拟主齿。

（3）马氏珍珠贝：呈斜四方形，后耳大，前耳小，背缘平直，腹缘圆，生长线极细密，成片状。闭壳肌痕大，长圆形，具一凸起的长形主齿。平滑。质脆，折断时成粉屑或小片状，半透明。微臭，味淡。

【成分】

（1）合浦珠母贝：贝壳主含碳酸钙 92% 以上，有机物 5%，其中以角壳蛋白为主[1]，尚含铝、铜、铁、镁、钠、锌、磷、钡、硫、氯、钾、硅[2, 3]等多种无机元素。贝壳珍珠层粉含氨基氮 0.35%[4]，其贝壳硬蛋白由苏氨酸，甘氨酸，脯氨酸，天冬氨酸，谷氨酸，丙氨酸，丝氨酸，精氨酸，亮氨酸，缬氨酸，酪氨酸，苯丙氨酸，异亮氨酸，赖氨酸，组氨酸，蛋氨酸，胱氨酸等 17 种氨基酸组成，还含有三种非蛋白质水解产物氨基酸：牛磺酸，鸟氨酸，丝氨酸磷酸酯[5]。珍珠层粉中的无机元素有钙、钠、钾、镁、硅等 16 种[6]。贝壳棱柱层含氨基酸以甘氨酸、亮氨酸、丝氨酸、组氨酸为主。珠母层含氨基酸以酰氨酸、甘氨酸、缬氨酸、天冬氨酸为主[1]。另含磷酸乙醇胺，并含半乳糖基神经酰胺[7]。

（2）珠母贝：珠母层主要成分为贝壳硬蛋白和碳酸钙，含量在 92% 左右，有机物占5%左右，含铝、铜、铁、镁、锰、钠、锌、硅、钛等金属元素，含组氨酸、精氨酸、苏氨酸、丝氨酸、谷氨酸、甘氨酸、丙氨酸、缬氨酸、亮氨酸、胱氨酸、酯氨酸、天冬氨酸、苯丙氨酸、蛋氨酸等14种氨基酸[8]；棱柱层水解液中含丝氨酸和甘氨酸等[9]；珍珠层含贝壳硬蛋白和其它蛋白质[10]，另含卟啉[11]。

药材为不规则的片状物，大小不等，一面淡粉红色，具彩色光泽，有时残角有未除净的黑色外皮；另一面乳白色，平滑，有光泽，常有圆形或半圆形孔洞；表面有白粉。质松脆，可层层剥离。以片大、色白、酥松而不碎者佳。

【药理】

（1）加蚌粉喂养大鼠及小鼠，皆无增进体重的作用，其吸收率为14.45%，绝对吸收量为12.67mg，比磷酸氢钙组和对照组高，股骨X线片及钙含量分析结果表明骨质钙化好，故蚌壳粉的钙有一定效用[12]。

（2）对眼晶体的作用：珍珠层注射液对半乳糖生理盐水眼珠后注射所致豚鼠双晶体产生的环状混浊有一定对抗作用[13]。

（3）护肝作用：马氏珍珠贝及褶纹冠蚌等珍珠层注射液对四氯化碳性肝损害有保护作用，可使肝细胞损害减轻，谷丙转氨酶的恢复加快[14]。

（4）抗过敏作用：马氏珍珠层的硫酸水解产物可阻止组胺引起的豚鼠的过敏性休克死亡。对豚鼠离体肠管、子宫的过敏性收缩有抑制倾向[15]。

【炮制】

（1）珍珠母：取原药材，拣去杂质及灰质，打碎。

（2）煅珍珠母：取净珍珠母，砸成小块，置无烟的炉火上或置适宜的容器内，煅至酥脆时，取出，放凉，碾碎。

（3）珍珠层粉：取净珍珠母用砂轮磨去外、中层，保留内层（珍珠层），浸入50%的高锰酸钾中消毒30分钟，再用清水洗净，粉碎，过130目筛，水飞，烘干，再粉碎，过200目行筛后干燥即可。

【药性】味咸，性寒。归肝，心经。

【功效】①平肝潜阳：用于癫狂惊痫，头痛眩晕。②安神定惊：用于心悸失眠。③清肝明目：用于肝热目赤，翳膜遮睛。

【用量】10～30g，打碎先煎。研末每次1.5～3g；或入丸、散。

【禁忌】脾胃虚寒者慎用。

【前贤论述】

（1）《中国医学大辞典》："滋肝阴，清肝火。治癫狂惊痫，头眩，耳鸣，心跳，胸腹膨胀，妇女血热，血崩，小儿惊搐发痉。"

（2）《饮片新参》："平肝潜阳，安神魂，定惊痫，消热痞、眼翳。"

（3）《吉林中草药》："止血。治吐血，衄血，崩漏。"

（4）《中国医学大辞典》："此物（珍珠母）兼入心、肝两经，与石决明但入肝经者不同，故涉神志病者，非此不可。"

（二）应用

1. 眩晕　治肝阳上升，头晕头痛，眼花耳鸣，面颊燥热，以珍珠母15～30g，制女贞、旱莲草各9g，水煎服。

2. 失眠　心悸、失眠，予珍珠母15g至30g，远志10g，酸枣仁9g，炙甘草4.5g，水煎服。湖南省怀化地区第二人民医院彭述宪治肝火扰心，神不守舍，失眠多梦，甚至彻夜不寐，舌红苔黄，脉弦数，以生珍珠母30g，钩藤15g，合欢皮12g，水煎，睡前半小时服。《医醇剩义》治身无他苦，饮食如常，惟彻夜不寐，间日轻重，如发疟然，起伏而又延久不愈，左关独弦数，余部平平者，予甲乙归藏汤：珍珠母24g，龙齿6g，柴胡3g（醋炒），白芍4.75g（酒炒），丹参、柏子仁、夜合花各6g，沉香1.75g，红枣十枚，夜交藤12g（切），煎服。

3. 高血压　珍珠母12g，牡蛎9g，贝母、龙骨、石决明各9g，共研末，每次9g，冲服。

4. 癫痫　《广西药用动物》记载，珍珠母6g，生代赭石9g。研细末，每日2次，每次3g，开水送服。《妙方神医》录：珍珠母15g，水煎半小时，取汁，入碎小麦30g，同煮。

5. 胃、十二指肠溃疡　以蚌壳研粉，置铜锅中干炒，待药呈黄褐色，腥味挥发殆净后冷却过筛。每服1～2g，白天每小时1次，每日12～14次，4～8周为1疗程。陈会甫[16]治疗溃疡病，用珍珠母20g，配栀子、白芍等药，研细末，每次6g，一日3次，饭前1小时服用，痛甚加倍服之。10天为1疗程，一般2～6个疗程。治疗胃、十二指肠溃疡42例，治愈18例，有效11例，无效1例，12例资料不全。或用珍珠母煅后研细末服，每次3～4.5g，治胃酸过多。

6. 支气管哮喘，慢性气管炎　用海珠喘息定片，每次2片，每日2～3次[17]。

7. 内眼疾患（晶体混浊，视神经萎缩）珍珠母60g，苍术24g，人参3g。水煎，日服2次。

8. 中心性视网膜炎　用明目饮治疗中心性视网膜炎107例，140只患眼的治疗分析，出院时与入院前视力均有不同程度的提高。入院前视力最差者仅能看到手动。经治疗后，视力恢复到1.0，或视力表提高6行以上，黄斑区水肿消失，达临床治愈标准91例，120只眼。无效者两例2只眼，按病例数统计治愈率为85%，有效率为98.1%，按病眼数统计，治愈率为85.5%，有效率为98.5%。明目饮由珍珠母24g，决明子12g，夏枯草9g等药组成。视网膜水肿加车前子、泽泻等，视网膜渗出及陈旧性病灶加丹参、红花等，日1剂，水煎服[18]。

9. 烧伤、烫伤　珍珠蚌壳2份，麻油（或植物油）1～2份，凡士林1份，将麻油、凡士林加热至150℃使熔化，加入经煅烧的珍珠蚌壳细粉，搅拌至凝，用于烧烫伤。

10. 臁疮　先用雷弗奴尔液清洗疮口，将部分珍珠层粉撒于疮口底部，部分与少许四环素膏混匀，把疮口填满，避沾水，裸露。

（三）按语

珍珠母味甘咸，而微寒，对肝火上亢，风阳上扰的头痛、眩晕，血压偏高者，乃必用之品，因其咸能降火，寒能清肝潜阳，与天麻、钩藤、地龙等同用，收效较佳。本品入肝、心二经，肝藏魂，心藏神，故凡心神不宁，烦躁失眠者，在辨治方中加用本品，多收佳效。惟贫血，体气虚寒者慎用。以其质重，一般用量为30～45g，收效始佳。

参考文献

[1]《中国药用动物志》协作组.中国药用动物志（第二册）[M].天津：天津科学技术出版社，1983，46.

[2] 陈亚保，黄甫，邓陈茂等.合浦珠母贝珍珠层粉微量化学成分的研究[J].广东海洋大学学报，2007，27（4）：93-95.

[3] 陈贵卿.天然珍珠及其贝壳的研究[J].海洋药物，1986，5（3）；4-7.

[4] 卢慧卿，王文瑛.数种珍珠层粉的比较[J].海洋药物，1985，4（4）：17.

[5] 王顺年，张洪亮，汪慧.合浦珠母贝有效成分研究[J].海洋药物，1985，4（1）：23.

[6] 刘承松，陈婉颜，谢玉坎.大珠母贝贝壳珍珠层的化学成分研究[J].动物学杂志，1984，（4）：7.

[7] 刘寿山.中药研究文献摘要（1975—1979）[M].北京：科学技术出版社，1986，621.

[8]《中国药用动物志》协作组.中国药用动物志（第二册）[M].天津：天津科学技术出版社，1983，48.

[9]《中华本草》编委会.中华本草[M].精选本.上海：上海科学技术出版社，1998，2375-2373.

[10] 陈丽云，苏薇薇.珍珠母及其可溶性蛋白组分的开发利用[J].中药材，2002，25（2）：128-130.

[11] 陈依军，袁兆康.珍珠卟啉类化合物抗肿瘤的研究[J].现代应用药学，1990，7（6）：48.

[12] 纪加义，赵玉清 . 山东药用动物 [M]. 济南：山东科学技术出版社，1979，65.

[13] 王淑秀，等 . 珍珠层粉治疗白内障的有效成分探讨 . 中西医结合研究资料，1980：27.

[14] 海洋药物研究协作组 . 海洋药物通讯，1979，(9)：77.

[15] 山本岩，吉本惠则，辻本明，等 . 真珠成分的药理 [J]. 日本药理学杂志，1957，(2)：79.

[16] 陈会甫 . 自拟珍珠散治疗溃疡病 [J]. 吉林中医药，1985，(5)：29.

[17] 李毅，秦逸辉，金雨青，等 . 海珠喘息定治疗慢性喘息性支气管炎 43 例 [J]. 现代中西医结合杂志，2010，19(7)：873.

[18] 南京市中医院眼科 . 新医药学杂志，1979，3：32.

（洪宏喜　徐凯）

七、开窍慧脑

龙涎香（《本草纲目拾遗》）

（一）概述

【别名】龙腹香、龙尿（《酉阳杂俎》）。

【科属】为抹香鲸科动物抹香鲸 *physeter catodon linnaeus* 肠内分泌物的干燥品。

【生态】抹香鲸为齿鲸类中最大的一种。体型似鱼，一般体长 14m，最大者达 23m。雌雄个体差异大，雌体为雄体之半。头部约占体长的 1/3。额钝圆形，甚突出。头顶左侧前缘有一喷水孔，仅下颌具牙齿。体型前粗后细。前后肢特化成鳍，鳍肢较小，宽而圆，无背鳍，但体后 1/3 的背部，有列驼峰状的低脊，数目因个体而异。尾鳍较宽达 4m 以上。体背暗黑色，体侧略浅，腹面银灰或白色。生活于世界各大洋中，抹香鲸喜欢在热带、亚热带的温暖海域活动，最冷极海内亦可见到，营一雄多雌的群居生活。以大乌贼和鱿鱼为食，也吃章鱼、鳕鱼和鲈鱼等，不爱吃小鱼。在我国，抹香鲸在南海及台湾省沿海较多见。抹香鲸为国家二级保护动物。数量稀少，禁止滥捕。

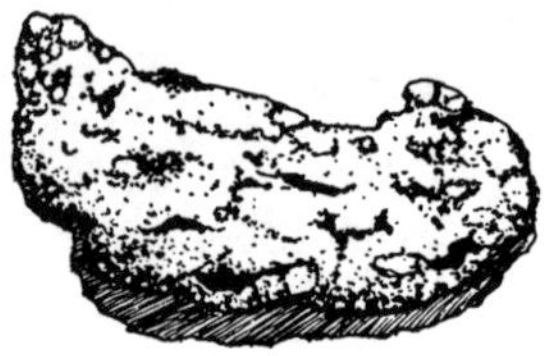

龙涎香

龙涎香为其大肠内降结肠拐角处一种异物，其干燥品为蜡状胶块，色黑褐或有五彩斑纹，质轻而脆，嚼之如蜡，能粘齿。比重 0.7～0.9，熔点 60℃，可溶于纯酸中。燃烧时发蓝焰，香气四溢，酷似麝香而幽雅。以色黑褐，质松而韧，焚之有幽香者为佳。

【成分】龙涎香含龙涎香醇（ambrein）25%～40%，醚不溶物 10%～16%；表粪（甾）醇 30%～40%，粪（甾）醇 1%～5%，胆甾醇 1% 以下，酮类

6%～8%，其中50%以上为3-粪甾酮，游离酸类5%，酯化酸类5%～8%，prystan2%～4%，挥发性物质0.15%～0.3%，灰分16.3%。其挥发性物质有二氢-γ-紫罗酮，龙涎香醛，龙涎香酮，γ-紫罗酮。灰分中含氧化钙6.21%，氧化镁9.88%，五氧化二磷4.65%，二氧化硅6.02%，铜2.3%，尚含镓、锌、钠、铝、锰，微量的钾、锶、铌、铬、镧、镍、钛、钨等[1]。

【药理】[2]

（1）对中枢神经系统的作用：小剂量的龙涎香对动物中枢神经系统有兴奋作用，大剂量则表现为抑制。

（2）对心血管系统的作用：龙涎香对动物离体心脏有强心作用，而对整体动物则引起血压下降。

【炮制】捕获抹香鲸后将其杀死，收集肠内分泌物，经干燥而成蜡状胶块，即为龙涎香。刚从动物体内取出时有恶臭，但到一定时间却发出一种特殊的土香气。其肠内分泌物也可排出体外，漂浮于海面，故有时也能从海面捞取。

【药性】味甘、酸、涩，性温。归心、肺、肾、膀胱经。

【功效】开窍化痰，行气活血，散结止痛，利水通淋。主治咳喘气逆，神昏气闷，气结症积，心腹疼痛，淋证等。

【用量】内服：研末，吞服或冲服，0.3～1g。

【禁忌】孕妇慎用。

【前贤论述】

（1）《酉阳杂俎》："龙漦遇烟煤则不散。入药忌铁器及石膏。配肉桂，温阳活血、散寒止痛；配柴胡，理气解郁；配金铃子，理气活血，通络消积；配车前草子，利水通淋。"

（2）《稗史汇编》："龙涎香，白者如百药煎，而腻理极细；黑者亚之，如五灵脂而光泽，其气近于臊，似浮石而轻，香本无损益，但能聚香耳。和香而用真龙涎，焚之则翠烟浮空，结而不散。泉广合香人云，龙涎入香，能收敛脑麝气，虽经数十年者，香味仍存。"

（3）《峤南琐记》："试龙涎香法：将结块者奋力投没水中，须臾突起浮水面；或取一钱口含之，微有腥气，经宿，其细沫已咽，余胶结舌上，取出，就湿秤之，仍重一钱，又干之其重如故；虽极干枯，用银簪烧极热钻入枯中，乘暖抽出，其涎引丝不绝。验此不分褐白、褐黑，俱真。"

（4）《纲目拾遗》："龙涎香，大抵不必论其色，总以含之不耗，投水不没，雨中焚之能爆者良。入药用，隔汤，顿化如胶糖状者佳。"

（二）应用

1. 胃脘痛、哮喘　龙涎香0.3～0.9g，研末吞服[3]。

2. 阳痿、早泄、滑精、遗尿及神经衰弱　治疗肾阳虚阳痿、早泄、滑精、遗尿及神经衰弱，用伊木萨克片[4]：阿拉伯乳香30～50g、麝香10～20g，西红花20～30g，牛鞭40～50g，龙涎香2～5g，肉豆蔻45～55g，高良姜30～40g，丁香150～170g，欧白及65～75g，马钱子20～30g，罂粟壳55～60g。经药效学试验和临床验证，其结果表明该药疗效稳定，无任何毒副作用，用药安全，具有雄激素样作用。

3. 慢性支气管炎、哮喘　清肺胶囊[5]：川贝20g，灵眼25g，木香18g，红花25g，西洋参10g，龙涎香2g。充分混合后，烘干研末均分30～50份装入胶囊中。成人日服3次，每次2～4粒，小儿日服3次，每次1粒，每疗程10天，对小儿气管炎、哮喘的治愈率达95%，对老年性气管炎、肺心病治愈率达85%，且治愈后不再复发。

4. 神经衰弱、肾衰弱、性功能衰弱　帕尔皮丸[6]：飞燕草31g，檀香15g，丁香15g，阿拉伯胶15g，吐根15g，胡椒15g，肉桂15g，荜茇15g，藏红花3g，麝香3g，龙涎香3g，罗马除虫菊根15g，蜜蜂花15g，莨菪15g，天竺黄15g，白矢车菊15g，红矢车菊15g，颠茄草根9g，马齿苋18g，肉豆蔻衣18g，肉豆蔻18g，白西黄着胶18g，甜巴旦杏子18g，红果松籽18g，鸦片6g，金箔45片，银箔45片，淀粉25g，白及18g，苏木18g，水獭睾丸7g，玫瑰花露300g，蜂蜜或方糖（制成药量的一半）。服用方法及用量：成人适合用量为按具体患者病情酌情为每天一次，每次3～5丸，同琉璃苣子30g牛奶一同服用，效果更好，对热性和干性的人而言，需加服斯尔干吉本。临床治疗结果表明，本发明帕尔皮丸对神经衰弱、毒品成瘾、肾虚、性功能障碍、痛风症、瘫痪、泄精、遗精、癫痫、昏迷、腰痛、身虚等疾病有良好的疗效。

5. 白色念珠菌病　妇宁生物液[7]：妇宁生物液是以发酵性金色链霉菌代谢产物为主要成分，配以蛇床子、龙涎香、薄荷等制成的消毒剂。悬液试验表明，以妇宁生物液1∶1稀释液对白色念珠菌作用2分钟，或以其1∶2稀释液作用10分钟，杀灭率均达99.9%。

（三）按语

龙涎香，味甘酸气腥，古人认为，能活血散结，又益精髓，助阳道，生口中津液，食之尚可暖妇人子宫，治男子下元虚冷。民间每用之以治哮喘和心腹诸痛。当代药理研究，其作用类似麝香。

参考文献

[1] 中国药用动物志协作组.中国药用动物志[M].第二册.天津：天津科学技术出版社，1983，432.

[2] 邓鲁明，高士贤.中国动物药[M].长春，吉林人民出版社，1981：442.

[3] 林干良，刘德茂.动物药验方集成[M].广州：科学普及出版社广州分社，1986.

［4］菇仙古丽·沙吾尔，买吐吉．一种预防、治疗男性病的伊木萨克片［P］．CN 1359517，2002-7-17.

［5］肖秀华．清肺胶囊．中国专利［P］．中国专利：96109139.8，1997-4-2.

［6］买买提巴克阿里木·买尼朵儿汗．帕尔皮丸［P］．中国专利：200510079400.7，2006-3-8.

［7］崔森，孙立新．妇宁生物液杀灭白色念珠菌效果及稳定性检测中国消毒学杂志，2000，17（1）：38-40.

（廖祈祈　郭建文　潘峰　吕光耀）

麝香（《本经》）

（一）概述

【别名】遗香，脐香，心结香、当门子（《雷公炮炙论》），生香（《本草经集注》），麝脐香（《本草纲目》），四味臭（《东医宝鉴》），元寸香（《药材学》），臭子，腊子（《中药志》），香脐子（《中药材手册》）。

【科属】鹿科（Cervidae）动物林麝 *Moschus berezovskii* Flerov、马麝 *Moschus sifanicus* Przewalski、原麝 *Moschus moschiferus* Linnacus 成熟雄体香囊中的干燥分泌物。

【生态】[1]

（1）林麝：又名麝鹿。体长约 75cm，体重约 10kg。毛色较呈深褐色或灰褐色，耳背多为褐色或黑褐色，耳缘、耳端多为黑褐色或棕褐色，耳内白色，眼下部有两条白色或黄白色毛带延伸至颈、胸部。四肢前面似体色较淡，后面多为黑褐或黑色。前肢短，后肢长，弓腰似兔，后肢为行性。成年雄麝有 1 对上犬齿外露，称獠牙，腹下有 1 个能分泌麝香的腺体囊，开口于生殖孔相近的前面。雌麝无腺囊和獠牙。尾短小，掩藏于臀毛中。分布于山西、陕西、宁夏、甘肃、青海、新疆、西藏及湖北、四川、贵州等地。

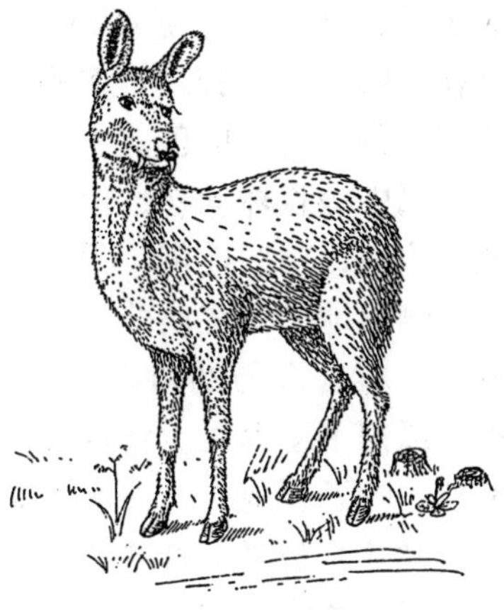

林麝

（2）马麝：又名香獐子。体形较大，体长 85～90cm，体重 15kg 左右。全身沙黄褐色或灰褐色，后部棕褐色较强，面、颊、额青灰色，眼上淡黄，眼下黄棕色，耳背端部及周缘黄棕色，耳内、耳基沙黄色或黄棕色，颈背有栗色块斑，上有土黄色或肉桂黄色毛丛形成4～6个斑点排成两行，颈下白色带纹不显，棕褐和白毛混杂形成黄白区。腹面为土黄色或棕黄色。分布于青藏高原、甘肃、四川、云南等地。

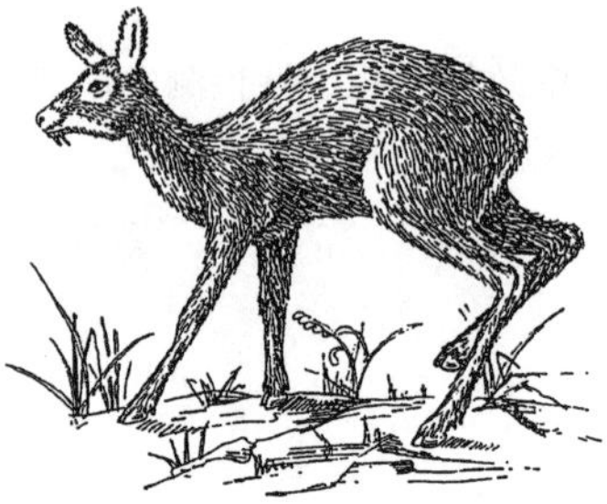

马麝

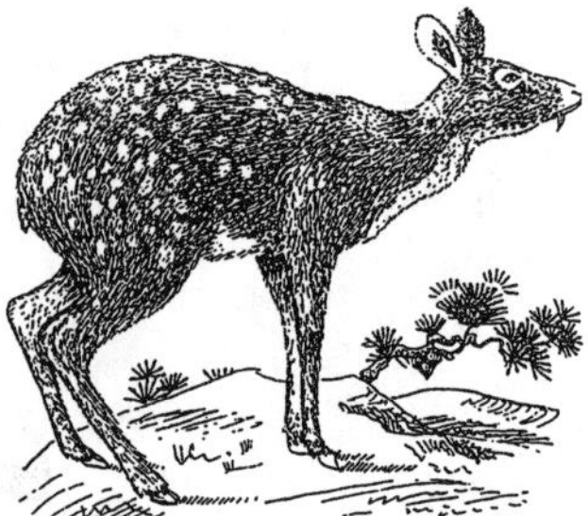

原麝

（3）原麝：又名獐、香子、山驴子、獐鹿。体长85cm左右，体重12kg左右。耳长直立，上部圆形，鼻端裸出无毛；雄性上犬齿发达，露出唇外，向后弯曲成獠牙。雌性上犬齿小，不露出唇外；四肢细长，后肢比前肢长，臀部比背部高；主蹄狭长，侧蹄长及地面；尾短隐于臀毛内。雄性脐部与阴囊间有囊状麝腺，即香囊，外部略隆起，香囊外及中骨有2小口，前为麝香囊口，后为尿道口。通体棕黄褐色、黑褐色等，嘴、面颊灰褐色，两颊有白毛形成的2个白道直连颌下，耳背、耳尖棕褐色或黑褐色，耳内白色，颈下两则各有白毛延至腋下成2条白色宽带纹，颈背、体背有土黄色或肉桂黄色斑点，排成4～6纵行，腹面毛色较淡，多为黄白色或黄棕色，四肢内侧呈浅棕灰色，外侧深棕或棕褐色，尾浅棕色。主要分布于我国的黑龙江、吉林、河北等地。

属山地森林动物，栖于多岩石或面积较大的针叶林、针阔混交林、阔叶林及灌木丛、草坪地带，很少在平坦的树林、平原、池沼或没有森林的山地。无固定栖息地，多在荫蔽、干燥温暖处休息。早晨及黄昏活动，白天休息。雌雄独居，雌兽常与幼兽在一起。行动敏捷，善于跳跃，视觉、听觉灵敏，性怯懦，孤僻不喜群居。食性广泛，可取食300多种植物，以松树、冷杉和雪松的嫩枝、叶子、地衣、苔藓、杂草及树枝嫩芽、野果等为食，尤其喜欢新生的嫩芽、嫩叶、蕨类、苔藓等。

药材性状：

（1）整麝香（毛香）：呈球形、扁圆形或柿子形，直径3～7cm。开口面略扁平，密生灰白色或棕褐色而细短的毛，呈旋涡状排列，囊口直径约2～3mm；去毛后显棕褐色的革质皮，内膜极薄。背面为一层微皱缩而柔软的内皮，棕褐色略带紫色。囊内即为麝香仁，质柔软，微有弹性，以身干、色黄、香浓者为佳。

（2）麝香仁：为麝香囊内所藏散麝香，鲜时呈稠厚黑褐色软膏状，干后为棕黄色粉末，并有大小不同黑色块状颗粒，俗称当门子，并夹杂有细毛及内膜皮等。香气浓烈，久闻则有骚臭气，味稍苦而微辣，以仁黑、粉末棕黄（俗称黑子黄香）香气浓烈、富油性者为佳。

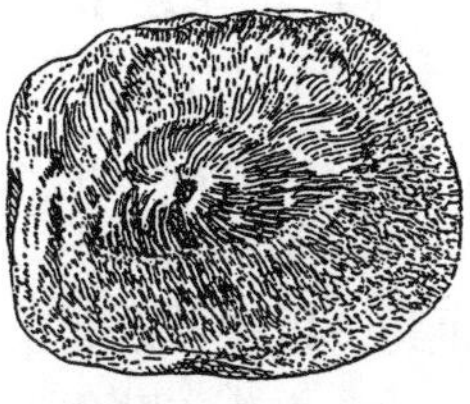
麝香（香囊）外形

【成分】麝香经蒸汽蒸馏，约得暗棕色挥发油 1.4%，再经精制后得无色黏性油液，称为麝香酮（muskone，$C_{16}H_{30}O$），具特异强烈的香气，是为本品的主要成分。此外含脂肪、树脂、蛋白质、无机盐类等。

【药理】

（1）对中枢神经系统作用：呈双向性，小剂量兴奋中枢，大剂量则抑制。能直接作用于大脑皮层，明显增强皮质电活动而有唤醒作用；并增强中枢神经系统的耐缺氧能力，对脑缺氧损伤有明显保护作用。

（2）抗炎、解热、镇痛作用：对正常及蛋白胨致发热动物有解热效果。

（3）对心血管系统作用：强心作用、肾上腺素 β 受体兴奋作用。

（4）抗早孕作用。

（5）对生殖系统作用：麝香酮以及麝香所含多种雄甾烷衍生物均可使去势大鼠前列腺和精囊腺重量增加，提示具雄激素样活性。

（6）对免疫系统作用：麝香水溶性物质对体液免疫和细胞免疫有增强作用。

（7）其它作用：麝香混悬液可防治胃溃疡。

【炮制】野生麝多在冬季至次春猎取，以 11 月间猎得者质量较佳，此时分泌物浓厚。猎取后，将雄麝脐部腺囊连皮割下，捡净皮毛等杂质，阴干，然后将毛剪短，即为整香，习称“毛壳麝香”；用时剖开香囊，除去囊壳，挖取内中香仁称散香。人工驯养麝多用手术取香，直接从香囊中取出麝香仁，阴干。四川马尔康饲养场试行 3 种活麝取香的方法，有“捅槽取香”、“手术取香”及“等压法”等，取香后生长正常并能继续再生麝香，生长速度也较快。本品应密闭，避光贮存。

【药性】性温、味辛。归心、脾经。

【功效】①开窍醒神，用于热病神昏，中风痰厥，气郁暴厥，中恶昏迷；②活血通经，用于经闭，癥瘕；③止痛，用于心腹暴痛，痈肿瘰疬，咽喉肿痛，跌仆伤痛，痹痛麻木；④催产，用于难产死胎。

【用量】内服入丸散，每次 0.06～0.1 g；外用适量。不宜入煎剂。

【禁忌】阴虚体弱及孕妇忌用。

【前贤论述】

（1）《本经》："味辛，温。主辟恶气，杀鬼精物，温疟，蛊毒，痫痓，去三虫。久服除邪，不梦寤魇寐。"

（2）《别录》："中恶，心腹暴痛胀急，痞满，风毒，妇人产难，堕胎，去面䵟，目中肤翳。"

（3）《本草纲目》："通诸窍，开经络，透肌骨，解酒毒，消瓜果食积，治中风、中气、中恶、痰厥、积聚癥瘕。""盖麝走窜，能通诸窍之不利，开经络之壅遏，若诸风、诸气、诸血、诸痛，惊痫癥瘕诸病，经络壅闭，孔窍不利者，安得不用为引导以开之通之耶？非不可用也，但不可过耳。"

（4）《药性论》："除心痛，小儿惊痫、客忤，镇心安神，以当门了一粒，细研，热水灌下，止小便利。能蚀一切痈疮脓。"

（5）《日华子本草》："杀脏腑虫，制蛇、蚕咬，沙虱、溪、瘴毒，吐风痰。纳子宫暖水脏，止冷带疾。"

（6）《仁斋直指方》："能化阳通腠理。能引药透达。"

（7）王好古："疗鼻窒不闻香臭。"

（8）《纲目》："通诸窍，开经络，透肌骨，解酒毒，消瓜果食积。治中风，中气，中恶，痰厥，积聚癥瘕。"

（9）《本草正》："除一切恶疮痔漏肿痛，脓水腐肉，面鼾斑疹。凡气滞为病者，俱宜用之。若鼠咬、虫咬成疮，以麝香封之。"

（10）《本草备要》："治耳聋，目翳，阴冷。"

（11）《开宝本草》："味辛，温，无毒。疗诸凶邪鬼气，中恶，心腹暴痛胀急，痞满，风毒，妇人产难，堕胎，去面黯，目中肤翳。"

（12）《本草经疏》："主濉恶气，杀鬼精物凶邪，蛊毒，温疟，中恶心腹暴痛，胀急痞满，风毒诸证。"

（13）《本草蒙筌》："味辛，气温。无毒。辟蛇虺，诛蛔虫，蛊疰痫痓总却；杀鬼精，驱疫瘴，胀急痞满咸消。催生堕胎，通关利窍。除恍惚惊悸，镇心安神；疗痈肿疮疽，蚀脓逐血。吐风痰不梦寤魇寐，点目疾去翳膜泪眵。"

（14）《药性解》："味辛，性温，无毒，入十二经。主恶气，鬼邪、蛇虺蛊毒、惊悸痈疽、中恶心腹暴痛胀满、目中翳膜泪眵、风毒温疟痫痉，通关窍，杀虫虱，催生堕胎。忌大蒜。"

（15）《景岳全书》："味苦辛，性温。能开诸窍，通经络，透肌骨，解酒毒，吐风痰，消积聚癥瘕，散诸恶浊气，除心腹暴痛胀急，杀鬼物邪气魇寐，脏腑虫积，蛇虫毒、蛊毒、瘴毒、沙虱毒，及妇人难产，尤善堕胎。"

（16）《本草备要》："宣，通窍。辛温香窜。开经络，通诸窍，透肌骨，暖水脏。治卒中，诸风诸气，诸血诸痛，痰厥惊痫。"

（17）《本经逢原》："麝香辛温芳烈，为通关利窍之专药。"

（18）《本草分经》："辛，温，香窜。开经络，通诸窍，内透骨髓，外彻皮毛，搜风，治诸风，诸气，诸血，果积，酒积，辟邪解毒杀虫。"

（二）应用

1. 冠心病　用麝香保心丸（麝香、蟾酥、人参等组成）联合曲美他嗪治疗冠心病稳定型心绞痛 86 例，取得了满意疗效。治疗组口服麝香保心丸 2 丸/次，一天 3 次；曲美他嗪 20mg/次，一天 3 次，对照组服曲美他嗪 20mg/次，一天 3 次，两组疗程均为 12 周，治疗期间原则上停用其它治疗冠心病心绞痛的药物。治疗组在缓解心绞痛、心电图改善、提高患者生活质量等方面明显优于对照组[2]。用麝香保心丸治疗冠心病心绞痛 36 例，并与消心痛治疗的 24 例进行了临床对照观察，治疗组采用麝香保心丸，2 粒/次，每天 3 次口服，14 天为 1 个疗程。对照组采用消心痛 5～10mg/次，每天 3 次口服，疗程同治疗组。心绞痛发作时均含服硝酸甘油并计算其用量。临床研究证明，麝香保心丸虽在心电图上与消心痛相比无明显差别，但在降低心绞痛发作频率、减少硝酸甘油日耗量及心电图 Σ ST 的改善方面均明显优于消心痛，且无毒副作用，认为是治疗冠心病心绞痛的理想药物[3]。

2. 慢性支气管炎、支气管哮喘　采用麝香保心丸穴位贴敷治疗慢支 53 例，哮喘 75 例，方法：用酒精棉球清洗耳廓，去除油脂，用麝香保心丸每穴半粒或 1 粒，以伤湿止痛膏 0.5cm×0.5cm 固定耳穴，1.0cm×1.0cm 伤湿止痛膏固定体穴贴敷，贴敷后加压刺激，使局部轻度疼痛、热胀、红润即可。并嘱患者每天加压刺激穴位 3 次。保留 5 天为 1 次，4 次为一疗程。个别患者局部皮肤会出现痒痛或小水泡，停敷后能恢复正常。本组 128 例均采用穴位贴敷，急性期加常规治疗，治疗 1.5 疗程统计疗效，显效 32 例，占 25%；好转 82 例，占 64%；无效 14 例，占 11%。有效率 89%[4]。

3. 中风　采用刘冠军教授验方麝香抗栓胶囊治疗中风 562 例，取得较好疗效。药物组成：水蛭、麝香、三七、天麻、乌梢蛇、黄芪、赤芍、当归尾等。每粒 0.5g，每次 4 粒，早、午、晚各 1 次口服，白开水送下，1 个月为 1 个疗程，连续治疗 2～3 个疗程。观察期间停用其它与本病治疗有关的一切药物和疗法。本组 562 例，疗效：痊愈 117 例，占 20.81%，显效 243 例，占 43.23%，总有效率 92.88%，本药对口眼㖞斜、语言不利、半身不遂、肢体活动不灵、疼痛等症状具有较满意的疗效，尤其是对气滞血瘀所致的中风（血栓形成）有明显疗效[5]。对 126 例急性脑梗死患者分为治疗组 64 例，对照组 62 例，均给予静脉滴注灯盏花素，伴有脑水肿者常规给予甘油果糖治疗。治疗组采用复方麝香注射液（由石菖蒲、人工麝香、冰片、郁金、广藿香、薄荷脑组成）10ml 加入 5%GS 250ml 静滴，14 日为 1 疗程；对照组采用胞二磷胆碱 0.5g

加入5%GS 250ml静滴，每日1次，14日为1疗程。治疗组总有效率89.1%，对照组总有效率75.8%，两组差异显著（$P<0.001$）。治疗组与对照组神经功能缺失总积分比较有显著性差异（$P<0.001$）[6]。

4. 脑病　采用复方麝香注射液治疗小儿肺炎中毒性脑病68例给予吸氧、抗感染、对症处理，治疗组采用复方麝香注射液每日2～4ml加入适量10%葡萄糖注射液静滴，同时合用20%甘露醇5ml/（kg·次）正规治疗。对照组除给予20%甘露醇5ml/（kg·次）正规治疗外，每天加用10%葡萄糖注射液50ml、ATP 40mg、Co-A 100U、VitC 1g、胞二磷胆碱（CDPC）15mg/（kg·d）静滴辅助治疗。两组疗效比较，治疗组显效48例，好转16例，无效4例，总有效率为94.1%；对照组显效18例，好转12例，无效14例，总有效率为68.2%。治疗组总有效率高于对照组[7]。

采用麝香注射液联合黄芪注射液治疗新生儿缺氧缺血性脑病58例，并与西药治疗40例对照观察。治疗组予复方麝香注射液1～2ml，黄芪注射液5ml，分别加入适量10%葡萄糖注射液中，每日1次静脉滴注；对照组予胞二磷胆碱100～125mg，细胞色素C15mg，三磷腺苷（ATP）10mg，辅酶A 25～50单位加入适量10%葡萄糖注射液中，每日1次静脉滴注。对严重窒息患儿酌情加纳络酮，2组病例均给予常规吸氧，抗感染，适量脱水剂，采用苯巴比妥抗惊厥等基础治疗，对症处理并发症，2周为1个疗程。治疗组有效率94.83%，对照组有效率85%[8]。

用麝香注射液对31例肺性脑病患者的意识障碍进行治疗，针对每位患者具体情况选用抗菌药物、祛痰、平喘、强心、利尿、纠正水与电解质及酸碱平衡紊乱等综合治疗，所有患者均给予低浓度氧持续吸入。治疗组患者加用麝香注射液20ml、氨茶碱0.25g、地塞米松5～10mg，加入5%或10%葡萄糖溶液250～500ml中静滴，共观察12小时。临床观察可知，麝香注射液对肺性脑病患者的意识障碍有较好的改善作用，其临床治愈及显效病例多于对照组，总有效率90.4%，优于对照组的66.7%，对肺性脑病意识障碍的治疗奏效时间短于对照组[9]。

探讨复方麝香注射液与补阳还五汤联合应用在重型颅脑损伤治疗中的疗效及作用机制。伤者入院后均采取脱水、营养脑细胞、止血、保持呼吸道通畅及对症处理等常规西医治疗，在ICU监护生命体征，有手术指征者行开颅血肿清除，部分去骨瓣减压。治疗组加用复方麝香注射液20ml溶于5%的葡萄糖注射液250ml中静脉滴注，每天2次，并于入院后3d开始鼻饲中药补阳还五汤（方剂组成：黄芪50g，赤芍8g，川芎10g，当归尾8g，地龙10g，桃仁10g，红花6g），水煎，每日1剂，连用15～30日。治疗组生命体征较平稳，觉醒时间明显缩短，神经功能障碍及残死率亦明显降低，两组入院时GCS计分无显著差异，随着病情进展及治疗用药，GCS 计分均升高，12 日后治疗组明显高于对照组（$P<0.05$），伤后 3 个月后随访 GOS 评分，治疗组高于对照组（$P<0.05$），说明治疗组疗效较优[10]。

5. 面神经麻痹　治疗 46 例特发性面神经麻痹，方法：泼尼松 5～25mg 患侧面神经管封闭，1 周 1 次，同时将患侧嘴角处用消毒刀片轻轻划一约 0.5mm 长的刀口，以略微出血为度，然后取米粒大小的一块麝香外敷于切口出血处，再用输液贴或胶布固定，每日一次，直到症状消失为止。1 周内症状体征完全消失恢复正常者 25 例，占 54.3%。2～3 周症状体征消失恢复正常者 16 例，占 34.5%，4 周症状体征完全消失恢复正常者 5 例，占 10.8%[11]。

采用麝香酒治疗面瘫 320 例，取穴：患者下关、阳白、颧髎、地仓、四白、迎香、牵正、颊车穴。每次选 5 穴，直刺或斜刺 15～25mm，得气后出针。取麝香约半粒绿豆大小（约 0.1g），放置于针孔处，上扣自制直径约 2～3cm、厚约 0.5～1cm 面团，面团上放置蚕豆大小艾炷，点燃艾炷施灸，待 1 壮燃尽，易炷再灸，每次灸 7～9 壮。此时患者自觉穴位处有吹风感伴灼热感，或蚁行感伴灼热感，可停止燃艾，待自然冷却后去掉面团，施灸处麝香气味散去，灸处皮肤潮红，用 2% 碘酒清洁皮肤，术毕。每日 1 次，12 日为一疗程。1 疗程后统计效果。320 例中，痊愈 294 例，占 91.9%；显效 14 例，占 4.4%；无效 12 例，占 3.7%。有效率达 96.3%[12]。

6. 呃逆　取一片麝香追风膏，用火或磁疗灯烘热，贴敷于神阙穴，再用手掌做顺时针按摩，以促进血液循环，治疗顽固性呃逆。一般 3～5 分钟呃逆减轻，10 分钟后基本消失。严重者配合针刺双侧内关穴，用泻法[13]。

7. 小儿发热　采用复方麝香注射液治疗小儿发热 50 例，方法：复方麝香注射液 0.5～1.0ml/（kg·d），用 5%、10% 葡萄糖注射液或氯化钠注射液 250ml 稀释后静脉滴注。结果：注射当天体温出现不同程度的下降，第 2 日，体温开始正常 48 例，占 96%；有效 2 例，占 4%[14]。

8. 肩周炎　用火针焠刺麝香治疗肩周炎，方法：主穴：肩部阿是穴、肩三针（肩前、肩髃、肩后）、肩贞、天宗；配穴：手三里、合谷，每次取 3～5 穴。主、配穴均取患侧。消毒后，左手拿麝香，右手持针（选用师氏单头火针），将针烧红插入麝香中，然后快速拔出并迅速将针刺入所选穴位，疾速出针，再在穴位上涂抹万花油，针刺深度根据病情、体质、年龄及针刺部位而定，一般可刺入 0.5～1 寸，隔日 1 次，5 次为 1 疗程。对照组取穴同治疗组，常规消毒穴位，进针得气后，接上 G6805 型电针治疗仪，用疏密波，电流强度以患者能忍受为度，导电 20～30 分钟，每日 1 次，10 次为 1 疗程。2 组疗程间隔均为 5 日，2 疗程内进行疗效评定。本观察结果表明，治疗组治愈率为 61.4%，而对照组治愈率为 43.6%，治疗组的疗效优于对照组[15]。

9. 慢性囊性乳房病　运用“慈姑麝香丸”治疗慢性囊性乳房病82例。药物组成：山慈姑、夏枯草、露蜂房、土鳖虫、天花粉、穿山甲、王不留行、莪术、白僵蚕、白花蛇舌草、皂角刺、制乳没、麝香。制法：泛黄豆大小水丸，百草霜为衣。观察组采用逍遥丸加减，制法同慈姑麝香丸。两种丸药外形一样，同称“乳腺增生丸”，给药时采取单盲法，每次10g；每日3次。观察组平均36日，平均服药总量1080g；对照组平均38日，平均服药总量1140g。观察组治愈26例，显效31例，好转22例，无效3例，总有效率96.34%。对照组治愈9例，显效24例，好转33例，无效14例，总有效率82.50%。两组对比，观察组疗效明显高于对照组，治愈率和总有效率差异非常显著（$P<0.01$）[16]。

10. 感染性创面　采用马应龙麝香痔疮膏（含冰片、炉甘石、硼砂、麝香、琥珀、珍珠、炉甘石、凡士林、羊毛脂等）治疗小面积感染创面患者56例共60处，取得了较好的疗效。治疗方法：面积在2cm×2cm以下感染未深及皮下组织者，直接涂马应龙麝香痔疮膏，并用无菌脱脂棉敷盖包扎，每日1次，所涂药膏以均匀覆盖整个创面厚度约3mm为准；大于2cm×2cm，或感染深及皮下组织者，先清除渗出物及脓液，切除坏死组织，再将药膏均匀涂在创面上使其充分接触，外用无菌脱脂棉覆盖；坏死组织界限不清时，可先涂马应龙麝香痔疮膏去腐收敛生肌，换药时便能较容易地清除坏死组织，再涂马应龙麝香痔疮膏，并不断用止血钳夹取再生皮，使其与肉芽组织生长保持一致，待肉芽组织逐渐与周围组织相平时，不再限制再生皮的生长，否则，易造成创面愈后局部出现凹陷不平。本组病例中，除感染严重全身应用抗生素及必要支持治疗外，采用马应龙痔疮膏外敷均能达到控制创面感染的目的，使创面获愈合，愈合时间最短12日，最长48日，平均30日[17]。

11. 宫颈糜烂　采用马应龙麝香痔疮膏外用治疗宫颈糜烂，在月经干净后3～5日后进行，以防术后感染，患者取膀胱截石位，先用1∶5000高锰酸钾溶液冲洗外阴，用窥阴器扩张阴道，充分暴露子宫颈溃疡面，然后用1‰苯扎溴铵常规消毒溃疡面，用棉签蘸马应龙麝香痔疮膏，均匀地涂擦所有溃疡面，每两天1次，连续使用7次，治疗后注意外阴清洁且禁止坐浴及性接触1个月。本组治疗28例，均治愈，跟踪随访6个月，未见复发[18]。

12. 由麝香组成的著名中成药

（1）紫金散：由麝香、五倍子、拳参、雄黄、朱砂、茅慈姑、红大戟（制）、千金子霜8味组成；功效辟瘟解毒；用于时疫头晕、恶心呕吐，泻痢腹痛，疮疡肿毒。

（2）犀黄丸：由麝香、牛黄、乳香、没药组成；功效解毒散痈化结；用于乳岩，瘰疬，肺痈，流注等症。

（3）醒消丸：由麝香、雄黄、乳香、没药组成；功能消肿止痛；用于痈毒初起，坚硬疼痛。

（4）红灵散：由麝香、雄黄、朱砂、硼砂、礞石（煅）、硝石（精制）、冰片组成；功效祛暑、开窍、辟瘟、解毒；用于中暑昏厥，头昏胸闷，恶心呕吐，腹痛泄泻等症。

（5）通窍散：由麝香、闹羊花、灯草灰、蟾酥、硼砂（煅）、细辛、荆芥（炭）、猪牙皂、冰片组成；功能通关开窍，解暑辟秽；用于受暑中恶，头目眩晕，气闭昏厥，神志不清，四肢厥冷，关窍不通。

（三）按语

麝香为成熟雄麝体香囊中的干燥分泌物，性温、味辛；归心、脾经。功效开窍醒神，活血通经，并能止痛、催产。用于热病神昏，中风痰厥，气郁暴厥，中恶昏迷，经闭，癥瘕，心腹暴痛，痈肿瘰疬，咽喉肿痛，跌仆伤痛，痹痛麻木，以及难产死胎等。现代常用于冠心病心绞痛，急性脑血管病以及其它神经系统疾病；外用治疗疮疡等症。由于野生者药源紧张，故常人工驯养取得。本品内服入丸散，每次 0.06～0.1g；外用适量。不宜入煎剂。

参考文献

［1］《中华本草》编委会．中华本草［M］．精选本．上海：上海科学技术出版社，1998：2375-2504.

［2］崔英，邢倩倩，李志红．麝香保心丸与曲美他嗪联合治疗冠心病 43 例［J］．陕西中医，2006，27（2）：141.

［3］陈广，林丽明．麝香保心丸治疗冠心病心绞痛 36 例临床观察［J］．国医论坛，2006，21（6）：23-24.

［4］袁华英，颜湘文．麝香保心丸穴位贴敷治疗慢性支气管炎及哮喘 128 例临床观察［J］．中国针灸，1997，17（9）：539-540.

［5］南征，南红梅，南劲松，等．麝香抗栓胶囊治疗中风（脑血栓）662 例临床与实验研究［J］．2005，21（1）：11-12.

［6］杨文丽．复方麝香注射液治疗急性脑梗死 64 例临床观察［J］．中原医刊，2005，32（5）：38-39.

［7］孟学君．复方麝香注射液治疗肺炎中毒性脑病 68 例临床观察［J］．右江医学，2007，35（6）：665-666.

［8］刘艳辉．麝香注射液联合黄芪注射液治疗新生儿缺氧缺血性脑病 58 例临床观察［J］．河北中医，2007，29（5）：454-455.

［9］崔芳，杨金梅，李百宇，等．麝香注射液治疗肺性脑病 31 例临床观察［J］．中国

医学研究与临床，2005，3（8）：48-49.

［10］张天益，罗文新，何碧军，等.复方麝香注射液联合补阳还五汤治疗重型颅脑损伤51例临床观察［J］.中国中医药科技，2004，11（6）：367-368.

［11］唐鲁峰，王颖琛，蒋黎.强的松龙、麝香治疗特发性面神经麻痹46例疗效观察及护理［J］.中华今日医学杂志，2003，3（21）：87-88.

［12］李民兰，刘建玉.麝香灸治疗面瘫320例［J］.中国针灸，2004，24（10）：708.

［13］崔亚红.神阙穴贴敷麝香追风膏治疗顽固性呃逆50例［J］.中国民间疗法，2006，14（1）：27.

［14］徐同生，张云凌.复方麝香注射液治疗小儿发热50例疗效观察［J］.时珍国医国药，2004，15（10）：680.

［15］温乃元，李维香，钟洪正，等.火针粹刺麝香治疗肩周炎120例临床观察［J］.新中医，2001，33（4）：43.

［16］王有录，孙传章.慈姑麝香丸治疗慢性囊性乳房病82例临床观察［J］.河北中医，1992，14（5）：35-36.

［17］许振南.马应龙麝香痔疮膏治疗小面积感染创面56例观察［J］.现代中医药，2008，28（1）：17.

［18］王云玲.马应龙麝香痔疮膏治疗轻、中度子宫颈糜烂28例临床体会［J］.海峡药学，2006，18（4）：189-190.

（张锋莉　高想　胡世云　孙玉芝）

蟾酥（《本草衍义》）

（一）概述

【别名】蟾蜍眉脂（《药性论》），蟾蜍眉酥（《日华子》），癞蛤蟆浆（《新疆药材》），蛤蟆酥（《山东中药》），蛤蟆浆（《中药材手册》）。

【科属】为中华大蟾蜍或黑眶蟾蜍的耳后及皮肤腺分泌的白色浆液，经加工干燥而成。

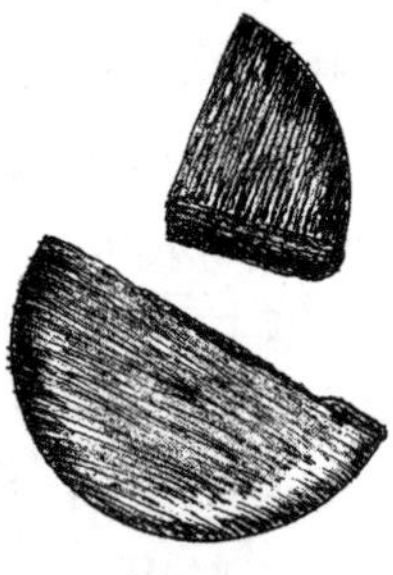
蟾酥

【生态】见“蟾蜍”条。

【成分】其化学成分比较复杂，约可分为四大类。

（1）蟾蜍毒素类：根据配基不同，又将该类化合物分为脂蟾毒红基、日本蟾毒它灵、蟾毒灵、华蟾毒精、沙蟾毒精、华蟾毒它灵、蟾毒它灵、羊角拗配基、南美蟾毒精、19-羟基蟾毒灵、嚏根配基、远华蟾毒精、欧蟾毒它灵类13类，每一类又分为多种化合物。

（2）蟾毒配基类：这类化合物可能是在加工过程中蟾蜍毒素被分解而生成的，共有20多种。

（3）蟾毒色胺类：又称吲哚碱类，已分离出5-羟色胺、蟾蜍色胺、蟾蜍季胺、蟾蜍噻宁、脱氢蟾蜍色胺、去氢蟾蜍毒素等。

（4）其它化合物：从蟾酥中还可以分离出吗啡、肾上腺素、胆甾醇、7α-羟基胆甾醇、7β-羟基胆甾醇、麦角甾醇、菜油甾醇β-谷甾醇、嘌啶类、多糖类、肽类、氨基酸、有机酸等化合物。

【药理】参见“蟾蜍”。

【炮制】将体表洗净，晾干，挤取耳后腺及皮肤腺的白色浆液，盛于瓷器内（忌与铁器接触，否则易变黑），并立即用铜筛滤净泥土及杂质，涂于玻璃板、竹签上或刮入圆形模型中，晒干储存。用时以碎块置酒或鲜牛奶中溶化，风干或晒干，研细，入丸、散。

【药性】辛温，有毒；归心经。

【功效】辟恶通窍，疗疳止痛，解毒消痈，强心利尿。对恶疮阴疽，咽喉肿痛，中暑吐泻，腹痛昏厥，疳积牙痛，中风神迷，心肺衰竭，癌肿、冠心病，手术麻醉等，均有著效。

【用量】本品有毒，内服剂量须严格掌握，一般入丸、散，每次0.015～0.03g外用适量，不可入目。

【禁忌】由于能引起子宫收缩，孕妇禁用。

【前贤论述】

（1）《药性论》：“脑疳，以奶汁调，滴鼻中。”

（2）《医学入门》：“主痈疮疔肿瘰疬，一切恶疮顽癣。”

（3）《纲目》：“治发背疔疮，一切恶肿。”

（4）《本草便读》：“蟾酥善开窍辟恶搜邪，惟诸闭证救急方中用之，以开其闭，然服食总宜谨慎，试以少许置肌肤，顿时起泡蚀烂，其性可知。研末时鼻闻之即嚏不止，故取嚏药中用之。”

（5）《玉楸药解》：“涩精助阳。涂磨麈顶，治精滑梦遗。”

（二）应用

1. 心血管疾病

（1）心力衰竭：用强心散（蟾酥1份，茯苓9份）治疗各种心力衰竭30例，显效12例，有效14例，无效4例，总有效率86.7%。治疗后心电图有不同程度的改善[1]。用蟾酥每次4～8mg，每日2～3次，治疗各种心力衰竭13例，其中12例用药后症状、体征改善，脉率减慢，尿量增加，水肿消失或减轻，肝脏缩小；1例房颤终止[2]。

（2）心律失常：含蟾酥的中成药“心宝”常用于缓慢心律失常，有一定疗效。用护心丹（主要含蟾酥、麝香、人参、三七等），治疗21例病态窦房结综合征，可使心率增快，临床症状明显改善[3]。用蟾酥1mg，每日3次，治疗频发早搏80例（室上性19例，室性61例），结果显效26例，有效29例。室性与室上性早搏有效率相似，疗效明显高于苯妥英钠对照组[4]。

（3）冠心病：用“冠心一号片”（蟾酥、生晒参、冰片、琉璃草）治疗心绞痛30例，总有效率76.7%。上海华山医院戴瑞鸿教授等研制的麝香保心丸（以蟾酥、麝香、苏合香脂为主药）治疗冠心病，有抗心肌缺血的作用，并可能有强心作用[5]。晚近的研究表明，该药还具有促进冠状血管新生作用，为中药治疗冠心病增添新的途径。

2. 结核　用蟾酥水溶液总成分注射液肌内注射，每日总量16～20mg，3个月为一疗程，持续1～3个疗程，治疗43例各种结核病，总有效率83.7%，痊愈率46.5%[6]。

单纯口服蟾酥片剂，每次1片（含纯蟾酥5mg），每日3次，治疗14例骨关节结核瘘孔，治愈6例，有效5例，无效3例。口服蟾酥片并用0.1%蟾酥液向瘘孔滴入，每日或隔日1次治疗骨关节结核瘘孔59例，治愈39例，有效18例，无效2例，有效率96.6%。应用上述口服加滴入蟾酥法治疗慢性骨髓炎瘘孔16例，治愈12例，有效3例，无效1例[7]。用蟾酥香油纱条（蟾酥0.1g，研细，加香油100ml混匀，做成纱条）充填，治疗结核性瘘管40例，痊愈36例，好转4例[8]。

3. 上呼吸道感染　采用蟾酥注射液治疗上呼吸道感染68例，每次给予蟾酥注射液2ml，im，bid；对照组65例给予利巴韦林10mg/（kg·d），im，bid，其它治疗措施两组相同。结果：治疗组退热、止咳、喷嚏、流涕、鼻塞消失时间明显短于对照组，未见明显不良反应发生[9]。

4. 血液病　采用蟾酥针剂肌注，每次0.0625mg/kg，每日2次，治疗小儿再生障碍性贫血25例，其中急性型21例，慢性型1例，Fanconi氏贫血1例，婴儿型单纯红细胞再障2例，结果缓解3例，明显进步8例，进步11例，无效3例，近期总有效率88%[10]。用六神丸（蟾酥为主要成分）每日90～120粒，最大量每日150粒，治疗慢性粒细胞型白血病7例，完全缓解及部分缓解各1例，进步5例；与泼尼松合用，治疗急性白血病3例，完全缓解1例，无效2例。认为六神丸对粒细胞系统有明显的抑制作用，而对血红蛋白，血小板影响不大。用药期间所有病例均未并发感染，对治疗前已有的感染如口腔溃疡等均有显著疗效[11]。用蟾蜍150～300mg，加服泼尼松每日30mg，治疗急性白血病13例，完全缓解1例，部分缓解Ⅰ级2例，Ⅱ级1例，有效者均为急性粒细胞型白血病[12]。

5. 化脓性感染　用蟾酥水溶性总成分注射液每次5～10ml（10～20mg），

每日2次肌内注射，治疗急性扁桃体炎、咽炎、脓肿、疖痈、乳腺炎、淋巴管炎、淋巴结炎等化脓性感染250例，结果痊愈204例，好转29例，无效17例。认为本药对常见外科、皮肤科、口腔科各种化脓性感染均有效，对某些抗生素不敏感或有耐药性的化脓性疾患，亦往往收到满意的效果。化脓性骨髓炎合并瘘管者，可用本注射液加1倍蒸馏水稀释后作瘘管滴入；化脓性皮肤病可用本品局部外敷。用蟾酥涂膜剂（将聚乙烯醇加蒸馏水溶胀后加热溶解，再加入蟾蜍酊即成）涂患处，每日3次，治疗初期痈疽疔疮83例，痊愈58例，显效9例，好转13例，无效3例，总有效率96.3%[13]。

6. 炎性外痔　采用蟾酥肿痛消熏洗治疗炎性外痔。治疗组予蟾酥肿痛消熏洗，药物组成：蟾酥3g，刺猬皮10g，委陵菜30g，芒硝20g，五倍子30g，黄柏30g，苦参30g，红花30g，冰片（单包后放）10g，青盐50g。将蟾酥捣碎，同其它诸药装入纱布袋中，加水2kg，浸泡30分钟，煎沸30分钟，置入冰片，用煮沸药液熏洗，待药液水温在42℃左右时坐浴，每次30分钟，每日1～2次；对照组热水熏蒸后局部热敷，水温适宜后清洗肛门，用马应龙麝香痔疮膏适量涂擦局部，每日1～2次。2组均7天为1个疗程。结果：治疗组105例，治愈80例，好转22例，未愈3例，有效率97.1%；对照组43例，治愈20例，好转8例，未愈15例，有效率65.1%[14]。

7. 落枕　以蟾酥外敷治疗落枕。方法：取活蟾蜍2只，置于20℃温水中待用。先将两块砖放于炉上加温至炙手，再将蟾蜍背部贴在砖上，使蟾酥滋出。待砖冷却至不能灼伤皮肤时（要有烫感），将有蟾酥的一面紧贴在痛剧处，至完全冷却时取下换上另一块，1日1次，2日1个疗程。治疗效果：本组经1～2个疗程治愈者60例，3个疗程治愈者2例[15]。

8. 坐骨神经痛　用蟾酥膏（蟾酥、细辛、丁香、雪上一枝蒿等）贴肝俞、肾俞、腰阳关、环跳、风市、梁丘、阳陵泉、悬钟、承山、殷门等穴，每5～7日更换1次，4次为一疗程。治疗坐骨神经痛240例，显效142例，有效88例，无效10例，总有效率96%[16]。

9. 手术麻醉　蟾蜍有较好的麻醉作用，但因其渗透作用稍差，故多用于黏膜麻醉，据报道可用于口腔科手术，耳鼻喉科扁桃体摘除术、鼻腔手术，外科甲状腺摘除术，以及食管镜检查术等，一般用蟾酥酊或蟾酥配伍细辛、生川乌、生草乌、生半夏等涂于手术野表面，或用蟾酥注射液穴位注射。

10. 恶性肿瘤

（1）皮肤癌：用蟾酥磺胺软膏或蟾酥二甲基亚砜磺胺软膏治疗皮肤癌62例，临床治愈31例（50%），对基底细胞癌效果较好，27例中近期治愈22例，对鳞癌效果差[17]。

（2）食管癌、贲门癌：用蟾酥水溶液注射液口服，每次2ml（10mg），每日3次，少数患者最初1～2个月肌内注射，每次2ml，每日2次，后全部改口服。治疗食管癌、贲门癌110例，观察到疗效虽不及手术组，但手术后应用蟾酥水溶液，其1年及2年生存率均高于单纯手术切除组。与呋喃氟尿嘧啶有协同作用，不仅可使用药量减少，且减少副作用，用药期间白细胞不下降反而升高[18]。

（3）小细胞肺癌：观察蟾酥注射液联合化疗治疗晚期非小细胞肺癌的疗效。将83例晚期非小细胞肺癌患者随机分为两组。治疗组化疗同时加用蟾酥注射液20ml加5%葡萄糖液500ml静脉滴注，1次/日，连用8～10日。对照组NP方案化疗，即诺维本（NVB）联合顺铂（DDP），28日为1周期，连续两个周期。结果：治疗组有效率51.06%，对照组有效率为41.67%，差异有显著性（$P<0.05$）。认为蟾酥注射液配合化疗治疗晚期非小细胞肺癌，可降低化疗对患者免疫功能的影响，改善患者的生活质量[19]。

（4）癌性疼痛：用复方蟾酥散外敷治疗癌痛60例，治疗组应用复方蟾酥散（由蟾酥、麝香、冰片、肉桂、细辛、草乌、血竭、桃仁、三棱、莪术、青黛、泽兰、黄柏、茜草等为主组成，研末混匀，按处方剂量分包、密封）外敷治疗。使用前洗净患处皮肤，取药1包以麻油调匀涂敷于患者疼痛部位，上覆消毒纱布并以胶布固定，24小时换药1次，5日为1疗程。对照组应用蟾酥膏治疗。每次取膏药1张贴敷患处，24小时换药1次，5日为1疗程。2组在疼痛缓解度、镇痛疗效方面有显著性差异，治疗组优于对照组；止痛起效时间差异无显著性意义，止痛持续时间治疗组优于对照组；生活质量的影响效果，治疗组明显优于对照组[20]。

（5）恶性胸腔积液：观察蟾酥注射液联合顺铂治疗恶性胸腔积液的临床疗效，将48例恶性胸腔积液患者随机分成治疗组：胸腔注射蟾酥注射液20ml和顺铂40mg+生理盐水20ml；对照组：胸腔注射顺铂40mg+生理盐水20ml，每周1次，2～3周为1个疗程，1个月后进行疗效评价。结果：治疗组26例，有效率（CR+NR）80.8%，对照组22例，有效率（CR+NR）50.0%，两组间有显著性差异（$P<0.05$）[21]。

11. 神经性皮炎　用1%蟾酥酊涂患处，每日2～3次。治愈8例经多种方法未能治愈的局限性神经性皮炎，对有明显苔藓样硬化的病例效果较好，对播散性（又名异位性）神经性皮炎无效[22]。用梅花针先在皮损处叩打，再涂蟾酥液，2日1次，治疗98例神经性皮炎，治愈78例，好转18例，无效2例，总有效率97.9%[23]。

（三）按语

蟾酥味辛，性温，归心经；蟾蜍味辛，性凉，入心、肝、脾、肺经，皆有毒，古代多用于解毒消肿止痛。蟾酥既能辟恶通窍、疗疳止痛，又能强心利尿，解毒消痈，临床应用很广，尤其在中成药中有广泛的应用，如“六神丸”、“蟾蜍丸”、“蟾蜍锭”、“梅花点舌丹”、“麝香保心丸”、“心宝”等为临床常用。

近年来蟾蜍、蟾酥被广泛运用于治疗肿瘤和血液病，具有较好的抗炎和抗肿瘤、提高免疫功能的作用，又能防治放疗、化疗引起的白细胞降低。蟾酥制剂具有类肾上腺素作用，能增强机体对化疗和放疗的耐受力。

参考文献

[1] 中医研究院西苑医院 . 强心散治疗各种心力衰竭 [J]. 新医药通讯，1972，(5)：46.

[2] 王协修 . 蟾蜍治疗心力衰竭 13 例初步疗效报告 [J]. 武汉医药卫生 . 1959，(4)：398.

[3] 刘王明，丁元珍 . 护心丹治疗病态窦房结综合征近期疗效观察 [J]. 中西医结合杂志，1984，4 (10)：590.

[4] 杨素娟 . 蟾蜍及蟾酥的临床应用与研究进展 [J]. 中医药信息，1992，(5)：13.

[5] 戴瑞鸿，王受益，吕国庆，等 . 麝香保心丸对冠心病患者心功能影响的初步探讨 [J]. 中西医结合杂志，1986，6 (6)：329.

[6] 许长照 . 蟾酥水溶性总成分对肺结核病人免疫功能的影响 [J]. 中医杂志，1981，(8)：37.

[7] 鞍山千山结核医院蟾酥研究组 . 蟾酥治疗骨关节结核瘘孔及慢性骨髓炎瘘孔 89 例的疗效观察 [J]. 辽宁医学杂志，1971，(3)：28-29.

[8] 刘德厚 . 蟾酥香油治疗结核性瘘管疗效观察 [J]. 中国中药杂志，1981，(6)：35.

[9] 李敏 . 蟾酥注射液治疗上呼吸道感染 68 例 [J]. 医药导报，2005，24 (1)：29.

[10] 刘家伟，严淑芳，吴征远，等 . 蟾酥针剂治疗小儿再生障碍性贫血 25 例临床分析 [J]. 1984，9 (4)：383-386.

[11] 天津市中医院血液组 . 六神丸治疗白血病 10 例临床疗效观察 [J]. 天津医药，1976，(3)：135-136.

[12] 薛开先 . 蟾蜍抗癌作用的探讨 [J]. 江苏中医药，1979，(4)：47.

[13] 吴晓放 . 蟾酥涂膜剂用于治疗痈疽疔疮 [J]. 中药材，1991，14 (2)：48.

[14] 李燕 . 蟾酥肿痛消熏洗治疗炎性外痔 105 例临床观察 [J]. 河北中医，2009，31 (3)：367.

[15] 王立宁，孙爱芹，潘新杭 . 蟾酥外敷治疗落枕 62 例 [J]. 中国民族民间医药杂志，2002，(1)：24-25.

[16] 蔡德猷 . 蟾酥膏穴位贴药疗法治疗原发性坐骨神经痛 240 例疗效观察 [J]. 中成药研究 . 1984，5：17.

[17] 青岛市肿瘤协作组 . 新医药研究 . 1972，(3)：41.

［18］闵峰，徐福松，宁克勤，等．蟾酥水溶液治疗110例食管癌贲门癌临床观察［J］．南京中医学院学报，1987，(1)：13-14.

［19］赵建清，邢立强，李旺，等．蟾酥注射液联合化疗治疗晚期非小细胞肺癌的临床研究［J］．时珍国医国药，2006，17(8)：1604-1605.

［20］陈孟溪，黄立中，何英红，等．复方蟾酥散外敷治疗癌痛60例临床观察［J］．湖南中医学院学报，2004，24(3)：37-39.

［21］叶爱琴，吕建峰，刘华．蟾酥注射液治疗恶性胸腔积液的临床观察［J］．时珍国医国药，2007，18(3)：673.

［22］杨泽民．蟾酥酊治疗神经性皮炎［J］．浙江中医杂志，1985，20(9)：403.

［23］蒋勇华．蟾酥液外用方［J］．临床皮肤科杂志，1986，(2)：157.

（朱又春　陈淑范　朱彤）

羚羊角（《神农本草经》）

（一）概述

【科属】为牛科动物赛加羚羊 *Saiga tatarica* L. 的角。

【生态】羚羊，体型中等，身长1～1.4m，雄体肩高70～83cm。头大，鼻吻膨大，鼻孔也大，且能灵活伸缩和左右摆动。额前部较隆突，眼大，耳短，四肢细小，蹄低而长，尾细短，下垂。雄体具角，长于眼眶之上，向后微倾，雌体仅有短的突起。角呈长圆锥形，角基部为棕黄色，上部黄白色如蜡，长25～40cm。全体略呈弓形弯曲，表面光滑，有细纵纹。通体透明，透视可见血丝和血斑。表面约有20个轮脊，角上部至尖端光滑无轮脊，手握有舒适感。角部有骨塞，无骨塞部分中心有扁三角形的“通天眼”直通尖端。主要栖息于半沙漠地区，群栖。夏季多居于空旷的荒漠地带，晚秋至冬季则在盐沼半荒漠地带。分布于新疆等地。

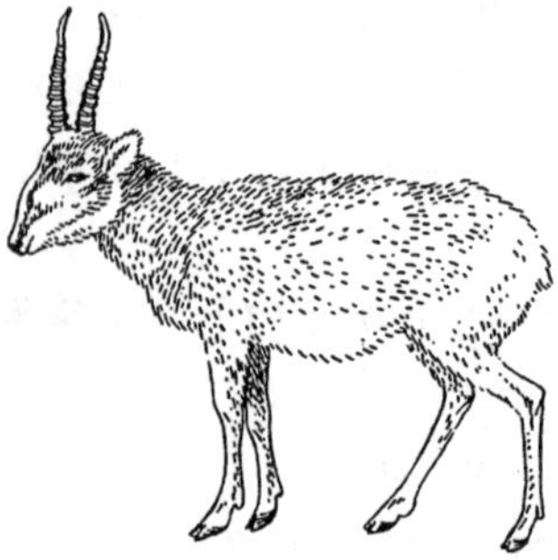

赛加羚羊

羚羊角为平肝息风、清热解毒、镇惊之要药，但由于货源稀缺，价格昂贵，不能普及。故应努力寻找代用品，以满足临床需要。

（1）据内蒙古医学院对鹅喉羚羊角 *Saiga tatarica* Linnaeus 进行了研究，发现它具有与羚羊角类似的成分、药理作用和临床疗效，因此认为它是一种很有发展前途的羚羊角代用品。[1]

（2）西藏原羚 *Procapra picticaudata* Hodgson 的角也可以代替羚羊角入药。[2]

（3）青羊角、黄羊角亦可代替羚羊角入药，惟用量需加大始效。

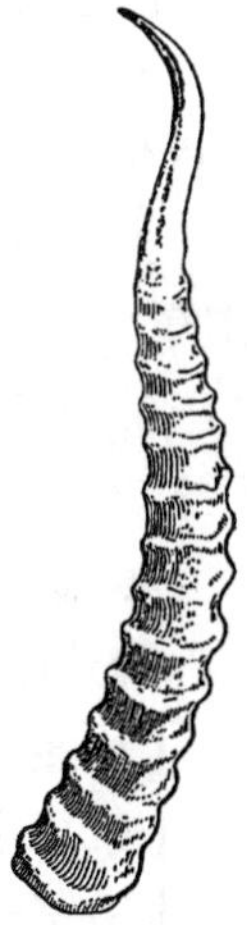

羚羊角外形

【成分】含磷酸钙、角蛋白及不溶性无机盐。角含有锌、锰、溴等 17 种微量元素[3]；亦含有赖氨酸、苯丙氨酸等多种氨基酸[4]。

【药理】

（1）抗惊厥作用：小鼠腹腔注射羚羊角注射液 0.8mg/kg 可对抗士的宁所致的惊厥。给小鼠服羚羊角煎剂 10mg/g，能显著地降低咖啡因所致的惊厥率和加快其恢复率，使死亡率降低。[5] 腹腔注射羚羊角液 4mg/g 可使脑内 5-HT 含量显著增高，明显降低小鼠脑内 DA 水平，[6] 表明羚羊角的中枢抑制作用可能与脑内儿茶酚胺减少有关。

（2）镇静作用：腹腔静脉注射羚羊角水煎液、水解液，在小鼠身上均表现出对戊巴比妥钠的协同作用，均能显著延长硫喷妥钠的睡眠时间，能明显抑制小鼠自主性活动。[7] 大鼠口服羚羊角粉末 2mg/g，出现明显的抑制运动量的作用。给外皮浸出液，能降低小鼠朝向性运动反应。故认为羚羊角有中枢镇静作用。

（3）解热作用：对疫苗发热的家兔，以煎剂 4mg/g 灌胃或 2mg/g 静注，均有明显的降温作用。且解热作用与安乃近相似。对伤寒、副伤寒甲乙菌苗致热家兔，也可使其体温降低。对 2，4- 二硝基苯酚引起的大鼠发热，有明显的降低体温作用，作用时间可达 4h 以上。[8]

（4）降压作用：羚羊角醇提液 1mg/g 给麻醉犬或猫静脉注射，可使血压降低，能增加动物耐缺氧能力。[9]

（5）对平滑肌的作用：本品水煎液对家兔十二指肠，离体豚鼠回肠表现兴奋作用，而水解液呈抑制作用。水煎液和水解液对离体大鼠子宫、动情周期子宫及妊娠子宫，均呈现明显兴奋作用。经证实这些作用与 M 受体无关。[10]

（6）抗菌及抗病毒及免疫功能作用：本品酶、酸水解液对金黄色葡萄球菌、绿脓杆菌、乙型链球菌以及流感病毒均有不同程度的抑制作用，并有促免疫功能作用。[6]

【炮制】全年均可捕捉，捕捉后锯下角，以从茎部锯为好。一年中以 8～10 月锯角为佳。

【药性】咸寒，归肝、心经。

【功效】

1. 平肝息风、镇惊安神　临床广泛用于肝风内动之惊痫搐搦，热病而致神昏惊厥、谵语发狂，每日1.2g分吞，皆有镇痉之显效。

2. 清肝明目　凡肝阳上亢之头痛眩晕，原发性高血压，肝火上炎之目赤翳膜，均有平肝潜阳，明目消翳之功。

3. 清里透表、退热　无论外感内伤，虚热实热，凡以发热为主，皆可用之。

4. 解毒凉血散血　凡湿热疫毒型肝病，因血热而致出血、发斑、疮疡肿毒、肺热咳喘等加用本品皆获佳效。

【用量】内服：磨汁1～1.5g；煎汤1.5～3g；或研作散剂，冲服。

【禁忌】脾肾阳虚无内风者忌用。

【前贤论述】

（1）《神农本草经》："主明目，益气起阴，去恶血注下，避蛊毒恶鬼不祥，安心气，常不厌寐。"

（2）《名医别录》："味苦，微寒，无毒。疗伤寒，时气寒热，热在肌肤，温风注毒伏在骨间，除郁、惊梦、狂越、僻谬及食噎不通。久服强筋骨，轻身，起阴，益气，利丈夫。"

（3）《开宝本草》："疗伤寒，时气寒热，热在肌肤，温风注毒伏在骨间，除郁，惊梦，狂越，僻谬，及食噎不通。"

（4）《本草纲目》："平肝舒筋，定风安魂，散血下气，辟恶解毒，治子痫痉疾。"

（5）《景岳全书》："能清肝定风，行血行气，辟鬼疰邪毒，安魂魄，定惊狂，祛魇寐，疗伤寒邪热，一切邪毒，中恶毒风，卒死昏不知人，及妇人子痫强痉，，小儿惊悸烦闷，痰火不清。俱宜为末，蜜水调服，或烧脆研末，酒调服之。若治肿毒恶疮，磨水涂之亦可。"

（6）《本草纲目拾遗》："主溪毒及惊悸，烦闷，卧不安，心胸间恶气毒，瘰疬。"

（7）《药性论》："治一切热毒风攻注，中恶毒风卒死，昏乱不识人。"

（8）《本经逢原》："诸角皆能入肝，散血解毒，而犀角为之首推，故痘疮之血热毒盛者，为之必需。若痘疮之毒，并在气分，而正面稠密，不能起发者，又须羚羊角以分解其势，使恶血流于他处，此非犀角之所能也。"

（二）临床应用

1. 发热　羚羊角善治热病，无论外感内伤，实热或虚热，凡以发热为主者，皆可用之。采用羚羊角胶囊治疗小儿高热30例，其既能退热又能镇静抗惊厥，具有疗效确切，无副作用的优点，值得进一步研究[11]。近贤张锡纯用羚羊角治疗温热病，认为羚羊角既善清里，又善透表，能引脏腑间之热毒达于肌肤而外出，疹之未出，或已出而速回者，皆可以此表之，为麻疹托表之妙药。即表之不出而毒气内陷者，服之亦可内消。用羚羊角治小儿疹毒鸱张，高热痉厥者，用量少则一钱，多则用三钱，煎汤分次徐服，疗效显著。瘟疫表里俱热，头面肿痛，其肿或连项及胸，张氏用羚羊角与石膏、荷叶、连翘等相配组成青盂汤，大能透发温疫斑疹之毒火郁热，消除头面处肿痛。张氏认为羚羊角虽为挽回险症之良药，但价格昂贵。他临症细心品验，若须用羚羊角，多以鲜茅根，生石膏，阿司匹林并用代之，服用时将前二味煎汤一大碗，分次服阿司匹林，其清热之力不亚于羚羊角。[12]治高热神昏，用羚羊角粉、黄芩、栀子、黄连、升麻、枳壳等份共研细末，炼蜜为3g重蜜丸，每服一丸，日服两次。或用羚羊角、黄芩、犀角各0.5g，麦冬30g水煎服治疗小儿急惊高热。[13]

朱良春教授常用羚羊角粉配人工牛黄、青黛等份治疗成人Still's病中的高热不退，另配以扶正蠲痹胶囊以调节免疫功能，收效甚佳。

肿瘤中晚期发热：肿瘤发热是指无确切感染灶，使用抗生素无效的顽固性发热。这类发热多数是有规律地在午后或者傍晚开始发热，次日凌晨发热自动缓解。朱老用羚羊角粉配人工牛黄用于治疗肿瘤发热屡用屡验，患者于每天上午九时下午四时各服用一次，其量根据前一回发热情况而定：体温高于38℃，0.9g/次；高于39℃，1.2g/次；高于40℃，1.5g/次。无热可防，发热可退，热退身安，不会大汗淋漓。中晚期恶性肿瘤患者，因体质虚弱，发热很难控制。由于肿瘤细胞的浸润，造成血浆中游离原胆烷醇酮的增高而激活白细胞释放致热原，或由于癌肿组织变性坏死的代谢产物所致发热，故单纯作用解热镇痛剂疗效欠佳。出汗太多，复发率高，并且容易引起消化道出血。朱老认为，恶性肿瘤晚期患者机体阴阳失调，气阴两虚，热入血分，邪入气分，故邪热缠绵经久不退。朱老创订“犀羚散”凉血清热，镇痛，结合舌脉体征辨证论治，辅以中药汤剂，扶正祛邪，标本兼治，具有良好的退热效果，维持降温时间长。停药后体温回升率低，且无明显副作用。

2. 高热抽搐　羚羊角具有抗惊厥作用，尤其是感染性疾病引起的高热抽搐，本品配钩藤、生地、菊花等有良效。对肝阴不足的孕妇子痫之抽搐，本品配麦冬、桑寄生等也有明显疗效。曾治一姜姓小孩，7岁，高热，体温持续在39.8℃以上5日，咳嗽、痉挛。静脉补液、青霉素钠盐结合解热、镇痉、止咳等药物治疗，4日后，体温仍不下降，反致抽搐更甚。查其舌质红，苔黄干，脉弦数。此属肝经热郁不解，热极生风之症。用《通俗伤寒论》羚羊角钩藤汤加水牛角、地骨皮，1剂，水煎，1日分3次服。药后，抽搐渐止，2剂药后，热退身凉、脉静。更投沙参麦冬汤调养而愈。[14]

3. 肝炎　朱师在临床中，在清热利湿退黄之剂中加入羚羊角，既能清肝泄热，助利湿退黄之功，又具有保护肝脏的作用。用茵陈蒿汤加羚羊角、赤芍、五味子等治疗急性肝炎，无论有无黄疸，都有直接降转氨酶和退黄疸的作用，能缩短病程，提高疗效。

4. 用治肝火症　肝火之症多因肝郁不疏，郁而化火，气火上逆，出现冲激上逆现象，即《纲目》“相火寄于肝胆，在气为怒，病则烦懑气逆，噎塞不通。寒热及伤寒伏热，而羚羊角能平之”。[14]《宣明论方》用羚羊角汤治阳厥、气逆，亦取其本品平肝清热之功。就是肝郁化火之胸胁疼痛、烦闷、头胀痛、吐血等症，轻则柴胡清肝散，重则龙胆泻肝汤，加羚羊角都能提高清肝泻火的功效。

5. 流行性脑炎　流行性脑炎出现惊痫及痉挛、角弓反张、撮口等症状时，中医辨证为肝风内动所致。羚羊角善治之。

陈治恒在治疗脑炎过程中，当患者出现高热无汗，四肢抽搐时应用羚羊角加味，收效颇速。

选用羚羊角粉、钩藤、焦栀子、麦冬等清热生津、祛风通络之药治疗乙脑后遗症，取得较好疗效[15]。

肝风内动证有虚实之分，对于阳亢风动或热极生风，尤为合拍。临床上，凡是在平肝息风的方中增入羚羊角都有直接提高息风止痉、开窍醒脑的作用。若是在镇肝熄风汤、大定风珠等方中少佐本品，可提高疗效。冯石松曾用白虎汤加羚羊角、葛根等治疗流脑 8 例。[14]

6. 破伤风　羚羊角对破伤风亦有很好的解毒息风止痉作用，破伤风表现中的角弓反张诸症属中医肝风内动范畴。冯石松用止痉散加羚羊角等治愈破伤风 2 例，均取本品的息风止痉、开窍醒脑和对中枢神经的抑制作用。[14]

7. 原发性出血性紫癜　出血之因多由火盛气逆，羚羊角具有良好的清肝泄热之功效，其角质还能直接参与凝血因子作用。如对鼻衄、咯血、肌衄、尿血等症，在辨证选方的基础上配伍本品，可提高止血疗效。对于出血甚多，有气随血脱之势者，前贤虽有“无形之气宜速固”之说，但若在补气固脱之方中配伍羚羊角，多可收到补气固脱、凉血止血之双重功效。若是用羚羊角粉兑入童便中服用，其凉血止血之功更著。

应用羚羊三黄汤治疗原发性血小板减少性紫癜。服用本剂 3～7 天，全部血止，紫癜消退[16]。

8. 小儿麻疹　治小儿疹后余毒未清，用羚羊角 3g，金银花、黄芪各 50g，煎汤日服 2 次，疗效颇著。[13]

9. 治疗顽固性鼻衄　豢龙汤，治疗鼻衄 100 例，效果显著。临床表现为突发一侧或两侧鼻衄。检查鼻腔、全身及各种辅助检查无明显病状。豢龙汤：羚羊角 0.3～4.5g，牡蛎 15g，南沙参 12g，麦冬 12g（青黛拌），川贝 6g，夏枯草12g，丹皮10g，黑荆芥6g，薄荷炭3g，茜草根6g，牛膝10g，白茅根15g，藕节10g，水煎服，每日一剂。痊愈81例，显效12例，有效5例，无效2例，总有效率为98%。

【病案举例】马某，男，60岁，1997年5月13日初诊：反复鼻出血10余年，突发两天，右鼻孔出血不止，出血点看不清，往鼻腔填塞凡士林细纱条，血从后鼻孔下流，即改用后鼻孔填塞。血压158/98mmHg，血、尿、大便常规检查未见明显异常，EKG：T波低平。面红，舌苔黄腻，脉弦细数。证属：肝阳上亢，治宜平肝潜阳，凉血止血。予豢龙汤原方三剂，煎服，药后衄止，即除去鼻孔堵塞物，又服五剂，随访一年无复发。[17]

10. 小儿哮喘　使用新医散治疗小儿哮喘效佳。新医散由人工牛黄600g，冰片200g，川贝母200g，天竺黄600g，天麻1500g，羚羊角粉400g，黄连600g，麦冬1000g，玄参1000g，朱砂600g，琥珀1000g，胆南星600g，白芷600g，橘红1000g，枳壳1000g，硼砂400g，雄黄600g组成。先将天麻、黄连、麦冬、玄参、白芷、橘红、枳壳研成细粉，再同其它药物放入球磨机磨细，过120目筛，分装，每包1.5g。常用量：6个月以下每次1/5包，6个月～1岁1/4包，1～2岁1/3包，2～3岁1/2包，3～5岁1包，5～7岁1包半。乳汁或水化服。

新医散中牛黄、冰片、川贝母、天竺黄、羚羊角粉、雄黄及天麻芳香开窍、清热化痰，又可息风平肝；黄连、麦冬、玄参清热止渴，济水之上源；朱砂、琥珀、胆南星、僵蚕、白芷安神镇静，息风定惊化痰，祛风止痉；橘红、枳壳二药，理脾化痰，行气导滞。诸药共奏清热化痰、镇痉息风、通宣肺气、标本兼治之功。[18]

11. 小儿支原体肺炎　支原体肺炎是由肺炎支原体引起的肺部急性炎症。约占小儿肺炎的22%。采用大环内酯类抗生素治疗，常伴有消化道不良反应。采用连休蜈蚣地龙汤（由黄连、细辛、重楼、地龙、法夏、杏仁、羚羊角、桑白皮、地骨皮、蜈蚣、麻黄、丹参等组成）治疗小儿支气管肺炎65例，获得较好疗效。方中黄连、重楼、蜈蚣，均有明显抗菌抑菌功效。地龙、法夏、麻黄、杏仁、桑白皮、细辛，有止咳平喘祛痰作用。地龙缓解支气管平滑肌痉挛，丹参能降低毛细血管通透性，减少渗出，改善肺循环，消除炎症。蜈蚣能增强机体的免疫功能，促使肌体康复。而羚羊角大清热毒，配合桑白皮、地骨皮清泻肺中伏火以消郁热。诸药合用，共奏清热祛邪、涤痰泻火之功。[19]

12. 食管癌术后呕吐　食道癌术后呕吐多与肝郁化火，肝火燔灼，横逆犯胃，胃失和降有关。应用近贤张锡纯羚羊角平肝和胃止呕法，合重用牛膝主治该病，颇有效验。用羚羊角平肝火、肝气，牛膝味酸引肝火下行，胃气得以降逆。曾治张某，女，68岁。食管癌术后，每每子丑时呕吐必发，逾时自止。迭经治疗欠效，药用牛膝15g，代赭石30g，姜半夏10g，炒黄芩、炙枇叶各12g，煎汁约300ml，去渣调入羚羊粉0.6g，生山药粉30g，再煮二三沸成粥状，和白砂糖食之。当夜吐止，续服5剂，呕吐痊愈。[20]

13. 痹证　风湿关节炎、风湿性心脏病、类风湿性关节炎等疾病中医称之为痹证。以黄芪配穿山甲、羚羊角配桂枝治疗各型顽痹，疗效显著。按病因病机把痹证分为风邪偏胜、寒邪偏胜、湿邪偏胜、湿热并存、寒热错杂、热邪偏胜、痰浊痹阻、瘀阻络通、气血两虚、肝肾两亏10型论治。审证求因，随证加入黄芪、山甲、羚羊、桂枝四药相伍，治疗顽痹有相得益彰之妙。

【病案举例】曾某，女，42岁，工人。游走性关节疼痛13年。每逢气候变化，劳累后加重。一周前外感风寒，继而发热，关节疼痛，痛无定处，服感冒药不效。3日后，出现心悸、胸闷、气短、全身大关节剧痛。苔薄腻，脉弦细而数。EKG：P-R间期延长，Hr116次/分，ASO125U，ESR65mm/h。西医诊断为风湿热，风湿关节炎，风湿性心肌炎。中医辨证属正气不足，风寒湿邪乘虚而入，流窜经络，阻滞关节，进而内舍于心之顽痹。

处方：黄芪45g，羚羊角粉1g（冲服），桂枝8g，穿山甲、秦艽、白芍各10g，丹参、伸筋草、忍冬藤、鸡血藤各15g，炙甘草5g。水煎服。服药5剂，痹痛大减，心悸气短减轻，体温37.4℃，原方化裁，上述4味主药：黄芪、穿山甲、羚羊角、桂枝不变，连服15剂，体温、抗“O”、血沉、血象、心电图均恢复正常，自觉症状消失。又配丸药1剂以善其后。

方中黄芪补气行血、通痹和络；山甲善窜通经行散、直达病所；羚羊角祛风舒筋；桂枝温经祛寒、活血通脉；秦艽、忍冬藤清热祛风湿；白芍、鸡血藤、丹参、伸筋草活血通络，诸药合用，共奏扶正通络、祛风清热、舒筋蠲痹之效。[21]

14. 手足口病　用清热泻火汤治疗手足口病，取得较好疗效。观察94例，治疗组50例，年龄平均3.7岁；对照组44例，年龄平均3.5岁。症见手足口腔黏膜出现疱疹或溃破，伴发热、烦躁、纳呆、大便秘结、舌质红、苔黄、脉滑数。治疗组：内服清热泻火汤。处方：羚羊角1g，石膏20g，大青叶、金银花、连翘、蒲公英、黄芩、赤芍各10g，甘草5g。3日为一疗程。对照组：服用利巴韦林片，3日为一疗程。治疗结果：治疗组：痊愈45例，有效4例，无效1例。总有效率为98%。对照组：痊愈26例，有效8例，无效10例，总有效率77.27%。[22]

手足口病是一种病毒感染性皮肤病，主要侵犯儿童。通过飞沫由呼吸道直接传播，以发热，手、足、口腔黏膜出现疱疹或溃破成溃疡为主要临床特征。本病属于中医学温病、时疫等范畴，属实证、热症，病位在肺、脾、胃等脏腑，病邪多在气分、营分之间。由于小儿脏腑娇嫩，形气未充，故病理上常表现出肺、脾不足等特点。当手足口病时邪由口鼻而入，则内侵肺脾，致肺气失宣而卫阳被遏，脾失健运则胃失和降，而见发热、口痛、流涎、纳差；邪毒蕴郁，水湿内停，湿热相搏，外透肌表发为疱疹，湿热熏蒸上炎，则发口疮。治宜清热泻火、凉血解毒为主。清热泻火汤中的羚羊角清热镇惊，解毒凉血；金银花、蒲公英、连翘、大青叶清热解毒；赤芍配大青叶以凉血消斑；黄芩清热燥湿；石膏清热除烦，使热邪能透营转气；甘草调和诸药而解百毒。现代药理研究认为，羚羊角具有抗炎解毒、镇痛作用；金银花、蒲公英、连翘、大青叶、黄芩具有广谱抗菌、抗病毒、消炎的作用，其中蒲公英、连翘、大青叶还能增强机体的免疫功能，黄芩并能解热、镇静、抗变态反应；赤芍对多种病源微生物有较强的抑制作用，并能抗炎、镇静、改善微循环；石膏具有抗病毒、解热作用；甘草具有抗病毒、抗变态反应、抗炎等作用。临床观察表明，清热泻火汤治疗手足口病的痊愈率及总有效率均明显高于对照组。

15. 原发性高血压　治高血压，将羚羊粉末用雪梨汁冲服，每服 1g，每天 1 次[2]。用羚羊粉治疗原发性Ⅱ期高血压病 30 例。羚羊角组 30 例：男 17 例，女 13 例，年龄 59.1 ± 6.7 岁，病程 15.7 ± 4.8 年。对照组 16 例：男 9 例，女 7 例，年龄 58.2 ± 8.5 岁，病程 16.3 ± 9.6 年。羚羊角组：治疗前停用降压药 1～2 周后服羚羊角粉。每日 2 次，每次 0.6g，3 周为一疗程。对照组：服硝苯地平片，每日 3 次，每次 10mg，3 周为一疗程。全部治疗对象在治疗期间停用其它降压药物，但饮食，生活习惯不变。治疗结果：羚羊角组：显效 20 例，有效 8 例，无效 2 例。对照组：显效 10 例，有效 5 例，无效 1 例。经统计学处理组间无明显差异（$P>0.05$）。

【病案举例】王某，女，66 岁。初诊。患者有原发性高血压史 10 余年。平素长期服用降压药物。3 日前因吵架而情绪波动，自诉头晕头痛，视物模糊，心悸不安，口干且苦，夜寐欠安，舌质暗红，苔薄黄，脉细弦。测血压 190/100mmHg，诊为原发性高血压。属肝火亢盛型。予羚羊角粉 0.6g 口服，每日 2 次。2 周后，血压已降至正常范围，临床症状基本消失。[23]

16. 中心性视网膜脉络膜炎，玻璃体混浊眼底出血（飞蝇症）采用羚羊青明汤治疗飞蝇症 10 例：其中男 6 例，女 4 例。年龄 55～65 岁之间。主要症状为：眼前黑点晃动或眼前雾花飞舞、眼前黑蝇伴头昏、头痛、眼胀耳鸣、口苦咽干、心烦难寐。临床上脉络膜炎、眼底病、玻璃体浑浊等病均属于此范畴。羚羊青明汤：羚羊粉 3g，青葙子、草决明、夏枯头、柴胡、石斛、蔓荆子、车前子、玄参、杭菊、地肤子、甘草各 10g，石决明、枸杞子各 20g，生地 30g，水煎服，15 天为一疗程。高血压加钩藤，肾阴虚加山萸，头胀痛加白芷、藁本，寐欠宁加枣仁、夜交藤，黑蝇症加肉桂、红花。治疗结果：本组治愈 6 例，显效 3 例，平均治疗时间为 50 日 ±5 日。有效 1 例，治疗时间为 60 日。总有效率 100%。

【病案举例】张某，女，56岁，农民。平素体健，劳累后晨起头晕，眼前雪花飘舞，生活不能自理。舌质红，苔黄，脉弦数，为肾阴亏虚，阴不制阳，肝阳上扰所致。拟方羚羊青明汤加山萸肉30g，夏枯草加至30g，1剂/日，3剂后，羚羊角粉改为每剂0.5g冲服，6剂痊愈[24]。

《纲目》指出："羚羊角，入厥阴肝经。肝开窍于目，其发病也，目睛障翳，而羚羊角能平之"。本品既能清肝泄热，又能散瘀，故对目睛红肿疼痛，疗效尤佳。羚羊青明汤中，羚羊角、草决明、石决明平肝潜阳，清热明目；青葙子、夏枯草、清肝泻火明目；柴胡舒肝明目；车前子清肝明目；白菊花平肝明目；地肤子除湿明目；玄参清热凉血养阴，石斛滋阴清热益肾；生地清热凉血，益肾养阴；枸杞子滋肾益精，养肝明目；协同达到滋阴补肾、平肝潜阳、益精明目的效果。

17. 瞳神紧小症　李熊飞用羚羊地黄汤治疗瞳神紧小症（相当于虹膜睫状体炎），临床验治效佳。

【病例举例】罗某，男，50岁，干部。9年前右眼患急性虹膜睫状炎，一个月前，旧病复发，检查：右眼视力0.7，睫状充血+，角膜透明，房水闪光阳性，虹膜纹理不清，瞳孔散大约为5mm（药物性），瞳孔缘9点处及晶体表面有少许渗出物，眼底未见异常。全身伴有双膝关节疼痛，口干苦，小溲赤，大便不畅，舌红，苔黄而糙，脉弦。诊断为：瞳神紧小症（慢性虹膜睫状体炎）。予羚羊地黄汤加减：羚羊角3～5g（另包），生地15g，白芍10g，丹皮10g，栀子10g，黄芩10g，金银花20g，蒲公英30g，茺蔚子10g，蔓荆子10g，甘草5g。龙胆草10g，桑白皮10g。每日一帖，连服一周，即见好转，继服而愈[25]。

瞳神紧小症，病因复杂，易反复发作，治疗不当，可并发白内障、青光眼或眼球萎缩而失明。在中医五轮学说中，虹膜属黑睛，内应于肝。肝主升发疏泄，需有肾水的滋养，肺金的制约，脾土的培育，其一有失，则肝木失其条达之性，肝经风热循经上攻头目而成本病。方中羚羊角直入厥阴，清利头目；龙胆草为"凉肝猛将"，疗肝经邪热。银花、蒲公英清热解毒，增强清肝之力；黄芩，桑白皮清上，俾肺金肃降以制肝木；山栀清三焦邪热，使热由小便而出；蔓荆子轻清上行，引药入病所；生甘草清热解毒缓其急，且以甘味济胆草之大苦，使苦寒之品不伤胃气；芍药、生地、丹皮、茺蔚子养阴凉血散瘀。运用该方时，尚需随症加减。在服中药的同时，应尽早局部使用散瞳剂（如阿托品），防止虹膜后粘连并发症。治疗过程中，应禁食葱、蒜、酒等辛辣之品和鱼、虾、鸡、羊肉等发物。以防复发。

18. 痛风性关节炎　用清络祛风汤合五虫祛风散，治疗痛风性关节炎97例。凸现滋阴清热、解毒化淤、祛风除湿、通络止痛的治疗原则，临床疗效满意。观察病例97例，其中男92例，女5例；年龄21～72岁，病程7天～13

年。多数患者为急性发病，临床表现均有不同程度手指、足趾及踝关节周围红肿热痛症状和反复发作等特点。采用清络祛风汤配合五虫祛风散治疗。清络祛风汤组成：生地 12～25g，知母 10～20g，丹皮 10～15g，金银花 15～30g，连翘 12～20g，山慈姑 12～18g，苍术 15～20g，虎杖 15～20g，土茯苓 15～30g，薏苡仁 30～50g，独活 15～20g，炒白芥子 10～15g，车前子 10～20g，甘草梢 6g，鲜鸡蛋 3 个（带皮煎）。以绿豆汤加童尿适量煎药，每日 1 剂，水煎 3 次，取汁 400～500ml，分 3 次（先食鸭蛋）空腹服，连服 2 剂休息 1 天，共服 6 剂。五虫祛风散：羚羊角粉 6g，玳瑁、血竭、淡全蝎、炒僵蚕、炒地龙各 12g，蜈蚣 10 条，守宫 7 条，熟大黄 10g，共研细粉，装空心胶囊。上药分成 10 份，每日 1 份，每份分 3 次于饭后 1～2 小时服。连续治疗 3 个疗程。治疗结果：显效 61 例，好转 27 例，无效 9 例，总有效率 90.7%。本组无效 9 例中，有 3 例治疗明显好转，但因饮食不忌，导致复发，继服清络祛风汤合五虫祛风散有效。[26]

（三）按语

羚羊角性寒味咸，入肝、心经。羚羊角是一味常用的名贵中药，为牛科动物赛加羚羊雄兽的角，已有了两千多年的药用历史。本品药用首载于《神农本草经》，被列为中品，羚羊角具有平肝息风、镇惊安神、清肝明目、解毒凉血散血、清里透表、退热之功效。羚羊角在临床上广泛应用于肝风内动之癫痫、惊痫、搐搦；热病而致神昏惊厥、谵语发狂；肝阳上亢之头痛眩晕，原发性高血压，肝火上炎之目赤翳膜；湿热疫毒之肝病；血热络损之衄血、发斑、疮疡肿毒、肺热咳喘等均有显效。羚羊角善治热病，无论外感内伤，凡以发热为主，皆可选用。朱师屡用羚羊角粉治疗肿瘤中晚期发热、成人 Still’s 病中的高热，凡无确切感染灶，使用抗生素无效的顽固性发热均可退热。而且有退热不伤正，无毒副作用的优点。近贤张锡纯用羚羊角粉治疗温热病，既善清里，又善透表，为麻疹托表之妙药。即使表之不出而毒气内陷者，服之亦可内消。凡高热神昏或小儿急惊高热，用羚羊角粉，皆能药到热退。羚羊角的临床疗效好，需求量屡增不减。由于我国野外的赛加羚羊已近灭绝。广泛应用于传统中医药的羚羊角不得不依赖于进口。而国际上为了保护赛加羚羊资源，对其贸易进行了严格的管理和限制。因而赛加羚羊人工养殖问题必须尽快解决，尽可能恢复野生资源，以保证药源。或以山羊角 30～60g/d 替代羚羊角治疗部分疾病，但重症危疾，仍以天然羚羊角之效为佳。

参考文献

[1] 赵肯堂. 内蒙古药用动物 [M]. 呼和浩特：内蒙古人民出版社，1981：210.

[2] 邓明鲁，高士贤. 中国动物药 [M]. 长春：吉林人民出版社，1981：502.

[3] 张蕴辉. 中子活化法分析测定羚羊角中微量元素[J]. 药物分析杂志，1984，4(6)：342.

[4] 贾元印，王洪存，赵渤年. 水牛角和羚羊角中氨基酸和微量元素的比较分析[J]. 时珍国药研究，1997，8(3)：216-217.

[5] 吴葆杰. 中草药药理学[M]. 北京：人民卫生出版社，1983：15.

[6] 张保国. 羚羊角化学成分和药理研究进展[J]. 中华临床医药，2003，4(20)：109-110.

[7] 肖洪彬，王力. 羚羊角口服液药效学研究[J]. 中成药，1995，17(5)：32.

[8] 马志义. 藏羚羊角注射液的解热作用[J]. 中成药研究，1982，(12)：25.

[9] 赵文静，郝丽莉，于庆芝. 实用动物药研究[M]. 哈尔滨：黑龙江科学技术出版社，2003：280.

[10] 张卓然，马班珍. 复方羚羊角注射液的抗病毒免疫的实验研究[J]. 大连医学院学报，1992，14(2)：53-54.

[11] 李学珍，成登菊. 几种小儿退热药的临床疗效比较[J]. 中国药物与临床，2005，5(12)：951.

[12] 孙浩，龚婕宁. 张锡纯温病用药经验探析[J]. 江西中药，2006，37(5)：17-18.

[13] 高士贤，戴定远. 常见药用动物[M]. 上海科学技术出版社，1984.

[14] 冯石松. 羚羊角临床运用之浅见[J]. 四川中医，1995，(3)：18-19.

[15] 宋旭明，张清华. 陈治恒教授辨治脑炎后遗症经验[J]. 四川中医，2006，24(9)：6.

[16] 杨起斌. 羚羊三黄汤治疗原发性血小板减少性紫癜22例临床观察[J]. 中华医学杂志，1974，(6)：364.

[17] 张宏鸣，范生军. 豢龙汤治疗顽固性鼻衄100例[J]. 陕西中医药函授，1998，(6)：18.

[18] 张玲允，史秀珍，刘可敬. 新医散治疗小儿哮喘[J]. 山东中医杂志，2004，11(23)：695.

[19] 黄向红，周振华，黄灼宏，等. 连休蜈蚣地龙汤对支原体肺炎患儿免疫功能的影响[J]. 新中医，2007，39(1)：19-21.

[20] 朱承胜. 羚羊角牛膝疗食管癌术后呕吐[J]. 浙江中医杂志，1995，30(12)：559.

[21] 王小平. 黄芪山甲羚角桂枝相伍治疗顽痹的体会[J]. 陕西中医，2003，24(7)：671-672.

[22] 黄向红，郑明. 清热泻火汤治疗手足口病50例疗效观察[J]. 新中医，2004，

36（7）：27-28.

［23］林健．羚羊角粉治疗原发性Ⅱ期高血压病30例［J］．河南中医药学刊，1996，11（5）：43-44.

［24］贺立忠．羚羊青明汤治疗飞蝇症10例［J］．陕西中医，2004，25（12）：1103-1104.

［25］李熊飞．羚羊地黄汤治疗瞳神紧小症［J］．老年健康，2004，（5）：25.

［26］张爱国，张铭杰．清络祛风汤合五虫祛风散治疗痛风性关节炎97例［J］．广州中医药大学学报，2007，24（1）：22-24.

（朱建平　马利杰　葛蔓萍）

八、清热解毒

犀牛角（《本经》）

（一）概述

【别名】低密（《纲目》），乌犀角（《证治准绳》），香犀角（《现代实用中药》）。

【科属】为犀科动物印度犀、爪哇犀、苏门犀等的角。

【生态】[1]

（1）印度犀 *Rhinoceros unicornis* L，又名独角犀（《纲目》）。体格粗壮庞大，身长约3.2～3.5米，肩高达1.8米。头大，颈短，耳长，眼小，鼻孔大。皮肤坚厚，除耳与尾外，完全无毛。在肩胛、颈下及四肢关节处有宽大的褶缝，呈楯状，皮肤表面有很多疣状凸起，皮呈黑灰色，略带紫色。雌雄兽鼻端都有一角，呈黑色圆锥状，粗而不长，约30～40cm。四肢粗壮，均3趾。

喜欢栖息在高草地、芦苇地和沼泽草原地区。独栖或两只同栖，夜行性，嗅觉、听觉强，视觉弱。以鲜枝、嫩芽、竹类、杧果等为食。分布于尼泊尔及印度北部。

（2）爪哇犀 *Rhinoceros sondaicus* Desmarest，又名小独角犀。形与印度犀相似而较小。皮肤也有厚褶，但背部3条褶上下完全连接。仅雄兽有角，生于鼻端，角较小，长仅25cm左右。

栖息在低地雨林的水塘边。视力不佳，但有敏锐的嗅觉和听力，喜游水，怕日晒。常独栖或雌雄同栖，以树枝，嫩叶和果子为食。分布于爪哇岛极西部。

（3）苏门犀 *Rhinoceros sumatrensis*（Fischer），又名双角犀。体形最小，身长约2.4～2.5米。身上多毛，呈褐色或黑色，皮粗而厚。雌雄兽鼻上皆有双角，前角长，后角短，纵列而生。上唇不突出。

常栖息于雨林、山地、苔藓丛生的沼泽、森林。由于人类的压力，现主要集中在海拔较高处，以嫩枝、树苗、野果为食。分布于缅甸、泰国、马来西亚及印度尼西亚的苏门答腊、婆罗洲等地。

以上几种的肉（犀肉）、犀皮（犀牛皮）亦供药用。

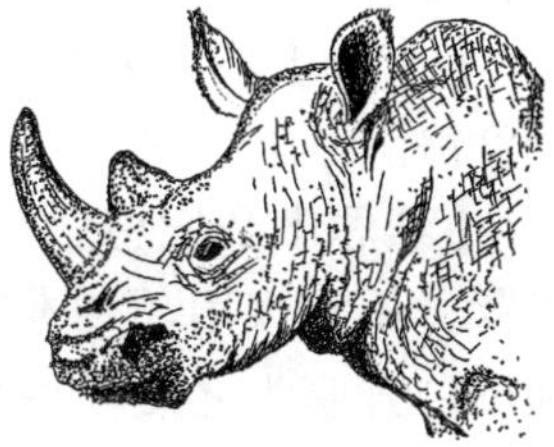

犀角

【成分】主要成分为角蛋白，还含其它蛋白质、肽类及游离氨基酸、胍衍生物、甾醇类等。犀角角蛋白的组成氨基酸中，胱氨酸占8.7%，3种碱性氨基酸组氨酸、赖氨酸、精氨酸分子数比值为1∶5∶12，与羊毛、牛角等相似，属于优角蛋白。

【药理】

（1）对心血管的影响：犀角水煎剂对正常及衰弱的离体蟾蜍、兔心脏及蟾蜍在位心脏均有强心作用，犀角对犬、家兔的血压先上升，后下降，然后持续上升，此种血压的变化可能是由于心脏和血管的综合作用。对蟾蜍下肢灌流先表现短暂的收缩而后扩张。

（2）解热作用：犀角与广角对大肠杆菌发热之家兔无解热作用，水牛角混悬剂及水牛角注射液对牛乳发热之家兔亦无明显解热作用。

（3）其它作用：犀角及牛或羊角、猪蹄爪甲煎剂对离体兔肠有兴奋作用。对家兔白细胞总数在减少后急剧上升。在体内、体外对葡萄球菌均无抑制作用。

（4）根据离体心脏、肠管、兔血压、解热、血象、抑菌等实验的初步试验结果，有人认为牛羊角及猪蹄爪甲与犀角的作用基本相似。

（5）犀角能降低内毒素所致小鼠的死亡率，明显缩短DIC大鼠的KPTT、PT、TT的时间，增加血小板数量，提示具有抗实验性凝血功能障碍的作用。同时有一定的镇静作用[2]。

另谓犀角以生理盐水浸煮后，对离体蛙心在短暂的抑制后有兴奋作用（振幅增大，心率无明显改变）；家兔静脉注射后血压上升，兔耳血管扩张，离体兔肠及子宫兴奋；对大肠杆菌发热之家兔，静脉注射可使体温降至正常；对兔眼有轻度扩瞳作用；小鼠静脉注射30%，0.5毫升可出现痉挛、呼吸不整、眼球突出，5分钟内消失，以后呈睡眠状态达5～6小时。

【炮制】犀角片：取犀角劈成瓣，置温水中浸泡，捞出，镑片，晒干。犀角粉：取犀角锉粉，研成极细粉末。

【药性】味酸咸，性寒，无毒；归心、肝经。

【功效】清热凉血，解毒定惊。主治伤寒温疫热入血分，惊狂，烦躁，谵安，斑疹，发黄，吐血，衄血，下血，痈疽肿毒。

【用量】内服：磨汁或研末，1～2g；煎汤：2～6g；或入丸、散。外用：磨汁涂。

【禁忌】孕妇忌服。《本草经疏》谓“痘疮气虚无大热者不宜用；伤寒阴证发躁，不宜悮用。”《本草经集注》云：“松脂为之使。恶藋菌、雷丸”。《纲目》则曰“升麻为之使。恶乌头、乌喙。”

【前贤论述】

（1）《纲目》：“犀角，足阳明药也。胃为水谷之海，饮食药物必先受之，故犀角能解一切诸毒。五脏六腑皆禀气于胃，风邪热毒，必先干之，故犀角能疗诸血及惊狂斑痘之证。”

（2）《本草经疏》：“犀角，今人用治吐血、衄血、下血，伤寒蓄血发狂谵语，发黄、发斑，疮痘稠密热极黑陷等证，皆取其入胃入心、散邪清热、凉血解毒之功耳。”

（3）《本草正》：“犀角，性升而善散，故治伤寒热毒闭表，烦热昏闷而汗不得解者，磨尖搀入药中，取汗速如响应。仲景云：如无犀角，以升麻代之者，正以此两物俱入阳明，功皆升散，今人莫得其解，每致疑词，是但知犀角之解心热，而不知犀角之能升散，尤峻速于升麻也。倘中气虚弱，脉细无神，及痘疮血虚，真阴不足等证；凡畏汗，畏寒，畏散者，乃所当忌。或必不得已，宜兼补剂用之。”

（4）《本经逢原》：“犀角，治吐血、衄血、大小便血，犀角地黄汤为专药。若患久气虚，又为切禁，以其能耗散血气也。痘疮之血热毒盛者，尤为必需；然在六七日灌浆之时，又为切禁，以其能化脓为水也；而结痂后余毒痈肿，则又不忌；惟气虚毒盛之痘，切不可犯。”

（5）《本经》：“治百毒，瘴气。杀钩吻、鸩羽、蛇毒。”

（6）《本草经集注》：“解莨菪毒。”

（7）《别录》：“疗伤寒，温疫，头痛寒热，诸毒气。”

（8）《药性论》：“辟中恶毒气，镇心神，解大热，散风毒，能治发背、痈疽、疮肿，化脓作水。主疗时疾热如火，烦闷，毒入心中，狂言妄语。”

（9）《食疗本草》：“治赤痢，研为末，和水服之；又主卒中恶心痛，诸饮食中毒及药毒、热毒，筋骨中风，心风烦闷。又以水磨取汁与小儿服，治惊热。”

（10）《日华子本草》：“治心烦，止惊，退热消痰，解山瘴溪毒，镇肝明目。治中风失音，热毒风，时气发狂。”

（11）《纲目》：“磨汁治吐血、衄血、下血及伤寒蓄血发狂谵语，发黄发斑；痘疮稠密，内热里陷或不结痂。泻肝凉心，清胃解毒。”

（12）《眼科纂要》："犀角功能，清胃火热，凉心泻肝，化血解毒，除翳去障。"

（二）应用

1. 特发性血小板减少性紫癜　运用犀角地黄汤加减治疗特发性血小板减少性紫癜17例。加减运用：热甚者加羚羊角，或配合西医给予药物降温。齿龈及口腔黏膜出血、鼻出血加茅根30g，竹茹20g，旱莲草30g以清肺胃止血；便血加地榆25g，槐花25g以清肠止血；尿血加茅根30g，小蓟30g以利尿止血；皮下出血加黄连15g，竹心15g，连翘20g，银花30g以清气分之热；有阴虚内热者加龟甲15g，女贞子20g，麦冬20g等。结果：总有效率94.1%。疗程最短者4剂，最长者11剂，平均6.9天[3]。

2. 出血性中风　用犀角地黄汤合紫雪散为主治疗出血性中风患者2例，并伍以生石决明、钩藤、生龙牡、半夏、胆星、天竺黄、牛膝等品获得显著效果[4]。

3. 眼病　用犀角地黄汤加减治疗视神经乳头炎、视网膜静脉周围炎、视盘血管炎共23例26眼，加减运用：由于郁怒而挟肝火者，加柴胡、黄芩、栀子。若心火炽盛，加黄连、黑山栀。早期出血加止血药，出血较多加侧柏叶、茜草、茅根、三七。出血停止而见积血较多，加活血化淤药如桃仁　红花、川芎、泽兰，积血吸收，形成机化，或有硬性渗出的加软坚散结药如海藻、昆布，同时再加理气药，使气畅血行。出血而伴气虚体征，加益气药如人参、黄芪。如病久，又反复出血的，除加重凉血止血药外，还须扶正以祛邪，提高机体抗病能力，达到标本兼顾目的。但如属于阳虚及脾胃虚弱者不用本方。结果：痊愈14例15眼，好转9例11眼，总有效率为100%[5]。

参考文献

[1] 江苏新医学院编．中药大辞典[M]．上海：上海科学技术出版社，1986：2423.

[2] 金若敏，陈长勋．犀角与水牛角药理作用的研究[J]．中成药，1997，19（7）：33.

[3] 于兴伟．犀角地黄汤治疗特发性血小板减少性紫癜17例[J]．皮肤病与性病，2001，23（4）：23.

[4] 黄兆强．犀角地黄汤合紫雪散治疗出血性中风[J]．实用中医内科杂志，1989，3（2）：40-41.

[5] 李风云，于爱国．犀角地黄汤治疗视神经乳头炎等眼病疗效观察[J]．中西医结合眼科杂志，1991，9（4）：220-221.

（李靖）

水牛角（《名医别录》）

（一）概述

【别名】牛角尖（《外科正宗》）。

【科属】为牛科动物水牛 *Bubalus bubalis* Linnaeus 的双角。

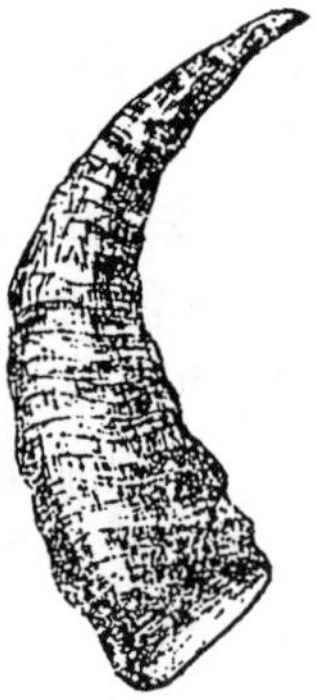
水牛角

【生态】形状弯曲呈弧形，根部方形或略呈三角形，中空，一侧表面有多数平行的凹纹，角端尖锐。色黑褐，质坚硬，剖面纹细而不显，气腥。一般多用其角尖部。入药有牛角鳃及牛角之别，但角中含鳃，古人用牛角鳃者居多，且多烧灰冲服。主产华南、华东地区，于宰牛场收集。

水牛角入药，其用已久，古籍中虽无以其代犀角之说，但因其功效似犀角，故有代犀角之用。1977 年版《中国药典》始将其收载，作为犀角的类同品应用至今。

【成分】与犀角大同小异：①甾醇类：含胆甾醇；②氨基酸：含丙氨酸、精氨酸、天冬氨酸、胱氨酸、亮氨酸、脯氨酸、酪氨酸、组氨酸、缬氨酸；③肽类：碱性肽类水解，产生精氨酸、赖氨酸、组氨酸、甘氨酸、丙氨酸、脯氨酸、缬氨酸、亮氨酸；④胍基衍生物：精氨酸及胍（guanidine）；⑤蛋白质；⑥用氧化铝层析法，分离出同样熔点 215～218℃的结晶，具有兴奋离体蛙心的作用。水牛角煎液进行电泳，得三个茚三酮阳性物质，水解后生成半胱氨酸。

【药理】

（1）止血作用：水牛角水浸出物在 DIC 模型大鼠血中，可以缩短白陶土部分凝血活酶时间、凝血酶原时间、凝血酶时间和升高血小板数。说明水牛角浸出物可以激活凝血系统，产生止血作用[1]。体外血小板聚集试验结果发现，水牛角水解物具有血小板激活作用，但作用强度较弱，提示本品的止血作用与激活血小板有关[2]。

（2）镇静、镇痛作用：延长戊巴比妥钠致小鼠睡眠的时间，说明其具有一定的镇静作用[1]。

（3）强心作用：对离体蛙心有加强收缩作用。

（4）抗炎作用：对巴豆油致炎及鸡蛋清致炎小鼠均具有一定抗炎作用[3]。

（5）使白细胞数目升高，能明显增加试验小鼠胸腺重量。水牛角能使环磷酰胺所致免疫功能低下的小鼠 WBC 数升高及胸腺重量显著增加，对脾脏影响不明显[3]。

（6）降温作用　动物实验发现水牛角有一定的降温作用[3]。

【炮制】牛角片劈开，用热水浸泡，捞出，镑片，晒干。

【药性】苦咸，寒；归心、肝、胃经。

【功效】①清热解毒：善清血热，常用于温热病热入营血，热盛火炽的高热，神昏；②凉血定惊：主要用于发斑发疹，吐血衄血，惊风，癫狂。

【用量】入煎剂，取其镑片或镑丝 15～30g，病情重者可用至 30～60g，先煎；若冲服，则用其浓缩粉 3～6g。

【禁忌】畏川乌、草乌。虚寒患者慎用。

金若敏经动物试验表明：在正常生理条件下，水牛角与草乌合用后的镇痛作用及免疫功能抑制条件下的升高白细胞作用、抗凝作用和止血作用、抗炎作用均有不同程度的较单用有所降低或减弱。

水牛角含有大量钙剂，因此在配伍时常发生某些对机体、对治疗不利的影响，要加以注意。①与强心苷合用有两种意见，一种认为使强心苷中毒发生率增高，应在用强心苷 10 日后才能使用钙剂；另一种观点认为不存在禁忌，钙离子有正性肌力作用，不宜快速静脉注射。因此，水牛角制剂与强心剂可不作为禁忌配伍。②钙剂与去甲金霉索、四环素、土霉素同用可减少其吸收，血浓度下降 50%～80%，若服上述抗生素，又需服牛角类时，两者应相隔 3～4 个小时。③与镁同用两者相互拮抗，与犀角、牛角制剂不宜同用，以免互相影响效果[4]。

【前贤论述】

（1）《名医别录》："水牛者燔之，治时气寒热头痛。"

（2）《日华子本草》："煎汁，治热毒风及壮热。"

（3）《子母秘录》："血上逆心，烦闷刺痛。水牛角烧灰，酒服方寸匕。"

（4）《本草纲目》：将其附于牛项下，用其"治淋破血"。

（5）《本草拾遗》："牛有数种，本经不言黄牛、水牛，但言牛尔。南人以水牛为牛，北人以黄牛、乌牛为牛。牛种既殊，人药当别。"

（6）《陆川本草》："凉血解毒，止衄。"

（二）应用

1. 紫癜　血小板减少性紫癜系自身免疫性出血性疾病，以自身抗体介导的破坏性血小板减少为特征。水牛角粉治疗难治性血小板减少性紫癜效果显著，不易复发，且安全，无毒副作用。水牛角粉有抑制免疫反应的作用，治疗后血小板上升至正常，血小板相关免疫球蛋白较治疗前明显降低，从而使血小板破坏减少[5]。在犀角地黄汤中以水牛角代犀牛角为主药，佐以黄芩、黄连等，诸药合用，既有激素样作用（但无激素副作用），又具有抗炎、抗病毒、抗过敏、止血、提高机体免疫力等多方面作用[6]。过敏性紫癜多由于时邪、热毒外侵，热毒郁蒸于肌肤，邪热伤及血络，血溢于肌肤所致，应为阳证；且小儿为纯阳之体，疾病易从热化，故以热毒熏灼血络，血热妄行论治，血溢脉外成瘀，同时加以凉血化瘀；用犀角地黄汤加减（水牛角代犀角）治疗效果较好，避免了用肾上腺皮质激素治疗出现的副作用和病情反复，体现了中医药治疗的优势[7]。

2. 自体免疫性溶血性贫血　认为自体免疫性溶血性贫血发病机制为热毒内蕴化火，侵扰血分，耗伤营血，导致贫血；湿热毒邪搏结，交蒸于肝胆，肝失疏泄，胆汁外溢或下注膀胱而致黄疸或酱油色尿。用犀角地黄汤加味清热凉血治疗溶血性贫血数例，疗效满意[8]。

3. 白血病高热及出血　白血病患者化疗后及重症再障患者由于白细胞和血小板质和量的低下，常合并严重感染而出现高热和出血倾向。经临床观察发现，此类患者除高热出血外均有舌质红、脉细数等热入血分的证候，使用牛角地黄汤加减治疗10例病患者，取得良好疗效[9]。

4. 脑出血　本病多因风阳上窜，痰火内扰，气血逆乱，或因头颅受伤，内生脑瘤，使络脉破损，血溢于外所致，以突然昏仆、头痛、失语、偏瘫等为主要表现的中枢神经系统疾病。由于出血中风总以风火相煽、血热络伤、血溢脉外为关键，遵循陈自明“治风先治血，血行风自灭”及叶天士“入血就恐耗血动血，直须凉血散血”的教诲，在临床每遇出血中风急性期间，便采用犀角（水牛角）地黄汤加忍冬藤以清热和解、凉血散血。至于兼夹痰热内蕴，或肝阳上亢，或肝火亢盛，或神昏窍闭等，则可在本方的基础上选用清热化痰，或平肝潜阳，或清热泻肝，或醒脑开窍之剂，如黄连温胆汤、羚羊钩藤汤、龙胆泻肝汤之类，或可配合服至宝丹、安宫牛黄丸，或以清开灵、醒脑静静脉滴注等[10]。

5. 慢性胃炎　在长期的临床中，运用水牛角治疗慢性胃炎有黏膜糜烂出血或充血者，发现该药能够止血并能修复胃黏膜，促使慢性胃炎早日痊愈作用。在辨证用药的基础上均加用水牛角20～25g（出血严重加至30g），治疗慢性胃炎有黏膜糜烂出血或充血患者56例，治疗25天后复查胃镜，黏膜糜烂、出血及充血全部消失者35例，好转者18例，无效3例[11]。

6. 肝病低蛋白血症　应用三七及水牛角粉治疗37例肝病低蛋白血症患者，取得了较好效果。药物用三七与水牛角粉等量，研细后混装空心胶囊，每日口服3次，每次1g，1个月为1疗程。37例患者中有21例显效或有效，7例近愈，总有效率75.7%，无效9例，占24.3%。水牛角咸寒归肝经，具有平肝息风、凉血之功效，现代医学研究其富含氨基酸，可降低球蛋白。与三七合用，活血凉血相益，升降相依，既可升高白蛋白，又可降低球蛋白，达到恢复肝脏功能之效[12]。

7. 各种急症　对387例临床观察证明，水牛角片可应用于犀角的临床适应证，并应用于30余种疾病的治疗。精神分裂症239例口服水牛角片，有效率19.6%～48.8%；乙型脑炎414例，服水牛角配制安宫牛黄散，有效率82.4%，与犀角配制安宫牛黄散无差异；治疗风湿、类风湿关节炎28例，有效率54.2%；治疗上感等实热症有效率73.3%；治疗黄疸型或无黄疸型肝炎有效率100%；此外还治疗白塞病、银屑病、疣、小儿夏季热等。对于流行性出血热、钩端螺旋体病、痢疾、败血症等其它传染病可以使用含犀角、水牛角、黄牛角中药方剂或单方制剂[4]。

8. 鼻衄　自拟牛角石膏煎治疗顽固性鼻衄15例，除1例仅服药1剂即自行中止服药，另1例肝热型患者服药后鼻衄减轻，半年后衄止外，其余13例均在服药5～10天内衄止。随访无1例复发[13]。

9. 糖尿病皮肤瘙痒症　用中药犀角地黄汤加味治疗本病45例，疗效满意。药用生地、赤芍、丹皮、僵蚕、白蒺藜各10g，水牛角、地肤子各30g。便干者加全瓜蒌、决明子各15g，枳实10g。热盛者加龙胆草6g。手足麻木者加丹参、络石藤各15g。水煎，日1剂，早晚分服，治疗1个月为一疗程[14]。

10. 痤疮　痤疮主要是由于血热淤滞、热毒蕴结于面部肌肤所致。治疗该症用加味犀角地黄汤加减（水牛角代犀角），全方凉血解毒，活血消肿，清热疏风，能针对痤疮的主要病机血热淤滞、热毒蕴结而治，故疗效较好；治疗80例，2周为一疗程，1～3疗程后，治愈48例，好转28例，总有效率95%[15]。

11. 顽固性皮肤瘙痒症　犀角地黄汤（方中水牛角替代犀角）辨证加味治疗血风疮、风瘅、外阴瘙痒。凡是属于血分郁热、化瘀生风，肝肾阴虚、虚火内生所致的顽固性皮肤瘙痒症均可用之[16]。

12. 带状疱疹　服用犀角地黄汤治疗带状疱疹内外兼治比单纯的内服中药效果要好，疑难顽症，关键之药（水牛角）剂量一定要到位（方中水牛角用50g），否则就会无功而返。治该症以泻肝火、凉心血，以犀角地黄汤加减治疗；方中水牛角粉凉心、泻肝火、清营血之热，诸药合用，共奏凉心平肝、解毒散瘀之效；治疗80例，总有效率98.75%[17]。

13. 玫瑰糠疹　中医认为本病主要是由于机体有热，外感风邪，致风热客于肌肤，闭塞腠理而发病。发病初期以血热风盛为主。重用水牛角凉血消斑而获良效[18]。

14. 银屑病　银屑病病因尚不十分明确，治疗上习惯用焦油疗法、抗癌药、激素类外用、内服，长期使用有使病情加重之虑。中医认为，本病与风、燥、热毒有关。银屑病进行期重用水牛角，可降低毛细管通透性，兴奋肾上腺皮质系统，从而控制病情[19]。

15. 急性荨麻疹　《三因极一病证方论·瘾疹证治》中说："世医治瘾疹，无不谓是皮肤间风。"又"治风先治血，血行风自灭"。重用水牛角，合用其消风、凉血之品而收效[20]。

16. 眼科疾病　根据水牛角具清热凉血功效，应用水牛角代替犀角作为主药，并辅以生地、丹皮、玄参、竹叶、赤芍等治疗热性血证眼病，取得满意效果。

（三）按语

水牛角，味苦、咸，性寒，归心、肝经。专入血分，善清心肝胃三经之火而有凉血解毒之功，为治血热毒盛之要药，特别是清心凉营，常用于温热病热入营血，热盛火炽的高热，神昏；又有凉血、定惊之功，主要用于发斑发疹，吐血衄血，惊风，癫狂。

水牛角与犀角，在性味、功效上基本相同，从成分分析上亦基本一致，但临床应用上犀角性阴寒，清胃热，凉心血，为除火热、解血毒之专药。古人认为，用犀角之证，无分上下表里，而总惟血热而有毒者宜之。水牛角清热凉血解毒之功与犀角相似而药力较缓，可作犀角的代用品，但用量较犀角为大，约为犀角十倍，饮片提取时间较长，用药时间需长。

黄牛角为牛科动物黄牛的角，与水牛角功效相当，可以替换使用。

参考文献

[1] 金若敏．犀角与水牛角药理作用的研究[J]．中成药，1997，19（7）：33-34.

[2] Siess W.Molecular mechanism of platelet activation[J].Phyiol Renew，1989，69（1）：58.

[3] 毛晓健，余涛，毛小平，等．草乌水牛角配伍的实验研究[J]．云南中医学院学报，1997，20（3）：1.

[4] 陈东元．犀角、水牛角、黄牛角在急诊中的作用[J]．实用乡村医生杂志，2000，1（7）：34.

[5] 王俊荣，李宗清，贾俊民．水牛角加强地松治疗难治性特发性血小板减少性紫癜35例[J]．滨州医学院学报，1995，18（4）：57.

[6] 康景华．犀角地黄汤加味治疗过敏性紫癜35例[J]．天津中医，2001，3（18）：47.

[7] 耿笑雁．犀角地黄汤加减治疗小儿过敏性紫癜48例[J]．河北中医，2002，24（3）：196.

[8] 万廷信．犀角地黄汤加味治疗自体免疫性溶血性贫血体会[J]．实用中医药杂志，2002，18（1）：50.

[9] 连国英．水牛角地黄汤加减对白血病退热观察[J]．海峡药学，1996，8（1）：58.

[10] 王小娟，范金茹，王行宽，等．犀角（水牛角）地黄汤治疗内科杂病的体会[J]．中国中药杂志，2001，7（26）：499.

[11] 刘勤，张全良．水牛角在治疗慢性胃炎中的经验体会[J]．黑龙江中医药，

1996,（06）：47.

［12］窦传斌.三七及水牛角粉在肝病低蛋白血症中应用观察［J］.内蒙古中医药，2005,（5）：24.

［13］吴先龙.牛角石膏煎治疗顽固性鼻衄15例［J］.中国民间疗法，2002，11（10）：45.

［14］瞿伟，陆雨林.犀角地黄汤加味治疗糖尿病皮肤瘙痒症45例［J］.实用中医药杂志，2002，9（18）：10.

［15］郑建本，王光富.加味犀角地黄汤治疗痤疮80例［J］.实用中医药杂志，2004，20（1）：18.

［16］王文兰.犀角地黄汤治疗顽固性皮肤瘙痒症［J］.四川中医，2002，20（1）：68.

［17］赵明华，成肇炎，沈鸿斌.犀角地黄汤临床运用举隅［J］.安徽中医临床杂志，2003，15（4）：33.

［18］胡世俊.水牛角临床应用举隅［J］.四川中医，1995，13（10）：17.

［19］张少波.水牛角治疗银屑病［J］.辽宁中医学院学报，2001，1（8）：69.

［20］郭奕好，吴军.水牛角治疗皮肤病验案举隅［J］.吉林中医药，2006，7（26）：42.

（陈达灿　朱海莉　刘俊峰　刘炽　黄楚君）

山羊角（《本草新编》）

（一）概述

【别名】无。

【科属】为牛科动物青羊、北山羊的角。

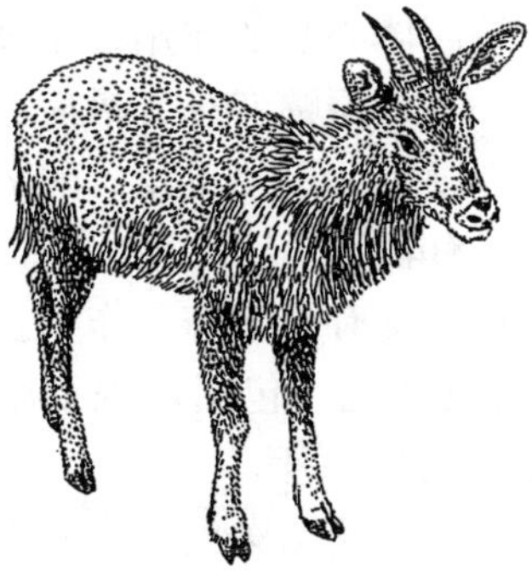

青羊

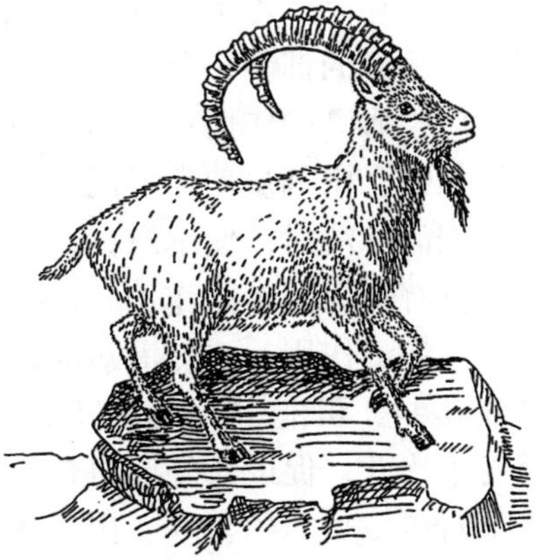

北山羊

【生态】见“羊肉”条。

【成分】

（1）甾族及磷脂类：胆固醇含量为0.38%，总磷脂含量为0.14%，其中含卵磷脂、脑磷脂、神经鞘磷脂、磷脂酰丝氨酸及磷脂酰肌醇等成分。其总磷量2.26μg/ml。

（2）角蛋白、多肽及氨基酸类：山羊角水煎液中含有赖氨酸、精氨酸、门冬氨酸、苏氨酸等16种游离氨基酸，含总氮量14.34ug/ml。

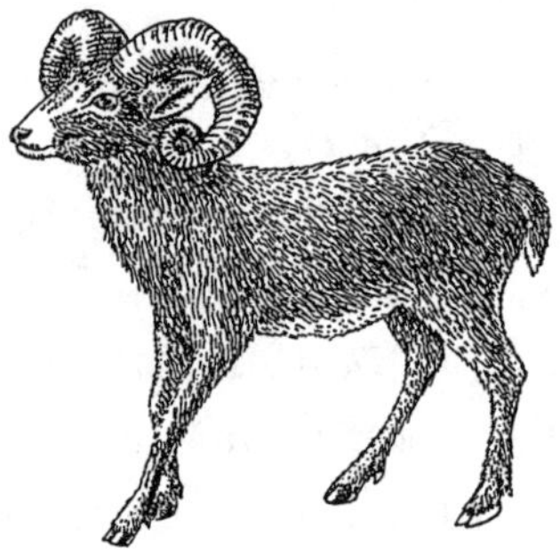

盘羊

【药理】[1]

（1）解热作用：山羊角注射液或水煎醇提取液静脉注射，对注射伤寒、副伤寒甲乙三联菌苗发热的家兔有明显解热作用，水煎液灌胃，解热作用亦显著。

（2）镇静作用：山羊角注射液、醇提取液腹腔注射，能明显减少小鼠自发活动次数，有时甚至呈睡眠状态，延长小鼠巴比妥钠睡眠时间；水煎液和水解液腹腔注射或静脉注射，能延长小鼠水合氯醛睡眠时间，并能对抗苯丙胺对小鼠的兴奋作用。表明山羊角有明显镇静作用。

（3）抗惊厥作用：山羊角酸水解液、水煎液或注射液腹腔注射，能明显对抗士的宁所致惊厥，但对苯甲酸钠咖啡因、印防己毒素、戊四氮惊厥均无明显对抗作用。

（4）镇痛作用：山羊角水解液腹腔注射，对小鼠醋酸扭体反应显著抑制作用，表明均匀明显镇痛作用。

（5）对平滑肌的作用：山羊角水煎液对离体兔十二指肠和豚鼠回肠有兴奋作用，水解液对肠平滑肌则呈抑制作用；水煎液和水解液对离体大鼠子宫均呈兴奋作用；阿托品、乙酰胆碱和氢化钡拮抗实验表明，水煎液对离体胸管的兴奋作用和水解液的抑制作用，均与M受体无关，可能为直接作用。

（6）对心血管的作用：水煎剂或醇提液对蟾蜍离体心脏的作用，小剂量使心肌收缩加强，中剂量使传导阻滞，大剂量减慢心率，振幅变小，最后心跳停止。水煎剂静脉注射，使麻醉猫血压下降，降压强度稍低于羚羊角；醇提液静脉注射，仅有短暂的降压作用，切断迷走神经后仍有轻度降压作用。

（7）抗病毒作用：水煎液对流感病毒和副流感病毒有一定抑制作用。其抗病毒作用机制，可能主要是提高机体非特异性免疫功能，包括增强细胞抵抗力，诱发干扰素，促进人外周血自然杀伤（NK）细胞活性等。

（8）对免疫功能的影响：山羊角注射液腹腔注射，使初次免疫小鼠脾脏中玫瑰花结形成细胞数和溶血空斑形成细胞数明显增加。此外，尚能使豚鼠淋巴细胞转化率升高，但对二硝基氯苯迟发型变态反应无明显影响，表明山羊角主要增强机体的体液免疫功能。

（9）其它作用：水煎液可使人胚皮肤成纤维细胞传代株生长旺盛，排列整齐，形态规则，细胞致密，境界清楚，似有延长细胞寿命作用。

【炮制】捕得后，锯取羊角，干燥。

【药性】味咸，性寒；归心、肝经。

【功效】①清热，治疗发热。②镇惊，主治小儿发热惊痫。③散瘀止痛，主治疗头痛，产后腹痛，痛经。

【用量】内服：煎汤，30～50g；或磨粉；或烧焦研末，3～6g。外用，0.6～0.9g，研末吹耳中。

【禁忌】未见记载。

【前贤论述】

（1）《本草新编》：专活死血，磨山羊角一分，入酒中送下。

（2）《医林纂要》：功用近羚羊角。

（3）《吉林中草药》：镇静，退热，明目，止血。治小儿惊痫，头痛，产后腹痛，经痛。

（二）应用

1. 发热疾病　山羊角等羊角为原料制成的注射液对发热疾病有一定疗效。

2. 头痛　山羊角在治疗头痛方面显示出良好疗效。运用山羊角治疗经行头痛，取得满意疗效。药用山羊角、钩藤、白蒺藜、僵蚕、枸杞、牡蛎、地龙干等为主，以平肝息风，清热泻火，益阴潜阳，滋补肝肾[2]。

3. 原发性高血压　山羊角用于降压的病例不多，但使用效果令人满意，与药理实验结果相吻合。

4. 肌肉抽搐　用知柏地黄丸合天麻钩藤饮加减以滋水涵木，平肝息风，以山羊角代替羚羊角治疗肌肉抽搐的病症[3]。

【病案举例】刘某，女，56岁，2003年4月16日初诊。颈部、腰背部及四肢肌肉不自主抽搐1年余，近1个月抽搐频繁发作，每日5～6次，不能外出活动和家务劳动，十分痛苦。某院神经内科给予苯妥英钠等治疗，开始能减少肌肉抽搐的发作次数，但治疗3个月后疗效越来越差。诊见形体稍瘦，性情急躁，全身乏力，面红目赤，头目眩晕，口苦咽干，心中烦热，夜眠不佳，腰膝酸软，大便干结，小便黄赤，舌质干红，脉弦数。情绪激动时抽搐突发，颈项两侧、腰背部及四肢等处的肌肉频繁抽搐，颜面及口唇肌肉亦有轻微抽动，讲话时语音颤抖。血压正常，血、尿、粪三大常规及心电图、肝肾功能基本正常，肝脏B超及颅脑CT均无异常。辨证：肝肾阴虚，阳亢化风。治法：滋阴清热，平肝息风。处方：知柏地黄丸合天麻钩藤饮加减。太子参、钩藤、石决明、山羊角片、珍珠母、生白芍、丹参各30g，麦冬、生地、枸杞、桑寄生、熟女贞各20g，知母、焦黄柏、生山栀各

15g，天麻、杭菊花、甘草各10g。每日1剂，水煎3次，每次取汁200ml，3次混合后分早、中、晚3次服。服7剂后肌肉抽搐发作次数渐减，精神较爽。上方再服14剂后，肌肉抽搐已停止发作5日，精神愉快，晚间能安眠，头目眩晕及腰酸基本消失，大便变软，舌质红润，脉弦细数。予原方减珍珠母、山羊角片、生山栀，再服14剂后诸症全消，外出活动及家务劳动时均不再发作。予杞菊地黄丸口服，随访6个月，未见复发。

5. 癫痫 "痫病多痰，颤动属风"。治疗癫痫喜用山羊角、白蒺藜、钩藤、全蝎、僵蚕、地龙等[4]。

【病案举例】汪某，男，27岁。1984年10月17日初诊。曾患先天性脑积水，手足肢短畸形。1976年底发病，以后每三四月大发作一次，今年剧发已3次。最近发作在半月前，发时口吐白沫，四肢抽搐，口唇色紫，人事不省，遗尿，大腿跌伤。昏仆醒后，曾有一次表现为烦躁狂奔，两次精神失常，屡掐他人头颈。目前烦躁，痰多，口颊黏膜糜碎，口觉干苦，脉细弦，苔厚腻，舌质红，边有齿印。痫病属痰，抖动属肝，肝风内动，风痰上扰清窍。治拟平肝息风，化痰清脑。处方：山羊角30g（先煎），钩藤18g，当归9g，赤白芍各9g，炒僵蚕9g，白蒺藜9g，全蝎粉2g（吞），地龙9g，石菖蒲9g，茯苓10g，西月石6g，指迷茯苓丸12g（包）。11月14日二诊：症情稳定，前方加太子参15g。11月30日三诊：经治以来，病症未发，怪动作亦消失。以后仍守原方出入。

6. 小儿肺炎 用于治疗小儿肺炎。药物组成：黄芩3～6g，山羊角0.3～1.5g（另包，磨粉用药液冲服），金银花5～10g，连翘5～10g，鱼腥草5～10g，川贝母3～6g，甘草3g，收到较好疗效[5]。

（三）按语

味咸，性寒；归心、肝经。主清热镇惊，散瘀止痛。主治头痛、产后腹痛、痛经等。现代药理证实山羊角具有解热、镇静镇痛、抗惊厥、降压、抗病毒、增强免疫的作用。另外，山羊角可作羚羊角的代用品，以减轻患者经济负担。

参考文献

[1] 南京中医药大学主编．中药大辞典[M]．第2版．上海：上海科学技术出版社，2006：236-237.

[2] 梁淑云．经行头痛12例疗效观察[J]．中医药信息，1986，(06)：21.

[3] 顾勇刚．顽固性肌肉抽搐治验1例[J]．实用中医药杂志，2004，6(20)：319.

[4] 陆林芳．张鸿祥临床经验管窥[J]．上海中医药杂志，1986，(07)：10.

[5] 崔秀川，王梅．中西医结合治疗小儿肺炎30例[J]．中医研究，2007，1(20)：35.

（陈达灿　朱海莉　刘俊峰　刘炽　黄楚君）

牛黄（《神农本草经》）

（一）概述

【别名】犀黄（《外科全生集》）、丑宝（《纲目》）、各一旺（蒙名）。

【科属】本品为为牛科动物黄牛或水牛 *Bos taurus* domesticus Gmelin 的胆囊、胆管或肝管中的结石，全年均产。本品大多取于胆囊者形较圆，称为“胆黄”或“蛋黄”。取于胆管、肝管者，呈管状，称为“管黄”。

【生态】牛黄多呈卵圆形、类球形、三角形或四方形，大小不一，直径 0.6～4.5cm，少数呈管状或碎片。表面黄红色或棕黄色，有的挂有一层黑色光亮的薄膜，习称“乌金衣”，粗糙具疣状突起，或具龟裂纹。体轻，质酥脆，易分层剥落，断面金黄色，可见细密同心层纹，或夹有白心。气清香，味苦而后甘，有清凉感，嚼之易碎，不粘牙。

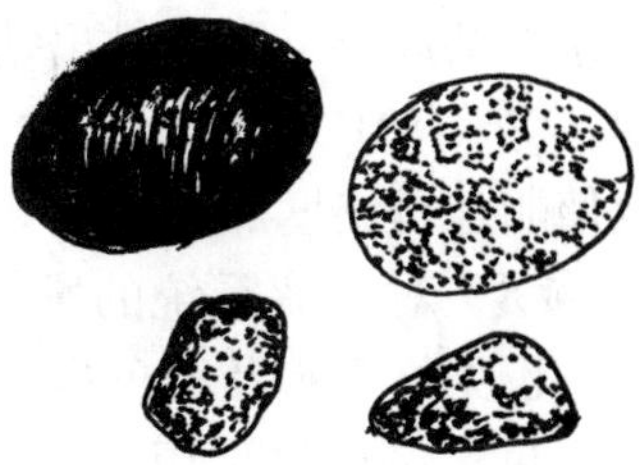

牛黄

【成分】天然牛黄中含有胆红素、胆汁酸、脱氧胆酸、胆汁酸盐、胆甾醇、麦角甾醇、脂肪酸、卵磷脂、维生素 D，无机元素钙，钠，铁，钾，铜，镁，磷等。尚含类胡萝卜素、丙氨酸、甘氨酸、牛磺酸、天冬氨酸、精氨酸、亮氨酸、蛋氨酸等多种氨基酸及酸性肽类成分。天然牛黄中的胆红素分为游离胆红素、结合胆红素和共价胆红素 3 种。其中结合胆红素结合的主要是葡萄糖醛酸，共价胆红素是指与蛋白共价结合的胆红素[1]。

【药理】[1]

（1）中枢镇静作用：显著抑制小鼠自发活动；对抗咖啡因、樟脑和印防己毒素等引起的中枢兴奋症状，增强水合氯醛、乌拉坦、吗啡或巴比妥钠的镇静作用。其中牛磺酸和甘氨脱氧胆酸盐的镇静作用最强。

（2）催眠作用：显著延长戊巴比妥钠引起的小鼠睡眠时间。

（3）抗惊厥作用：延长小鼠由安钠咖引起的惊厥潜伏时间。作用原理可能与牛磺酸抑制性神经递质或调节有关。

（4）解热作用：牛磺酸对发热动物具明显的解热作用。研究发现牛磺酸在下丘脑作为递质调节体温，较高剂量牛磺酸降体温可能由于扩散到其它与体温调节有关的脑区，5-HT 系统可能参与牛磺酸的解热作用机制。牛磺酸还可能通过占据热源载体的方式抑制发热。

（5）对心血管的作用：天然牛黄和培植牛黄均能增强蛙心心肌收缩力，有显著强心作用。有扩张微血管的作用和持久的降压作用。

（6）平滑肌解痉作用：抑制乙酰胆碱引起的大鼠肠平滑肌兴奋，是脱氧胆酸和胆酸等各成分的综合作用，但主要为脱氧胆酸的作用。熊果脱氧胆酸对小鼠小肠解痉作用的性质，近似罂粟碱。

（7）利胆作用：牛黄中所含胆酸类能使平滑肌松弛，特别是脱氧胆酸解痉作用最强。脱氧胆酸盐对Oddis（欧蒂化）括约肌显示最大的松弛作用，而被认为是牛黄利胆作用的成分。牛黄水溶性成分胆囊收缩物质SMC，使胆囊平滑肌收缩，并可抑制脱氧胆酸对胆囊的松弛作用，从而有助于胆囊胆汁排出。这项结果说明药理上相互拮抗的物质作用于同一部位，构成一个功能上的合作体系，共同调节胆汁排出功能。由于牛黄既含游离胆酸，使胆管系统平滑肌松弛，又含SMC可使胆囊收缩，所以用牛黄后并不影响胆囊收缩而使括约肌松弛使胆汁排出增加的效果。

（8）对血液系统的影响：可使红细胞显著增加；摘除脾脏的家兔口服牛黄，也见红细胞及血色素量增加；对由于放血引起贫血的家兔，灌胃牛黄可促进血色素量恢复。用药次数愈多，作用愈大。实验提示牛黄所含维生素D为促进红细胞新生的主要成分。

（9）抗炎作用：牛黄能显著抑制二甲苯所致小鼠耳部炎症的作用。对小鼠棉球肉芽肿增生有显著的抑制效果。对大鼠甲醛性足跖肿胀有明显的抑制作用。

（10）抗感染作用：结合胆汁酸对结核杆菌有抑制作用，对四联球菌、金黄色葡萄球菌，奈氏双球菌、链球菌等，鹅脱氧胆酸、猪脱氧胆酸及脱氧胆酸均有相似的抑制作用。天然牛黄及胆红素对枯草杆菌有微弱的抑菌作用；对乙脑病毒有不同程度的灭活作用。

（11）对呼吸系统作用：动物实验证明，牛黄有兴奋呼吸作用。

（12）对免疫功能的影响：天然牛黄与人工合成牛黄均有显著提高吞噬功能的作用，这可能是其治疗小儿高热惊厥、抗炎、抗感染的基本机制之一。

【炮制】宰牛时注意牛的胆囊、胆管及肝管中有无硬块，如有即为牛黄，应立即滤去胆汁，将牛黄取出（迟则为胆汁浸润而变黑）。除净外部薄膜，先裹以灯心草或通草丝，外面再包以白布或毛边纸，置阴凉处阴干。研为极细粉末，即可入药。干燥时，切忌风吹、日晒、火烘，以防破裂或变色。

【药性】味苦甘，性凉，归心、肝经。

【功效】①清心凉肝利胆：治疗热病神昏发黄。②豁痰开窍镇惊：治疗中风窍闭，癫痫发狂，惊痫抽搐，小儿急惊。③清热解毒：治疗咽喉肿烂，口舌生疮，痈疽疔毒。

【用量】内服：0.15～0.35g，多入丸散用。外用适量，研末敷患处。

【禁忌】脾虚便溏及孕妇慎服。

【前贤论述】

（1）《本经》：主惊痫，寒热，热盛狂痓。

（2）《别录》：疗小儿诸痫热，口不开；大人狂癫。又堕胎。

（3）孙思邈：益肝胆，定精神，除热，止惊痢，辟恶气。

（4）《日华子本草》：疗中风失音，口噤，妇人血噤，惊悸，天行时疾，健忘虚乏。

（5）《日用本草》：治惊病搐搦烦热之疾，清心化热，利痰凉惊。

（二）应用

1. 高热神昏　高热神昏见于疾病的严重阶段。流行性乙型脑炎、急性重症肝炎、暴发型菌痢、肺炎、败血症、高血压脑出血、结缔组织病、恶性肿瘤等严重疾病在一定阶段均可出现高热神昏的表现。辨证属邪热炽盛者，可使用牛黄清热开窍。在临床上本品常和清热解毒通腑药如黄连、黄芩、山栀、大黄、芒硝等配伍冲服。安宫牛黄丸为以牛黄冠名的经典中成药，最长于清热豁痰，开窍醒神，属中医“凉开三宝”之首，临床上常用于热入心包，神昏闭窍之危症的抢救，应用得当，可奏著效。

2. 冠心病、中风（脑血管意外）：牛黄具有明确的镇静、降血压、耐缺氧、降低胆固醇、抗血栓及抗动脉硬化等药理作用，近年来常用于治疗冠心病、心绞痛、高血压及其它心脑血管疾病。朱老常用六神丸治疗冠心病心绞痛，取麝香、牛黄、冰片皆具芳香温通之功。用于临床，屡获良效，且取效甚捷。牛黄清热豁痰开窍，治疗中风属于痰热蒙蔽清窍者，常需配伍麝香、郁金、石菖蒲、冰片等开窍药以加强开窍醒神之力，共成凉开之剂。对于热结便秘者可配伍大承气汤以通腑。由传统牛黄制剂安宫牛黄丸改变剂型制成的中成药有清开灵、醒脑静等静脉制剂，广泛用于心脑血管病及其它火毒偏重之病，醒脑静注射液是在古方安宫牛黄丸的基础上改制而成的水溶性静脉注射液，静脉给药，可以通过血脑屏障，直接作用于中枢神经系统而发挥作用，本药用于脑出血、脑梗死急性期较为恰当[2]。

【病案举例】李某，男，59岁，干部。近几年来，心区经常憋闷而痛，劳累、拂逆或天气阴沉时，易致诱发，经医院检查，确诊为冠心病心绞痛。顷以情绪激动，突然剧烈心绞痛，四肢厥冷，苔白质紫黯，脉微欲绝。此心阳式微，心脉闭阻，阳虚欲脱，为“心肌梗死”之征，急服六神丸15粒，并予独参汤缓缓饮服，服后疼痛即有所缓解，10分钟后续服10粒，心绞痛即定。继以温阳益气、活血通脉汤剂善后之。

3. 癫狂、痴呆[3]　利用安宫牛黄丸的镇静、抗惊厥作用，在用量上打破常规，加大剂量，采用1次1丸，1日2次，连服15日为1疗程，治疗癫痫9

例，经1疗程全部治愈，随访2～7年无1例复发。熊曼琪等利用安宫牛黄丸豁痰开窍之功，在辨证治疗的基础上配合安宫牛黄丸治疗大脑发育不全患儿以及脑膜炎后遗症，症见手足震颤，反应迟钝、记忆力减退者效果显著。孙建平等将用小柴胡汤配合安宫牛黄丸用于治疗火毒阳邪所致的精神疾病获得较好疗效。

4. 哮喘　热喘宜用牛黄解毒丸，而不宜用砒矾丸。因砒为热性药，最适宜于寒喘，如热喘者用之，非但无效，反易引发喘病，或使喘促加剧[4]。

5. 热病呼衰　热病之危重阶段常出现呼吸衰竭，既可见邪热弥漫、痰涎壅盛、气机窒塞的邪实征象，又可见肺肾气绝的正虚恶候，此际扶正则碍邪，清热涤痰，又虑正气不支，邪未去而正先脱。朱老常用六神丸通神明，开机窍，兴奋中枢，强心升压，对早期的呼吸衰竭有较好疗效。

【病案举例】何某，男，5岁。暑温闭证，面色苍白，昏迷惊厥，唇指发绀，逐步加重，呼吸困难，节律不整。此乙脑极期，将出现呼吸衰竭之征。苔厚腻，脉沉细而数，除中西两法结合以抢救之外，再予六神丸，每次8粒，开水溶化后鼻饲之。3小时服1次。连服2次后，呼吸困难即见好转，心律已整，次日渐趋稳定，调治而愈。

6. 恶性肿瘤　犀黄丸是清代名医王洪绪的家传秘方，出自《外科证治全生集·卷四》，由麝香、牛黄、炙乳香、炙没药组成，其主要功能为消坚化结、解毒散痈、消肿止痛，为治疗“乳岩”、“瘰疬”、“痰核”、“肺痈”之名方，现代主要用于各种恶性肿瘤等疾病的治疗，取得了较好的治疗效果[5]。用犀黄丸加味治疗乳腺癌1例，经6年随访，患者癌肿完全消失，获得满意疗效。马凤友用犀黄丸治疗原发性肝癌数10例，取得较好疗效。一般病例口服6g/次，每日1次，米醋20ml送下，较重病例6g/次，每日3次；局部疼痛较重者，可用犀黄丸12g研末加米醋调成糊状，外敷于肝区，每日1次。苦于服药者，可用本药6g加30ml水化开，保留灌肠，每日1次。结果用犀黄丸治疗2周后，患者疼痛明显减轻，食欲增加，腹胀消失，体力增加，各种出血症状减轻，转移率降低，不同程度延长生存期。犀黄丸治疗晚期肝癌、胆管癌、胰腺癌、鼻咽癌、肺癌、胃癌、乳腺癌、慢性淋巴细胞白血病均有不同程度的缓解作用。体外实验证明犀黄丸对多种人肿瘤细胞生长确有明显抑制作用，但不同的恶性肿瘤细胞株对其敏感性存在较大的差异，并以人乳腺癌细胞株反应最为敏感，提示犀黄丸抑瘤作用具有一定的选择性。

7. 一氧化碳中毒、安定类药物中毒　邓铁涛教授曾用安宫牛黄丸点舌法加灌肠法抢救一氧化碳中毒严重昏迷和脑出血较危重之患者，均获奇效[6]。有作者[3]用醒脑静注射液治疗40例急性安定类药物中毒，可明显缩短苏醒所需的时间，疗效明显优于对照组。醒脑静注射液通过静脉给药治疗药物中毒，可通过血脑屏障，直接作用于中枢神经系统，可改善呼吸循环功能，防止休克、肺水肿和呼吸抑制的发生。

8. 儿科痰、热、惊、厥 安宫牛黄丸有确切的解热、抗炎抗感染、镇静抗惊厥、保肝解毒作用，从而将其广泛用于具有痰、热、惊、厥等证候的儿科疾病340例，如扁桃腺炎、哮喘、急性肾炎、夏季热、传染性单核细胞增多症、癫痫、川崎病、急性淋巴细胞性白血病、紫癜、胰腺炎等，均取得显著疗效。一般热证服药20～30分钟后出汗增多，逐渐热退。惊证服药30～40分钟后，患儿转为安静，很少躁动，睡眠亦安[7]。

9. 咽喉肿痛、口腔溃疡、目赤肿痛 牛黄为清热解毒要药，对热毒引起的咽喉肿痛、疮痈肿痛及一些外科疾患属于阳证者都可应用，常配合青黛、冰片等治咽喉肿痛；配金银花、七叶一枝花、甘草等治疮疡。牛黄上清丸源于明代《医学入门》，内含牛黄、大黄、黄连、黄芩、黄柏、栀子、连翘、石膏、薄荷、菊花、荆芥穗、冰片等19味中药，具有清热泻火、散风止痛的功效，用于里热上攻，热毒蕴蓄之咽喉肿痛、目赤、鼻窦炎、口舌生疮、牙龈肿痛等证。

10. 银屑病 纯中药制剂牛黄乌蛇散治疗银屑病取得了较为满意的疗效[8]。药物组成如下：牛黄40g，乌蛇300g，川贝母、白鲜皮、白花蛇、白扁豆、山慈姑各100g等，上药除牛黄外，烘干粉碎成细粉，然后过120目筛与牛黄搅拌均匀即可。治疗期间停用其它内外用药，成人服牛黄乌蛇散每次8g，日3次，饭后15分钟开水冲服，30天为一个疗程，治疗血热型、血燥型银屑病有明显的近期疗效，总显效率达92.3%，总有效率达99.4%。起效时间大多数为一周左右，表现为皮损由红色转暗红，鳞屑减少，瘙痒减轻，部分患者起效时间在20～30天。

（三）按语

牛黄苦、甘、凉，归心、肝二经，具有清心、豁痰、开窍、凉肝、熄风、定惊、解毒功效。传统应用于热病神昏、中风痰迷、惊痫抽搐、癫痫发狂、咽喉肿痛、口舌生疮及痈肿疔疮等症。药理研究显示牛黄有中枢镇静、解热、抗惊厥、强心、降血压、利胆保肝、增加红细胞及血色素等作用。经现代医家不断探索，已经突破了牛黄“引邪入内”的传统认识，其临床应用范围已经扩展渗透到临床各科疾病，其中既有危急重症，又有疑难杂症，还有一般病症。对有神昏或神昏先兆者可用牛黄，对无发热或神志清楚者，只要病情需要豁痰清热开窍亦可投之。我国目前中成药中约有650种含有牛黄。其中安宫牛黄丸、至宝丹、六神丸、牛黄清心丸均是疗效卓越之经典药物。朱老通过70多年丰富的临床实践，对六神丸的临床应用有非常深刻的认识。他认为：六神丸方中的牛黄不仅有清热解毒、芳香开窍、利痰镇惊之功，而且有强心、促使红细胞新生的作用。牛黄配麝香，其强心作用增强；牛黄配蟾酥，其抑制作用增强。朱老常用六神丸治疗急性热病引起的休克及心衰、早期呼吸衰竭、哮喘每收佳效；

用于冠心病、癌症、白血病，亦往往取得意想不到的效果。

牛黄的内服剂量通常为0.15～0.35g，多入丸散用。外用适量，研末敷患处。对于成人病情危急，体质较强者，用量可加大，用药次数亦可适当增加。牛黄为珍稀药材，我国每年需求量约500吨，天然牛黄的供给远远不能满足要求。近年来发展的体外培育牛黄的药理、药效、临床疗效与天然牛黄基本一致，指纹图谱结果显示与天然牛黄成分相近，且质量标准稳定，安全性与天然牛黄也相当一致，可与天然牛黄等同使用。

参考文献

[1]《中华本草》编委会.中华本草[M].精选本.上海：上海科学技术出版社，1998，2527-2529.

[2]张京春，陈可冀.牛黄及其常用中成药对心脑血管及其它疾病的治疗[J].中国临床医药实用杂志，2004，(20)：60-61.

[3]潘华新，王培训，王宁生.安宫牛黄丸及其类方临床应用概况[J].新中医，2001，33(12)：64-66.

[4]王佩芳，姜光华.辨治与专方结合 -- 姜春华教授治哮喘发微[J].辽宁中医杂志，1992，19(9)：1-4.

[5]金沈锐，祝彼得，秦旭华.犀黄丸治疗恶性肿瘤的临床和实验研究进展[J].中成药，2007，29(4)：570-573.

[6]吴玉生.邓铁涛教授急症治疗经验[J].广东医学，1987，(05)：33-34.

[7]虞坚尔，邱根祥，李晓葵，等.安宫牛黄丸在儿科临床的再运用—附340例小结[J].上海中医药杂志，1994，(05)：18-19.

[8]马国明，周宏.牛黄乌蛇散治疗银屑病1005例[J].中华皮肤科杂志，1994，27(3)：171-172.

（陈达灿　刘炽　刘俊峰　朱海莉　黄楚君）

象牙（《中华本草》）

（一）概述

【科属】象科动物亚洲象的牙齿。

【生态】见象皮。

【成分】亚洲象的牙含磷酸钙（calcium phosphate）57%～60%，牙基质含磷酸钙40%～43%，少量脂肪。牙中有机物质含量较高，是其特点。

【炮制】《开宝本草》："刮取屑，细研。"屑为末，炙令黄。《医宗金鉴》：

“切碎。”《本草分经》：“锉屑煎服。”现行，取原药材除去杂质，或粉碎成细粉。贮干燥容器内，密闭，置阴凉干燥处。多以雕刻象牙时剩下的碎料供药用，多呈碎屑状，形状极不规则，表面浅赤色或黄色，并有纵行的浅沟纹，内为银白色，片块状者，纵剖面有纵横交叉的波纹，横断面可见同心轮纹，质坚而脆，无臭，无味，以外面浅赤色、内面银白色、显油性者为佳。

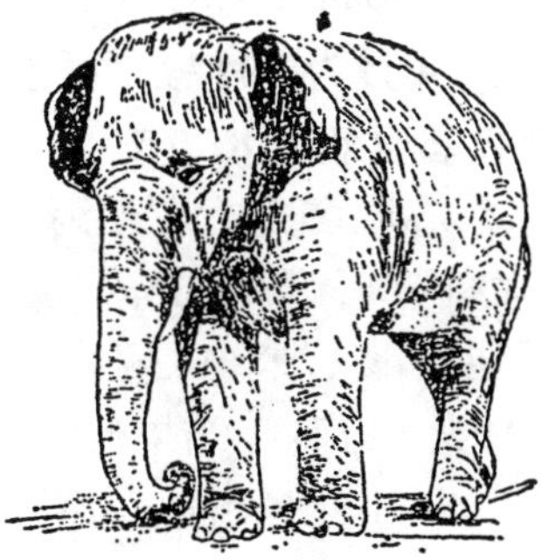

亚洲象

【药性】味甘；性寒。

【功效】清热镇惊；解毒生肌；利尿止痛。

【用量】研末，1～3g；或磨汁；或入丸、散。外用：适量，研末调敷；或磨汁涂。

【前贤论述】

（1）《海药本草》：主风痫热，骨蒸劳，诸疮等，并皆宜生屑入药。

（2）《日华子本草》：治小便不通，生煎服之；小便少，烧灰饮下。

（3）《开宝本草》：主诸铁及杂物入肉，刮取屑，细研和水敷疮上。

（4）《医学入门》：生为末，主诸疮痔瘘，生肌填口最速。

（5）《本草经疏》：治恶疮，拔毒，长肉，生肌，去漏管。

（6）《本草正》：能清心肾之火，可疗惊悸风狂，骨蒸痰热。

（二）应用

1. 喉痹、口疮　代表方锡类散，药物组成包括牛黄，象牙屑，青黛，珍珠，壁钱炭，人指甲（滑石粉制），冰片。功效解毒化腐，敛疮。主治心胃火盛所致的咽喉糜烂肿痛。主要用途：①喉痹因肺胃火热上灼于咽而致咽部黏膜红肿、疼痛；咽炎见上述证候者；②口疮、口糜因心胃火盛，火热结毒，循经上达于口所致，症见口腔黏膜充血发红，水肿破溃，渗出疼痛，口热口臭；急性口腔溃疡或复发性口腔溃疡见上述证候者。此外，本品还可用于火热偏盛引起的口疮、鼻炎、消化道溃疡等。每用少许，吹敷，含漱口处，或直肠给药。

2. 小儿汗症　用止汗汤治疗小儿汗症300例，观察止汗汤治疗小儿汗症的临床疗效。方法：本方含象牙丝、麻黄根各10g，浮小麦30g，瘦猪肉100g，淡菜25g；兼烦躁口干，头汗多加麦冬；肾虚明显加女贞子。瘦肉切块，淡菜浸泡洗净，上料同入锅内，加适量清水，煲1小时，以少许盐调味，分2次饮服，6日为1疗程，期间不辅用其它敛汗药物。结果300例经2～8日治疗，痊愈106例，好转185例，无效9例，总有效率97%[1]。

3. 溃疡性结肠炎　用中西药灌肠治疗溃疡性结肠炎16例，方法锡类散0.9g，甲硝唑0.6g或柳氮磺胺吡啶1g，氢化可的松50～100mg加入

100～150ml 生理盐水，充分混合，加温达 38℃左右，直肠滴入法每晚灌肠 1 次，14 日为 1 疗程，可连用 2 个疗程。结果完全缓解 6 例，有效 8 例，无效 2 例，总有效率 87.5%[2]。

4. 肛窦炎　观察泻心汤合锡类散灌肠治疗肛窦炎的临床疗效。用泻心汤（大黄 30g，黄连 15g，黄芩 15g）加水 300ml 煎煮 10 分钟，取汁约 150ml，加入锡类散 1 支（0.3g）。患者取胸膝位，早晚分 2 次灌肠，保留 15 分钟以上，7 日为 1 疗程。结果治疗 24 例，治愈 21 例，显效 3 例，总有效率 100%[3]。

5. 小儿鼻出血　用锡类散外敷合裸花紫珠片内服治疗小儿鼻出血。方法：锡类散 1 支混合 0.5% 红霉素眼膏后用棉签涂敷在鼻中隔糜烂部位；伴有小血管扩张的先用硝酸银结晶进行局部烧灼，然后再用本品。并用裸花紫珠片（成分为裸花紫珠），根据患儿年龄和体重用 0.5～1 片，日 2 次口服，隔日前来复诊。共治疗 120 例，治疗 3 日～1 周，治愈 110 例，好转 10 例[4]。

（三）按语

象牙味甘，性寒；入心，肾经，主治癫痫，惊风，骨蒸劳热，痈肿疮毒，咽喉肿痛，痔漏；功效清热镇惊，解毒生肌。一般多外用，或灌肠，内服较少。

参考文献

[1] 郑明 . 止汗汤治疗小儿汗症 300 例 [J]. 新中医，2001，33（7）：51-52.

[2] 戴向东 . 中西药灌肠治疗溃疡性结肠炎 16 例 [J]，实用中医药杂志，2002，18（12）：20.

[3] 李洪永，金振美等 . 泻心汤合锡类散灌肠治疗肛窦炎 24 例 [J]. 中国中医药科技，2003，10（1）：14.

[4] 洪喆 . 锡类散外敷合裸花紫珠片内服治疗小儿鼻出血 120 例 [J]. 浙江中医杂志，2004，39（5）：187.

（尹克春　牛平平）

羊胆（《本草经集注》）

（一）概述

【科属】为牛科动物山羊 *Capra hircus* 绵羊 *Ovis aries* L 的胆。

【生态】详见“羊肉”条。

【成分】山羊与绵羊的主要胆汁酸有胆酸（cholic acid），脱氧胆酸（deoxycholic acid），鹅脱氧胆酸（chenodesoxycholic acid），多与牛磺酸（taurine）、

甘氨酸（glycine）结合。含胆红素（bilirubin），胆绿素（biliverdin）黏蛋白（mucin），胆甾醇（cholesterol），卵磷脂（lecithin），脂肪酸等。另报道，羊胆汁的主要成分有胆汁酸盐，胆汁酸在胆汁中一般是与甘氨酸、牛磺酸结合成结合胆汁酸；因胆汁是弱碱性，此结合胆汁酸盐一般为钠盐。山羊与绵羊的主要胆汁酸有胆酸和脱氧胆酸，山羊或绵羊的胆酸含量都比脱氧胆酸约高10倍。

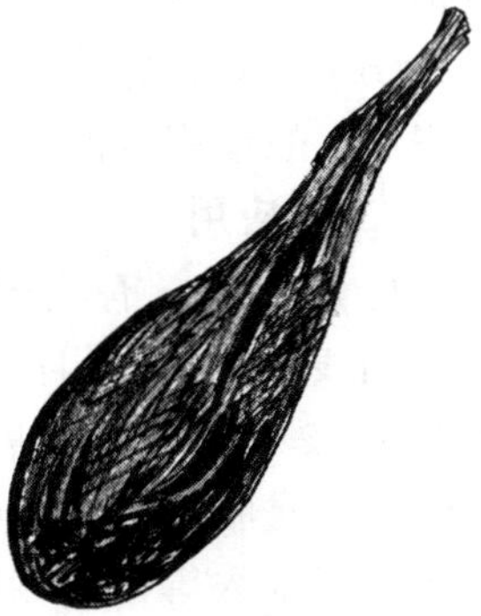
羊胆

【药理】

（1）对中枢神经系统的作用：羊胆酸及其胆酸盐有明显抗戊四氮惊厥作用，并有一定解热作用。

（2）对消化系统的作用：胆酸钠（胆盐）为牛、猪、羊等动物胆汁中提取的胆盐混合物，可增加胆汁分泌，乳化不溶于水的脂肪，以利于胰脂酶对脂肪的作用，促进脂肪消化产物和脂溶性维生素A、D、K、E的吸收。去氢胆酸为猪、牛、羊胆汁提取的胆酸氧化而成，也能促进胆汁分泌，主要增加胆汁中的水分，而固体成分并不增加，即促进肝脏分泌大量的黏度较低的胆汁，以通畅胆道，其利胆作用迅速，维持时间短，尚能促进胆道中小结石的排出；对脂肪的消化吸收也有一定促进作用。

（3）对呼吸系统的作用：对小鼠有显著镇咳和祛痰作用。

（4）抗菌作用：体外实验，对百日咳、结核杆菌有抑制作用。其抗结核的主要成分是牛磺胆酸钠和脱氧胆酸钠。

【炮制】宰羊时，剖腹，割取胆囊，将胆管扎紧，悬通风处晾干。或取新鲜胆汁入药。

【药性】味苦、性寒。《四川中药志》：“入肝、胆、胃三经。”

【功效】清火、明目、解毒。主治风热目赤，青盲，翳障，肺痨吐血，喉头红肿，黄疸，便秘，热毒疮疡，结膜炎。

【用量】内服：熬膏或干燥研末，0.3～0.6g；或入丸、散。外用：适量，涂敷、点眼或灌肠。

【禁忌】《四川中药志》：“凡体虚无湿热者忌用。”

【前贤论述】

（1）《别录》：“青羊胆：主青盲，明目。”

（2）《药性论》：“点眼中，主赤障白膜风泪。”

（3）《千金·食治》：“主诸疮。”

（4）《唐本草》：“疗疳湿、时行热熛疮，和酢服。”

（5）《四川中药志》：“清热解毒，明目退翳。治青盲雀目，风眼翳障，食道结核，肺痨吐血，喉头红肿及黄疸。”

（6）《本草纲目》：“肝开窍于目，胆汁减则目暗。目者，肝之外候，胆之精华也，故诸胆皆治目病。”

（二）应用

1. 肺结核　有液剂、丸剂及胶囊剂等不同剂型。液剂：将新鲜羊胆的胆囊口用线扎紧（如胆汁过多可挤出若干以能一口吞食为度），用清水洗净后隔水蒸 1～2 小时，于早晨空腹或临睡时吞服。每天 1 只。如整只吞服困难，可取胆汁分次服，服后吃点糕饼。丸剂：取新鲜胆汁置砂锅内，用文火熬煎成流浸膏状时加入等量乳糖拌匀，做成 0.5g 或 1g 重之药丸，放在石灰缸内继续收燥。胶囊（粉剂）：熬成的流浸膏放在烘箱中烘干后磨粉，装入胶囊；或以新鲜羊胆汁加防腐剂，在水浴锅上蒸发浓缩，置 120℃以下烘箱内 2 小时，移于除湿器内放冷后研粉。剂量：一般每天用羊胆干燥粉 1～1.2g，顿服或 2～3 次分服。浙江地区试治 54 例，服用 3 个月者 51 例，服用 6 个月者 3 例。结果病灶吸收好转者 34 例，无改变者 20 例，无 1 例病灶发生播散或恶化者。初步认为对早期浸润型病变疗效满意；对慢性纤维空洞型肺结核，有一定疗效，但病灶改善不够显著；对支气管内膜结核，如属早期黏膜下浸润有效，但对慢性纤维空洞型肺结核合并的支气管内膜结核而病变较重，则疗效不够满意；对长期服抗痨药物无效者往往能显出其特殊疗效。治程中部分患者在服药 3～15 天后有轻度腹泻（2～7 次 / 日）、腹痛，或口干舌燥、咽喉部刺激感、胃部烧灼感等。对口干舌燥及胃部刺激症状可增加饮水量，对腹泻可增加脂肪量或用鱼肝油，能逐渐消失或减轻；如仍腹泻可用淡吴萸、广木香、酒炒川连各 0.45g 分研细吞服，每日 3 次，服 1～2 次后可使腹泻减轻或停止。另有经验认为，服药期间如食用辛辣或生冷食物，易引起剧烈胃痛及呕吐，须加注意[1]。

2. 黄疸　羊胆、茵陈、秦艽、白鲜皮、大黄、木通，煎汤服[2]。

3. 百日咳　羊胆一个，白糖适量，分 3 次服，1 日服完[2]。

4. 喉头红肿　羊胆、青黛、马勃、川贝、牛膝，煎汤服[2]。

5. 急慢性结膜炎　羊胆汁和蜂蜜通熬成膏，每日 2 次，每次 1 匙（约 10ml），开水冲服[2]。

6. 面上雀斑　山羊胆汁和酒各半，略煮再涂之[2]。

（三）按语

羊胆，味苦，性寒，归肝、胆、胃经。有清火、明目、解毒之功。临床较多用于治疗肺结核有一定疗效，特别是对于长期服抗结核药物无效者往往能显出其特殊疗效。因服用后易出现腹痛、腹泻等不适感，临床需慎用或与其它药物配伍应用。

参考文献

[1] 江苏新医学院编 . 中药大辞典［M］. 上海：上海科学技术出版社，1986：963.

[2] 杨仓良，齐英杰 . 动物本草［M］. 北京：中医古籍出版社，2001：807.

（陈达灿　刘俊峰　刘炽　朱海莉　黄楚君）

牛胆（《神农本草经》）

（一）概述

【科属】为牛科动物黄牛或水牛的胆或胆汁。

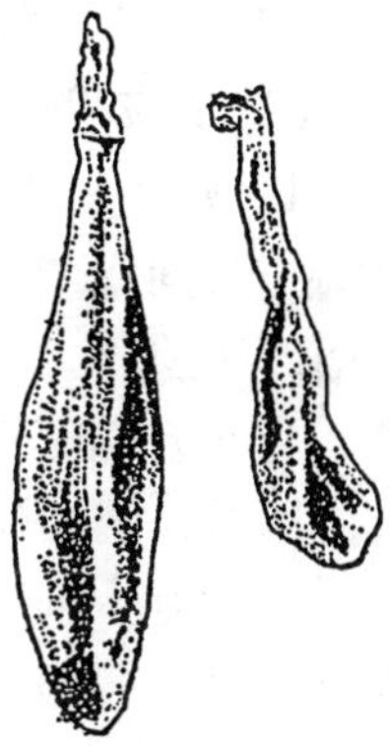

牛胆

【生态】黄牛或水牛，全国大部分地区均饲养，以南方水稻田地区为多。新鲜牛胆囊呈肾脏形，长约18～20cm，最宽处约5～6cm。新鲜的胆汁为绿褐色或暗褐色微透明的液体，略有黏性，稍干则变为浓稠。完全干燥者，呈绿褐色固体状，揉之则成粉质。

【成分】牛胆汁中以胆酸含量为最多，还有脱氧胆酸、胆红素、游离脂肪酸、胆甾醇、卵磷脂、胆碱、尿素以及氯化钠、磷酸钙、磷酸铁等无机盐[1]。

【药理】

（1）对呼吸中枢的抑制作用：胆酸钠抑制呼吸中枢，具有中枢性镇咳作用。

（2）对平滑肌的作用：胆酸钠有慢而持久的扩张支气管作用；此外，胆酸钠小剂量兴奋肠肌，大剂量则呈抑制作用。

（3）对心脏的抑制作用：对离体蛙心主要表现抑制作用；高浓度可使心脏停止于收缩期。

（4）抗白血病：猪胆汁酸钠体外实验明显抑制人早幼粒白血病细胞系HL-60细胞增殖，并诱导HL-60细胞向终末方向分化。

（5）抑菌作用：对呼吸道常见的甲型链球菌、肺炎球菌及结核杆菌等均有抑制作用。

【炮制】宰牛取胆后挂起阴干或自胆管处剪开，将胆汁倾入容器内，密封冷藏，或加热使之干燥。本品与制天南星的细粉或生天南星细粉混合，经加工发酵可制成胆南星，为临床常用清热化痰，息风定惊之品。

【药性】味苦，性寒，无毒，归肝、胆、肺经。

【功效】①清肝明目：用于风热目疾。②利胆通腑：用于热渴、黄疸、咳嗽痰多、小儿惊风、便秘。③解毒消肿：用于痈肿、痔疮。

【用量】内服：研末，0.3～0.9g；或入丸剂。外用：适量，取汁调涂或点眼。

【禁忌】脾胃虚寒者忌之。非风热眼疾不宜用。

【前贤论述】

（1）《别录》：除心腹热、渴、利，口焦燥，益目睛。乌牛胆，主明目，疗疳湿，以酿槐子，服之弥神。

（2）《药性论》：青牛胆主消渴，利大、小肠。

（3）《日用本草》：治小儿惊风痰热。

（4）《纲目》：除黄，杀虫，治痈肿。

（二）应用

1. 明目　《药性论》记载以腊月枯牛胆中盛黑豆一百粒，后一百日开取，食后、夜间吞二七枚，可镇肝明目。

2. 乌须发　《摄生众妙方》记载以何首乌、白茯苓、槐角子各60g，生地黄、当归各30g。上共为末，装入黑牛胆内，阴干，至九日取出，研为末，制成牛胆散，温酒调服6g或9g，可乌须发。

3. 黄疸、便秘　《圣惠方》记载以苦参90g，龙胆30g，牛胆一枚。为末，炼蜜和丸。每服以生麦冬汁下十丸可治大饥后大食，胃气冲熏所致谷疸发黄。《现代实用中药》记载牛胆为健胃整肠、苦补苦泻剂。以开水送服适量，治消化不良，慢性胃炎，大便之慢性秘结，肝胆性黄疸，胃部膨满。

4. 金疮　《本草备要》记载以牛胆，纳石灰于内，悬通风处百日，可敷金疮。

（三）按语

牛胆味苦，性寒，无毒，归肝、胆、肺经。古籍记载用于治疗目疾、热渴、黄疸、咳嗽痰多、小儿惊风、便秘、痈肿、痔疮等症，具有清肝明目、利胆通腑、解毒消肿之功效。现代中医多用本品与制天南星的细粉或生天南星细粉混合，经加工发酵可制成胆南星，为临床常用清热化痰，息风定惊之品。较少使用牛胆原药材入药。

参考文献

［1］南京中医药大学．中药大辞典［M］．2版．上海：上海科学技术出版社，2006：561-563.

（陈达灿　刘炽　刘俊峰　朱海莉　黄楚君）

熊胆（《药性论》）

（一）概述

【科属】脊索动物门脊椎动物亚门哺乳纲食肉熊科动物棕熊 *Ursus atctos* Linnaeus 和黑熊 *Selenarctos thibetanus* Cuvier 的干燥胆汁。前者主产于东北、华北、陕西、四川、云南、青海、新疆、甘肃等地，后者主产于华北及东北地区。

【生态】棕熊，俗名马熊。身长 170～280cm，尾长 8～14cm。体重通常雄 300～500kg，雌 150～300kg，但体形大的个体并不少见，不少的雄性能达到 600kg，且过冬前的体重会比平时大很多。体形健硕，肩背隆起，粗密的被毛有金色、棕色、黑色和棕黑等不同的颜色。冬天被毛较长，能达 10cm，夏季则重新变短，颜色较冬季的深。有些棕熊被毛的毛尖颜色偏浅，甚至近乎银白，看上去披了一层银灰。棕熊前爪尖最长 15cm，较粗钝。嗅觉极佳，是猎犬的几倍，视力佳，捕鱼时能看清水中鱼类。吻部较宽，有 42 颗牙齿，包括两颗大犬齿。

棕熊是分布最为广泛的熊科动物，在欧亚大陆和北美很多地方可以见到，数量最为稳定的棕熊群体位于俄罗斯和北美，我国的棕熊主要分布在新疆、青藏高原和东北山林地区。棕熊是杂食性动物，食谱随季节的不同发生变化，一般而言，植物性食物占 60%～90%，其中包括各种植物根茎、块茎、草类、谷物及各种果实等，其余则为动物性食物，例如昆虫、啮齿类动物、有蹄类动物（如麋鹿、驯鹿、驼鹿、野牛）、鱼和腐肉等。

母熊的孕期约 180～266 天，届时产下 1～3 只小熊，小熊出生体重 300g，4～6 岁性成熟，生理成熟 10～11 岁。野外棕熊寿命约 20～30 年，在圈养条件下，可达 50 年。

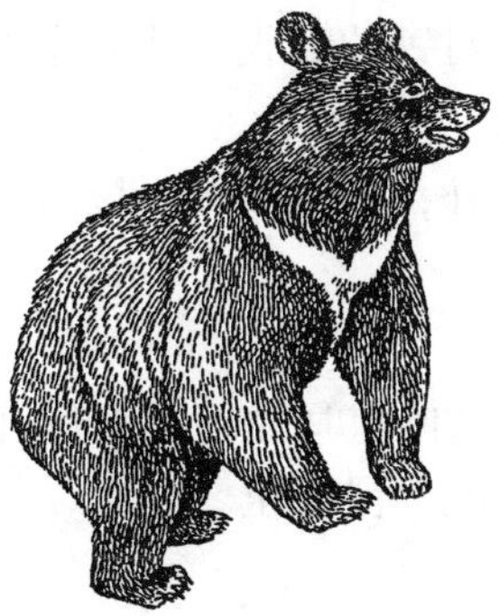
黑熊

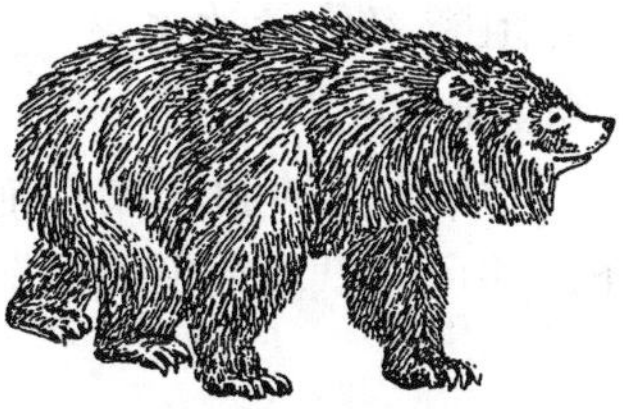
棕熊

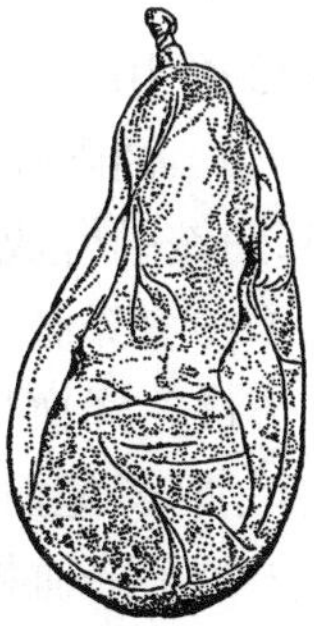
熊胆外形

黑熊，俗称月牙熊，体型较大，长1.5～1.7m，体重约150kg。头部宽圆。吻部短而尖；鼻端裸露，眼小；耳较长且被有长毛，伸出头顶两侧。颈部短粗，两侧毛特别长。胸部有一倒人字白斑。尾很短。毛较一致，漆黑色，有光泽。四肢粗健，前后足均具5趾，前足腕垫宽大与掌垫相连，后足柘垫亦宽大且肥厚，前宽后窄，内侧中部无毛间隔。具爪。除其鼻面部棕色、下颌白色、倒人字白斑外，全身均为黑色并带有光泽。

栖息于混交林或阔叶林中。一般居于山上的石洞或大树洞中，有冬眠习性，夏、冬季有垂直迁移现象。白天活动，视觉较差，善爬树，熊游泳力强。杂食性，但以植物为主。分布极广泛，东北、华北、西南、华南及陕西、甘肃、青海、安徽、浙江、江西、福建、台湾、西藏等地均有分布。

【成分】熊胆的化学成分比较复杂。包括胆汁酸类、胆固醇类、胆色素类、氨基酸类，还有微量元素。胆汁酸类中含有胆酸（cA）、鹅脱氧胆酸（CDCA）、熊脱氧胆酸（UDCA）、脱氧胆酸（DCA）、牛磺熊脱氧胆酸（TUDCA）、牛磺鹅脱氧胆酸（TCDCA）等，其中熊脱氧胆酸（ursodeoxycholic acid，UDCA）即3α-7β 二羟基5β-胆烷酸是中药熊胆的主要成分。

【药理】

（1）镇静、解痉、抗惊厥作用。

（2）解热、镇痛作用。

（3）对心脏的影响：其水溶液对离体蛙心呈现小剂量抑制、大剂量兴奋作用。

（4）保肝、利胆作用。

（5）镇咳作用。

（6）解毒、抗炎作用。

（7）溶解胆石作用：所含多种胆汁酸可使胆汁中胆固醇量降低，并使呈过饱和状态的胆固醇胆汁呈不饱和状态。

（8）对消化功能的影响：胆汁酸盐能促进脂肪、类脂质及脂溶性维生素的消化吸收，牛磺脱氧胆酸、甘氨胆酸等还能促进小肠对钙的吸收。并促进胃肠运动的作用。

（9）消除亚硝酸钠作用，且有明显量效关系；另外，熊胆液能明显阻断二甲基硝铵的合成，其量与阻断率呈量效关系。

（10）降血脂，抑制血栓形成的作用。

（11）降血压作用：其所含多种胆汁酸均能扩张离体兔耳血管，静脉注射可引起麻醉兔血压下降，并可降低正常和自发性高血压大鼠血压。

（12）降血糖作用。

（13）诱导白血病细胞分化作用：引流熊胆可使人早幼粒白血病细胞HL-60

80% 以上的细胞分化为单核－巨噬细胞特征的细胞，使该细胞失去自发形成集落的能力，同时细胞增殖受到明显抑制。

【炮制】夏秋季猎取为宜，迅速取出胆囊，干燥，去净胆囊皮膜，研细用。

【药性】味苦，性寒，归肝、胆、心经。

【功效】①清热解毒：用于热毒壅结之咽喉肿痛，疮痈及痔疮肿痛等。②止痉：用于肝经热盛，热极生风所致的高热、惊风、癫痫、手足抽搐。③明目：用于肝热目赤，目生翳障。

【用量】内服，1～2.5g。多作丸散，不入汤剂，外用适量，研粉涂敷患处或用清水溶化后滴眼或外涂。

【禁忌】虚寒证禁服。恶防己，地黄。

【前贤论述】

（1）《药性论》：主小儿五疳，杀虫，治恶疮。

（2）《本草经疏》：熊胆气味与象胆同，其所主亦相似。时气热盛变为黄疸，热邪在足太阴也。久痢，疳䘌，湿热在手阳明也。心痛疰忤，热邪在手少阴也。入三经而除热邪，故能疗诸证也。极苦而寒，故又能杀虫，治恶疮，点痔。

（3）《本草蒙筌》：味极苦，性恶地黄、防己。任为丸散，勿用煎汤。治男妇时气热蒸，变为黄疸；疗小儿风痰壅塞，发出惊痫。驱五疳杀虫，敷恶疮散毒。痔病久发不愈，涂之立建奇功。

（4）《药性解》：熊胆，味苦，性寒，无毒，入胆经。主时气热盛变为黄疸，小儿风痰壅塞、惊痫疳䘌，杀虫散毒，可敷恶疮及痔。入水分尘，如练不散者真。恶防己、地黄。按：熊胆入胆，从其类也。清火定惊之功，较胜诸胆。

（5）《本草备要》：泻热。苦寒，凉心，平肝，明目杀虫。治惊痫五痔。涂之取瘥。性善辟尘，扑尘水上，投胆少许，则豁然而开。

（6）《本经逢原》：熊胆，苦入心，寒胜湿，手少阴、足厥阴药也。其性洁不染尘，故能清心平肝，为时气热盛，变为黄疸之要药。又能杀虫明目，除翳障疳痔，虫牙蛔痛，小儿惊痫瘛纵。以竹沥化豆大许服之，去心中涎。痔疮赤肿，水化点之即消。凡实热之证，用之咸宜。苟涉虚家，便当严禁。

（7）《本草求真》：熊胆专入心、肝，兼入脾、大肠。味苦性寒无毒，功专凉心平肝。惟其凉心，所以能治心痛、疰忤、热邪等症；惟其平肝，所以能治目赤翳障，恶疮痔漏等症，且能入脾而治黄疸湿邪，入大肠而治久痢疳蚀湿热，并治小儿风痰壅塞，发作惊痫，要皆除热凉血，而病自愈耳。熊胆春近首，夏在腹，秋在左足，冬在右足。

（8）《得配本草》：苦，寒。入手少阴、厥阴经。凉心平肝，为眼障疳虫之要药，并治黄疸惊痫。得片脑，拌猪胆汁，涂十年肠风痔瘘，并搽风虫牙痛。拌使君子，蒸研为丸，治诸疳羸瘦。

（9）《本草分经》：苦，寒。凉心平肝，明目，杀虫，治惊痫，涂痔。

（二）应用

1. 黄疸型肝炎　观察熊胆注射液对黄疸型肝炎（包括急、慢性黄疸型肝炎、淤胆型肝炎、肝硬化、重症肝炎有黄疸者）的治疗效果。方法：治疗组给予2.5%熊胆注射液肌内注射，每日2次，每次4ml。对照A组给予茵陈汤（茵陈50g，栀子15g，大黄25g），每天1剂，水煎，分2次口服，儿童酌减。对照B组给予甘利欣注射液，每日1次，每次150mg加入到10%葡萄糖注射液250ml中静脉滴注，3组同时给予口服维生素B_1，每次30mg，每日3次；肌苷片，每次0.4g，每天3次，均以治疗20日为1疗程，急性黄疸型肝炎用药1疗程，余者用药2～3疗程。结果：总有效率治疗组为96.1%，对照A组为84.3%，（$P<0.01$），对照B组为88.0%（$P<0.05$）；结论：熊胆注射液对黄疸型肝炎有显著治疗效果[1]。

熊胆胶囊治疗高黄疸慢性乙型肝炎。方法：观察组和对照组患者均用门冬氨酸钾镁、甘利欣及维生素类作为基础治疗，有低蛋白血症和腹水者间断予以白蛋白治疗，未用其它血制品和激素治疗。观察组加用熊胆胶囊（熊胆胶囊的成分为熊胆粉，来源于人工饲养的黑熊胆囊造漏引流的胆汁，经浓缩制成胆粉，其化学成分与天然熊胆一致，主要含熊脱氧胆酸及鹅脱氧胆酸），口服，每次2粒，每日3次，疗程为两个月。结果：加用熊胆胶囊治疗可促使黄疸迅速消退、肝功能改善。认为熊胆胶囊有保肝利胆功效，用于治疗高黄疸的肝炎患者，可使其病程缩短[2]。

熊胆胶囊对病毒性肝炎的治疗作用。治疗组在一般保肝药物（如肌苷、维生素C、维生素B_1等）的基础上加用熊胆胶囊（每片0.25g），0.5g/次，每日3次，疗程4周；对照组则口服复方益肝灵，每日3次，每次3片，其它药物与对照组相同。治疗组和对照组相比较，两组的显效率分别为80.6%和38.4%（$P<0.01$），总有效率分别为91.6%和51.8%（$P<0.01$）。熊胆胶囊治疗组总胆红素复常率为81%，而复方益肝灵治疗组则为40%；两组的降酶效果均较显著，转氨酶复常率接近80%。治疗过程中均无明显的不良反应。认为熊胆胶囊对病毒性肝炎患者有较好的治疗作用[3]。

采用熊胆肝泰冲剂治疗慢性乙型肝炎。处方及制备：熊胆30g，板蓝根1000g，茵陈1000g，柴胡1500g，丹参1000g，白芍1500g，黄芪1500g，白术1000g，茯苓1000g，甘草300g，枸杞1000g，鸡内金1000g，五味子1000g。制备：①板蓝根、茵陈、柴胡、白芍、黄芪、白术、茯苓、甘草、枸杞水提2次，每次2小时，合并提取液，浓缩至6000ml放冷，加乙醇至含醇量为70%，静置24小时，过滤，滤液回收乙醇。②鸡内金水提3次，各2、2、1小时，合并提取液，浓缩至适量。③丹参、五味子用8倍量70%乙醇渗漉，滤液回收乙醇。④熊胆加蒸馏水溶解。⑤将上述①、②、③、④合并，浓缩成清膏（相对密度1.30～1.32），加白糖粉9500g及少量糊精混匀，制粒，干燥，包装成1000包，每包10g，即得。治疗方法：两组患者均予肌苷、维生素C、肝太乐各0.2g，3次/日，肝功能严重损害者加甘利欣。维生素C、促肝细胞生长素等静脉滴注，配合联苯双酯滴丸、护肝片等口服。治疗组应用熊胆肝泰冲剂，一次2包，一日3次，儿童减半，连续疗程为1～3个月。对照组肌注抗乙肝免疫核糖核酸30mg/次，隔2日1次，1～3个月为1个疗程，每月作1次肝功能及乙肝二对半检查。结果：经1～3个月治疗，治疗组总有效率88.2%，对照组总有效率67.6%，两组相比，有显著性差异（$P<0.01$）[4]。

2. 小儿惊痫 《食疗本草》治小儿惊痫，熊胆二大豆许，和乳汁及竹沥服。并得去心中涎。

3. 疳疾 《小儿卫生总微论方》熊胆麝香丸用于小儿一切疳疾，心腹虚胀，爱食泥土，四肢壮热：熊胆3g（研），麝香1.5g（研），壁宫一枚（去头、足、尾，面裹煨熟，研），黄连（去须，取末）一钱。上同研极细，以蟾酥和丸，黍米大。每服五丸，米汤送下。量大小加减，无时。又以熊胆丸治疳羸瘦：熊胆、使君子仁各等份。研细，放入瓷器中，蒸熔，宿蒸饼，就丸麻子大。米饮送下二十丸，无时。《圣惠方》治小儿奶疳，黄瘦体热心烦：熊胆0.3g，青黛15g，蟾酥15g，黄连末15g，牛黄0.3g。上药，都研如粉，以猪胆汁和丸，如绿豆大。每服以粥饮下5丸，日3服，量儿大小，加减服之。

4. 蛔心痛 《外台》治蛔心痛，以熊胆如大豆，和水服。

5. 肛肠术后愈合 观察熊胆珍珠痔疮膏对肛肠术后患者愈合情况。药物制备：熊胆、白及、刺猬皮、珍珠粉、紫草、黄连、乳香、没药、炮甲、地榆、血余炭、儿茶、雷丸、白矾、五倍子、冰片。上药粉碎，过120目，加等量基质，分装100合，每盒20g。治疗组：用熊胆珍珠软膏外涂患处，每日2次，10天为1疗程。对照组用肛泰软膏外涂患处，每日2次，10天为1疗程。熊胆珍珠软膏对促进痔瘘术后愈合的总有效率和显效率分别为93.33%、81.66%，而对照组仅为81.67%和66.67%，且熊胆珍珠软膏的疗程明显缩短，以上各项与对照组比较差别均有非常显著意义。同时在治疗过程中及治疗结束后其血常规、尿常规无异常改变，在用药期间也未见不良反应。这说明熊胆珍珠软膏能提高痔瘘手术后的治疗效果，并能缩短疗程，减轻疼痛，优于一般的外用药。《千金方》治五痔10年不瘥：涂熊胆，取瘥止[5]。

6. 老年性白内障 采用熊胆丸治疗老年性白内障初期125例210只眼，收效满意。治疗方法：对照组常规白内障眼药水点眼，每日4～6次，每次1～3滴。观察组除常规白内障眼药水点眼（同对照组）外，口服熊胆丸胶囊，日服3次，每次2粒。2组均连服20日为1个疗程，连续治疗3个疗程。3个疗程结束后再停药1个月，观察远期疗效。结果：观察组有效率为86.7%，对照组为52.4%，2组比较差异有显著性，$P<0.01$。结论：熊胆丸治疗老年性白内障初期疗效显著。《齐东野语》"熊胆丸"以熊胆少许，化开，入冰片一二片，铜器点之；或泪痒，加生姜粉些许，治目赤障翳[6]。

7. 眼睑带状疱疹　采用熊胆粉联合口服阿昔洛韦片治疗眼睑带状疱疹36例，取得良好疗效。取熊胆粉1g，加入生理盐水注射液适量，外涂于眼睑疱疹局部（注意勿入眼内），3次/日，直至痊愈。同时口服阿昔洛韦片0.2g，5次/日，吲哚美辛片25mg，3次/日，维生素B_1、B_{12}片，对有并发症者同时给予1%阿托品扩瞳及利巴韦林眼液等对症治疗。8例单用熊胆粉外涂治疗者，5日内结痂，脱痂后未留瘢疤，28例配合内服西药，效果满意。一般涂药1～2日后，局部疼痛消失，红肿明显减轻，疱疹干燥结痂，3～4日后痂皮开始脱落，治愈时间：最短4日，最长15日，平均7日，无并发症者平均5日[7]。

8. 春季结膜炎　观察熊胆滴眼液联合阿司匹林治疗春季结膜炎的疗效。治疗方法：观察组：口服肠溶阿司匹林片，小于16岁者每次50mg、16岁及以上者每次100mg，每天3次，服至症状、体征消失即减为每天2次，服1个月后减为每天1次；同时用熊胆滴眼液点双眼，每天5次，每次1～2滴，两药用至免疫功能正常后停止。对照组：口服肠溶阿司匹林片，每次6～12岁200mg，13～15岁300mg，16岁及以上者500mg，每天3次，连续服1周，隔3日后又连续服1周，如此间隔服3周；同时双眼交替点复方可的松（本院自制，可的松加0.5%氯霉素）和2%色甘酸钠滴眼液，每天4次，复方可的松连续点20日停药，色甘酸钠连续点3个月。治疗结果：观察组治愈率71.05%；好转率21.05%；未愈率7.90%（未愈者经同法继续治疗仍有效）。对照组治愈9例率34.62%；好转率46.15%；未愈率19.23%，$P<0.005$，差异有非常显著性意义；2组IgG、IgM、C3各项治疗结束时与两年后水平比较均$P<0.05$，差异有显著性意义；观察组效果明显优于对照组[8]。

9. 牙痛　《摄生众妙方》治风虫牙痛，用熊胆9g，片脑1.2g。上为末，用猪胆汁调搽患处。

10. 小儿府疮蚀鼻　《圣惠方》取熊胆9g。以汤化，调涂于鼻中，治小儿府疮蚀鼻。

（三）按语

熊胆苦寒，善于清热解毒，平肝镇静，凡热毒壅盛之疾，均可用之。近世以之治疗胆囊炎，胆结石等症，有显著疗效，但味极苦，内服宜装胶囊，以免引起呕吐不适。

参考文献

[1] 石丽霞，张文超，张振家．熊胆注射液治疗黄疸型肝炎280例疗效观察[J]．新中医，2001，33（4）：23.

[2] 盛镭，张迈仑，李海．熊胆胶囊治疗高黄疸慢性乙型肝炎33例[J]．实用肝脏病杂志，2004，7（1）：40.

[3] 秦山，陈亚利．熊胆胶囊对病毒性肝炎患者退黄作用的临床研究[J]．四川医学，2000，21（2）：118.

[4] 罗梓河，肖树雄，黄东燕，等．熊胆肝泰冲剂的质量控制及其治疗慢性乙型肝炎的观察[J]．中药材，2005，28（7）：639.

[5] 李正兴，李益筠，骆红．熊胆珍珠痔疮膏促进肛肠术后愈合60例总结[J]．湖南中医杂志，2005，21（3）：33.

[6] 王晓阳，姜淑芳．熊胆丸治疗老年性白内障初期125例210眼报告[J]．安徽中医临床杂志，2003，15（2）：117-118.

[7] 杨洁．熊胆粉治疗眼睑带状疱疹36例[J]．华夏医学，2005，18（1）：129.

[8] 陈烈．熊胆滴眼液联合阿司匹林治疗春季结膜炎的临床研究[J]．中国中医眼科杂志，2000，10（3）：149-152.

（胡世云　孙玉芝　张锋莉）

水黾（《本草拾遗》）

（一）概述

【别名】水马（《本草拾遗》），水爬虫（《纲目》），婆子（《东医宝鉴》），水和尚、水豆油（《昆虫分类学》）。

【科属】为水黾科昆虫水黾 *Rhagadotarsus kraepelini*（Breddin）的全虫。

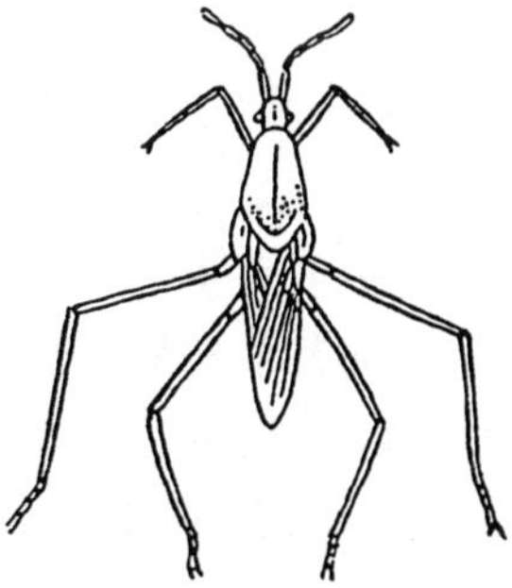
水黾

【生态】体形细长，黑褐色，长约1cm。头部为三角形，稍长；复眼1对，位于两侧，单眼退化；口吻稍长，分为3节，第2节最长；触角丝状，4节，突出于头的前方。前胸延长，背部黑褐色，前翅革质，无膜质部；足3对，前足较短，中、后足很长，跗节2节。腹面灰色，体的下面被有绢样的细毛。栖于水上，能跳跃，捕食其它小虫。卵产于水草上。常以丝状物包蔽[1]。南方多见。

【成分】未见报道。

【药理】未见报道。

【炮制】夏季雨后，于积水处捕得，置沸水中烫死，晾干备用。

【药性】苦、寒，有毒。

【功效】清热解毒，截疟。治痔疮、疟疾等。

【用量】内服，阴干研末，5～10个。

【禁忌】不详。

【前贤论述】

（1）《本草拾遗》：水黾有毒，杀鸡犬。长寸许，四脚，群游水上，水涸即飞。亦名水马，非海中主产难之水马也。

（2）《纲目》：水虫甚多，此类亦有数种。今有一种水爬虫，扁身大腹而背硬者，即此也。水爬，水马之讹耳。

（3）《纲目拾遗》：按水马，四五月内出浮水面，身硬脚长，池沼中甚多，性喜食蝇。小儿用钓竿系绳，绳头穿一蝇，掷水面，诱之即来，以四足抱蝇不放，因而获之。

（二）应用

痔疮 《东医宝鉴》记载：水马散，婆子三十个，用三个纸包，每包十个，于背阴处悬挂阴干。每包作一服，研烂，空心温酒调下，良久乃吃饭。三日连三服。久痔脓血者，二三十服。治一切痔。

（三）按语

水黾，苦寒，有毒，善治痔疮，有截疟之功。体气虚寒者勿服。

参考文献

[1] 江苏新医学院. 中药大辞典[M]. 上海：上海科学技术出版社，1986：515.

（陈达灿 朱海莉 刘俊峰 刘炽 黄楚君）

竹蜂（《本草拾遗》）

（一）概述

【别名】笛师（《方言》），留师（《本草拾遗》），竹蜜蜂（《白孔六帖》），竹筒蜂（《陆川本草》），乌蜂、熊蜂、象蜂（《广西中药志》）。

【科属】为膜翅目蜜蜂科昆虫竹筒蜂 *Xylocopa dissimilis*（Lep.）的干燥全体。

【生态】体形钝圆肥大，长约2.5cm。体黑色，密生柔软的黑绒毛。复眼1

对。触角稍弯曲。胸部背面密生黄毛。翅紫蓝色，基部色泽较深，翅端较淡，全翅闪现金色光辉。足3对，黑色而短。常钻穴营巢于竹木的茎秆中，并将唾液与钻穴的竹、木屑混合制成隔板。将巢穴间成若干格，每格贮花粉与蜜汁的混合物，并产卵于其中。

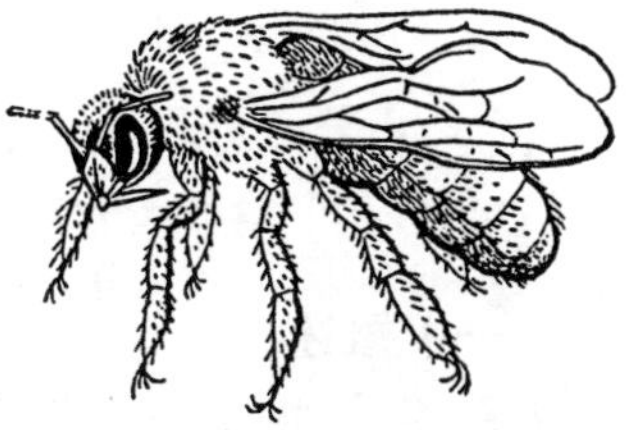
竹蜂

【成分】未见报道。

【药理】未见报道。

【炮制】秋冬较易捕捉，当蜂群居竹节内，封闭竹孔，将竹砍下燃火加热，俟蜂闷死，破竹取出，干燥即得。民间有用盐水腌浸贮藏备用。

【药性】味甘；性寒；归胃、大肠经。

【功效】①清热化痰，主治风水痛肿，乳蛾，口疮。②定惊，主治小儿惊风。

【用量】内服：煎汤，3～5只；或入散剂。

【禁忌】《广西中药志》："虚寒无火者禁用。"

【前贤论述】

（1）《纲目》:《六帖》云：竹蜜蜂，出蜀中。于野竹上结窠，绀色，大如鸡子，长寸许，有蒂，窠有蜜，甘倍常蜜，即此也。按今人家一种黑蜂，大如指头，能穴竹木而居，腹中有蜜，小儿扑杀取食，亦此类也。

（2）《陆川本草》：祛风化痰，行气消肿，治风痰闭窍，气喘腹胀，风水浮肿，小儿急惊。

（3）《广西中药志》：清热泻火，祛风。口疮，咽痛，小儿惊风。

（二）应用

咽喉炎：自拟千金竹蜂汤治疗咽喉炎108例，收到良好的效果。药物组成：千层纸、桔梗、甘草各10g，银花、车前子各15g，盐竹蜂2只，玄参、生地、麦冬各20g，芒硝、红花各5g。《岭南草药志》载治双单喉蛾：岗梅根30g，竹蜂4只，陈皮6g，细辛3g。水煎服[1]。

（三）按语

竹蜂，味甘；性寒；归胃、大肠经。有清热化痰，定惊的功效。主治风水痛肿；乳蛾；口疮；小儿惊风。对急、慢性咽炎，肿痛，失音有效，可于辨治方中加用5～9只，效好。

参 考 文 献

[1] 丘其林．千金竹蜂汤治疗咽喉炎108例［J］．新中医，1995，(S1)：50.

（陈达灿　朱海莉　刘俊峰　刘炽　黄楚君）

萤火虫(《神农本草经》)

(一)概述

【别名】宵行(《诗经》),即照(《尔雅》),夜光(《本经》),放光(《别录》),磷(《毛诗传》),丹鸟、丹良(《夏小正》),夜照、景天、救火、据火、挟火(《吴普本草》),耀夜、宵烛(崔豹《古今注》),磷然、照磷(《品汇精要》)。

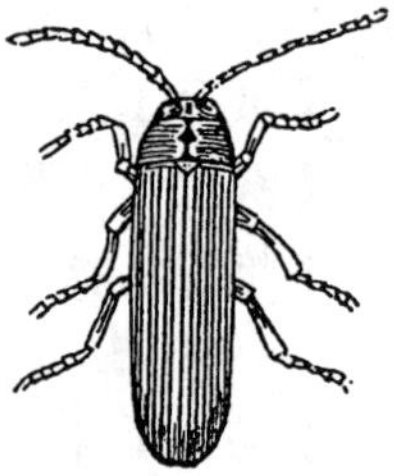

萤火虫

【科属】节肢动物门、昆虫纲、鞘翅目、萤科昆虫萤火虫的全虫。

【生态】体形狭长,长 1.5～2cm,雌雄相等,体黑褐色,口尖,能咀嚼,尾节黄白色部分能发光,发光力雄强雌弱。昼伏夜出,夏秋季节活动,成虫多栖息于水边的草丛中,雌虫产卵于草水边的根间,幼虫栖息于水边,能捕食小虫及钉螺狮。《纲目》:"萤有三种:一种小而宵飞,腹下光明。一种长如蛆蠋,尾后有光,无翼不飞,一名蠲,俗名萤蛆。一种水萤,居水中。入药用飞萤。"

【成分】主要成分为脂肪族一价酸的酯类混合物,其含率占总量的93%～95%;此外,尚含游离的蜂花醇等。

【药理】萤火虫尾部具有发光器,含有荧光素三磷腺苷和荧光酶,其发光机制是荧光酶激活荧光素三磷腺苷以后,而发出绿色荧光。据研究,三磷腺苷存在于所有生命体里,只要与荧光酶碰上,就会发生反应。目前科学家正尝试用荧光酶测定三磷腺苷的技术,去检测癌症。只要从萤火虫体内提取荧光酶,把它和癌细胞结合起来,根据三磷腺苷发光的光亮强度,就可以得知癌细胞生长进度和活跃情况。这样便可正确无误地诊断出癌细胞的扩散情况,为治疗提供依据。一旦成功,这将是萤火虫对人类健康的又一新的贡献。

【炮制】夏秋间捕捉,沸水烫死晒干。

【药性】味辛微温,无毒;入肺、肝二经。

【功效】①补肝明目,善治青盲;②泻火解毒,治小儿火疮。

【用量】内服每天 7～14 只,外用适量。

【禁忌】孕妇及对本品过敏者忌用。

【前贤论述】

(1)《本经》:"主明目,小儿火疮伤,热气。"

(2)《药性论》:"治青盲。"

（3）《神仙感应篇》："辟疾病、恶气百鬼、虎狼蛇虺、……五兵百刃、盗贼凶害。"

（4）《便民图纂方》："以之捻发，可使白者变黑。"

（二）应用

1. 青盲　本病多由于肝肾亏虚，精血耗损，目窍萎闭而致。《诸病源候论》："青盲者，谓眼本无异，瞳子黑白分明，直不见物耳。"相似于视神经萎缩症，萤火虫善疗青盲，近世实验研究，证实其发光物质对人之视神经有所裨益，则前贤之经验创获，更令人钦敬靡已也。在治则上一般多主滋养肝肾，填精补髓，开窍明目，如加用萤火虫，则收效更佳。《圣惠方》载有"治劳伤肝气目暗方"，用萤火虫27枚，纳大鲤鱼胆中，阴干百日，捣罗为末。每用少许点之，极妙"可以参用。

劳伤目暗当属"内障"，单独外治疗效未必确切，最好配合内服药。"胆"者"有日、有月者"明目之要药，故取鲤鱼胆加之萤火虫取其明目之意，共享明目也。然本病慢性，病程长，需坚持治疗。朱老友人徐州矿务局职工医院林世炘医师，曾以萤火配合辨证论治，治疗秦姓视神经萎缩，获得显效，承其提供病案，谨此致谢。

【病案举例】秦某，女，30岁，工人。1976年感左眼视物模糊，视力减退，头晕目胀，至1969年3月，视力完全丧失，迭治乏效。经眼科检查：左眼视力（-），诊断为：视神经萎缩。先予补益肝肾（生地、玄参、女贞子、云母、夏枯草、枸杞子、菊花、珊瑚、桑椹子）约50剂，头晕目胀减轻；继则守方参入活血行瘀之品（上方加当归、茺蔚子、羊肝、蛴螬），又服20剂，略有好转，但不理想。时值夏季，因思萤火"主明目"、"疗青盲"，乃于原方中加萤火虫14枚，连服10剂，视力即见进步；效不更张，继服至9月16日，查左眼视力已恢复至0.7。两月后来信云："视力较前更好转，衷心感谢！"

从林氏治疗秦姓患者过程来看，加用萤火虫，奏效显著，足以证明其对视神经萎缩是具有卓效的。中医治病一大方法论就是"取类比象法"，因此在浩瀚文献中，许多民间偏方用中医基本理论亦难以解释其取效原因，为何当初会想出如此治法，其中很多可以用取类比象法去理解，用萤火虫治疗目暗算是一个典型吧。对于中医学者，需善于运用中医思维、中医的方法论研究中医药。

2. 小儿火疮　火疮就是烫火伤。本品有泻火解毒之功，故于小儿火疮适用之。配合生地、赤芍、丹皮、银翘、蚤休、大黄等品应用，奏效更好。

【病案举例】魏某，男，5岁。不慎为开水烫伤胸腹部及下肢，起泡、破溃，渗流滋水，呈Ⅰ°～Ⅱ°烫伤，疼痛殊甚，除予地榆大黄粉与香油调敷外（地榆、大黄各等份研末，每取药末30g，和香油70ml调为糊状外搽，每日1～2次。），内服凉营清热、泻火解毒剂。萤火虫7枚，生地、赤芍、银翘、蚤休各8g，丹皮6g，黄连、甘草各2g。共享2剂，药后疼痛大减，分泌减少，原方续服3剂，破溃处逐步结痂，两周即趋痊复。

（三）按语

萤火虫，味辛；微温；归肺、肝经。有补肝明目，泻火解毒的功效。善治青盲；小儿火疮。内服每天 7～14 只，外用适量，孕妇忌用。

（马璇卿）

石蟹（《日华子本草》）

（一）概述

【别名】蟹化石（《药材学》）。

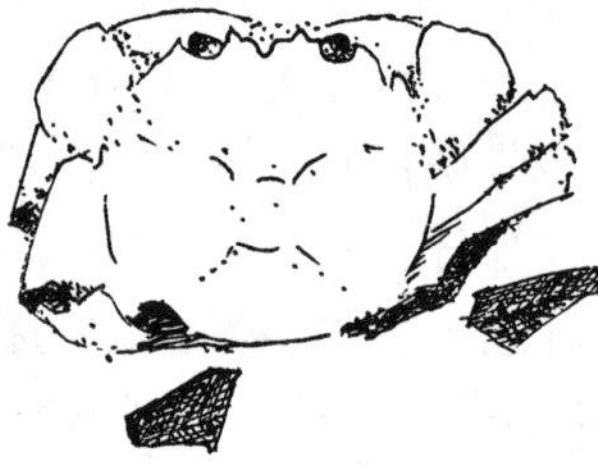

石蟹

【科属】为古生代节肢动物石蟹及其它近源动物的化石。

【生态】全角似蟹呈扁椭圆形，但多残缺不全，或留有数只脚而成不规则形，长 30～50mm，宽 30～130mm，厚 18mm，背面棕色，常有点状突起，或蟹背之纹理，腹面色淡，可有节状的脚，有时凹陷处或脚断处留有泥土。质地坚硬不易碎，击之声如瓷器。产于台湾、四川及南洋群岛等地[1]。

【化学成分】主要为碳酸钙。

【炮制】全年均可采收，以体完整、色青、质坚者佳。捞起后，洗净晒干。洗净泥土，捣碎或水飞用；或煅烧醋淬，晾干，研成细末亦可。

石蟹 Ca^{2+} 煎出量与炮制方法有关，按生品、煅品、生醋煮品、煅醋淬品、煅醋煮品顺序煎出量逐渐增大。醋剂有助于 Ca^{2+} 的煎出，并使石蟹质地疏松，所含成分易于溶出，有助于临床疗效的发挥[2]。

【药性】咸、寒；入肝、胆经。

【功效】①清肝明目，主治肝阳上亢，目赤，翳膜遮睛；②消肿解毒，主治喉痹，痈肿，漆疮。

【用法】内服：用水磨汁 6～10g；或入丸散。外用：研细点眼或以醋磨涂。

【宜忌】孕妇忌服。

【前贤论述】

（1）《日华子本草》：“解一切药毒，催生落胎，疗血运，消痈，治天行热疾等。并熟水磨服。”

（2）《开宝本草》：“主青盲目淫肤翳及丁翳漆疮。”

（3）《本草图经》：“醋磨，敷痈肿，亦解金石毒。”

（4）《本草蒙筌》："平痈扫痧，用醋磨敷。"

（5）《玉楸药解》："清心泄热。"

（6）《医林纂要》："石蟹咸寒，补心散瘀，去妄热，解金石毒，性味功用，仍同蟹而更平和。治天行暴热，明目去翳，平相火也。"

（二）应用

1. 目翳　《卫生家宝方》"石蟹丸"退翳明目，去肝热：石蟹 90g，地骨皮 30g，枳壳 30g（麸炒），牛藤 90g（酒浸），防风 30g，破故纸 15g（炒），甘草 15g，木贼 15g，枸杞子 15g，甘菊花 15g，生地黄 15g。上为细末，炼蜜为丸如梧桐子大。每服二十丸，热汤送下。

2. 喉痹　《圣济总录》以石蟹冷水磨饮之，兼涂喉上，治喉痹水浆不入。

3. 子淋　《圣济总录》治妊娠子淋，日夜频数涩痛，用石蟹散（石蟹一枚，乳香 0.3g，滑石 45g，研细为散），每服 3g，煎灯心汤调下。

4. 高血压　施今墨先生治疗高血压常分虚实两类，对于肝肾阴虚，下虚上盛，阴不敛阳者属虚性高血压，治宜用左归饮、杞菊地黄汤、四石汤（灵磁石、紫石英、代赭石、石蟹）等上病下治，滋阴潜阳[3]。朱老认为石蟹有清肝降压之功，加于辨证方中，能提高疗效，用量以 30g 为宜。

（三）按语

石蟹性咸、寒；入肝、胆经。功效清肝明目，消肿解毒；主治目赤，翳膜遮睛，喉痹，痈肿，漆疮诸症。现今主要用于治疗高血压属肝阳上亢者。

参考文献

［1］江苏新医学院编．中药大辞典［M］．上海：上海科技出版社，1986，596.

［2］李旭红，夏俐俐．石蟹炮制对钙离子煎出量影响的探讨［J］．浙江预防医学，2002，14（9）：76.

［3］董振华，范爱平．祝谌予教授治疗高血压病的经验介绍［J］．中国医刊，1999，34（8）：44.

（张锋莉　高想　周晓明）

五谷虫（《滇南本草》）

（一）概述

【别名】蛆（《集韵》），谷虫（《本草求真》），水仙子（《药材资料汇编》）。

【科属】为丽蝇科昆虫大头金蝇 *Chrysomyia megacephala*（Fabricius）或其它近缘昆虫的干燥幼虫。

【生态】成蝇夏季最多，喜居户外，喜食甜品、瓜、果、新鲜粪便、腥臭物质。幼虫孳生在稀的人粪垃圾、食粪及腐烂动物中。以蛹越冬，主要在茅厕或粪坑附近土表下面。全国均有分布。

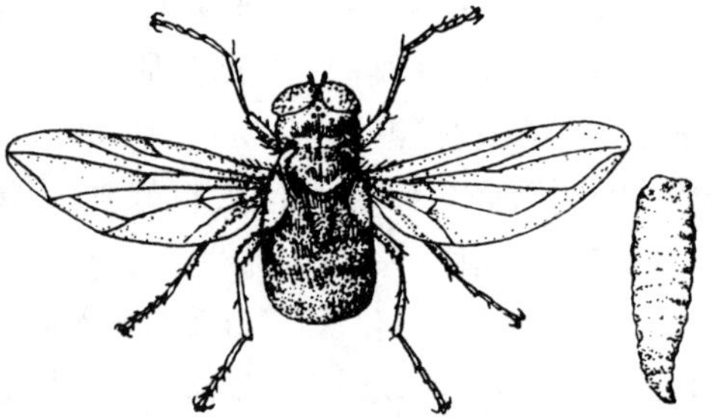

大头金蝇

【成分】含生物碱、油脂、蛋白质及氨基酸。

【药理】[1]

（1）平喘作用：五谷虫乙醇提取物和五谷虫总氨基酸粗提取物对组胺所致的离体豚鼠气管平滑肌痉挛有明显的解痉作用，认为五谷虫所含的总氨基酸是平喘的有效成分。

（2）对肠平滑肌的解痉作用：五谷虫乙醇提取物和五谷虫总氨基酸粗提取物对组胺所致离体家兔和豚鼠的回肠平滑肌痉挛均有明显的解痉作用。

（3）毒性：按 36g/kg（相当于人的 450 倍）给小鼠灌胃，无任何毒性反应，观察 3 天无死亡。

【炮制】7～9 月间收集，装入布袋，在流水中反复漂洗，使虫体内容物排除尽净，然后晒干。

【药性】味咸甘，性寒，归脾、胃经。

【功效】健脾消积，清热除疳：用于疳积发热，食积泻痢，疳疮。

【用量】内服：研末，3～5g；或入丸剂。外用：适量，研末撒，或调敷。

【禁忌】脾胃虚寒无积滞者勿用。

【前贤论述】

（1）《纲目》：治小儿诸疳积、疳疮，热病谵妄，毒痢作吐。

（2）《医林纂要》：健脾化食，去热消疳。

（二）应用

1. 小儿疳积、泄泻　小儿肝常有余，脾常不足，肠胃易生积滞，化生风热，证见消谷善饥，大便泄泻，或食欲呆滞，大便干结，或口渴多尿，状类消渴。下方皆可治之：谷精草 30g，鸡内金 10g，五谷虫 10g，煅牡蛎 15g，西党参 10g，漂白术 9g。参合参苓白术散、异功散诸健脾方药，皆可随证取效[2]。

2. 疔疮　五谷虫可治疔疮，民间验方：五谷虫 3 条、田七 3g、冰片 0.3g、蜒蚰 1 条。将五谷虫焙干，冰片、田七研末，再将蜒蚰及药末共擂匀如薄糊状。搽疗上及周围，随干随搽，至消散时为止[3]。

3. 疟疾　“绝疟丸”治各种疟疾，方由生半夏、炮干姜各 150g，绿矾、五谷虫各60g组成，共研细末，水泛为丸，每服2g，儿童酌减，需于疟发前四、五小时以温开水送下。凡寒热往来，休作无时，痰浊内阻之疟疾等热性病，用之常收意外之效，五谷虫在方中起清热解毒醒脾作用，功不可没。朱老在上世纪50年代屡用之，均效。

（三）按语

五谷虫味咸甘，性寒，归脾、胃经。《本草便读》谓其“功专清热解毒，能导之下行，故可治热邪之毒痢；蠕动之物，能消能磨，能行脾胃大肠，故炙研服之，可治小儿疳积也。凡唇疔用五谷虫研末，香油调敷，鲜者更妙，取咸寒解毒，蠕动攻散也”，可谓得其要领。

参考文献

［1］南京中医药大学.中药大辞典［M］.2版.上海：上海科学技术出版社，2006：515.

［2］胡天雄.《烟湖医话》一则［M］.湖南中医学院学报，1983，（4）：39.

［3］谭启文.介绍一个疔疮验方［M］.江西医药，1964，（10）：440.

（陈达灿　刘炽　刘俊峰　朱海莉　黄楚君）

人中白（《日华子本草》）

（一）概述

【别名】溺白垽（《别录》），溺垽（《本草经集注》），白秋霜（《积善堂验方》），秋白霜（《医学入门》），粪霜（《王圣俞手集》），尿壶垢、尿干子（《四川中药志》）。

【科属】为健康人尿自然沉结的固体物。

【生态】人尿自然沉积的固体物。

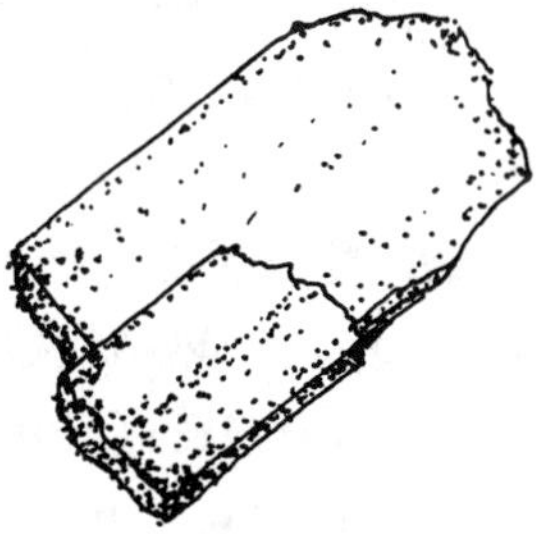

人中白

【成分】在酸性环境沉积的人尿含有尿酸、尿酸盐、硫酸钙、磷酸氢钙，有时尚有几种氨基酸；在碱性环境沉淀的含有碳酸钙、磷酸镁铵、磷酸钙、磷酸镁、尿酸铵、草酸钙等。故人尿的沉淀物组成复杂，主要成分是磷酸钙、尿酸钙。飞人中白成分应与人中白相仿；煅人中白主成分应是磷酸钙，可能尚含碳酸钙或石灰。

【药理】未见报道。

【炮制】铲取年久的尿壶、便桶等内面沉结的尿垢，除去杂质，晒干。

人中白：置清水中漂洗4～7日，经常换水，取出，刮去杂质，日晒夜露15日，每日上下翻动一次，以无臭为度。煅人中白：取人中白置坩埚内，炭火煅至红色，取出，放凉。飞人中白：取人中白研成细末，再水飞至无声为度。

【药性】性味咸，寒。入肺、心、膀胱经。无毒。

【功效】①清热解毒：对于咽喉肿痛，或牙疳口疮、喉痹等症，可配合黄连、黄柏、儿茶、青黛、冰片、硼砂等药，研末外敷。②止血：本品能祛瘀止血，亦能凉血止血，对血热所引起的咯血、衄血等症，可配合侧柏叶、大蓟、小蓟、藕节炭等凉血止血药同用。

【用量】内服：入散剂，3～6g。外用：研末吹或调敷患处。

【禁忌】《本草从新》：阳虚无火，食不消，肠不实者忌之。

【前贤论述】

（1）《别录》："疗鼻衄、汤火伤。"

（2）《日华子本草》："治劳热，肺痿，心膈热，鼻洪吐血，羸瘦渴疾。"

（3）《本草衍义补遗》："能泻肝火，散阴火。"

（4）《本草蒙筌》："止肺痈唾血。"

（5）《纲目》："降火消瘀血，治咽喉口齿生疮，疳䘌，诸窍出血，肌肤汗血。"

（6）《本草正》："烧研为末，大治诸湿溃烂，下疳恶疮，生肌长肉，善解热毒。"

（二）应用

1. 口疳、口疮　《纲目》曰：人中白，降相火，消瘀血，盖咸能润下走血故也。今人病口舌诸疮，用之有效，降火之验也。《外科正宗》云：小儿口内生疮，必用人中白散。上海中医药大学附属曙光医院陆昌圣老中医，以人中白为主治疗复发性口腔溃疡取得较好疗效[1]。针对顽固性复发性口腔溃疡的不同病因病机，不论寒热虚实，只要辨证得当，人中白用之，疗效可靠。

2. 慢性咽炎　慢性咽炎中医属"喉痹"范畴，多系肺肾阴虚，津枯液燥，致虚火上炎，热结痰瘀所致。人中白性寒能清热降火，味咸能清瘀散结，是治疗慢性咽炎的良好外用药。以人中白为主药外用，辨证内服中药治疗慢性咽炎取得良好疗效。外用药物组成：人中白30g、梅片30g、柿霜15g、黄柏15g、法夏15g。研成细末，装瓶备用。用药方法：先用白纸卷成纸管，在纸管一头装上少许药物，医生或家属将药末吹入咽喉部，每天6～8次，吹入患者咽部即有清凉感觉。上药为1疗程10日药。同时可根据病例的临床症状采用滋阴降火，消痰止咳，化瘀散结的治法，随证施用[2]。

3. 消化性溃疡　灭幽愈溃散治疗 HP 阳性消化性溃疡病 30 例，取得了较满意的效果。灭幽愈溃散由人中白、煅石膏、赤石脂、白及、黄连等组成，用 10ml 蜂蜜或温开水调服，每次服 3g，每日 3 次，早、中饭后及睡前各服 1 次。服后 2 小时内勿大量饮水。连服 4 周为 1 个疗程，未愈者行第 2 疗程治疗。结果：20 例经 1 疗程治疗，10 例经 2 疗程治疗，胃镜复查溃疡均愈合，HP 检查阴性而愈。治疗过程中未发现毒副作用[3]。

4. 血证

（1）肺结核咯血[4]：药物组成及用法：人中白、生白及各等份，研磨过筛，每日 3 次，每日 20g，用童便 50ml 加温冲服。咳血甚者夜间零时左右加服 1 次，老人和儿童药量酌减。

（2）拔牙后止血：陈彦平[5]报道采用人中白外用于口腔手术后创面止血取得较好疗效。将人中白粉碎研末并过筛，装入小瓶内高压消毒后备用。用法：拔牙后出血的创腔，刮除肉芽组织，清除牙石、碎牙后以小纱布卷铺撒人中白粉压迫止血，半小时吐掉。

（3）血淋：血淋之治，有通有塞，若有瘀积塞住溺管者，宜疏通；无瘀积而虚滑者，宜峻补。血淋每多夹瘀，故以人中白为主，佐入行血理气，通瘀宣窍，人中白不只降火止血，且同气相求，引诸药直达病所。《三家医案合刻》载一男子血淋成块，尿出痛，医治 1 年无效，以人中白、琥珀、沉香、白牵牛、黄柏、韭菜汁丸治之而愈。

5. 外伤　《正体类要・序》云“肢体损于外，则气血伤于内，荣卫有所不贯，脏腑由之不和。”故外伤会致内损，导致伤气伤血，轻则造成气行不畅，血脉阻滞，重则气滞血瘀，脏腑受损，在治疗上应疏通气血，活血化瘀，去除病灶，使损伤得以修复。人中白除有“消瘀血”作用，另外还有引经作用，临床配伍使用则祛病疗伤效果更速。福建少林寺藏无名氏手抄本《古人皇帝之经》专列伤科经穴引药 30 余条，其中“气门穴广木香引”、“心窝天针人中白引”。木香辛温，行气止痛，善引脘腹；人中白咸寒，祛瘀止血，引药下行，起到消肿止痛作用。故使活血化瘀诸药迅即到达病所，筋脉通，气血行，瘀得去[6]。

6. 痛风　我国传统医学认为痛风与过量饮酒和过食高粱厚味，湿热之邪蕴结于肾所致，治疗上一是清化湿热，二是补肝肾。人中白既有消肿化瘀止痛作用，也有咸寒补肾之效，临床配伍治疗痛风可以收到较好疗效。以人中白为主药治疗痛风 17 例取得满意疗效。方药组成：煅人中白 30g，净蝉衣 20g，露蜂房 30g，川黄柏 12g，生薏仁 30g，制苍术 15g，炒丹皮 10g，车前子 10g（包煎），香白芷 30g，苍耳子 30g，生石膏 60g，桑寄生 10g，生白芍 10g，小生地 20g，山萸肉 10g，土茯苓 10g，粉萆薢 20g，知母 10g。结果除 6 例没有遵医嘱，时常应酬和饮酒，不能坚持服中药外，其余11例患者2个月后均治愈[7]。

（三）按语

人中白性味咸，寒，入肺、心、膀胱经，无毒。能清热，降火，消瘀。《本草正》曰“烧研为末，大治诸湿溃烂，下疳恶疮，生肌长肉，善解热毒”。人中白不但清实热，而且清虚火，且有生肌作用，故适用于反复发作的口腔溃疡、慢性咽炎及胃溃疡等的治疗；既可祛瘀止血，又能凉血止血，对血热所引起的咯血、衄血、吐血、血淋、外伤出血等血证尤为适用；另有入肾补肾之效，消肿化瘀止痛之功，临床配伍可以用来治疗痛风。

参考文献

［1］叶榜生.人中白为主治疗复发性口腔溃疡［J］.上海中医药杂志，1984，(9)：29.

［2］黄时浩.自拟喉康散治疗慢性咽炎35例［J］.实用中医内科杂志，2003，17(4)：294.

［3］殷尧琴.灭幽愈溃散治疗HP阳性消化性溃疡病30例［J］.中国民间疗法，1999，(9)：20.

［4］王家树.二白散治疗肺结核咯血44例体会［J］.中国乡村医生杂志，1996，(5)：25-26.

［5］陈彦平，滕国梁，赵俊铭.中药人中白应用于口腔内止血的观察［J］.实用中西医结合杂志，1997，10(04)：340.

［6］涂怀浩.浅论伤科经穴引药［J］.实用中西医结合临床，2003，3(2)：43.

［7］陈小燕.人中白汤治疗17例痛风症的疗效观察［J］.中华实用中西医杂志，2002，(1)：74.

（陈达灿　刘俊峰　刘炽　朱海莉　黄楚君）

人中黄（《日华子本草》）

（一）概述

【别名】甘草黄（《医林纂要》），甘中黄（《现代实用中药》）。

【科属】为甘草末置竹筒内，于人粪坑中浸渍一定时间后的制成品。拉丁植物动物矿物名：*Glycyrrhiza uralensis* Fisch。

【成分】未见报道。

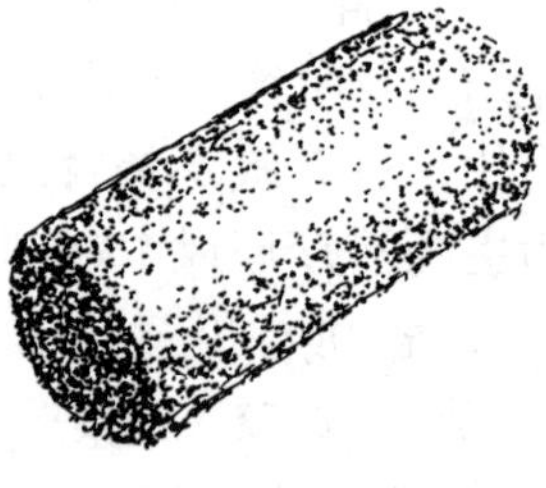

人中黄

【药理】未见报道。

【炮制】用甘草磨成粗粉，装入刮去篾青，一端有节的竹筒内，另一端用布塞紧，松香封口，浸入清水粪坑中2～3个月。一般多于冬季浸入40余天后，至翌春取出，用清水漂2～3星期，每天换水1次，至无臭为度。悬临风处阴干，劈破竹筒，取出甘草，晒干备用。

【药性】味甘、咸；性寒。入心、胃经。

【功效】清热解毒。用于热病发斑，血热毒盛，斑疹紫暗，或高热发狂，以及咽喉肿痛、口疳、丹毒等症，可配合清热解毒药物如石膏、黄连、连翘、玄参等同用。

【用法用量】内服：煎汤（布包）6～10g；或入丸、散。

【禁忌】非实热性热病者禁用。《本草经疏》："伤寒温疫非阳明实热者不宜用；痘疮非火热郁滞因而紫黑干陷倒靥者不宜用。"

【前贤论述】

（1）《日华子本草》："治天行热疾。"

（2）《本草蒙筌》："治疫毒。"

（3）《本草经疏》："解胃家热毒。"

（4）《本草备要》："泻热，清痰火，消食积，大解五脏实热。治天行热狂，痘疮血热，黑陷不起。"

（5）《本经逢原》："解天行狂热，温毒发斑。"

（二）应用

1. 白喉　人中黄外用治疗白喉有较好疗效，具体配制方法：选白色小黄瓜一条，用刀纵剖成两瓣，去内瓤，将100g土硝填于黄瓜心内合齐，用线拴紧，放一月左右，黄瓜外面起一层白霜，将白霜扫于白纸上；人中黄、人中白各30g放于铁锅内焙干，碾成细末；取白霜10g，人中白、人中黄各30g，麝香0.1g，冰片粉1.2g，硼砂粉0.6g，朱砂粉2g，牛黄末0.9g，混匀，放入玻璃瓶中盖紧备用。用上述黄瓜散吹口腔、鼻、咽喉处，每日5～7次[1]。

2. 风疹　采用"升降散"为主方加人中黄等药物，治疗风疹40余例，有效率达95%以上。其药物组成：人中黄、僵蚕、蝉蜕、片姜黄、熟大黄、生楂肉、赤芍、茯苓皮、连翘、银花藤、绿豆衣。如患者恶寒发热而表实未解者，可先用麻黄连翘赤小豆汤以解其外，表解而疹不透者，再投以本方。如腹痛便结者，舌苔黄滞者加生军，去茯苓皮、赤芍[2]。

3. 乙型肝炎　乙型肝炎病毒乃阴湿疫毒，长期存在于血液和机体内，最易伤及清阳，需用温燥芳香之品以胜阴霾湿浊之邪，入血解毒增进免疫功能，健脾消食化积。人中黄性寒味甘，可解多种血中之毒，且不伤脾胃，配伍温燥芳香之品治疗乙型肝炎有一定疗效。采用家传秘方"草果人中黄汤"治疗乙型肝炎94例，取得满意效果。药用基本方：草果40g（去壳取仁，用生姜汁加清水拌炒），人中黄60g，地骨皮60g，并随症加入疏肝、理气、清热、化湿、退黄、祛瘀之品，水煎服，日1剂（编者注：此方剂量似过大，用时需适当减量为是）；亦可研末服用，每次10g，日1次。结果：痊愈59例，好转29例，无效6例，总有效率91.37%，HsAg转阴率62.65%[3]。

4. 慢性胃炎 《本草求真》谓人中黄“功专入胃解毒，以其味甘故也。其解五脏实热，以其气寒故也”。采用胃灵丹加人中黄等药物治疗慢性胃炎192例，结果痊愈168例，显效：1例，有效：16例，无效：7例，治愈率87.5%。加味胃灵丹药物组成：海螵蛸、鸡内金各75g，羌活鱼、九香虫各40g，白术、人中黄各30g。共研末制成冲剂。每日早上饭前、晚上饭后，温开水兑服6至9g，7日为1个疗程[4]。

5. 血管性头痛 运用人中黄配伍治疗血管性头痛，疗效满意。药物组成：人中黄15g，生、炙甘草各50g，防风、羌活、柴胡、升麻各25g，酒炙地黄、酒知母、酒黄柏各20g，黄芪15g。如风热上扰者加天麻、蔓荆子、川芎，酒芩；巅顶痛者加藁本；血瘀头痛者加桃仁、红花、没药、乳香；风寒头痛者加麻黄、细辛、附子；头痛呕吐者加姜半夏；久痛不止者加水蛭、蜈蚣、全蝎、九香虫[5]。

6. 丹毒 《现代实用中药》记载用人中黄6g，金银花4.5g，丹皮4.5g，生山栀6g治疗丹毒。水煎，一日三次分服。

7. 口腔黏膜溃疡 朱老常于辨治方中加用人中黄，多能提高疗效。

（三）按语

人中黄，味甘；咸；性寒，入心、胃经，具有清火解毒之功。《本草蒙筌》言其“治疫毒”，可解多种血中之毒，故临床上常用来配合治疗乙型肝炎、白喉、口疳、风疹等疾病；对于血管性头痛，配合补虚调脾健胃之药治疗胃炎也有较好疗效。

参考文献

[1] 董治能. 黄瓜散治疗白喉[J]. 四川中医，1985，(1)：54.

[2] 朱鸿全. “升降散”加味治疗顽固性风疹[J]. 四川中医，1985，(5)：43.

[3] 周世明. 草果人中黄汤治疗乙型肝炎94例[J]. 陕西中医，1991，12(9)：391.

[4] 周世明. 加味胃灵丹治疗慢性胃炎192例观察[J]. 光明中医，2007，22(3)：81-82.

[5] 周世明. 中药治疗血管性头痛47例[J]. 陕西中医，1990，11(7)：299.

（陈达灿　刘俊峰　刘炽　朱海莉　黄楚君）

望月砂（《本经逢原》）

（一）概述

【别名】兔蕈（《雷公炮炙论》）、兔屎（《补缺肘后方》）、玩月砂（《集验方》）、明月砂（《圣惠方》）、兔粪（《苏沈良方》）。

【科属】为兔科动物东北兔 *Lepus mandshuricus* Radde 和华南兔 *Lepus sinensis* Gray 等野兔的干燥粪便。同属蒙古兔 *Lepus tolai* Pallas、雪兔 *Lepus timidus* Linnaeus 的干燥粪便亦供药用，但家兔粪不供药用。家兔粪表面光滑，破碎后不显草质，可资区别。

【生态】[1] 东北兔体形较大，长 44～48cm，重 2kg 左右，耳较短，前折不达鼻端，后足略长于前足，尾短；其毛较粗，头、背部冬毛为浅棕黑色，毛基为黑灰色，夏毛色更深，耳前部棕黑色，后部棕黄色，边缘白色，耳尖黑色，后背部及臀部有较长的黑毛，隐有斑点，腹部为纯白色，四肢为浅棕黄色。一般栖息于海拔 300～900m 的针阔叶混交林、林下灌木与草本植物茂盛之处，无固定巢穴，产仔时才有固定住所，白天多居于灌木丛、杂草或树根旁，晚上出来活动觅食，吃树皮、嫩枝及草本植物等。华南兔体形较小，体长 34～44cm，重约 1kg，耳长 6.5～8.2cm，尾短，不及后足长之半，约 4～5.7cm。被毛短粗且硬，头部、背部沙黄棕色或棕黑色，毛基淡黑灰色，绒毛毛端棕黄色，长形针毛的亚洲部有一显著的棕色环，毛尖黑色，耳前边缘毛较长，耳尖和后缘的毛短，颈部有一黄色区域，下体赭黄或淡黄白色，足、尾背部与背色相似。多栖息于山地丘陵的稀树灌丛、杂草丛、墓地或农田附近，多利用现存洞穴居住，洞口比较光滑，附近有成堆粪便，昼夜均有活动，以青草、树苗和细嫩枝芽为食，尤喜青苗、豆苗和蔬菜。蒙古兔，体形中等，长约

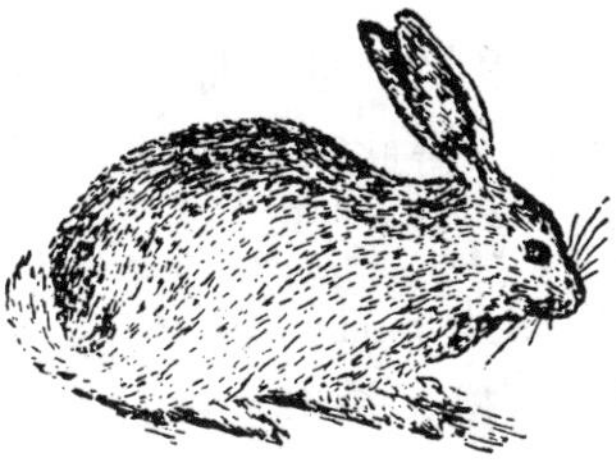

高原兔

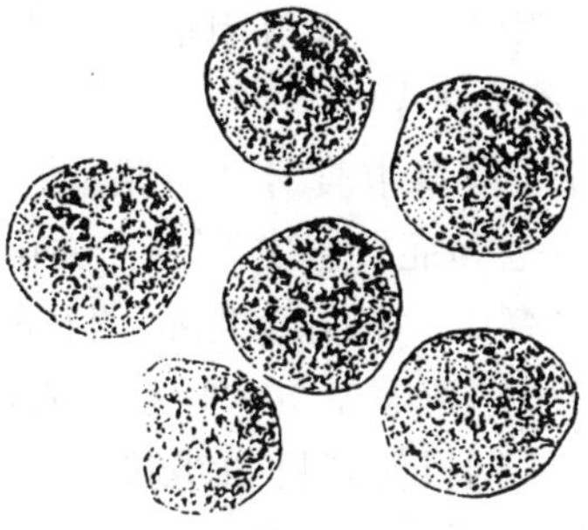

望月砂

45cm，尾长约9cm，体重在2kg以上，耳甚长，有窄的黑尖，向前折超过鼻端，尾连端毛略等于后足长。全身背部为沙黄色，杂有黑色，头部颜色较深，鼻部两侧各有一圆形浅色毛圈，眼周围有白色窄环，耳内侧有稀疏的白毛，腹毛纯白色，臂部为沙灰色，颈下及四肢外侧均为浅棕黄色，尾背面中间为黑褐色，两边白色，尾腹面为纯白色，科毛长而蓬松，有细长的白色针毛伸出毛被之外，夏毛色略深，为淡棕色。栖息于平原、荒草地、山坡灌丛、丘陵平原、农田和苗圃等地，并因季节不同，食物条件的改变而有所迁移，常无固定洞穴，白天常在较隐蔽之处挖临时卧穴，以青草、嫩枝、树皮、蔬菜及谷物、豆类等为食。

全国大部分地区均产，主产黑龙江、吉林、内蒙古、新疆、河北、安徽、江苏、浙江、湖南、湖北、福建、台湾、广东、广西、四川、贵州、宁夏、甘肃等地。一般均自产自销。

【成分】含尿素、尿酸、甾类、维生素A类物质。

【药理】目前尚未有报道。

【炮制】全年均可收集，但多在秋、冬季收集，9～10月间割除野草后，即可见到兔粪，呈圆球形略扁，长9～12mm，直径6～9mm。表面粗糙有草质纤维，内外均呈浅棕色或灰棕色。质轻松，易破碎，断面凹凸不平，以手搓揉即呈草质纤维性碎末，灰黄绿色，鲜时有恶臭，干燥后无臭。扫取之，拣净杂质、残留草屑及泥沙，筛去灰屑，晒干，贮干燥容器内，置通风干燥处，防潮、防蛀。《一草亭目科》："洗净，晒干"。以干燥、色黄、不碎、无泥沙杂质者为佳。

【药性】味辛，性寒。归肝、肺经。《本草从新》谓"辛，平。"《本草求真》曰"专入肝。辛，寒。"《本草撮要》："入手足太阴、足厥阴经。"《广西药用动物》："性平，味微苦而辛。入肺、肝经。"

【功效】①去翳明目，主治目翳目暗；②解毒杀虫，主治疳积，痔瘘。

【用量】内服：煎汤，5～10g；或入丸、散。外用：适量，烧灰调敷。

【禁忌】孕妇慎服。《得配本草》曰"产妇禁用。"《本草求真》谓"若阴气上乘，目障不清，未可用焉。"《广西药用动物》指出"体虚有胃病的人忌用。"

【前贤论述】

（1）《本草求真》："兔屎能明目，以除目中浮翳，且痨瘵、五疳、痔漏、虫食、痘疮等症，服之皆治，亦由热结毒积而成，得此寒以解热，辛以散结，故能服之有功，若阴气上乘，目障不清，未可用焉。"

（2）《本草蒙筌》："疗痘生眼内成疮，痔发肠头下血。"

（3）《纲目》："目中浮翳，劳瘵五疳，疳疮痔瘘，杀虫解毒。"

（二）应用

1. 劳瘵 《苏沈良方》"明月丹"：兔屎49粒，硇砂（如兔屎大）49粒。

为末，生蜜为丸，如梧桐子大。月望以井水浸甘草一夜，五更初取汁送下7丸，有虫即下，3日不下再服。

2. 糖尿病伴白内障　以“育阴汤”（石斛20g，麦冬15g，生地黄、鬼箭羽各30g，玄参、天花粉、怀山药各12g，黄芪、知母、苍术、丹参各10g）为基本方，加望月砂10g，菊花15g，取得较好疗效[2]。

3. 五疳下痢　《圣惠方》取兔屎（炒）半两，干虾蟆一枚（烧灰，为末），绵裹如莲子大。纳下部，日三易之。

4. 大小便秘　《圣惠方》以望月砂一匙安脐中，冷水滴之令透，自通也。

5. 小儿痘疹　《摄生众妙方》记载，眼中生翳，兔粪、蝉蜕、木通、甘草。煎汤频服。

6. 痘后目翳　《蔺氏经验方》以兔屎二七粒，用雌雄槟榔各一枚同磨。井水调服。

7. 月蚀耳疮　《肘后方》云，望夜，取兔屎，纳蛤蟆腹中，同烧末，敷之。

8. 痔疮下血，疼痛不止者　姚僧坦《集验方》用玩月砂慢火炒黄，为末。每服6g，入乳香1.5g，空服温酒下，日3服。《中国动物药》记载[3]望月砂10g，乳香2.5g。共研细末，为一次量，空腹服，日2次。

（三）按语

望月砂味辛，性寒。归肝、肺经。功效去翳明目；解毒杀虫。主治目翳目暗，疳积，痔瘘。

参考文献

[1]《中华本草》编委会. 中华本草[M]. 上海：上海科技出版社，1997：547.

[2] 姬云海，姬瑞云. 育阴汤治疗Ⅱ型糖尿病150例[J]. 四川中医，2001，19（12）：48.

[3] 邓明鲁. 中国动物药[M]. 长春：吉林人民出版社，1981：430.

（高想）

夜明砂（《神农本草经》）

（一）概述

【别名】天鼠屎、鼠法、石肝（《本经》），黑砂星（《纲目》），檐老鼠屎（《江西中药》）。

【科属】为蝙蝠科动物蝙蝠 *Vespertilio superans* Thomas、大管鼻蝠 *Murina*

leucogaster Milne-Edwards、普通伏翼 *Pipistrellus abramus* Temminck、大耳蝠 *Plecotus auritus* Linnaeus、华南大棕蝠 *Eptesicus andersoni*（Dobson）、蹄蝠科动物大马蹄蝠 Hipposideros armiger Hodgson 及菊头蝠科动物马铁菊头蝠 *Rhinolophus ferrum-equinum* Schreber 等的粪便。

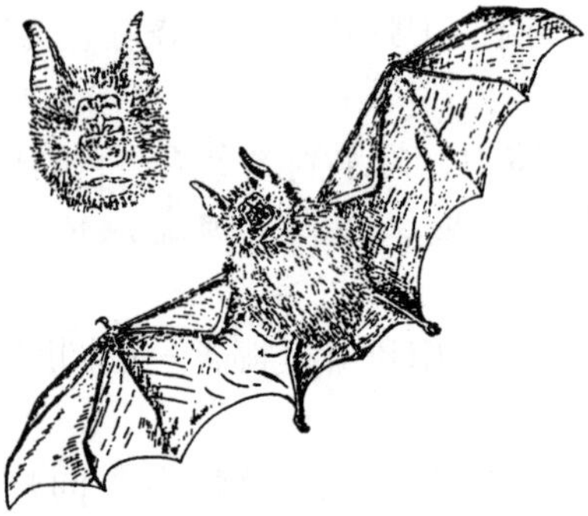
大马蹄蝠

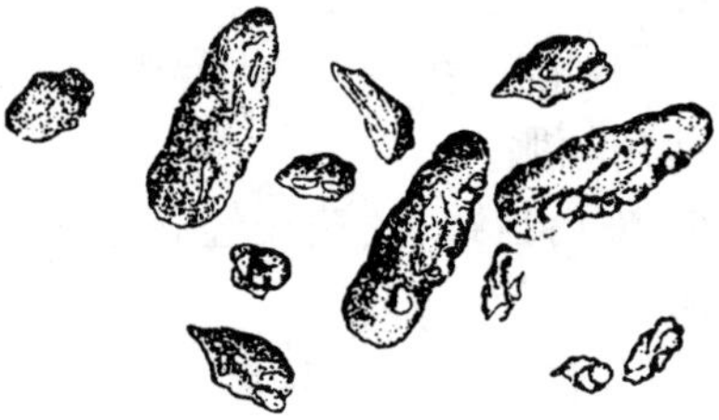
夜明砂

【生态】见“蝙蝠”条。

【成分】含尿素（urea），尿酸（uric acid），胆甾醇（cholesterol）及少量维生素（vitamin）A 等。

【药理】未见报道。

【炮制】全年均可采，以夏季为宜。为长椭圆形颗粒，两端微尖，长 5～7mm，直径约 2mm，表面粗糙，棕褐色或灰棕色，常有破碎者，呈小颗粒状或粉末状，以身干、无沙土、色棕褐、质轻、嚼之无砂感并有小亮点者为佳。放大镜下观察，可见棕色或黄棕色有光泽的昆虫头、眼及小翅。取本品粉末封藏在水合氯醛及甘油溶液中于显微镜下观察，可见有昆虫类碎断的残骸，如碎断的膜翅、鞘翅、外骨骼、足、复眼、触角、爪及各种毛等，由于产地、季节、蝙蝠种类及其所食昆虫有异，所含之昆虫残骸亦有所不同。除去泥土，拣去杂质，晒干，贮干燥容器中，置通风干燥处。《世医得效方》：“洗净”。《奇效良方》：“布裹洗淘，去沙土”。

【药性】味辛，性寒。归肝经。《本经》：“味辛，寒。”《别录》：“无毒。”《纲目》：“厥阴肝经血分。”《本草再新》：“入肝脾二经。”

【功效】①清肝明目，主治青盲，雀目，目赤肿痛，白睛溢血，内外翳障。②散瘀消积，主治小儿疳积，瘰疬，疟疾。

【用量】内服：煎汤，布包，3～10g；或研末，每次 1～3g。外用：适量，研末调涂。

【禁忌】目疾无瘀滞者及孕妇慎服。《得配本草》谓“产妇禁用。”《本草经集注》言其“恶白蔹、白薇。”

【前贤论述】

（1）《本经》：“主面痈肿，皮肤洗洗时痛，腹中血气，破寒热积聚，除惊悸。”

（2）《新修本草》：“主子死腹中。”

（3）《纲目》：“夜明砂及蝙蝠皆厥阴肝经血分药也，能活血消积，故所治目翳盲障，疟疾疳惊，淋带，瘰疬，痈肿，皆厥阴之病也。”

（4）《纲目》：“治目盲，障翳，明目，除疟。”

（5）《本草经疏》：“夜明砂，今人主明目，治目盲障翳。其味辛寒，乃入足厥阴经药，《本经》所主诸证，总属是经所发，取其辛能散内外结滞，寒能除血热气壅故也。然主疗虽多，性有专属，明目之外，余皆可略。”

（6）《本草衍义》：“合疳药。”

（7）《得配本草》：“和朱砂、麝香末，治五疟；猪胆丸米饮下，治雀目；掺猪肝，治翳障；酒送末，下死胎。”

（8）《日华子》：“炒服治瘰疬。”

（9）《别录》：“去面黑。”

（二）应用

1. 夜盲症　《中国动物药》[1]载，夜明砂10g，鸡肝1具。将夜明砂用纱布包好，与鸡肝同煮，肝熟，饮汤食肝，连服1个月。《纲目》以夜明砂炒研，猪胆汁和丸绿豆大。每以米饮下五丸，治小儿雀目。

2. 角膜云翳　《中国动物药》用夜明砂、白菊花、决明子、谷精草各10g。水煎服，每日2次。

3. 青盲　《圣惠方》明目柏叶丸：柏叶30g（微炙），夜明砂30g（以糯米炒令黄）。上药为末，以牛胆汁拌和，糊丸如梧桐子大。每晚临卧，以竹叶汤下20丸；到五更初，以米饮下20丸。

4. 内外翳障　《直指方》以夜明砂为末，化入猪胆内，煮食饮汁，治内外翳障。

5. 赤眼成内障　据《纲目》载，夜明砂（洗净）、当归、蝉蜕、木贼（去节）各30g。为末，黑羊肝120g，煮烂和丸梧子大。食后熟水下50丸。

6. 瘰疬　《方脉正宗》用夜明砂9g，白蛤粉15g（火煅），共研细末，米饮为丸，如绿豆大，每晚服6g，白汤下，治瘰疬延缠。

7. 溃疡脓肿　《直指方》以夜明砂30g，桂15g，乳香0.3g，为末，入干砂糖15g，井水调敷，用于溃肿排脓。《全幼心鉴》用夜明砂五钱，入瓦瓶内，精猪肉90g，薄切，入瓶内同煮熟，令儿食肉饮汁，取下腹中胎毒；次用生姜120g，和皮切炒，同黄连末30g，糊丸黍米大。米饮服下一丸，日3次，治一切疳毒。

8. 腹中积聚，寒热 《方脉正宗》治腹中积聚，寒热，以夜明砂9g，阿魏12g，花椒15g，红曲18g。俱研细末。每服6g，清晨白汤下。

9. 久疟 《圣惠方》以蝙蝠粪50粒，朱砂15g，麝香0.3g。上药细研，以软糯米饭和丸，如绿豆大。未发时以暖水下10丸，治疟发无时，经久不瘥。

10. 狐臭 夜明砂末，豉汁调涂（《纲目》），治腋下胡（狐）臭。

11. 小儿厌食症 小儿肠胃康颗粒（主要成分：鸡眼草、地胆草、谷精草、夜明砂、蚕砂、蝉蜕、谷芽、麦冬、赤芍、甘草）治疗厌食症120例，与对照组（消食片）比较，总有效率96.7%（115/120），显效率80.8%（97/120），明显优于对照组。[2]

（三）按语

夜明砂味辛，性寒。归肝经。功效清肝明目，散瘀消积。主治青盲、雀目、目赤肿痛、白睛溢血、内外翳障，以及小儿疳积，瘰疬，疟疾。治肝肾不足，阴血不能上承而致青盲者，每与熟地、枸杞、女贞子等养肝滋肾药同用，如《审视瑶函》之复明丸。治疗雀目，常与猪、羊肝同用，并配伍石决明、谷精草等清肝明目药。治疗内外翳障，若因肝经风热实邪所致者，可配菊花、夏枯草、谷精草等清肝泻火之品；若肝肾阴血不足，可与地黄、枸杞、石斛等补精益血之品同用。治疗目赤肿痛或白睛出血，可适当选配黄芩、菊花、生地、丹皮等清热、凉血、祛瘀药。

治疗小儿疳积，常配伍使君子、黄连、槟榔等清热杀虫、理气消积之品；治疗腹中积聚寒热，可配伍阿魏、红曲、花椒等软坚化积、行气消胀之品；治疗瘰疬，《方脉正宗》以本品配以咸寒软坚之蛤壳，以增强其清肝泻火，散瘀消积之功。

参考文献

[1] 邓明鲁. 中国动物药[M]. 长春：吉林人民出版社，1981：418.

[2] 包晓锐. 小儿肠胃康颗粒治疗小儿厌食症120例疗效分析[J]. 吉林医学，2005，26（12）：1346.

（高想）

九、消痈散肿

蚕退纸（《嘉祐本草》）

（一）概述

【别名】蚕子故纸、蚕纸、蚕布纸、蚕蜕纸、蚕连、蚕连纸、蚕沙纸。

【科属】为蚕蛾科昆虫家蚕蛾（*Bombyx mori* L.）卵子孵化后的卵壳。

【生态】家蚕蛾，雌、雄蛾全身均密被白色鳞片。体长1.6～2.3cm。翅展3.9～4.3cm。体翅黄白色至灰白色。前翅外缘顶角后方向内凹切，各横线色稍暗，不甚明显，端线与翅脉灰褐色，后翅较前翅色淡，边缘有鳞毛稍长。雌蛾腹部肥硕，末端钝圆；雄蛾腹部狭窄，末端稍尖。幼虫即家蚕，体色灰白至白色，胸部第2、第3节稍见膨大，有皱纹。腹部第8节背面有一尾角。其分布很广，我国大部地区均有饲养。

【成分】蚕卵壳外层含多酚类，中层、内层含类脂，最内层含类脂及蛋白质。[1]

【炮制】春季收集，晒干。

【药性】甘、平，入肝、心经。《日华子本草》："平"。《得配本草》："甘，平"。

【功效】①凉血止血：凡血热妄行所致出血，无论吐血、便血、衄血，还是妇科崩漏等均可用之。②解毒消肿：因内有郁热不解而致疮疡肿痛等均可用。

【用量】内服：研末，3～5g；或蜜丸含咽，或煅存性入丸、散。外用：适量，研末撒，或调敷。

【禁忌】过敏体质可从小剂量试服，如无不适，再适当逐加。如有肤痒、红疹者，即应停服。

【前贤论述】

（1）《日华子本草》："治吐血，鼻洪，肠风泻血，崩中带下，赤白痢，敷疗肿疮。”

（2）《本草衍义》：“烧灰用之，治妇人血露。”

（3）《纲目》：“治牙宣，牙痛，牙痈，牙疳，头疮，喉痹，癫狂，药毒，沙证腹痛，小便淋闷，妇人难产及吹乳疼痛。”

（4）《品汇精要》：“《别录》云，烧灰存性，揩牙宣、牙痛，并敷口疮。”

（5）《医林纂要》：“解结热，治邪祟。”

（6）《得配本草》：“疗痘疹，祛目翳。”

（二）应用

1. 血证

（1）吐血：《姚僧坦集验方》中记载治疗吐血不止：“蚕蜕纸烧存性，蜜和丸，芡实大，含化咽津。”

（2）便血：《奚囊备急方》中记载治疗痔漏下血：“蚕纸半张，碗内烧灰，酒服。”

2. 崩漏　崩漏或由热伤冲任，迫血妄行；或因脾肾气虚，冲任不固，不能约制经血；或因淤阻冲任，血不归经所致。《海上名方》中有蚕退散一方，治疗崩漏下血不止：蚕退纸、棕榈皮（各烧灰存性）。上研细末。每服，各抄6g，温酒调下。

又，《杨氏家藏方》卷十五中记载补阴丹治疗妇人百疾，其中亦治崩漏，补阴丹药物组成：熟干地黄（洗，焙）225g，生干地黄225g，白术150g，苍术150g（米泔浸1宿），藁本（去土）300g，牡丹皮300g，当归（洗，焙）300g，秦艽300g，细辛（去叶土）210g，蚕退纸（烧灰留性）210g，肉桂（去粗皮）240g，甘草（炙）195g，大豆黄卷（焙干称，炒烟出）195g，枳壳（麸炒，去瓤）180g，陈橘皮（去白）180g，羌活（去芦头）150g，香白芷150g，干姜（炮）150g，糯米3升（炒黑色，炒烟出），白茯苓（去皮）60g。上为细末，炼蜜为丸，每30g作10丸。每服1丸，空心、食前温酒化下；醋汤亦得。此方药物甚多，因此不仅能治疗崩漏一病，作用广泛，书中记载还可治疗妇人百疾，或经候不匀，或崩漏不止，腰腿沉重，脐腹作痛，潮热往来，虚烦自汗，中满气短，呕哕不时，肢体酸疼，不思饮食，日渐瘦弱。

3. 缠喉风、喉痹　《姚僧坦集验方》中记载：蚕退纸不计多少。烧成灰存性，炼蜜和丸，如鸡头大，含化咽津。

4. 走马牙疳　走马牙疳，是一种较危重的急性口腔病，因发病急骤，故名走马，类似现代医学的坏疽性口腔炎。《姚僧坦集验方》中记载以“蚕退纸烧灰，入麝香少许，贴患处”来治疗。

《片玉心书》卷五中记载方剂：“蚕退纸散：蚕退纸（烧灰）1.5g，人中白（烧过）1.5g，红褐片（烧灰）1.5g，白矾（枣肉包烧，烟尽取用）0.3g，上为末，搽之。”

5. 牙宣、牙痛　《姚僧坦集验方》记载：“蚕退纸烧灰，揩龈上。”此为民间常用治疗牙痛的方法。

《普济方》用蚕蜕纸治疗风虫牙痛：“白直僵蚕（炒）、蚕蜕纸（烧）等份，为末，擦之，良久，以盐汤漱口。”

6. 小儿头疮　《圣惠方》：“蚕蜕纸烧存性，入轻粉少许。麻油调敷。”

7. 口舌生疮、痘后疳烂　《张氏医通》卷十五有方马鸣散外用治疗：“人中白（煅）3g 蚕退纸（如无，以僵蚕代之）五倍子（半生，半煅）白矾（半生，半枯）硼砂（半生，半煅）各 1.5g。上药为散。先以青布蘸水拭净，将药吹患处。”

《痘疹传心录》卷十五中有人中白散：“人中白（煅）30g，枯矾 6g，黄柏末 15g，黄连末 9g，冰片 0.3g，蚕蜕纸（火煅）9g，上为末，敷之。”

8. 眼痛痒，翳膜　《直指》卷二十中记载用夏枯草散治疗眼疾：“夏枯草、大香附（杵净，童尿浸 1 宿，晒）、木贼（去节，童尿浸，晒）、蚕蜕纸（炒焦存性）、细辛、连翘、川芎、当归须、赤芍药、蝉蜕（洗，晒）各 15g，甘草（微炙）、脑荷各 7.5g。上为末，每服 6g，茶清、米泔任下。无蚕纸，以夜明砂代用。”

9. 淋证　淋证在现代医学属于泌尿系统疾病，此处用蚕退纸所治均为治标之法，常作为辅助之用。《博济方》中的犀灰散便是治疗小便涩痛之症：“蚕退纸不拘多少，烧灰细研，入麝香少许，和匀，每服二钱，米饮调下。”

陈祝豪[2]用金匮肾气丸加味治淋闭中提及用蚕退纸：桂枝 20g，附片 20g，熟地 10g，山药 20g，萸肉 8g，丹皮 8g，茯苓 10g，泽泻 10g，破故纸 10g，肉豆蔻 8g，五味子 8g，原蚕纸 2 方寸，3 剂。……小便不约加四神丸、蚕纸以助金匮肾气丸温化摄纳之效。

【病案举例】刘某，女，43 岁。水上运输工，于 1980 年 12 月 20 日就诊。恙起三载，小便淋沥不断，夏围衣裙，裩头至湿，冬卧草潮日晒，面色黧黑，形而怕冷，腰膝酸软，舌淡苔白，脉象沉迟。此乃肾阳虚弱，膀胱摄纳无权，治当温补肾阳，方用金匮肾气丸合四神丸。桂枝 10g，附片 10g，熟地 10g，山药 10g，萸肉 8g，丹皮 8g，茯苓 10g，泽泻 10g，破故纸 10g，肉豆蔻 8g，五味子 8g，原蚕纸 2 方寸，3 剂。药后淋证告愈，原方再服 3 剂巩固之。

10. 痧证　痧证是指人体感受风寒暑湿燥火、疫气、秽浊之气后，毒邪内郁外发，所造成的多种证候。痧证的范畴主要可以包括现代医学所说的病毒或细菌所引起的感染性疾病（包括细菌性食物中毒、沙门菌属感染、霍乱、副霍乱、病毒性感冒、细菌性痢疾、伤寒、副伤寒、斑疹伤寒、猩红热、败血症、白喉、流行性出血热、流脑、乙脑等），还有气候因素所导致的疾病（如暑热，以及误吸毒气、秽气所造成的肺水肿、晕厥等）。

《类证活人书》中记载："痧证壮热，头痛，呕恶，手足指末微厥，或腹痛闷乱，以蚕蜕纸剪碎，于瓶中滚汤沃之，封固良久。乘热服，暖卧取汗。"

11. 癫狂　清·蒋宝素所创灵犀通圣丸"由生铁落、桃花瓣、蚕蜕纸组成。生铁落辛平无毒,《素问·病能论》即有"病怒狂者……使之服以生铁落为饮"之说。桃花瓣苦平无毒,《本草纲目·桃条》中说："桃花利痰饮滞血之功"。蚕蜕纸甘平无毒，在《本草纲目·蚕条》附方中说："凡狂发欲走，或自高贵称神，或悲泣呻吟……以蚕纸烧灰，酒水任下方寸匕，亦治风癫。此三药有清，下、消、镇之功；复入竹沥兑姜汁，对痰火类癫狂更有殊效。"

《类证治裁》卷之四癫狂中描述："别有悲哭呻吟，为邪所凭，非狂也。（一味蚕退纸烧灰，好酒调服6g许）"。

【病案举例】如治耿某癫狂案，病起3个月，症见喜笑无常，或胡言乱语，登高而歌，或沉默不言，数日不食，或偶饮冷浆，口吐白沫，舌红干、苔黄腻，脉滑数有力。辨为痰火癫狂。投灵犀通圣丸加竹沥、生姜汁等药，6剂止，20剂愈[3]。

12. 耳鸣耳聋　蚕退纸，作燃，入麝香1g，入笔管烧烟熏之。

13. 解毒　《景岳全书》卷三十五中记载："凡解诸药毒者，宜以荠苨汁，白扁豆汁，绿豆汁，甘草汁，糖糖汁，米糖汁，蚕退纸烧灰，随便用之，俱可解。"

《良方》中记载："治蛊毒，败鼓皮，蚕退纸，刺猬皮各烧存性，五倍子炒，续随子，朱砂另研，雄黄另研，等份，右为细末，糯米粥丸，小豆大，每服7丸，空心白水下。"

14. 妇女胎产　《胎产指南》卷三："治横生倒产方：蛇蜕，蚕退纸，为末，煎乳香汤送一钱，二服即下。"又，治临产未产时，目翻口噤，面黑唇青，口中吐沫，子母命在须臾。若两脸微红，子死母活，急用此方。蛇蜕（瓶）蚕蜕纸（烧，一钱）发灰（一钱）乳香（五分）酒送。蛇蜕（一条，全）蚕蜕纸（一张，新瓦瓶中，盐泥封固，烧存性）为末，煎乳香汤送一钱，二服即下。

15. 避孕　《千金要方》卷三："妇人断产方：蚕子故纸方一尺，烧为末，酒服之，终身不产。"

张如青《妇人规古方》作："断产小品方，断产堕胎有验：故蚕退纸，方一尺。右烧为末，空心酒调服。终身不受孕。"从上可见，张氏所引与《外台秘要》不同，必另有所本。[4]

戴德英的三蜕六一散：益元散60g，男子头发（鸡子大，香油熬化）、蚕蜕纸1方，蛇蜕全者1条、蝉蜕全者5枚，穿山甲1片，各烧存性为末，用韭水煎三沸，入发灰调服。[5]

（三）按语

蚕退纸甘、平，入肝、心经，具有凉血止血、解毒消肿的功效，临床上可单味用之，其治疗上常与它药配伍用之，多数为治标之法。可用于治吐血，衄血，便血，崩漏，带下，喉风，喉痹，牙疳，牙痈，耳，疔肿疮疡等。古时记载其用于难产及断产，现代药理还未有明确证实。可研末内服，或蜜丸含咽，或煅存性入丸、散。亦常为外用，研末撒，或调敷。

参考文献

［1］《中华本草》编委会．中华本草［M］．上海：上海科技出版社，1997.

［2］陈祝豪．金匮肾气丸加味治淋闭［J］．江苏中医药，1983，（4）

［3］戴永生．袁家玑教授用药发微［J］．新中医，1992，24（9）：4-6.

［4］张如青．《小品方》亡佚时间之我见［J］．中医文献杂志，2007，25（02）：44-45.

［5］戴德英，钟以．中医药和避孕、抗生育［J］．上海中医药杂志，1981，（5）

（尹克春　王娟）

田螺（《本草经集注》）

（一）概述

【别名】黄螺（《医林纂要》）。

【科属】为田螺科动物中国圆田螺 *Cipangopaludina chinensis*（*Gray*）或同属动物的全体。

【生态】壳呈圆锥形，壳顶略尖，螺层6～7层，缝合线深，体螺层大；壳口卵圆形，边缘整齐；厣角质褐色卵圆形，上有同心环状排列的生长纹。体柔软，头部呈圆柱形，前端有突出的吻；吻前端腹面有口，其基部有触角1对，能稍作伸缩活动。雄性的右触角较左侧的粗而短，顶端有生殖孔开口，成为交接器。靠近触角基部外侧的隆起处有眼。足位于头部下方，形大，跖面广阔，前端略成截状，后端圆，足背面中央隆起呈圆柱状，与头、壳轴肌和内脏囊相连。头和足能缩入螺

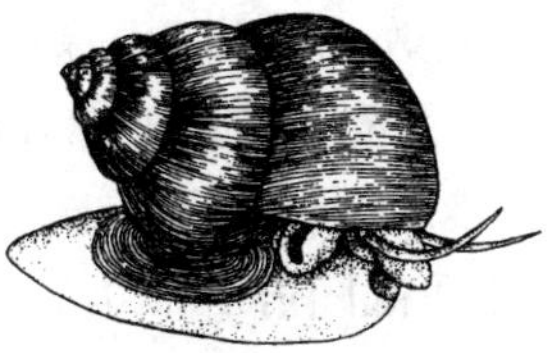

中国圆田螺

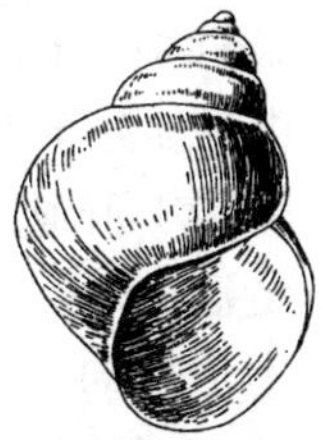

中华圆田螺

壳，缩入后其厣即将螺壳封闭。

生活于湖泊、河流、沼泽及水田等处，平时以宽大的足在水底或水生植物上爬行。以多汁的水生植物的叶及藻类为主要食料。寒冷期钻入泥土中休眠。全国大部地区均有分布。

【成分】可食部每100g约含水分81g，蛋白质10.7g，脂肪1.2g，碳水化合物4g，灰分3.3g，又含钙1357mg，磷191mg，铁19.8mg，硫胺素0.05mg，核黄素0.17mg，尼克酸2.2mg，维生素A 130国际U[1]。

【药理】①利尿作用。②生肌作用。

【炮制】四季均可捕捉，全体入药，鲜用，或晒干，研磨。

【药性】甘咸，寒。归肝、脾、膀胱、小肠、胃经。无毒。

【功效】①解毒消痈：治疗目赤肿痛、疔疮肿毒、痔疮、热结小便不通、黄疸等症；②清热利水：治疗多种原因所致水肿，尿潴留。

【用量】内服：煎汤、取涎或煅存性研末。外用：取涎涂或捣敷。

【禁忌】《本草经疏》言其“目病非关风热者不宜用。”《本经逢原》则曰“过食，令人腹痛泄泻，急磨木香酒解之。”

【前贤论述】

（1）《别录》：“汁：主目热赤痛，止渴。”

（2）陶弘景：“煮汁疗热，醒酒，止渴。”

（3）《本草拾遗》：“煮食之，利大小便，去腹中结热，目下黄，脚气冲上，小腹结硬，小便赤涩，脚手浮肿；生浸取汁饮之，止消渴；碎其肉敷热疮。”

（4）《纲目》：“利湿热，治黄疸；捣烂贴脐，引热下行，止噤口痢，下水气淋闭；取水搽痔疮、胡臭，烧研治瘰疬、癣疮。”

（二）应用

1. 腹水

（1）肾脏性腹水：取鲜田螺2～3只洗净，和食盐3茶匙捣烂，摊于约9cm×9cm的玻璃纸上，敷脐，外以纱布覆盖。每日1次，以腹水消失为止。治疗4例，治疗前腹围约85～94cm，尿检蛋白（++）～（+++），红细胞（+），颗粒管型（+）；经过5～7天治疗，腹围减至68～86cm，尿蛋白、红细胞等亦相继减少或转阴，3例显效，1例因中途停药未愈[2]。

（2）肝硬化腹水：用鲜中国圆田螺60～80g，去壳取肉，捣成糊状，用煮沸黄酒150～200ml趁热冲服，每日1次，15日为1个疗程，间歇3日后进行下1个疗程。与保肝，降低门静脉压力，改善微循环，补充蛋白质，促进蛋白质代谢和利尿等治疗对照。治疗组20例中，11例获显效，7例有效，2例无效，总有效率为90%；对照组总有效率为65%，两组比较有显著性差异[3]。

2. 便秘

（1）田螺3个、大黄9g，将2味药捣烂，敷神阙穴上，外用纱布固定，每晚一次。

（2）取田螺3～5个，去壳，加青盐1g，共捣成糊状，贴于气海穴，纱布覆盖[1]。

3. 黄汗症　黄汗症即黄疸时流出的黄色汗液，多由于风、水、湿、热交蒸所致。田螺可利湿清热，利大小便，治脚气黄疸，泻目热赤痛。用生田螺10粒，洗净连壳捣烂，与经露宿玉米棒1个炖30分钟，取汁饮服，连服3次，止黄汗效果良好[4]。

4. 产后尿潴留　产后尿潴留，属中医癃闭范畴，多为年轻产妇，于产后30小时内突然发病，多由于分娩时用力过度，致三焦气化失常，从而引起尿潴留。方法：取新鲜田螺250g，捣破去壳，鲜葱白100g，共捣烂成糊状，用纱布包好。嘱产妇平卧，双腿自然外展，先用热毛巾热敷下腹部5分钟，然后将捣好的田螺葱白糊敷于产妇的神阙穴，再用纱布条固定好。治疗61例，46例在用药后30分钟内排尿，8例在30～50分钟内排尿，5例超过60分钟排尿，均一次性成功。2例无效，行导尿处理。成功率为96.7%[5]。

5. 宫颈癌放疗后坏死　取食用田螺数只洗净，除去螺盖，倒伏于清洁容器内一夜，即可得浅绿色唾液，加冰片细末调成稀糊状备用，待阴道冲洗，拭去宫颈局部坏死组织后，即将冰片田螺糊涂敷于坏死面，再用带线棉球塞于阴道内，每日1次，10次为一个疗程，一般需要3个疗程以上。治疗14例，基本痊愈4例，好转8例，无效2例[1]。

6. 烧烫伤　用“螺矾汁”外涂治疗烧烫伤，收到满意的疗效。方法：取活田螺10枚（视烧伤面大小来定个数）、白矾10g（研极细末），用时把活田螺外壳洗净，用清水漂养20～30分钟，然后用针刺破外壳加入白矾细末，过30分钟后除去田螺外壳用羽毛或棉球蘸其汁涂擦患处。烧伤每天2次，烫伤每天1次，一般3天即愈。此法方法简单，收效明显，止痛效果尤为显著[6]。

7. 腋臭　取巴豆三粒，胆矾9g，麝香0.9g，研碎，混合，分放在三个活田螺中，稍搅拌，用原田螺盖盖密，静置24小时，待化成淡绿水分，以胶布封口（防其蒸发），置冰箱中备用。用法：每日用田螺水一个，分早、晚以棉花棒涂搽腋下，随即用手擦至微红即可。三天为一疗程，可连续2～3个疗程。疗效达90%以上[7]。

8. 痔疮　取大田螺10个，生大黄、五倍子各50g，生川乌10g，冰片、白矾末适量。用法：先将生大黄、五倍子、生川乌研细末备用，再将田螺洗净去盖，放入少许冰片和白矾末，经一夜后取螺水调湿药末，最后用医用凡士林调成软膏，涂敷患处，每日两次。治疗内痔嵌顿肿痛、血栓性外痔、炎性外痔、术后肛缘水肿、肛门瘙痒症等。总有效率达97%，一般换药四五次即显效[8]。取活田螺21个，用瓦片焙干，研细末分3包备用，每晚睡前先将肛门洗净，然后取一包田螺粉，用拇、食、中三指捏田螺粉填入肛门内1～2cm处。每晚1次，3天为1疗程，治疗各种内痔、外痔、混合痔总有效率为98%[9]。

9. 脱肛　用大田螺7个，冷开水洗净，放入碟或碗中，然后将备好的冰片0.9g，元寸0.03g，待螺眼张开时，撒入螺内。稍待片刻，螺内即有淡紫色液流出，将此液用干净的瓶盛下备用。以脱脂棉花蘸以上液体涂搽患处，每日2～3次。经用此法治疗5例，均见效，轻者3日，重者7日治愈[10]。

10. 疔肿　田螺1只，以好冰脑2片，放入螺内化为水，点疮上[1]。

11. 结膜炎　本证系猝感时气邪毒兼有肺胃积热所致。田螺汁甘大寒，清热泻火解毒，故用之甚效。取鲜活田螺若干只，用消毒注射器经螺壳插入螺体内，抽取螺汁约1ml，滴入眼内，每日3～5次[11]。

12. 中耳炎　用明矾、冰片少许，放入鲜螺内，化成汁后，先用过氧化氢水溶液冲洗耳道，棉球擦干，然后用上述水滴入耳内，每日2次[1]。

（三）按语

田螺，亦名田中螺、黄螺。甘寒无毒。擅长清热利水，解毒消痈。主治热结小便不通，对黄疸、脚气、消渴、痔疮便血、目赤肿痛，疔疮肿毒亦有效。田螺有较强利尿作用，因而对肝硬化腹水、心衰水肿、肾病综合征水肿利尿效果好；在配伍外用治疗各种肛肠疾病如：内痔、外痔、混合痔、痔疮术后、脱肛等有较好疗效。

参考文献

[1] 杨仓良，齐英杰.动物本草[M].北京：中国古籍出版社，2001：321.

[2] 沙县医院中医科.田螺敷剂治疗肾脏性腹水4例[J].福建中医药，1960，5(9)：44.

[3] 王云众，张英英.田螺治疗肝硬化腹水40例[J].中国民间疗法，2005，13(7)：31.

[4] 相鲁闽，邱卡仪.田螺玉米煎治疗黄汗症[J].中国民间疗法，1999，(08)：47.

[5] 周翔，许月娥.田螺葱白敷神阙穴治疗产后尿潴留61例[J].成都中医药大学学报，1997，20(2)：31.

[6] 张忠发.螺矾汁外涂治疗烧烫伤[J].江西中医药，1991，2(2)：64.

[7] 刘国纲.田螺水治疗腋臭[J].江苏中医药，1959，(11)：20.

[8] 刘兴奎.治疗痔疮验方[J].四川中医，1990，(11)：39.

[9] 崔艳，于方英.田螺治疗痔疮[J].河南中医，1999，19(1)：49.

[10] 邹德全．用田螺治疗脱肛［J］．中级医刊，1966，(07)：462.
[11] 邓汉成．田螺汁滴眼治疗结膜炎［J］．四川中医，1988，(08)：47.

（陈达灿 刘俊峰 刘炽 朱海莉 黄楚君）

壁钱（《本草拾遗》）

（一）概述

【别名】蟏蛸（《诗经》），壁镜、壁虫（《纲目》），壁蟢（《外科全生集》），蟢子（《刘子新论》）。

【科属】为壁钱科动物华南壁钱 *Uroctea compactilis*（L.Koch）或北壁钱 *Uroctea limbata*（L.Koch）的全虫。

【生态】

（1）华南壁钱：体扁平，全体密生细毛，头胸部的横径长过直径呈心形，头的背面有单眼4对，头端下面有小口，适于吸吮。有4对长足，体灰褐色，背面有一圈不规则的浅黄色斑纹，腹部卵圆形，有许多小黑点。腹面有生殖孔，上有生殖板覆盖。尾端有疣状突起的纺锤突，内通纺绩腺，能分泌黏液而抽丝。

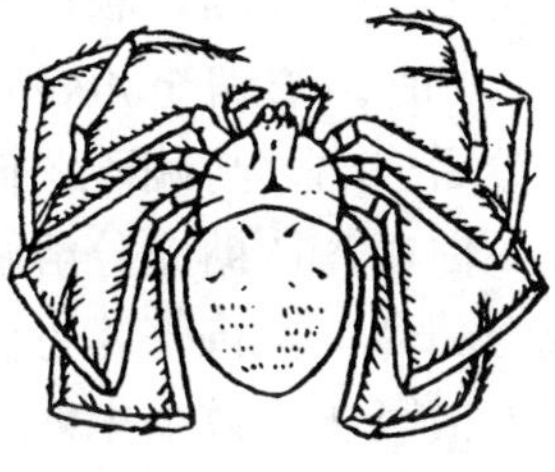

华南壁钱

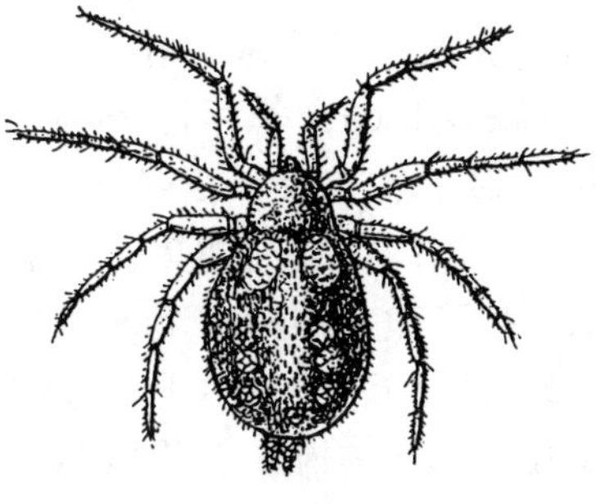

北壁钱

（2）北壁钱：成虫体长8～14mm。头胸部黑褐色，腹部黑色，头胸部宽圆形。八眼密集，排成两列，前列中眼稍大、黑色、其余六眼较小，皆白色。螯肢弱小，无齿、步足粗短，约等长。腹部瓜子形状，被覆浓密黑毛，背中央有4个小黄点，周围有七个白斑，腹面有成行小白点。纺织器后突长大，两节。肛丘大，两节，末节周围一圈极浓密的黑色长毛。

生活在旧宅或乡间草屋的墙壁、屋角、门背等处，并于此处抽丝，织成白色卵囊，扁圆如钱，直径为30～50mm，即壁钱幕呈薄膜状，形圆而扁，色白，致密；表面平滑，有绢丝样光泽，里面常附着少数蜕壳。昼伏夜出活动，以昆虫为食。分布北方各地，浙江、江苏、江西、广东、四川、广西、河南等地亦有分布。

【成分】未见报道。

【药理】未见报道。

【炮制】壁钱的全体及其卵囊供药用，壁钱四季皆可捕捉。捕捉后用开水烫死，晒干或炒干用，或鲜用。

【药性】味咸、苦，性寒、无毒，归肺、大肠经。

【功效】①活血止血：治疗鼻衄，金创出血等诸种出血；②清咽利喉：治疗咽喉肿痛、喉痹等症；③解毒医疳：治疗小儿疳积，腹胀，呕逆等。

【用量】外用：鲜用挤汁滴鼻或敷患处；干用研粉喷喉或敷患处。内服：煮汁呷之或研粉冲服，一般 3～5 个。本品多为外用，内服较少。

【前贤论述】

（1）《本草拾遗》："鼻衄及金疮出血不止，捺取虫汁，注鼻中及疮上，亦疗外野鸡病（即痔疮）下血"。

（2）《本草纲目》："治大人小儿急疳，牙蚀腐臭"。

（3）《医林纂要》："敷刀伤、击伤，止血、生肌、定痛"。

（二）应用

1. 慢性咽喉炎　自制壁钱含化糖治疗久治不愈的慢性咽喉炎 200 例疗效显著。药物组成：壁钱 50～70 只，山豆根、射干、玄参、麦冬、甘草各 60g，血竭 40g，硼砂 150g，荸荠粉 250g，麻油 10ml，白砂糖 1000g。制作方法：先将山豆根、射干、玄参、麦冬和甘草加水煎煮 1 小时，浓缩至 400ml 滤出备用。将麻油放锅内以文火加热，将壁钱油炸干水分后取出，与硼砂、血竭分别碾成细末。把已煎煮的药水倒入油锅内烧开后放入白糖，待糖充分溶解后投入血竭、硼砂和壁钱，拌匀后再充分熬出水分即成糖药膏，再将荸荠粉撒在木板上，把糖膏全部均匀摊在荸荠粉上，凝固之前用刀横竖切成数个小糖块，待凉后焙上荸荠粉，放在密封广口瓶内或塑料袋中，可随身携带，不定时的含化。治疗结果：200 例经 1～2 剂药含化，治愈 139 例（69.5%），明显好转 48 例（24%），显效 9 例（4.5%），无效 4 例（2%），总有效率为 98%[1]。

2. 咽喉肿痛　邓明鲁等著《中国动物药》记载，壁蟢窝 5 个，放瓦上焙干，冰片 1g，硼砂 5g，共研末，用竹管吹入喉中，1 天吹 5 次左右。中国药用动物志协作组编著《中国药用动物志》记载治疗扁桃体炎用①壁钱 10 个，焙干研面，吹喉；②壁钱 1 个，青黛、冰片各 2.5g，共研细面，喷喉。山东省平度市新河镇医院宿州选用喜蜘蛛 7 个放银朱 2g 内，共放厚瓦片上文火焙干，焙时不停用竹条拨动，待蛛干、银朱紫红色时取下凉透，再加枯矾

3g，共研细粉末备用，治疗扁桃体炎。压舌板压舌，令患者发出啊声，暴露扁桃体，用大约10cm芦苇管一段，一端取药粉少量，均匀吹在疮面上，每日早晚2次。

3. 喉痹　①用墙上壁钱7个，内要活蛛2枚，捻作一处，以白矾7分一块化开，以壁钱与矾烧存性，出火毒为末。竹管吹入，立时就好。忌热肉，硬物。②壁钱窝3个，煅存性，白矾3g，共研细末，分两次开水送服。

4. 白喉　壁蟢窝3～5个，煅存性，冰片0.07g，研细末，吹喉，日4～5次。

5. 走马牙疳　壁钱、人中白各10g，烧存性。酌加冰片少许，共研细末，外搽患处，1日4～5次。

6. 牙痛　①《普济方》载用乳香入壁钱窠内烧存性，纳牙痛处。②《中国药用动物志》载以壁钱虫体及其外的网巢，外用治龋齿痛。

7. 产后咳逆　明李时珍《本草纲目》云，三五日不止欲死者取窠幕3～5个，煎汁呷之，良。

8. 外伤出血　林吕何编著《广西药用动物》记载，用壁蟢包伤口，小伤口用1～2个。

9. 诸痔，瘿瘤　《医宗金鉴》用药线疗法：芫花15g，壁钱6g，白色细衣线9g，用水250ml，盛贮小瓷罐内，慢火煮至汤干为度，取线阴干。凡遇痔疮，瘿瘤顶大蒂小之症，用线1根，患大者2根，双扣结扎患处，两头留线，日渐紧之，其患自然紫黑，冰冷不热为度。轻者7日，重者15日后，必枯落，以月白珍珠散收口甚效。

10. 小儿呕逆　《本草拾遗》治小儿呕逆，用窠幕二七枚煮汁饮之。

11. 小儿腹胀　纪加义等编著《山东药用动物》记载，用壁钱5个，捣碎炒鸡蛋吃，每日1次，2～3次可见效。

12. 疟疾　中医研究院编《常见病验方研究参考资料》记载，用壁蟢窝2个，洗净捣烂搓圆。发病前5小时开水冲服，连服3天。

（三）按语

壁钱味咸苦，性寒，无毒，入肺、大肠二经，苦寒可以清热解毒，消痈散肿，故对咽喉肿痛，牙疳腐烂、痔疮、瘿瘤均有良效。又善止外伤出血，敷之立止。一般多作外用，内服较少。治疗咽喉肿烂，唇舌肿痛的“锡类散”，临床经常应用，此方出自《金匮翼》引张瑞符方，由壁钱20个，牛黄0.15g，珍珠0.9g，人指甲0.15g，象牙屑0.9g，青黛1.8g组成，共研极细末，瓶贮备用。也可用于口腔溃疡外搽；慢性菌痢、慢性结肠炎久治不愈者，可以用温水混合，滴点灌肠。实验研究，对志贺、弗氏、宋氏、史密兹痢疾杆菌有抑制作用。乙状结肠镜显示，可使肠黏膜水肿及充血消失，促进溃疡愈合。作为老药新用之一例，颇有启示。

参 考 文 献

［1］虎发光，柴庆和．壁钱含化糖治疗慢性咽喉炎 200 例［J］．山东中医杂志，1994，13（7）：299.

（朱胜华　蓝绍颖）

蜒蚰（《救急方》）

（一）概述

【别名】鼻涕虫，土蜗，附蜗（《别录》），托胎虫（《铁围山丛谈》），蛞蜗（《品汇精要》），蛞蝓、陵蠡（《本经》），黄蛞蝓，蜒蚰螺（《纲目》），野蛞蝓，双线黏液。

【科属】为蛞蝓科动物黄蛞蝓 *Limax flavus* Linnaeus，野蛞蝓 *Agriolimax agrestis* Linnaeus，或双线黏液蛞蝓 *Philomycus bilineatus*（Benson）的全体。

【生态】

（1）黄蛞蝓：体柔软，呈不规则的圆柱形，体前端宽大，后端狭小，尾部具有短的尾脊。头部具有 2 对淡蓝色的触角，大触角顶端有眼点。在身体背前端的 1/3 处，有一椭圆形的外套膜，其前半部呈游离状态，背面具有同心圆的褶皱。体呈黄褐色或深棕色，具有分散淡黄色的斑点，贝壳退化为内壳，包在外套膜内，为一薄而透明，椭圆形的石灰质质板，背部具有明显的生长纹；壳顶偏于后方右侧，略突起，体长 100mm。呼吸孔位于外套膜右侧后方边缘处。生殖孔在方边缘处。生殖孔在右前触角基部稍后处。雌雄同同体，异体受精。在土块下，石缝中或植物的根部产卵。寿命为 1～2 年。

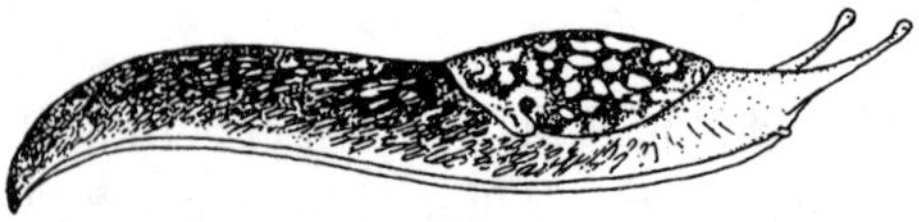

黄蛞蝓

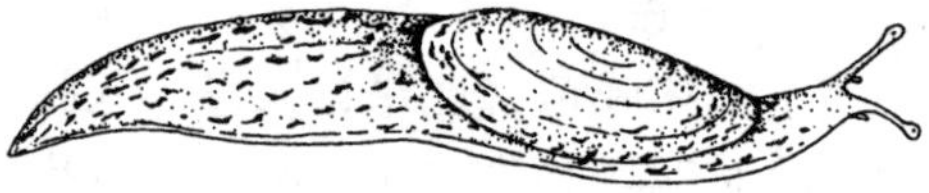

野蛞蝓

（2）野蛞蝓：体柔软光滑，无外壳。呈不规则的圆柱形，尾部狭长，具有钝的尾脊。动物活动时体长 30～60mm，内壳壳长 4mm，宽 2mm。身体呈灰色，黄褐色，有的个体有浅的不明显的暗带纹或斑点。

（3）双线黏液蛞蝓：无外壳，体柔软，呈不规则的圆柱状。外套膜覆盖背部，仅露出足的尖端。体背部灰色、黄色或褐色，并具有黑色斑点，背中及身体两侧各有 1 条纵长的黑色色带。呼吸孔位于身体前端右侧。

均生活在阴暗、潮湿、腐殖质多的地方，畏光怕热，多见于潮湿的墙角及树枝间，夜晚及阴雨天活动，性杂食，喜蔬菜、瓜果、植物叶及幼苗等。住宅区的蛞蝓喜食人们食物的残渣，它是农业的害虫，分布较广。

【成分】含蛋白质及黏液。全体含一种特殊的凝集素（specific lectin）：唾液酸（sialic acid）[1、2]。

【药理】抗肿瘤作用：①蛞蝓混悬液以 800mg/kg 剂量给荷瘤小鼠灌胃，24 小时后对 ARS 肉瘤（腹水型）即表现出明显的抑制作用，抑制率达 47.4%；而给药剂量为 120mg/kg 时，48 小时抑瘤率可达 51.6%。对 Lewis 肺癌的抑制率则蛞蝓混悬液以 800mg/kg 剂量给药，24 小时为最佳，抑瘤率为 30% 以上[3]。离体实验表明，其 0.6% 蛞蝓浸出液明显抑制肺癌肿瘤细胞（A_{549}）生长[4]。而蛞蝓混悬液 600～1200mg/kg 剂量给药小鼠灌胃给药 7 日，对 P_{388} 淋巴细胞脓性白血病具有明显的抑制作用，其中 900mg/kg 剂量效果最好[5]。②涂片染色镜检表明，蛞蝓混悬液灌胃后对 ARS（腹水型）肉瘤细胞，没有直接杀灭作用。③蛞蝓混悬液对于环磷酰胺所致的小鼠白细胞减少症，有使其白细胞数目回升的作用。这可能是由于它提高了荷瘤小鼠的免疫能力。从而抑制了肿瘤细胞的增殖速度。④蛞蝓混悬液对于 Lewis 肺癌的影响，以肿瘤直径表示，给药前 6 天，肿瘤平均增长较快，第 6 天起开始减慢，第 8 天停止给药。停药后 6 天，肿瘤平均直径的增长速度又加快。这可能是由于该药物在体内代谢较慢，因而起效较慢，而作用时间持续亦较长。通过实验证明蛞蝓有一定的抗肿瘤作用[6]。

【炮制】四季捕捉，随用随捕，春至秋于雨后在住宅附近潮湿的墙边沟沿捕捉，冬季到室内地板下或温室木制花盆下收集。

【药性】咸，寒，无毒。归肺、肝、脾、大肠经。

【功效】①清热解毒，②消肿平喘，③破瘀通经，④软坚理疝，⑤定惊祛风止痛。主治中风㖞僻，筋脉拘挛，咽肿喉痹，惊痫，哮喘喘息，瘰核，痔疮肿痛，脱肛，疝气，丹毒，经闭，癥瘕，疮肿诸疾。解蜈蚣、蝎毒等。

【用量】内服：5～9 条；焙干研末或研烂为丸，1～2 条。外用：研末或捣敷，适量。

【禁忌】病非属实热者及脾胃虚寒者慎服。

【前贤论述】

（1）《本经》：“主贼风㖞僻，转筋及脱肛，惊痫挛缩。”

（2）《本草衍义》：“治蜈蚣、蝎毒。”

（3）《纲目》：“治肿毒焮热，热疮肿痛。”

（4）《本草汇言》：“善治一切火热风燥为眚，一切风热火痰为病。”

（5）《本草崇原》：“主定惊清热，解毒舒筋。治咽喉肿痛，风热喉痹。纳入喉中，令吞下。”

（6）《得配本草》：“消痰核。”

（7）《吉林中草药》：“疏风，镇惊，固脱。治热疮肿痛，支气管炎，脱肛。”

（8）《本草经疏》：“蛞蝓，味咸，气寒，无毒。《经》曰：清静则肉腠闭拒，虽大风苛毒，弗能害也。如阴血亏竭，阳气躁扰，则腠理不密，贼风乘虚而入。风主摇动，中于经络，故㖞僻、挛缩、转筋、筋急所自来矣。又风为阳邪，筋脉得之皆燥急，咸寒能益阴润燥软坚，则筋脉舒缓，经络通达而诸症除矣。惊痫者，风热也；脱肛者，大肠热也；踠跌者，血脉伤，必发热也。咸寒总除诸热，所以主之。”

（9）俞慎初：“咸，寒，祛风镇惊，解毒消肿。[7]”

（10）郑明鲁：“疏风，镇静，平喘，固脱，解毒。治热疮肿毒，支气管喘息，痔疮肿痛，脱肛等。[8]”

（11）高士贤：“有清热解毒，消肿，平喘，软坚，理疝的功能。治咽肿，哮喘，脱肛，疝气，疮肿等症[9]。”

（二）应用

1. 哮喘　哮喘之偏热、偏实者，用民间验方“玉蜒丹”最为合适：蜒蚰100条，冷开水洗去泥垢，加象贝母适量，同捣如泥，捻丸如绿豆大，每服1.5g，早晚各一次，开水送下（临床观察64例患者，有效率为81.2%[10]）。姜春华氏认为：“玉蜒丹对支气管性气喘的即时疗效并不显著，远期疗效甚好；……在不发作时，可单用玉蜒丹减轻或减少以后的发作，以至永远不发作”。朱老的经验，玉蜒丹对各型发作性哮喘（除肾不纳气者外）均有帮助，多数病例服后喘促减缓，咯痰爽利，症状改善。连续服用，辅以培本之品，可以逐步治愈。

陈前鉴氏亦用蛞蝓治疗支气管哮喘，其制服方法是：①胶囊制剂：将洗净的蛞蝓放在旧瓦上焙干，研末，用适量薄荷脑防腐，装成0.2～0.4g之胶囊。日服3次，每次0.4g，饭前服；待症状减轻后，逐渐减少用量至喘息停止为度。②黏液制剂：每次取10～15条洗净之蛞蝓，撒上砂糖或食盐，使溶化为黏液，于临睡时顿服；连服10晚后，可适当减量至喘息停止为度。陈氏指出：蛞蝓内服可以缓解支气管痉挛，使呼吸道畅通，分泌物大量排出。凡内服蛞蝓之患者，均谓服后痰量增多，咽头有紧迫感，越数日痰量减少，咽头紧迫感即消失，随之喘息停止发作。一般治喘的药物，不论注射及口服，其疗效均不如蛞蝓内服之显著，且持续疗效时间长，而又无副作用。

【病案举例】潘某，男，52岁，军人。患慢支、支哮、肺气肿已多年，病情日益增剧，作报告时，只能坚持半小时，必服激素及静注氨茶碱始能继续讲话，否则即感气促，不能持续。迭经中西药物治疗，暂时好转，均未能根治。嗣来院请朱老诊治，要求作根治措施。因其体秉较强，眠食正常，苔薄黄，质红，脉小弦。即径予蜒蚰糖浆治之。由卫生所军医捕捉蜒蚰，嘱用冷开水洗涤后，第一日用20条，加白糖二两溶化成糖浆后服之，以后每日加10条，加至60条即不再增加，维持服用3周后停服。间隔10日再由小量递加续服。因为卫生所一次捕捉较多，即先制100条，置冰箱中，嘱每日按量递加。患者因其味甜适口，第一天即饮去其半（50条），第二天又服50条，自觉甚适，痰易咯出。自嘱军医每日加20条，情况良好，但增至180条时，服后胸部有窒闷感。当即电话联系如何处理。如此大剂量服用，未有前例，当即嘱军医注意血压及心律，知无变化，暂停服用。隔一周后，又如法续服一疗程。从此劳累、受寒及作达3小时之报告，亦无变化。这一例大剂量和显著疗效，是患者自己突破常规创造的。一般仍以每天10～60条为宜。

另：①高士贤治支气管哮喘方法：蛞蝓20～30条，茯苓75g，生麻黄25g（小儿剂量酌减），先将蛞蝓水漂，加茯苓共捣烂，焙干研末，再用麻黄煎水做丸，日服3次，每次2.5g，连服7～10天。（《常见药用动物》）②吉林医科大学第四临床医院中药教研组治支气管哮喘方法：蛞蝓10条，以清水洗净，加适量白糖，捣成蛋清状，1次服，日2次。（《东北动物药》）

2. 百日咳 ①蜒蚰2条，浙贝母10g，水煎服。（中医研究院《常见病验方研究参考资料》）②蜒蚰大者2～3条，用清水漂净，加白糖10g，加水煎沸，去渣取汁，于清晨热服。（何时新《浙江药用动物》）

3. 白喉、喉痈 验方“寒蚰散”有泻热解毒作用，凡白喉、喉痈腐烂而白腐难脱者用之，腐即剥脱，奏效甚捷。处方：蜒蚰适量，寒水石30g（研细），同捣如泥，晒干，研细，再加飞青黛3g，和匀；外用吹喉，一日四五次。凡痈疽腐肉不易脱落，以其外用亦有祛腐生新之功。

4. 其它喉症（包括扁桃体炎、急慢性咽炎、喉炎等） ①蜒蚰两条（洗净），乌梅三枚，煎服；对于喉蛾轻症，可一服而愈（按：此法简便易行）。②取蜒蚰数只入瓶，加乌梅肉（等量）压之，密封，待化为水后，取少许滴喉，立效。（江西省新余市渝水县医院，严肃）。③治一切痰火风喉症：青脆梅子百枚，活蜒蚰一二百条，同放瓦罐中，每日将梅取出晒后仍入罐中，明日再晒，以收干汁为度，再用微火烘干，用则以一个噙化，或炙脆研末，加入诸药内。（清·叶桂《种福堂公选良方》）

按：梅性酸敛，又兼生津，酸敛可消咽喉部充血水肿，生津可疗咽喉干燥。喉症多火，以肺胃实热多见，兼见肾虚阴火上冲，梅性偏温，得蜒蚰之寒滑之性可清火润燥、消肿解毒，无论肺胃实热、肾虚阴火均可涤荡而无温热之弊矣。

5. 癌肿　蚯蚓30多条，用盐分3次去黏液，放在清水中洗净，除去破碎的蚯蚓，和瘦肉150g，加水煮2小时，浓缩后服汁，每日1次，忌鲜辣及发物等。23例癌肿患者服药最长4个月，最短仅数天，可使症状缓解，减少痛苦，延长生命，甚至可使疾病静止、痊愈[11]。

按：据临床观察，肿瘤以火热症型多，兼挟痰瘀者众，凡虫类多有搜剔之功，而蜒蚰以其寒滑之性，清热消痰为其专长，故可祛肿瘤之痰热瘀火，缓缓擀旋，徐徐收功。需注意辨证属寒症者不宜单独用。

6. 肾炎　蚯蚓7条（焙炭研末），生地龙3条（研如糊），混合，白糖水送服，日1次，连服7天。（邓明鲁《中国动物药》）

7. 治阳火燥扰，阴血亏竭，贼风乘虚入中经络，至口㖞身僻、四肢挛缩，用五加皮180g，当归120g，共酒炒，研细末，蜒蚰百枚，研烂为丸服。（明·缪坤.《方脉正宗》）

8. 闭经瘀血作痛　蚯蚓（醋炙）为末。泡酒服，每次3g。（《泉州本草》）

以下为外治用法：

9. 下肢溃疡　蚯蚓10条，焙、研，菜油调敷，对下腿溃烂臭秽者甚效。周嵘用蜒蚰寒黛散治疗臁疮48例取得较好疗效[12]：

方药及配制：蜒蚰30条，寒水石30g，青黛3g，香油适量。先将寒水石研成细末，然后于蜒蚰共捣烂，烘干，再加入青黛混合拌匀，备用。用法：先用过氧化氢水溶液、生理盐水清洗创面，用消毒纱布将水吸干，然后取蜒蚰寒黛散加香油调匀，涂于患处，每天4次。

共治疗48例患者，疮面3.0cm×5.0cm34例，15天全部治愈；疮面6.5cm×10cm 10例，35天治愈；疮面10cm×13cm以上4例，65天治愈。治愈率100%。

10. 小儿惊风　蜒蚰一条，加白糖少许，捣烂外敷小儿囟门，再用针挑四缝穴。据献方人述，用此治疗2例均愈。

11. 治牙疳痛　用蜒蚰一条，将细纱布包之，揩在患处。（《良方集腋》）

12. 瘰疬　蜒蚰七八条，紫铜钱三四枚，同捣（现在紫铜钱较难觅，考虑用紫铜片代替，尚未试过），即粉碎如泥；以之敷贴瘰疬，可以软坚消核。凡瘰疬核肿，久而不消，尚未化脓者，敷之多能消散。朱老曾试治数例，确有效果。

13. 痔疮肿痛　①凡外痔肿痛，以蜒蚰四五条捣烂外敷，可立即缓痛，肿胀渐消；未全消除者，可续敷之。②“点痔药验方”：大蜒蚰3条，银花、密陀僧、黄丹、飞雄黄各3g，共打和为饼，加炼乳没、龙骨各3g，同研末；水调外敷，可使痔疮渐枯，一般数次可愈。内外痔皆可用。③治痔热肿痛者，蚯蚓、京墨研涂妙。（宋·陈自明.《妇人良方》）

14. 脱肛 蛞蝓用麻油浸，置瓷器内埋土中，经久取用，每日数次涂于患处。

15. 痈肿 民间验方用蜒蚰捣敷患处，或以盐化蜒蚰水外搽。

16. 疔疮 ①用蜒蚰1～2条，明矾6g，捣烂敷患处，一日换药2次。②治疔毒：蚰蜒烧黑研末，调麻油成糊状，涂敷患处。③治疔疮：蜒蚰3条，乌梅肉3个，雄黄3g，共捣敷，可拔疔出。

17. 丹毒 活蛞蝓数只，醋浸捣烂，入冰片少许敷患处。（林干良.《动物药验方集成》.北京：科学普及出版社，1986）

18. 烫火灼伤 蛞蝓10条，麻油适量，一同放进玻璃瓶内浸泡，蛞蝓溶化后，用鸭毛蘸药液涂患处，干了再涂，到全好为止。（林吕何.广西药用动物.南宁：广西人民出版社，1976）

19. 蜈蚣咬伤 蜒蚰涎，搽之效。（江西省新余市渝水县医院 严肃）

20. 疥癣肿物 干蚰蜒加水煎成汤剂。1日1条，每日3次饮服。（迟钝.民间方.北京：能源出版社，1986）

21. 治各种疣 取蚰蜒黏液涂局部。

（三）按语

蜒蚰，咸寒，归肺、肝、脾、大肠经。功于清热祛风，消肿解毒，平喘软坚，破瘀通经。内服长于治疗中风㖞僻，筋脉拘挛，咽肿，经闭，咳喘，疝气。外用宜于治疗疮肿，丹毒烫伤，肛脱，疣等。并能解蜈蚣、全蝎毒。近人发现本品有抗癌作用，并被临床所证实。

朱老指出：地龙与蜒蚰同为咸寒之品，二者均能清热解毒，消肿定痛，平喘定咳。然同中有异，盖地龙之平肝潜阳、镇惊蠲痹，有其特长，而蜒蚰于痔肿疝痛，毒虫蜇伤，别具佳效。在临症应用之际，须加选择，以尽其用。

叶天士亦喜用蜒蚰，其《临证指南》种福堂公选良方中之验案甚多，可以选用。

相传多服蜒蚰，令人阳痿。但朱老曾用之治疗一哮喘患者见病案举例，患者自行加大剂量，连续每日服用140～180条达两周之久，除偶感胸闷外，未见其它反应，只能说明其无毒，不宜使用如此特大剂量也。

总之，蜒蚰之治，在于火、热、瘀、毒、痰，以其性寒滑之故也。

参考文献

［1］James W M，et al.Biochemistry，1989，28（14）：6001.

［2］Knibbs R N，et al.J Biol Chem，1993，268（25）：18524.

［3］郭岳峰，吴细丕.蛞蝓对荷瘤小鼠的抗肿瘤作用［J］.中西医结合杂志，1989，9（11）：675-676.

［4］谢金魁．蛞蝓对离体肺癌细胞生长率的影响［J］．北京中医学院学报，1989，12（5）：43.

［5］郭岳峰，吴细丕．蛞蝓对小鼠 P388 的抑制作用［J］．中医研究，1990，3（4）：18–19.

［6］郭岳峰，吴细丕．蛞蝓对荷瘤小鼠的抗肿瘤作用［J］．中西医结合杂志，1989，9（10）：675–676.

［7］俞慎初．虫类药物临床应用［M］．福州：福建科技出版社，1981：114.

［8］邓明鲁．中国动物药［M］．长春：吉林人民出版社，1981：35.

［9］高士贤．常见药用动物［M］．上海：上海科技出版社，1984：31.

［10］姜春华．现代医案选集姜春华医案［J］．上海中医杂志，1959，（3）：10–12.

［11］高震．癌病者服蜒蚰和服蟾蜍的 20 年家访［J］．中医药学报，1986，（5）：27.

［12］周嵘．蜒蚰寒黛散治疗臁疮 48 例［J］．江西中医学院学报，2002，（2）：45.

（马璇卿）

蜗牛（《名医别录》）

蜗牛为陆生贝类蜗牛科蜗牛 *Eulota similaris* Ferussac 的全虫。《本草经集注》云："蛞蝓无壳，不应有蜗名。附蜗，即蜗牛也。岂以其头形似蜗牛，故亦名蜗欤？"故知当时蜗牛、蛞蝓，因形似而有混淆情况。而自陶弘景以后，则多明确以负壳者为蜗牛，无壳者为蛞蝓。这与现今蛞蝓科动物蛞蝓相符。

蜗牛与蛞蝓，二者功用相似。其味咸性寒，善于清热、消肿、解毒，可用治下列诸症：①痔疮肿痛，脱肛：取蜗牛放瓦上焙干，研细，茶油调敷。②颈淋巴结核、肿瘤。③流行性腮腺炎：以其捣烂敷患处。④避孕：蜗牛 7 只，制成干燥的粉剂，于月经干净后第一日，作 1～2 次服用，可避孕一年。

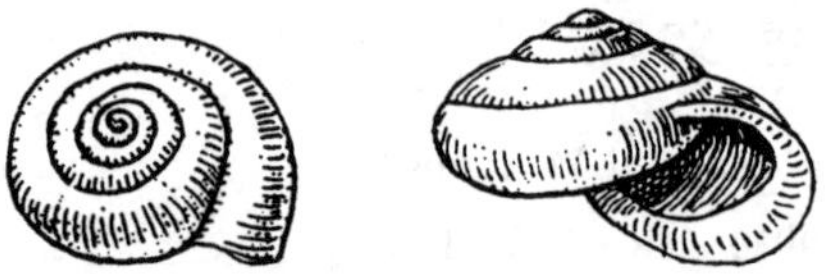

同型巴蜗牛

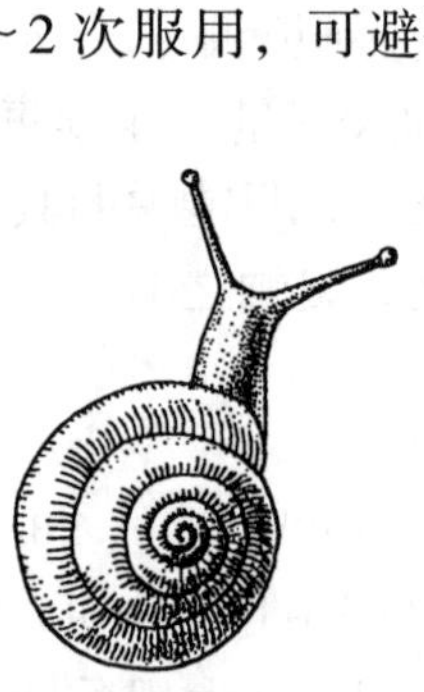

华蜗牛

武汉已试用183例，其中102例观察3个月，失败7例。此法简便易行，惟有轻度胃肠道不适及月经不规则的副反应。⑤烂脚：蜗牛一个，放冰片少许于壳内，后用此蜗牛磨开水搽。⑥乙脑：凡乙脑而呈实证、热证、抽风、痰涎壅盛以及便秘者，可在辨证用药的基础上加用“巴牛丸”：巴豆霜9g，蜗牛30个（焙干研粉），乳香、南星各6g，飞雄黄3g，作成黄豆大小的蜜丸，以朱砂为衣。服法：自1丸开始，逐日增加，至出现腹泻为度，但一次最多不得超过7丸。

（马璇卿）

十、收敛生肌

五倍子（《本草拾遗》）

（一）概述

【别名】五倍、五棓、角倍、肚倍、棓子、文蛤、百虫仓（《开宝本草》）、百草虫、木附子（《现代实用中医》）、红叶桃、旱倍子乌盐泡、盐麸叶毯子。

【科属】为漆树科植物盐肤木 *Rhus chinensis* Mill. 青麸杨 *Rhus potaninii* Maxim. 或红麸杨 *Rhus punjabensis* Stew.var.*sinica*（Diels）Rehd.et Wils. 叶上的虫瘿，主要由五倍子蚜 *Melaphis chinensis*（*Bell*）*Baker* 寄生而形成。

【生态】

（1）角倍蚜：成虫有有翅型及无翅型两种。有翅成虫均为雌虫，全体灰黑色，长约 2mm，头部触角 5 节，第 3 节最长，感觉芽分界明显，缺缘毛。翅 2 对，透明，前翅长约 3mm，痣纹长镰状。足 3 对。腹部略呈圆锥形。无翅成虫，雄者色绿，雌者色褐，口器退化。本种的寄主植物为盐肤木。当早春盐肤木树萌发幼芽时，蚜虫的春季迁移蚜（越冬幼蚜羽化后的有翅胎生雌虫），便在叶芽上产生有性的雌雄无翅蚜虫，经交配后产生无翅单性雄虫，称为干母。干母侵入树的幼嫩组织，逐步形成多角的虫瘿。干母在成瘿期间，旺盛地营单性生殖，在虫瘿中产生许多幼虫，于 9～10 月间，逐渐形成有翅的成虫，称为秋季迁移蚜。此时虫瘿自然爆裂，秋季迁移蚜便从虫瘿中飞出，到另一寄主茶盏苔及其同属植物上，进行无性生殖，产生幼小蚜虫。此种幼蚜固定在寄主的茎上，分泌蜡质，包围整个虫体，形成白色的球状茧而越冬；至第二年春天，越冬

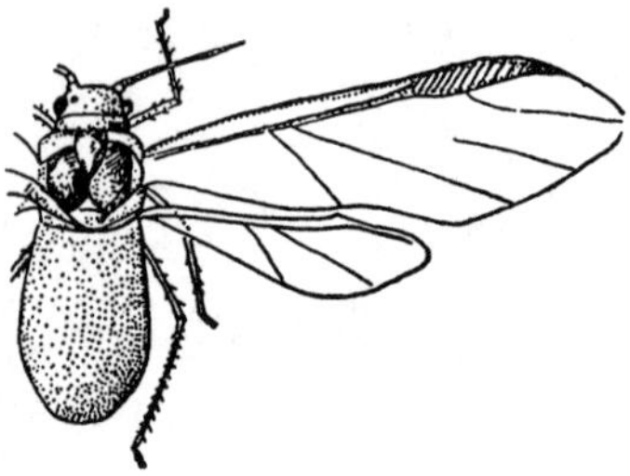

角倍蚜

幼蚜在茧内成长为有翅成虫，即春季迁移蚜，又飞到盐肤木上进行繁殖。分布四川、贵州、云南、陕西、湖北、广西、湖南、河南、甘肃、广东、安徽、浙江、江西、福建、山西等地。

（2）倍蛋蚜：形态及生活史与上种相似，惟秋季迁移蚜的触角，第3节较第5节略短，感觉芽境界不明；虫瘿蛋形。寄主植物为青麸杨及红麸杨。分布同上种。

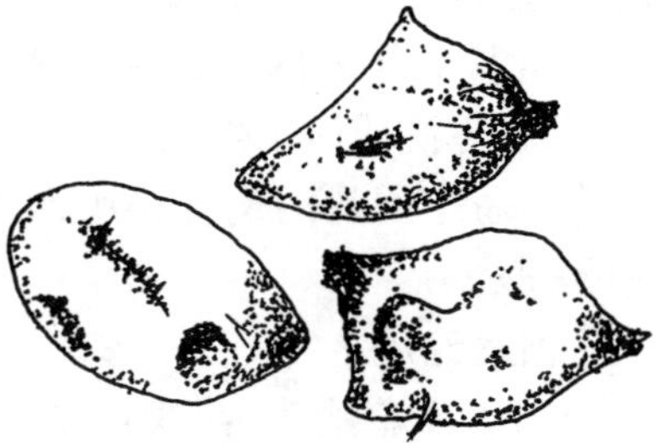

五倍子

【成分】五倍子含有大量鞣酸，以及树脂、脂肪、蜡质、淀粉[1]。

【药理】

（1）收敛作用：对皮肤、黏膜及溃疡的组织蛋白质产生凝固，造成一层被膜而呈现收敛、止血、渗出减少，抗炎，止痛等作用，也可由于收敛减轻肠道炎症而止泻。

（2）抗菌作用：对金黄色葡萄球菌、乙型链球苗、肺炎链球菌及伤寒、副伤寒杆菌、痢疾杆菌、炭疽杆菌、白喉杆菌、绿脓杆菌等均行明显的抗菌作用。对流感甲型PR8株病毒有抑制作用。据分析其抗菌作用除与其所含鞣酸有关外，尚含其它有效成分。

（3）杀精子作用：10%五味子甘油液1∶1体外有杀精子作用，其制剂五倍子甘油海绵可作为屏障或避孕。

（4）抗肿瘤作用：五倍子水提取液对人早幼粒白血病有抗癌活性。

（5）其它作用：口服五倍子鞣酸能抑制体内亚硝胺生成。

（6）毒性：五倍子鞣质按1.875mg/kg剂量给94只小鼠皮下注射，3天内死亡72只。给药后3次取血测得小鼠血清ALT酶数值，均显著高于生理盐水组，肝组织形态检查，可见大部分肝细胞坏死及变性。

【炮制】秋季摘下虫瘿。煮死内中寄生虫，干燥，生用。①五倍子《局方》：“劈破。”《伤寒总病论》：“去内中虫。”现行，取原药材，敲开，除去虫垢及杂质，捣碎。②炒五倍子《医学入门》：“汤药生用，丸、散略炒，染发炒至烟起，以浓茶泼之，再炒至烟净。”《纲目》：“炒黄。”现行，取净五倍子，置锅内，用文火炒至微黄色，取出放凉，用时敲开，除去虫卵。贮干燥容器内，置通风干燥处。

【药性】酸、涩，寒。归肺、大肠、肾经。

【功效】①敛肺止咳：用于肺虚久咳；②涩肠止泻：用于慢性泄泻；③固经止血：对各种出血均有效；④止汗固精：用于盗汗、自汗及遗精滑泄；⑤收提脱坠：用于脱肛、子宫脱垂等症；⑥解毒医疮：用于诸种疮癣肿毒、赤眼及皮肤湿烂，并可解河豚毒。

【用量】既可内服，又能外用。一般宜作丸、散剂使用，每日约2～5g；外用煎汤熏洗或研末外敷。

【禁忌】湿热泻痢者忌用，外感风寒或肺有实热之咳嗽，以及积滞未尽之泻痢禁服。

【前贤论述】

（1）《本草拾遗》："肠虚泻痢，为末熟汤服之。"

（2）《本草纲目》："敛肺降火，化痰饮，止咳嗽、消渴、盗汗、呕吐、失血、久痢、黄病、心腹痛、小儿夜啼，治眼赤湿烂，消肿毒、喉痹，敛溃疮金疮，收脱肛、子肠坠下。"又"其味酸咸，能敛肺止血，化痰止渴收汗；其气寒，能散热毒疮肿；其性收，能除泻痢湿烂"。

（3）《本草经疏》："五倍子，……取其苦能杀虫，酸平能敛浮热，性燥能主风湿、疮痒脓水。"

（4）《本草衍义》："口疮，以末掺之便可饮食。"

（5）《陕西中药志》："治肺虚咳嗽，痔疮下血，子宫出血，赤白带下，皮肤湿疮，中耳炎等症。"

（二）应用

1. 自汗、盗汗　自汗、盗汗之病因甚多，自当审证求因，分别施治。由于本品既能止渴收汗，又善降火生津，故阴虚者最为适宜，如肺结核盗汗、小儿自汗等均可用之。法以五倍子研细末，每取3g，温开水调如糊状，填于脐部，以纱布覆盖固定，连用3～5日，得效即可停用。

【病案举例】单某，男，37岁，工人。患肺结核已四年余，经常自汗、盗汗，苔薄质微红，脉细小弦。此阴不摄阳之咎，予五倍子粉敷脐法以敛阴降火，而止其汗。3日后即见好转，继用2日而愈。

2. 滑精、梦泄　无梦而遗为滑精，有梦而遗为梦泄。沈金鳌曰："滑精梦泄，固宜收涩，然必通而后能涩；《医学纲目》用五倍子一两、茯苓二两，以治虚而滑精者，泻多涩少，诚尽制方之妙"；可以师法。亦可以五倍子研末、用唾液和调，涂敷脐上，以纱布盖贴取效。但相火炽盛者，宜知柏地黄丸合水陆二仙丹以滋阴降火，以涩精气。

【病案举例】欧阳某，男，25岁，工人。有手淫史，嗣后经常遗泄，二三日一次，苔薄脉细。此肾虚而精关不固也，可予《医学纲目》丸方调之。用五倍子30g，茯苓60g，共研细末，泛丸如梧子大，每服50粒，日2次。服丸2日，遗泄渐止，继服之，半月而瘳。

3. 肺虚久咳　久咳不已，肺气虚散。需补敛兼施，宜五倍、五味并用。朱丹溪曰："五倍子属金与水，喻之善收顽痰，解热毒，佐他药尤良。黄昏咳嗽，乃火气浮入肺中，不宜用凉药，宜五倍、五味敛而降之”。此多属慢性支气管炎之候，新感暴咳不宜也。

【病案举例】杨某，女，62岁，工人。旧有慢性支气管炎，经常举发，咳呛频仍，气逆痰少。苔少质淡，脉细而虚散，气失降纳之候，治宜敛肺定咳。五倍子、五味子、核桃肉各150g，共研细，蜜丸如绿豆大早晚各服6g，一日3次。连服5日，咳呛略稀继服旬日渐复。嗣后虽仍偶见发作，继服上丸亦效。

4. 慢性泻痢　泻痢初起，属实、属热，宜清宜导，而久泻久痢，则宜收宜敛。五倍子其性不仅收敛，且有抗菌作用，故于慢性泻痢甚合。《纲目》以之治泄痢之附方，即有六首之多，其中以脾泄久痢方，配伍精当，临床应用，颇收佳效。对于非特异性结肠炎，亦有一定效果。

【病案举例】胡某，男，48岁，干部。有痢疾史，饮食不节或受寒即发作，作则腹痛隐隐，肠鸣便泄，日四五行、质稀、间杂黏液。苔薄白，脉细软。此脾虚久痢也，予脾泄久痢方观察之。用五倍子（炒）60g，仓米（炒）90g，白丁香、细辛、木香各9g，花椒12g。为末。每服3g，米汤下，日2服。连服3日，腹痛痢下次数有所减轻，继服5日，已基本正常。后以香砂六君丸善后之。

5. 各种出血　本品含有丰富之鞣质，能加速血凝而达到止血之效，内服、外敷均可。对于牙宣、咯血、吐血、崩漏、便血、尿血，无实火者，均可内服或外敷。一般单用五倍子或伍以半量之枯矾。共研细末，米粉糊为丸如梧子大，每服10～20粒，米汤饮下，一日3次，食后服，有止血之效。牙宣可取末外搽。

【病案举例】谢某，男，38岁。工人。经常便血，或多或少。顷又发作，此肠风下血也，乃疏下方。五倍子、白矾各15g，研细，水泛丸，如梧子大，每服12粒，日2次。食后服，药后便血渐少，4日而上逾半载又作，仍服该丸而愈。

6. 遗尿　多由于肾气不充，膀胱失约所致，本品配合桑螵蛸各等份，研末，每服4g，一日2次，有补肾、固涩、缩尿之功。

【病案举例】郭某，女，12岁。体禀素弱，面皖神疲，腰腿酸软，经常遗尿。苔白质淡，脉细弱。肾气不充，治予益肾培本，固涩缩尿。予五倍子、桑螵蛸各等份，研末，每服4g，日2次。服用5日，即见效机，半月而愈。

7. 脱肛、子宫脱垂　两者均属气虚不足，中气下陷而致。治当益气升举以治其本，敛涩固脱而治其标，标本并举。收效较佳。

【病案举例】万某，女，35岁，农民。素质羸弱，难产后气血亏损未复，又遭母丧，奔走辛劳，导致子肠经常坠迫，经妇科检查为子宫脱垂Ⅱ度。苔薄质淡，脉细软，清气下陷之候，法当益气升陷，收敛固脱。①外用：五倍子20g，研细，水煎，置盆中，先熏后洗。一日二次。②内服：补中益气丸250g。每早晚各服9g。一周后子宫脱垂明显好转，继续治疗十日而愈。

8. 胃下垂　用五倍子研粉，与蓖麻仁捣烂，调成糊状，外敷百会穴，1周为1疗程，每日换药1次，能迅速缓解症状。

【病案举例】周某，女，48岁。患胃下垂十余年，消瘦、纳差、脘腹作胀，嗳气，餐后尤甚，神疲乏力，服用吗丁啉、维酶素等药效果不好。胃镜检查黏膜无特殊异常，X线钡餐检查，提示胃下垂，无其它器质性病变。给予五倍子蓖麻仁糊，外敷百会穴，用药1周后，症状明显减轻，纳谷增加，续用1个月，停药观察，症状全部缓解，随访1年，未再复发[2]。

按：百会穴属督脉经，有升阳举陷之功，胃下垂系中气下陷，升提乏力所致，五倍子敷于百会穴，可能具有升提中气作用，使下陷之气上升，以解除临床症状。

9. 胃炎　重用五倍子治疗慢性胃炎，采用自拟胃炎1号方：党参、白术、茯苓、高良姜各15g，制半夏、陈皮、香附、麦芽10g，五倍子20g，炙甘草6g。每日1剂。并设立对照组：除方药中不用五倍子外，其它治疗方法与治疗组相同。结果治疗组总有效率明显高于对照组（$P<0.05$）[3]。

按：五倍子有收涩敛疮止血之功，能使黏膜组织蛋白凝固而形成一层保护膜，同时压迫血管而止血，其还能使腺细胞的蛋白质凝固而抑制其分泌，因此重用五倍子，配合健脾温胃药治疗慢性胃炎有较好疗效。本方法尤其适宜于对胃酸正常及偏高者的治疗。

10. 宫颈糜烂　主证为带下绵绵，甚则腥臭，多见于慢性子宫颈炎患者，宫颈呈糜烂状，以五倍子、枯矾等份为末，取消毒纱布一块，蘸药末贴塞于宫颈部，每日换药一次，有消炎止带，收敛生肌之功，奏效较速。

【病案举例】戚某，女，39岁，工人。患慢性宫颈炎已2年余，近数月带下绵注，色黄而腥臭。少腹微感坠痛，苔薄黄。脉小弦。经妇科检查为宫颈糜烂Ⅱ度。此体虚而湿热下注者，先予倍矾散外用之。连用3日，带下显见减少，继用一周，带下已净，少腹亦不坠痛，经妇科检查。宫颈糜烂已趋敛愈。

11. 肿瘤　大连市中医院邵世禅等用“肝癌止痛膏”外敷，对肝癌并发疼痛的23例患者进行了临床治疗观察，治疗后疼痛完全缓解占5例，部分缓解占16例。治疗方法：肝癌疼痛（仙人掌去刺，捣泥浆，五倍子、生大黄、冰片、制马钱子各50g，研末与仙人掌和为膏状药饼），视患者疼痛部位及范围大小外敷，隔日换药1次，每15日为1个疗程，休息3～5日，再进行另1个疗程。

用五倍子注射液治疗早期宫颈癌，收到较好疗效。将五倍子500g拣净捣碎，浸泡于500ml 52.5%的乙醇中，密封存放1～2个月，过滤后煮沸消毒备用。治疗方法为局部注射法，常规消毒，用1%利多卡因的棉片进行局部表面麻醉后，采用6号针头刺入肿物约5mm深，根据瘤体大小注射药液1～3ml，棉片止血，每周注射2次，4周为一疗程，一般注射一至两个疗程[4]。

【病案举例】刘某，女，55岁。患者绝经4年，突然阴道流血已半个月，血色粉红、味臭。在黑龙江省某医院做宫颈病理切片诊断：宫颈鳞状细胞癌Ⅰ期，因患严重冠心病不能手术及放化疗。检查：宫颈4点处见1.5cm×2.5cm溃疡面，接触出血.宫体无变化。局部注射五倍子注射液2ml，每周两次，注射四周。宫颈局部溃疡消失。停止治疗后2个月随访未见复发。

按：五倍子有广谱抗菌的作用，对多种杆菌、球菌、真菌均有抑制作用，能使皮肤、黏膜溃疡局部组织凝固形成保护膜，起止血收敛作用。直接作用肿瘤局部可使瘤体溶解、坏死、脱落。

12. 口腔炎、齿龈炎　常由胃热火升而致，除予清胃降火之品内服外，另用五倍子、青黛等份研末外搽，有消炎散肿、收敛止痛之功，可以加速治愈。

【病案举例】颜某，男，42岁，工人。长期劳累过度，虚火上炎。以致口腔炎经常发作，伴见齿龈肿胀，苔微黄、质红，脉细数，治宜倍黛散外搽，另以决明子、知母各10g，泡汤代茶饮之。药后3日好转，5日痊复。

13. 牙痛　五倍子最能治牙痛，如龋齿、风热、胃火诸牙痛，特别是龋齿牙痛，皆用一味五倍子10～30g不等，水煎噙漱或研粉频频擦牙痛处，或贴敷腮颊红肿处，皆有即刻止痛的作用。

【病案举例】朱某，女，42岁，自述牙痛已2日，时轻时重，头及右耳亦痛剧。视之右下第1、2磨牙龋齿，牙龈红肿充血，右腮颊微红肿，口吐脓液腥臭，即取五倍子30g，研为极细末，取20g，冷水调膏贴敷腮颊红肿处。所剩粉剂，频频外搽牙痛处。稍待片刻，疼痛减轻，脓出减少。并不配合其它药物，以五倍子末频搽，每日7～8次，第2日肿消痛止而愈。更用乳香炙软充填龋洞中，未再复发[5]。

14. 支气管哮喘　取五倍子120g，水煎30分钟，取汁凉后放入10个鸡蛋。浸泡7天后，每晨空腹时用麻油煎1个鸡蛋食用。10日为1个疗程。根据病情，可连续服用数个疗程，直至症状完全消失。对于停服后再次发作者，再次用本法治疗仍然有效[6]。

15. 蛋白尿　蛋白尿是慢性肾炎主要临床表现之一，在治疗过程中，短期内不易消失，且容易反复出现，尿蛋白往往因肾气不足，失于闭藏，精微外泄所致，五倍子入肾与膀胱经，可摄精止遗固涩。

【病案举例】许某，男，30岁。患者5个月前因受凉引起鼻塞流涕，微热咽痛，在当地医院经治疗好转，后因饮酒过度出现腹胀、浮肿，伴腰酸乏力，眼睑浮肿，球结膜轻度水肿，腹胀，腹水征（+），肾区无叩击痛，双下肢凹陷性浮肿Ⅱ度。化验：尿蛋白（++++）。诊为肾病综合征Ⅰ型，经抗炎、抗凝、扩血管、利尿等治疗3个月，症状减轻，唯尿中蛋白仍较高（++～+++），故求助于中医治疗。诊见患者面色萎黄，乏力嗜卧，舌体胖大、苔薄白而润、边有齿印，脉沉细缓，诊为脾肾亏虚，固摄无权，治当补脾益肾、固精止遗，方用黄芪30g，山药30g，山萸肉、茯苓、石韦、萆薢、金樱子、芡实各15g，益母草、薏苡仁各30g，水煎服。上方加减，连服30余剂，尿中蛋白仍较高（+～+++），后加入五倍子10g，连服5剂，尿中蛋白减为（+），继服5剂，尿蛋白消失。遂嘱晨服参苓白术丸，晚服金匮肾气丸，并送服五倍子粉5g，日2次，连服3个月，尿检正常。停药观察半年，未见复发[7]。

16. 糖尿病　《金匮要略·消渴小便不利淋病》篇云："渴欲饮水者，文蛤散主之。"五倍子，异名文蛤，《本草书目》谓其生津液。据现代文献记载，五倍子有明显降低血糖的作用。桑梅[8]采用自拟五倍子汤治疗糖尿病取得满意疗效。药物组成：黄芪30g，山药20g，五味子15g，太子参15g，玄参30g，葛根15g，丹参25g，生地黄15g，黄连10g，知母10g，益母草20g，五倍子5g（冲服）。水煎服，每日一剂，分两次口服。

【病案举例】罗某，女，52岁，工人。糖尿病史1年，曾服优降糖等药物，效果不明显。现患者形瘦，口渴引饮，口中有甜味，纳食多，小便频数，腰膝酸软无力，双下肢麻木，皮肤瘙痒。舌质紫红，苔少而干，有裂纹，脉细数。空腹血糖17.3mmol/L，尿糖（++++），胆固醇7.3mmol/L，甘油三酯1.7mmol/L。西医诊断为Ⅱ型糖尿病，中医辨证为消渴（气虚血瘀型），治宜益气活血，生津止渴，用五倍子汤原方加赤芍15g，生龙骨、生牡蛎各15g，苦参10g。服10剂后病情好转，2个疗程后，症状明显减轻，查空腹血糖6.2mmol/L，尿糖（-），血脂及血黏度均正常。后改服六味地黄丸，每次一丸，每日两次，连服3个月以巩固疗效，随访2年，未见复发[8]。

17. 甲状腺肿　五倍子具有解毒敛疮、消肿止痛、化痰降火之功，与醋合用，对甲状腺肿有散结消核之功效。

【病案举例】李某，女，27岁。患者于1985年7月初突然发现甲状腺肿，如李子大，按之绵软，皮色如常，经多方治疗二月余无效。乃嘱患者用五倍子不拘多少放入砂锅内炒黄，冷却后研成末，晚上睡觉前用米醋调成膏状敷于患处，次晨洗去。7次为一个疗程。3疗程后消失，至今未见复发[9]。

18. 血栓性外痔　血栓性外痔是外痔中最常见的一种，常因各种原因使痔外静脉破裂、血液外渗于肛管或肛缘外皮下、血块凝结而形成血栓。用加味五倍子汤熏洗配合清凉膏外敷治疗，疗效满意。治疗方法为让患者解完大便后，予加味五倍子汤（大黄、五倍子、朴硝、桑寄生、赤芍、荆芥、莲房、鱼腥草各30g）煎汤熏洗，每次熏洗15分钟，早晚各1次，熏洗后再将清凉膏（含当归、紫竹、麻油）外敷在血栓性外痔上，待下次熏洗时取下。结果治愈33例，其中1周内治愈27例，2周内治愈6例，有效6例。用手术摘除血栓者4例，2例不愿手术而放弃[10]。

【病案举例】吴某，男，38岁，教师，患者因肛门部疼痛伴异物感前来就诊，大便稍硬，一日1次，无出血，以往无类似病史，发病前两天曾发热39℃。痔检，肛门左前、左后缘各有一枚约核桃大小肿块，水肿明显，肿块局部呈紫暗色，触痛。诊为血栓性外痔，予加味五倍汤熏洗配合清凉膏外敷。1周复诊，肿块疼痛及异物感消失，痔检血栓完全消散。

19. 痔疮肛裂　用自拟五倍子汤熏洗治疗痔疮肛裂15例，获得良好疗效。五倍子汤由荆芥10g、五倍子30g、苦参15g、白矾10g组成，用水5000ml，煎至3000ml时，熏洗患处15～30分钟，每日熏洗一剂，一日3次，一般两剂后出血停止，疼痛缓解[11]。

【病案举例】王某，男，33岁，半年前发现肛门处生一拇指大小痔核，因过劳、着凉时加重，经热敷休息治疗后痔核缩小，近一周复发，排便时疼痛难忍，且有出血（鲜血）。查体：肛门见有一核脱出，如核桃仁大小，肛门一点处肛裂，用五倍子汤熏洗两次后疼痛明显减轻，痔核缩小，坚持每日熏洗3次，3日后无疼痛及出血，痔核已消失，又熏洗3日，检查裂口处已基本愈合，经随访半年无复发。

20. 早泄　五倍子含有鞣酸，具有收敛作用，能使皮肤、黏膜的组织蛋白凝固。早泄患者一般龟头过于敏感，接触阴部即于排精，而用五倍子熏洗龟头后，能使龟头黏膜变粗变厚，降低其敏感性，故能达到治疗的目的。用五倍子煎汤熏洗治疗早泄，疗效肯定。治疗方法：取五倍子20g文火煎熬半小时，再加入适量温开水，乘热熏蒸阴茎龟头数分钟，待水温下降至40℃左右时，可将龟头浸泡到药液中约5～10分钟，每晚一次，15～20日为一个疗程，一般1～2个疗程待龟头皮肤黏膜变厚、变粗即可，在治疗期间禁止性交[12]。

【病案举例】李某，男，32岁，干部，患早泄已一年余，曾在本县医院服补肾固精之类中药疗效欠佳。近半年来，每次性交时即发生早泄，以致夫妻感情不好，精神苦闷，性交时精神紧张。检查：患者身体健壮，精神忧郁，时有失眠，记忆力减退，有时腰酸、舌淡红苔白，脉稍弦。予以精神安慰，嘱其禁止房事20天，用五倍子300g分成15次用，每次20g煎水熏洗龟头，每晚一次。一月后，患者性功能恢复正常，二年后随访患者夫妻关系和睦。

21. 尖锐湿疣　采用外洗治疗尖锐湿疣取得满意疗效。治疗方法：鸦胆子15g，五倍子、枯矾、板蓝根各30g，加水2000ml浸泡1小时，用文火煎煮10分钟。取其药液外洗患处，每日早晚各洗1次，每次半小时，10天为1疗程，3个疗程后判效。结果133例中治愈106例，显效27例。治愈时间：33例为15天，61例为20天，12例为30天。有3例复发，再用药15天痊愈。未见不良反应[13]。

22. 小儿鞘膜积液　小儿鞘膜积液又称“水疝”，是男性婴幼儿的常见病。临床上常采用手术方法治疗创伤大，而且容易感染。较多临床报道五倍子枯矾煎剂治疗有较好疗效。方法：五倍子、枯矾各10g，每日1剂。用时加水约300ml，煎半小时，晾至微温，以不烫皮肤为宜，将阴囊放入药液内浸洗，并用纱布湿敷患处，每日2～3次，每次约20～30分钟。用药前先用温水洗净外阴部。如下次用药仍需将药液加温。

【病案举例】李某，9岁，学生，左侧阴囊增大年余，发现时如鸽卵大，以后渐增大如鸡卵，无痛，近来偶有轻度坠胀感，曾在某医院诊断为“睾丸鞘膜积液”，嘱其手术治疗，因故未能住院，而来我院求治。检查：阴茎发育正常，左侧阴囊大如鸡卵，压之稍有囊性感，透光试验阳性，右侧正常。用上法治疗3日即明显缩小，5天积液全部消失，恢复正常。随访3年余，未见复发[14]。

23. 脓耳　取五倍子焙干存性、取等份枯矾，冰片加入研细末，贮瓶备用。治疗方法：过氧化氢水溶液清洗耳内脓液后用消毒棉签拭干，随后将倍枯散适量置于外耳道口用直径5mm的竹管把药轻轻吹入耳中。

【病案举例】王某，男，7岁。因游泳耳内灌水后左耳流脓，持续3月余，时轻时重。检查耳膜下缘有小米大的一处穿孔，听力呈传导性耳聋。患儿自述伴有头晕、乏力、纳少等症。用外治吹耳法，经治3次耳内脓液干净。耳镜检查耳膜下缘穿孔消失，听力恢复而治愈[15]。

24. 瘢痕疙瘩　取五倍子、山豆根适量按1∶1比例研为细末，每次3g，一日3次口服，同时取30～50g用蜂蜜调匀后敷于患处，每隔3日换药1次，一月为一个疗程，对轻症瘢痕疙瘩疗效满意。

【病案举例】马某，男，32岁。开水烫伤前胸部，治愈后在原皮损处出现一横条淡红色瘢痕，且渐向四周扩散伴有瘙痒和灼痛感，经冷冻治疗后无明显好转。查体：胸部正中有一约4cm×3cm大的不规则索条状瘢痕隆起，色淡红，表面不平，诊断为瘢痕疙瘩。即按上法治疗，29日后皮损开始消退，皮色恢复正常[16]。

按：山豆根清热解毒，消肿散结，五倍子敛“溃疮、金疮”等散热毒疮肿，二药相伍，一收一敛，一散一涩共奏软坚散结之功。

25. 褥疮　褥疮是由于久病、瘫痪或受伤后卧床不起，压迫肌肤造成气血流行不畅，局部受压后经络不通，气滞血瘀，肌肤皮肉筋脉失去温煦濡养而致。五倍子有清热解毒收敛生肌之功，配合活血化瘀，生肌药物治疗褥疮有较好疗效。取五倍子30g，龙骨30g，乳香15g，没药15g，大黄15g，血竭10g，冰片10g，共研细末装瓶备用。如褥疮有水泡，先用注射器抽出其内渗液，再将五倍子散用麻油调为糊状，用棉棒均匀涂于红肿处。每日换药2次。

【病案举例】患者，男性，89岁。因糖尿病入院，入院时患者四肢活动受限，大小便失禁，骶尾部有一Ⅲ期褥疮，面积6cm×6cm，局部有较多脓性分泌物，经上法治疗7日后，疮面逐渐愈合结痂，第13日结痂全部脱落，褥疮痊愈[17]。

26. 带状疱疹　取五倍子1份，生大黄2份，黄柏2份，芒硝1份共研细末，加凡士林按3∶7的比例调成膏，备用。使用时将膏药涂在丝绵纸上，敷于患者皮损处，再敷纱布后用胶布或绷带固定。每日换药一次。局部皮肤有破溃和感染者，于敷药前先用生理盐水清洗患处，脓液较多者可加用过氧化氢水溶液清洗，然后再行敷药。结果治愈率为100%。所有患者敷药第2～3天疼痛开始缓解，3～5天皮疹开始结痂脱落，平均疗程为13.4天，疗程最短者5日（为初起病者），疗程最长者33日（为一骶神经受累，腰骶及大腿大面积溃疡伴感染者）[18]。

27. 皮肤病 ①用复方五倍子（黄柏、地榆、枯矾、五倍子）液治疗糜烂性渗出性皮肤病53例，用药液局部湿敷，结果全部治愈[19]。②毛囊炎：有报道用五倍子单味治疗多发性化脓性毛囊炎83例，5日内痊愈69例，6～10日内痊愈14例，总有效率100%，其治疗方法为五倍子研磨，加醋为糊，涂于患处即可[20]。本法亦可用于治疗蜂窝组织炎。③手足皲裂：取五倍子10g、紫草4g、甘草粉5g，共研细末，将药粉撒在裂口和周围的皮肤上，以胶布固定，治疗手足皲裂，3～4日即愈[21]。④癣：外用五倍子对多种癣病有较好疗效。以五倍子等药外涂治疗花斑癣满意疗效，药用五倍子30g、硫黄20g、白附子10g、枯矾15g，以上4种药物研细后，用醋调成糊状，调匀备用。治疗方法为先将皮损处用清水洗净，揩干，而后每日用黄瓜蒂（无可改用生姜片）蘸药用力涂擦患处，每日2次，连用10日以后，每日涂擦1次，连用2周即愈[22]。⑤扁平疣：自拟祛疣汤（板蓝根30g，大青叶30g，鸦胆子6g，地肤子30g，枯矾6g，红花15g，黄柏30g，补骨脂30g，旱莲草30g，苦参30g，五倍子30g，夏枯草30g），煎汤外洗皮损处。150例中，治愈138例，有效率96.7%。⑥银屑病：用“消癣灵”（五倍子、杨树叶、首乌、制硫黄、地肤子）涂于患处，治疗寻常型银屑病85例，显效6例，有效20例，认为与维A酸乳膏疗效相当，值得进一步观察[23, 24]。

28. 软组织损伤：复方五倍子膏[25]（五倍子、生大黄、生栀子按5：1：1的比例烘干研细末陈醋调和成膏状），治疗踝关节扭伤，37例疗效显著，27例敷药1次，7例敷药2次，3例敷药3次，扭伤治愈。取五倍子、赤小豆等量研细末，加入酸醋，调成糊状外患处，治疗外伤瘀血症效果理想。一般1～2日内即可肿消痛除。皮肤有破损处忌敷。[26]

29. 血管瘤 血竭6g，当归尾6g，山慈姑10g，苏木6g，红花6g，乳没各10g，麝香0.3g，大戟15g，蛇舌草10g，五倍子6g研细末醋调外敷患处，每日换药1次，随时以醋保持外敷药湿润，有化瘀消肿，收敛止痛作用。[27]

30. 足跟痛 足跟痛常以足跟脂肪垫点，足跟劳损，足跟骨刺等原因引起。取吴茱萸10g，花椒10g，五倍子10g研末，装于细棉布袜套垫于足底，5～6日换药1次，温经散寒，除湿止痛，解除足跟痛的症状。[28]

（三）按语

五倍子味酸、涩，性寒，有小毒。入肺、大肠、肾经。具有敛肺降火，涩肠止泻，固精止遗，敛汗止血，收湿敛疮之功效。一般临床用于肺虚久咳，慢性泻痢，盗汗，遗精，血症崩漏，阴挺脱肛，内脏下垂，疮疖肿毒，湿疹顽癣，跌打损伤证。近年来五倍子的应用，渐趋广泛，对慢性肾炎、慢性胃炎、肿痛、糖尿病、褥疮、瘢痕疙瘩、尖锐湿疣、口腔炎的治疗，屡有报道。为进一步发掘其潜能，提供了经验和思路。

参考文献

[1] 沈丕安．中药药理与临床运用［M］．北京：人民卫生出版社，2006：846.

[2] 高庆凤．五倍子外用治胃下垂、肠道易激综合征［J］．中国社区医师，1997，(09)：16.

[3] 李永堂，周志华，刘剑．重用五倍子治疗慢性浅表性胃炎44例［J］．中国中医急症，2005，14(11)：1057.

[4] 陈静凤，刘妹，张国平．五倍子注射液治疗早期宫颈癌［J］．黑龙江中医药，1996，(01)：10.

[5] 赵宜群．五倍子一味治牙痛［J］．中医杂志，1998，39(2)：72.

[6] 牛坤香，林胜荣，李彩霞．五倍子治疗哮喘26例［J］．中国民间疗法，2001，9(6)：37.

[7] 朱树宽．五倍子善治蛋白尿［J］．中医杂志，1998，39(1)：6-7.

[8] 桑梅．自拟五倍子汤治疗Ⅱ型糖尿病65例观察［J］．河北中医，1994，16(4)：11-12.

[9] 覃秋．五倍子外敷治疗甲状腺肿［J］．四川中医，1989，(3)：25.

[10] 周秀和．中药外洗治疗血栓性外痔39例［J］．内蒙古中医药，1994，13(2)：14.

[11] 邢万林．自拟五倍子汤熏洗治疗痔疮肛裂15例［J］．黑龙江中医药，1997，(6)：38.

[12] 肖振辉．五倍子煎汤熏洗法治疗早泄［J］．江西中医药，1982，(1)：53.

[13] 郝智，刘新兰．中药外洗治疗尖锐湿疣133例疗效观察［J］．临床皮肤科杂志，1995，(2)：109.

[14] 秦维康，袁九银，王槐三．五倍子枯矾煎剂外用治疗鞘膜积液50例［J］．中医杂志，1981，10：34.

[15] 梁波．倍枯散吹耳法治疗小儿脓耳49例［J］．陕西中医，1988，9(3)：125.

[16] 关启文．瘢痕疙瘩治验［J］．四川中医，1992，(10)：48.

[17] 张仁秀，牛春安．五倍子散治疗褥疮［J］．中国民间疗法，1999，(8)：39.

[18] 李金春，唐民，刘红芸．外用大黄五倍子膏治疗带状疱疹［J］．四川中医，2002，20(11)：55.

［19］包佐义．复方五倍子液治糜烂渗出性皮肤病 53 例［J］．甘肃中医学院学报，1995，12（3）：27.

［20］徐培宏．五倍子糊剂治疗多发性化脓性毛囊炎 83 例［J］．江西中医，1990，21（5）：33.

［21］傅春升，殷传，朱青．五倍子的临床应用［J］．中国药业，2000，9（6）：28.

［22］梁宝慧，李德峰，崔秀婷．五倍子散外涂治疗花斑癣 21 例［J］．中医外治杂志，1999，8（2）：14.

［23］邢纪霞，邢纪华，张广业．中药祛疣汤外洗治疗扁平疣临床观察［J］．中国中西医结合皮肤性病学杂志，2007，6（1）：32.

［24］祝林，张华，段永建．中药“消癣灵”治疗寻常型银屑病 85 例疗效观察［J］．右江医学，2008，36（2）：231.

［25］李世纪，张洪亮．复方五倍子膏治踝关节扭伤［J］．河北中医药学报，1999，14（1）：26.

［26］郭瑞．五倍子治疗体表急性软组织炎症［J］．中国社区医师，2003，19（5）：35.

［27］天津虹桥卫生局、中医继承小组．中药外敷血管瘤治验［J］．天津医药，1977，（09）：463.

［28］刘华春，邱建华，毕爱丽，等．中药足垫治疗足跟痛 30 例［J］．中国民间疗法，2005，13（5）：21.

（蒋熙　陈达灿）

海螵蛸（《本草纲目》）

（一）概述

【别名】乌贼骨、乌贼鱼骨（《本经》），乌鲗骨（《素问》），墨鱼骨、墨鱼盖（《中药志》）。

【科属】为乌鲗科动物曼氏无针乌贼 *Sepiella maindroni* de Rochebrune 或乌鲗科动物金乌贼 *Sepia esculenta* Hoyle 的干燥内壳。

【生态】

（1）无针乌贼：软体中等大，背腹扁，胴部卵圆形，一般长约 157mm，约为宽的 2 倍。头部长约 29mm，眼大，眼后有椭圆形的嗅觉陷，头部中央有口，口的周围有腕 4 对和触腕 1 对。各腕长度相近，顺序为 4>1>3>2，内侧有吸盘 4 行，吸盘大小相似，吸盘腔壁上的角质环外缘具尖锥形小齿；惟雄性左侧第 4 腕茎化为生殖腕，特点是茎部约占全腕 1/3 处的吸盘特小，中部和顶部吸盘正常。触腕长度一般超过胴长，触腕穗狭小，长约 40mm，其上有吸盘 20

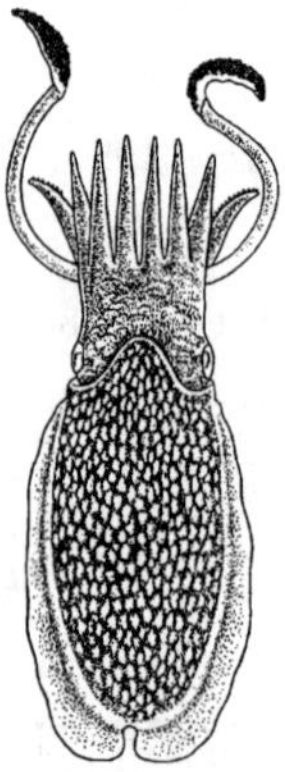

无针乌贼

行，大小相近，其角质环外缘具方形小齿。头部的腹面有一漏斗器。漏斗管下方体内与墨囊相通，可由漏斗排出墨液御敌。生活时胴背有明显的百花斑，雄性斑大，雌性斑小。胴部两侧有肉鳍，全缘，前端较狭，向后渐宽，左右两鳍在末端分离。胴后腹面末端有一腺孔，捕获后常有红褐色液体流出。外套腔背面的内壳长椭圆形，长约宽的3倍，角质缘发达，末端形成角质板，横纹面呈水波形，末端无骨针。栖息于海底，每年春、夏季之际，从越冬的深处向岛屿附近浅水处洄游。卵多产在海藻丛中，有黑色胶膜包被，葡萄状，长径6～7mm，经月余孵出的稚仔，背斑明显，活动性强。肉食性，以甲壳类及小鱼为食。我国分布于南北沿海，以浙江、福建产量最大。

（2）金乌贼：体型中等大，胴部卵圆形，一般长约200mm，约为宽的1.5倍，头部约长30mm，顺序为4>1>3>2，吸盘4行，其角质环外缘具不规则的钝形小齿，雄性左侧第4腕茎化为生殖器，特点是基部7例、8例吸盘正常，至9～15例吸盘突然变小，向上的吸盘又正常。触腕略超过胴长，触腕穗呈半月形，约为全腕长度的1/5。吸盘小而密，约10行，大小相近。生活时体表黄褐色，胴背具棕紫色和乳白色相见的细斑，雄性胴背具金黄色的波状横纹，但在生殖季节常显出若干不规则的蓝绿色横纹，腹部由乳白色变成金绿色，非常鲜艳。内壳长椭圆形，长约为宽的2.5倍，背面凸，有坚硬的石灰质粒状突起，腹面石灰质松软，中央有一条纵沟，横纹面具环形生长的横纹。末端骨针粗壮。生态与无针乌贼相似，唯卵子灰白色，梨形，径长11～12mm，孵化期约需1个月，孵出的稚仔背部黄褐色具紫色素与成体相似，但活动力较弱，常潜伏于海底。当年能成长，翌年春季开始产卵，产卵后亲体大多死亡。我国分布于北方沿海，山东南部沿海产量较大。

【成分】内壳含碳酸钙85%以上，其煅品含量增大，还含壳角质6%～7%，黏液质10%～15%，少量磷酸钙、氯化钠及镁、钾、锌、铜、铝等10多种无机元素。此外，内壳中含蛋氨酸、天冬氨酸、谷氨酸等17种氨基酸。

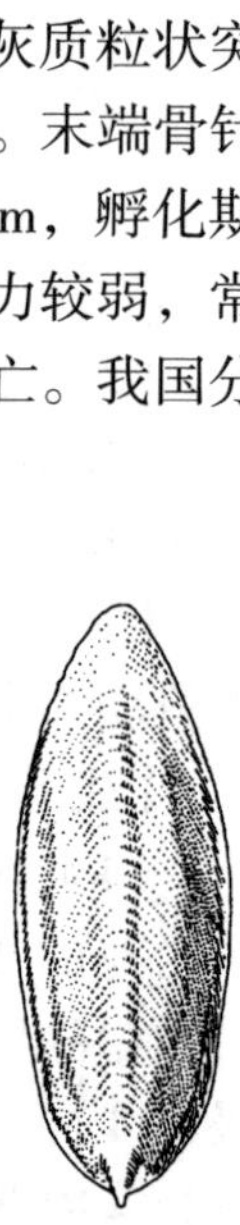

海螵蛸

【药理】

（1）骨缺损修复作用：在家兔双侧桡骨中1/3处用手锯造成1cm全缺损，分别植入高压消毒的陈年海螵蛸和新鲜海螵蛸，不植任何物体和植自体骨进行比较。术后2星期、4星期摄X线片检查，8星期时宰杀，标本剥除软组织后摄片并做病理切片检查。发现海螵蛸具有明显的促进骨折愈合作用，缩短骨折愈合时间，能促进纤维细胞和成骨细胞增生与骨化。

（2）抗辐射作用：以 ^{60}Co 为辐射源，剂量率为 1.59～1.72Gy/min，照射剂量为 7Gy（小鼠为 6.25Gy）大鼠照射后 1 小时开始灌服海螵蛸提取物 5g /kg。结果表明，海螵蛸可明显提高照射大鼠 30 日的存活率，对血中 5-羟色胺的含量也显示有提高作用，而对血小板数量和骨髓 DNA 含量均无明显改善。

（3）抗肿瘤作用：将 S_{180} 肉瘤移植至 ICR-CR 小鼠的皮下和腹腔内，然后连续给瘤内注射剂量为 25mg/kg 和 100mg/kg 的海螵蛸丙酮提取物，发现其可分别抑制 53% 和 82% 的肉瘤生长。腹腔内注射剂量为 50mg/kg、100mg/kg 和 150mg/kg 的海螵蛸提取物可分别抑制 52%、60% 和 77% 的瘤细胞生长。并可延长腹水型肉瘤小鼠的存活时间，具有明显的量效关系。

（4）抗溃疡作用：海螵蛸因其所含的钙盐，能中和胃酸，因此可缓解泛酸及胃烧灼感等。同时能促进溃疡面炎症吸收，还可改变胃内容物 pH，降低胃蛋白酶活性，加速溃疡面愈合。海螵蛸所含胶质与胃中有机质和胃液作用后，可在溃疡面上形成保护膜，使出血趋于凝结。海螵蛸 200mg/ 只给大鼠灌胃及与胃液在体外反应均能降低胃液总酸度。海螵蛸 200mg/ 只应用 1 次和连用 10 日均能增加胃组织 cAMP 含量，而且用药 10 日作用更明显。此外，还能增进胃黏膜 PGE_2 的合成，提示：海螵蛸系通过中和胃酸，以加强细胞保护等作用途径来实现其防治胃溃疡的作用。

【炮制】用清水漂洗至无明显咸味，干燥，去硬壳，砸成小块。醋海螵蛸，取净海螵蛸加醋拌匀，置锅内，用文火加热，炒至表面微黄色，取出，放凉。每 100kg 海螵蛸，用醋 10g。炒海螵蛸，取净螵蛸细块，置锅内，文火加热，炒至表面微黄色，取出，放凉。

【药性】味咸，涩，性温。归肝、肾经。

【功效】①收敛止血：凡吐血、呕血、崩漏、便血、衄血、创伤出血，内服外用，可增加止血效果。与淀粉可制成胶性海绵，用于手术及拔牙出血；研磨后与生地汁调服，治血淋，尿血。②固精止带：用于肾虚不固，遗精滑泄，赤白带下。③制酸止痛：对胃痛嘈杂，嗳气吞酸的溃疡痛有效。④收湿敛疮：用于皮肤湿疹，慢性溃疡久不收口等。

【用量】内服：煎汤，10～30g；研末 1.5～3g。外用适量，研末撒；或调敷；或吹耳、鼻等。生用制酸止痛，收湿敛疮；炒用收敛止血，固精止带。

【禁忌】《本草经疏》："血病多热者勿用。"一般阴虚多热者不宜多服；久服易致便秘，可适量配润肠药同用。《本草经集注》："恶白敛、白及、附子。"

【前贤论述】

（1）《本经》："女子赤白崩下，经汁血闭，阴蚀肿痛，寒热癥瘕，无子。"

（2）《别录》："惊气入腹，腹痛环脐，丈夫阴中寒肿，令人有子，又止疮多脓汁不燥。"

（3）《日华子本草》："疗血崩、杂虫。"

（4）《本草纲目》："主女子枯血病，伤肝，唾血下血，治疟消瘿。研末，敷小儿疳疮，痘疮臭烂，丈夫阴疮，烫火伤，跌伤出血。血出如泉。同槐花末吹鼻，止衄血。同银朱吹鼻，治喉痹。同白矾吹鼻，治蝎螫疼痛。同麝香吹耳，治聤耳有脓及耳聋。"

（二）应用

1. 胃及十二指肠溃疡　乌贼骨粉85%，浙贝母粉15%，混合，每次2～5g,，每日3次，饭前服，治疗62例，有效58例，无效4例。[中华内科杂志，1957，7（11）：8]本方收录药典名为乌贝散，用于胃痛泛酸，胃及十二指肠溃疡。十二指肠溃疡可加倍服用。海螵蛸500g，甘草250g，煅瓦楞子250g；海螵蛸90g，煅瓦楞子90g，炒白芍60g，甘草60g；海螵蛸1200g，枯矾1200g，延胡索400g，炼蜜400g；海螵蛸127.5kg，延胡索31.25kg，白及2.375kg，浙贝母31.25kg。以上各组研粉制成散剂或片剂，均有制酸止痛的功效。

2. 上消化道出血　海螵蛸、生大黄粉等份研细末；海螵蛸2份，白及1份研末，对治疗胃及十二指肠溃疡等病引起的上消化道出血有效。

3. 疟疾　乌贼骨粉3g，白酒10ml，混合后1次服完，治疗45例间日疟，治疗后症状消失39例；血检阴性23人，疟原虫消失20人，7～10个月复查22例，仅2例复发[2]。

4. 支气管哮喘　乌贼骨粉500g，砂糖1000g混合，成人每次15～24g，儿童酌减，日服3次，用药期间禁食萝卜，治疗8例，病史3～27年不等，服药后7例得到控制，经多次气候变化均未复发，好转1例，症状减轻，一般用药1～2周见效。[广东医学，1984，（11）：29]

5. 溃疡性结肠炎　乌贼骨、藕粉各30g，鸦胆子50g，将乌贼骨研细面，过200目筛，与藕粉混合均匀，将鸦胆子加水500ml，煎至100～150ml，用药液与上两味药面调成糊状，其浓稠度以甘油注射器抽注顺利为准，糊状保留灌肠10分钟，每日1次，7日为1疗程，疗程之间休息3天（灌肠前须清洗结肠）。禁食生冷、油腻、辛辣等物，治疗36例，痊愈27例，好转8例，无效1例。[浙江中医杂志，1911，26（5）：202]

6. 浅度溃疡期褥疮　用海螵蛸极细末（高压消毒后），在创面常规消毒后，将药粉撒在创面上，艾萨克满为度，覆盖纱布包好，每隔2～3日换药1次，共治100例，治愈83例，好转11例，总有效率94%。一般换药3～7次即愈[3]。

7. 慢性下肢溃疡　使用时，先将乌贼骨放在火上烤干，直到成淡黄色为止，去掉外面硬壳，将其研成很细粉末，装入消毒瓶内使用。用1‰高锰酸钾溶液洗净溃疡面后，用消毒棉花擦干，撒上乌贼骨粉，纱布覆盖固定，每隔2～3日换药1次，治疗12例，用药后创面渗出液减少，肉芽生长，最后结痂而愈[4]。

8. 齿衄　用海螵蛸、五倍子煎液含漱治疗白血病，再障患者并发齿衄者，取得较好疗效。取海螵蛸、五倍子各60g，加400ml温水浸泡1小时后，煎煮得药液200ml，用以含漱。每日7～10次，每次10～15分钟，直至齿衄停止。80例中，59例含漱3～6日齿衄即停止，21例含漱7～10天齿衄停止，无1例无效[5]。

（三）按语

海螵蛸，咸，涩，温，归肝、肾经。有收敛止血，涩精止带，制酸止痛，消瘿敛疮的功效。《素问》有：四乌贼骨一芦茹丸治疗病名“血枯”的记载，朱老认为，这是一张通补奇经的祖方，以补涩为主，涩中寓通。除适用于经闭外，还可用于崩漏、带下等症，加味应用，多收佳效。咸能软坚，治疗瘿瘤结块常与昆布、海藻、海蛤粉等配伍，如四海舒郁丸。研末外用治疗，与鸦胆子、锡类散等调成糊状保留灌肠，治溃疡型结肠炎；外敷创面可治褥疮及下肢溃疡，多与黄柏、青黛等清热解毒药同用。

参考文献

[1] 陈丽清 . 乌贼骨治疗疟疾的初步报告 [J] . 江苏中医，1962，(10)：26.

[2] 李留记，朱光宗 . 乌贼糊剂保留灌肠治疗溃疡性结肠炎36例 [J]. 浙江中医杂志，1991：26 (5)：202.

[3] 黄玉英 . 海螵蛸粉外治浅度溃烂期褥疮疗效观察 [J] . 中西医结合杂志，1987，7 (11)：696.

[4] 鲁乐咏 . 试用中药乌贼骨粉治疗下肢溃疡有效 [J] . 中医杂志，1955，(10)：30.

[5] 明双，周兆香，等 . 海螵蛸五倍子煎液漱口治疗齿衄80例 [J] . 中国民间疗法，2005，13 (8)：20.

（蒋恬　朱琬华）

鸡蛋壳（《大明本草》）

（一）概述

【别名】鸡卵壳（《医学入门》）、混沌池、凤凰蜕（《本草纲目》）、混沌皮

(《医林纂要》)、鸡子蜕(《中国医学大辞典》)、鸡子壳。

【科属】为雉科动物家鸡 *Gallus gallus domesticus* Brisson 的卵的硬外壳。

【生态】家鸡，家禽。嘴短而坚，略呈圆锥状，上嘴稍弯曲。鼻孔裂状，被有鳞状瓣。眼有瞬膜。头上有肉冠，喉部两侧有肉垂，通常呈褐红色；肉冠以雄者为高大，雌者低小；肉垂亦以雄者为大。翼短；羽色雌、雄不同，雄者羽色较美，有长而鲜丽的尾羽；雌者尾羽甚短。足健壮，跗、跖及趾均被有鳞板；趾 4，前 3 趾，后 1 趾，后趾短小，位略高，雄者跗跖部后方有距。家鸡因饲养杂交的关系，品种繁多，形体大小及毛色不一。食物主要为植物的种子、果实及昆虫等。雄鸡善啼。

【成分】鸡蛋壳含碳酸钙[1] 91.96%～95.76%，钙的含量则为 36.78%～38.30%，有机物 3.55%～6.45%，还有碳酸镁（magnesium carbonate）、磷酸钙（calcium phosphate）及胶质等。壳的色素有卟啉（porphyrin）。其生品、炒黄、醋炙、炒碳后钙的含量在 35.7%～37.08% 之间，差别不大[2]。鸡蛋壳中含有 18 种氨基酸，其中 7 种是人体必需的，2 种是半必需的，9 种是非必需的[3]。

【药理】将鸡蛋壳及蛋皮用 10% 醋酸浸泡烘干，使不溶性碳酸钙转化为可溶性醋酸钙，加入 AOAC 配方的纯合成饲料中喂养雄性大鼠，28 日后检查表明加醋蛋皮组动物的增重和饲料利用率与碳酸钙和奶粉组无明显差异。从动物钠代谢和股骨钙存留率看，除低钙组外，其它各组也无显著差异。因此，醋蛋皮中的活性钙在动物体内的吸收率与全脂奶粉碳酸钙一致，能够维持动物血清 Ca，Ca/P 及碱性磷酶在正常范围内。总之，以醋蛋蛋壳作为活性钙的来源，其在体内的吸收和利用良好，能有效地补充钙质，并且对降低血压也是有益的[1]。

鸡蛋壳[4] 经炒黄、醋炙、炒炭法炮制后制成的细粉，通过玻管法测定均有缩短小鼠凝血时间的作用。这与文献记载其功能收敛止血，治各种出血的作用相符。尤以鸡蛋壳炒炭者凝血作用显效快，持续作用强。这与文献记载中止血多以蛋壳炒炭的用药方法相符。由于在内源性凝血过程和外源性凝血过程中，Ca^{2+} 均为必不可少的血液凝固因子，可以推测蛋壳粉中高含量的钙是缩短凝血时间、具收敛止血作用的物质基础，符合“炒炭止血”传统理论。鸡蛋壳炒炭用，给药后 0.5 小时对缩短小鼠凝血时间即有显著性差异；给药后 1 小时炒黄、炒炭均有极显著性差异，醋炙品有显著性差异。

研究还发现[5] 炒黄、醋炙的蛋壳粉及胃舒平均能降低胃液的游离酸度、总酸度。与生理盐水组比较，炒黄组、醋炙组及胃舒平组对胃液游离酸度的影响有显著性差异；对胃液总酸度的影响，炒黄组、醋炙组有极显著性差异。实验结果证实鸡蛋壳粉对体外人工胃液和实验动物均有制酸作用，与文献记载蛋壳粉能制酸止痛、治反胃、胃寒酸冷、胃酸过多之临床应用相符。

【炮制】食用鸡蛋时收集蛋壳，洗净，烘干。全国各地均有饲养。

【药性】味淡；性平。入肝、脾、肾经。

【功效】①收敛制酸止痛：主治胃脘痛，反胃，吐酸。②补肝肾强筋骨：主治小儿佝偻病，以及肝血不足，眼生翳膜。③健脾消食：甘能健脾强胃，消中兼补，适宜于治疗脾虚食积及小儿疳积，脾胃受伤等症。④渗湿解毒：适用于湿热疮癣，耳疳出脓等症。⑤止血：各种出血。

【用量】内服：焙研1～9g。外用：适量，煅研，撒敷；或油调敷。

【禁忌】无。

【前贤论述】

（1）《日华子本草》："研摩障翳"。

（2）《本草备要》："研细，麻油调，搽痘毒"。

（3）《本草图经》："主伤寒劳复"。

（4）《本草纲目》："烧灰油调，涂癣及小儿头身诸疮，酒服二钱，治反胃"。

（5）《本草经疏》："炒研细，敷下疳疮"。

（6）《本草再新》："消疽瘤，解毒，治气，下胎"。

（7）《本草求原》："治目翳、痘毒、癣及白秃、头身诸疮"。

（8）《随息居次食谱》："治小便不通，暨饮停脘痛。外治痘疮入目，白秃，聤耳，下疳，囊痈"。

（二）应用

1. 胃酸过多、胃十二指肠溃疡疼痛　民间有用鸡蛋壳焙干研末，用红糖水送服，1日2～3次，1次3～5g，治疗胃酸过多，见效后用量逐减。鸡蛋壳焙燥研极细末，3g/次，饭前温开水送服，每日2～3次（《食物中药与便方》）。甘草粉、鸡蛋壳（洗净蒸过），各60g，陈皮30g。共为细末，每服3g，食前服（《天津中草药手册》）。鸡蛋壳（炒）50g，天花粉1g，上二味研细末，混合分装，4.5g/包，2～3包，一日2～3次，制酸止痛，用于胃脘痛、消化性溃疡，胃酸过多。（《广东省药品标准》1987年）

2. 牛皮癣　民间以鸡蛋壳泡醋治牛皮癣，每天涂抹患处数次即可。笔者曾给数例患者使用，经1个多月涂抹，患处逐渐消失，两年多未有复发。

3. 眼卒生翳膜　以孵鸡后鸡子壳（去膜）1分，贝齿（烧灰）3枚。同研令细，入瓷盒盛，日三五度点之。（《太平圣惠方》）

4. 耳疳出脓　以孵鸡后鸡子壳炒黄为末，油调灌之。（《杏林摘要》）

5. 小儿营养不良、佝偻病、手足抽搐症　可将蛋壳适量洗净烘干，研粉过筛（愈细愈好）备用。6个月～1岁的患儿每次0.5g，1～2岁患儿每次1g，每日2次[5]。

（三）按语

鸡蛋壳，性平味淡，归脾、胃经。有收敛制酸，益肾壮骨，渗湿解毒之功。主治脾胃不和，胃酸过多，各种出血，慢性胃炎，胃及十二指肠溃疡，小儿佝偻病、湿热疮癣，耳痔出脓等证。蛋壳，含丰富的无机矿物质，特别是大量的活性钙质，易于人体吸收，对于婴幼儿钙缺乏症即佝偻病的有较好临床效果。蛋壳来源广，易获取，为物美价廉之佳药。但是，目前关于本药的临床报道较少，正规医院使用也不广，农村使用较多。

参考文献

[1] 江苏新医学院．中药大辞典［M］．上海科学技术出版社，1977，1201.

[2] 董志颖，陈卫忠．鸡蛋壳的药用研究（连载）——鸡蛋壳的化学成分研究［J］．辽宁中医学院学报，1999，1（3）：197.

[3] 姚艳红，朴英爱，方英玉．气相色谱——质谱法分析鸡蛋壳中氨基酸［J］．延边大学学报（自然科学版），1998，24（3）：25.

[4] 董志颖，陈卫忠．鸡蛋壳的药用研究（续）——鸡蛋壳的药理作用研究（2）［J］．辽宁中医学院学报，1999，1（4）：102.

[5] 顾建平．鸡蛋壳的药用［J］．农村百事通，2005，（14）：71.

（郭建文　吕光耀　潘峰）

凤凰衣（《医学入门》）

（一）概述

【别名】鸡子白皮（孟诜《必效方》），凤凰退《本草蒙筌》，鸡卵中白皮《别录》，鸡蛋膜衣，鸡蛋衣。

【科属】为雉科动物家鸡 *Gallus gallus domesticus* Brisson 卵孵鸡后蛋壳内的卵膜。

【生态】本品呈卷缩纹折状的薄膜，破碎，边缘不整齐，一面白色，无光泽，另一面淡黄色，微有光泽，并附有棕色线状血。质松，略有韧性，易碎。气微，味淡。以身干色白无碎者为佳。

【成分】主要成分为角蛋白（keratin），其中夹有少量粘蛋白纤维（mucih fibers）。

【药理】本品为高度胶原化的纤维结缔组织，是由致密的与表面平行的纤维组织组成，贴敷于清创良好的烧伤表面，因其薄而柔软，占位性强，抗原性弱，是一种良好的天然生物敷料。本品能为创面提供一种新的保护膜和屏障，使创面暂时封闭，减少水分蒸发及污染和感染的机会，使自然愈合过程不受干扰，愈合后创面光滑平整，减少瘢痕形成。

【炮制】随时可采收将孵出鸡雏的卵壳打碎剥出内膜，洗净阴干，储藏干燥容器内。置通风干燥处，防霉，防蛀。

【药性】味甘，淡，性平。归脾、胃、肺经。

【功效】养阴清肺，敛疮生肌，消翳解毒，接骨。用于久咳气喘，咽痛失音；淋巴结核，溃疡不敛；目生翳障，头目眩晕；创伤骨折等。

【用法用量】内服：煎汤 3～9g，或入散剂。外用：适量敷贴或研末外敷创面。

【禁忌】脾肾虚弱内有湿滞者慎用。

【前贤论述】

（1）《别录》："主久咳结气，得麻黄、紫菀和服之。"

（2）《医学入门》："治小儿头身诸疮，烧灰猪脂调敷。"

（3）《随息居饮食谱》："治劳腹（复）及小便不通，暨饮停痛，外治痘疮入目、白秃，聤耳、下疳、囊痈均为妙品。"

（4）《分类草药性》："治小儿惊风肚痛，煅研图疮，生皮。"

（5）《饮片新参》："清肺热、开声喑，治虚咳，生津。"

（二）应用

1. 胃溃疡、十二指肠溃疡、慢性萎缩性胃炎、肠上皮化生　在治疗消化道疾病方中加入 5～10g 凤凰衣作为药引，可显著提高疗效。与马勃同用对胃酸过多、烧心嘈杂症既能保护溃疡面，又能制酸，可明显改善症状，这是朱老独到的经验。朱老选用黄芪、莪术、炙刺猬皮、凤凰衣为主药，研极细末，制成胃安散用于临床 30 余年，疗效甚佳。其功能主治：益气和瘀、行气消滞、健胃护膜。主治萎缩性胃炎伴肠上皮化生，不典型增生及胃黏膜糜烂。本品为淡黄色粉剂，餐前半小时温水冲服，每日 3 次，每次 10g。

2. 陈旧性肉芽肿　取鸡卵于 4℃左右的冷藏器中放置 4～7 天，消毒处理剥出卵膜，立即贴敷于肉芽表面，外加纱布包扎。一般 3 日换药 1 次，治疗 25 例，其中 15 例有效，9 例无效，1 例恶化。[1]

3. 角膜溃疡及鼻黏膜溃疡　从新鲜鸡蛋取出卵膜，放入生理盐水中。在患眼滴入 1% 潘妥卡因表面麻醉后，以盐水冲洗结膜囊，再滴入 1∶2000 单位的青霉素液，随即将剪成一定大小的卵膜，徐徐放入结膜囊中，单眼包扎。第 2 日取出卵膜，若溃疡未愈，重复再作。用此法治疗鼻黏膜溃疡，效果亦佳。[1]

4. 皮肤慢性溃疡　将凤凰衣置 75% 酒精内储存 1 周，直接贴敷，加压包扎，24 小时后让其暴露，若 1 次不能愈合，可隔 2～4 日换贴 1 次[2]。用凤凰衣、黄连等量，冰片少许研末，瓶储备用。治疗慢性溃疡效佳。[3]

5. 肺结核、盗汗、自汗　用凤凰衣 7～10 个，荔枝 7 枚，红枣 5 枚，水蒸服。[1]

6. 久咳气喘　用凤凰衣 2～5g 煎服。或慢性支气管炎用凤凰衣、麻黄各 50g，研末每日 2 次，一次 5g。[4]

7. 消化不良、疳积症　用凤凰衣 5～10g 水煎服。[1]

8. 疖肿　用凤凰衣 3g，冰片 0.6g 研细调均外敷或猪胆汁，麻油调敷。[5]或用凤凰衣 3g，黄连、苦参各 4.5g 共研细末涂敷患处。[6]

9. 跌仆骨折　用凤凰衣适量，研极细末，每服 5g 配合其它跌打损伤药同服，有促进骨折愈合作用。骨折迟缓愈合，凤凰衣焙干研粉，每日 3 次，每次 3g 内服，和维生素 D 同服效果更好。[7]

10. 白内障　凤凰衣 10 个，蛇蜕、蝉蜕、蚕纸各 25g，血余 15g 共烧成灰。每日 2 次，每次 5g，用熟猪肝拌吃。[5]

11. 鹅口疮、喉疳、乳蛾　①凤凰衣贴患处，每日 2 次。②凤凰衣与人中白、孩儿茶等量共研细末，吹搽患处。[8]③凤凰衣（微火焙黄）、人中白（煅）、橄榄核（瓦上段存性）、孩儿茶各 9g 研细，每药 3g 加冰片 15g，吹敷患处。[6]

12. 眼风肿　鸡子白皮，枇杷白皮各等份，捣烂为散，研极细末，每日 3 次，吸入鼻内。[9]

13. 沙眼目翳　①凤凰衣 6 个，草决明、夜明砂、蝉蜕各 9g，以米醋将药煎汁洗眼每日 2 次。②凤凰衣、蛇蜕、蝉蜕各等份研极细末，点眼，每日 2 次。[10]

14. 失音　凤凰衣 3g、桔梗 6g、诃子肉 6g，水煎服。[11]

15. 白喉　凤凰衣 1.5g，青果炭、黄柏、川贝（去心）、儿茶、薄荷各 3g，各研细末，再入乳钵内研匀，加冰片 1.5g，研细和匀吹敷喉处。[12]

16. 下疳疮，肿痛　①凤凰衣 3g，冰片 0.6g，研细末密封储存，每次少量搽患处。或用猪胆汁，麻油调敷。[5]②凤凰衣（煅）、黄连各等份，轻粉、片脑各少许，为末干掺，或鸡子清调敷。[13]

17. 脚癣　新鲜鸡蛋 1 枚，取出凤凰衣，贴于洗净的脚趾缝破溃处，保留 12 小时连续 3～5 日，脚癣可愈。[14]

18. 习惯性流产　凤凰衣适量，瓦上文火焙黄，按前次流产月份提前几天用米汤冲服。每天 2 次，每次 10g，连服 5 天以上。[8]

19. 癫痫 《常见动物药》：凤凰衣 10g，海蛤粉 35g，琥珀 20g，朱砂 20g，各研成细末。混合均匀，每晚服用。3～5 岁 4g，4～9 岁 5g，10～13 岁 8g，

15岁以上12g。

20. 荨麻疹 《小儿外治疗法》蒜蝉汤用大蒜苗30g，蝉蜕3g，凤凰衣10g，以水适量，同煎上药，去渣，取药液外搽。或凤凰衣研极细末，麻油调敷。

21. 烫伤 治疗烫伤。取鲜鸡蛋数枚，打碎外壳，完整剥下蛋衣。烫伤部位常规消毒干燥后，将蛋衣呈叠瓦状覆盖于患处，带蛋清一面需朝外，蛋衣面积以超患处1cm为宜。表面撒多酶片粉粒少许，在上覆塑料薄膜，薄膜与蛋衣之间不宜留有空气，以防残留蛋清变性，再加纱布胶布固定。注意局部保暖，每日换药1次。

22. 带状疱疹 龙凤散用蛇蜕（烧灰）10g，凤凰衣5g，龙须草席（烧灰）10g，研成细粉，混合均匀。取药粉适量，香油调成膏状，外涂患处。每日2～3次直至痊愈。多数患者用药1次灼痛感明显减轻，用药第2日皮疹停止发展，水泡干涸，3～5日痊愈。

23. 急性皮肤创伤 应用凤凰衣治疗急性皮肤创伤300例，取得良好疗效。方法：准备数枚新鲜鸡蛋，清洗后浸泡于0.1%苯扎溴铵液中备用。对皮肤损伤处按常规方法清创消毒后，在无菌操作下从备用的鸡蛋壳内取出凤凰衣覆盖在伤口表面，覆盖面积超出创面边缘约0.5cm，若使用的凤凰衣单块面积大于2.0cm^{2}时，中央应剪出数个小孔，以利炎性渗出液的引流。最后外加无菌敷料包扎。3～4日换药1次，换药时只更新敷料，不更换凤凰衣，至伤口干燥结痂，凤凰衣脱落为愈。对照组采用外科常规方法进行处理，即先以生理盐水冲洗清洁创面，碘酒、酒精消毒皮肤，如系皮肤擦伤则敷以呋喃西林纱条，敷料胶布包扎固定；如系撕裂伤或挫裂伤则在清创后，丝线间断缝合皮肤全层裂损处，再敷以呋喃西林纱条，敷料胶布包扎固定。3～4日换药1次，直至愈合。治疗组皮肤擦伤感染率0.61%，撕裂伤感染率2.53%，挫裂伤感染率12.7%；对照组皮肤擦伤感染率10.87%，撕裂伤感染率15.15%，挫裂伤感染率19.05%，其中擦伤及撕裂伤的感染率两组比较有显著性差异（$P<0.05$）[15]。

24. 臁疮 臁疮俗称裙边疮、裤口毒、老烂腿等。相当于现代医学的小腿慢性溃疡，下肢静脉曲张综合征。是由于下肢脉络失于通畅，局部气血运行失常，加之湿热之邪下迫，气血凝滞，而蕴久成疮。用西瓜霜、甲硝唑外敷合凤凰衣胶布缠缚法治疗臁疮89例（俗称裙边疮、老烂腿等）取得较满意疗效。方法：根据患者创面的大小，常规消毒，待其干燥后，疮面撒西瓜霜2.5g加甲硝唑0.1g粉末，填至平溃疡周围皮肤面；取鲜鸡蛋数枚，打碎后完整剥下凤凰衣，覆盖于患处（带蛋清面朝外）呈叠瓦状，其大小必须超过溃疡面1cm，表面撒多酶片粉粒少许，外敷塑料薄膜（薄膜与凤凰衣之间不宜留有空气。以防止残留蛋清变性）；然后用长于患肢周长3～4cm，宽2cm的胶布若干条，自溃疡面上缘2cm处开始固定，第二条胶布宽度的一半贴在第一条胶布上，另一半贴在塑料薄膜上，依次将创面封住，直到超过创面下缘2cm处。注意局部保暖，对于分泌物少者可每周换药1次，若分泌物多且有腥臭味者，应2～3日换药1次。经治疗痊愈28例，显效53例，有效8例。本疗法方法简单，药源丰富，疗效尤佳，故得临床推广、应用[16]。

25. 褥疮　①用凤凰衣外敷治疗褥疮，临床效验能加强局部组织的营养蛋白，促进局部组织的易化扩散，增强神经与肌肉的兴奋性，具有明显的清热解毒、消炎生肌、促进愈合作用。②用凤凰衣配庆大霉素注射液湿敷治疗中风瘫痪、长期卧床不起的Ⅲ度褥疮患者18例，均获满意疗效。[17]③对家床187例褥疮患者进行疗效观察，均取得满意效果。治疗组予庆大霉素针剂8万～24万U清洗疮面，迅速外敷凤凰衣，并用频谱治疗仪照射30分钟，每天更换1次凤凰衣，并帮助患者勤翻身，注意创面卫生，嘱患者多吃一些含有维生素和蛋白质的食物和水果。对照组：常规应用冲洗，外科换药及减压结痂愈合。治疗结果：治疗组显效57例，有效38例，无效5例，总有效率95%；对照组显效37例，有效30例，无效18例，总有效率79.3%[18]。

凤凰衣内含有大量的角质蛋白及粘蛋白纤维。能对溃疡面提供极丰富的营养成分，改善褥疮患处的营养不足状况，提高组织的免疫力，从而加快并治愈褥疮。褥疮多发生在长期卧床、昏迷瘫痪、年老体弱大小便失禁的患者，这些患者均有不同程度的贫血，营养不良，皮下脂肪减少及肌肉组织逐渐萎缩等症状。若护理不到位，极易向深部组织溃烂发展，不易愈合。每次换药又极易碰伤肉芽组织，造成继发性损伤，给患者带来严重的痛苦和经济负担。采用凤凰衣对溃疡表面提供了极丰富的营养成分，改善了褥疮处营养不足状况，提高组织免疫力。再加上外用频谱仪改善局部血运，减少渗出，收敛快，愈合快，操作简单，效果显著，护理加中药治疗是一个广阔适用的途径，值得推广。

26. 鼓膜穿孔　应用凤凰衣修补鼓膜取得满意疗效，共治疗9例患者检查鼓膜穿孔多为紧张中央性，不规则或圆形穿孔。用75%的酒精棉签消毒外耳道，用1%丁卡因棉片贴于穿孔鼓膜上，10分钟后取出棉片，用消毒细棉签蘸少量50%三氯乙酸，在穿孔鼓膜周围涂一圈，见穿孔边缘发白即可，将一新鲜鸡蛋打开，用无菌手术剪修剪薄膜稍大于穿孔鼓膜形状，用文氏枪状镊将凤凰衣有蛋清一面平整贴于穿孔的鼓膜上，用消毒棉球填塞外耳道，嘱患者0.5～1个月后来复查，在此期间不能感染、咳嗽，不能擤鼻和污水流入患耳内。结果8例1个月后鼓膜修复完整，1例经3次修补未能修复[19]。

27. 冻伤　治疗冻疮3例，患者系双足多处Ⅱ°冻伤，面积达0.5～1cm，每年冬天反复发生，长达4～6年之久。局部用3%过氧化氢水溶液或2%呋喃西林溶液清洗创面，去除溃疡坏死组织，并用艾条熏干。取新鲜洁净蛋壳内膜遮盖创面，使整个溃疡部分完全覆盖。根据创面愈合情况，必要时2～3天更换1次，直至痊愈。经用蛋壳内膜外敷治疗第4日伤面渗出液明显减少，并长出新的肉芽组织，一般10日左右创面即可愈合[20]。

蛋壳内膜是一种含高蛋白、抗生物素蛋白、抗胰蛋白酶溶解酶、多种维生素、无机物胶质及人体必需氨基酸的生物膜，且具有一定的通透性。直接贴敷于溃疡表面，能加强局部组织的营养蛋白，促进局部组织的易化扩散，增加神经与肌肉的兴奋性，具有清热、解毒、止血、消炎和保护黏膜的作用。因而，它可用于治疗皮肤创伤、溃疡，有生肌防腐、促进伤口愈合之功效。

（三）按语

凤凰衣味甘、淡，性平，无毒，归脾、胃、肺经，是常人都很熟悉的鸡子白皮。功擅生肌敛疮，养阴清肺，古今外治多用于口疮、音哑、目翳、溃疡不愈等症，朱老取其“以皮治皮”或“以膜治膜”之意，灵活运用于治疗胃溃疡、十二指肠溃疡、慢性萎缩性胃炎、肠上皮化生、糜烂性胃炎、溃疡性结肠炎，在辨证施治的同时必加8～10g凤凰衣。如治疗胃溃疡、十二指肠溃疡有酸水者与马勃同用，既可以制酸又可保护溃疡面；如治疗慢性萎缩性胃炎与黄芪、莪术同用，可益气和瘀、消滞护膜；如治疗肠上皮化生与刺猬皮同用，软坚消症、健胃护膜；如治疗糜烂性胃炎、溃疡性结肠炎与玉蝴蝶、青黛、藤梨根同用，清热解毒、健胃护膜；在治疗消化道疾病中灵活配伍均能显著提高疗效。凤凰衣在临床中无论是外用还是内服，虽不为主药，但只要运用合理都能起到事半功倍的效果。凤凰衣为高度胶原化纤维结缔组织，内含有大量的角蛋白、少量粘蛋白纤维可减轻创伤面的局部水肿，增加血液循环，促进肉芽组织和上皮组织生长，有利于创面愈合。其药材药源丰富、价格低廉，可充分应用。

参考文献

[1] 杨仓良 . 动物本草 [M] . 北京：中医古籍出版社，2001：666-667.

[2] 魏一鸣，刘漠农，吴佳寅，等 . 凤凰衣贴敷治疗慢性溃疡38例 [J] . 中医杂志，1987，28（6）：56.

[3] 何时新 . 浙江动物药 [M] . 浙江：金华地区卫生学校，1977.

[4] 上海中医学院 . 中药临床手册 [M] . 上海：上海人民出版社，1970.

[5] 林吕何 . 广西药用动物 [M] . 南宁：广西人民出版社，1976.

[6] 林干良 . 动物药验方集成 [M] . 广州：科学普及出版社广州分社，1986.

[7] 邓明鲁 . 中国动物药 [M] . 长春：吉林人民出版社，1981：367.

[8] 梅陇 . 凤凰衣药用十五款 [J]. 家庭中医药，2006，13（9）：66.

[9] 宋・赵佶 . 圣济总录 . 吹鼻散 . 北京：人民卫生出版社，1962.

[10] 长春中医学院革命委员会 . 吉林中草药 [M]. 长春：吉林人民出版社，1970.

[11] 内蒙古自治区革命委员会卫生局 . 内蒙古中草药 [M]. 呼和浩特：内蒙古自治区人民出版社，1973.

[12] 清・王松堂 .《经验各种秘方辑要》. 凤凰散 .

[13] 明・李梴 .《医学入门》. 凤衣散 .

[14] 刘光泉 ."凤凰衣" 药用小验方 [N]. 上海中医药，2006-08-07.

[15] 巩永杰，贾小强，石琳 . 凤凰衣治疗急性皮肤创伤 300 例疗效分析 [J]. 中国中西医结合杂志，2003，23（4）：271.

[16] 邓中伟，郑玲芳 . 西瓜霜灭滴灵外敷合凤凰衣胶布缠缚法治疗臁疮 89 例 [J]. 中国民间疗法，2000，8（4）：24.

[17] 沈丽丽，翟金花 . 凤凰衣外敷治疗Ⅲ度褥疮 [J]. 中医外治杂志，1998，7（6）：30-31.

[18] 门玉梅，刘景昀 . 中药凤凰衣对家床（社区）褥疮患者的疗效观察 [J]. 邯郸医学高等专科学校学报 [J]. 2004，17（4）：297-298.

[19] 徐明怡 . 凤凰衣修补鼓膜 9 例临床观察 [J]. 中国民族民间医药杂志，2001，（51）：220.

[20] 丁奎英 . 蛋壳内膜治疗褥（冻）疮 5 例报告 [J]. 上海预防医学杂志，1994，6（8）：41.

（朱建平　马利杰　葛蔓萍）

鸡内金（《本草蒙筌》）

（一）概述

【别名】鸡肶胵里黄皮（《本经》），鸡肶胵（《千金要方》），鸡肫内黄皮（《日华子》），鸡肫皮（《滇南本草》），鸡黄皮（《现代实用中药》），鸡食皮（《河南中药手册》），鸡合子（《山东中药》），鸡中金、化石胆、化骨胆（《山西中药志》）。

【科属】雉科动物家鸡 *Gallus gallus domesticus* Brisson 的砂囊内壁。

【生态】参见"鸡子"条。本品呈不规则囊片状，略卷曲。大小不一，完整者长约 3.5cm，宽约 3cm，厚约 0.5cm。表面黄色、黄绿色或黄褐色，薄而半透明，有多数明显的条棱状波纹。质脆，易碎，断面色质样，有光泽。气微腹，味微苦。

【成分】含胃激素（ventriculin），角蛋白（keratin），微量胃蛋白酶（pepsin），淀粉酶（diastase），多种维生素[1, 2]。出生4~8星期的小鸡砂囊内膜还含有胆汁三烯（bilatriene）和胆绿素的黄色衍生物[3]，并含赖氨酸（lysine），组氨酸（histidine），精氨酸（arginine），谷氨酸（glutamic acid）、天冬氨酸（aspartic acid），亮氨酸（leucine），苏氨酸（threonine），丝氨酸（serine），甘氨酸（glycine），丙氨酸（methionine），异亮氨酸（isoleucine），酪氨酸（tyrosine），苯丙氨酸（phenylalanine），脯氨酸（proline），色氨酸（tryptophane）等18种氨基酸及铝、钙、铬、钴、铜、铁、镁、锰、钼、铅、锌等微量元素[4]。

【药理】

1. 对人体胃功能的影响　健康人口服炙鸡内金粉末5g，经45~60分钟，胃液分泌量、胃液酸度和消化力均增高，这种作用的出现虽较迟缓，但维持时间较长。此外，还可见胃运动期延长，蠕动波增强，胃排空速率加快。上述作用认为可能是鸡内金消化吸收后通过体液因素兴奋胃壁的神经肌肉装置所致[5]。

2. 对动物肠胃推进功能的影响　鸡内金生品和清炒品、砂烫品、醋制品和烘制品分别以15%的混悬液给小鼠按0.2ml/10g剂量灌胃，60分钟后，各组游离酸、胃蛋白酶均显著提高，其中烘品组和砂烫品组总酸度也明显提高，与生品组比较，烘品组和砂烫品组的游离酸、胃蛋白酶含量的升高更加显著，其它两种与生品比较也有增加，但不显著[6]。上述各炮制品对小鼠的胃肠推进功能有增强的趋势，但并不显著。提示鸡内金的消食作用并不是药物在胃内的局部作用或直接刺激肠胃运动引起的[7]。但是也有动物实验显示，鸡内金对小鼠胃肠运动呈抑制作用，对胃液、胆汁分泌无明显影响，对胰液分泌有促进作用，体外实验能增强胃蛋白酶、胰脂肪酶活性[8]。

3. 加速放射性锶的排泄　鸡内金水煎剂对加速排除放射性锶有一定的作用。其酸提取物效果较煎剂为好，尿中排出的锶比对照组高2~3倍，从鸡内金中提取的氯化铵为促进锶排出的有效成分之一[9]。

【炮制】杀鸡后，取出砂囊，剥下内膜，洗净，晒干。生用或炒用。①砂炒鸡内金：先将砂子放入锅内用中火炒热，加入同等大小的鸡内金碎块，拌炒至棕黄色或焦黄色鼓起，酥脆，取出，放凉。②炒鸡内金：取净鸡内金，整碎分开，置锅内，用中火加热，炒至表面呈黄色或焦黄色，取出，放凉。③醋鸡内金：取净鸡内金，压碎，置锅内，用文火加热，炒至鼓起，喷醋，取出，干燥。每鸡内金100kg，用米醋15kg。

【药性】味甘，性平。归脾、胃、肾、膀胱经。

【功效】①健脾消食，主治消化不良，饮食积滞，呕吐反胃，泄泻下痢，小儿疳积；②涩精止遗，主治遗精，遗尿，小便频数；③消症化石，主治泌尿系结石及胆结石，癥瘕经闭，喉痹乳蛾，牙疳口疮。

【用量】内服：煎汤，3～10g；研末服，每次 1.5～3g。或入丸、散剂。研末用效果比煎剂好。外用：适量，研末调敷或生贴。

【禁忌】脾虚无积者慎服。《本草害利》："有积消积，无积消人元气，堕胎"。

【前贤论述】

（1）《本草经疏》："肫是鸡之脾，乃消化水谷之所。其气通达大肠、膀胱二经。有热则泄痢遗溺，得微寒之气则热除，而泄痢遗溺自愈矣。烦因热而生，热去故烦自止也。今世又以之治诸疳疮多效。"

（2）《要药分剂》："小儿疳积病，乃肝脾二经受伤，以致积热为患。鸡肫皮能入肝而除肝热，入脾而消脾积，故后世以此治疳病也。"

（3）《医学衷中参西录》："鸡内金，鸡之脾胃也。中有瓷石、铜、铁皆能消化，其善化瘀积可知。（脾胃）居中焦以升降气化，若有瘀积，气化不能升降，是以易致胀满，用鸡内金为脏器疗法。若再与白术等份并用，为消化瘀积之要药，更为健补脾胃之妙品，脾胃健壮，益能运化药力以消积也。不但能消脾胃之积，无论脏腑何处有积，鸡内金皆能消之，是以男子痃癖，女子癥瘕，久久服之，皆能治愈。又凡虚劳之证，其经络多瘀滞，加鸡内金于滋补药中，以化其经络之瘀滞，而病始可愈。至以治室女月信一次未见者，尤为要药。盖以能助归、芍以通经，又能助健补脾胃之药，多进饮食以生血也"。

（二）应用

1. 反胃，食即吐出，上气　鸡肶胵烧灰，酒服。（《千金要方》）

2. 小儿疳病　鸡肫皮二十个（勿落水，瓦焙干，研末），车前子 120g（炒研末）。二物和匀，以米糖溶化，拌入与食，食完即愈。忌油腻面食煎炒。（《寿世新编》）

3. 噤口痢疾　鸡内金焙研，乳汁服之。（《纲目》）

4. 酒积　鸡内金、干葛（为末）等份。面糊丸，梧子大。每服五十丸，酒下。（《袖珍方》）

5. 夜梦遗精　公鸡肫皮七个。焙干为末，每服 3g，空心酒下。（《沈氏经验方》）

6. 痟肾，小便滑数白浊，令人羸瘦　鸡肶胵 30g（微炙），黄耆 15g，五味子 15g。上药，粗捣，以水三大盏，煎至一盏半，去滓，食前分温三服。（《圣惠方》）

7. 鼓胀　鸡内金一具，沉香、砂仁各 9g，陈香橼（去核）五钱。共为末，

每服 4.5g，姜汤下。(《仙拈集》鸡金散)

8. 喉闭乳蛾　鸡肫黄皮勿洗，阴干烧末，用竹管吹之。(《青囊杂纂》)

9. 走马牙疳　鸡肫黄皮（不落水者）五枚，枯矾 15g。研搽。(《经验方》)

10. 疮口不合，生肌　鸡内金（阴干）、槟榔（锉）、木香、黄连（去须）等份。上四味，为末贴之，取差为度。及治金疮。(《圣济总录》)

11. 小儿温疟　烧肶胵中黄皮，末，和乳与服。(《千金要方》)

12. 小儿疣目　鸡肫黄皮擦之自落。(《集要方》)

13. 小便淋沥，痛不可忍　鸡肫黄皮 15g，阴干，烧存性。作一服，白汤下。(《医林集要》)

14. 骨结核、肠结核　鸡内金炒焦研末，每次 9g，日服 3 次，空腹用温黄酒送下。(《吉林中草药》)

15. 胃疼　鸡内金 9g，陈皮 14g，共研细面，白糖水送服。每服 6g，日服 2 次。(吉林医科大学第四临床学院 . 东北动物药 . 长春：吉林人民出版社，1972)

16. 口疮　鸡内金烧灰，敷之。(《活幼新书》) 有报道，采用本法外敷（鸡内金烧灰存性，涂于溃疡面，每日 3 次。）治疗口腔溃疡 72 例，全部病例涂药 2～4 次痛即止，3～10 日溃疡面消失[10]；亦有医家用来治疗化疗后口腔溃疡，7 日为一疗程[11]。

17. 治疗寻常疣　有医家采用鸡内金对疣体表面进行摩擦，使疣体自然消除的方法治寻常疣 8 例。在治疗后的第 2 日或第 3 日，疣表面开始干燥，结痂，所有病例均在 7～10 日后痂体脱落，不留疤痕，无色素沉着。其中 5 例只摩擦 1 次，便治愈[12]。治疗方法：先将鸡内金和疣及周围皮肤用 75% 乙醇常规消毒，再用无菌针头将疣表面挑破，直至出血，尽可能深，如疣表面的角质层较厚，可用剪刀或刀片削去，然后用鸡内金摩擦局部 2 分钟或 3 分钟，摩擦的力度适中即可，摩擦的方向，横、竖、环形均可。每日 1 次，也可隔日 1 次，2 次或 3 次即可，7～10 日治愈。此外还可在疣局部摩擦后，将部分鸡内金制成碎末，敷于创口，以创可贴包扎。如疣粒数较多，可先挑几粒最早出现、比较大的治疗，等第 1 批消除 1 周后，再酌情治疗第 2 批。

18. 肾结石　将鸡内金洗净、焙干、研细末，分装于 0.5g 空心胶囊内，装瓶备用。每日 3 次，每次 1g，成人可酌情加量，饭前、饭后服用均可，连续服用，至结石完全排出体外为止[13]。

19. 胃及十二指肠溃疡　牛胎盘（衣）250g，鸡内金 15g，白蔻仁 10g。将牛衣切碎片，鸡内金、白蔻仁研细共炖 1 小时，早晚各服 1 次，连服 10 日为一疗程。共治疗 18 例。治愈 17 例，有效 1 例。服药期间最长 2 个月，最短为两周，平均 36 日[14]。

（三）按语

鸡内金，甘平无毒。擅长消积化食，消磨积滞。所治诸症，不论小儿疳积，噤口痢疾，反胃呕吐，牙疳腹胀，乃至扁平疣、胆石肾石等症，皆为食积痰浊，积聚不化，久而成痞，气血痹阻不通所致，故可借本品消磨之力以治其本。而纯虚无积者不可用之；兼具收涩精气之功，故又常用以治遗精滑脱、消肾及疮口不敛等症。乌雄者良。

参考文献

[1] 中华人民共和国卫生部药典委员会. 中华人民共和国药典（一部）[M]. 北京：人民卫生出版社，1990：62.

[2] 李广勋. 中药药理毒理与临床 [M]. 天津：天津科技翻译出版公司，1992：306.

[3] 南京中医药大学. 中药大辞典 [M]. 2 版. 上海：上海科学技术出版社，2006：1684.

[4] 吕武清，马珠. 鸭、鹅、鸡内金化学成分比较研究 [J]. 中药材，1992，(1)：14-16.

[5] 倪慧. 鸡内金对人体胃功能的作用 [J]. 江苏中医药，1963，(12)：22.

[6] 南云生，邵玉琴. 鸡内金不同炮制品对小鼠胃分泌的影响 [J]. 山东中医杂志，1990，9 (5)：40-41.

[7] 南云生，张永清. 鸡内金不同炮制品对小白鼠肠胃推进功能的影响 [J]. 中药材，1990，13 (11)：30-31.

[8] 谭毓治，胡因铭，赵诗云，等. 鸡、鸭内金对消化系统的药理作用研究 [J]. 中药材，1993，16 (9)：33-36.

[9] 王浴生. 中药药理与临床 [M]. 北京：人民卫生出版社，1983：581

[10] 孙爱芹，王立宇，潘新杭. 鸡内金灰外敷治口疮 [J]. 中国民间疗法，2002，10 (5)：25.

[11] 苑艳娟，苑颖娇. 鸡内金粉治疗放化疗后口腔溃疡 [J]. 新中医，2008，40 (6)：115.

[12] 李少霞，冯丽娟，周彦美. 鸡内金外用治疗寻常疣 [J]. 护理研究，2004，18 (8)：1477.

[13] 李岩，孙向红，吕丽萍. 鸡内金治疗肾结石初探 [J]. 中国中医药信息杂志，2002，9 (5)：74.

[14] 马勇. 牛衣、鸡内金治疗胃及十二指肠溃疡 18 例 [J]. 泰山医学院学报，2007，28 (1)：37.

（廖祈祈　郭建文　潘峰　吕光耀）

象皮（《医学入门》）

（一）概述

【别名】亚洲象皮、灰象皮、白象皮、象皮。

【科属】为象科动物亚洲象的皮。

【生态】亚洲象，体高可达2.5m，重可达5～6吨。头长大，前额凹，颈短。耳较大，似蒲扇，向后遮盖颈部两侧，眼睛小。鼻吻呈圆筒形，舒展伸缩自如，可垂到地面，下面较细，末端为鼻孔，杯口状，前缘有一指状突起，是持握器管。雄象上颌门齿突出口外，略向上翘，长达1.5～1.8m，全齿呈圆锥体状，每对象牙重约20kg。四肢粗壮，前肢5趾，后肢4趾，尾短而细。全身灰色或棕灰色，皮厚，皱褶多，稀疏地散生着粗毛。分布于亚洲南部各国，我国仅云南南部及西南部有分布，数量不多。主要栖息于海拔1000m以下的湿度较高的热带、亚热带或其复合类型的沟谷，山坡及稀树地带。具群居性，性喜水，早晨及夜晚觅食，爱吃野芭蕉芦类、棕叶芦、董棕、各种竹类。多为人工饲养，亦为野生。

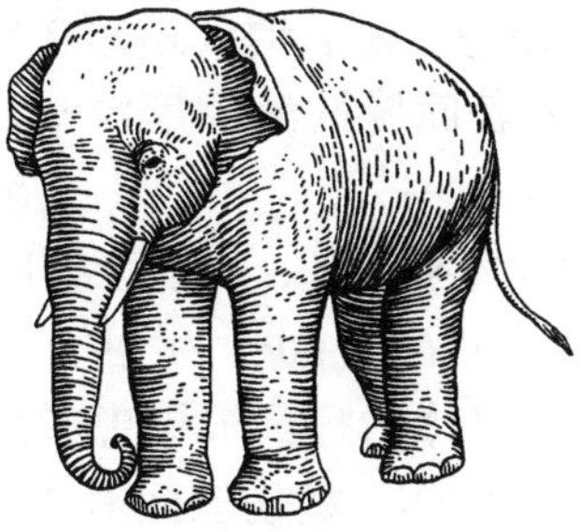

亚洲象

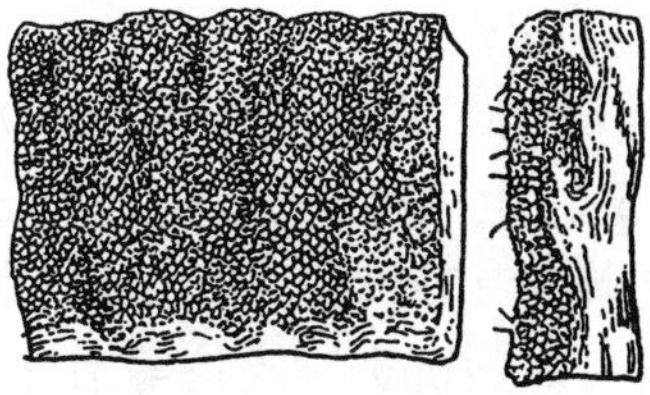

象皮（皮）外形

【成分】皮及肉含肌球蛋白（myosin），肌动蛋白（actin），原肌球蛋白（tropomyosin），血红蛋白（hemoglobin），肌酸（creatine）。三甘油酯中棕榈酸（palmitic acid）含量高，维生素含量较高。

【药理】具有止血和对创面有保护作用。

【炮制】剥取象皮后，去掉筋膜油脂，洗净，割成长块晒干。取象皮浸泡约3天，洗净，稍闷，晒至八成干，再蘸水一次，至内外湿度一致，切成厚约2mm的薄片，晒干。或用文火烤软，乘热切片亦可。象皮粉：先将滑石粉置锅内加热，倒入象皮片，用强火炒至稍鼓起，呈深黄色时取出，筛去滑石粉，放凉，碾成细粉。本品呈不规则的片状，大小不等，皮厚1～2.5cm，外表面淡灰棕色或暗灰色，密布细小的颗粒状突起和疏松不等的皮肤皱褶，有时可见棕色长短不等的粗毛，内表面较粗糙，灰黄色至灰棕色，有纤维状露出物。断面灰白色至黄棕色，半透明，表面颗粒凸凹较钝，质坚硬。

【药性】味甘、咸；性温。

【功效】止血敛疮，祛腐生肌。

【用量】外用：适量，熬膏用；或研末调敷。内服：入丸、散。

【禁忌】疮疡脓毒未尽者忌用。

【前贤论述】

（1）《医学入门》：“煎膏药，去腐生新，易于敛口。”

（2）《纲目》：“治下疳，烧灰和油敷之。又治金疮不合。”

（3）《本草新编》：“专能生肌长肉，定狂，止呕吐。”

（4）《本草再新》：“治湿痹。”

（二）应用

1. 肢体表面慢性溃疡　用生肌象皮膏治肢体表面慢性溃疡112例，方法：对112例137处肢体慢性溃疡患者，采用生肌象皮膏（象皮20g，生炉甘石50g，生龟甲25g，当归15g，血余15g，大生地25g，生石膏30g，蜂蜡90g，香油500g）制成的纱布条，贴敷在肢体表面溃疡创面上或填塞在较深的创口内进行创面处理。结果肢体表面慢性溃疡均获痊愈。愈合时间最短3周，最长8周，平均4±2周。认为生肌象皮膏治疗肢体表面慢性溃疡疗效明显，值得临床推广应用[1]。

2. 烧烫伤　临床应用生肌象皮膏观察1000例疗效。方法：象皮粉35g，生血余25g，生龟甲59g，生地50g，当归25g，生石膏60g，生甘石100g，研极细末与蜂蜡135g、麻油100g，共煎熬成膏。整体治疗：根据患者的临床症状，进行对症、抗炎、支持等治疗；局部治疗：烧伤、烫伤创面清洁处理，去除脓血痂，用生理盐水、双氯水消毒后，涂抹生肌象皮膏，无菌纱布覆盖，每日换药1次。结果：使用生肌象皮膏后，疼痛迅速减轻或消除。浅度烧伤患者连续用药2日，创面结痂自愈；深度烧伤患者用药2周左右，创面结痂自愈，且感染率低，并发症少[2]。

3. 压疮、褥疮　用生肌象皮膏治疗压疮50例。治疗组总有效率为86.7%，对照组总有效率为63.3%（$P<0.05$）。李主洪[4]用象皮生肌散治疗褥疮，54例褥疮患者随机分为两组，以象皮生肌散为治疗组，雷夫奴尔为对照组，进行临床疗效的对比分析。结果：治疗组临床愈合，疗效明显优于对照组（$P<0.01$）[3]。

4. 骨折术后感染　用纯中药制剂生肌象皮膏结合西医的换药及清创术治

疗四肢骨折后感染50例，其中开放性骨折40例，包括肱骨干骨折20例，髌骨骨折10例，胫骨骨折20例。药物组成：血竭30g，轻粉20g，白蜡80g，甘草60g，麻油400g，当归100g，白芷20g，紫草100g。方法：彻底清除坏死组织，清除脓性分泌物，创面用1：1000苯扎溴铵棉球擦洗，清除坏死组织将生肌膏摊于脱脂棉上，厚薄均匀，要大于创面1cm，敷于创面上，用绷带包扎。结果50例患者经换用生肌象皮膏3～5次后，创面分泌物减少，坏死组织脱落，长出新鲜肉芽组织，切口周围上皮组织开始增生，创面开始缩小，50例患者经平均20天的治疗后创面愈合[5]。

5. 指端缺损　用生肌象皮膏（主要成分为象皮、龟甲、血余、当归等）治疗指端缺损20例28指，致伤原因：切割伤6指，积压伤22指，其中合并残指软组织裂伤5例。治疗方法：消毒清创泡洗伤指创面后，用无菌脱脂棉片1块，涂生肌象皮膏，面积以略大于伤指创面为宜，厚度1～2cm，敷于创面，加压包扎。然后每天换药1次，换药时先以脱脂棉拭去创面分泌物，然后涂药包扎伤口。换药过程中如果肉芽生长过快，应随时将其剪平。结果：伤口愈合时间7～28日，愈合后患者外形满意，残端呈圆弧状，周径与健侧指相同，无色素沉着。其中1例指甲欠平整，1例指甲增厚，感觉恢复满意，4指于伤口愈合后1个月内曾发生Ⅰ度或Ⅱ度烫伤，对症处理痊愈，耐磨，指间关节活动良好[6]。

（三）按语

象皮味甘，咸；性温；入心、脾经；功效为止血敛疮，祛腐生肌；主治外伤出血、溃疡久不收口、褥疮。配海螵蛸主效为活血敛疮；配百草霜主效为活血止血、收敛止血；配防风主效为活血止痛、祛风胜湿；配乳香主效为活血止痛、消肿活血祛瘀。古籍选方有：①治烂孔极大者，并治刀伤跌损，出血不止者：猪身前蹄扇骨300g（煅炭研粉），象皮（炙炭存性研末）30g。和匀固贮，凡烂孔如掌大者，掺上收小，后用六和散敷。（《外科全生集》象皮散）②治烂孔收小者：海螵蛸、水飞龙齿、象皮（煅存性，研极细）、血竭、乳香、轻粉各等份，共研细末收贮，或干掺，或用鸡蛋熬油调敷。（《外科全生集》六和散），可供参考。

参考文献

[1] 董基亮. 生肌象皮膏治肢体表面慢性溃疡112例临床分析[J]. 国际医药卫生导报，2007，13（1）：34-35.

[2] 穆万荣，崔黎伟，燕翎飞，等. 生肌象皮膏的制备与临床应用观察[J]. 贵阳医学院学报，2005，30（1）：80-81.

[3] 左美玲. 象皮生肌膏治疗压疮的临床观察[J]. 中华医学实践杂志，2006，5(10)：

1133-1134.

[4] 李主洪，黄从喜.象皮生肌散治疗褥疮的临床应用[J].中华现代临床医学杂志，2004，2(5)：730-731.

[5] 李亮.生肌象皮膏在骨科手术感染处理中的作用[J].中华现代中西医杂志，2005，3(14)：1301-1302.

[6] 张中云，贾清海，于飞.生肌象皮膏治疗指端缺损[J].中国骨伤，2005，18(8)：501-502.

（尹克春　牛平平）

虫百蜡（《本草汇编》）

（一）概述

【别名】虫蜡（《本草求真》）、木蜡（《新本草纲目》），树蜡（《中国药学大辞典》），蜡膏（《四川中药志》）、白蜡、川蜡。

【科属】为介壳虫科白蜡虫 *Ericerus pela* Chavannes 的雄虫。

【生态】雌虫体圆而较小，无翅；雄者体长有翅，腹部有泌蜡孔，泌蜡多在幼虫阶段，蜡质将虫体完全覆盖，经第2次蜕皮后，即开始化蛹，再经两周后，雄成虫羽化飞出，与雌虫交配后，随即死亡。江、浙、闽、赣、两湖、两广、蜀、滇等省，均有出产。

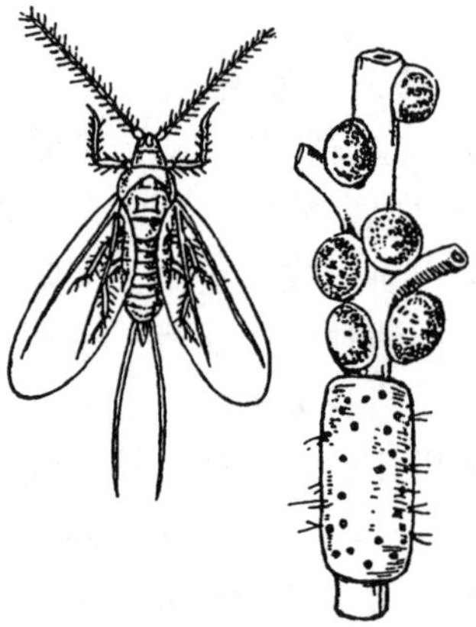

白蜡虫

【成分】雄虫栖于木犀科植物白蜡树或女贞树枝干上所分泌的白色蜡质即为药材，熔点80～83℃。（区别于蜂白蜡，熔点在70℃以下。）本品成分主要为脂肪族一价酸的酯类混合物（二十六醇、二十七醇、二十八醇、三十醇；二十六酸、二十七酸、二十八酸、三十酸、棕榈酸、硬脂酸）其含率占总量的93%～95%。市售品主含二十四酸二十八酯、二十四酸蜂花酯、二十四酸蜡酯、蜡酸蜡酯、二十七酸二十七酯、褐煤酸蜡酯、蜂花酸二十七酯。此外，还有游离的蜂花醇、二十七烷、二十七醇、蜡醇等。

【药理】未见报道。

【炮制】虫蜡多在秋季清晨采集，放入沸水锅中煮之，蜡质熔化浮于上层，冷凝后取出，再次熔化过滤后凝固即成纯品。

【药性】性温，味甘，无毒；入心、脾二经。

【功效】①收敛止血，用于各种出血。②补肺止咳，用于肺虚咳嗽。③厚肠止泻，用于泄泻下痢。④生肌敛疮，用于疮疡久溃不愈。⑤疗伤定痛，用于金疮出血。

【用量】本品既可外用，又能内服，一般内服多作丸、散剂，每日 3～5g；外用适量。

【禁忌】由于其性收敛，故疮疡未溃或已溃而脓稠者、外感新咳，均不宜用之。

【前贤论述】

（1）朱丹溪："白蜡，禀受收敛坚强之气，为外科要药。与合欢皮同入长肌肉膏中用之效。""生肌，止血，定痛，补虚，续筋接骨。"

（2）李时珍："蜡树叶，亦治疮肿，故白蜡为外科要药，正如桑螵蛸与桑木之气相通也。""杀瘵虫。"

（3）《本草求真》："虫蜡，味甘能气温。按甘益血补中，温能通经活络，故书载能止痛生肌，补虚续绝，与桑螵蛸同有补虚之意，可为外科圣药。是以郑赞寰云，汪御章尿血，用白蜡加于凉血滋肾药中遂愈，则知虫蜡亦皆生肌活血之味。但蜜蜡味甘淡涩微温，虫蜡则味甘不淡而温也。蜜蜡因有涩性，可以止渴、治痢；虫蜡涩性差减，而痢则鲜用也。"

（4）《东医宝鉴》："止咳止泻，润肺脏，厚肠胃。"

（5）《本经逢原》："治下疳；以 30g 入鲫鱼腹中煮食，治肠红。"

（6）《医林纂要》："补肺敛气。"

（7）《本草汇编》："虫百蜡与蜜蜡之白者不同，乃小虫所作也。其虫食冬青树汁，久而化为白脂，粘附树枝，人谓虫屎着树而然，非也。至秋刮取，以水煮溶，滤置冷水中，则凝聚成块矣。碎之，纹理如白石膏而莹澈。人以和油浇烛，大胜蜜蜡也。"

（二）应用

1. 各种出血　如吐血、尿血、下血、外伤出血，均可内服和外敷，有收敛止血作用。外伤出血可将其刮成粉末，掺敷伤口，以消毒纱布包扎，能迅速止血，并有止痛之功，乃家庭常备之良药。吐血、尿血、下血，可以刮成粉末，胶囊装盛内服，每次 2g，一日 2～3 次，甚效。对溃疡病出血尤为适合，以其不仅收敛止血，而且对溃疡面有促进愈合之功，并能止痛，可谓一举数得之妙品，朱老曩年常服。

【病案举例】方某，男，45 岁，工人。宿有便血之恙，顷又发作，腹痛，圊则下紫红色血液甚多，杂有黏液，曾作乙状结肠镜检查：于 12～17cm 处，见有溃疡 5 枚，黏膜充血，诊为溃疡性结肠炎。苔薄质淡，脉细。中气不足，由来已久，脾不统血，气不摄血，治宜补虚培中，收敛止血。予虫白蜡120g，研细末，胶囊装，每服6粒，一日3次，食前服。

药后便血逐步停止，腹痛亦定，乃继续服药以巩固之。一月后肠镜复查，溃疡已趋愈合，基本治愈。

2. 慢支久咳　本品具润肺补肺、敛气止咳之功，故凡慢支久咳，痰量不多，甚或痰中带血者，均可服用。性虽甘温，但温而不燥，故肺阴虚者，亦可用之。

【病案举例】岳某，男，64岁，农民。宿有慢支，秋冬更剧，咳呛痰少，有时痰中带血，胸闷，气短，口干少津。苔少质红，脉小弦。此肺之气阴俱虚，气失肃降之候。法当润肺敛肺，而定其咳。予虫白蜡150g，研细末，胶囊装，每服6粒，一日3次。药服一周，咳即减，胸痛口干已除，自觉甚适，乃继服之，而获临床治愈。

3. 血痢　多见于阿米巴痢或慢性溃疡性结肠炎患者，时作时辍，作则便下脓血，少腹隐痛。本品长于厚肠胃，又有止血定痛之功，故血痢颇为合拍。

【病案举例】常某，女，37岁，工人。有冷痢病史，每因感寒或饮食不节而引发；发则腹痛，便下脓血。素日面色不华，神疲乏力。苔薄质淡，脉细弱。此脾胃虚弱，湿热留恋，肠膜损伤之咎，治宜温中补虚，厚肠止血。虫百蜡150g，研细，胶囊装，每食前服6粒，一日3次。进药5日，便下脓血渐止，腹痛亦除。遂继续服药，以后即未再作。

4. 疮疡溃久不敛　凡疮疡溃久不敛者，多由气血亏虚，不能敛摄，而致脓水淋漓，疮口倒塌，色呈晦暗；本品既有补虚之功，更长于生肌收敛，颇具捷效，故丹溪翁称其为“外科要药”，信不诬也。

【病案举例】霍某，男，57岁，农民。左大腿内侧于一年前漫肿无头，两月后溃破，脓水清稀，迄未愈合。面色㿠白，神疲乏力，纳呆欠罄，苔薄质淡，脉细软。此阴疽之候也。法当补虚收敛，生肌长肉。处方：虫百蜡120g（溶化），合欢皮、儿茶各30g，研细末，和入同熬成膏药，外敷，每日换药一次。6日后，脓水减少，肉芽亦趋红活，继用两周，而获愈合。

5. 跌打损伤　凡由于跌打损伤而致局部肿痛者，均可以此外敷，有消肿定痛、续筋接骨之功。

【病案举例】殷某，女，11岁，学生。不慎跌仆，右膝血肿疼痛，活动欠利，经X线检查未发现骨折现象，予虫百蜡，置锅内溶化，涂于纱布上贴肿痛处，两日一换，3次即消肿定痛。

（三）按语

虫百蜡，禀秋之敛燥之气，质坚性涩，色白属金。虽历代文献谓其入“心、脾二经。”观其所治，实则入手、足太阴，手、足阳明经，故敛肺气而治肺气久咳，涩肠胃以疗久痢肠风、胃溃疡出血，功与御米壳、白及相类。肺合皮毛，故兼善治疮口不敛之证。蜂蜡、虫蜡均有抑菌抗炎作用，用其为基质配合对症方药的药粉制作成蜡丸，可延缓释放时间，相当于中药缓释剂型，用于治疗各种慢性炎症性疾病可延长作用时间，明显增进疗效。

本品自元朝以来，人始知之，至明代而广为应用。朱丹溪称其“生肌止血定痛，补虚续筋接骨”。并强调其“禀受收敛坚强之气，为外科要药”。与合欢皮同入长肌肉膏中，用之神效。时珍指出：“入丸散服，杀瘵虫。”由于它具有补肺敛气之功，故《东医宝鉴》谓其能“止咳止泻，润肺脏，厚肠胃，”至斯可谓尽其用矣。

（马璇卿）

白螺蛳壳（《本草纲目》）

（一）概述

【别名】白螺壳（《肘后方》）、鬼眼睛（《纲目》）。

【科属】为田螺科动物方形环棱螺及其同属动物的陈旧螺壳。

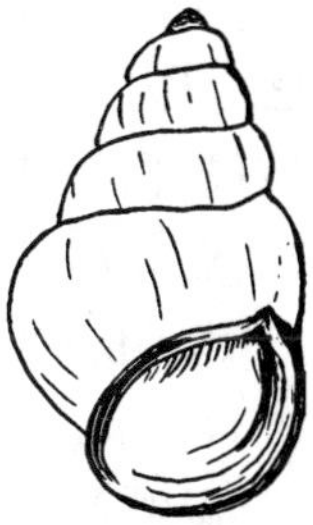

螺蛳壳

【生态】呈圆锥形，螺层7级，各级有棱，并有不明显的横斜线纹，壳口歪，卵圆形。壳外的角质膜已消失，故呈灰白色。体轻，质脆。气无，味淡。以陈久色白，壳顶不碎者为佳。产于浙江、江苏等地。

【成分】主要含碳酸钙（$CaCO_3$）。

【药理】未见报道。

【炮制】于破败的墙壁内及螺壳堆积处，收集年久色白者。白螺蛳壳：洗净晾干，碾成碎块。煅螺蛳壳：取净螺蛳壳，置坩埚内，煅至缸透，取出，放凉，碾末。

【药性】味甘，淡，性平；归肺、心、胃经。

【功效】①化痰：治疗痰热咳嗽，瘰疬；②和胃：治疗反胃、胃痛；吐酸；③敛疮：用于溃疡、烫伤、疳疮。

【用量】内服：研末，3～9g；或入丸剂。外用：适量，研末撒或调敷。

【禁忌】无。

【前贤论述】

（1）《纲目》：“治反胃膈气，痰嗽，鼻渊，脱肛，痔疾，疮疖，下疳，汤火伤。”

（2）《饮片新参》：“化热痰，治膈气疼痛，利水热。”

（3）《现代实用中药》：“治胃痛及胃酸过多。”

（4）朱震亨：“治痰积及胃脘痛。”

（二）应用

1. 吐酸 《孙文恒医案》载，治常患前后心痛，每痛必面赤手心热，耳鸣眩晕，即饮白汤，亦停膈间不下，且作酸呕逆，吐出皆酸水，五七日方止。四肢酸软无力，气逆上嗳，乃其常也。两手脉皆沉数，左弦，此上焦有痰饮故也。先以二陈汤加瓦楞子、滑石、吴茱萸、姜连、前胡、枳壳、竹茹、香附、大腹皮服，后以橘红、半夏、滑石各60g为臣，白螺蛳壳煅过120g为君，茯苓、姜连各45g为佐，旋覆花30g，吴茱萸9g为使，面糊为丸，每服9g，调理而愈。

2. 疟　沈菊人（《沈菊人医案》）治张某，三疟，进扶正达邪后，渐次轻减。微有形懔，是邪渐清澈之机也。惟大腹膨满依然，午后胀甚，正脾阳不运时候也。间或起核坚硬，面浮足肿，盛衰无定。此久病气虚，内夹湿痰，痰邪随气流行所致。诊脉仍滑而实，滑主痰，又主气虚，虚中夹杂之象也。法当理气化痰，以煎剂益气和脾，以丸药涤痰、降气，庶有益乎？人参、川朴、草果、鸡内金、制半夏、冬术、香附　炙草、炙蟾皮、姜枣。丸方：瓦楞子、海浮石、白螺蛳壳、陈皮、制军、白芥子、青礞石、上沉香末、草果，用大腹绒、麦芽煎汤泛丸。

3.《肘后方》治卒得咳嗽　白螺或白蚬壳，捣为末，酒服方寸匕。

4.《医学正传》治湿痰心痛　白螺蛳壳去泥沙，火煅为细末，每服方寸匕，温酒调下。

5.《纲目》“白玉散”治膈气疼痛　陈白螺蛳烧研，每服3g，酒下。

6.《谈野翁试效方》治瘰疬已散　白螺蛳壳为末，日日敷之。

7.《本草汇言》治诸疮烂湿不收　白螺蛳壳，火烧存性，敲碎，去壳内泥土，研极细掺之。

8.《澹寮方》治汤火伤疮　多年干白螺蛳壳煅研，油调敷。

9.《纲目》治杨梅疮烂　螺蛳壳、辰砂等份，片脑少许，为末搽之。

10.《奇效良方》“银粉散”治下疳阴头生疮　白螺蛳壳不以多少，火内煅酥为末，于水内飞过，去土石粗者，次用轻粉，随分量入在药内，每用少许，干贴在疮上。

（三）按语

白螺蛳壳，味甘，淡，性平；归肺、心、胃经。具有化痰；和胃；敛疮的功效，主治痰热咳嗽；反胃；胃痛；吐酸；瘰疬；溃疡；烫伤；疳疮。朱老指出：章次公先生对胃痛、吞酸经常应用，收效甚佳，今之胆汁反流性胃炎、胃溃疡均可用之。

（陈达灿　朱海莉　刘俊峰　刘炽　黄楚君）

十一、利水通淋

蝼蛄（《本经》）

（一）概述

【别名】土狗、蝼蛔、天蝼、蝚、螻姑、蝼窒、蟓蛉、杜狗、炙鼠、津姑、蝼蜮、仙姑、石鼠、硕鼠、蛞、地狗、拉拉古、土狗崽、地牯牛、拉拉狗、拉蛞。

【科属】为直翅目蝼蛄科，非洲蝼蛄 *Gryllotalpa africana* Palisot et Beauvois，华北蝼蛄 *Gryllotalpa unispina* Saussure 的干燥全体。

【生态】蝼蛄属不完全变态，其若虫和成虫相似。3 年完成一代。成虫和若虫在 60cm 以下土层越冬。3～4 月苏醒，喜在温暖湿润土中活动。4～6 月中旬发生最盛，6～8 月又迁入较深土层，若虫越夏，成虫产卵。每头雌虫产卵 120～160 粒。到 9 月上旬气温稍低时，越夏若虫又上升到表土危害。气温 15～27℃活动最盛，低于 12℃就停止活动。

（1）非洲蝼蛄，成虫全体淡黄褐色或暗褐色，全身密被短小软毛。体长 2.8～3.3cm。头圆锥形，暗褐色，触角丝状，复眼卵形，黄褐色。咀嚼式口器。前胸背板坚硬膨大，卵形，背中央有一条下陷的纵沟。前翅革质软短，黄褐色。后翅大，膜质透明，淡黄色，前足发达，扁铲状；中足较小；后足长大，腿节发达，在胫节背侧内缘有 3～4 个能活动的刺。腹部纺锤形，柔软，尾毛 1 对。

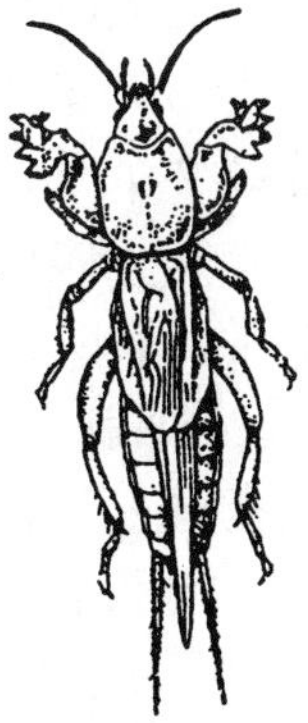
非洲蝼蛄

（2）华北蝼蛄，与前种的主要区别是体形较大，体长 3.9～4.5cm，体色略浅，腹部圆筒形，后足胫节背侧内缘有活动的刺 1 根，有时消失。数量较少。余同前种。

【成分】蝼蛄机体组织中含 15 种氨基酸[1]，主要有精氨酸（arginine），胱氨酸（cystine），组氨酸（histidine），赖氨酸（lysine），牛磺酸（taurine），谷氨酸（glutamic acid）及微量的亮氨酸（leucine）等。前肠中有牛磺酸。中肠中含淀粉酶（amylase），α-葡萄糖苷酶（α-glucosidases），如麦芽糖酶（maltase），松三糖酶（melezitase），蔗糖酶（sucrase）及海藻糖酶（trehalase）。尚有β-半乳糖苷（β-galactoside），β-果糖苷（fructoside），胰蛋白酶样蛋白酶（trypsin-like proteinase），凝乳酶（chymosin，rennin），氨肽酶（aminopeptidase），氨基三肽酶（aminotripeptidase），氨基乙酰基-L-亮氨酸二肽酶（glycyl-L-leucine dipeptidase）脂酸酶（lipase）。含有多种不饱和脂肪酸[2]，如油酸、亚油酸、亚麻酸，甲酯亚油酸（linoleic acid methyl ester），后者与促进溃疡面愈合有关；蝼蛄具有比一般利尿中药更高的钾元素含量，与其它抗癌中药相比。蝼蛄中的微量元素 Fe，Zn，Cu，Mn，Se，Sr 等含量比较高，这可能与其解毒、排石和抗肿瘤等功效有较为密切的相关性[3]。

【药理】

（1）促进创面愈合：德国学者[4]用裸鼠动物模型证明，油浸蝼蛄提取液可促进创面上皮细胞、新生血管再生，创面愈合时间显著提前（12.7±0.9vs.16.3±2.2 天（$P<0.05$）。通过包皮基质角蛋白细胞培养系含量测定（foreskin basal keratinocyte cell culture assay），其有效成分为甲酯亚油酸（linoleic acid methyl ester）。

（2）利尿作用　张颂等[5]给家兔灌胃蝼蛄全体（未去头、足、翅）粉混悬液 100ml/d，连续 1 周，白天排尿未见增加的占 50%，排尿率增加 15% 以上者占 12.5%，表明无显著的利尿作用。

蝼蛄之所以能利水消肿，吴维智认为它的主要作用是使体内积蓄的尿酸大量被排泄；因为蝼蛄含有硫胺素和碱性铵盐，故有利尿消肿之功效。其机制是由于碱性铵盐经吸收之后，在体内起分解作用，游离出氨基，再经肝脏的作用，变成尿素，由肾脏排泄时在肾小管内形成“渗透性之利尿作用”。

（3）安全性好：给小鼠饲喂蝼蛄粉 5g/d，连续 1 个月：家兔 0.5g/（kg·d）连续 2 个月，均未见毒性反应。小鼠发育正常，雌鼠正常怀孕，幼鼠发育良好。家兔体重、白细胞计数、血红蛋白含量测定、尿蛋白及沉淀检查均未发现异常，表明无长期毒性反应。

【炮制】去头、足、翅，生用研末或入煎剂。亦可瓦片焙干，文火加热，至老黄色，有香气逸出为度。

陶弘景曾谓其“自腰以前甚涩，能止大小便；自腰以后甚利，能下大小便。”①张颂等对蝼蛄的利尿作用和毒性进行了实验。他们将蝼蛄不分头、足、身，直接研成粉末，用小鼠及家兔实验，结果无毒性反应，但亦未发现其明显的利尿作用。②吴维智用去头、足、翼的蝼蛄治疗 17 例水肿病（包括贫血性、营养性、心脏性、肾脏性、脚气性及其它疾病引起的水肿）均有效果，多数患者于服蝼蛄后1～3小时即开始小便，其量和次数逐渐增加，在服药后第3～5日时利尿通便作用最为显著，而消肿也最明显。朱老指出：由此可知，前人的实践经验非常可贵，对中药的炮制方法切不可忽视，否则将影响疗效。

【药性】味咸性寒，无毒，入胃、膀胱经。

【功效】①利水通便；②消痈解毒；③下胞衣，出肉中刺；④淋巴结核；⑤促进皮肤黏膜创面愈合。适用于水肿，小溲不利，尿路结石，痈肿恶疮，胞衣不下，淋巴结核，小儿疳积等症。

【用量】煎剂用6～12g，如作散剂，每次1～2g，日3次，效果较汤剂为著。外用适量，研末调涂。

【禁忌】蝼蛄是一味利水通便的佳药，配合蟋蟀并用，则其效更彰。但对虚弱患者，用量宜小，或伍以补益之品始妥，诚如朱丹溪指出的："蝼蛄治水甚效，但其性急，虚人戒之"。

【前贤论述】

（1）《本经》：味咸寒，主产难，出肉中刺，溃痈肿，下哽噎，解毒，除恶疮。

（2）《日华》：水肿，头面肿。

（3）《本草纲目》：利大小便，通石淋，治瘰疬骨哽。

（4）朱震亨：治口疮甚效。

（二）应用

1. 水肿　蝼蛄（去头、足、翼），文火焙微干脆，研细末，每服2g，开水或米汤送下，一日3次。朱老认为，凡水肿而体气不太虚弱者均可用，服后尿量增加，大便可由此转稀，次数增多，肠鸣而并不腹痛。一般可连续服用5～7天。体虚者可用黄芪、党参各15g煎汤送服。

此外，合肥张孟林氏[6]利用附姜蝼蛄散治肾阳虚顽固性水肿也取得较好疗效。组成：蝼蛄100条（焙干），淡附片50g，淡干姜30g。用法：上方共研细末，分成30包，每日2次、每次1包。

【病案举例】褚某，男，14岁。学生。患肾炎3年，近年水肿加重，用西药利尿剂，水肿时消时复，面色苍白，面目水肿，畏寒，尿少。尿化验：蛋白（++），管型（+），舌淡胖嫩，脉沉细。配上方，服2天，尿量增多。服7天水肿消尽。尿蛋白（±）。

2. 术后尿潴留　蝼蛄用于腹部手术后膀胱麻痹引起的尿潴留也甚效。宋·许叔微《本事方》用蝼蛄、蜣螂虫七个，新瓦焙焦黄，研末，白开水一次送服，治二便闭结有速效。今人以之治肠及膀胱麻痹而引起之二便不通亦效，可以相互参证。

【病案举例】徐某，男，40岁，干部。患者于1975年3月26日入院，在腰麻下施行阑尾切除术，术后3小时少腹胀痛欲尿，历4小时仍不能排出，呻吟不已。给蝼蛄（去头、足、翼）20只煎汤一小碗顿服，一小时后排尿1000ml，腹胀痛随之缓解。

按：此为南通市第一人民医院高志清医师提供，据述已应用数十例，均获良效。如作散剂，每服2～3g亦可。

3. 产后尿潴留　产后癃闭无论中医、西医都认为是病在膀胱。从中医角度来看乃属妇女产后血虚气弱、膀胱气化失职所致。前者为患病之本，但气血难以速生；后者为患病之标，而标甚急，急需通小便。使用蝼蛄一味，直入主题，药症相契，力专效宏。[7]

【病案举例】刘某，女，24岁，工人。1998年8月28日就诊。患者足月产后3日，小便不通。患者为初产妇，产时第2产程延长，产钳助产。产后因排尿困难，小便点滴不出，妇产科予以导尿。但两天多后虽然取出了导尿管，患者小便仍然难以排出。时下患者已经半天未排小便，小腹胀满不适，倦怠自汗，烦躁不安，因为担心会增加尿量而拒绝饮食，舌淡苔薄。处方及治疗：晚间路灯下捉蝼蛄9枚，去掉头及翅足，锅中微炒，加水煎汤约120ml，趁热服下。药后50分钟左右患者小便顺利排出，当夜终于轻松而眠。

按语：产后使用蝼蛄，其一因其利尿作用确凿，民间又有其治产后癃闭的效验传闻。其二是《别录》记载蝼蛄“无毒”，且现代药理研究及临床报道均证实了这一点，产妇服用无碍。其三是产妇年轻且产前体健，虽产时气血受损，但产后已两日有余，其身体得到一定程度上的调整和恢复，无实质性的气弱体虚的征象。故用蝼蛄汤治疗，果然获得佳效。

4. 截瘫后尿潴留　用大剂量土狗治疗截瘫后尿潴留疗效满意。7例患者中，男5例，女2例；年龄最大者61岁，最小者19岁，平均43岁；截瘫后尿潴留病程最长11个月，最短2个月，平均4.4个月。7例患者均为外伤致脊髓横断截瘫引起的尿潴留。用蝼蛄粉治疗前均排除膀胱、下尿道器质性病变和梗阻。治疗：用蝼蛄粉5g，温开水送服，每4小时用药1次，小便畅通后再继服2次。结果：7例患者治疗后均恢复自主控制排尿，其中2日后恢复者1例，3日后恢复者3例，4日后恢复者2例，6日后恢复者1例[8]。

5. 肝硬化腹水　朱老认为，此症一般根据虚实论治，虚则从脾肾入手，实则清热利湿，而不宜猛峻攻逐；但如腹水较甚，小便欠利，则需攻补兼施。章次公先生尝用下方，屡收佳效：蝼蛄（去头、足、翼）、蜘蛛各两对，黄芪9g，地鳖虫4.5g，研细末，分4次服，一日2次。可以连续服用。

按：此方配伍甚佳，蝼蛄得蟋蟀其利水消胀之功益著；地鳖虫活血化瘀，消症散结；黄芪补气利水，缓和上药，合而扶正祛邪，标本并顾。

无锡陶念唐老医师治疗肝硬化腹水经验，有万人以上病例，疗效可靠（《医海拾贝》205页）。用蝼蛄20g，盐炒黄柏10g，盐水炒知母10g，肉桂5g

（后三味为滋肾通关丸）。内服外敷均可。内服将上药共研细末，每服10g，6小时服1次，其外敷法，将上药细末适量，加葱7根，生姜少许，共捣成饼，纳脐部，外用布扎之，6～8小时更换一次[9]。

用蝼蛄治疗臌胀。用蝼蛄（焙）20g，大青蛙1只，砂仁6g，木香6g，大腹皮、党参各15g，黄芪20～30g，鳖甲（煅）、茵陈、马鞭草各20g治之。用法：先将砂仁、木香纳入青蛙腹内，用泥封固，火煅至泥枯为度，取青蛙及内药，加蝼蛄、鳖甲共研细末，用上方煎水冲服。适用于臌胀腹大，青筋暴露，尿量减少，饮食纳差，胁肋胀痛，面色黧黑。化验检查：肝功异常，白、球蛋白倒置者。用此法加减治疗肝硬化失代偿期腹水，有明显的利水消肿作用。且能升高白蛋白、降低球蛋白，促进肝功能恢复，疗效满意[10]。

6. 慢性肾炎、尿毒症　慢性肾炎及尿毒症是指肾炎缠延已久，迭治乏效，导致肾功衰竭，而精神萎靡，头眩视眊，嗜睡食少，经常泛呕，小便短少，周身浮肿，苔少质淡滑，舌体瘦薄而细长，脉沉细或细数。朱老认为，此属脾肾两虚，命门火衰，水气泛滥，浊阴上逆，正虚邪盛之危候。治宜温肾补脾，疏肝理肺，益火之源以消阴翳，则肾阳得振，脾胃健运，气化水行，而诸证自已。湖北中医药大学张梦侬氏认为："此时若投微量轻剂，则力小邪不能却；若用大量重剂，则力猛正不能胜；故重用温中利湿，养胃健脾之白扁豆为主，佐以行水消肿之赤小豆，散结消胀之大麦芽，使以逐水去瘀之蝼蛄、䗪虫，更合入治肾炎重症之效方（麻黄4.5g、白术、白芍、陈皮、木通、熟附片各9g，知母、泽泻、炒地肤子、车前草、茯苓各12g，细辛3g，桂枝4.5g，生姜五片），共研为散，名'白扁豆散'，每服9g，日3次。此乃重症轻提，急药缓用，补而不滞，行而不峻，如能坚持服用，不急于求成，多能转危为安，并有得到完全治愈的。"这是经验之谈，值得学习。'但在病情危急时，要中西医结合，协力抢救，病情稍转稳定后，再以此散巩固善后，以求根治。"白扁豆散"方：白扁豆300g，赤小豆240g，焦白术、白茯苓、熟附片、泽泻、麻黄、桂枝、炒白芍、炒黄柏、车前子；木通、陈皮各60g，炒知母、炒地肤子、炒麦芽各120g，甘草、细辛、干姜各30g，蝼蛄（去头、足、翼）、地鳖虫各36个，同炒，以扁豆焦枯为度，共研极细末，瓷瓶密贮，每次6～9g，以米汤调服，最好干嚼，以少量开水送服，一日3次。以一料服完为一疗程，重病可连服3剂。妇女患者，可于本方内加入茺蔚子、泽兰、当归各60g，效果更好。

【病案举例】田某，男，31岁，孝感市白河区。慢性肾炎多年，面、肢反复浮肿，尿蛋白经常存在，住院治疗无效。于1969年10月28日就诊，予本方白扁豆散，初服一料，浮肿全消，尿检多次，蛋白完全消失，继服本方一料痊愈。

按：中国人民解放军一九零部队医院曾以此方试治130例均有显效。在病情危急时，可先服肾炎重症方之汤剂（可随证损益），后继服此散为是。

7. 钢铁屑梗喉疼痛　以蝼蛄炙研末，每用1.5g，温水调匀，滴入喉中，自可获效。

8. 胞衣不下　产后胞衣不下，困极腹胀，《延年方》用蝼蛄7枚，水煮20分钟，温服。

9. 泌尿系结石　蝼蛄4～7个，焙干研末，开水调服，米酒为引，一天一次。

10. 外伤引起尿闭　蝼蛄两只，蟋蟀一只，菊叶10g，共捣烂揉成丸，以金钱草120g，煎水送服。

11. 拔铁钉、竹木刺、玻璃入肉　蝼蛄5～10只，黄糖15～24g，共捣烂敷之。（另一方加川续断15g，冰片0.6g，效更佳。）用后3～6小时，异物可自行退出。

【病案举例】成某，男，25岁。劳动时不慎为竹篾刺入肉内，拔之难出，又不愿手术，即予上法，敷后约3小时许，竹刺即退出。局部涂龙胆紫而愈。

12. 淋巴结结核　《本草纲目》引救急方用蝼蛄七枚生取肉，入丁香7粒于壳内，烧过，与肉同研，用纸花贴之。治疗颈项瘰疬。

以单方蝼蛄治疗20例淋巴结结核，均获得痊愈。治疗方法：蝼蛄（俗称拉拉蛄）1个，鸡蛋1个。先将鸡蛋一端打成1个小孔，把蝼蛄放入鸡蛋内，然后用纸把小孔封糊，用文火把鸡蛋烧熟后剥去蛋皮。每次吃1个，日1次。病情轻者服21个左右就能痊愈。临床观察本药没有副作用，服药期间，不需要服其他药物[11]。

用蝼蛄鸭蛋治疗瘰疬：药物：蝼蛄（即土狗）1只（鲜品为佳，干品亦可），绿壳鸭蛋1个。用法：将鸭蛋锥一个小孔，蝼蛄装入蛋内用火纸叠为七层，清水浸湿，将蛋裹住，置细灰火内烧熟，除去蛋壳后内服。每日早上服1个，连服7～14个。

【病案举例】吴某，男，13岁，患者于1980年5月，左颈部起瘰疬7个，大小不一，按之疼痛，推之可移动。经中西医治疗效果不好，按上法制蝼蛄蛋内服，连服7个，瘰疬全消[12]。

13. 小儿疳积　梅氏用家传验方蝼蛄蛋治疗小儿疳积65例，治愈60例，无效5例。其中男36例，女29例。年龄最小2岁，最大7岁。主症：形体羸瘦，肚腹胀大，口渴，食少。方药及用法蝼蛄（活者为佳）、鸡蛋各一个。先将鸡蛋敲一小孔（约蚕豆大）。再将蝼蛄放入蛋内，用纸封固，或用胶布贴封。后将蛋煨熟，一日一个，一次食之。轻者用3个，重者间隔一周后再用3个，即可生效。

【病案举例】陈某，男，3岁。1980年9月3日诊见肌肤羸瘦，肚大青筋暴露，触之如石，仅食蝼蛄蛋3个，积消食增，逐日康复。

（三）按语

蝼蛄，俗名土狗，为农村常见害虫。其主要功效在于利尿消肿，对于急性实证癃闭，肾炎、肝硬化导致的水肿疗效显著。从神农本草经到现代，都得到印证，但其利尿消肿的药理作用仍未得到可信的数据支撑。需要进一步研究，究竟是没有去头足翅的原因，还是研究方法不得当？比如：蝼蛄对于水肿的患者（动物模型）有效，而健康的人（或实验动物）无效？进行动物实验时需考虑到这一点。

不但在中国，而且在国外，蝼蛄都得到重视及深入研究。早在第二次世界大战时，许多受伤的士兵伤口不易愈合，就使用蝼蛄的油浸出液外涂促进创面愈合。最近德国学者进一步研究发现，蝼蛄中的甲酯亚油酸可促进创面内皮细胞及新生血管的再生，大大缩短了创面的愈合时间。这可能是中医记载蝼蛄可拔铁钉、竹木刺、玻璃入肉的机制之一。

参 考 文 献

[1] 魏道智，郭澄 . 蝼蛄的化学成分和临床应用研究［J］. 时珍国医国药，2002，13（7）：427-429.

[2] 魏道智，宁书菊，陈磊，等 . 蝼蛄化学成分研究（I）［J］. 中草药，2007，38（7）：992-993.

[3] 魏道智，郭澄 . 中药蝼蛄中微量元素与临床药效的相关性分析［J］. 广东微量元素科学，2002，9（10）：64-67.

[4] Zimmer MM，Frank J，Barker JH，Becker H.Effect of extracts from the Chinese and European mole cricket on wound epithelialization and neovascularization：in vivo studies in the hairless mouse ear wound model.Wound Repair Regen.2006 Mar-Apr，14（2）：142-151.

[5] 张颂，杭秉倩，张香莲 . 蝼蛄的利尿作用与毒性实验［J］. 新中医药，1958，9（4）；22.

[6] 张孟林 . 附姜蝼蛄散治顽固性水肿［J］. 湖南中医杂志，1987，（4）：52.

[7] 丁勇 . 蝼蛄汤治疗产后癃闭 1 例［J］. 医学理论与实践，2002，15（10）：1141.

[8] 姜国军 . 蝼蛄粉内服治截瘫后尿潴留 7 例［J］. 国医论坛，2001，16（3）：34.

[9] 孟景春 . 蝼蛄消肝硬化腹水［J］. 江苏中医，1995，16（9）：21.

[10] 王贯中 . 几味虫类药的临床运用体会［J］. 现代中医药，2004（3）：52.

[11] 刘广起 . 蝼蛄治疗淋巴结结核［J］. 辽宁中医杂志，1988，（3）：47.

[12] 吴克纯 . 蝼蛄蛋治瘰疬［J］. 四川中医，四川中医，1984，（3）：17.

（郭建文　潘峰）

蟋蟀（《本草纲目》）

（一）概述

【别名】促织（《广雅》），将军（《纲目拾遗》），叫鸡、唧唧（《贵州民间方药集》），斗鸡（《药材资料汇编》），蛐蛐（《河北药材》），夜鸣虫（《中药志》）；其它别名还有：莎鸡、酸鸡、梅鸡、火鸡、促机、纱绩、秋虫、斯蠡、络纬、赚清、才节、旺孙等。

【科属】蟋蟀科动物蟋蟀 *Gryllus chinensis* Weber 的干燥全虫。

【生态】成虫体长 1.5～2cm，体形圆长，黑褐色，光泽如漆。头顶短圆，半球形复眼，之间为长丝状触角。口器有两片锯刀形大腭，性好斗。翅两对，雄虫前翅基部有坚硬透明的发声器，震动翅翼可发出唧唧鸣声。足 3 对，后足发达、善跳。生活于潮湿的草丛中，夜间觅食，喜食植物嫩芽及幼根。广泛分布于全国大部分地区。

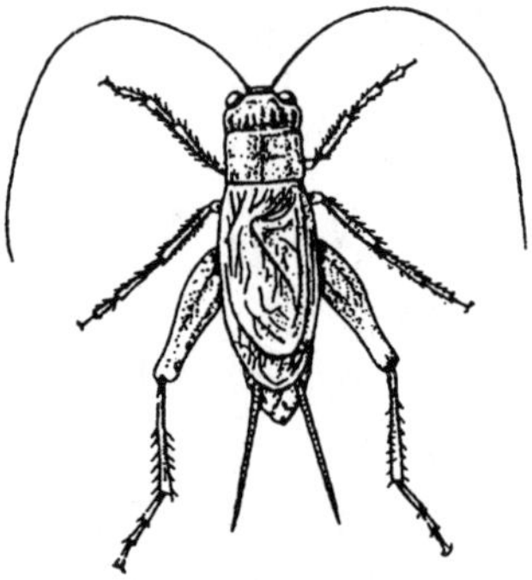

蟋蟀

【成分】含棕榈酸、硬脂酸、油酸、亚油酸、亚麻酸等多种脂肪酸，并含精氨酸、赖氨酸等多种氨基酸，此外含有多种胍基化合物。

【药理】

（1）从同科动物台湾油葫芦体内提取出蟋蟀退热素，具有扩张血管，降低血压的作用。

（2）用蟋蟀的醇溶性浸出物，对部分发热家兔试验有退热作用，优于地龙的醇浸液及水浸液。

（3）蟋蟀提取物有兴奋膀胱括约肌、缓解输尿管痉挛的作用。

【炮制】秋季捕捉，沸水烫死，晒干或焙干备用。

【药性】辛咸、微温，无毒。归膀胱经。

【功效】①通小便、消水肿；②解难产；③发痘疹；④治阳痿。

【用量】一般用作汤剂每日用 6～10g；治疗癌性胸腹水通常用 10～15g，偶见轻微腹泻，未见其它不良反应；焙研细末吞服，每次 1.5～2g，其较汤剂为胜。

【禁忌】孕妇忌服。

【前贤论述】

（1）《本草纲目拾遗》："性通利，治小便闭。"

（2）《药性考》："能发痘。"

（二）应用

1. 小便不通　凡小便不通，小腹胀痛者，可用蟋蟀 1 只，瓦焙干为末，白滚汤下。小儿半只即通。《现代实用中医药》载叶桔泉治老人尿闭方：蟋蟀、蝼蛄各 4 只，生甘草 3g，煎汤服，日 3 次。

蟋蟀性温，能益肾通利，故不论跌仆损伤致气血瘀滞尿闭，还是老年肾气匮乏之癃闭均可奏效。古人用蟋蟀，喜成对使用，现在因药材难以按此要求，故按克称量，未见疗效减弱。本品利尿消肿作用甚为显著，对膀胱麻痹之尿闭及慢性肾炎之尿少，均有效。据报道，它能对抗因碱性药和水分输入引起的液体潴留，所以对尿毒症亦有帮助。

2. 慢性肾炎水肿　一法：慢性肾炎小便短涩不利，面肢浮肿，合并腹水者，章次公先生用焙蟋蟀、炙蝼蛄（去头、足、翅）各 30g，焙干共研细末，分作 30 包；每日 1 包，分三次服；并以黄芪 15～30g 煎汤送服（如阳虚甚者，加熟附子、仙灵脾各 12g）。攻补兼施，效果甚佳。

二法：蟋蟀、蝼蛄、琥珀各 2g，沉香 1.2g，取干品共研细末，作一日剂量，分成 2 次服用。此法效力颇宏，用于慢性肾炎、尿毒症、肾病综合征均可收效。朱老经常应用。

3. 晚期肝硬化腹水　"复方蟾蜍胶丸"：蟾蜍 8g，蟋蟀、蝼蛄各 2g，地龙 0.8g，分别焙干研细，混匀，分装 40 个胶囊。每天服 4 次，每次服 2 粒。有利水消胀之功。

4. 肝肾综合征　朱老经验，凡肝肾综合征而致的黄疸，腹水，昏迷嗜睡，神情淡漠，苔浊腻，脉细弦，症属湿浊蒙蔽心神者，可用化湿、泄浊、开窍之品，如石菖蒲、郁金、远志、竹沥夏各 9g，陈京胆 6g，沉香片 1.5g，茯苓 12g。如腹满、尿少者，可再用蟋蟀、琥珀各 1g，沉香 0.6g，研末吞，日 2 次，有利尿、消胀之效。

5. 恶性肿瘤并发浆膜腔积液　此类浆膜腔积液比较顽固，常规方法治疗疗效不佳，可加蟋蟀，煎剂用至 10g 以上可取得较好疗效。治疗胸水宜配伍葶苈子、猪苓、泽漆、桑白皮；治疗腹水宜配伍蝼蛄、楮实子、庵闾子、茯苓、大腹皮等增加疗效，且需坚持较长时间方能获满意效果。

【病案举例】患者陈某，男性，39 岁，景德镇人，因"呕血伴黑便一月余"由门诊拟"贲门癌术后"于 2008 年 12 月 17 日收住入院。患者 2008 年 10 月 28 日无明显诱因下出现呕血伴黑便，至慈溪市人民医院查胃镜示：贲门癌，11 月 11 日行"贲门切除术"。术后呕血伴黑便症情缓解，未化疗。刻诊：左侧胸腹部麻木，轻微疼痛，纳差，消瘦，舌淡红，边有齿痕，苔薄白，脉细小弦。查体：浅表淋巴结未触及肿大，皮肤巩膜无黄染，左下肺语颤减弱、呼吸音消失，叩呈实音，未闻及明显干、湿啰音。心率 72 次 / 分，律齐，未闻及病理性杂音，腹平软，无明显压痛、反跳痛，肝脾肋下未及，墨菲氏征阴性，移动性浊音阴性。血常规：RBC3.62×10^{12}/L，HB102g/L，PLT178×10^9/L，WBC5.6×10^9/L，Ne68.5%，本院B超：肝区光点稍增粗，分布欠均匀；左侧胸腔积液（左侧胸腔内见液性暗区，约45mm）。诊断为“贲门癌术后，左侧胸腔积液”。辨证属“正虚邪恋，悬饮停滞”。中药处方：扶正消癥汤加金荞麦60g，鱼腥草、葶苈子、藤梨根、蒲公英、生白术各30g，猪苓、党参各20g，蟋蟀15g，泽漆、桑白皮、蜈蚣粉、姜半夏各10g，连服30帖，复查B超：左侧胸腔内液性暗区约25mm。因左侧腰部疼痛，予加制延胡索30g继续服用30帖，复查B超：左侧胸腔内未见液性暗区，乃继续巩固服药。

6. 阳痿

（1）熟地、仙灵脾各12g，炙蟋蟀1对，锁阳、肉苁蓉各9g，紫河车、甘草各4.5g，水煎服，或作丸剂。治阳痿有效。

（2）蟋蟀、蜻蜓各20只，狗肾1条焙干，共研细末，每次0.6～0.9g，兑酒服。

7. 难产　炙蟋蟀一对，研细末，温水送下，治阵缩无力之难产。

8. 治疗糖尿病　蟋蟀9只，新瓦焙干为末，每天分作3次，黄酒少许冲服，连服14日为一个疗程。

（三）按语

朱老指出：蝼蛄与蟋蟀均为利水消肿药，但蝼蛄性寒而力较猛，蟋蟀性温而稍缓。前者多用于体质壮实者，后者体气偏虚者亦可用。临床上遇各种水肿，二便不利者，以两者并用，其效益宏。蝼蛄不仅能利小便，且兼通大便，故脾虚便溏者当慎用。蟋蟀性温，能兴阳事，配合温肾助阳药，善治阳痿。凡水肿而体虚者，与培益之品同用，可收攻补兼施之妙。

（马璇卿）

十二、化痰定喘

猴枣（《药物出产辨》）

（一）概述

【别名】猴子枣、羊肠枣（《药物出产辨》），猴丹（《中国医学大辞典》），申枣（《药材资料汇编》）。

【科属】为猴科动物猕猴 *Macaca mulatta* Zimmermann、短尾猴 *Macaca speciosa* F.Cuvier 等的内脏结石，以胆结石效佳。

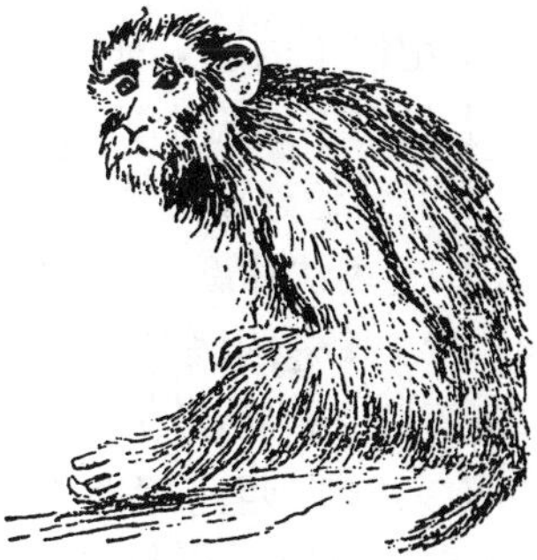

猕猴

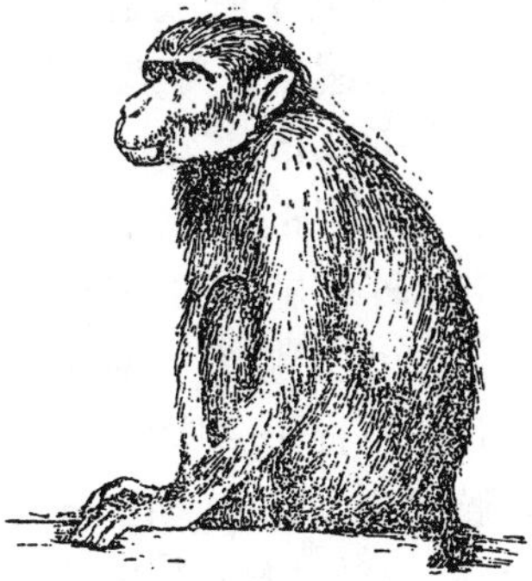

红面猴

【生态】[1]

（1）猕猴：又名狙、沐猴、王孙、马留、猢狲、恒河猴、广西猴、黄猴。体形稍瘦小，头顶无“漩毛”，肩毛短而尾较长，约为体长之半。颜面和两耳多呈肉色，两颊有颊囊，手足均具5趾，趾端有扁平的趾甲，臀胝发达，呈红色，雌体更红。毛色随年龄、地区而异，一般为深棕色，背面上半部呈灰棕色，至臀部逐渐变为深棕色，肩及前肢略灰，胸腹部淡灰色。栖息于石山、树林、裸岩等环境。营集群生活。分布于广东、海南、广西等地和长江流域大部，青藏高原及山西、河南、河北等地亦有零星分布。猕猴为国家二级保护动物，禁止滥捕。

（2）短尾猴：又名：红面猴、断尾猴、青猴、黑猴。体形较猕猴大，大者可重达15kg。四肢等长，尾很短，仅6cm左右。壮年时颜面

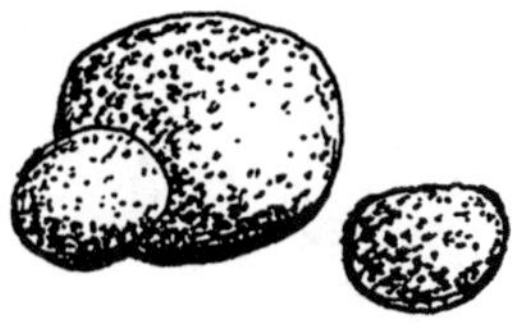
猴枣

红色，小猴随性成熟而变红，老年后褪去红色变为紫色或青黑色；头顶之毛较长，由正中向两侧分开，是与猕猴的主要区别点。生活于热带、亚热带地区，栖息环境与猕猴相似。群居。余皆与猕猴相似。分布于西南及江西、福建、湖南、广东、广西、西藏等地。

猴枣乃猴之内脏结石，是椭圆形，大小不一，一般多为小枣，故名猴枣。外光亮，呈灰褐色，触之易碎，有层纹，以粒大、色深、质脆者为优。

【成分】多含钙盐，猴胆石含牛黄胆酸、牛磺酸脱氧胆酸、甘氨胆酸、牛黄熊脱氧胆酸、胆甾醇等。

【药理】未见报道。

【炮制】四季均可捕捉，捕杀后，剖腹，取出内脏中的结石，于通风处晾干后砸开，除去杂质，研粉，过100目筛。

【药性】味苦、微咸，性寒，无毒；归心、肺、肝经。

【功效】清热镇惊，豁痰定喘，解毒消肿。主治①痰热喘咳，小儿惊痫、痰厥，咽痛喉痹。②清泄肝热，明目退翳。③外治瘰疬、痰核、痈疽。

【用量】内服：研末，0.3～1g，不入煎剂。外用：适量，醋磨涂患处。

【禁忌】妊娠期或脾胃虚寒者忌服。

【前贤论述】

（1）《饮片新参》："治虚喘，化痰纳气，治惊痫。"

（2）《中国医学大辞典》："治惊痫，小儿急惊，痰厥，热痰；疗痈疽，瘰疬，痰核，横痃。"

（3）《广西药用动物》："清热镇惊，豁痰定喘，解毒，消肿。主治痰热惊痫，小儿急惊、瘰疬。"

（二）应用

1. 小儿上呼吸道感染　在常规综合治疗的基础上加用琥珀猴枣散治疗小儿呼吸道感染，疗效较佳。琥珀猴枣散的服法：<100天0.1g/d，3次/日；小于1岁者0.15g/次，3次/日；1～2岁0.3g/次，2次/日，疗程3日。与对照组单纯采用常规综合治疗比较，治疗组总有效率95%，对照组总有效率75%，两组比较有显著性差异（$P<0.01$）[2]。

2. 小儿肺炎　对120例肺炎患儿经常规抗感染及祛痰止咳治疗7天后，肺部湿啰音仍无吸收者，同时加用口服琥珀猴枣散及东莨菪碱静滴治疗。琥珀猴枣散服法：<100天，每次0.1g，3次/日；100天≤年龄≤1岁，每次0.15g，3次/日；1岁<年龄≤2岁，每次0.3g，2次/日；3岁≤年龄≤7岁，每次0.3g，3次/日；7岁<年龄≤11岁，每次0.6g，2次/日；东莨菪

碱 0.01～0.03mg/kg，静滴，每日 2～3 次，观察湿啰音吸收时间。结果显示：治疗组总有效率为 92.5%，对照组总有效率为 82.5%，两组差异有非常显著性（$P<0.01$）[3]。

3. 小儿毛细支气管炎　在治疗组和对照组均采用激素、氨茶碱解痉平喘止咳、适当用抗生素及抗病毒药物、必要时给予吸氧等治疗的基础上，治疗组加用猴枣散口服，每次 1/2～1 支，2 次 / 日口服、连用 3～5 日。治疗组总有效率为 90%，对照组总有效率为 80%，两组比较有显著性差异[4]。

4. 儿童支气管哮喘　猴枣散治疗儿童支气管哮喘，每次 0.12g，口服，每日 3 次，1 周为 1 个疗程，停用其它治哮喘药。观察 38 例患儿，年龄最小 3 岁，最大 12 岁，结果：治愈 18 例（47.4%），有效 17 例（44.7%），无效 3 例（7.9%），总有效率为 92.1%[5]。

5. 痰稠难豁　凡重症病危而见痰稠难豁，有窒息之象者，每取 1g 研细末，温水送下或鼻饲之，日 2 次，多能取效，屡试不爽。朱老多次应用猴枣粉，均奏佳效，而免除气管切开之苦。

6. 小儿咳喘　用自拟清肺泄痰猴枣汤灌肠治疗小儿咳喘症，基本方：麻黄、炙枇杷叶各 6g，杏仁、桑白皮、葶苈子各 10g，淡黄芩、川贝、生大黄（后下）各 3g，地龙 5g，冬瓜仁 15g，猴枣散（兑入）2 支（每支 0.36g）。再随证加减。用法：每日 1 剂，煎前先浸泡半小时，煎 2 汁混合，取药液约 150ml 左右，兑入猴枣散搅匀，冷却至 37℃左右，早晚分 2～3 次灌肠。结果：完全缓解 47 例，显效 49 例，无效 2 例，总有效率为 97.96%[6]。

7. 癫痫　用猴枣散治疗癫痫 41 例，年龄最小 6 个月，最大 42 岁，经治疗 3 个月后，3 年内未复发，脑电图显示正常者有 12 例；经治疗 6 个月后，3 年内偶发 1 次，智商未受影响，脑电图显示正常者有 8 例；经治疗 6 个月后，3 年内癫痫发作明显减少，平均每年发作 1～3 次，脑电图异常者有 15 例；经治疗 8 个月后，3 年内癫痫发作未见减少和脑电图提示异常者有 6 例。总有效率为 84%[7]。

（三）按语

猴枣味苦、微咸，性寒，无毒；归心、肺、肝经。功效清热镇惊，豁痰定喘，解毒消肿。主治痰热喘咳，小儿惊痫、痰厥，咽痛喉痹；并可外治用于瘰疬、痰核、痈疽等症。猴枣散为清热豁痰良方，常用于痰热诸症。

参考文献

[1]《中华本草》编委会 . 中华本草［M］. 上海：上海科学技术出版社，1999：528.

[2] 陈丽 . 珠珀猴枣散治疗小儿上呼吸道感染疗效观察［J］. 儿科药学杂志，2006，12（3）：56.

[3] 庄帝钱，赵芳，彭俊波，等. 口服珠珀猴枣散联合东莨菪碱治疗湿啰音难以吸收的小儿肺炎疗效观察[J]. 中国医药导报，2008，5（19）：86.

[4] 马明方. 猴枣散合西药治疗毛细支气管炎40例临床观察[J]. 浙江中西医结合杂志，1997，7（5）：267-268.

[5] 张敏. 猴枣散治疗儿童支气管哮喘38例[J]. 上海中医药杂志，2006，40（11）：42.

[6] 高幼琴，陈中明，徐婕. 清肺泄痰猴枣汤灌肠治疗小儿咳喘症98例——附西药治疗50例对照[J]. 浙江中医杂志，2001，36（3）：109-110.

[7] 任方雄. 猴枣散治疗癫痫41例[J]. 实用中医药杂志，1995，11（5）：14-15.

（李靖）

蛤壳（《本经》）

（一）概述

【别名】海蛤壳（《饮片新参》）。

【科属】帘蛤科动物文蛤、青蛤等几种海蛤的贝壳。

【生态】生活于浅海泥沙中，能分泌胶质带或囊状物，使身体悬浮，借潮流而迁移。雌雄异体，生殖腺雄性乳白色；雌性米黄色。或生活于近海的泥沙质海底。春、秋季捕捞，去肉，洗净，晒干。我国沿海均有分布。

（1）文蛤：贝壳呈三角卵圆形，质坚硬，壳长60～122mm，高约为长的4/5，宽约为长的1/2。两壳顶紧靠、突出，位于背面稍靠前方，略呈三角形。小月面矛头状，狭长，楯面卵圆形，宽大。韧带黑褐色，粗短突出表面，壳表膨胀，光滑，壳皮黄褐色或红褐色，光亮如漆。自壳顶始，常有许多环形褐色带及呈放射状“W”或“V”字样的齿状花纹。生长线明显，细致无放射肋，腹缘圆。壳皮有时磨损脱落，显出白色。壳内面白色，前后缘略带紫色，无珍珠光泽。铰合部宽，左壳主齿3枚，前2枚短；后1枚长而宽，齿面具纵沟；前侧齿1枚，短突。右壳主齿3枚，前2枚短而呈人字排列；后1枚斜长而大；前侧齿2枚，1枚稍向腹面弯曲。外套痕明显，外套窦短而宽，顶央圆形。前闭壳肌痕小，略呈半圆形；后闭壳肌痕大，呈卵圆形。足扁平，舌状。

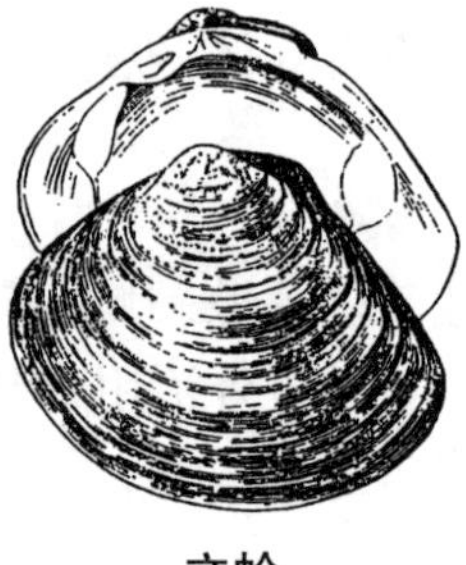

文蛤

（2）青蛤：贝壳2片，近圆形。壳长36.5～56mm，高几与长相等，宽约为长度的2/3。壳顶突出，位于背侧中央，尖端向前方弯曲。无小月面，楯面狭长，全部为韧带所占据，韧带黄褐色，不突出壳面。贝壳表面极突出，生长线在顶部者细密，不甚显著，至腹面渐粗大，突出壳面。表面淡黄色或棕红色，壳内面为白色或淡肉色，边缘具有整齐的小齿。小齿愈近贝缘愈大。铰合部狭长而平。左、右壳各具3个主齿。外套痕明显，外套窦深，白腹缘向上方斜伸至贝壳的中心部，后端宽，至前端渐狭，呈楔形。前闭壳骨痕细长，呈半朋状，后闭壳肌痕大，椭圆形。足扁平。舌状。

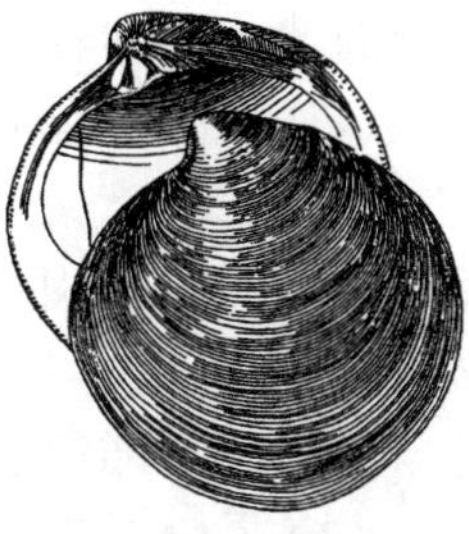

青蛤

【成分】含碳酸钙、甲壳质等。青蛤生品含碳酸钙96.01%，煅品含99.94%；文蛤生品含96.53%，煅品含98.99%[1]。文蛤含钙、钠、铝、铁、锶、镁以及钡、钴、铬、铜、锌、磷[2]。用X线荧光光谱仪对文蛤与青蛤壳的珍珠层进行多种元素的检测，在所测的17种元素中，含量高的为钙，而碘与镁未能检出[3]。

【药理】无记载。

【炮制】

（1）蛤壳：取原药材，洗净干燥，碾碎或碾粉。《普济方》云："研如面"，"水飞"。

（2）煅蛤壳：取净蛤壳，置无烟的炉上或置适宜的容器内，煅至酥脆，取出放凉，打碎。《直指方》："烧灰存性，为末。"

【药性】味咸，性平。归肺、肾、胃经。《药性论》谓："味咸，有小毒。"

【功效】①清肺化痰：主治痰热咳嗽；②软坚散结：主治瘿瘤，痰核；③利水消肿：主治湿热水肿，淋浊带下；④制酸止痛，主治胁痛，胃痛泛酸；⑤敛疮收湿：主治臁疮湿疹。

【用量】内服：煎汤，10～15g；或入丸、散。外用：适量，研末撒或调敷。

【禁忌】脾胃虚寒者慎服。《本草经集注》谓："蜀漆为之使。畏狗胆、甘遂、芫花。"

【前贤论述】

（1）《神农本草经》："主咳逆上气，喘息，烦满，胸痛寒热。"

（2）《新修本草》："主十二水满急痛，利膀胱、大小肠。"

（3）《日华子本草》："治呕逆，阴痿，胸胁胀急，腰痛，五痔，妇人崩中，带下病。"

（4）《本草纲目》："清热利湿，化痰饮，消积聚，除血痢，妇人血结胸，伤寒反汗，抽搦，中风瘫痪。"

（5）《本草求真》："与江海淡水蚌壳不同，功与牡蛎相似，但只有敛涩化坚解热之力，故能消痰止嗽治肿。"

（6）《本草汇言》："病因热邪痰结气闭者宜之，若气虚有寒，中阳不远而为此证者，切勿轻授。”

（7）《雷公炮炙论》：“凡修事（海蛤），于浆水中煮一伏时后，即以地骨皮、柏叶二味，又煮一伏时，后于东流水中淘三遍，拭干，细捣，研如粉，然后用。凡一两，用地骨皮二两，并细研，以东流力淘取用之。”“凡使海蛤，勿用游波蕈骨，其虫骨真似海蛤，只是无面上光。其虫骨误饵之，令人狂走，……只以醋解之。”

（8）《唐本草》：“海蛤，此物以细如巨胜、润泽光净者好，有粗如半杏仁者，不入药用。亦谓为耳蛤，粗恶不堪也。”

（9）《本草拾遗》：“按海蛤是海中烂壳，久在泥沙风波淘涵，自然圆净。有大有小，以小者久远为佳。文蛤是未烂时壳犹有文者，此乃新旧为名，二物元同一类。”

（10）《梦溪笔谈》：“文蛤即吴人所食花蛤也。魁蛤即车螯也。海蛤今不识，其生时但海岸泥沙中得之，大者如棋子，细者如油麻粒。黄白或赤相杂，盖非一类。乃诸蛤之房，为海水磨砺光莹，都非旧质。蛤之属其类至多，房之坚久莹洁者，皆可用，不适指一物，故通谓之海蛤耳。”

（二）应用

1. 痰饮心痛　明·楼英《医学纲目》以海蛤（烧为灰，研极细粉，过数日，火毒散，用之）入瓜蒌（蒂穰同研）内，干温得所为丸，每服五十丸。

2. 水肿，咳逆上气，坐卧不得　宋·王怀隐（《太平圣惠方》）以海蛤一两（细研），甜葶苈一两（隔纸炒令紫色），汉防已一两，杏仁一两（汤浸、去皮、尖、双仁、麸炒微黄），甘遂一两（煨令微黄），桑根皮一两（锉），捣罗为末，以枣肉和，捣二三百杵，丸如梧桐子大。每于食前，以大麻子汤下七丸。

3. 治水气头面浮肿，坐卧不安或嗽喘者　海蛤（捣研如面）一两，甘遂三分（为末，绢罗如面，用白面和作剂），郁李仁（汤浸去皮，微炒，研）一两一分。上三味，以桑根白皮一两，用水二升煮，如嫩，即加干枣三十枚，擘破，同煮取一升，去滓，取入前件药，和，如作索饼法，煮令熟，看冷暖得所，空腹服食。须臾快利，小便甚多。勿怪。（《圣济总录》海蛤索饼）

4. 咳嗽　咳嗽痰多，海蛤壳、半夏、桑皮、苏子、贝母各10g，瓜蒌15g，水煎服。

5. 血痢内热　宋·刘禹锡（《传信方》）以海蛤末二钱，蜜水调服，日二次。

6. 瘿瘤　宋·赵佶《圣济总录》记载，海蛤（研）、人参、海藻（马尾者，汤洗去咸，焙）、白茯苓（去黑皮）、半夏（水煮一、二沸，去滑、切、焙）各半两。上五味，捣罗为散。每服一钱匕，入猪靥子末一钱匕，甜藤一尺（去根五寸取之），甘草一寸，水五盏，同煎取一盏半，分三次。每次调散二钱匕，临卧服。

7. 鼻衄　鼻衄不止，宋·杨倓（《杨氏家藏方》）以蛤粉一两研极细末，槐花半两炒焦，碾为末，每服一钱，新汲水调下。如小儿只用半钱。兼治便血不止，不拘时候。

8. 淋巴结结核，甲状腺肿大　用海蛤壳12g，海藻、牡蛎各15g，夏枯草18g，水煎服。

9. 乳头破裂　清·鲍相璈（《验方新编》）用胭脂和蛤粉，以水调敷。

10. 治小儿佝偻病或因缺钙而痉挛抽搦　刘玉兰等用蛤壳、炮山甲片、炮鳖甲片各等份，蜂蜜适量。将前三味研极细粉，炼蜜为丸，以米汤送之，每服10g（小儿减半），1日2次。

11. 小儿痟水，肿满气急　明·朱杮（《普济方》）用海蛤、泽泻、防己各一分，萝卜子三十粒共为末。三岁一钱，酒调下，连进二服，小便利即效。

12. 百日咳　海蛤壳、青黛少许，研极细粉，冲服。

13. 妇人伤寒血结胸膈，揉而痛不可抚近　《类证活人书》记载海蛤散以海蛤、滑石、甘草（炙）各一两，芒硝半两，捣罗为散，每服二钱，鸡子清调下。

14. 外阴炎、外阴湿疹、外阴溃疡　煅蛤粉3g，漳丹5g，冰片1.3g。上药研成细粉，用液体石蜡和成药膏。清洗患部后，将上药涂于患部，覆盖纱布，每天两次。

（三）按语

海蛤壳味咸，性平，归肺、肾、胃经。功效清肺化痰，软坚散结，利水消肿，主治痰热咳嗽，瘿瘤，痰核，湿热水肿，淋浊带下；并能制酸止痛，敛疮收湿，主治胁痛，胃痛泛酸，以及臁疮、湿疹。

参考文献

［1］张绍琴，乔旺忠．几种动物药中钙盐的含量测定［J］．中国中药杂志，1990，15（6）：42–43.

［2］孙家美，毛振伟．两种鲍鱼壳所含无机化学成分的探测［J］．中国海洋药物，1991，10（1）：19–20.

［3］孙家美，毛振伟．11种药用贝壳珍珠层无机元素测定［J］．中药材，1990，13(7)：15–16.

（洪宏喜　徐凯）

海蜇皮（《本草纲目拾遗》）

（一）概述

【别名】白皮子（《柑园小识》），白皮纸、秋风子（《纲目拾遗》），罗皮（《动物学大辞典》）。

【科属】为根口水母科动物海蜇的伞部。

【生态】呈半圆形，直径25～45cm，最大可达50cm以上。上伞突出，光滑，中胶层较厚，其边缘有8个缺刻，两缺刻间各有14～20个缘瓣。下伞较薄，边缘有发达的环肌，向内凹陷，其中夹有8个口腕基。干品伞部多皱褶。质坚而韧，不易折断，气腥，味咸。分布于我国东南沿海，如浙江、江苏、福建、山东等地。

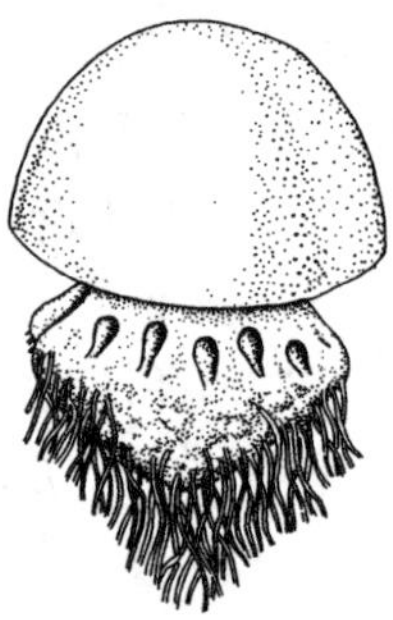

海蜇

【成分】每100g海蜇含水分65g，蛋白质12.3g，脂肪0.1g。碳水化合物4g，灰分18.7g，钙182mg，磷微量，铁9.5mg，硫胺素0.01mg，核黄素0.04mg，烟酸0.2mg。每1kg干海蜇含碘1320μg。新捞获的海蜇，含水极多，固体物很少。海蛰还含有胆碱。

【药理】

（1）减弱心肌收缩力：海蜇头加微热溶成1g/ml的原液，灌注离体蟾蜍心脏，能减弱心肌收缩力；阿托品可对抗之，毒扁豆碱则可一定程度加强之，故似有乙醚胆碱样作用。

（2）扩张血管：同法制作的海蜇煎液，静脉注射于麻醉兔，能降低血压，并使小肠容积增加（舒张血管），肾容积缩小（可能由于肾缺血）；灌注于兔耳及蛙全身血管后，亦有扩张血管的作用。

【炮制】鲜海蜇皮：放入清水中浸漂，除去咸味和沙子，切碎。腌制海蜇皮：①初矾：用竹刀将海蜇皮与海蜇头连接处的颈要割去，再刮去血液和背面白色黏液。按5%浓度加矾浸入容器内。②二矾：将初矾海蜇皮削去红墩，沥水1小时，平摊在木板上，每只用盐矾混合物［100：（3.5～4）］撒在膛心，移放至桶中，腌满后，撒较厚的一层盐填充顶。每100kg加盐矾混合物12～15kg腌制。7天后即为二矾制品。③三矾：将二矾海蜇皮取出沥水30分钟，放在木板上，每张海蜇皮加盐矾混合物［100：（1～1.5）］施敷全体，移放入桶中。撒盐封顶，5日后即成三矾成品。④提干：将三矾海蜇皮逐张放入三矾卤水中，用水泥块擦洗海蜇皮周围的血衣斑，再逐张撒少量的食盐。然后平放在桶中，放置4日后取出，堆高60～70cm，沥去卤汁，3日内翻转2次，直至卤水沥干，即成三矾提干成品。海蜇制品保存时切忌日晒、污水或淡水浸入及其它碱类混入等。否则很快腐烂。阴凉、通风、干燥是保存的重要条件。

【性味】味咸，性平；归肝、肾经。

【功效】化痰，消积，祛风，除湿。治痞块，头风，白带，膝髌风湿，无名肿毒。

【用法】内服：煎汤，30～60g；或浸酒。外用：适量，敷贴。

【前贤论述】

（1）《本草纲目》："治妇人劳损，积血带下，小儿风疾丹毒，汤火伤，疗河鱼之疾。"

（2）《纲目拾遗》："白皮子贴两太阳，治头风。膝髌风湿，白皮子贴之。"

（3）《归砚录》："妙药也，宣气化瘀，消痰行气而不伤正气。"

（4）《医方解解》："治无名肿毒，重者溃，轻者散；又止痛：白皮子一片，白糖霜揉软，中开一孔贴上。"

（二）应用

1. 痞证　《王圣俞手集》记载，以白皮子、荸荠，烧酒浸服；或白皮子、荸荠同煮，只食荸荠。

2. 哮喘　《动物药验方集成》治疗痰热型哮喘，用海蜇皮、鲜猪血各200g，将两味分别切成薄片，共炖熟。食用，日一剂。

3. 慢性支气管炎　海蜇皮120g，水煎服，日一剂，具有止咳，祛痰，散结，降压等功效。（《青岛中医药手册》）

4. 高血压　雪羹汤（海蜇与荸荠合剂）治疗各期高血压，疗效满意及进步者达82.6%，可长期服用而无毒性与副作用，对早期患者更为适合。

5. 毒疮肿痛　海蜇皮1片，白糖适量。用白糖将海蜇皮揉软，中间剪一小孔，贴患处，皮孔处露出肿毒。

6. 流火　《文堂集验方》将海蜇皮薄者贴上，燥则易之，治流火。

7. 烂腿　《救生苦海》用白皮子照疮大小，剪作膏贴，内掺银朱，治烂腿。

8. 皮肤粗糙　将海蜇皮100g放水中泡发，洗净切丝，莴苣200g去叶去皮，洗净切丝，酌加精盐、味精、葱花、香油，调拌即成。每日或间日一次，佐餐食用。

（三）按语

海蜇皮味咸，性平，归肝、肾经。有化痰，消积，祛风，除湿之功，主治痞块，头风，白带，膝髌风湿，无名肿毒。内服、外用均可。

参 考 文 献

[1]《中国药用动物志》协作组.中国药用动物志[M].天津：天津科技出版社，1983.

（熊霸　徐凯）

海浮石（《本草从新》）

（一）概述

【别名】水花（《本草拾遗》），海石（《丹溪心法》），水泡石（《东医宝鉴》），浮海石（《玉楸药解》），浮水石（《医林纂要》），羊肚石（《药材资料汇编》）。

【科属】为火成岩类岩石浮石的块状物或胞孔科动物脊突苔虫、瘤苔虫等的骨骼。

【生态】

（1）脊突苔虫：骨骼呈珊瑚样不规则块状，略呈大小不一的扁圆或长圆形，直径2～5cm，灰白色或灰黄色，基部略平坦，另一面多突起作叉状分枝，中部交织如网状，叉状小枝长3～5mm，直径约2mm，先端多折断，少数完整者呈钝圆形。质硬而脆，表面与断面均密具细孔；体轻，入水不沉；气微腥，味微咸。

（2）瘤苔虫：骨骼不规则块状，直径1～3cm，多为碎块，表面灰黄色或灰黑色，珊瑚状分枝短而较粗，直径约4mm，先端钝圆，极少折断。产于浙江、福建、广东。

【成分】化学组成有较大出入。一般由铝、钾、钠的硅酸盐所成，即以 SiO_2 为主要成分的类似玻璃组成的矿物。因多采自海水，故可能含有氯、镁等海水中存在的物质[1]。

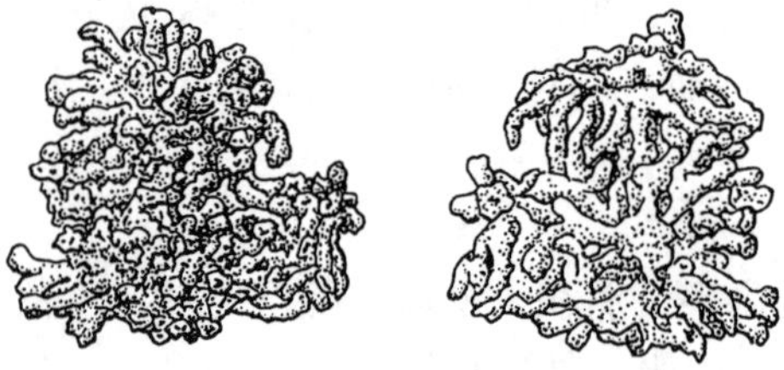

脊突苔虫

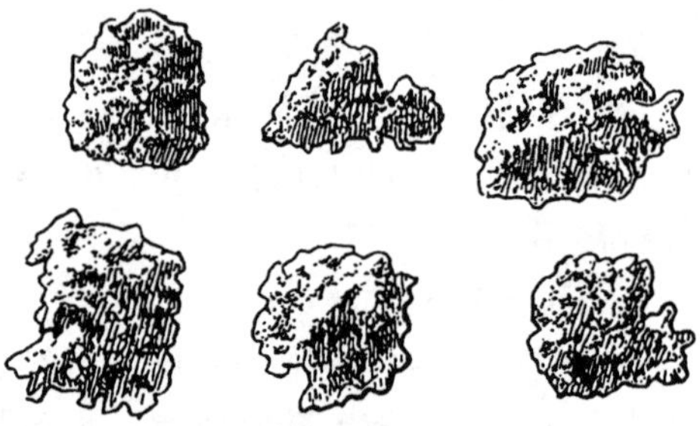

浮海石（骨骼）外形

【药理】未见报道。

【炮制】洗净晒干，碾碎。煅海浮石：取净海浮石置沙罐内，置炉火中煅透，取出，放凉，碾碎。

【药性】咸，寒；入手太阴肺、足厥阴肝经。

【功效】清肺火，化老痰，软坚，通淋。主治痰热喘嗽，老痰积块，瘿瘤，瘰疬，淋病，疝气，疮肿，目翳。

【用法】内服：汤剂，10～30g，先煎；或入丸、散。外用：研末撒或水飞点眼。

【禁忌】虚寒者忌服。

【前贤论述】

（1）朱震亨：清金降火，消积块，化老痰。

（2）《纲目》：除上焦痰热，止咳嗽，软坚，清其上源，故又治诸淋，消瘿瘤结核疝气，下气，消疮肿。

（3）《本草拾遗》：主渴。

（4）《日华子本草》：止渴，治淋，杀野兽毒。

（5）《本草衍义》：水飞，治目中翳。

（6）《本草正》：消食，消热痰，解热渴热淋，止痰嗽喘急，软坚症，利水湿。

（二）应用

1. 咳嗽

（1）《太平圣惠方》载，浮石二两。捣罗为末，炼蜜和丸如梧桐子大。每服以粥饮下十丸，日三、四服。治卒咳嗽不止。1992年4月10日《中国中医药报》常毅敏介绍用本方治疗肺癌发热咳嗽。

（2）《医学从众录》"海浮石滑石散"治疗一切风湿燥热，咳嗽痰喘：海浮石、飞滑石、杏仁各四钱，薄荷二钱，上为极细末。每服二钱，用百部煎汤调下。

2. 消渴　《本事方》治疗消渴：①浮石、青黛各等份，麝香少许。上细末，每服一钱，温汤调下。②神效散：白浮石、蛤粉、蝉壳（去头、足）各等份。上细末，用鲫鱼胆七个，调三钱服，不拘时候。

3. 淋证

（1）《仁斋直指方》海金散治血淋，小便涩痛：黄烂浮石为末，每服二钱。生甘草煎汤调下。

（2）《千金方》治石淋：浮石，使满一手，下筛，以水三升，酢一升，煮取二升，澄清服一升，不过三服。亦治嗽，淳酒煮之。

4. 尿路结石　加味四石台金汤（海浮石、石苇、穿破石、滑石各30g，乌药、路路通各15g，鸡内金、琥珀各10g）随证加减，治疗输尿管结石35例，除2例改为手术治疗外，其余33例排出结石14例，结石位置下移或者缩小（经X线照片）18例，无效1例[2]。

5. 肿瘤出血　常敏毅以海浮石30g，粳米60g，小米10g，大枣15枚组方治疗膀胱癌出血，癌性盗汗，咳嗽咯痰。方法：先煎海浮石30～50分钟，过滤去渣，加入粳米、大枣、小米，煮至米熟枣烂。1日服1次，连服3个月。

6. 疝气

（1）《仁斋直指方》海金散以黄烂浮石为末。每服二钱，木通、灯心、赤茯苓、麦门冬煎汤调下。

（2）《丹溪心法》用海石、香附。为末，生姜汁调下。亦治心痛。

7. 甲状腺腺瘤　运用消瘿汤（海浮石、玄参各18g，海藻、昆布、土贝母、天葵子各15g，川芎、首乌各9g，八月札10g）为主，随症加减，治疗甲状腺腺瘤22例，经1～5个月用药，痊愈2例，显效7例，有效12例[3]。

8. 乳腺增生　用柴胡、赤芍、枳壳、青皮、王不留行、莪术、海藻、海浮石、夏枯草各15g，甘草5g组成消癖饮，治疗96例乳腺囊性增生病，结果：痊愈81例，显效9例，好转6例。治疗时间最短者1个疗程，最长者4个疗程[4]。用消瘿散结汤（海浮石、冬瓜皮各30g，海藻、昆布、金银藤、水红花子各15g）治疗甲状腺良性肿物，每日1剂，20剂为1疗程。治疗31例，结果显示：总有效率58%。临床证明，本方能使肿物消失或缩小[5]。

9. 疮疡

（1）《普济方》耆老丹治疗疮，发背，恶疮，用白浮石半两，没药二钱。上为细末，醋糊为丸，如桐子大。每服六丸，冷酒送下。

（2）《普济方》没药散治耳底有脓：海浮石一两，没药一钱，麝香一字。上为细末。每用半字，吹入耳中。

（3）《儒门事亲》治疳疮久不愈：海浮石（烧红醋淬数次）、金银花。上海石二停，金银花一停，同为细末。每服二钱半，如签茶一般，日用二服。疮在上，食后；在下，食前服。

10. 慢性咽炎　全瓜蒌25g，海浮石15g，寸冬12g，败酱草30g，蝉蜕、桔梗、桃仁各10g，大黄、甘草各3g。水煎服，日一剂，缓服[6]。

11. 声带小结　用开音方治疗声带小结47例，药用海浮石、瓜蒌仁、赤芍、丹皮、泽兰、川贝母各10g，蝉蜕4.5g，木蝴蝶1.5g，生甘草6g。水煎服，日一剂，每日2次。结果：治愈15例，好转25例，无效7例[7]。

（三）按语

海浮石咸、寒，入肺、肝经，功效清火，化痰，软坚，通淋。主治痰热喘嗽，老痰积块，瘿瘤瘰疬，淋病疝气，疮疡疖肿等症，近尝用于治疗尿路结石、乳腺增生、甲状腺腺瘤等病。

参考文献

［1］《中华本草》编委会．中华本草［M］．上海：上海科技出版社，1997，237.

［2］周思宪．加味四石台金汤治疗尿石［J］．实用医学杂志，1991，7（2）：90.

［3］谢亚强．消瘿汤治疗甲状腺腺瘤疗效好［J］．浙江中医学院学报，1989，3：21.

［4］杜心伟．消癖饮治疗乳腺囊性增生病［J］．四川中医，1990，8（11）：44.

［5］刘家放，吴倍受．消瘿散结汤治疗甲状腺良性肿物 31 例［J］．北京中医，1991，（5）：36–37.

［6］王保亮．“医乐汤”治疗慢性咽炎［J］．河南中医，1988，（6）：33.

［7］余增福．开音方治疗声带小结 47 例［J］．安徽中医学院学报，1991，10（3）：29–30.

（熊霸　徐凯）

蚌粉（《日华子本草》）

（一）概述

【别名】蚌蛤灰（《千金要方》），蜃灰（《纲目》），蚌壳粉（《本草述》），蚌壳灰（《中国医学大辞典》）。

【科属】为蚌科动物褶纹冠蚌 *Cristaria plicata*（Leach）、三角帆蚌 *Hyriopsis cumingii*（Lea）和背角无齿蚌 *Anadonta woodiana*（Lea）等淡水产的贝壳制成的粉。

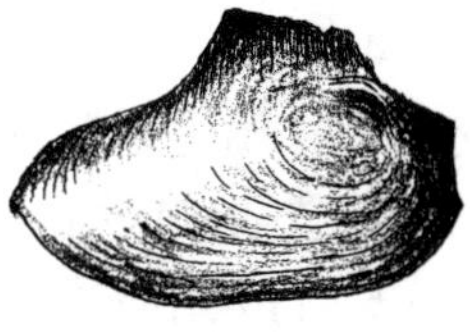
河蚌

【生态】蚌栖息于风浪较平静的海湾中，泥沙、岩礁或砾较多的海底，以足丝固着生活于岩礁或石块上，以潮流通畅、水质较肥的海区生长较好。自低潮线附近至水深 10m 左右均有生长，于 5m 的深处较多。以硅藻为主食，适宜生长温度在 15～30℃，产卵期 5～10 月，生长速度快，一般 2 年壳高即可达 70mm 左右。河北、江苏、安徽、浙江等地均有分布。

【成分】各种河蚌的贝壳，含大量碳酸钙及微量锶（Sr）。

【药理】补钙作用：加蚌壳粉喂养大鼠及小鼠，钙的吸收率为 14.45%，绝对吸收量为 12.67mg，比磷酸氧钙组和对照组高，股骨 X 线片及钙含量分析结果表明骨质钙化好。锶的作用与钙相类似，但较弱而毒性也较低，以往认为其有毒性，可能与其中含有钡所致。锶很少吸收（主要在胃中吸收），血中锶排泄较快，如同时注入钙可促其排出，进入体内主要贮藏于骨骼中，能抑制骨的钙化[1]。

【炮制】取蚌壳洗净，刮去黑皮，研成粉末或煅灰用。

【药性】味咸，性寒；归肺、肝、胃经。

【功效】①化痰消积：主治痰饮咳嗽，呃逆，痞积；②清热燥湿：主治白带，湿疹，痱子，烫伤。

【用量】内服：入丸、散，3～6g。外用：适量，干糁；或调敷。

【禁忌】《本草汇言》：诸病属脾肺虚寒而无火者，须禁用之。

【前贤论述】

（1）《本草拾遗》："烂壳为粉，饮下，主反胃，心胸间痰饮。"

（2）《日华子本草》："治痞，止痢并呕逆；痈肿醋调敷。"

（3）《纲目》："解热燥湿，化痰消积。止白浊，带下，痢疾，除湿肿，水嗽，明目，搽阴疮、湿疮、痱痒。"

（4）《医林纂要》："治顽痰，止咳嗽，清心保肺。"

（5）《得宜本草》："治久咳不止"。

（二）应用

1. 痰饮咳嗽　罗天益编《内经类编试效方》记载，以真蚌粉（新瓦上炒红），入青黛少许，用淡齑水滴麻油数点，调服二钱。

2. 积聚涎块　《世医得效方》云，积聚涎块，结于心腹之间，致令心腹刺痛，日久不愈，或干呕减食者，予蚌粉一两，巴豆七粒（去壳及膜）。上二味同炒令赤，去巴豆不用，只以醋丸其粉，如梧子大。丈夫脐腹痛，炒茴香酒吞下二十丸；妇人血气，炒姜酒下；败血冲心，童便和当归酒服；常服姜酒下。

3. 痈疽　孙思邈《千金方》记载，痈疽赤色肿有尖头者，以醋和蚌蛤灰涂，干者易之。

4. 疮疽　《普济方》以川乌、蚌粉、草乌、海金沙、赤小豆、天南星各等份为末，用生地黄汁调，涂患处，治诸疮疽。

5. 脚指湿烂　《寿域神方》以蚌蛤粉干搽之。

6. 胃及十二指肠溃疡　张金鼎主编《海洋药物与效方》记载，将蚌壳研粉置铜锅中干炒，待药粉呈黄褐色，腥味挥发殆尽后冷却过筛。每服1～2g，白天每小时1次，1日12～14次，4～8周为一疗程。治疗41例，服药14～79天不等。结果上腹部疼痛消失者28例，减轻者7例；上腹部压痛消失者23例，减轻者6例；X线复查21例，龛影消失者9例，变形消失者1例，龛影缩小者6例。

7. 湿疹　煅蚌壳9g，黄柏15g，研细末，撒敷患处，或用油调涂患处（引自《广西药用动物》。

（三）按语

蚌粉味咸，性寒，归肺、肝、胃经，有化痰消积，清热燥湿之功效，内服、外用皆可，主治痰饮咳嗽、呃逆、痞积，或白带、湿疹、痱子、烫伤诸症，另可用于消化性溃疡的治疗。因其性寒，故脾肺虚寒者不宜用之。

参考文献

[1]《中华本草》编委会. 中华本草[M]. 上海：上海科技出版社，1997，143.

（熊霸　徐凯）

瓦楞子（《本草备要》）

（一）概述

【别名】蚶壳（《本草拾遗》），瓦屋子（《岭表录异》），瓦垄子（《丹溪心法》），蚶子壳（《本草蒙筌》），花蚬壳（《浙江中药手册》），瓦垄蛤皮（《中药志》），血蛤皮（《山东中草药手册》），毛蚶皮（《青岛中草药手册》）。

【科属】本品为蚶科动物毛蚶 *Arca subcrenata* Lischke、泥蚶 *Arca granosa* Linnaeus 或魁蚶 Arca inflata Reeve 的贝壳。

【生态】[1]

（1）毛蚶：略呈长卵圆形，长 54mm、高 46mm 左右，宽为高的 3/4 左右。壳外面隆起，左壳稍大于右壳，背侧两端略有棱角，壳顶稍偏前方，间距中等，自壳顶至腹面有放射肋 30～35 条，肋纹与肋间沟宽度相等，两壳肋纹不同，右壳除前端数条突起，其余均平滑；左壳则后端 10 余条较平滑，其余均由长方形小突起排列而成。壳内面平滑呈白色或灰黄色，边缘有与壳面放射肋相应的齿和沟。铰合部直，铰合齿约 50 个，中间小而密，两侧大而疏。前、后闭孔肌痕分别呈马蹄形和卵圆形。生活于浅海泥沙底，尤其喜在有淡水流入的河口附近。分布于我国沿海地区，以山东、河北、辽宁等地渤海湾为多。

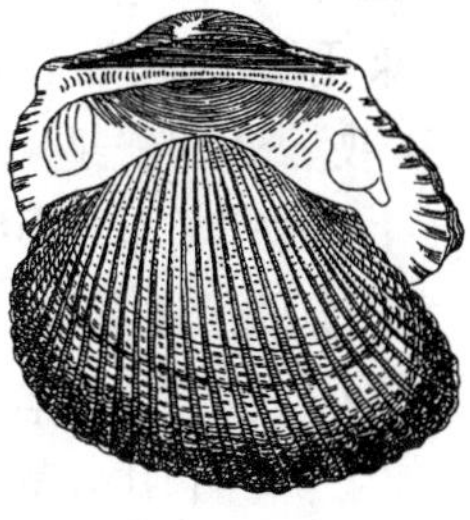
毛蚶

（2）泥蚶：贝壳卵圆形，极坚厚，长 43mm、高 36mm 左右，两壳相当膨胀，壳高大于宽，壳顶间距较远，壳背放射肋纹 18～21 条，肋间沟较肋纹为宽；放射纹仅后方数条光滑，其余均由粒状突起排列而成，顶端细密，至腹面粗糙；壳之前端钝圆，后端尖瘦。铰合部直，铰合齿约为 40 枚，两端粗而稀，向中央渐细密。闭壳骨痕较明显，后者近似方形，大于呈三角形的前者。生活于浅海软泥滩中，分布在我国沿海地区，山东、浙江、福建、广东等地皆有养殖。

（3）魁蚶：体形与毛蚶相似，左右两壳相等，壳顶突并向内卷，位于背部前方，壳前端钝圆，向后渐瘦狭，背后方斜下，壳上具光滑而整齐放射肋纹42～48条，肋纹与肋间沟等宽，壳表被有棕色外皮及毛，极易脱落，韧带为黑褐色梭状角质厚皮，约为壳长的2/3。壳内面白色，近顶部略带灰色，边缘厚，具有与壳表放射肋及沟相当而突出的长形齿，无放射肋纹，但有极细弱的放射条纹，铰合部直，铰合齿约70枚左右，由两端向中央渐细密，前闭壳肌痕较小，近似圆形，后者略大，似方形；外套膜边缘厚，有褶襞，外侧具有与边缘齿相当的刻纹。生活于浅海泥沙底中。分布于黄、渤海、东海及南海地区，以连云港、青岛、石岛、金州等处较多。

【成分】主要含碳酸钙、磷酸钙等，尚含少量镁、铁等无机元素、硅酸盐、硫酸盐、氯化物及有机质等。

【药理】有制胃酸作用。

【炮制】秋、冬至次年春捕捞，洗净，置沸水中略煮，去肉，干燥。①生瓦楞子：拣净杂质，洗净晒干，碾碎即成。②煅瓦楞子：取拣净杂质的瓦楞子，装入砂罐内，上盖一口稍小的锅，缝隙处用黄泥封严，不使漏气，上面锅底贴一白纸并压以重物，煅至所贴白纸变黄；或将瓦楞子放坩埚内或其它器皿中，在无烟的炉火中煅至红透，取出晾凉，碾碎即可。

【药性】味甘，咸，性平；归肝，脾，胃经。

【功效】①消痰化瘀，软坚散结：主治瘰疬，瘿瘤，癥瘕痞块，顽痰久咳，外伤出血，冻疮及烫火伤；②制酸止痛：主治胃痛吐酸，牙疳。

【用量】内服：煎汤，12～18g，宜打碎先煎；研末，每次2～4g；或入丸、散。外用：适量，煅后研末调敷。

【禁忌】《本草用法研究》：“无瘀血痰积者勿用。”

【前贤论述】

（1）《日华子本草》：“烧过醋淬，醋丸服，治一切血气，冷气，症癖。”

（2）《日用本草》：“消痰之功最大，凡痰隔病用之。

（3）《丹溪心法》：“能消血块，次消痰。”

（4）《纲目》：“连肉烧存性，研敷小儿走马牙疳。”“咸走血而软坚，故瓦垄子能消血块，散痰积。”

（5）《医林纂要》：“去一切痰积，血积，气块，破癥瘕，攻瘰疬。”

（6）《本草蒙筌》：“消妇人血块立效，虽癥瘕并消；逐男子痰癖殊功，凡积聚悉逐。”

（7）《本经逢原》：“与鳖甲、虻虫，同为消疟母之味，独用醋丸，则消胃脘痰积。”

（二）应用

1．胃病　由瓦楞子等组成溃疡散治疗胃及十二指肠溃疡。药物：黄芪3g，党参3g，白芍3g，延胡索3g，白及2g，三七1.5g，煅瓦楞子3g，川楝子3g，象贝母3g。制法：上药共研极细末，过罗，混合。日服3次，每次6g，温开水送下，亦可将药末分装胶囊吞服。本方应连续服用2个月以上。曾治疗16例胃及十二指肠溃疡患者，愈合者10例，溃疡面缩小者3例，控制症状者2例[2]。

已故施今墨老中医的经验方“软坚汤”加味治疗胃柿石1例。药物组成：瓦楞子30g，海浮石9g用醋煅同打），杭白芍30g，柴胡9g（二味用醋炒），广皮炭9g，炒枳壳二钱，苦桔梗6g，香附9g。水煎服。根据软坚汤加减联合健脾丸交替使用约一月余，症状消失，即停止治疗，后复查胃内正常，未见肿块[3]。

治疗胃脘痛验方：炒瓦楞子10g，乌贼骨10g，九香虫7g，炙刺猬皮10g，荆芥炭5g。适应证：胃脘疼痛，刺痛拒按，痛处固定不移，反复发作，吞酸欲呕，嗳气频作，心下痞闷，嘈杂不适，舌苔薄黄，脉象弦细。本方调血以和气，治在血而行在气[4]。

2. 晚期血吸虫病肝脾肿大　用瓦楞子丸对晚期血吸虫病肝脾肿大和轻度腹水患者92例进行诊治，经过追踪复查，肝脏缩小有效率达93%，脾脏缩小有效率达86.6%。药物组成：瓦楞子18g，山甲6g，生雷丸9g，生水蛭9g，桃仁6g，莪术6g，三棱6g，泽泻18g，枳实9g，白术8g，鳖甲15g，鹤虱12g，阿魏8g，北柴胡5g，生黄芪9g，当归6g，杭芍9g，海藻18g。制法：①瓦楞子、鳖甲、山甲三味先用砂炮后再用醋浸烘干和药研粉。②莪术、三棱二味醋制，阿魏醋泡另炖溶解，桃仁带皮，水蛭晒干研粉不用炒的。③除阿魏醋泡另炖外，其它各药研粉和阿魏先炼，然后用蜂蜜再炼为丸，如绿豆大。服法：每日3次，每次15g，开水送下，空腹服。小孩15岁以下减半。服药注意事项：①服药丸时只能用低盐饮食。②孕妇忌服。③服药丸10日后要停药3日，3日内可补服补血汤（生黄芪30g，当归6g）3剂，然后再继续服瓦楞子丸。④体质虚弱的患者慎用或不用，用药丸前应先服补血汤几剂后方可服用瓦楞子丸。⑤有出血史的患者要追问出血时间。在一二年内有出血者可先服补血汤几剂，然后服瓦楞子丸；如果在最近半年内有出血，要慎用或不用。⑥一般无副作用，有些体质虚弱的患者感到头眩、全身酸痛，但这种情况很少发生。

【病案举例】黄某，男性，45岁，农民，福清茶亭区人。1956年4月1日入院，自述前年至今发冷发热，断续发作，左上腹部发现痞块坚硬，已八九年，现在逐渐增大；体力渐弱，劳动力丧失，头晕，食欲不振，面色黧黑，贫血，舌苔白浊，腹胀大，卧床不起。

每天大便四、五次，便稀无脓血，脉象数中带虚。粪便检查阴性，皮内反应阳性。血液检查：红细胞271万，血色素55%，白细胞9200，中性51%，淋巴40%，嗜伊红9%，黄疸指数5单位。肝脏肿大5cm，脾脏肿大27cm（过脐向右伸），4月9日开始服用“瓦楞子丸”，经过16天，诸症逐渐改善，腹胀消失。粪便检查阴性，红细胞271万，血色素55%，白细胞8300，中性62%，淋巴31%，嗜伊红1%，黄疸指数5单位。肝脏摸不到，脾脏缩小了16cm，脾坚度变软。连服药丸29天，食欲增加。出院后一个月，再来院一次，自述体力增加，能挑50kg重担。颜面潮红，全身肥胖。再经6个月追踪观察，在洋中农业社生产，得了全劳力工分；自述能挑60kg重担。检查脾脏，左锁骨中线肋缘下缩小了22cm[5]。

3. 肿瘤　运用养阴软坚法治疗肿瘤，选用养阴软坚中药，如瓦楞子15～30g，海蛤壳15～30g，海螵蛸15～30g，牡蛎15～30g，龙骨15～30g，海底柏10～20g，玳瑁15～30g，珍珠母15～30g，磁石20～30g。再随证加减，本类药物在使用过程中，均需要先煎10～15分钟，再放入其它药物继续煎煮[6]。

使用“抑癌散”等治疗晚期胃癌疼痛。方药组成：白术30g，半夏30g，木香9g，血竭9g，雄黄6g，瓦楞子30g，将上述六味混合，研粉，分成30份，每次一份，用开水冲服每日三次，每次并同时服蛋白吸附斑蝥素一剂。其效果主要表现为疼痛的缓解或减轻，食欲改善，睡眠较好[7]。

4. 尿路结石　“石溶排”治疗尿路结石。组成：金钱草30～60g，海金砂（包）、海浮石（打）、滑石块、石苇15g、瓦楞子（打、先煎）、车前子（包）、牛膝、茯苓各15g，枳壳、赤芍各12g，桃仁9g，冬葵子20g，青皮10g，桂枝3～9g，溶石散（生鸡内金、芒硝）6g，甘草3g。本方具有清热通淋、活血化瘀、软坚散结、行气通络、利湿温肾之功效，主治各种尿路结石。其中滑石配瓦楞子，如施今墨先生所谓滑石重“利”，瓦楞子重“化”，可增强清热利湿之效[8]。

5. 颈淋巴结核　自拟“软坚消结汤”治疗颈淋巴结核87例，药物组成：瓦楞子60g（先煎），土贝母15g（捣碎），玄参、夏枯草、蒲公英各30g，僵蚕（捣碎）、制没药、生南星各12g，全蝎、炮穿山甲（捣碎）、白芥子（捣碎）、山慈姑（捣碎）各10g。水煎服，日一剂。结果：痊愈74例，有效11例，无效2例，总有效率97.8%。

【病案举例】仲某，女，25岁，工人，1981年5月15日初诊。左颈部淋巴结肿大半年余，曾在本市诊为“颈淋巴结核”。予青霉素、链霉素治疗无效，建议手术切除，患者拒绝，要求中药治疗。查：左颈部淋巴结肿大，成串珠状，大者4cm×4cm，小者2cm×2cm，1cm×1cm三四枚，质硬，表面光滑，皮色不变，边界不清，推之移动；伴神情抑郁，消瘦，食少，经量少，舌质黯，苔薄白，脉弦。化验：白细胞：11×10^9/L，中性40%，淋巴52%，血沉38mm/H，血红蛋白：100g/L。此属痰郁火毒　瘀血积聚，法当化痰破瘀，解毒软坚。上方水煎服，日一剂，服药 35 剂，肿块完全消失，随访 7 年未发[9]。

6. 烧伤　瓦楞油治疗烧伤 50 例，均获治愈。制法：取瓦楞子，菜油等量，将瓦楞子研为细末后配油，装容器内高温消毒备用。方法：烧伤部位清创后用纱布吸干创面，均匀涂药，暴露。换药时用过氧化氢水溶液及 0.1%～0.2% 苯扎溴铵顺次清洗局部，用无菌敷料或棉签吸干后涂药，1～2 次/日。如有感染，在去除痂皮及脓液后涂药。室温低时，可加用烤灯。其余按烧伤常规治疗处理（面积在 10% 左右无感染的创面不用抗生素）。"瓦楞油"治烧伤能缩短渗出时间和促进愈合，创面大小均可适用。每日换药 2 次效果更佳。涂药区有凉爽感，患者易接受[10]。

（三）按语

瓦楞子味甘，咸，性平；归肝，脾，胃经。功效消痰化瘀，软坚散结，制酸止痛。主治瘰疬，瘿瘤，癥瘕痞块，顽痰久咳，外伤出血，冻疮及烫火伤，胃痛吐酸，牙疳。因其软坚散结作用，可治疗肝硬化、肿瘤、淋巴结核、结石等病；因其制酸止痛作用，又常用于消化性溃疡。制酸时，一般宜煅用。

参 考 文 献

［1］《中华本草》编委会 . 中华本草［M］. 上海：上海科技出版社，1999，7987.

［2］巫君玉 . 溃疡散［J］. 中医杂志，1989，（3）：20.

［3］孙一民 . 软坚汤加味治疗胃柿石 1 例［J］. 中医杂志，1978，（7）：47.

［4］邹素琼 . 治胃脘痛验方［J］. 湖南中医杂志，1986，（4）：39.

［5］翁充辉 . 中药瓦楞子丸治疗晚期血吸虫病肝脾肿大 92 例疗效观察初步报告［J］. 上海中医药杂志，1958，（2）：10-14.

［6］何佑生，龚正英 . 养阴软坚法治疗肿瘤机理探索［J］. 北京中医，2000，（6）：11-12.

［7］陈孝明 . 抑癌散等治疗晚期胃癌疼痛三例［J］. 福建中医药，1987，（1）：33.

［8］周燕麟 . 尿路结石专方 - 石溶排［J］. 吉林中医药，1991，（2）：35.

［9］刘志军 . 软坚消结汤治疗颈淋巴结核 87 例观察［J］. 河北中医，1991，（1）：9.

［10］周旭东 . 外用瓦楞油治疗烧伤 50 例介绍［J］. 四川医学，1982，（1）：44.

（高想　张锋莉　周晓明　陈达灿）

十三、补益培本

阿胶（《神农本草经》）

（一）概述

【别名】傅致胶（《本经》），盆覆胶（陶弘景），驴皮胶（《千金·食治》）。

【科属】为马科动物驴 *Equus asinus* Linnaeus 的去毛之皮经熬制而成的胶。

【生态】[1] 体型比马小，体重一般 200kg 左右。驴的头型较长，眼圆，其上生有 1 对显眼的长耳。颈部长而宽厚，颈背鬃毛短而稀少。躯体匀称，四肢短粗，蹄质坚硬。尾尖端处生有长毛。驴的体色主要以黑、栗、灰 3 种为主。中国著名的品种关中驴，体型高大，繁殖力强。驴性情较温驯，饲养管理方便，饲料粗劣。主要以麦秸、谷草为食，也吃高粱、大麦、豆类。资源分布：中国北部地区均有饲养。驴皮全年均可采收。一般在 10 月至翌年 5 月为阿胶生产季节。

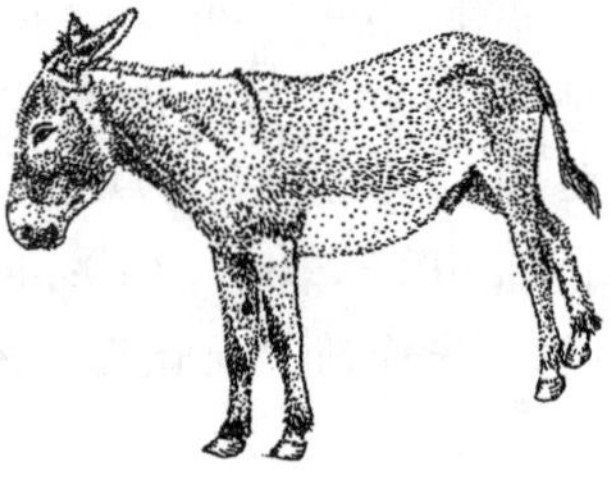
驴

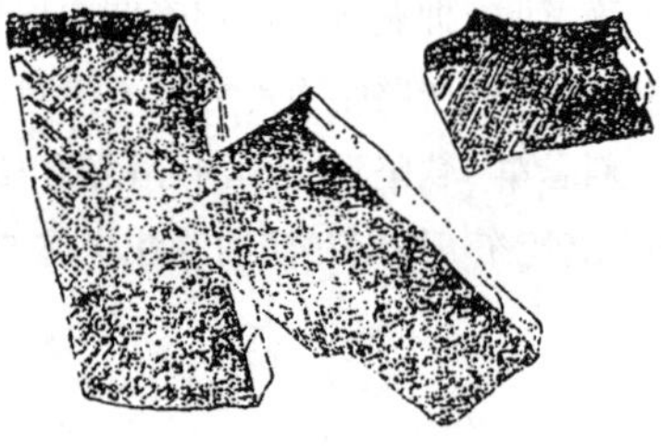
阿胶

【成分】阿胶是一类明胶蛋白，水解可产生多种氨基酸，主要有：甘氨酸（glycine）、脯氨酸（proline）、谷氨酸（glutamic acid）、丙氨酸（Alanine）、精氨酸（arginine）、天门冬氨酸（aspartic acid）、赖氨酸（Lysine）、苯丙氨酸（phenylalanine）、丝氨酸（Serine）、组氨酸（histidine）、半胱氨酸（cysteine）、缬氨酸（valine）、甲硫氨酸（methionine）、异亮氨酸（isoleucine）、亮氨酸（leucine）、酪氨酸（tyrosine）、色氨酸（tryptophan）、羟脯氨酸（hydroxyproline）、苏氨酸（threonine）等。并有20种元素：钾、钠、钙、镁、铁、铜、铬、锰、锌、锡、铅、银、镍、钼、锶、钡、钛、锆、铂等。

【药理】[1-13]药理实验表明，阿胶具有升高红细胞和血红蛋白的作用，可促进造血功能；能升高白细胞、血小板和升高血氧含量；有扩张微血管、扩大血容量、降低全血黏度和降低血管壁通透性的作用；能增加血清钙的含量，改善人体内钙的平衡，促进钙的吸收；并有止血、抗疲劳、抗休克、抗辐射、抗肌痿、耐寒冷、提高肌体免疫功能、利尿消肿等作用。在临床上既可单味使用，又可以配伍应用，还可以通过饮食疗法达到强身健体、延缓衰老、延年益寿的作用。已有研究表明，阿胶对抑制和杀伤癌细胞具有明显效果，说明阿胶具有抗肿瘤和增强免疫力的作用。

【炮制】将驴皮置水中漂泡，每日换水1～2次，至能刮毛时取出，刮去毛，切成小块，再用清水如前漂泡，约2～5天，置锅中水煎。煎熬约3昼夜，待液汁稠厚取出，加水再煎，如此反复5～6次，煎至胶质提尽，去滓。将煎出的胶液过滤（或加入明矾细末少许）静置，使杂质沉淀，滤取清胶液，用文火浓缩（或在出胶前2小时加入适量黄酒及冰糖），至呈稠膏状时，倾入凝胶槽内，待其自然冷凝，取出切成长方块，阴干。每块重约50g或100g，小块重约7.5g。

（1）取原材料，捣成碎块或烘软切成小块。

（2）阿胶珠：先将蛤粉置锅内加热，至轻松时放入切好的骰形小块阿胶，炒至鼓起成圆珠形，呈黄白色，立即取出筛去蛤粉，放凉即成。

【药性】甘，平，入肺、肝、肾经。

【功效】滋阴补血，安胎。治血虚，虚劳咳嗽，吐血，衄血、便血，妇女月经不调，崩中，胎漏。

【用量】5～10g。

【禁忌】脾胃虚寒呕吐泄泻者忌用。

【前贤论述】

（1）《本经》："主心腹内崩，劳极洒洒如疟状，腰腹痛，四肢酸疼，女子下血。安胎。久服益气"。

（2）《别录》："（主）丈夫小腹痛，虚劳羸瘦，阴气不足，脚酸不能久立，养肝气"。

（3）《药性论》："主坚筋骨，益气止痢"。

（4）《千金·食治》："治大风"。

（5）孟诜：“治一切风毒骨节痛，呻吟不止者，消和酒服”。

（6）《日华子本草》：“治一切风，并鼻洲、吐血、肠风、血痢及崩中带下”。

（7）《珍珠囊》：“补肺，补虚。”

（8）《纲目》：“疗吐血、衄血、血淋、尿血，肠风，下痢。女人血痛、血枯、经水不调，无子，崩中，带下，胎前产后诸疾。男女一切风病，骨节疼痛，水气浮肿，虚劳咳嗽喘急，肺痿唾脓血，及痈疽肿毒。和血滋阴，除风润燥，化痰清肺，利小便，调大肠”。

（9）《纲目拾遗》：“治内伤腰痛，强力伸筋，添精固肾”。

（10）《本草正》：“实腠理，止虚汗，托补痈疽肿毒”。

（二）应用

1. 血液病

（1）贫血：用山东平阴阿胶与即墨老酒配制的阿胶老酒治疗贫血患者20例，获一定疗效[14]。用法：每次50～100ml，早晚佐餐服，观察治疗时间60天。治疗结果：20例贫血患者治疗前平均血红蛋白（10.20±2.9）g，治疗后（12.13±1.7）g。证明阿胶老酒液能明显提高血红蛋白含量（$P<0.02$）。

阿胶口服液治疗小儿缺铁性贫血52例，取得较好疗效[15]。治疗方法：全部患儿予以口服阿胶口服液（每支10ml。口服液含党参、阿胶、白术、茯苓、怀山药、山楂、大枣、蜂蜜等）治疗，1岁5ml/次，3岁10ml/次，>8岁20ml/次，每日服3次。2个月观察疗效。治疗结果：①本组治疗后血红蛋白测定为95～130g/L，平均112g/L，较治疗前平均增加18g/L；头发微量元素Fe值6.6～29.8mg/g，平均19.2mg/g。②治愈15例，好转32例，无效5例，总有效率90%。

阿胶调鸡蛋可以治疗缺铁性贫血，方法：用阿胶10g捣成细末，鸡蛋一个打碎置于小碗内。加黄酒，红糖适量，搅拌。加水少许，隔水蒸成蛋糊，每日服1次（经期或大便溏薄时停服），连续服用30天后，自觉症状明显好转。再服30天，血色素升高至102g/L，脸色红润，体重增加，症状消失[16]。

（2）白细胞减少：以归脾丸、复方阿胶浆治疗白细胞减少症27例，并与西药组20例作对照，疗效满意[17]。方法：治疗组均口服归脾丸8丸，每日3次，复方阿胶浆1支，每天3次。对照组口服维生素B_6，每日3次，叶酸10mg，每天3次，DNA40mg，每日3次。2组病例治疗期间停服其它有提升白细胞作用的中西药物。治疗结果：治疗组27例，显效10例，有效13例，无效4例，总有效率88.9%；对照组20例，显效6例，有效6例，无效8例，总有效率60%。

中断化疗后立即给予复方阿胶浆20ml，口服，2次/日，并合用鲨肝醇等西药，治疗化疗中白细胞减少症 100 余例，总有效率 92.9%[18]。

以阿胶为主药，配合党参、熟地、山楂等补气养血健脾药物组成的“复方阿胶浆”，治疗进展期胃癌术后全身化疗后引起的白细胞减少及贫血患者 45 例，并与单纯化疗的对照组 42 例进行对照。治疗结果：治疗组 1 年，2 年化疗完成率明显高于对照组（$P<0.01$，$P<0.005$），白细胞计数下降幅度低于对照组（$P<0.01$），血红蛋白浓度均有不同程度升高。认为：复方阿胶浆用于胃癌术后化疗的辅助治疗，对预防和治疗化疗药物引起的白细胞减少及改善贫血有较好疗效，对胃癌术后化疗的顺利完成有积极作用[19]。

（3）血小板减少：大剂量阿胶治疗肿瘤化疗后引起血小板减少症 30 例，并与复方阿胶口服液组（对照组 1）和静脉输注成分血小板（对照组 2）各 30 例比较，疗效显著[20]。方法：治疗组化疗后 7 日外周血 PLT<50×10^9/L，即口服阿胶 20～30g（加适量开水蒸化，饭后服用），每日 2 次。对照组 1 化疗后 7 日外周血 PLT<50×10^9/L，即口服复方阿胶口服液 10ml，每日 3 次。对照组 2 化疗后 7 日外周血 PLT<50×10^9/L，根据 PLT 降低程度输入成分血小板 5～10 个单位不等。治疗结果：治疗组 PLT 在治疗 5 日后均有明显增多，10 日后基本恢复正常，15 日后复查 PLT 稳定在正常值。对照组 1 在口服复方阿胶口服液 5 日后 PLT 略有增加，但不明显，10 日后 PLT 未恢复正常，15 日后 PLT 仍低于正常；对照组 2、5 日后查 PLT 正常，10 日后 PLT 轻微减少，15 日后 PLT 明显下降，大多低于正常。认为大剂量阿胶在治疗晚期肿瘤患者化疗后引起的外周血血小板减少症中有明显的刺激 PLT 再生的功能，能刺激骨髓造血干细胞，特别是巨核组细胞（CFu-Meg），并能提高骨髓外髓造血功能。

2. 妇产科疾病

（1）功能性子宫出血：阿胶为主药组成胶艾四物汤加减治疗功能性子宫出血症患者 25 例，治疗结果：显效 60%，有效 28%，无效 12%[21]。

复方阿胶浆治疗月经量多及经期头痛 100 例，并与对照组 30 例进行对比，疗效满意[22]。100 例患者中，以妇女经期头痛及月经量多为主要症状，病程至少 1 年以上。治疗方法：对照组经期服用当归片，1 日 3 次，1 次 6 片；治疗组经期服用复方阿胶浆，1 日 3 次，1 次 20ml。经期服药，3 个月为 1 个疗程，2 组均服用 2 个疗程，治疗期间 2 组均停用其它药物。结果：治疗组 100 例，服 2 个疗程复方阿胶浆后，治愈 54 例，显效 29 例，有效 14 例，无效 3 例，总有效率为 97%。对照组 30 例，服用当归片 2 个疗程后，治愈 4 例，显效 8 例，有效 12 例，无效 6 例，总有效率为 80%。

（2）先兆流产：阿胶配伍莲子、糯米蒸食治疗习惯性流产 10 余例，均收到较好效果。治疗方法：阿胶 15g，莲子（去心不去皮）15g，糯米（大米亦可）15g，将上 3 味置碗内加清水 300ml，再将药碗放锅内蒸至后 2 味熟为度。

莲肉、糯米同汤分 1～2 次温服[23]。

对于有腰酸、腹痛、下坠、阴道出血等明显胎动不安先兆者，用阿胶 12g，鸡子 2 枚，红糖 30g，辨证加减。急用文火清水炖胶、煮蛋、化糖，1 日 2 次煎服，早晚各 1 次。对滑胎无明显先兆症状者，应从滑胎好发月份前 1 个月开始，辨证分型，固本保胎治疗。治疗滑胎 46 例，临床治愈 41 例，无效 5 例[24]。

（3）慢性子宫内膜炎：自拟阿胶四物汤加减治疗慢性宫内膜炎 18 例，取得较满意疗效。药物组成：阿胶（烊化）10g，生地 10g，当归 10g，川芎 7g，炒茜草 10g，甘草 3g。气虚者，加党参、黄芪；气滞者，加香附；阳虚者，加鹿角胶、淫羊藿；血虚者，去生地，加熟地、白芍；血热者，重用生地，加丹皮；瘀血者，加丹参、三七；惊恐或出血后恐惧，加生牡蛎。治疗结果：治愈（服药后阴道出血停止，伴随症状消失，3 个月经周期内无复发）13 例，有效（服药后阴道出血减少，或阴道出血停止但有复发）4 例，无效 1 例，总有效率 94.4%[25]。

（4）更年期综合征：以黄连阿胶汤为基础加减，治疗妇女更年期综合征，疗效良好，副作用小。药物组成及治法：黄连 30g，阿胶 10g，白芍 15g，首乌 15g。将上药按《药典》要求制成浸膏胶囊，每粒胶囊含原生药 6g，每粒浸膏胶囊重 0.45g，每天服药量相当生药 50g。按随机单盲对照法将纳入病例分为治疗组 90 例，对照组 30 例，治疗组口服黄连阿胶汤制成的胶囊 3 粒，日 3 次；对照组口服尼尔雌醇 2mg，半月 1 次，2 组连续治疗 3 个月后进行复查。治疗结果：黄连阿胶胶囊组于服药 15 日后开始显效，尼尔雌醇组于服药 3 个月开始显效。黄连阿胶胶囊组治疗后显效 54 例，有效 31 例，无效 5 例；尼尔雌醇组分别为 17 例、12 例、3 例。总有效率前者为 94%，后者为 90%[26]。

（5）产后失眠：以阿胶为主组成黄连阿胶汤加味治疗产后失眠 36 例，疗效满意。药物组成：黄连 6g、黄芩 10g、生白芍 10g、阿胶（烊化）12g、生熟地各 15g、山茱萸 9g、枣仁 9g、当归 9g、肉桂（后入）1.5g，上药水煎取药汁与烊化的阿胶混合，再冲入鸡子黄 2 枚搅匀后服用，每日 1 剂分 3 次服。阴虚而火不甚旺者，减少黄芩、黄连用量，加女贞子；夜梦纷纭，易惊醒者，加龙齿、珍珠母；盗汗或自汗者，加龙骨、牡蛎。服药期间停用西药及其它中成药，1 周为 1 个疗程。治疗结果：本组经 1～3 个疗程治疗后 20 例获显著疗效；15 例有效；仅 1 例无效。总有效率 97.22%[27]。

3. 多种出血性疾病

（1）肺结核咯血：单味阿胶治疗 2 例咯血患者，取得满意效果[28]。其中 1 例患者突然咳嗽、咯血，每天约 100ml，夹少量泡沫状痰。无寒颤、无高热和呼吸急促症状。胸片提示：①慢性纤维空洞型肺结核；②支气管感染；③肺癌。经住院治疗用止血敏，止血芳酸，维生素 K_1，云南白药等止血药，均未取效，后加用阿胶 15g，开水炖溶化徐服，每天 1 剂，3 天后血渐止，1 周后咯血止。另 1 例患者诊为两肺结核（IV）。在抗结核基础上给予止血敏、止血芳酸、维生素 K_1 治疗，疗效不佳，后改为阿胶 10g，每日 1 剂，开水炖溶徐服，另外口服阿胶浆 10ml，每日 3 次，2 日后，咯血渐止。

将阿胶研成细末，每日 2～3 次，每次 20～30g，温开水送下或熬成糊状饮下，治疗肺结核咯血获较好疗效，大咯血不止者，可先注射 1 次垂体后叶素 5～10U。治疗 56 例，结果：显效 37 例，有效 15 例，无效 4 例。总有效率为 92.7%[29]。

（2）血尿：用单味阿胶治疗 1 例膀胱癌尿血患者，住院月余中西药治疗无果。即投予阿胶 30g，日 1 剂，隔水炖溶化服用。次日病情即有转机，尿血渐减，5 日后小便色清，复查常规正常，1 年后随访患者健在[30]。

4. 杂病

（1）咳喘：阿胶补肺汤治疗小儿咳嗽气喘 50 例，效果满意。50 例中，均有咳嗽、气喘、流清涕、腹泻、指纹红紫等症。药用阿胶 8～20g（烊化），牛蒡子 6～12g，炙甘草 6～8g，马兜铃 8～15g，人参 3～5g，糯米 20～30g（炒），每日 1 剂，加水 200ml 煎 100ml 左右，拌阿胶冲服，每 3～4 小时 1 次，每次服 10～20ml。结果：服 1 剂痊愈者 15 例，服 3 剂痊愈者 8 例，服 5 剂痊愈者 22 例，服 5 剂以上痊愈者 5 例，总有效率为 100%[31]。

（2）乙型脑炎脑水肿：阿胶冲剂用于治疗流行性乙型脑炎有明显脑水肿表现的患儿 34 例，并与西药对照，疗效较为满意[32]。治疗方法：冲剂浓度在 25% 以上（以控制入水量），冲剂用量按 0.5g/（kg・次），酌病情 6～8 小时 1 次，连用 5～10 天，意识不清者鼻饲。有脑疝先兆者，先用小剂量甘露醇（每次 0.25～0.5g/kg，6 或 8 小时重复 1 次），同时冲剂治疗。治疗组一律不用激素，白蛋白、血浆、其它利尿剂、抗病毒药和免疫增效剂。对照组除按惯用常规“三联”（甘露醇、呋塞米、地塞米松）以外，另加用 5% 苏打液纠酸、抗病毒药、免疫增效剂等。治疗结果：治疗组痊愈 32 例，好转 2 例；对照组痊愈 22 例，好转 12 例。两组恢复期带症状率分别为 5.88% 和 35.29%，差异显著。

（3）口腔溃疡：以阿胶鸡子黄汤配合外涂鸡蛋油治疗口腔溃疡。药物组成：阿胶（烊化）12g，黄连、黄芩各 10g，杭芍 20g，鸡子黄（不煎）1 枚。将上药加水 1000ml 煎至 400ml，趁热冲搅鸡子黄，日服 2 次。配合外涂鸡蛋油。1 个疗程为 19 天。治疗结果：122 例中痊愈 102 例，显效 13 例，无效 7 例，总有效率为 94.3%[33]。

（4）慢性咽炎：用黄连阿胶汤加肉桂治疗慢性咽炎 85 例取得较好疗效。药物：黄连 5～10g，黄芩 10～15g，白芍 10～15g，肉桂（后下）5g，阿胶（烊化）15g，每日1剂，水煎取汁约300ml，分2次服，每次以热药汁冲服生鸡子黄1枚。6日为1疗程。对照组43例以头孢氨苄胶囊0.5g，泼尼松5mg，口服每日3次。疗程同治疗组。治疗结果：治疗组临床治愈38例，好转41例，无效6例，总有效率92.9%。对照组临床治愈9例，好转20例，无效14例，总有效率67.5%。两组疗效的差异有非常显著性意义（$P<0.01$）[34]。

5. 外用

（1）慢性溃疡性结肠炎：阿胶外用治疗慢性溃疡性结肠炎200例，并与对照组56例口服药物比较，取得较好疗效。方法：治疗组用20～30g阿胶，隔水加热使之软化，剪成重1.5～2g的小段，再分别放入沸水中待充分软化后，用手捏成椭圆形而又光滑的栓剂。用时先将栓剂1枚放入热水里，待其充分软化后塞入肛门，再用肛门管送入，送入深度和枚数以患者病位高低和病变范围大小及多少而定，一般1～2枚，每日大便后上药1次，7～10天为1疗程，疗程间停药4天。对照组56例用水杨酸柳氮磺胺吡啶或复方新诺明口服，部分患者还加用了输液治疗和激素。治疗结果：治疗组痊愈118例，有效76例，无效6例，有效率为97%。对照组治疗有效率为60.6%[35]。

（2）破溃性颈淋巴结结核：将阿胶200g捣成粉剂，用紫外线消毒15～20个生物剂量，治疗前先将溃疡或窦道清创消毒，后将阿胶粉敷于创面或填入窦道，用无菌纱布覆盖创面固定，按病情每日或隔日换药1次。治疗结果：11例患者溃疡完全愈合，换药28次以内10例，34次1例，追访2年未见复发[29]。

（3）乳房瘘管：用阿胶外用治疗乳房瘘管1例，方法：将阿胶烘软搓成与疮口大小的柱条，插入疮口，翌日疮面分泌明显减少，瘘道变浅，经治疗5次，疮口愈合[36]。

（4）肛裂：用阿胶治疗肛裂30例，疗效显著。方法：将阿胶切成花生仁大，置60～80℃热水中，浸泡1～2分钟，取出揉搓成条状，长约2cm，立即送入肛内，肛外以塔形纱布及胶布封固（患者于便后及临睡前清洗肛门后用药），1日2次，5日为1疗程。治疗初、中期肛裂30例，结果全部治愈。1个疗程痊愈者14例，2个疗程痊愈者11例，3个疗程痊愈者5例[37]。

（5）手术后切口脂肪液化：术后脂肪液化症状及体征为手术后5～7天伤口开始出现稍红，大量渗出金黄色脂肪颗粒及“油星”，但无脓液，不混浊，皮下形成一个较大的空洞，深达深筋膜，疼痛不明显。治疗方法：伤口渗出消失后，取适量捣烂的阿胶，用1‰新洁尔灭浸泡，直接塞入伤口内，每2天1次，疗程10天。并与雷夫奴儿纱条对照。结果：阿胶组61例痊愈50例，显效9例，有效2例；总治疗率81.97%；雷夫奴儿纱条组痊愈22例，显效11例，有效6例；总治疗率为56.41%。说明阿胶能促进切口愈合，疗效明显优于雷夫奴儿纱条，且使用阿胶起效快，用药次数少、经济、方便、无毒副作用[38]。

（6）皮肤慢性溃疡：用酒精浸泡阿胶涂敷治疗下肢溃疡，获较好疗效。方法：用阿胶浸泡于75%酒精内，成为冻状后覆盖在溃疡创面，以达到滋润营养局部的作用，使溃疡面逐渐生长出新鲜的肉芽和皮肤。经过一段时间的换药，溃疡就可痊愈。创面在使用阿胶前要进行清创，将腐烂无生命组织去除；阿胶覆盖创面尽可能盖满；敷料包扎松紧适宜，忌过紧影响局部血运，也不能过松使阿胶脱离创面[39]。

用阿胶外用治疗皮肤慢性溃疡24例，获得良效。治疗方法：将溃疡面清创消毒，换药前红外线照射10～15分，另将阿胶30g放入碗内，加水70ml，文火温化成膏，按创面大小将2～3g阿胶置于无菌纱布上，盖于创面，固定。每天1次。治疗结果：24例全部治愈。一般20余次即愈，最长者90天，最短者21天[40]。

6. 冬令进补[41]

（1）阿胶稠冻：阿胶250g，砸碎，加黄酒400ml，浸泡2～3天呈海绵状，略加水炖化，加入黑芝麻、核桃仁适量（烧熟后，砸碎成豆粒状），加上冰糖250g，蒸1小时不断搅拌，放凉成冻，每天早晚各12匙，温水冲服即可。此方适宜有腰膝酸软，畏寒怕冷，耳鸣，耳聋和血虚肾亏等症的人群。

（2）阿胶牛奶：将阿胶粉碎成细粉状，每次取3g置于牛奶杯中，边加入边搅拌，使阿胶粉充分溶于牛奶中，温服，口感香甜绵软，回味悠久。此法简便易行，有养血滋阴、润肠通便的作用。适宜当今的职业女性兼有血虚证的人群。

（3）阿胶糖浆：先将阿胶块砸碎，取10～20g，放入碗中，加入水至多半碗，上锅蒸软。用筷子反复搅拌直到阿胶溶化，再加入冰糖或红糖和蜂蜜。搅拌均匀，即可服用。此方适用于有缺铁性、营养性贫血、失血过多、久病耗血、经多不调等症的人群。产后妇女冬令进补此方尤宜。

（4）阿胶枣：取优质阿胶约10g，砸碎后放入大碗中，加入少许水和黄酒（红葡萄酒和桂花陈酒更好）盖好盖子入锅蒸至阿胶全部化开，加入少量红糖后出锅。将上等小枣250g放入微波炉中加热2分钟后，将枣子倒入装阿胶的大碗中，拌匀，使枣子表面裹上薄薄的一层阿胶浆。然后，放盘中晾干即得。此种服用方法老少皆宜。阿胶有补血滋阴、润燥、止血等多种功效，红枣不仅营养丰富含有多种维生素和有机酸，而且也有很好的食疗效果。冬令每日吃几个阿胶枣补血养颜，益智乌发，增强体质。

（三）按语

阿胶，性甘，平，入肺、肝、肾经。功效滋阴补血，安胎。主治血虚，虚劳咳嗽，吐血，衄血、便血，妇女月经不调，崩中，胎漏等症，历来为妇科要药。现代常用于治疗血液系统和出血性疾病、妇科疾病，并可外用于溃疡诸症，又为冬令滋补良品。对肿瘤患者既能补血强壮，又有抗癌作用，可配合应用。惟脾胃虚寒，呕吐、泄泻者忌用。

参考文献

[1]《中华本草》编委会 . 中华本草 [M]. 上海：上海科技出版社，1997：600.

[2] 江苏新医学院 . 中药大辞典 [M]. 上海：上海人民出版社，1997：1184.

[3] 王浴生 . 中药药理与应用 [M]，第 2 版 . 北京：人民卫生出版社，2000：601.

[4] 倪章祺 . 阿胶的药理学研究 [J]. 中华医学杂志，1944，30（3）：101.

[5] 李宗铎，李天新 . 阿胶的药理作用 [J]. 河南中医，1989，（6）：27-29.

[6] 程孝慈 . 阿胶对血管的药理作用 [J]. 研究中药通报，1986，12：47.

[7] 王龙，张晓华 . 六种补胶的比较研究 [J]. 中国中药杂志，1992，（1）：48-50.

[8] 夏丽英，何秀英，王志海 . 阿胶与新阿胶对小鼠～（60）Co 照射所致造血损伤的治疗作用研究 [J]. 中成药，1992，14（1）：30.

[9] 路承彪，童秋生，吴钧 . 中药阿胶对正常小鼠细胞免疫学功能的影响 [J]. 中药药理与临床，1991，4：25.

[10] 钱瑞生 . 中草药免疫促进剂 [J]. 中医杂志，1980，（3）：75.

[11] 刘国华，侯传香 . 阿胶血钙平的药理作用研究 [J]. 中成药，1994，（8）：39-40

[12] 姚定方，张亚菲 . 阿胶对内毒素性休克狗血液动力学流变学及微循环的影响 [J]. 中国中药杂志，1989，14（1）：44-46.

[13] 吴志英，陈梅芳，张庆怡，等 . 肾病水肿运用阿胶的机理探讨——对实验性肾炎血浆氨基酸与氮平衡的影响 [J]. 中医杂志，1988，（2）：60.

[14] 姜成田，乌云 . 阿胶老酒液活血补血益气滋阴作用的临床观察 [J]. 山东中医杂志，2000，（6）：338-339.

[15] 谢德 . 阿胶口服液治疗小儿缺铁性贫血 52 例疗效观察 [J]. 广东医学，1998，（6）：474-475.

[16] 金安萍 . 阿胶调鸡蛋治贫血 [J]. 中国民间疗法，1996，（2）：47.

[17] 王世宏，孙永明 . 归脾丸、复方阿胶浆治疗白细胞减少症 27 例临床观察 [J]. 中成药，1999，（8）：414-415.

[18] 杨旭才，刘永恒 . 中西医结合治疗化疗中白细胞减少症 [J]. 实用中西医结合杂志，1993，（6）：334-335.

[19] 曾屈波，莫瑞祥 . 复方阿胶浆对胃癌术后化疗完成率及血象的影响 [J]. 广西中医学院学报，2000，（1）：11-12.

[20] 魏东，王瑛，张涛，等 . 大剂量阿胶治疗晚期肿瘤化疗后血小板减少症的临床研究 [J]. 成都中医药大学学报，2002，25（1）：23-24.

[21] 王心好 . 自拟阿胶鸡子汤治疗胎动不安、滑胎 36 例 [J]. 山西中医，1987，(2)：35.

[22] 介新平，王颖 . 复方阿胶浆治疗月经量多及经期头痛 100 例 [J]. 洛阳医专学报，1997，(4)：261.

[23] 郭松河 . 阿胶治疗习惯性流产 . 中西医结合杂志，1989：3.41.

[24] 王心好 . 加味阿胶鸡子汤治疗滑胎 46 例 [J]. 实用中西医结合杂志，1994，2：87-88.

[25] 刘爱兰 . 阿胶四物汤加减治疗慢性宫内膜炎 18 例 [J]. 江西中医药，实验方剂学杂志，1997，(2)：6-9.

[26] 陈大蓉，漆于邦 . 黄连阿胶胶囊对更年期综合征的治疗作用 . 中国实验方剂学杂志，1997，3(2)：6-9.

[27] 蔡爱华 . 黄连阿胶汤加味治疗产后失眠 36 例 [J]. 中国民间疗法，2001，(2)：43.

[28] 陈军，刘茂寿 . 阿胶治疗咯血 2 例 [J]. 现代中西医结合杂志，2000，(4)：362.

[29] 张心茹 . 阿胶治疗 56 例肺结核咯血 [J]. 辽宁中医杂志，1987，(9)：39.

[30] 骆子牛 . 单味阿胶治恶性尿血验案 [J]. 新中医，1995，(2)：17.

[31] 刘永祥 . 阿胶补肺汤的临床应用 [J]. 吉林中医药，2001，(2)：32.

[32] 程孝慈，姚文虎 . 复方阿胶冲剂治疗乙脑脑水肿的疗效观察 [J]. 临床神经病学杂志，1995，8(3)：154-156.

[33] 王坤崇 . 阿胶鸡子黄汤配合外涂鸡蛋油治疗口腔溃疡 122 例 [J]. 辽宁中医杂志，1991，18(6)：37.

[34] 宁华英，黄维中 . 黄连阿胶汤加肉桂治疗慢性咽炎 85 例疗效观察 [J]. 贵阳中医学院学报，1997，19(2)：14-15.

[35] 尹鸿恕 . 阿胶外用治疗慢性溃疡性结肠炎 200 例 . 中医杂志，1990，(3)：41.

[36] 盛子敬 . 阿胶外用体会 [J]. 中成药，1994，(6)：53.

[37] 贾美华 . 阿胶栓治疗初、中期肛裂 30 例 [J]. 四川中医杂志 . 1993，(8)：41.

[38] 侯凯军 . 阿胶治疗术后切口脂肪液化疗效观察 [J]. 南华大学学报（医学版），2002，30(1)：82-91.

[39] 李媛媛 . 阿胶在下肢溃疡换药中的应用 [J]. 浙江中西医结合杂志，1994，(4)：48.

[40] 尹鸿恕，顾传贞，李为堂 . 红外线照射加阿胶膏治疗小腿慢性溃疡 24 例 [J]. 中国中西医结合杂志，1987，(4)：241.

[41] 陈国中，卢磊 . 论阿胶的临床应用及其冬令进补的方法 [J]. 浙江中西医结合杂志，2008，18(10)：649-650.

（张锋莉　周晓明　高想）

龟甲（《本经》）

（一）概述

【别名】神屋（《本经》），龟壳（《淮南子》），败龟甲（《小品方》），龟筒（《本草衍义》），龟下甲（朱丹溪），龟版（《纲目》），龟底甲（《药品化义》），龟腹甲（《医林纂要》），拖泥板、元武版、坎版（《药材学》），乌龟壳、龟板（俗称），血板，烫板，败将。

【科属】为龟科动物乌龟 *Chinemys reevesii*（Gray）的背甲及腹甲。

【生态】乌龟体呈扁圆形，腹背均有坚硬的甲，甲长约 12cm，宽 8.5cm，高 5.5cm。最长者可达 20cm 以上。背甲各角板边缘外呈黄色，角板上的花纹形似金钱，故又有金钱龟之称。为半水栖爬行动物，喜栖息于水浅、温度高、水草多的静水水域；食性广，吃蠕虫、螺类、虾及小鱼等动物，或植物茎叶及粮食；喜群居，耐饥饿，断食数月而不死，有冬眠习性。分布河北、河南、江苏、山东、安徽、广东、广西、湖北、四川、云南、陕西等地。

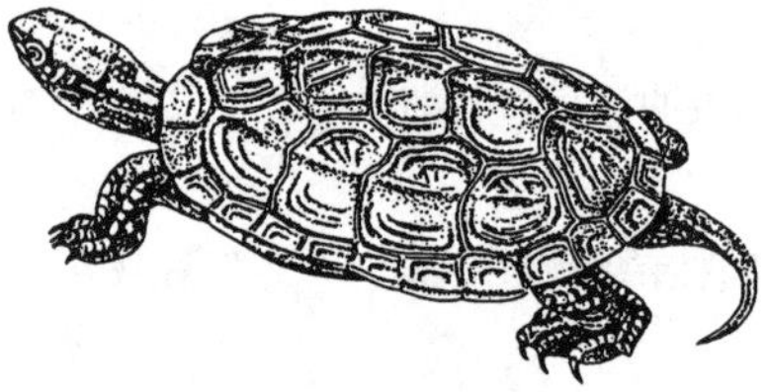

乌龟

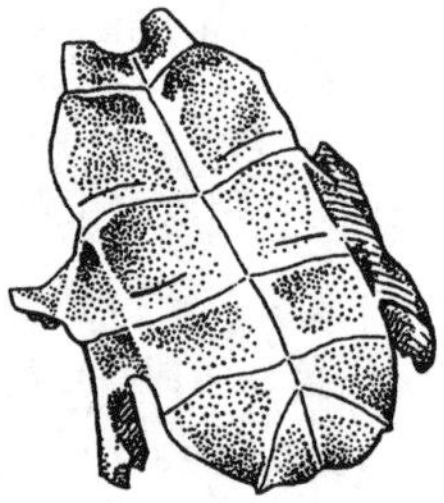

龟甲（腹板）外形

本品背甲与腹甲由甲桥相连，腹甲略呈板片状长方椭圆形，肋鳞板附于两侧，略呈翼状，长 10～20cm，宽 7～10cm，厚约 5mm；外表面黄棕至棕色，或具紫棕色纹理，内表面黄白至灰白色。腹板由 12 块腹鳞甲对称嵌合而成，鳞甲间锯齿状嵌合，前端宽而略呈圆形或截形，后端狭且内陷，呈 V 形缺刻，两侧肋板由 4 对肋鳞甲合成，两端往往留有一块残缺绿鳞甲；表面光滑，外皮尚存，有时略带血痕（血板），或无光泽，皮已脱落（烫板），质坚硬；断面外缘牙白色，内乳白色或肉红色，坚实，有孔隙。气腥，味微咸。以质干、板上有血斑、块大无腐肉者为佳。

【成分】含天冬氨酸，苏氨酸，丝氨酸，谷氨酸，脯氨酸，甘氨酸，丙氨酸，胱氨酸，缬氨酸，蛋氨酸，异亮氨酸，亮氨酸，酪氨酸，苯丙氨酸，赖氨酸，组氨酸，精氨酸，γ-氨基丁酸等18种氨基酸，总量达27.86%[1、2]；铬，锰，铜，锌，磷，镁，铁，钾，钙，铝，钠，锶等10多种无机元素，其中磷和钙含量高，分别达10.6%和20.2%；此外，含少量硒（0.14mg/kg）[2]；金属元素中锶含量较高，其次是锌、铜，并含氧化钙，氧化镁，五氧化二磷，二氧化硅等含氧化合物，其中二氧化硅含量较高[3]。又含有骨胶原，角蛋白，腹甲的氯仿提取物（液体）预试有甾体类化合物反应。

【药理】

（1）对免疫功能的影响：阴虚大鼠服用龟甲水煎液，结果能恢复体液免疫和细胞免疫功能。灌服龟甲胶液，可使小鼠白细胞数量明显升高，腹腔巨噬细胞数量增加，体积增大，伪足增多；给T_3造成甲亢型大鼠每日灌服龟甲煎，使萎缩的胸腺恢复生长，淋巴细胞转化率提高，血清IgG含量增加。此外，龟甲尚能明显促进体外培养2倍体细胞的生长增殖速度，提高小鼠腹腔巨噬细胞的吞噬功能[4]。氨基酸分析证实龟上、下甲水煎液均含有人体必需氨基酸等18种氨基酸，这些成分是免疫功能得以恢复的重要物质基础之一，且龟上、下甲恢复阴虚动物免疫功能作用一致。

（2）对甲状腺、胸腺、肾上腺、脾脏病理学的影响：大剂量T_3造成的甲亢型阴虚大鼠，主要表现为胸腺明显萎缩，肾上腺皮质细胞功能状态改变及甲状腺、肾上腺、脾脏重量减轻。实验表明，灌服龟甲煎液可降低甲亢大鼠血清T_3、T_4含量，降低红细胞膜Na^+、K^+-ATP酶活性血浆cAMP和血浆黏度，使萎缩的甲状腺恢复生长，并降低大鼠的饮水量，增加尿量，增加体重；使胸腺、甲状腺、肾上腺及脾的结构和重量基本恢复或接近正常，表明龟甲能有效地降低甲亢型大鼠的甲状腺功能[5]。

（3）对肾脏β-肾上素受体的调整作用：实验表明滋阴药生地、龟甲能纠正甲亢大鼠肾脏β-受体数量的增加，认为龟甲治疗甲亢时纠正交感神经系统兴奋症状有其物质基础[6]。

（4）对血浆黏度及痛阈的影响：降低甲亢型阴虚大鼠模型血浆黏度，加速血液流动，明显延长痛阈，可能是龟甲去瘀止痛的药理基础之一[7]。

（5）对子宫的作用：龟甲煎剂对大鼠、豚鼠、家兔和人的离体子宫均有明显兴奋作用。对家兔在体子宫亦显示兴奋作用[8]。

（6）延缓衰老作用：龟甲提取液能显著促进体外培养第35代人胚肺2倍体成纤维细胞（2Bs细胞）的生长增殖，表明对细胞具有延缓衰老作用[9]；龟甲95%乙醇提取部位溶出物具有很强的体外抗氧化活性[10]；龟甲提取物可促进骨髓间充质干细胞增殖，其机制可能是促进了核受体中视黄酸受体、维生素D受体的表达[11]。

（7）对神经系统的作用：龟甲对缺血性脑损伤有保护作用，能部分下调脑缺血所致神经元型一氧化氮合酶（nNOS），诱导型 NOS（iNOS）的异常表达，降低源于 iNOS 和 nNOS 过度表达所形成的 NO 神经毒性；另一方面，上调脑缺血后内皮型 NO（eNOS），提高源于 eNOS 产生的 NO 神经保护作用，维持体内自我保护机制，从而达到对脑缺血后的神经保护作用[12]；也有研究认为龟甲减轻神经损伤症状和促进局灶性脑缺血后神经干细胞增殖的作用与增强神经上皮干细胞蛋白（Nesfin）的表达有关。

（8）对运动系统的作用：龟甲水、醇提取液对去势造成的骨质疏松雌性大鼠有一定治疗作用，观察组骨灰重、骨钙含量及骨断裂力均明显高于对照组[13]；对帕金森病大鼠旋转圈数、纹状体内多巴胺（DA）及其代谢产物 3，4 二羟苯乙酸（DOPAC）、高香草酸（HVA）含量均有明显影响，提示对大鼠帕金森病具有潜在的临床应用价值[14]。

【炮制】全年皆产，以 8～12 月产量最多。捕捉后杀死，取其腹板，刮净筋肉，晒干，称为“血板”；若将乌龟用热水煮死，取腹板，去净筋肉晒干则称为“烫板”，习惯认为血板质佳。

（1）龟甲：原药材用水浸泡，置锅内蒸 45 分钟取出，放入热水中，即用硬刷除净皮肉，洗净，晒干。

（2）醋龟甲：取砂子置锅内，用武火炒热，加入净龟甲片，拌炒表面黄色酥脆时，取出，筛去砂子，立即投入醋中淬之，捞出，干燥。每龟甲片 100kg，用醋 20kg。

（3）酒龟甲：取净河沙置锅内，武火炒热，加入净龟甲片，拌炒表面黄色酥脆时，取出，筛去砂子，趁热放入酒内淬酥，捞出晒干。每龟甲片 100kg，用酒 18kg。

实验表明，龟甲炮制前后，蛋白质含量基本相近。但炮制后蛋白质的煎出率显著提高，煎煮 3 小时后，炮制品蛋白质煎出率是生品的 14 倍[1]。

【药性】咸，甘，性微寒；归肝、肾、心经。

【功效】①滋阴潜阳，补肾健骨，主治骨蒸潮热，盗汗遗精，头晕目眩，手足蠕动，腰膝痿弱，小儿囟门不合；②补心安神，主治惊悸失眠，健忘；③固经止血，主治月经过多，崩中漏下。

【用量】煎汤，10～30g，先煎；或熬膏或入丸、散。外用：适量，烧灰研末或掺油调敷。

【禁忌】孕妇或胃有寒湿者忌服。《本草经集注》谓其“恶沙参、蜚蠊”，《药对》云“畏狗胆”，《本草备要》言其“恶人参”。

【前贤论述】

（1）《本经》：“主漏下赤白，破癥瘕，痎疟，五痔，阴蚀，湿痹，四肢重弱，小儿囟不合。”

（2）《别录》："主头疮难燥，女子阴疮，及惊恚气，心腹痛，不可久立，骨中寒热，伤寒劳复，或肌体寒热欲死，以作汤良，益气资智，亦使人能食。"

（3）《药性论》："灰治脱肛。"

（4）《四声本草》："主风脚弱，炙之，末，酒服。"

（5）朱震亨："补阴，主阴血不足，去瘀血，止血痢，续筋骨，治劳倦，四肢无力。"

（6）《本经逢原》："烧灰酒服，治痘疮。"

（7）《纲目》："治腰脚酸痛。补心肾，益大肠，止久痢久泄，主难产，消痈肿。烧灰敷臁疮。"

（8）《本草通玄》："龟甲咸平，肾经药也。大有补水制火之功，故能强筋骨，益心智，止咳嗽，截久疟，去瘀血，生新血。大凡滋阴降火之药，多是寒凉损胃，惟龟甲益大肠，止泄泻，使人进食。"

（二）应用

1. 咯血　《广西药用动物》，以龟1只，黄泥包好，放在糠火内煨干，捶烂，25g包，每次1包，开水送服，可治咯血。孕妇忌服。

2. 结核　《中国动物药》治疗骨结核，肺结核，淋巴结结核等，有两法：①龟甲烧存性，研细末，枣泥为丸，每服10g，日服2次，连服2个月；②龟甲研细末，用凡士林或香油调敷患处，每日换药2次，用于治疗淋巴结结核。

内服复方全蝎散，外敷龟板膏治疗30例经过长期治疗无效而自行溃破的淋巴结核患者。方法：复方全蝎散：全蝎、蜈蚣、水蛭各100g，粉碎后，瓶装备用。成人每服3g（小儿酌减），1日3次，开水吞服，或装入胶囊内吞服，10日为1个疗程，可连服3～6个疗程。服药期间忌辛辣之物与饮酒，禁止性生活。龟板膏：龟甲100g，研成细粉，与凡士林或香油混合调配，即成龟板膏。对于①已溃破或已形成瘘管的病灶，用生理盐水棉球或双氧水洗涤创口，敷上药膏；②未溃破而有溃破倾向的病灶，在病变部位敷上药膏。6个疗程后判定疗效，结果痊愈18例，显效9例，无效3例。总有效率为90%。痊愈及显效者，随访5年均未复发[15]。

3. 臁疮　《急救方》以生龟一枚取壳，醋炙黄，更煅存性，出火气，入轻粉、麝香，葱汤洗净，搽敷，治臁疮朽臭。

4. 疮疡　无名肿毒，对口疔疮，发背流注，无论初起、将溃或已溃，《梅氏验方新编》"龟蜡丹"以血龟甲一大个，白蜡30g。将龟甲安置炉上烘热，将白蜡渐渐掺上，掺完板自炙枯，即移下退火气，研为细末。每服9g，日服3次，黄酒调下，以醉为度。服后必卧，得大汗一身。

5. 崩漏　孙思邈《千金方》治崩中漏下赤白不止，气虚竭，用龟甲、牡蛎各三两，上二味治下筛，酒服方寸匕，日三。

6. 带下　赤白带下，或时腹痛，《医学入门》用“龟柏姜栀丸”：龟版三两，黄柏一两，干姜（炒）一钱，栀子二钱半，上为末，酒糊丸，白汤下。

7. 习惯性流产　采用自拟龟甲保胎饮治疗习惯性流产。治疗方法：龟甲（先煎）、当归身、山药各20g，枸杞子、黄精、菟丝子、寄生、续断、白术各15g，炒白芍、砂仁、羌活各12g，川芎、杜仲各10g。阴道下血多者加阿胶10g（烊化）、仙鹤草、地榆炭各15g；偏气虚者加黄芪20g；寒者去黄精加破故纸10g、艾叶炭8g；腹痛明显者炒白芍加至30g、甘草6g；少腹下坠去砂仁加升麻10g、党参15g；精神紧张者加生牡蛎20g（先煎）；频繁呕吐者加竹茹10g。每日1剂，分2次早、晚饭后服。症状明显者，服至症状消失为止。为巩固疗效，服药时间要超过以往流产时间。再根据病情，每月服2～4剂，以善其后，至足月分娩。共治疗59例，治愈56例，占95%；无效3例，占5%。保胎成功者服药最少16剂，服药最多38剂[16]。

8. 阳痿　以复方天麻龟甲汤治疗阳痿43例。方法：天麻24g，龟甲（先入）30g，天冬30g，淮牛膝24g，生地40g，炒枣仁（打）24g。水煎服，日1剂，2次分服，12剂为一疗程，连服两个疗程。对照组以右归丸为主加减常规水煎服。结果治愈23例（53.4%）；显效13例（30.2%）；有效5例（11.6%）；无效2例（4.6%）；总有效率95.4%[17]。

9. 小儿解颅　《温氏经验良方》“解颅煎”：龟板五钱，地黄一钱。水煎，分早中晚三服。

10. 小儿急性腹泻　用单味龟甲粉治疗小儿急性腹泻64例[18]，结果总有效率100%，其中26例服药12小时内停止泄泻；32例服药24小时内停止泄泻；6例服药72小时内停止泄泻。平均止泻时数18小时，对照组平均止泻时数为79小时。病例选择为起病急，以泄泻为主，大便稀水样或蛋花样，每日大便次数5～10余次3个月以上的小儿；无重度失水，排除痢疾者。方法：将龟甲炒至微黄，研末装入干净瓶内，0.3～0.4g/（次·kg），两组均根据不同病情，进行饮食调节，抗感染，纠正水电解质平衡。

11. 颈椎病　用复方龟甲酒（龟甲30g、肉桂10g、黄芪30g、当归40g、生地15g、茯神15g、熟地15g、党参15g、白术15g、麦冬15g、五味子15g、山萸肉15g、枸杞15g、川芎15g、防风15g、羌活12g。研为粗末，放入布袋，浸于44℃或60℃酒内，封闭半天）治疗颈椎病45例，早、午、晚各饮20ml，饮完可再用酒浸泡，1个月为1疗程。结果显效24例（53.3%）；好转16例（25.6%）；无效5例（11.1%），总有效率88%。治疗2个疗程的19例，3个疗程的23例，4个疗程的3例[19]。

12. 膝骨性关节炎　在辨证论治基础上，重用龟甲治疗膝骨性关节炎，疗效满意。基础方：龟甲50g，黄芪20g，补骨脂、怀牛膝、白芍、仙鹤草、当归、山茱萸、威灵仙各12g，川芎、枳壳、甘草各10g。加减：寒凝经络者加细辛5g，桂枝12g；血虚者加鸡血藤20g；肾阴不足者加女贞子12g；肾阳虚者加肉苁蓉、淫羊藿各12g；风湿阻络者加乌梢蛇12g[20]。

13. 脱肛　1961年版《药用动物验方》记载，用龟甲烧灰存性，研细末，油调敷，治脱肛有效。

14. 白塞氏病　用龟甲为主的中药复方治疗白塞氏病20例，取得满意疗效，治愈15例，有效5例，复发后按原法治愈。治疗方法：龟甲、玄参、生地各20g，丹参、黄芩、苍术各15g，车前子、桃仁、知母各10g，丹皮、甘草各6g。加减：口腔、外生殖器溃疡剧痛，眼赤痛，口干而苦，烦热头晕，苔黄厚腻，脉滑数者加龙胆草、栀子各12g；病情迁延难愈或反复发作者加生黄芪20g，肉桂、附子、巴戟天各10g。水煎服，每日1剂，10日为1疗程，治疗最短1个疗程，最长4个疗程，一般2～3个疗程[21]。

（三）按语

龟甲，多用于阴虚阳亢、虚风内动所致的头晕目眩、耳鸣、半身不遂、骨蒸潮热、腰膝痿软、崩漏不止等症；及心虚健忘，惊悸失眠、烦躁不安等。功效长于滋阴潜阳，养血补心，故能交通心肾，兼能软坚去瘀，止血。前人的经验告诉我们，临床使用要点在于是否在阴血不足的基础上出现阳亢表现。这是与其它滋肾养阴药的区别所在。本品自《日华子本草》至近代多用下甲而弃上甲不用，现代药理研究结果，龟上、下甲具有同样的滋阴作用，故现今上、下甲已同等入药。乌龟是著名的滋补佳品，但由于药典收载的龟甲品种仅乌龟一种，加之乌龟繁殖较慢，而医疗用量不断增长，使资源日渐稀少，因此假冒、混淆品增多，临床使用应注意鉴别。

参考文献

[1] 陆敏仪，钟丽新．四种龟板的鉴别和化学成分含量测定的比较[J]．中药通报，1986，11（11）：655.

[2] 汪禄祥，董宝生，刘家富．药用龟板的氨基酸和矿质元素分析[J]．广东微量元素科学，2005，12（11）：42-44.

[3] 孙静均，李舜贤．龟甲中的微量元素[J]．中国中药杂志，1987，12（5）：44.

[4] 王淑兰，李淑莲，董崇田，等．枸杞子等八种中药提取液对体外培养细胞和小鼠腹腔巨噬细胞影响的实验研究[J]．白求恩医学大学学报，1990，16（4）：325-328.

[5] 苗燕玲，杨梅香，刘恩，等．龟上、下甲对甲亢型阴虚大鼠甲状腺、胸腺、肾上腺、脾脏病理学的影响[J]．中药通报，1988，13（3）：42.

[6] 冯国平，荣征星，杨晴，等．滋阴药生地龟板对甲亢大鼠肾脏β-肾上腺素能受体的调整作用[J]．上海第二医学院学报，1985，5（2）：107.

[7] 杨梅香.龟甲去瘀止痛作用的实验研究[J].中医骨伤杂志，1987，(3)：10.

[8] 李广勋.中药药理毒理与临床[M].第1版.天津：天津科技翻译出版公司，1992，379.

[9] 孙静均.龟甲中的微量元素[J].中药通报，1987，12(5)：44.

[10] 谢学明，李熙灿，钟远声，等.龟板体外抗氧化活性的研究[J].中国药房.2006；17(18)：1368-1370.

[11] 宋述财，许华，周健洪，等.龟甲提取物对骨髓间充质干细胞增殖过程中核受体的影响[J].广州中医药大学学报，2006，23(2)：95-99.

[12] 陈东风，杜少辉，李伊为，等.龟板对大鼠局灶性脑缺血模型3种NOS亚型的作用[J].中药新药与临床药理，2002，13(5)：278.

[13] 孙苏亚，王锦.刘铮，等.龟板提取液对去势大鼠骨质疏松的作用[J].中药药理与临床，1998，14(4)：20.

[14] 李伊为，周健洪，陈东风，等.龟板对帕金森病大鼠行为和脑内多巴胺水平的影响[J].解剖学研究，2004，26(1)：17-18.

[15] 周丽英，王长禄.复方全蝎散、龟板膏治疗淋巴结核30例[J].河南中医药学刊，2001，16(2)：58.

[16] 张彩霞.龟版保胎饮治疗习惯性流产59例[J].内蒙古中医药，2004，23(1)：4.

[17] 赵丙治.天麻龟版汤治疗阳痿43例[J].实用中医内科杂志，1996，10(1)：45.

[18] 申作青，管勤世.龟版治疗小儿急性泄泻64例[J].时珍国医国药，2001，12(10)：931.

[19] 陈长平，王光耀，宋飞洪，等.龟板酒治疗颈椎病45例[J].内蒙古中医药，1999，18(2)：11.

[20] 梁祖建，潘伟军，陈希，等.重用龟板治疗膝骨性关节炎[J].新中医，2008，40(3)：23.

[21] 毕留彬，姚元桂，等.龟板为主治疗白塞氏病[J].现代中医，1997，10(2)：83.

（廖祈祈　郭建文　潘峰　吕光耀）

龟甲胶（《本草崇原》）

（一）概述

【别名】龟胶、龟版胶、龟版膏。

【科属】为龟科动物乌龟 *Chinemys reevesii*（Gray）等的甲壳经煎煮、浓缩制成的固体胶块。

【生态】详见“龟甲”条。

【成分】详见“龟甲”条。

【药理】

（1）对血液系统的影响：每日给每只小鼠灌服20%龟甲胶液0.5ml，连续11日，尾静脉采血细胞计数表明龟胶能明显升高小鼠白细胞数量[1]；龟甲胶能增加贫血小鼠的红细胞（RBC）和血红蛋白（Hb）；缩短小鼠出血时间；对抗泼尼松对网状内皮系统吞噬功能的抑制作用[2]；还可提升血小板[3]。

（2）抗肿瘤和调节免疫：龟甲提取物对S_{180}小鼠肉瘤，EC腹水型肝癌有抑制作用[4]。

【炮制】取漂泡后的净龟甲，分次水煎，滤过，合并滤液（可加入少许明矾细粉），静置，滤取澄清的胶液，用文火浓缩（或加入适量黄酒、冰糖）至稠膏状，冷凝，切块，阴干。本品呈长方形或方形的扁块，深褐色。质硬而脆，断面光亮，对光照视时呈透明状；气微腥，味淡。上面有老黄色略带猪鬃纹之“油头”，对光视之，透明，洁净如琥珀。质坚硬，以松脆、透明者为佳。

【药性】咸、甘，凉。归肝、肾、心经。

【功效】滋阴，养血，止血。用于阴虚潮热，骨蒸盗汗，心悸，腰膝酸软，血虚萎黄，吐血，衄血，崩漏，带下。

【用量】烊化兑服，3～9g。

【禁忌】脾胃寒湿者忌服。

（1）《本草备要》：“恶人参。”

（2）《本草从新》：“恶沙参。”

（3）《得配本草》：“脾胃虚寒，真精冷滑，二者禁用。”

【前贤论述】

（1）张景岳：“龟板膏，功用亦同龟板，而性味浓厚，尤属纯阴，能退孤阳。阴虚劳热，阴火上炎，吐血，衄血，肺热咳嗽，消渴，烦扰，热汗，惊悸，谵妄，狂躁之要药。然性禀阴寒，善消阳气，凡阳虚假热，及脾胃命门虚寒等证皆切忌之，毋混用也；若误用，久之则必致败脾妨食之患。”（《本草正》）

（2）黄宫绣：“龟胶，经板煎就，气味益阴，故本草载板不如胶之说，以板炙酥煅用，气味尚淡。故补阴分之阴，用板不如用胶，然必审属阳脏，于阴果属亏损，凡属微温不敢杂投；得此浓云密雨以为顿解，则阳得随阴化，而阳不致独旺；否则阴虚仍以熟地为要，服之阴既得滋，而阳仍得随阴而不绝也，是以古人滋阴，多以地黄为率；而龟板龟胶，止以劳热骨蒸为用，其意实基此矣；使不分辨明晰，仅以此属至阴，任意妄投，其不损阳败中者鲜矣。”“鹿胶性专温督与冲，以益其血，而于肺经清热止嗽则未有；龟胶力补至阴，通达于任，退热除蒸，而于阴中之阳未克有补。”（《本草求真》）

（3）《得配本草》：“得丹皮、地肤止淋沥，佐北参、元参止燥咳。”

（二）应用

1. 治寒热久发，疟疾不止　龟胶一两，肉桂五钱，於白术（土拌炒）二两，分作五帖，煎服。（《本草汇言》）

2. 治妇人淋带赤白不止　龟胶三钱，酒溶化，每日早上调服。（同1）

3. 治咯血　龟甲胶9～15g另烊化，白及15g浓煎，合并后顿服或分两次服完[5]（视病情缓急而定）。

4. 治阴虚潮热　龟胶5～10g，溶化兑服，多配其它养阴清虚热药用。（《中华人民共和国药典》，1977年版）

5. 治贫血　龟胶每用5～10g，溶化兑服，多与其它补血药同用。（同上）

6. 治月经过多　龟胶15g另烊，仙鹤草20g，水煎同服。（林干良.动物药验方集成.北京：科学普及出版社广州分社，1986）

7. 治诸虚百损，精少髓枯，肾衰，水道竭乏，血液干涸，一切阴不足之证。龟壳十斤或数十斤，水浸五七日，视上黑皮浮起，即取刮净纯白。如灼过，以刀剜去焦迹，再洗净。石臼中捣碎，入瓷坛中包固。再坐大锅中，隔水煮。水干，旋以温水添足，不断火。一二昼夜。视版酥烂汁稠，滤去版滓。将汁入锡锅中，或瓷锅，桑火缓缓熬收，不住搅动，至滴水不散，用铜杓兜入瓷器中，冷即成饼。每服不拘多少，滚水、温酒任化下。（《医灯续焰》卷六）

8. 治疗经间期出血　用中药复方龟胶八味汤治疗经间期出血[5]。60例患者经治疗1～2疗程后，41例痊愈（服药1～2个疗程，连续3个月经周期在排卵期无出血），12例有效（服药1个疗程，出血时间缩短，出血量减少），7例无效（服药2个疗程，经间期出血无改善），总有效率达88.33%。

治疗方法：全部病例均用龟胶八味汤治疗，方用龟甲胶（烊冲）、炒山栀、粉丹皮各8g，生地、熟地、怀山药、女贞子、旱莲草、菟丝子各12g，生地榆15g。肝郁加香附、柴胡、青皮，湿热加瞿麦、车前草，血瘀加蒲黄、茜草，肾阳不足加仙茅、仙灵脾。水煎服，每日1剂，出血时服。月经干净后，口服地黄丸，每日3次，每次8粒，3个月为1疗程。

【病案举例】李某，21岁，未婚。1997年8月23日就诊。患者自诉平时月经规则，量色正常。近年来在无诱因下每逢经间期阴道少量出血，色红，持续3～5天停止。曾在外院B超检查，诊断为排卵期出血。予西药治疗，症情无明显改善，现已经后1周，基础体温低相下降0.1，阴道少量出血，色红，伴腰酸、头痛、大便干结。舌质红、苔薄黄，脉细略数。证属肾虚血热，冲任不固，治宜滋阴凉血止血法。用龟胶八味汤加野荞麦、虎杖各

15g，地骨皮、槐米各12g。3剂后血止。嘱其于月经干净后服用六味地黄丸，连续3个月经周期，随访半年，未见复发。

9. 治疗异位性皮炎　有日本医家采用加减一阴煎加龟甲石膏治疗异位性皮炎[6]。共治疗青春期、成人期异位性皮炎患者34例，为了尽量避免类固醇药物的影响，选择初诊1个月未用过或未在面部使用此类外用药的患者。结果，异位性皮炎患者不论男女角质层水分含量均较健康对照组明显降低，并随治疗时间的推移而明显增加。治疗12周后嗜酸性细胞、IgE-RIST、LDH值均比治疗前明显降低。治疗期间未见肝肾功能损害等副作用。

治疗方法：加减一阴煎（干地黄6g，熟地黄15g，麦冬6g，芍药6g，炙甘草3g，知母3g，地骨皮3g）加0～20g的石膏（按5g、10g、15g、20g分包，根据病情进行相应加减），然后加入600ml水，以文水煎煮约40分钟后去渣，得药液约300ml，再加入粉末状龟甲胶0～3g（按0.13g、0.25g、0.5g、1g、1.5g、2g、3g分包，根据病情进行相应加减），充分搅拌、溶解后，每日1付，分2或3次口服。分别于初诊时及治疗时每周在患者前额中央和右前臂伸侧近端1/3处测定角质层水分含量，并分别于初诊时治疗12周后进行血液系列化检查。临床观察项目包括颜面、颈部、躯干和四肢的红斑、丘疹、脱屑等皮肤变化以及瘙痒症状的变化。

（三）按语

龟胶是龟甲的浓缩提取品，二者气味功用相近，而龟胶气味更厚，滋阴补血之力更雄，且兼止血。长于退热除蒸，养阴补肾之功同龟甲。因其阴寒之性更重，对脾肾阳虚所致阴火者忌用，否则易损阳而致滑肠之弊。

参考文献

[1] 王龙，张晓华. 六种补胶的比较研究[J]. 中国中药杂志，1992，17（1）：48.

[2] 聂淑琴，薛宝云. 龟甲胶和速溶龟甲胶冲剂主要药效学比较研究[J]. 中国中药杂志，1995，20（8）：495-496.

[3] 陈可冀，李春生. 新编抗衰老中药学[M]. 北京：人民卫生出版杜，1998，641.

[4] 张炫炫. 浙江中医学院学报，1978，（1）：46.

[5] 苑小平，白力力. 龟胶八味汤治疗经间期出血60例[J]. 浙江中医杂志，1999，34（2）：64.

[6] 盐谷雄二，王平. 青春期和成人期异位性皮炎的汉方治疗：加减一阴煎加龟板石膏的应用[J]. 中华实用中西医杂志，2001，14（8）：1817.

（廖祈祈　郭建文　潘峰　吕光耀）

鳖甲（《本经》）

（一）概述

【别名】上甲（《证治要诀》），甲鱼、团鱼（《淮南子》），鳖壳（《医林纂要·药性》），神守（《纲目》），甲鱼壳（南京中医药学院《中药学》），团鱼壳、团鱼盖（《药材学》），团甲鱼（《河北药材》），鳖盖子（《山西中医志》），圆鱼（《中国药用动物志》），脚鱼（俗称）。

【科属】为鳖科动物中华鳖（*Trionyx sinensis* Wiegmann）或山瑞鳖（*Palea steindachneri* Siebenrock）的背甲。

【生态】

（1）中华鳖，体呈椭圆形或近卵圆形，成体全长约30～40cm。头尖，吻长，形成吻突呈短管状；鼻孔位于吻突前端，上下颌缘覆有角质硬鞘，无齿，眼小；瞳孔圆形，鼓膜不明显，颈部可长达70mm以上，颈基部无颗粒状疣，头、颈可完全缩入甲内。背腹甲均无角质板而被有革质软皮，边缘具柔软的较厚的结缔组织，俗称裙边。背面皮肤有突起小疣，成纵行棱起，背部中央稍凸起，椎板8对，肋板8对，无臀板，边缘无缘板相连。背部骨片没有完全骨质化，肋骨与肋板愈合，其末端突出于肋板外侧。四肢较扁平，前肢5指；内侧三指有外露的爪；外侧二指的爪全被皮肤包裹而不外露，后肢趾爪生长情况亦同，指、趾间具蹼而发达。雄性体较扁而尾较长，末端露出于裙边；雌性尾粗短，不露出裙边。泄殖肛孔纵裂。头颈部上面橄榄绿色，下面黄色，下颌至喉部有黄色斑纹，两眼前后有黑纹，眼后头顶部有10余个黑点。体背橄榄绿色或黑棕色，具黑斑，腹部肉黄色，两侧裙边处有绿色大斑纹，近尾部有两团豌豆大的绿色斑纹。前肢上面橄榄绿色；下面淡黄色，后肢上面色较浅。尾部正中为橄榄绿色，余皆为淡黄色。

（2）山瑞鳖，体近圆形，当体重9kg时，长、宽达36cm×21cm，体重大者可达20kg。体背隆起，皮肤粗糙，体背、边缘、颈基部、四肢及尾部均有大小不等的肉质喜钉状突起；体后部的鼓钉更大而密。边缘内质裙边甚为肥厚。四肢粗壮，侧扁。尾短，略呈扁圆锥形，基部宽，末端尖。体灰黑色、墨绿色、紫黑色或黑青莲色。头、四肢乌黑色或墨绿色。腹面乌黑色带紫，具深色斑块。

生活在山区的河流、溪、潭中。除新疆、宁夏、青海、西藏等地未见报道外，广泛分布于全国各地。山瑞鳖为国家二级保护动物，禁止滥捕。

【成分】

（1）中华鳖，背甲含骨胶原、碳酸钙、磷酸钙[1]、中华鳖多糖[2]，并含

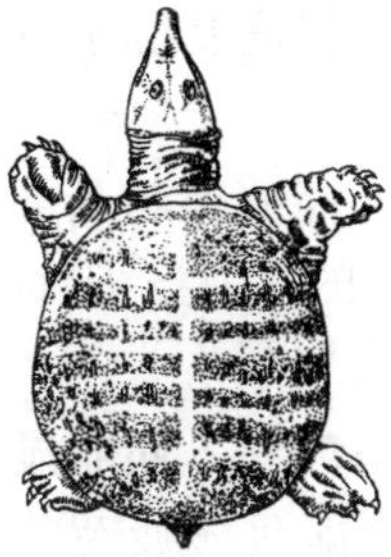

中华鳖

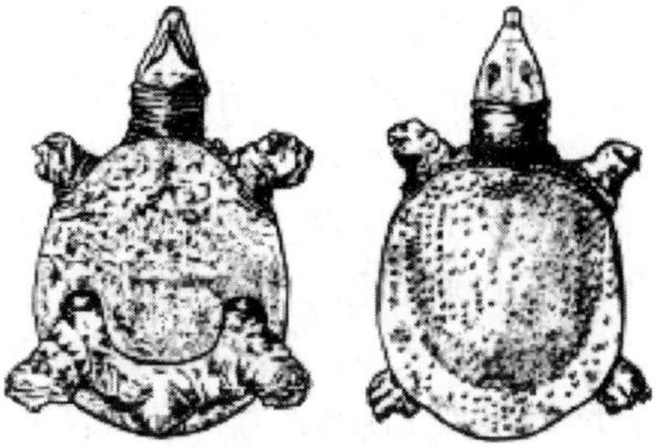

山瑞鳖

天冬氨酸、苏氨酸、谷氨酸、甘氨酸、丙氨酸、胱氨酸、缬氨酸、蛋氨酸、异亮氨酸、亮氨酸、酪氨酸、苯丙氨酸、赖氨酸、组氨酸、精氨酸、脯氨酸、丝氨酸 17 种氨基酸，及钙、钠、铝、钾、锰、铜、锌、磷、镁等 10 多种微量元素[3]。

（2）山瑞鳖，背甲及腹甲含骨胶原、肽类、多种氨基酸，大量钙及磷[4]。

（3）鳖甲中含有动物胶角质、蛋白、碘质、维生素 D 等[5]。

【药理】

（1）免疫调节作用：鳖多糖 0.5、1.0、2.0g/kg 灌胃 15～20 天，能显著提高小鼠空斑形成细胞的溶血能力，促进溶血素抗体生成；并增强小鼠迟发型超敏反应。鳖甲提取物能显著提高小鼠细胞免疫功能，提高机体对负荷的适应性。杨珺等发现中华鳖甲超微细粉能提高 NK 细胞活性率、小鼠溶血素抗体积数水平，并能提高小鼠巨噬细胞的吞噬功能，提示鳖甲超微细粉具有免疫调节作用[6]。

（2）抗肝纤维化作用：鳖甲提取物小分子肽类对肝星状细胞的增殖有抑制作用，从而起到抗肝纤维化的作用。李信梅[7]等采用连续注射 CCl_4 油剂制备大鼠肝纤维化模型，用 HE 染色进行肝组织学观察，用比色法测定肝脏羟脯氨酸（HYP）含量，结果表明鳖甲对大鼠实验性肝纤维化具有保护作用。

（3）抗肿瘤作用：鳖甲粉末口服 280ml/kg 对小鼠移植实质性癌 MH_{134} 具有抑制作用，使肿瘤直径减小，肿瘤重量显著减轻。对腹水癌则没有显著作用。对接种人肠癌细胞的裸鼠每日按 800mg/kg 剂量口服鳖甲粉，治疗 35 天后与对照组比较，抑瘤辛为 92.15%，肿瘤坏死面积达 67%，与 5- 氟尿嘧啶（5-Fu）组比较其优点是不引起宿主白细胞数下降，表明鳖甲粉不仅对人肠癌有抑制作用，且副反应小，对骨髓的抑制远比 5-Fu 轻[8]。

（4）预防辐射损伤的作用：鳖甲粗多糖具有良好的减轻放射损伤作用，可增加受照小鼠的存活时间和 30 天存活率，提高不同剂量（2，4，6Gy）X 射线照射后 24 小时小鼠的体重、脾重和胸腺重，显著升高受 X 射线照射小鼠的白细胞数、脾细胞数及胸腺细胞数。预防性口服鳖甲提取物能显著提高受照小鼠免疫功能，具有抗辐射防护作用[9]。

（5）对肾小球系膜细胞转化生长因子表达的影响：鳖甲煎丸能够抑制正常条件下及LPS（脂多糖）刺激条件下TGF-β1mRNA在MCs中的表达，从而延缓肾小球硬化的进展[10]。

（6）抗疲劳的作用：鳖甲提取物不仅能提高机体对负荷的适应性，还能显著增加小鼠LDH活力，有效清除剧烈运动时机体的代谢产物，能延缓疲劳的发生，也能加速疲劳的消除。高、中剂量鳖甲提取物还能增加小鼠的耐缺氧能力[11]。另有实验研究表明：鳖甲多糖0.5、1.0、2.0/kg灌胃15～20天，能明显提高小鼠耐缺氧能力和抗冷冻作用，可延长小鼠游泳时间，有抗疲劳作用[11]。

（7）抗突变效应：小鼠骨髓细胞姐妹染色单体互换（SCE）为实验指标，对鳖甲的抗突变效应进行研究，结果表明鳖甲具有抗突变活性[12]。

（8）补血作用：在11天内，连续每日灌胃鳖甲胶（20%）0.5ml/只，可使小鼠血红蛋白含量明显增加[13]。

（9）增加骨密度：鳖甲超微细粉具有增加骨密度的功能，在钙表观吸收率和提高股骨骨密度及股骨骨钙含量方面优于碳酸钙[14]。

【炮制】全年皆产。以春、夏、秋捕捉，捕后杀鳖取背甲。鳖甲药用规格有生品和炙品两种。

（1）生鳖甲：《雷公炮制论》："去裙并肋骨"，《外台》："捣筛为散"。生品的传统炮制方法是夏日将带有皮膜、残肉的鳖甲放入缸内，加水或米泔水后将缸封严，浸泡至1个月左右，使其皮膜残肉脱掉，至皮骨分离为度，取出用清水洗净，晒干即可。现行取鳖甲放入热水中即用硬刷刷去皮肉，晒干。或置蒸锅内，沸水蒸45分钟，取出洗净，日晒夜露至无臭气，干燥。

（2）醋鳖甲：《博济方》："醋煮三五十沸后，净去裙襕，另用好醋煮令香"。《局方》："凡使，先用醋浸三日，去裙，慢火中反复炙令黄赤色为度，如急用，只蘸醋炙，候黄色便可用"。现行炙品是生品与细砂子同置热锅中，炒至微黄色为度，筛去砂子，趁热倒入醋中搅拌，捞出、干燥、捣碎。每鳖甲100kg，用醋20kg。

（3）制鳖甲：取砂子置锅内，武火炒热，放入生鳖甲，炒至表微黄变色为度，取出筛尽砂子，即可。

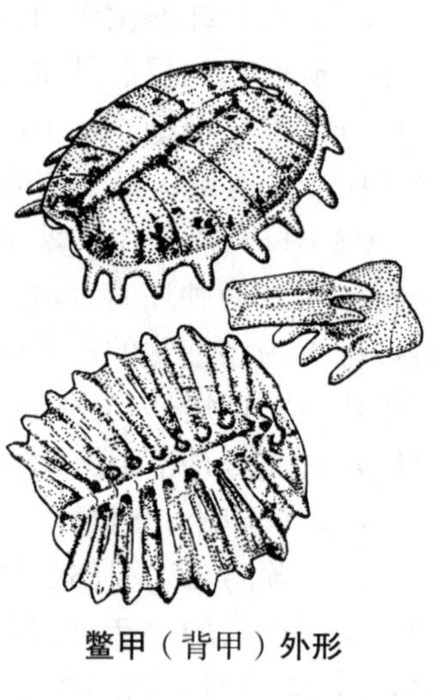

鳖甲（背甲）外形

近年来对鳖甲的炮制有着广泛的研究和报道，如在鳖甲的净制方面就有热解法（蒸法、高压蒸法、水煮法、砂烫法），酸解法（埋法、石灰水浸泡法、蛋白酶法、酵母菌法、食用菌法），机械法。其它炮制方面还有砂烫醋淬法、电烘焙干醋淬法、干热蒸法、醋炙法等。邢延对砂烫、醋淬鳖甲和生鳖甲进行了分析，表明醋淬鳖甲的氨基酸含量高于生鳖甲。

【药性】味咸，性微寒。归肝、肾经。

【功效】①滋阴清热，潜阳息风。主治阴虚发热，热病伤阴，劳热骨蒸，阴虚阳亢，阴虚风动，手足蠕动，舌干红绛，小儿惊痫。②软坚散结。主治癥瘕积聚，疟母闭经等。

【用量】①内服：煎汤10～30g，先煎；熬膏；或入丸、散。②外用：适量，烧存性，研末掺或调敷。

滋阴潜阳宜生用，软坚散结宜醋炙。

【禁忌】脾胃虚寒，食少便溏及孕妇禁服。《本草经疏》："妊娠禁用，凡阴虚胃弱、阴虚泄泻、产后泄泻、产后饮食不消、不思食及呕恶等证咸忌之"。《得配本草》："冷劳癥瘕人不宜服"。

【前贤论述】

（1）《神农本草经》："主治心腹癥瘕，坚积，寒热，去痞息肉，阴蚀痔恶肉"。

（2）《名医别录》："无毒。主治温疟，血瘕，腰痛，小儿胁下坚"。

（3）《药性论》云："治劳瘦，除骨热，酽醋炙黄用。又治心腹癥瘕、坚积，尤效"。

（4）《日华子本草》："去血气，破癥结，恶血，堕胎，消疮肿，并扑损瘀血，疟疾，肠痈。头烧灰疗脱肛"。

（5）《本草纲目》："鳖甲乃厥阴肝经血分之药，肝主血也。试常思之，龟鳖之属，功各有所主。鳖色青入肝，故所主者，疟劳寒热，痃瘕惊痫，经水痈肿阴疮，缘厥阴血分之病也。玳瑁色赤入心，故所主者，心风惊热，伤寒狂乱，痘毒肿毒，皆少阴血分之病也。水龟色黑入肾，故所主者，阴虚精弱，腰脚酸痿，阴疟泄痢，皆少阴血分之药也。介虫阴类，故并主阴经血分之病，以其类也"。

"除老疟疟母，阴毒腹痛，劳复食复，斑痘烦喘，小儿惊痫，妇人经脉不通，难产，产后阴脱，丈夫阴疮石淋，敛溃痈"。

（6）《药性解》："肉阴蚀痔疽、疮肿瘀血，催生堕胎，妇人五色漏下。九肋者佳。"

按：丹溪云："鳖甲属金与土，肺脾之所以入也。须生取之，煮脱者不堪用。肉性大冷，过食伤脾。癥瘕勿食，恐益其疾。同鸡食成瘕，同鸡子食能杀人。同苋菜食生血，鳖同芥子食发恶疾，不可不慎。”

（二）应用

1. 肝硬化，脾肿大　①殷氏用化脾散：鳖甲、穿山甲各等份，研细末，每次4g，白开水冲服，2个月为1个疗程。治疗肝脾肿大100例，1个疗程后，显效78例，无效22例，总有效率达78%。治疗前血小板均低于7万/mm^3，治疗后全部提升到10万/mm^3以上[15]。②王氏自拟鳖甲消脾饼治疗脾大21例。鳖甲消脾饼：醋炒鳖甲250g，丹参100g，炒桃仁80g，炒鸡内金60g，炒穿山甲50g，赤白芍各40g，青陈皮、三棱、莪术、丹皮、太子参各30g，柴胡70g，砂仁20g。上药焙干，研末，加白面1000g，芝麻、盐适量，焙焦饼100个。每次1个，每日3次。显效10例，占47.6%，进步11例，占52.4%。该药不仅能使脾大缩小，且使肝功能亦有不同程度改善[16]。③用鳖甲煎丸（《金匮要略》）治疗肝炎后肝硬化。87例患者中慢性肝炎69例，肝炎后肝硬化18例，随机分为治疗组50例，对照组37例。对照组按常规中西医进行护肝、降酶、退黄及支持治疗等；治疗组在对照组治疗方法的基础上加服鳖甲煎丸，每次3g，每日2次，连服3个月为1个观察疗程。结果治疗组和对照组分别显效25、11例，有效19、12例，无效6、14例。两组比较有显著差异。实验证明鳖甲煎丸能增加肝内循环血量，使肝内胶原纤维的降解增加；直接抑制肝内胶原的沉淀，从而减缓肝纤维化的发生[17]。

2. 肝病致血清蛋白比例倒置　亢氏用珠鳖散：炮甲珠2份，醋炙鳖甲3份。共研细末，每服6g，每日2次，白开水送下。治疗肝病致血清蛋白比例倒置32例，显效7例，好转18例，无效7例，好转率达78.13%[18]。

3. 慢性肾衰竭　慢性肾衰竭（CRF）的病理基础是肾小球硬化和间质纤维化（肾纤化），肾纤化的防治是当前学者研究的热点之一。复方鳖甲软肝片具有明显的抗肝纤维化作用，原用于治疗慢性乙肝和早期肝硬化。由于肝、肾纤维化具有一些内在的共同发病规律和病理形态学特征，因此依据中医异病同治理论，用该药治疗CRF并作长期的观察，结果发现治疗组28例患者加用该药后，其CRF的进展速度较单纯低蛋白饮食和控制高血压治疗的对照组明显延缓。ALB升高，Hb水平基本稳定，提示该药有改善患者的营养状态和抗贫血作用。治疗组治疗后血浆黏度和红细胞聚集指数明显下降，则提示该药能改善CRF患者的血液流变学。明显延缓纤维化进展，具有抗肾纤维化作用[19]。

4. 阴虚发热　发热是结核病的常见症状之一，在结核活动期中，人体对致病因子的全身反应；而癌性发热也是中晚期癌症患者的常见症状，占癌症并发症死亡人数的70%，因此也越来越被重视。以上两种均以身热、口干、舌红、脉数为基本症状，朱老在临证中多以滋阴清热为大法，以青蒿鳖甲汤为主药，佐以羚羊角粉、牛黄粉等，随症加减，均能退热，并且药效持久、无毒副作用、安全可靠。

5. 心绞痛　用鳖甲煎丸加减治疗气滞血瘀型心绞痛38例，方药：醋鳖甲33g，射干、黄芩、鼠妇、干姜、酒大黄、桂枝、石韦、厚朴、茯苓、阿胶各9g，柴胡、蜣螂各18g，白芍、牡丹皮、䗪虫各15g，瞿麦、桃仁各6g，半夏、人参、葶苈子各3g，露蜂房12g，硝石36g。上药共粉碎为末，水泛为丸。每丸含生药0.5g，口服，每次6丸，每日3次。15日为1个疗程，治疗观察2个疗程，必要时给予硝酸甘油含化。在治疗期间，所选择病例停用其它治疗冠心病心绞痛药物。共治疗38例，结果临床症状改善：显效26例，有效9例，无效3例，总有效率为92.1%；心电图改善，显效7例，改善17例，无效15例，总有效率为63.2%[20]。

6. 糖尿病视网膜病变　用杞参鳖甲丸治疗糖尿病视网膜病变60例，基本方：黄芪、沙参、山药、苍术、麦冬、牡蛎、鳖甲、杞子、玄参、天花粉、生地、葛根等组成。早晚各服1丸，1个月为1个疗程，共用2个疗程，总有效率93.3%[21]。

7. 小儿疳症　郝氏用三甲散治疗小儿疳症24例。三甲散：龟甲12g，鳖甲12g，穿山甲12g，鸡内金6g。龟甲、鳖甲用食醋泡1小时后，放炭火中烧黄研末，鸡内金生用研末。每次服2～3g，1日2次。1剂为1个疗程，24例均获良效[22]。

8. 斑疹　用升麻鳖甲汤加减治疗血小板减少性紫癜、荨麻疹、过敏性紫癜、风湿热合并斑疹。方用：升麻10g，当归15g，川椒5g，甘草10g，鳖甲30g，雄黄0.5g（分冲），僵蚕15g，蝉衣10g，随症加减，共奏解毒祛风、活血散瘀之功[23]。

9. 银屑病　以紫草鳖甲四物汤为基本方辨证治疗银屑病162例，方药：紫草、鳖甲、生地黄、当归、白芍、川芎加减，分为血热型、血燥型、停用激素后加重型、肾虚型、血虚型。治疗结果：痊愈74例（46%），显效62例（38%），有效9例（5%），无效（11%），总有效率89%[24]。

10. 老疟久不断者　先炙鳖甲，捣末，方寸匕，至时令三服尽。（南北朝·陶弘景《补缺肘后方》）

11. 吐血不止　鳖甲一两（锉作片子），蛤粉一两（鳖甲相和，于铫内炒香黄色），熟干地黄一两半（暴干）。上三味捣为细散。每服二钱匕，食后腊茶清调下，服药讫，可睡少时。（宋·赵佶《圣济总录》）

12. 卒腰痛不得俯仰　鳖甲一枚（炙，捣筛）。服方寸匕，食后，日三服。（南北朝·陶弘景《补缺肘后方》）

13. 石淋　鳖甲杵末，以酒服方寸匕，日二三，下石子瘥。（晋·葛洪《肘后方》）

14. 治阴虚梦泄　鳖甲烧研，每用一字，以酒半盏，童尿半盏，葱白七寸同煎，去葱，日晡时服之，出臭汗为度。（元·王好古《医垒元戎》）

15. 治痔疮　肛边生鼠乳，气壅疼痛：鳖甲三两（涂醋炙令黄，去裙襕），槟榔二两。上药捣细罗为散，每于食前，以粥饮调下二钱。（宋·王怀隐等《太平圣惠方》）

（三）按语

鳖甲作为传统中药，具有滋阴潜阳、软坚散结、退热除蒸之功效。本品禀至阴之性，入肝、肾经，能益阴除热，是退劳热在骨及阴虚往来寒热之上品。临床用于治疗阴虚发热、劳热骨蒸、虚风内动、经闭、癥瘕等症。目前，对鳖甲的化学成分已作了深入的研究，而其药理作用方面的研究，主要集中在增强免疫以及抗肝、肾、肺纤维化等方面，并且显示出在这些方面的确切疗效，这与传统中医药对鳖甲的用法上有一定的不同。但朱老认为鳖甲的作用无论是传统功效还是现代药理研究，在临床使用上必须抓住阴虚阳亢、肝虚有热这一辨证要点，倘若阳虚胃弱，食饮不消，呕恶泄泻或孕妇均应慎用。

参考文献

［1］南京药学院《中草药学》编写组 . 中草药学（下册）. 南京：江苏科学技术出版社，1980：1444.

［2］王心好 . 自拟鳖甲消脾饼治疗脾大 21 例临床观察［J］. 天津中医，1989，（5）：14.

［3］方达任，张克兰，刘焱文 . 龟板、鳖甲的化学成分研究［J］. 中成药，1989，（2）：31-32.

［4］《中国药用动物志》协作组 . 中国药用动物志（第二册）［M］. 天津：天津科学技术出版社，1983：301.

［5］江苏新医学院 . 中药大辞典（下册）［M］. 上海：上海科学技术出版社，1986：2723.

［6］张连富，吉宏武，任顺成 . 药食兼用资源与生物活性成分［M］. 北京：化学工业出版社，2005，286-287.

［7］李信梅，王玉芹，张德昌，等 . 两种不同的鳖甲抗肝纤维化作用的比较［J］. 基层中药杂志，2001，15（2）：19-20.

［8］果淑敏，王士贤 . 鳖抗肿瘤的研究概况［J］. 天津中医，1995，（3）.

［9］凌笑梅，徐桂珍，董峰 . 鳖甲粗多糖对受 X 射线照射的小鼠的防护作用［J］. 辐射防护，1998，（1）：57-60.

［10］范焕芳，陈志强，张秀君，等鳖甲煎丸对肾小球系膜细胞转化生长因子表达的影响［J］. 中国老年学杂志，2007，27（5）：314.

[11] 张娅婕，凌笑梅，甘振威，等.鳖甲提取物抗疲劳及耐缺氧作用的研究[J].长春中医学院学报，2004，20(2)：38-39.

[12] 法京，王明艳，贾敏，等.鳖甲龟板的抗突变效应[J].中国海洋药物，1996，(2)：27-29.

[13] 王龙，吴祖道.六种补胶的比较研究[J].中国中药杂志，1992，(1)：48-50，65.

[14] 杨珺，邹全明.鳖甲超微细粉增加大鼠骨密度的研究[J].食品科学，2001，22(3)：86.

[15] 殷义才.化脾散治疗肝脾肿大100例[J].陕西中医，1989，(7)：315.

[16] 王心好.自拟鳖甲消脾饼治疗脾大21例临床观察[J].天津中医，1989，(5)：14.

[17] 吴建.鳖甲煎丸抗肝纤维化50例临床观察[J].浙江中医杂志，1999，(5)：188.

[18] 亢殿鸿.自拟《珠鳖散》对肝病血清蛋白比例倒置32例的临床体会[J].山西中医，1990，(5)：24-25.

[19] 沈维增，谢峥伟，蔡军红，等.复方鳖甲软肝片对慢性肾衰竭大鼠肾组织TGF-β_1表达的影响[J].中国中西医结合肾病杂志，2006，(10)：570-573.

[20] 金先红.鳖甲煎丸治疗气滞血瘀型心绞痛38例[J].陕西中医，2003，(6)：516-517.

[21] 张健英，荣曙欣，施光其.杞参鳖甲丸治疗糖尿病视网膜病变临床观察[J].中国中医药信息杂志，2007，(11)：65-66.

[22] 郝有孝.三甲散治疗小儿疳证24例.陕西中医，1984，(1)：45.

[23] 程群才.升麻鳖甲汤临床应用举隅.国医论坛，1989，(5)：22-23.

[24] 魏雅川，卢贺起.紫草鳖甲四物汤治疗162例银屑病临床观察.中医杂志，2000；41(2)：97.

（朱建平）

鳖甲胶（《卫生宝鉴》）

（一）概述

【别名】鳖胶、鳖板胶。

【科属】为鳖科动物中华鳖（*Trionyx sinensis* Wiegmann）或山瑞鳖（*Palea steindachneri* Siebenrock）的背甲煎熬而成的胶块。

【生态】详见“鳖甲”条。

【成分】详见“鳖甲”条。

【药理】详见“鳖甲”条。

【炮制】取漂净鳖甲，置锅中加水煎取胶汁，煎3～5次，至胶汁充分煎出为度。将各次煎汁过滤合并（或加明矾少许），静置后滤取清胶汁，再用文火加热，不断搅拌，浓缩（或加适量黄酒、冰糖）成稠膏状，倾入凝膏槽内，俟其自然冷凝。取出切成小块，阴干。

【药性】味咸，性微寒。归肺、肝、肾经。

【功效】滋阴补血，退热散瘀。适用于阴虚潮热、肾亏、头晕、遗精、痃核肿痛等症。

【用法用量】内服：开水或黄酒化服，3～9g；或入丸剂。

【禁忌】脾胃虚寒，食减便溏者及孕妇慎服。《四川中药志》：“阳虚食减者忌用。”

【前贤论述】

（1）《本草纲目》：“无毒。”

（2）《本草经疏》：“妊娠禁用。凡阴虚胃弱，阴虚泄泻，产后泄泻，不思食及呕恶等症，咸忌之。”

（3）《中国医学大辞典》：“补肝阴，清肝热。治劳瘦骨蒸，往来寒热，温疟，疟母，腰痛，胁坚，血瘕，痔核，妇人经闭，产难，小儿惊痫，斑痘，肠痈，疮肿。”

（4）《现代实用中药》：“滋阴补血，为滋养解热止血药。”

（5）《四川中药志》：“滋阴补血，润肺消结。治虚劳咳血，肛门肿痛，湿痰流注，肺结核潮热。”

（6）《全国中草药汇编》：“主治骨蒸潮热，虚痨咳血，疟疾痞块，气虚血亏，闭经难产，痰湿流注。”

（二）应用

1. 治久痢不止和三日疟　鳖甲胶50g，黄芩20g，柴胡15g，鼠妇10g，大黄10g，共为细末，制成5g重蜜丸，每日服1～2次，1次1丸开水送服。（《常见药用动物》）

2. 治肺痨咳血　鳖甲胶10g，温开水或黄酒化服。日服2次。

（三）按语

鳖甲胶之气味、功效与鳖甲较为接近，然胶源于甲，性味尤阴，故能力补至阴，退热除蒸效佳，治阴虚潮热之力尤宏。故其阴寒之性更甚，阴虚胃弱，孕妇忌服。

（朱建平）

乌骨鸡（《纲目》）

（一）概述

【别名】乌鸡（《普济方》），药鸡（《动物学大辞典》），武山鸡、羊毛鸡、绒毛鸡、松毛鸡、黑脚鸡、丛冠鸡、穿裤鸡（《中药志》），竹丝鸡（《陆川本草》），泰和鸡，黑山鸡、丝毛鸡。

【科属】为雉科动物乌骨鸡的肉或除去内脏的全体。

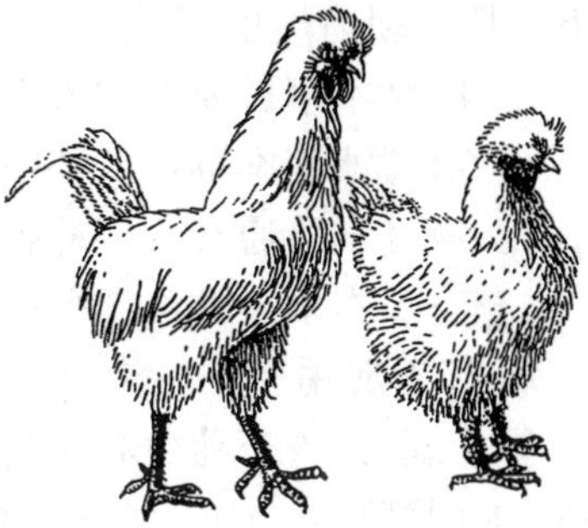

乌骨鸡

【生态】遍体羽白成丝状，体矮小，头小颈短，紫冠绿耳，丛冠凤头，两颊生须，五爪毛脚；以乌皮、乌骨、乌肉和眼、喙、趾、内脏、脂肪均为乌黑色而得名。主产于我国江西、福建、广东等省，养殖历史悠久，在我国的饲养十分普遍，是我国特有的地方良种，其中最著名的品种是原产于江西省泰和县的丝毛乌骨鸡。

【成分】含丰富的蛋白质，其血清总蛋白、球蛋白和氨基酸含量均明显高于普通鸡和鸭肉、鹅肉；还含有丰富的黑色素，入药能使人体内的红细胞和血色素增生；以及维生素B和18种微量元素，其中烟酸、维生素E、磷、铁、钾、钠的含量均高于普通鸡肉；而胆固醇和脂肪含量却很低，是营养价值极高的滋补品。

【药理】实践证明，癌症患者常吃乌骨鸡，有滋补强身，提高免疫功能，控制肿瘤的生长、发展、转移，延长生存期的功效。食用乌骨鸡可以提高生理机能、延缓衰老、强筋健骨，对防治骨质疏松、佝偻病、妇女缺铁性贫血症等明显功效。

【炮制】乌鸡连骨（砸碎）熬汤滋补效果最佳，可将其骨头砸碎，与肉、杂碎一起熬炖，宜用砂锅文火慢炖，不宜用高压锅。

【药性】味甘，性平；入肝、肾经。

【功效】养阴退热。治虚劳骨蒸羸瘦，消渴，脾虚滑泄，下痢口噤，崩中，带下。一般人群均可食用。老年人、少年儿童、妇女，特别是产妇食体虚血亏、肝肾不足、脾胃不健者宜食。

【用量】内服：煮食，每次150g左右。烧存性研末，或入丸、散。

【禁忌】感冒发热，咳嗽多痰时忌食；患有急性菌痢、肠炎之初期忌食。

【前贤论述】

（1）《本草纲目》："甘，平，无毒。有白毛乌骨者，黑毛乌骨者，斑毛乌骨者，有骨肉俱乌者，肉白骨乌者，但观鸡舌黑者，则肉骨俱乌，入药更良……肝肾血分之病宜用之。补虚劳羸弱，治消渴，中恶，益产妇，治女人崩中带下虚损诸病，大人小儿下痢噤口。"

（2）《本草汇》："味甘咸，平。"

（3）《本草经疏》："走肝、肾血分。补血　益阴，则虚劳羸弱可除，阴回热去，则津液自生，渴自止矣。益阴，则冲、任、带三脉俱旺，故能除崩中带下一切虚损诸疾也。"

（4）《本草撮要》："入手太阴、足厥阴、少阴经。"

（5）《滇南本草》："补中止渴。"

（6）《本草通玄》："补阴退热。"

（7）《本草再新》："平肝祛风，除烦热，益肾养阴。"

（二）应用

1. 虚劳　《杏苑生春》乌鸡丸治虚劳客热，肌肉消瘦，四肢倦怠，五心烦热，咽干颊赤，心怯潮热，盗汗减食，咳嗽脓血，以人参、黄芪、柴胡、前胡、黄连、黄柏、当归、白茯苓、熟地黄、生地黄、白芍药、五味子、知母、贝母、川芎、白术各五钱。上为粗末，用雄鸡乌骨者，重 1kg 以上一只，须新生肥壮者，去毛、血洗净，入前药在肚，以线缝定，用好腊酒入锅中，放鸡在内，酒约过鸡背上一寸为度，肠脏放在鸡外，同煮极烂，拆开，同药晒干，研为细末，用原汁打蒸饼糊为丸，如梧桐子大。每服一百丸，空心，食前，米汤或沸汤送下。

2. 噤口痢　噤口痢因涩药太过伤胃，闻食口闭，四肢逆冷者，《普济方》"乌鸡煎"用乌骨鸡一只，去毛、肠，加入茴香、良姜、红豆、陈皮、白姜、花椒、盐，同煮熟烂。以鸡令患者嗅之，使闻香气，如欲食，令饮食汁内，使胃气开。亦可治久痢。

3. 遗精、带下　《纲目》治脾虚滑泄：乌骨母鸡一只，治净。用豆蔻一两，草果 2 枚，烧存性，掺入鸡腹内，扎定煮熟。空腹食之。治白带下及遗精白浊，下元虚惫者：白果、莲肉、江米各五钱，胡椒一钱，为末。乌骨鸡一只，如常治净，装入鸡腹煮熟。空心食之。《袖珍方》"乌鸡煎丸"治妇人虚劳血气，赤白带下：当归、黄芪各六两，生、熟地黄、香附子各四两，茯苓三两，人参、官桂、地骨皮各二两。上药用（雄）乌骨白鸡一只，笼住，将黄芪末和炒面丸鸡头大喂鸡服，生眵，吊死，肠肚洗净，挦毛椎碎骨，入前药鸡腹内，用酒、醋各一瓶，煮一宿，取骨焙枯，研，共为细末，用汁打糊丸如梧桐子大。每服五十丸，盐汤下。

4. 阴疽 《医学正传》治久疽中朽骨，以乌骨鸡胫骨，以信砒实之，盐泥固济，火煅通红，地上出火毒，用骨研细，饭丸如粟米大。以纸皮拈送入窍内，外以拔毒膏药封之。

5. 月经不调　妇女体虚，月经不调，量少，有腹痛者，均可服乌鸡白凤丸，每次一丸，日 2 次。

6. 慢性肝炎　肝功不正常而偏阴虚者，服乌鸡白凤丸有效，每次一丸，日 2 次。

（三）按语

本品益气阴，清虚热，补气血，调月经，对阴虚体弱者，最为适宜，乃食疗之佳品。

（胡世云　孙玉芝）

鸡子（《神农本草经》）

（一）概述

【别名】鸡卵，鸡蛋。

【科属】为雉科动物家鸡 *Gallus gallus domesticus* Brisson 的卵。

【生态】家鸡因饲养杂交的关系，品种繁多，形体大小及毛色不一。善走，并以足搔地觅食。主要食物为植物的种子、果实及昆虫等。雄鸡善啼。

【成分】每 100g 鸡蛋，含蛋白质 13.3g、脂肪 8.8g、碳水化合物 2.8g、叶酸 113.3μg、胆固醇 585mg、维生素 A 234μg、硫胺素 0.11mg、核黄素 0.27mg、烟酸 0.2mg、维生素 E 1.84mg、钙 56mg、磷 130mg、钾 154mg、钠 131.5mg、碘 27.2μg、镁 10mg、铁 2mg、锌 1.1mg、硒 14.34μg、铜 0.15mg、锰 0.04mg。

【药理】

（1）滋补强壮作用：用富含锌、铁、钙、铜等元素添加饲料喂养的鸡蛋元素蛋，比普通鸡蛋有更高的营养价值。实验表明，元素蛋的食欲改善率，毛发外观改善率远高于普通鸡蛋（$P<0.001$）。呼吸道和口腔疾病的自愈率，以及身高、体重，血色素含量，血浆中锌、铁、钙、铜等元素含量均高于普通鸡蛋组。表明元素蛋是一种具有强身健体的高营养价值的鸡蛋[1]。

（2）抗高血压作用：醋蛋有显著降血压作用，临床实验，服用醋蛋的原发性高血压患者平均血压比治疗前降低 4.60+/−0.36/2.27+/−0.05kPa，与对照组比较有显著差异（$P<0.01$）。有报道醋蛋能抑制血压上升，防止动脉硬化发生，并能促进体内钠的消除，改善钠的代谢异常，保持体内钠和钾的平衡。醋蛋尚

有补钙的作用，也有助于降低血压[2]。

（3）对小肠运动的影响：1∶4稀释的醋蛋液20ml/（kg·d）灌胃，连续10天，使印度墨汁在小鼠小肠内的移动距离和移动率均显著高于对照组，醋蛋组小鼠的摄食量也显著增加[3]。

（4）其它作用：醋蛋液能明显增加小鼠血红蛋白含量和白细胞数量，尚能提高红细胞的黏附功能，增强红细胞清除循环免疫复合物功能，具有提高红细胞免疫功能的作用；给大鼠醋蛋液15ml/（kg·d），连用15天，能显著降低心和脑中脂褐素含量，表明有延缓衰老的作用[3]。

鸡蛋尚可用于制取卵磷脂（磷脂酰胆碱，lecithin）[4]。

【药性】性味甘，平，《本草便读》谓其："生凉，熟温"。归肺、脾、胃经。

【功效】滋阴润燥，养血安胎。主治热病烦闷，燥咳声哑，目赤咽痛，胎动不安，产后口渴，下痢，烫伤，皮炎，虚人羸弱。

【用量】内服：去壳生服、沸水冲、与他药同煮，或入丸剂。外用：去壳取黄、白，和药调敷。

【禁忌】有痰饮、积滞及宿食内停者，慎用。

【前贤论述】

（1）李时珍："卵白，其气清，其性微寒；卵黄，其气浑，其性温；卵则兼黄白而用之，其性平。精不足者，补之以气，故卵白能清气，治伏热、目赤、咽痛诸疾。形不足者，补之以味，故卵黄能补血，治下痢，胎产诸疾。卵则兼理气血，故治上列诸疾也。"

（2）缪希雍："鸡子，味甘气平无毒。凡病痉皆火热为病，鸡子之甘，能缓火之标，平即兼凉，能除热，故主痫痉及火疮，并治伤寒少阴咽痛。"（《本草经疏》）

（3）张秉成："鸡子内黄外白，入心肺，宁神定魄；和合熟食，亦能补益脾胃；生冲服之，可以养心营，可以退虚热。"（《本草便读》）

（二）应用

1. 伤寒时气温病　《补缺肘后方》治伤寒时气温病已六七日，热极，心下烦闷，狂言欲起走：鸡子三枚，芒硝方寸匕，酒三合。合搅，散消尽，服之。

2. 呕逆　《救急方》以鸡子一枚，于沸汤中煮三五沸，则出水浸之，外寒内热则吞之，治天行后呕逆不下食，食入则出。

3. 下痢　《圣济总录》"鸡子饼"治水痢脐腹疠痛，鸡子三枚，打去壳，醋炒熟，入面少许，和作饼子炙熟，空心食之。

4. 小儿疳痢　鸡子一个，打破眼子如豆大，纳巴豆一粒（去皮），腻粉一钱，用五十重纸裹，于饭甑上蒸三度，放冷打破，取鸡子肉同巴豆粉一时研入

麝香少许，添面糊丸如米粒大。食后夜卧，温汤下二丸至三丸。(《经验方》)

5. 妊娠胎动不安　鸡子一枚，阿胶（炒令燥）一两。上二味，以清酒一升，微火煎胶令消后，入鸡子一枚，盐一钱，和之，分作三服，相次服。(《圣济总录》鸡子羹）

6. 妊娠心痛　《千金方》以破鸡子一枚，和酒服之。

7. 产后口干　产后口干舌缩，渴不止：打鸡子一个，水一盏冲之，楪盖少时服。(《经验后方》)

8. 耳聋　新鸡卵一枚，巴豆一粒（去皮、心膜）。上二味，先以鸡卵上开一窍，将巴豆内鸡卵中，以纸两重，面粘贴盖，却与鸡抱以其余卵鸡子出为度，取汁滴于耳内，日三二次，五七日。(《圣济总录》滴耳鸡卵方）

9. 咳逆吐脓血　鸡子一枚，甘草二分（炙），甘遂一分，大黄二分，黄芩二分。上五味，以水六升，煮取二升，去滓，内鸡子搅令调，尽饮之。忌海藻、菘菜。(《僧深集方》鸡子汤）

10. 头屑　治头风搔之白屑起：新生乌鸡子三枚，以沸汤五升，扬之使温，打破鸡子，内入搅令匀，分为三度，沐令发生，去白屑风痒。(《圣惠方》鸡子沐汤）

11. 毒虫螫伤　《兵部手集方》治蛛、蝎、蛇伤，鸡子一个，轻敲小孔，合之。

12. 疟疾　用盐卤煮鸡蛋内服，对控制现症疟疾有一定效果[5]。66 例现症患者服后控制当次发作者 44 例，症状减轻者 11 例。服药后 1～2 天随访 54 例，症状被控制者 47 例，再发者 7 例（其中 5 例系原来无效）；1 周后随访 56 例，未发作者 53 例，发作者 3 例。制备及用法：取盐卤适量（成人 12～15ml，5 岁以下 3～5ml，5～9 岁 5～8ml，10～18 岁 9～11ml）置铁勺内，以烈火煮沸后随即打入鸡蛋 2 个（小儿及轻症患者 1 个），反复搅拌，使盐卤均匀地与鸡蛋混合，直至鸡蛋成饼为止。趁热服下。服药时间一般在发作前 5～6 小时。需待当日发作时间已过之后方能进食。

13. 神经性皮炎、牛皮癣　取鸡蛋 2 个，外壳经酒精消毒后完整的放入口径较鸡蛋略大的瓶内，加醋半斤浸泡，瓶口密封，置阴暗处；7 昼夜后取出鸡蛋，去壳，将蛋清与蛋黄贮入消毒瓶内盖紧备用。用时以棉球蘸药涂于患部，每日数次，每次反复涂擦 1～2 分钟，必须连续治疗不能间断。一般涂药数次后鳞屑即渐脱落，剧痒减轻或停止。此时如继续用药则病灶可逐渐缩小。如中断治疗则会反复。病程久者，治疗时间亦长。经治神经性皮炎 12 例，9 例痊愈，3 例好转；牛皮癣 5 例，2 例痊愈，3 例好转[6]。

14. 原发性痛经　根据民间验方鸡蛋、食醋、黑大豆、生黄芪、香附等组成药醋蛋治疗原发性痛经 76 例，痊愈 66 例，有效 9 例，无效 1 例，总有效率

98.7%[7]。

治疗方法：药醋蛋：食醋1000ml，黑大豆100g，生黄芪60g. 当归30g，丹参、香附各25g，大黄、甘草各12g，鸡蛋15个，共浸泡在有盖玻璃瓶中密封. 一般15日后待鸡蛋壳软化后食用，每日1只，15日为1疗程。加减：小腹剧痛者加五灵脂；胀痛者加乌药，冷痛者加附子。

【病案举例】赵某，21岁，未婚。1992年9月1日初诊，患者15岁时月经初潮起，每届经前期小腹疼痛，痛时肢冷汗出，面白唇青，曾昏厥3次，伴经量少，色紫暗有块，血块排出后痛减，曾服中西药均未根治，此次经前期疼痛加剧，前来求诊。症见精神萎靡，疲乏无力，唇青肢冷，小腹冷痛，经量少，色暗有块，舌质淡白，边有瘀点，苔薄白，脉细涩。证属气虚血瘀，经血运行不畅，治宜益气活血，化瘀通络，调经止痛。方用药醋蛋治疗48天，经期疼痛消失，随访6个月，再无复发，病获痊愈。

15. 引产促进产程　用蓖麻油炒鸡蛋引产促进产程，取得较好效果。观察组90例，予以蓖麻油30ml加新鲜鸡蛋2个调匀后文火炒熟，给孕妇一次性口服，对缩短产程有显著效果，并且不影响新生儿窒息发生率及产后出血量，也不增加急产发生率[8]。

16. 滑胎　采用加味阿胶鸡子汤治疗滑胎46例。习惯性流产34例，习惯性早产12例。临床治愈41例，无效5例[9]。治疗方法：根据辨证分为中气亏虚型、肾气不固型、血虚失养型及阴虚内热共4型。治疗用阿胶12g、鸡子2枚、红糖30g作为基础方。加减法：中气亏损型加党参12g，土炒白术15g，砂仁10g，桑寄生15g；血虚失养型加当归12g，炒白芍12g，熟地15g，龙眼肉30g；肾气不固型加熟地12g，枸杞15g，菟丝子15g，炒杜仲15g；阴虚内热型加北沙参15g，黄芩10g，竹茹12g，生地12g。用药汁将阿胶炖化，打入鸡蛋，待蛋熟，再加入红糖温服。

【病案举例】陈某，女，28岁，农民，1987年6月10月初诊。主诉：习惯性早产，均为妊娠7个月，来诊时又妊娠4个月，近10余天阴道有少量出血，伴有头晕耳鸣、腰酸、腹痛下坠，畏寒倦卧，白带量多，脉见沉细，舌淡苔薄白，认为证属肾气不固型滑胎；即给予阿胶12g，鸡子2枚，红糖30g，煎服，早晚各一次，连服一周，阴道出血停止，腹痛下坠明显好转，但仍感头晕、腰酸、乏力，知肾虚精亏之故，改用熟地12g，枸杞15g，炒杜仲15g，水煎取汁，炖阿胶鸡子汤服，每晚一次，连服15天，全身自觉症状悉除，继以六味地黄丸（每晚服15粒）调服2月余，体健如常，后足月顺产一男婴。

（三）按语

鸡子，性味甘平，功能滋阴补血，润燥除烦，善治热病烦闷、目赤咽痛、燥咳声哑诸症。其性又能安胎润下，故又主胎动不安，下痢等。此外，也常用来治疗皮肤创伤，皮炎等疾患。近年来，鸡子亦常作为各种食疗或药疗载体之一，既方便药物服用，本身也具备药疗功效，值得进一步研究使用。

参考文献

[1] 庞永清，莫如然，丁义芳，等.元素蛋促进儿童少年生长发育的观察[J].广西医学，1991，13(3)：145.

[2] 陈平.醋蛋治疗高血压的效果观察[J].四川中医，1991，(4)：14.

[3] 彭成，曹小玉.醋蛋液的药效学研究[J].成都中医学院学报，1992，15(1)：38.

[4] 张豁中.动物活性成分化学[M].天津，天津科学技术出版社，1995：1469-1471.

[5] 宿迁县卫生防疫站，等.江苏中医，1960，(10)：38.

[6] 董征.醋泡鸡蛋对牛皮癣和神经性皮炎的治疗[J].中医杂志，1956，(11)：592.

[7] 王明义，姚九香.药醋蛋治疗原发性痛经76例[J].陕西中医，1994，15(5)：198.

[8] 江秀敏.蓖麻油炒鸡蛋引产促进产程的护理探讨[J].护士进修杂志，1995，10(4)：18-19.

[9] 王心好.加味阿胶鸡子汤治疗滑胎46例[J].实用中西医结合杂志，1994，7(2)：87.

（廖祈祈　郭建文　潘峰　吕光耀）

鸡子黄（《别录》）

（一）概述

【别名】鸡卵黄（《纲目》），鸡蛋黄（通称）。

【科属】为雉科动物家鸡 *Gallus gallus domesticus* Brisson 的蛋黄。

【生态】见“鸡子”条。

【成分】每100g卵黄含蛋白质13.6g，脂类30g，碳水化合物1g，灰分1.6g；钙134mg，磷532mg，铁7mg；维生素A 3500U，硫胺素0.27mg，核黄素0.35mg，烟酸微量，对氨基苯甲酸（干燥卵黄）0.8μg/g。

其中蛋白质包括卵黄磷蛋白、卵黄球蛋白，其含率比约为3.6∶1。还含至少5种唾液酸糖蛋白。脂肪性物质中约10%是磷脂，以卵磷脂为主；上述卵黄磷蛋白，在鸡子黄中就是与卵磷脂相结合的。脂肪物质中的脂肪酸，主要是油酸（占脂肪酸46.7%）、亚油酸（19%）、亚麻酸（2.9%）、饱和酸（31.4%）。另含胆甾醇约1.3%，葡萄糖（化合及游离）约0.3%。还含叶黄素和叶黄素的多种异构物，也含少量胡萝卜素。因饲料能影响蛋黄的颜色，确定蛋黄还含其它多种色素[1]。

【药理】

（1）调血脂作用：卵黄可用来制取卵磷脂（磷脂酰胆碱，lecithin）。卵磷脂是保持体内胶体溶液稳定的必需物质，它可促进胆固醇和蛋白质结合而降低血浆胆固醇，减轻脂质对血管壁的浸润。血中卵磷脂浓度越高，胆固醇/卵磷脂的比值越小，胆固醇及其它脂质越不易在组织中沉积。磷脂是构成高密度脂蛋白（HDL）的基本成分，是天然的降血脂药。磷脂尚可维持胆固醇脂酶活性，在血浆中起乳化剂作用，影响体内脂肪的运输，而防止其沉着，并能不断洗刷附着在血管壁上的沉着物，有一定的抗动脉粥样硬化、抗脂肪肝和预防脑血管病的作用。但应注意蛋黄是一种高胆固醇食物，用大鼠实验证明，对幼年鼠和成年鼠均可引起血清总胆固醇（TC）显著升高，但在幼年鼠血清TC升高的速度和幅度不及成年鼠。成年鼠摄取胆固醇或蛋黄后血清载脂蛋白A-I（apo A-I）降低，高密度脂蛋白胆固醇（HDL-Ch）明显低于基础饲料组，而幼年鼠则无明显变化。实验表明成年鼠和幼年鼠对高胆固醇（如蛋黄）摄入的反应性有年龄差异[2]。

（2）强身健脑作用：卵磷脂具有滋补强壮作用，对机体重要器官的生长发育、并保持其正常功能是不可缺少的物质。它是构成细胞膜脂质双层的基本成分，对于维护神经系统正常结构和功能所必须。它有利于消除疲劳，增强记忆，防止生物膜老化，溶化和消除过氧化脂质，对活化脑细胞功能，防止衰老也有重要意义。卵磷脂对于促进肝细胞再生，降低肝内胆固醇，维持正常肝脏功能，维护正常血液循环，血液及造血功能，防止疾病发生，维护机体健康有重要作用。实验证明，在标准饲料中加入5%的蛋黄粉，对促进大鼠的生长发育有特殊良好作用。蛋黄粉对婴幼儿的营养价值不低于人奶和牛奶粉[3]。

（3）其它作用：磷脂（包括蛋黄磷脂）尚能促进汗腺分泌，改善皮肤营养，促进皮肤生长与再生，减少老年斑和皮肤色素沉着，对皮肤有明显保护作用。磷脂尚有乳化、抗氧化、增溶、保湿等作用，并可作为药物载体[4]。应注意，大鼠对胆固醇有天然抵抗力，当摄入大量蛋黄或胆固醇后，虽可引起胆固醇血症，但并不诱发粥样硬化，因此不宜用大鼠作为制作动物粥样硬化的模型动物。

【炮制】鲜蛋去壳，去净蛋白，留蛋黄备用。

【药性】甘、平。归心、肾、脾经。

【功效】滋阴润燥，养血息风。主治心烦不得眠，热病痉厥，虚劳吐血，呕逆，下痢，胎漏下血，烫伤，热疮，湿疹，小儿消化不良。

【用量】内服：生服、煮食或以药汁冲服。外用：调药涂或煮熟熬油涂敷。

【禁忌】《本草求真》："多食则滞"。

【前贤论述】

（1）李时珍："鸡子黄，气味俱厚，故能补形，昔人谓其与阿胶同功，正此意也。其治呕逆诸疮，则取其除热引虫而已。"（《本草纲目》）

（2）黄宫绣："卵黄象地，甘温无毒，得风木出地之初气，以生化阴血，补中益气，养肺肾之阴以交心。"《本草求真》

（3）黄元御："补脾精而益胃液，止泄利而断呕吐。《伤寒》黄连阿胶汤，用之治少阴病，心中烦不得卧者，以其补脾而润燥也。《金匮》百合鸡子汤，用之治百合病吐之后者，以其涤胃而降逆也。排脓散用之，以其补中脘而生血肉也。"

（二）应用

1. 少阴病 《伤寒论》"黄连阿胶汤"：少阴病，得之二三日以上，心中烦，不得眠：黄连四两，黄芩二两，芍药二两，鸡子黄二枚，阿胶三两。上五味，以水六升，先煮三物，取二升，去滓，纳胶烊尽，小冷，纳鸡子黄，搅令相得，温服七合，日三服。本方乃滋肾阴，清心火之剂，对阴虚火旺，心肾不交之心烦、不得眠之候效佳。今人多用治失眠、焦虑症、舌炎等阴虚火旺者有效。（按：汉代之一两，等于今之 15.63g，可供参考）

2. 温病 治温邪久踞下焦，既厥且哕，脉细而劲：鸡子黄一枚（生用），真阿胶二钱，生龟版六钱，童便一杯，淡菜三钱。水五杯，先煮龟版、淡菜，约二杯，去滓入阿胶，上火烊化，纳鸡子黄，搅令相得，再冲童便，顿服之。（《温病条辨》小定风珠）

3. 小儿惊痫 鸡子黄和乳汁，量儿大小服之。（《普济方》）

4. 干呕 治卒干呕不息：破鸡子去白，吞中黄数枚。（《补缺肘后方》）

5. 下痢 治卒腹痛下赤白痢，数日不绝：鸡卵一枚，取出黄，去白，纳胡粉令满，壳烧成屑，以酒服一钱匕。（《肘后方》）

6. 胎漏 治妊娠血下不止，名曰漏胎，血尽子死：鸡子十四枚，取黄，以好酒二升煮，使如饧，一服之未瘥，更作服之，以瘥为度。（《普济方》）

7. 小儿热疮 治孩子热疮：鸡子五枚（去白取黄），乱发如鸡子许大。二味相和于铁铫子中，炭火熬，初甚干，少顷即发焦，遂有液出，旋取置一瓷碗中，以液尽为度，取涂热疮上，即以苦参末粉之。（《传信方》乱发鸡子膏）

8. 热毒疮瘥后，瘢痕不灭 鸡子一枚（酒浸七日后取黄），白僵蚕三七枚（捣末）。上药与鸡子相和令匀，先以布揩疮瘢赤痛，涂之。（《太平圣惠方》）

9. 烧伤、湿疹、耳脓 卵黄油加冰片少许，涂上。（《吉林中草药》）

10. 脚上臭疮 熟鸡子黄一个，黄蜡一钱。煎油涂之。（《本草纲目》）

11. 鼠瘘 鸡卵一枚，米下蒸半日，取出黄，熬令黑，先拭疮上汁令干，以药纳疮孔中。（《千金方》）

12. 烧伤　将鸡蛋煮熟，去壳取蛋黄，置铜锅内以文火加热，待水分蒸发后再用大火，即熬出蛋黄油，过滤装瓶，高压灭菌备用。用时，将蛋黄油直接涂在经清创处理的烧伤创面上，以暴露疗法为佳。治疗100余例一、二度中小面积烧伤，均获良好效果，未发生继发感染。涂药后，创面有清凉感，疼痛减轻，渗出减少，结痂快，痂皮自行脱落，一般不留疤痕或疤痕不显[5]。

13. 静脉曲张性溃疡　将煮熟的鸡蛋，去白留黄，研碎，置铜锅内加热熬出蛋黄油，贮于无菌瓷器中备用。用时先清理创面，然后用浸有蛋黄油的棉片平敷于上，外加包扎。隔日或隔2日换药1次，至痊愈为止。（同上）

14. 麻风溃疡　先清洗创面，并剪除疮缘过度角化皮肤组织及疮底不良肉芽组织；而后用滴管吸蛋黄油少许滴入疮口，再用复方黄连油膏（由黄连、黄柏、紫草、生地、当归、黄蜡、麻油煎熬而成）护盖包扎。隔1、2天换药1次。治疗麻风营养性溃疡8例，其中浅溃疡4例，3例治愈，1例接近痊愈；4例深溃疡，因年限长，骨质受损，疗效不显著。（同12）

15. 皮肤湿疹　将蛋黄油直接涂抹患部，每日一次。一般用药后局部发红、渗液、瘙痒等即见减轻，经治3、5次即可获愈。如以蛋黄油和入儿茶、冰片，或三仙丹、雄黄，调抹患部，治疗皮癣、脚癣或头癣，亦均有效[6]。

16. 小儿消化不良　蛋黄油每天5～10ml，分2次服。4～5日为一疗程。一般服药1～2天后大便次数及形状即明显好转，用药4～5日可痊愈。如用药2～3日后大便仍无好转，即不必继续服用。治疗20例婴儿患者，入院前或入院后均经多种抗生素或中药治疗无效；粪便常规检查均见较多脂肪滴，部分病例发现少量白细胞，16例粪便培养均为阴性。经内服蛋黄油后，15例治愈，3例好转，2例无效。平均疗程为3、4天。以对婴幼儿慢性或迁延性消化不良疗效最为满意。（同12）

17. 骨结核　取熟蛋黄，加热至黑色，得油，外用[7]。

18. 泄泻　治泄泻久，而肠滑不固者：薯蓣鸡子黄粥：生怀山药，每服用药24g，或至30g。和凉水调入锅内，加鸡子黄三枚，置炉上，不住以箸搅之，两三沸即成粥服之。若小儿服，或少调以白糖亦可。（《医学衷中参西录》）

采用中西医结合方法治疗慢性腹泻112例[8]，治疗组78例用薯蓣鸡子黄粥加多酶片，对照组34例用参苓白术散。结果，治疗组痊愈63例，有效9例，无效6例，有效率92.13%。对照组痊愈11例，有效14例，无效9例，有效率73.15%，两组比较有非常显著差异。

【病案举例1】一人，年近五旬。泄泻半载不愈，羸弱已甚。遣人来询方，言屡次延医服药，皆分毫无效。授以薯蓣粥方，数日又来言，服之虽有效验，泻仍不止。遂俾用鸡子数枚煮熟，取其黄捏碎，调粥中服之，两次而愈。盖鸡子黄，有固涩大肠之功，且较鸡子白，易消化也。以后此方用过数次，皆随手奏效。（《医学衷中参西录》）

【病案举例 2】一老年女性，年逾 70，形体消瘦，面色苍黄，自述泄泻 10 余年，每日大便多则无数，少则十余次。大便量少质稀，平日自觉倦怠乏力，睡眠少，纳差，小便不利，舌淡苔白，脉细弱。综合患者脉证，辨证当属脾肾两虚，在治疗上当用温补脾肾，但是考虑患者病久，曾采取了多种方式治疗，故不宜轻易下药，于是嘱其试用薯蓣鸡子黄粥治疗。方法如下：生山药 100g 煮粥，开锅后加入煮熟的鸡子黄两枚，搅匀食之，2 次 / 日，代饮食。两日后病情好转，日后答复病已痊愈[9]。

19. 乳头皲裂　用复方冰枯鸡子油外擦治疗妇女乳头皲裂 100 例，痊愈 65 例，显效 20 例，有效 10 例，无效 5 例，总有效率为 95%[10]。

治疗方法：冰枯鸡子油处方：明矾 10g，冰片 2g，鸡子油（鸡蛋黄炸的油）6ml。先将明矾放入干净小铁勺内炼化成液体状，用文火煅至不起泡为止，即成枯矾。待冷却后刮下与冰片同研极细末待用。取新鲜生鸡蛋 4～5 个，去蛋清取蛋黄，将蛋黄倒入干净铁勺内置火上，时时搅拌，待炒至蛋黄呈黄黑色时加压取油约 4～6ml，待鸡子油凉后加入研细的冰片和枯矾粉，调和均匀，即成冰枯鸡子油，贮瓶备用。

20. 健忘　重用淫羊藿与鸡子黄治疗健忘症。认为鸡子黄中含有磷脂，人的记忆功能与乙酰胆碱有关，而乙酰胆碱是由卵磷脂供给，因此重用二药治疗本病[11]。经观察 52 例，痊愈 48 人，好转 3 人，无效 1 人。

【病案举例】王某，女，43 岁，1991 年 3 月 18 日来我院就诊，自述 3 年来记忆力减退，不思饮食，丢三落四，困倦，随后出现失眠，健忘，纳差，易醒，头晕，神志恍惚，经多方治疗，疗效差，症见：体瘦无力，面黄无华，心神不宁，舌淡苔薄，脉细弱。证属：心脾两虚，心神失养。治疗以补心健脾为法。方用归脾汤加何首乌，枸杞子，服后 12 剂。失眠，饮食好转，唯有健忘仍然存在，后在原方的基础上重用淫羊藿 30g，鸡子黄 30g，经服 18 剂而愈，半年后随访未见复发。

21. 婴幼儿腹泻　采用姜汁蛋黄治疗婴幼儿非感染性腹泻 45 例，与服用乳酶生 45 例对照。结果姜汁蛋黄组平均治愈时间为 2.6 ± 1.3d，乳酶生组为 3.9 ± 1.6d，统计学有显著差异[12]。

（三）按语

鸡子黄，虚劳吐血，烦热痉厥之病需之，取其甘平之性，滋阴润燥，养血熄风之功。取之外涂，则可治热疮湿疹，麻风溃疡，烧伤烫伤，癣等皮肤疾患。然其气味淳浓，多食易生滞。古方多用生鸡子黄于中药复方内服，现代多用鸡子黄油单方或与中药配伍成复方外用。

参考文献

[1] 张豁中 . 动物活性成分化学 [M] . 天津：天津科学技术出版社，1995，1469.

[2] 韩梅，尹永冼 . 蛋黄及胆固醇对幼年鼠及成分鼠脂类代谢的影响 [J] . 河北医学

院学报，1990，11（4）：206.

［3］刘胜杰，郭世萍，周启源．代乳品的研究—X 蛋黄粉在代乳糕 5410 促进生长方面的作用［J］．营养学报，1981，6（1）：13.

［4］沈晓京，赖炳森．蛋黄磷脂的开发与利用［J］．中国医药工业杂志，1994，25（5）：231.

［5］江苏新医学院．中药大辞典［M］．上海：上海人民出版社，1986：1202.

［6］何时新．浙江动物药［M］．金华地区卫生学校，1977

［7］吉林医科大学中药教研组．东北动物药［M］．长春：吉林人民出版社，1977

［8］刘心毅，王皋俊．薯蓣鸡子黄粥加多酶片治疗慢性腹泻 112 例［J］．现代医药卫生，2004，20（1）：51.

［9］潘振亮．薯蓣鸡子黄粥治疗久泻 1 例［J］．时珍国医国药，2003，14（3）：155.

［10］李万泽．冰枯鸡子油治疗乳头皲裂 100 例疗效观察［J］．新中医，2000，32（10）：21.

［11］任学迹，张崇理．淫羊藿鸡子黄在治疗健忘中的应用［J］．陕西中医函授，1996，（4）：25.

［12］马洪杰，马元宁，马沪宁．姜汁蛋黄治疗婴幼儿腹泻疗效分析［J］．实用中西医结合临床，2003，3（5）：51.

（廖祈祈　郭建文　潘峰　吕光耀）

鸡肝（《别录》）

（一）概述

【科属】为雉科动物家鸡 *Gallus gallus domesticus* Brisson 的肝脏。

【生态】见“鸡子”条。

【成分】每 100g 含水分 75g，蛋白质 18.2g，脂肪 3.4g，碳水化合物 2g，灰分 1.4g，钙 21mg，磷 260mg，铁 8.2mg；维生素 A 50900IU，硫胺素 0.38mg，核黄素 1.63mg，烟酸 10.4mg，维生素 C 7mg[1]；亦有报道，每克鸡肝含维生素 C 总量 0.28mg，其中还原型 0.21mg；胆碱每克含 3.4mg[2]。

【药理】鸡肝可用于提取超氧化物歧化酶（SOD），鸡雏肝中含有铜锌超氧化物歧化酶（Cu、Zn-SOD），而在鸡肝的线粒体中含有锰超氧化物歧化酶（Mn-SOD）[3]。

【炮制】杀鸡取肝脏，洗净，鲜用，制丸或散剂。

【药性】甘，微温。归肝、肾经。

【功效】补肝肾，明目，消疳，杀虫。主治肝虚目暗，目翳，夜盲，小儿疳积，妊娠胎漏，小儿遗尿，妇人阴蚀。

【用量】内服，煎汤、煮粥或入丸、散剂。外用：适量，鲜品切片用。

【禁忌】不宜常服。动物肝不宜与维生素C、抗凝血药物、左旋多巴、优降灵和苯乙肼等药物同食。

【前贤论述】

（1）《本草汇言》："鸡肝，补肾安胎，消疳明目之药也。王嘉生曰，目乃肝窍，疳本肝疾，小儿肝热致虚，故成疳疾，目暗者，以鸡肝和药服，取其导引入肝，气类相感之用也。妇人胎妊虽系胞中，而实厥阴肝藏主之，今胎妊有不安而欲堕者，以鸡肝入养荣诸丸，取其保固胞蒂，养肝以安藏血之脏也。"

（2）《食物本草》："鸡肝，味甘，苦，温，无毒。主起阴补肾，治心腹痛，安漏治下血，以一具切，和酒五合服之。疗风虚目暗。治女人阴蚀疮，切片纳入引虫出尽，良。"

（二）应用

1. 治老人肝脏风虚，眼暗　乌雄鸡肝一具，切碎，以豉和米作羹粥食之。（《寿亲养老新书》乌鸡肝粥）

2. 治小儿疳膨食积，虫气上攻，至晚不能视物，目生翳障　鸡肝一个（不落水，竹刀切片），用牡蛎粉七分，加辰砂少许，水飞末，拌匀，掺入肝上，饭锅上蒸熟食之，如此十次。当时忌食茶汤油腻。（《良朋汇集》鸡肝散）

3. 治睡中遗尿　雄鸡肝、桂心各等份。捣丸小豆大，每服一丸，米饮下，日三服；遗精加白龙骨。（《纲目》）

4. 治阴痿　①雄鸡肝二具（阴干百日），菟丝子一升。上二味末之，雀卵和丸服如小豆一丸，日三。②雄鸡肝一具，鲤鱼肝四枚。上二味阴干百日，末之。雀卵和，吞小豆大一丸。（《千金方》）

5. 治鸡盲、夜盲、小儿疳眼（角膜软化症）　每日取鲜鸡肝1～2个，在沸水中烫20分钟，以食盐或酱油蘸食，连吃3～5天为1疗程。（《食物中药与便方》）

6. 治夜盲症和眼目视物模糊　①鸡肝10个，苍术6g。以苍术煎水煮鸡肝食之，日服2次。②鸡肝1个，密蒙花9g。加水半碗同炖吃，每日1次，连服3日。

7. 治妊娠下血不止　鸡肝二个。上用酒一升，煮熟，共食之。（《卫生宝鉴》）

8. 治妇女阴痒（滴虫病）　鲜鸡肝切片，纳入阴户内。每日换2次。（《吉林中草药》）

9. 治肺结核、淋巴结核，小儿疳积　煅瓦楞子研粉，每次用6～9g，与鸡肝1～2副拌匀，盛在碟子隔水蒸熟服食[4]。

10. 治疗小儿遗尿　桑螵蛸、肉桂各20g，龙眼肉10g，鲜鸡肝7具。以上3味中药加水600ml，浸泡1小时后与鸡肝同煎，水开后文火煎30分钟。吃鸡肝喝汤，1次服完，隔7日1剂。治疗患儿共68例，治愈（遗尿症状消失，随访1年未复发）47例，好转（遗尿次数显著减少或消失，偶有复发）21例。总有效率为100%[5]。

【病案举例】患儿，男，10岁，1995年12月初诊。自3周岁始遗尿，多时每夜3～4次，少时每夜1～2次。家长控制晚间饮水量及服中西药物治疗均无效。伴肢凉怕冷，全身乏力，纳食减少。检查：体质虚弱，精神不振，舌淡、苔薄白，脉沉细无力。尿常规检查无异常。证属脾肾阳虚，治以温阳健脾，采用桑桂鸡肝汤治疗。服药1剂后，遗尿次数明显减少，1周内只遗尿2次。又服1剂后遗尿症状消失，饮食增加，随访2年未复发，生长发育良好。

（三）按语

鸡肝，甘、苦，温。功能补肾养肝，主治肝肾不足之目暗昏花、夜盲，及肾虚遗尿、胎漏等。亦治小儿疳积，以乌雄者为良。

参考文献

[1] 中央卫生研究院.食物成分表.1957：84.

[2] 江苏新医学院.中药大辞典（上册）[M].上海：上海科学技术出版社，1977：1199.

[3] 张豁中.动物活性成分化学[M].天津：天津科学技术出版社，1995：368.

[4] 梁剑辉.饮食疗法[M].广州：广东科学技术出版社，1981.

[5] 马希英.桑桂鸡肝汤治疗小儿遗尿68例[M].新中医，1999，31（7）：15.

（廖祈祈　郭建文　潘峰　吕光耀）

羊肝（《药性论》）

（一）概述

【别名】绵羊肝。

【科属】为牛科动物山羊 *Capra hircus* 和绵羊 *Ovis aries* L 的肝。

【生态】详见“羊肉”条。

【成分】每100g约含水分68g，蛋白质18.5g，脂肪7.2g，碳水化合物4g，灰分1.4g，钙9mg，磷414mg，铁6.6mg，维生素B 10.42mg，维生素PP 3.57mg，维生素C 18.9mg，维生素A 29900IU[1]。

【药理】

（1）抗肿瘤作用：从羊肝制取的抗肿瘤免疫核糖核酸（IRNA）对小鼠移

植 S_{180} 肉瘤有明显抑制作用，对晚期危重癌症患者，可使病灶停止生长，缩小，甚至消退；并能不同程度地缩小白血病细胞浸润造成的肝、脾和淋巴结肿大，提高血色素、血小板和白细胞，对细胞免疫和体液免疫指标也均有不同程度提高。

（2）对免疫功能的影响：从乙肝疫苗免疫山羊肝制取的抗乙肝 IRNA 能提高小鼠巨噬细胞特异性吞噬功能；间接血凝实验显示，可诱导正常小鼠产生抗 -HBS，表明 IRNA 具有体液免疫活性。白细胞黏附抑制实验显示，IRNA 具有体外转移对特异性抗原的细胞免疫反应，且不受种属限制。

用卡介苗免疫羊的肝、脾等组织摄取的免疫核糖核酸，对大白兔急性血清病肾炎有明显疗效，蛋白尿消失，补体和循环免疫复合物均较对照组明显减少。病理分析，肾小球体积无变化，细胞数相应减少。

【炮制】全年均可宰杀，宰羊时剖腹取肝，去掉胆囊，洗净，鲜用或切片晒干、烘干。

【药性】甘、苦，凉。入肝经。

【功效】①益血，治血虚萎黄羸瘦。②补肝，治肝虚目暗昏花。③明目，治雀目，青盲，障翳。

【用量】内服：煮食，或入丸、散。

【禁忌】羊肝忌同猪肉、梅子、小豆、生椒一并食用。《四川中药志》：“肝火盛者忌用。”由于羊肝含胆固醇高，故高脂血症患者忌食。

【前贤论述】

（1）《千金・食治》：“补肝，明目”。

（2）《唐本草》：“疗肝风热。目赤暗无所见，生食子肝七枚”。

（3）《现代实用中药》：“适用于萎黄病，妇人产后贫血，肺结核，小儿衰弱及维生素 A 缺乏之眼病（疳眼、夜盲等）。

（4）《药性论》：“青羊肝服之明目。”

（二）应用

1. 夜盲症　药物组成为白羊肝一具，石决明、夜明砂（均制过）各 10g（共研细末），生地 100g。制法：将羊肝用木刀切成两瓣（边中留一线）揭开，把药末撒在中间，然后把两瓣羊肝合拢，再用麻线绑定，放入瓷碗内蒸热，冷藏起来。服法：每日早晚各食一次，并用生地煎汤作引，分 2~3 次食完。一般一具见效，3 具痊愈[2]。

2. 视神经萎缩　本病祖国医学称为“青盲”，其发病因素除先天不足、肝肾两亏外，常由失血、高热、劳倦等因素诱发，目前尚无理想的治疗方法。采用羊肝散治疗本病取得了较好的疗效。方药组成为：羊肝 500g，熟地、菟丝子、车前子、麦冬、白芍、柴胡、茯苓、枸杞、茺蔚子、黄芩、青葙子各

100g，五味子 80g。先将羊肝用竹刀切薄片，置新瓦上焙干后研细末，然后将其余各药研末后与羊肝粉混合，装瓶备用。每日空腹服 3 次，每次 15g，温开水送服。如属血虚，可加服人参养荣丸；属肝经风热，可加服龙胆泻肝丸；属肾阴亏损，可加服六味地黄丸；属气虚，可加服补中益气丸。以 30 天为 1 个疗程[3]。

3. 泪溢症　泪溢是眼科常见病，在中老年患者中，半数患者并非泪道狭窄或闭塞，冲洗泪道通畅，但却有程度不同的泪溢症状，这种流泪属功能性泪溢。中医属流泪症范畴，认为本病可因肝肾两虚，不能约束其液，而致冷泪常流，治疗宜养肝益肾，固摄止泪。羊肝具有补肝作用，明目羊肝片（羊肝、夜明砂、蝉蜕等）具有平补肝肾的作用。给予治疗组口服明目羊肝片，每日 3 次，每次 5 片，连服 4 周为 1 疗程，连用 3 个疗程，并与杞菊地黄丸口服对照。结果明目羊肝片治疗泪溢症总有效率 94.7%，对照组总有效率 81.3%，两组比较差异有显著性[4]。

4. 脉络膜渗漏　用明目羊肝丸和杞菊地黄丸治疗。服药 8 天后，视网膜脱离明显减轻，半月后视力增加，视网膜脱离范围显著缩小，30 天后视网膜完全复位，3 月后视网膜渗出物大部分消退，视力由治疗前的右眼 0.01，左眼 40cm 数指，分别增至 0.4 和 0.2[1]。

5. 疳积　采用胎盘内金羊肝散（鲜胎盘、鲜养肝焙干后加鸡内金）共研细末备用。1～2 岁患儿每次服 3g，2 岁以上每次服 6g，日服 3 次，连续 7 日即愈，病情严重可再服 2 周。治疗 36 例疳积患儿，痊愈 29 例，好转 5 例，总有效率 94%[1]。

6. 虚劳　可选用羊肝膏。方用羊肝 1 具（切细），羊脊膂肉（切细）500g，陈曲末 100g，枸杞根（切细）150g。先以水适量，煮取枸杞根取汁，去渣，重煎令沸，次入肝、肉、曲末，与葱、豆豉汁调和，渐渐煎如稠，日分 3 服，空腹旦、午夜卧食之。本方有良好的补虚健体作用，尤其适用于中老年人和身体衰弱之人冬令进补。

（三）按语

羊肝味甘苦，性凉，入肝经。羊肝善于补肝，能养肝补血，以其味苦、性凉，并有泄热之功。肝开窍于目，故有补肝明目之效，因此临床上广泛用于各种眼科疾病，如：夜盲症、视神经萎缩、脉络膜渗漏等疾病，羊肉有良好的补虚健体作用，尤其适用于中老年人和身体衰弱之人冬令进补。

参考文献

[1] 杨仓良，齐英杰 . 动物本草 [M]. 北京：中医古籍出版社，2001：807.
[2] 贺升效 . 白羊肝蒸药治疗夜盲症 [J]. 陕西中医函授，1988，(03)：31.

［3］李栋模．自拟羊肝散为主治疗视神经萎缩［J］．浙江中医杂志，1995，（05）：213.

［4］孙河，谭宏彦，姚靖．明目养肝片治疗泪溢症临床观察［J］．中医药学报，2000，（3）：17.

（陈达灿　刘俊峰　刘炽　朱海莉　黄楚君）

哈士蟆（《饮片新参》）

（一）概述

【别名】哈什蟆、红肚田鸡、蛤蚂（《中药通报》），田鸡（《辽宁主要药材》），雪哈（《药材资料汇编》），蛤蟆、吧拉蛙（《吉林中草药》）。

【科属】为蛙科动物中国林蛙 *Rana temporaria chensinensis* David 或黑龙江林蛙 *Rana amurensis* Boulenger 的全体。

【生态】[1] 从4月下旬至9月下旬，生活在阴湿的山坡树林中，9月底至次年3月间营水栖生活；冬季群集在河水深处的大石块下进行冬眠。食物主要为鞘翅类昆虫，亦有少数的蜘蛛类动物。中国林蛙分布辽宁、吉林、黑龙江、内蒙古、甘肃、河北、山东、山西、陕西、河南、青海、四川等地。黑龙江林蛙分布黑龙江、吉林、辽宁等地。

（1）中国林蛙：外形极像青蛙，体长平均5cm，雌蛙较大。头扁平，宽大于长；口阔，吻端钝圆，略突出于下颌，吻棱较钝：口内锄骨齿2短斜行；鼻孔位于吻、眼之间，鼻间距大于眼间距而与上眼睑等宽；眼大，凸出，眼后方鼓膜显著。皮肤上有很多细小痣粒，背侧褶不平直，在鼓膜上方略斜向外侧，随即又折向中线，再向后延伸达胯部，在颞部形成曲折状；侧褶间有少数分散的疣粒，在肩部有排成“八”形的。皮肤颜色随季节而变，秋冬为褐色，夏季则为黄褐色，鼓膜处有三角形黑斑，四肢背侧有显著的黑横纹；腹面皮肤光滑，乳白色，衬以许多小红点。前肢较短壮；指端圆，指较细长而略扁，指长顺序3，1，4，2；关节下瘤、指基下瘤及内外掌突均较显著。后肢长，胫跗关节前达眼或略超过之；趾端钝圆，第3、5趾等长；蹼发达，关节下瘤小而明显；内跖突窄长，外跖突小圆。雄蛙有1对咽侧下内声囊；第1指上有极发达的灰色的垫。

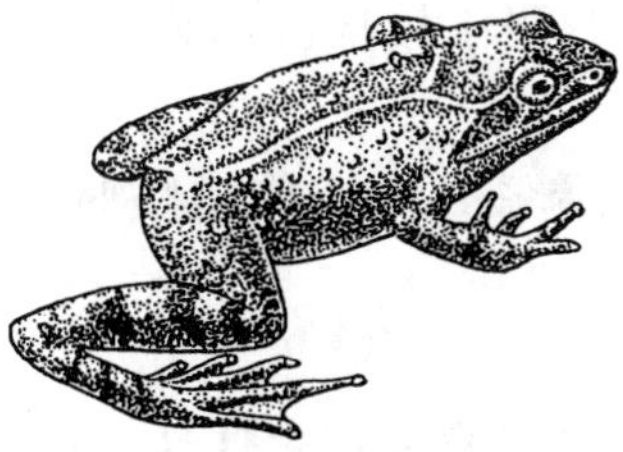

中国林蛙

（2）黑龙江林蛙：形状与上种相似。皮肤粗糙，咽、喉及腹部有鲜艳的朱红色与深灰色花斑。雄蛙无声囊。

药材为干燥的哈士蟆，全身僵直，有紫褐色斑点，腹部黄白色，微带红色，腹中空虚，后肢腹面常呈淡红色。肉质干枯，体轻松，气腥。以体大，腹面色泽黄红，质干，有光泽、无皮膜者为佳。

【成分】中国林蛙含蛙醇，是一种胆醇。其腓肠肌中三磷腺苷含量因时节而异，最高 >240mg%，最低 150mg%；二磷酸腺苷最高 >40mg%，最低 <20mg%；并不含一磷酸腺苷[2]。中国林蛙干品食部 100g 含水分 15.2g，蛋白质 43.2g，脂肪 1.4g，碳水化合物 36.4g，灰分 3.8g[3]。

【药理】未见记载。

【炮制】于白露前后捕捉。捕得雄蛙后即剖腹去内脏洗净，挂起风干或晒干；若捕得雌蛙，先取出输卵管，再除去其它内脏，然后晒干。

【药性】味咸，性凉。归肺、肾经。

【功效】①滋补，强壮：治疗贫血，久病体虚。②养肺滋肾：治疗肺痨咳嗽。③利水消肿：治疗水肿。④清热解毒：治疗小儿热疮，蛲虫病，噤口痢，痔疮疼痛等。

【用量】内服：炖汤，或烘干研末冲酒服，1～3 个。外用：捣敷。

【禁忌】外感发热，痰湿中阻及便溏者忌用。

【前贤论述】《本草纲目》："解虚痨发热利水、消肿、补虚、尤益产妇。"

（二）应用

1. 肺痨咳嗽　《彝医动物药》记载，田鸡肉 1～3 只，配燕窝 1 个，白木耳 15g，炖服。连服数日。

2. 贫血，久病体虚，跌打损伤　田鸡肉炖服。

3. 臌胀　①用哈士蟆 2 个，酥炒，干蝼蛄 7 个，葫芦壳 15g，炒研为末，每次空心温酒送服 6g，连服 3 次。②用青蛙 1 只去肠肚，将巴豆，砂仁 7 个放入青蛙腹中，外用泥封，火烧存性，去泥研末。将上药分为 7 包，每日 1～3 次，每次 1 包，白开水送服。用于临床收效颇佳[4]。

4. 蛋白尿　取蛤蟆 1 只，从口部割开去肠肚，鸡蛋 1 枚从口部装入，用纸包好，黄泥糊在纸外，用火烤熟，去皮吃鸡蛋[5]。

5. 噤口痢　哈士蟆 1 个，捣烂，瓦上烘热，入麝香 1.5g，作饼贴脐上，气通即能进食。

（三）按语

哈士蟆是一味滋肺肾、清虚热、补虚损、消水肿的药食两用之佳品，对久病虚损，偏于阴虚而脾气尚健者，最为适用。

参考文献

[1] 杨仓良，齐英杰 . 动物本草［M］. 北京：中国古籍出版社，2001，741.

[2] 江苏新医学院. 中药大辞典 [M]. 上海：上海人民出版社，1977：650.

[3] 中国医学科学院卫生研究所. 食物成分表 [M]. 第3版. 北京：人民卫生出版社，1989：151.

[4] 张学安，李道田. 巴蛙散治疗臌胀证 [J]. 吉林中医药，1986，(5)：19.

[5] 时振声，黄文政，吕仁和，等. 蛋白尿的中医辨治 [J]. 北京中医，1990，(2)：12.

（洪宏喜，徐凯）

哈士蟆油（《饮片新参》）

（一）概述

【别名】哈蟆油。

【科属】本品为蛙科动物中国林蛙 *Rana temporaria chensinensis* David 的输卵管，经采制干燥而得。

【生态】呈不规则块状，弯曲而重叠，长1.5～2cm，厚1.5～5mm。表面黄白色，呈脂肪样光泽，偶有带灰白色薄膜状干皮。摸之有滑腻感，在温水中浸泡体积可膨胀。气腥，味微甘，嚼之有黏滑感。产于四川、黑龙江、吉林、辽宁，内蒙古等地。

【成分】含丰富的不饱和脂肪酸、雌二醇、黄体酮、磷脂、18种氨基酸（含8种人体必需氨基酸）、多种维生素和多种人体必需、半必需的微量元素等成分[1~3]。

【药理】

（1）促性腺作用：哈士蟆油具有明显抗缺氧、耐高温，调整阳虚症补阳作用，有适用原作用，对雄性小鼠可增加睾丸重量，促进雄性功能作用。对机体免疫功能有增强作用[4]。

（2）调节血脂及抑制血小板聚集作用：动物实验表明，中国林蛙卵油能升高高密度脂蛋白胆固醇，明显降低总胆固醇、三酰甘油、低密度脂蛋白胆固醇，有明显的调脂作用，卵油体外被证明其抑制血小板聚集的活性明显高于月见草油[5]。

（3）抗疲劳作用：能延长肾虚小鼠的滚棒及游泳时间，常压耐缺氧的存活时间略有延长[6]。

（4）抗衰老作用：升高果蝇体内超氧化物歧化酶（SOD）活性，降低过氧化脂质的生成[7]，能降低老龄大鼠LPO含量，阻止自由基的损伤，延缓组织细胞老化[8]。

（5）保护化学性肝损伤作用：药理实验证明[9]，林蛙卵油对 CCl_4 造成的急性化学性肝损伤模型的各项指标均有显著性改善。

【炮制】捕得雌蛙，将其烫死后，破腹取油（输卵管）净制，除去杂质及卵子，剥去膜衣，按油色品质分别安放，置通风处阴干。

【药性】味甘、咸，性平，无毒。入肺、肾二经。

【功效】补肾益精，养阴润肺。用于阴虚体弱，神疲乏力，心悸失眠，盗汗不止，痨嗽咳血。

【用量】内服：5～15g，加入温开水炖汤加糖调服，或作丸剂服。

【禁忌】痰湿咳嗽及便溏者忌用。

【前贤论述】《本草纲目》："解虚痨发热利水、消肿、补虚、尤益产妇。"

（二）应用

1. 化学性肝损伤　用林蛙卵油软胶囊治疗肝损伤患者47例，治疗后ALT、TBIL、NAG、HA、LN等指标均下降。

2. 高脂血症　用林蛙卵油软胶囊治疗高脂血症200例患者，其中对总胆固醇的疗效，显效98例（49%），有效84例（42%），无效18例（9%），总有效率91%。

3. 肺痨咳血　蛤蟆油5g，白木耳2g，白糖适量，加水蒸煮，日服2次。[10]

4. 神经衰弱　蛤蟆油5g，白糖适量，加水发出，蒸熟，日服2次。[10]

5. 病后失调和盗汗不止　蛤士蟆油、党参、阿胶、白术、黄芪为丸服。[11]

（三）按语

蛤蟆油为清补之佳品，阳虚脾弱者不宜用之。

参考文献

[1] 王丽兰.哈士蟆油核酸含量分析[J].中草药，1990，21（12）：21.

[2] 于中泽.中国林蛙和中华大蟾蜍输卵管的几种微量元素分析初探[J].中药材，1988，(2)：18.

[3] 林纪娴.中国林蛙与中华大蟾蜍输卵管的蛋白质成分研究[J].中药材，1986，(6)：15-17.

[4] 吴庆平，吴英俊，吴景时.哈士蟆油药理作用实验研究[J].中国林副特产，2005，4：25.

[5] 李成义，陈光荣.中国林蛙卵油中的激素成分及卵油对血小板聚集和血脂的影响[J].中草药，1994，25（11）：584-585.

[6] 刘玉兰，姜云海，尤越人.哈蟆油及其提取物对肾虚和正常小鼠的抗疲劳作用

[J]. 1997,(1): 20.

[7] 刘玉兰. 哈蟆油的抗衰老作用[J]. 沈阳药科大学学报，1998，15(1): 56.

[8] 刘洁，张玉华. 中国林蛙卵油防治实验性高脂血症及抗脂质过氧化[J]. 白求恩医科大学学报，1997，23(4): 365.

[9] 吕集，杜景新，王丽. 林蛙卵油软胶囊对肝损伤影响的实验研究[J]. 中国老年学杂志，2003，23(11): 785-786.

[10] 邓明鲁. 中国动物药[M]. 长春：吉林人民出版社，1981.

[11] 中国科学院四川分院中药研究所. 四川中药志[M]. 成都：四川人民出版社，1960.

（洪宏喜　徐凯）

冬虫夏草（《本草从新》）

（一）概述

【别名】夏草冬虫（《黔囊》）、虫草（《本草问答》）、冬虫草（甘肃）。

【科属】本品为麦角菌科真菌冬虫夏草菌 *Cordyceps sinensis*（Berk.）Sacc. 寄生在蝙蝠蛾科昆虫幼虫上的子座及幼虫尸体的复合体。蛹草（北虫草）*Cordyceps militaris*（L.）Link. 的子实体及虫体也可入药。

【生态】本品由虫体与从虫头部长出的真菌子座相连而成。冬季菌丝侵入蛰居于土中的幼虫体内，使虫体充满菌丝而死亡，夏季长出子座。虫体似蚕，长 3～5cm，直径 0.3～0.8cm；表面深黄色至黄棕色，有环纹 20～30 个，近头部环纹较细；头部红棕色，足 8 对，中部 4 对较明显；质脆，易折断，断面略平坦，淡黄白色。子座细长圆柱形，长 4～7cm，直径约 0.3cm；表面呈深棕色至棕褐色的细纵皱纹，上部稍膨大；质柔韧，断面类白色。夏初子座出土、孢子未发散时挖取。分布四川、云南、贵州、甘肃、青海、西藏等地。

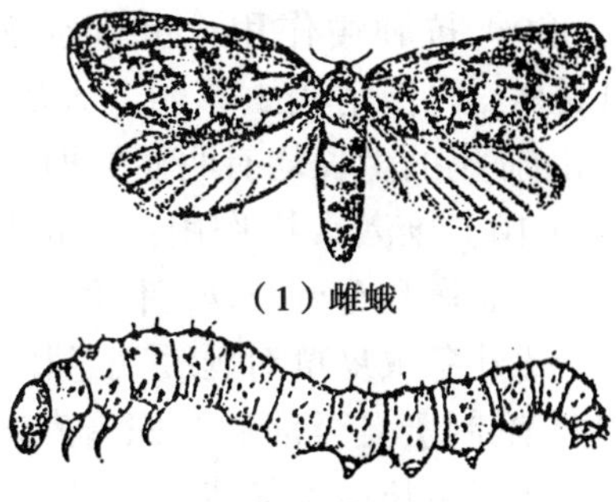

（1）雌蛾

（2）幼虫

虫草蝙蝠蛾

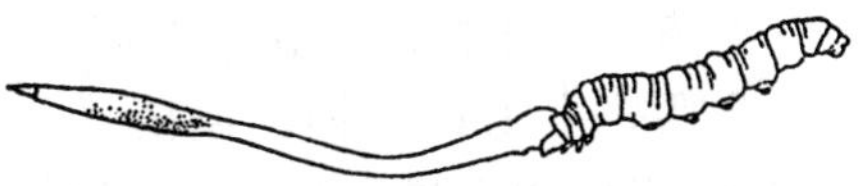

冬虫夏草

【成分】含水分 10.84%，脂肪 8.4%，粗蛋白 25.32%，粗纤维 18.53%，碳水化合物 28.90%，灰分 4.10%。脂

肪中饱和脂肪酸 13.00%，不饱和脂肪酸 82.2%。又含虫草酸（cordycepic acid）即 D- 甘露醇（D-mannitol），维生素 A、C、B_{12}、烟酸（nicotinic acid），微量元素中以磷的含量最高，其次是钠、钾、钙、镁、铝、锰、铁、铜、锌、硼、镍等。从虫体除分得大量氨基酸和甘露醇外，还分得次黄嘌呤、鸟嘌呤、腺嘌呤和腺苷[1]。

【药理】

（1）免疫增强作用：增强细胞免疫和体液免疫功能。

（2）对中枢神经系统的作用：镇静、抗惊厥、中枢降温作用。

（3）对心血管系统的作用：降低血压、心率和抗心律失常作用；醇提物对大鼠应激性心肌梗死有一定保护作用，提高心肌耐缺氧能力；降血脂作用。

（4）对血液系统的影响：促进造血功能，有显著的促生血作用；明显的抗血小板聚集作用。

（5）对呼吸系统的作用：虫草和虫草菌水提液有明显扩张支气管作用，但对组胺引起的气管收缩无对抗作用；也有祛痰平喘作用。

（6）对泌尿系统的作用：体外应用冬虫夏草对人肾小球系膜细胞的增殖作用进行干预实验结果显示对人肾小球系膜细胞增殖有抑制作用。

（7）抗炎作用：人工发酵虫草菌丝体的乙醇提取物能降低蛋清诱发的大鼠足肿胀，具有抗炎作用。

（8）抗菌作用：体外实验表明冬虫夏草素对葡萄球菌、链球菌、鼻疽杆菌、炭疽杆菌、猪出血性败血症杆菌等均有抑制作用。本品煎剂对须疮癣菌、絮状表皮癣菌、石膏样小芽泡癣菌、羊毛状小芽孢癣菌等真菌均有抑制作用。

（9）抗肿瘤作用：虫草水剂对小鼠 S180 有一定的抑瘤作用。虫草菌水剂对 S_{180} 的作用比虫草弱。天然虫草及人工虫草菌丝水提物对小鼠皮下移植 Lewis 肺癌的生长均有明显的抑制作用。

（10）雄激素样作用：虫草具有一定的雄激素样作用和抗雌激素样作用，对性功能紊乱有调节恢复作用。

此外冬虫夏草对延缓衰老和老年保健具有一定的意义。

【炮制】夏至前后，积雪尚未融时采集，此时子座多露于雪面，待积雪融化，杂草生长，不易找寻，且土中的虫体枯萎，不适药用。挖起后除去外层泥土及膜皮，晒干。或再用黄酒喷之使软，整理平直，每 7～8 条用红线扎成小把，用微火烘干或低温干燥，置阴凉干燥处，防蛀。

【药性】味甘，性温，入肺、肾二经。

【功效】①补虚损，益精气：主治病后久虚不复，自汗盗汗，阳痿遗精，腰膝酸痛。②止咳化痰：主治痰饮喘嗽，虚喘，痨嗽，咯血。

【用量】内服：煎汤，3～5g；或入丸、散；或与鸡鸭炖服。

【禁忌】表邪未解者慎用。

【前贤论述】

（1）《本草从新》：保肺益肾，止血化痰，已劳嗽。

（2）《药性考》：秘精益气，专补命门。

（3）《重庆堂随笔》：冬虫夏草，具温和平补之性，为虚疟、虚痞、虚胀、虚痛之圣药，功胜九香虫。凡阴虚阳亢而为喘逆痰嗽者，投之悉效，不但调经种子有专能也。

（二）应用

1. 久咳喘促　冬虫夏草善于治疗久病虚劳之肺部疾病，如老年性慢性支气管炎、小儿支气管哮喘、支气管扩张、肺心病等。有温养肝肾，摄纳元气，平降冲气之功效，常可配伍紫河车、蛤蚧等以加强温养纳气。现代研究提示其可以降低气道阻力，提高肺的顺应性，延缓气道炎症进展，调节免疫功能，可以互相印证[2]。民间治肺肾不足，咳喘不宁，少气乏力之虚喘，常用“冬虫夏草 5 钱～1 两（15～30g）配老雄鸭服”（分数次食）。张山雷对此药有精辟见解，认为“此物入冬化虫，于至阴之令，独能黍谷春回，盎然生意，则用治肾阳不充，效果必巨。但既能温养肝肾，则摄纳下焦元气，未始不可治阴虚于下、冲气上升之虚嗽”。他治疗久咳缠绵，阴虚气冲之证，即使痰红未净，只须舌苔不甚浊厚，而脉来小数虚弦，胃纳犹可者，以本品加入滋填纳气方中，效果确切，屡起沉疴。认为“此虫虽属温补，确有沉潜镇定之功，断非躁动兴奋者可比”。

2. 结核病　肺结核、肾结核[3]、骨结核[4]等多种结核病迁延日久可出现痨嗽骨蒸，喘促盗汗，咯痰咯血，虚弱羸瘦，血尿膏淋等虚劳症候，冬虫夏草有辅助治疗作用。

3. 晚期癌症　虫草提取物可增强 NK 细胞、LAK 细胞、单核吞噬细胞等对癌细胞的杀伤和吞噬作用，促进淋巴转化，增强机体自身的抗癌能力，抑制癌细胞裂变，阻延癌细胞扩散。同时虫草也有很好的镇静、镇痛作用，能够减轻癌症发作时的病痛，在肿瘤患者放、化疗期间，虫草可增强机体对放、化疗的耐受性，升高白细胞和血小板，改善患者的生活质量，对其临床应用具有十分重要的指导意义。周岱翰等采用人工虫草菌粉治疗 34 例晚期癌症患者，发现其能提高癌症患者的细胞免疫功能，改善临床症状[5]。朱老对重症晚期癌症患者均给服由虫草、灵芝等份组成的“扶正散”，每次 3g，一日 2 次，颇有助益。

4. 肾炎、肾衰综合征　冬虫夏草可保护肾功能，减轻肾小管细胞溶酶体毒性损伤，对肾炎所致蛋白尿有辅助治疗作用。临床常见单纯性血尿长期持续存在，日久可进展为肾小球肾炎，治疗颇为棘手，可试用冬虫夏草 5～10g

（价昂，可酌减用量），每日炖服 1 次，坚持长期服用[6]。冬虫夏草对慢性肾衰亦有一定疗效。

5. 心律失常、高血压　冬虫夏草具有抗心律失常的作用，可用于多种心律失常的治疗，如房室传导阻滞、难治性缓慢型心律失常等。冬虫夏草配伍黄芪可治疗高血压，尤其适用于老年患者，可以逆转高血压时发生的心肌肥厚及血管重构。并有一定的降血脂作用[7]。

6. 慢性肝炎　冬虫夏草有调节免疫，保肝，抗肝纤维化作用成为治疗慢性肝炎肝硬化的有效药物。周良楣等[8]应用冬虫夏草菌丝治疗 33 例慢性病毒型肝炎或肝炎后肝硬化患者，显示冬虫夏草能降低 ALT，显著提高白蛋白，抑制 γ-球蛋白，纠正白、球蛋白倒置的作用，改善肝脏功能，对 HBsAg 转阴有一定的近期效果。

7. 慢性萎缩性胃炎　慢性萎缩性胃炎症情顽固，迁延难愈，以肝脾不和多见，一般常用疏肝健脾养胃法可取效。《重庆堂随笔》谓冬虫夏草具温和平补之性，为虚证、虚痞、虚胀、虚痛之圣药，功胜九香虫。于辨证处方中加用本品，往往可加强疗效。

8. 再生障碍性贫血　用益气生髓汤治疗 9 例再生障碍性贫血患者，组方为：人参粉、冬虫夏草各 6g，黄芪 30g，当归 10g，白芍 15g，枸杞子、女贞子各 12g，首乌 30g，鸡血藤 12g，淫羊藿 10g。每日 1 剂，水煎服，取得一定疗效[9]。

（三）按语

冬虫夏草是一味名贵滋补中药，始载于《本草从新》，其味甘，性温，归肺、肾二经，传统习用于肺肾两虚，咳喘不已，现代药理研究发现冬虫夏草对机体免疫功能是调节性影响，有使免疫功能增强或减弱的双向调节作用。随着药学研究的发展，冬虫夏草在临床上已经扩大用于肾脏疾病、心血管疾病、肝病、脾胃病等多种疾病。

因冬虫夏草资源匮乏，价钱昂贵，社会上对其功效往往有夸大之处。必须强调辨证恰当使用冬虫夏草。若素体湿热偏胜，阴虚火旺，肝阳上亢者，皆非冬虫夏草所宜。冬虫夏草药性比较温和，即使对症用药，亦需常服甚至大剂量用药方可奏效。

现有人工培植的冬虫夏草菌丝成分，市售至灵胶囊、金水宝胶囊、百令胶囊、蛹虫草菌粉胶囊等均属此类，据称功效与天然冬虫夏草相近。临床如有需要使用冬虫夏草者，可以选用之，以减轻患者负担。

又鲜活虫草以浙江嘉善的清华长三角研究院微环境技术研究中心章永泰研究员独创的人工培育技术为基础，通过模拟野生虫草的无性和有性两个生长阶段，又通过科学的手段使之整个生长过程更科学、更圆满，其过程是先将野生虫草菌进行筛选、复壮，将最优质的虫草菌通过配对技术在无菌室内接种到虫体培养基上，然后进行封闭培养，它保留了虫草菌的原有营养物质，又通过子实体的形成产生出大量的虫草子囊孢子，从而大大提高了虫草的原有品质。可供参考。

产品特点：①高品质，效果好：比野生虫草含量更高的营养成分。②孢子多，活性好：每克含有数以百万计的活性虫草孢子（融于水中呈金黄色）③食用安全：无污染、无防腐剂、无添加剂、无毒副作用（已通过 IS09001：2000、IS014001 和 HACCP 多项国际质量认证）。

参考文献

［1］南京中医药大学．中药大辞典［M］．第 2 版．上海：上海科学技术出版社，2006，1055-1058.

［2］肖琅，梁静．冬虫夏草、百令胶囊辅助治疗慢性肺心病呼吸衰竭的疗效观察［J］．天津药学，2006，18（6）：27.

［3］黄新吾，苏明哲，邹燕勤，等．邹云翔医案［J］．江苏医药（中医分册），1978，（1）：55.

［4］刘惠民．中药治疗脊骨结核一例［J］．中国防痨杂志，1958，（6）：27.

［5］周岱翰，林丽珠．金水宝胶囊对 36 例晚期癌症患者功能的影响［J］．中国中西医结合杂志，1995，15（8）：476-478.

［6］尹继明，方建新，许杰洲，等．冬虫夏草治疗单纯性血尿的疗效观察［J］．中国中西医结合肾病杂志，2001，（5）：269-271.

［7］李平，王春根．冬虫夏草临床新用［J］．中国临床医生，2000，（9）：51.

［8］刘剑华．冬虫夏草治疗慢性肝病研究［J］．中国中医药杂志，2005，（6）：785-786.

［9］李绍球，张自强．益气生髓汤治疗再生障碍性贫血——附 9 例临床报告［J］．湖南中医杂志，1988，（4）：4-5.

（陈达灿　刘炽　刘俊峰　朱海莉　黄楚君）

鱼鳔（《纲目》）

（一）概述

【别名】鱼白、鳔、鮧鯷（《本草拾遗》）、鱼胶（《三因极一病证方论》）、白鳔（《普济方》）、鱼脬、鏇胶（《本草纲目》）、鱼肚（《医林纂要》）、鱼胶（《三因方》）、鮧鮧（《齐民要术》）。

【科属】为石首鱼科动物大黄鱼 *Pseudosciaena crocea*（Rich.）或小黄鱼 *Pseudosciaena polyactis* Bleeker 的鱼鳔。除大黄鱼及小黄鱼的鱼鳔外，鲟科动物中华鲟 *Acipenser sinensis* Gray 及鳇鱼 *Huso dauricus* Georgi 等的鱼鳔亦可药用。

【生态】

（1）大黄鱼，体长 112～515mm，呈现长椭圆形，侧扁。头钝尖，黏液腔发达，吻钝圆，头长为吻长 4.1～5.1 倍，口前位，斜形。下颌每侧有 2～3 小孔，上下颌有绒牙，无须。背鳍起点在胸鳍起点的上方。第 1 背鳍有 9 条棘，第 2 背鳍有 1 条棘，31～33 软条；臀鳍有 2 条棘，8～9 软条。尾柄细长，其长为高的 3 倍多。鲜鱼背侧灰黄色，侧线下方各鳞多有发光腺体，致呈金黄色。背鳍及尾鳍灰黄色，其它鳍黄色。椎骨 25～26 个。鳔大，每侧各约有 30 个分支小突出。多活动于海水中下层，有洄游习性。分布东海、南海和黄海南部。

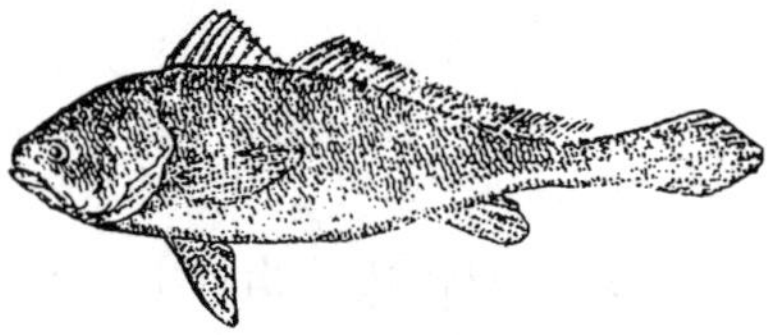

大黄鱼

（2）小黄鱼，形似大黄鱼而小。体长约 200mm。背鳍起点与胸鳍的起点相对，胸鳍长而尖，末端超过腹鳍的末端，腹鳍稍短于胸鳍。尾鳍楔形。体背侧灰褐色，两侧及腹侧黄色，背鳍边缘灰褐色。有洄游习性，分布于黄海、渤海。

【成分】[1-3] 主含骨胶原（collagen）80%，水解蛋白、多肽类、氨基酸、维生素 A、B 等。

【药理】抗胃溃疡作用：纯系大鼠以 42% 的鱼鳔水溶液灌胃，可使实验性幽门结扎性溃疡模型动物的溃疡指数降低，但对胃液分泌、胃液酸痛及胃蛋白酶活性均无显著作用。

【炮制】鱼鳔：除去杂质，切成小方块。制鱼鳔：取蛤粉或滑石粉置锅内，文火炒热，加入鱼鳔块，拌炒至鼓胀松泡时，取出，筛去蛤粉或滑石粉，放凉（每鱼鳔块 100kg，用蛤粉或滑石粉 30kg）。《本经逢原》："凡用鳔胶入丸，切作小块，蛤粉炒成珠，方可磨末。炼蜜调剂，须待凉用，又不可捣，捣则粘韧，难为丸矣。"

【药性】味甘，性平，无毒。归肝、肾经。《纲目》谓："甘，平，无毒，鳔胶甘咸，平，无毒。"

【功效】①补肾益精：用于肾虚精关不固，梦遗滑精，女子带下清稀，常配五味子或鹿角霜同用。②养血荣筋：用于产后血晕或发痉。产后血晕，配制荆芥、人参；产后风痉，用鱼鳔胶研末，与麝香同服，或蝉蜕煎汤送服。③止血散瘀消肿：用于吐血、便血、崩漏，外用治痈肿，阴蚀。此外，现在还用于恶性肿瘤，再生障碍性贫血等。

【用量】内服：食用，10～15g；亦可熬膏或研末入丸、散。外用：溶化涂敷。

【禁忌】胃呆痰多者忌服。《随息居饮食谱》：外感未清、痰饮内盛者勿食，以其腻滞也。

【前贤论述】

（1）《本草拾遗》："竹木入肉经久不出者，取白傅疮上四边，肉烂即出刺"。

（2）《海药本草》："主月蚀疮、阴疮、痔疮，并烧灰用"。

（3）《本草纲目》："甘，平，无毒。鳔：止折伤血出不止。鳔胶：甘、咸、平，无毒。烧存性，治妇人难产，产后风搐，破伤风痉，止呕血，散瘀血，消肿毒"。

（4）《本草新编》："味甘，气温，入肾经。补精益阴，更能生子。近人多用之，此为种子之方。""鱼鳔胶稠，入肾补精，恐性腻滞，加入人参，以气行于其中，则精更益生，而无胶结之弊也"。

（5）《本草求原》："益筋膜，定手战，固精"。

（6）《本经逢原》："诸鱼之鳔，皆可为胶。而石首鱼者，胶物其固，故涩精方用之。鳔胶合沙苑蒺藜名聚精丸，为固精要药，丹方又以一味炒研，砂糖调，日服一钱匕，治痔最良，经久痔自枯落。烧灰，治产后风搐，破伤风痉，取其滋荣经脉，而虚风自息也。"

（7）《仁斋直指方》："鱼鳔胶热汤或醋煎软，乘热研烂贴之。治便毒肿痛，已大而软者。"

（8）《饮膳正要》："与酒化服之，消破伤风。"

（9）《本草汇言》："鱼胶，暖子脏、益精道之药也。……甘能养脾，咸能归肾，故方书用之。善种子安胎，生精补肾，治妇人临产艰涩不下，及产后一切血崩溃乳，血晕风搐。"[1]

（二）应用

1. 治肾虚封藏不固，梦遗滑精　黄鱼鳔胶一片（切碎，蛤粉炒成珠，再用乳酥拌炒），沙苑蒺藜八两（马乳浸一宿，隔汤蒸一炷香，焙干或晒干），五味子二两。研为细末，炼白蜜中加入陈酒再沸，候蜜将冷丸如绿豆大。每服八、九十丸，空腹时温酒或盐汤送下。（《证治准绳》聚精丸）

2. 治产后血晕　鳔胶烧存性，酒和童子小便调服三、五钱。（《事林广记》）

3. 治产后抽搐强直　乃风入子脏，与破伤风同。鳔胶一两，以螺粉炒焦，去粉，为末。分三服，煎蝉蜕汤下。（《经效产宝》）

4. 治破伤风，口噤，强直　鱼胶烧七分，留性，研细，入麝香少许。每服二钱，酒调下；不饮酒，米汤下。（《三因极一病证方论》）

5. 治痫症　鳔胶（微焙，杭粉炒黄色）、皂矾（炒黄色）各一两，朱砂三钱。共为末。每服三钱，热酒下二服。(《嵩崖尊生》鳔风散）

6. 治八般头风　鱼鳔烧存性，为末。临卧以葱酒服三钱。(《本草纲目》)

7. 治脑震荡后遗症，头晕、耳鸣　制鱼鳔25g（豆油炸），菊花、蔓荆子各15g。水煎，日服2次[4]。(《中国动物药》)

8. 治呕血　鳔胶止呕血，鳔胶长八寸，阔二寸，炙令黄，刮二钱。用甘蔗节三十五个，取自然汁调下。(《经验方》)

9. 治经血逆行　鱼胶（切，炒)、新绵（烧灰)。每服二钱，米饮调下。(《多能鄙事》)

10. 治赤白崩中　鱼鳔胶三尺，焙黄研末，同鸡子煎饼，好酒食之。(《本草纲目》)

11. 防治习惯性流产　鱼鳔胶15～30g，炖冰糖适量，每日或隔日服一次。(《中医临床运用》)

12. 治肾水不足，阴虚血虚之证　鱼鳔有补肾益精养血之效。鱼鳔一斤（麸面炒焦，磨去粗末，再炒再磨)。沙蒺藜四两，当归四两（酒洗)，肉苁蓉四两（去鳞甲，酒洗)，莲须四两，菟丝子四两（酒煮)。蜜丸，桐子大。每服二三钱。(《拔萃良方》鱼鳔丸）

13. 治再生障碍性贫血　鱼鳔，当归各10g，红枣10粒，煎服，需长期服用。

14. 治食管癌、胃癌　鱼鳔用香油炸酥，压碎，每服5g，日服3次，为胃癌后辅助用品。或干鱼鳔10g，伏龙肝40g，共研末。日服3次，每次10g[4]。(《中国动物药》)

15. 治便毒肿痛，已大而软者鱼鳔胶热汤或醋煮软，乘热研烂贴之。(《仁斋直指方》)

16. 治遗尿症　适用于肾气不足之遗尿或老年人夜尿多，慢性肾炎等。以牡蛎粉500g入锅中炒热，再将黄鱼鳔切碎加入拌炒，至发热膨胀呈圆珠样，筛去牡蛎粉，取出胶珠，晾干。研为细末，炼蜜为丸，如黄豆大。10～15岁服15丸，10岁以下服7～10丸。每日3～4次，空腹服。治疗儿童遗尿35例，1月内痊愈者21例，2月内痊愈者11例，好转3例。

17. 治小儿面神经麻痹　用鱼鳔10g，用香油炸焦口服，一日3次。用此方治疗小儿面神经麻痹，7日见效，10日好转，20日痊愈，半年后随访未见复发[5]。

18. 治男子精少症　用枸杞子、菟丝子、五味子、车前子、覆盆子、鱼鳔胶，水煎服，每日1剂，连服1个月，治疗精少症患者60例，结果痊愈48例，好转6例，无效6例，总有效率90%。肾主生殖，在临床上多数精少症患者辨证多属肾气虚，鱼鳔胶为血肉有情之品，具有补肾气，提高睾丸生精功能的作用，故用五子鱼鳔汤治疗精少症可收到满意疗效[6]。

19. 治精子异常　用鱼鳔二仙愈精汤治疗精子异常68例效果明显。痊愈27例，临床治愈19例，有效16例，无效6例，痊愈率40%，总有效率91%。3例无精症患者经中药治疗2个疗程，精液常规检查虽未达到有效标准，但其精子计数均升至 10×10^9/L以上，精子成活率25%左右，精子活力均达到Ⅱ级以上。

鱼鳔二仙愈精汤以益肾生精、化湿清热、祛瘀通经为组方原则，方中鱼鳔、仙灵脾、仙茅、菟丝子、肉桂、附子、肉苁蓉、巴戟天、雄蚕蛾益肾生精；牡丹皮凉血化瘀；知母、黄柏化湿清热；红参可助其运脾健中，以资化源。全方寒热并用，清补兼施，可使肾气盛，肾精充，热清湿化，瘀祛经通[7]。

【病案举例】崔某，男，33岁。2006年4月28日初诊：结婚5年，未采取避孕措施同居未育。性生活正常。精液常规检查示：精液量1ml，完全液化，精子计数 63×10^9/L，活力a级+b级34%（正常>50%），活动率36%，白细胞2～3个/HP，畸形11%。外科检查：双侧精囊、附睾及睾丸均未发现明显异常。女方在外院检查未见异常。诊断为弱精子症。治疗方案：方选鱼鳔愈精汤，1剂日2次口服。2006年6月26日二诊：男方诉服药后无明显不适，继服原方。女方基础体温双相。无不适症状。2006年8月22日三诊：男方复查精液常规示：精液量2ml，完全液化，精子计数 63×10^9/L，活动力a级+b级69%，活动率87%，白细胞0～1个/HP。临床治愈。继续原方巩固治疗。1个月后女方停经，尿妊娠试验阳性。B超提示：宫内早孕。患者经治疗已痊愈[8]。

20. 治男子不育症　用鱼鳔补肾汤治疗男性不育症165例，取得良好疗效。诊断参照相关标准，并结合本症临床实际拟定：夫妻婚后2年以上未避孕，性生活正常而未怀孕，女方检查无异常者。165例患者中治愈89例，占54.96%；显效23例，占13.9%；无效14例，占8.5%。总有效率91.5%，治愈率54%[9]。

通过观察补肾壮阳法对男性不育患者精液常规的影响，表明该法能提高精子密度、活动率、活力，而且还可使精浆锌含量升高。由于精子活力观察易受人为因素影响，所以有必要采用客观的方法进行观察与评价，用精液电子计算机自动分析仪观察了鱼鳔补肾汤对不育患者精子运动参数的影响，结果显示本药能提高VCL（精子跟踪轨迹速度）、VSL（精子前进速度）、MIN（平均最小轴）、FRA（轨迹类别）减少，表示该方能使精子运动能力增强，并使精子轨迹趋向一致。结果表明该汤能促进睾丸精子发生过程的病理状态转达为常态，使精子质量（数量、活率和活力）和生育力显著提高。鱼鳔补肾汤具有滋阴补肾、温阳健脾、生精养血、行气利湿之功效，在改善下丘脑－垂体－睾丸性腺轴的功能、提高精子质量、增加精子数量及活力等方面取得独特疗效，并具有治疗性功能障碍方面的作用。男性不育症虽以肾虚为轴心，当以补肾为主，如鱼鳔、肉苁蓉、菟丝子、枸杞、淫羊藿、补骨脂等；但先天之精的充养，有赖于后天之精，后天之精的化生，有赖于先天之精，故有“先天生后天，后天养先天”之说，以脾肾同治，于补肾之中，加薏苡仁、茯苓、陈皮健脾利湿。久病入络，故加牛膝、红花以化瘀通络，常收到满意效果。

（三）按语

鱼鳔，味甘，性平，无毒。入肝、肾经。功能补肾益精，滋养筋脉，止血，散瘀，消肿。主治肾虚滑精，腰膝无力，眩晕耳鸣，血虚痉挛，不孕不育，产后风痉、破伤风，癫痫，再生障碍性贫血，吐血，血崩，创伤出血，痔疮。

本品营养丰富，善于补肾填精，滋养筋脉，凡素体精血亏虚或年老体衰，病后体虚；虚性遗精滑泄，腰膝酸软，心悸失眠，均可用本品调补。此外，尚有止血散瘀作用，用于虚劳吐血等血证。近代用于抗癌，治疗胃癌、食管癌等，亦有一定效果。

参考文献

[1] 张丰强. 临床大本草 [M]. 北京：华夏出版社，2000.

[2]《中国药用动物志》协作组. 中国药用动物志 [M]. 天津：天津科技出版社，1979.

[3] 高士贤，戴定远. 常见药用动物 [M]. 上海：上海科学技术出版社，1984.

[4] 邓明鲁，高士贤. 中国动物药 [M]. 长春：吉林人民出版社，1981.

[5] 胡朝起. 鱼鳔治疗少儿面神经麻痹 1 例 [J]. 口腔医学纵横，1998，(2)

[6] 张素红，隋军. 五子鱼鳔汤治疗精少症 60 例 [J]. 中国民间疗法，2003，11 (3): 47.

[7] 杨集群. 鱼鳔二仙愈精汤治疗精子异常 68 例临床观察 [J]. 吉林中医药，2007，27 (8): 34.

[8] 王安甫. 自拟鱼鳔生精汤治疗少精症和精子活力低的临床观察 [J]. 新疆中医药，1999，17 (1): 20.

[9] 卫建立. 鱼鳔补肾汤治疗男性不育症 165 例 [J]. 四川中医，2003，21 (5): 31-32.

（尹克春　杨敏）

干贝（《海洋药物杂志》）

（一）概述

【别名】江瑶柱（《海南的双壳类软体动物》）、扇贝柱（通称）。

【科属】扇贝科动物栉孔扇贝、华贵栉孔扇贝和花雀栉孔扇贝的闭壳肌。

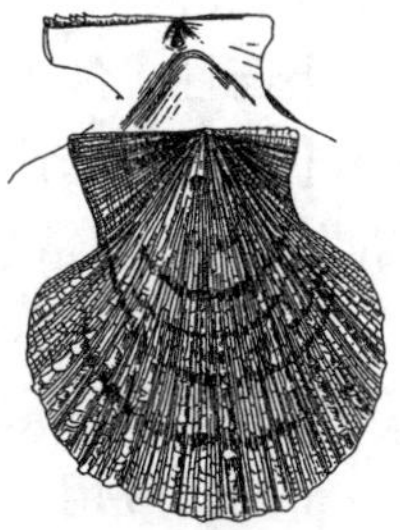

栉孔扇贝

【生态】扇贝贝壳扇形，壳质薄，栖息于低潮线至20余米的水清流急的岩石上或沙砾较多的海底，以足丝固着后，微张两壳以鳃过滤水中浮游生物为食。雌雄异体，1年性成熟，卵巢为橙黄色，精巢乳白色，繁殖期5～7月，生殖最适温度16～19℃。多生活于浅海2～4m水深的沙质海底潮间带，我国分布于渤海、黄海，现已大量人工养殖。干贝是由扇贝裙边风干制成的干品，其味道、色泽、形态与海参、鲍鱼不相上下。古人曰："食后三日，犹觉鸡虾乏味。"可见干贝之鲜美非同一般。

【成分】含甘氨酸（glycine）、谷氨酸（glutamic acid）、天冬氨酸（aspartic acid）、精氨酸（arginine）、丙氨酸（alanine）及少量组氨酸（histidine）、脯氨酸（proline）等多种氨基酸，并含饱和脂肪酸、不饱和脂肪酸二十碳五烯酸（EPA）和二十二碳六烯酸（DHA），以及碳水化合物、核黄素和钙、磷、铁、镉、铜、铅、镍、铬等多种微量元素。蛋白质含量高达61.8%，为鸡肉、牛肉、对虾的3倍；矿物质含量远在鱼翅、燕窝之上；并含丰富的谷氨酸钠，味道极鲜。与新鲜扇贝相比，腥味大减。

【药理】

（1）抗肿瘤作用：对小鼠S_{180}肉瘤有抑制作用；对L57-178Y淋巴细胞有细胞毒作用；研究表明对环磷酰胺（CTX）有增效作用。

（2）促生长作用：栉孔扇贝的干品喂饲断乳后大鼠28天（饲料中含该蛋白质10%），与对照组比体重增长率为224.60%。代谢实验证明，扇贝中的蛋白易于消化吸收和储备[1]。

（3）镇静、抗惊厥、抗癫痫活性：用干贝素灌胃，可缩短大鼠慢性痫模型杏仁核点燃后放电时程ADD，降低Racine's分级[2]。干贝素又称琥珀酸钠（sodium succinate），琥珀酸是镇惊息风的经典中药琥珀的有效成分[3]。

（4）抗HSV-I病毒活性作用：研究发现：扇贝裙边糖胺聚糖在体外实验系统中显示出明显的保护宿主细胞抵抗HSV-I病毒感染的活性作用[4]。

（5）其它作用：从日本栉孔扇贝（*C.nipponensis akaxara* Kwoda）的纹状肌中分离得到肌钙蛋白（troponin）-I的混合物，该物质对ATP酶具有抑制作用[4]。

（6）毒性：华贵栉孔扇贝（*C.nobilis*）的贝壳中含有麻痹性剧毒物质，其含量一般小于4mu/g，最高含量达11mu/g。

【炮制】将捕得的扇贝，用小刀剖壳，去肉取闭壳肌煮沸数分钟后取出，洗去黏液，晒干。

【药性】性平，味甘、咸。

【功效】滋阴补肾、和胃调中，治疗头晕目眩、咽干口渴、虚痨咳血、脾胃虚弱等症。常食有助于降血压、降胆固醇、补益健身。

【用量】内服：煮食，10～25g。

【禁忌】儿童、痛风病患者不宜食用。

（二）应用

1. 癫痫　将干贝素应用于癫痫患者10例（男7例，女3例），年龄12～15岁，病程2月～14年。10例患者常规口服抗癫痫药物卡马西平，效果均不理想，加服干贝素胶囊0.25g，每日2～3次，服用6个月后，10例患者中，治愈4例，有效5例，无效1例，表明干贝素具有一定的抗癫痫疗效[2]。

2. 高脂血症　观察干贝对高脂膳食诱导的健康人血脂水平的抑制作用。发现经过21天的高脂膳食期，受试者血清甘油三酯（TG）和总胆固醇（TC）水平均有一定升高，高密度脂蛋白胆固醇（HDL-C）水平和HDL-C/TC比值也有所下降；添加扇贝裙边后受试者血清TG和TC水平有所降低，HDL-C水平及其在TC中所占比例回升。而受试者从正常膳食摄入具有同样营养素量和比例的含扇贝裙边高脂膳食后，血清TG、TC水平却未见明显升高，HDL-C含量和比例有一定增加。说明扇贝裙边能很好地阻止和延缓高脂膳食所引起的健康人血脂水平的升高[5]。

（三）按语

干贝即扇贝的干制品，由扇贝的裙边风干制成．性平，味甘、咸。其味道、色泽、形态与海参、鲍鱼不相上下，古人曰："食后三日，犹觉鸡虾乏味"，可见其鲜美非同一般。具有滋阴补肾、和胃调中功能，能治疗头晕目眩、咽干口渴、虚痨咳血、脾胃虚弱等症，常食有助于降血压、降胆固醇、补益健身。

实验研究发现，扇贝多肽具有抗肿瘤和对化疗药物的增效效应；扇贝裙边糖胺聚糖显示明显的保护宿主细胞抵抗HSV-I病毒感染作用；干贝素具有镇静、抗惊厥、抗癫痫活性。扇贝裙边能阻止和延缓高脂膳食引起的血脂水平的升高，有利于机体的脂质代谢。另外，干贝素具有一定的抗癫痫疗效。

参考文献

[1] 王红兵，阎春玲，王春波．扇贝多肽对环磷酰胺抗肿瘤的增效作用[J]．中国海洋药物杂志，2007，10（26）：38.

[2] 章政，李静，聂惠贞，等．干贝素的抗癫痫作用[J]．中国海洋药物杂志，2005，6（24）：33.

[3] 金园，岳旺．琥珀酸的药理研究进展[J]．药学通报，1983，18（2）：36.

[4] 于囡，刘赛，王海桃，等．扇贝裙边糖胺聚糖体外抗I型单纯疱疹病毒实验研究[J]．中国药理学通报，2008，2（24）：210.

[5] 汪之顼，丛琳，李珏声，等．扇贝裙边对高脂膳食健康人血脂水平的影响[J]．青岛医学院学报，1996，2（32）：102.

（陈达灿　朱海莉　刘俊峰　刘炽　黄楚君）

海龟（《中国药用动物志》）

（一）概述

【别名】绿海龟（《中国药用海洋生物》）。

【科属】为海龟科动物海龟的全体。

【生态】生活于海洋，以大叶藻、头足类、甲壳类及鱼类等为食。每年4～10月繁殖，交尾后雌龟于晚间至沙滩上挖坑产卵，每次产卵100～150枚，多者可达200枚，卵白色圆球形，卵壳革质，柔韧，径40～45mm，孵化期50～70天。一年可产卵数次。我国分布于黄海、东海和南海。

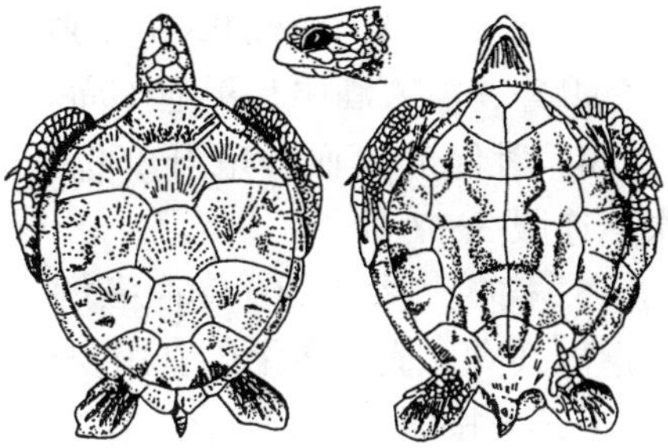

海龟

【成分】含蛋白质、脂肪、氨基酸及钙、磷、镁、铁、铝、锌、锶、钛、锰、钒、铜等21种元素。胆汁中含胆酸[1]。

【药理】[1]

（1）抗凝血作用：海龟甲提取液对家兔有非常显著的抗凝血作用，增强纤维蛋白溶解活性。

（2）对心脏的作用：海龟背面盾板提取液能增加离体豚鼠心脏冠脉流量，明显增加常压下小鼠缺氧耐受力，并能提高对预先给肾上腺素小鼠减压缺氧耐受力。

（3）免疫促进作用：海龟甲水煎沉淀提取液、龟甲胶水溶液给小鼠腹腔注射或灌胃，脾脏细胞特异玫瑰花结数目与同组对照相比，显示具有免疫促进作用。

（4）抗菌作用：甲醇提取液可抑制大肠杆菌、枯草杆菌、金黄色葡萄球菌。

【炮制】海龟胶，为海龟板煎煮浓缩后制成的胶质块。

【药性】甘、咸、寒；归肝、脾、心、胃经。

【功效】滋阴潜阳，养血止血。主治久病体虚，形瘦乏力，盗汗、自汗、吐血、衄血、崩漏、白细胞减少。

【用法】内服：板和掌，炖煮成胶状或浸酒，适量：血，每次40～60ml；龟肉，多油部分加水炼油，拌饭；蛋：煮粥或冲酒。外用：龟油适量，涂敷。

（二）应用[2]

1. 气管炎　①龟血方：杀龟取鲜血90～150ml，加适量白糖，调匀，1日内分3次口服，连服3～6日。②龟油方：取龟肉多油部分适量，加水少许，炼油。龟油20～30ml，加大米饭250g。③龟胆6～10个，粮食酒250ml，共浸泡48小时。每次15ml，口服3次。

2. 肝硬化　龟甲适量，加水熬成胶质。每次15mg，烊化后，加入少量红糖，每日服2～3次。

3. 风湿关节炎　加味龟甲胶酒：龟甲150g，杜仲150g，粮酒500ml。将两药捣碎，放入酒中，浸泡1周。每次10～15ml，日服3次。

4. 消化道出血　龟肝100g切片，炖熟或炒熟，不加作料。食用，日1次，连服3～7日。

5. 痢疾　大米50g淘净煮粥，煮熟时，将龟蛋4～6个打破口，蛋白蛋黄放粥内共煮，成龟蛋粥，食用，日1次，连服3～6日。

（三）按语

本品不易多得，货源较缺，列此仅供参考。

参考文献

[1] 中华本草编委会．中华本草［M］．上海：上海科技出版社，1997，9385.

[2] 上海医药工业研究院编．中国药用海洋生物［M］．上海：上海人民出版社，1997.

（熊霸　徐凯）

海参（《本草从新》）

（一）概述

【别名】辽参、刺参（《药鉴》），海男子（《五杂俎》）。

【科属】为刺参科动物刺参、绿刺参、化刺参的全体。

【生态】生活时体色变异很大，多橄榄绿灰色，并间有灰黄、浅褐及浓绿等色斑点或斑纹，肉刺末端或带红色。栖息于潮间带珊瑚礁旁或岩石下，大形个体躲在海水较深处。产卵季节在6月下旬。我国分布于海南及雷州半岛、西沙群岛等沿岸浅海。

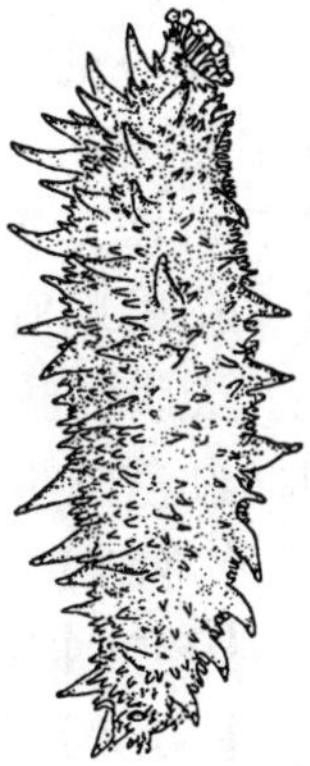

刺参

【成分】绿刺参干皮肤含23-乙酰氧基-17脱氧-7，8-二氢海参苷元（23ζ-acetoxy-17-deoxy-7，8-dihydroholothurinogenin）。绿刺参苷（stichlorosides）A_1、B_1、C_1、D_1及A_2、B_2、C_2。刺参苷（stichoposide）A、B、D、E，羊毛甾烷型皂苷（lanostane-type saponins）和海参（holothrin）A，B，C等。刺参含酸性粘多糖（acid mucopolysaccharide）。

【药理作用】[1]

（1）抗肿瘤作用：刺参提取液对体外培养人胃癌MGC、人肝癌7402、18肺腺癌、小鼠乳腺肉瘤EMT6及L-929细胞生长均有抑制作用，而对正常细胞无明显影响。对Hela细胞的抑制作用，大于长春新碱。

（2）抗凝血作用：刺参提取液和刺参多糖均明显延长凝血酶原时间，具有抗凝血作用。

（3）抑制血小板聚集：刺参提取液对体外ANP诱导的大鼠血小板聚集有明显的抑制作用。

（4）镇痛作用：给小鼠腹腔注射20%刺参提取液，对醋酸所致扭体反应的ED50为2.17ml/kg。镇痛作用约相当吗啡的效果。

（5）对平滑肌的作用：海参素对兔大动脉呈现依赖于浓度的持续性浓缩作用。该作用能被维拉帕米及Mn^{2+}显著抑制，亦能被无Ca^{2+}的溶液完全抑制；对豚鼠输精管则呈现双相作用，先呈迅速的收缩（收缩相成分），继而呈缓慢的持续性收缩（收缩增强成分），其收缩增强成分能为酚妥拉明及维拉帕米所抑制，收缩相成分则不受影响。

（6）对横纹肌作用：海参素能不可逆阻断神经－肌肉的兴奋传导，又直接兴奋骨骼肌。取蛙腹直肌和缝匠肌制成肌张力制备，海多素能引起不可逆的双峰收缩波，此作用不受运动神经阻滞剂D-筒箭毒的影响。

（7）抗放射性损伤：刺参酸性粘多糖有防治急性放射性损伤作用，明显促进实验动物造血功能的恢复。刺参苷A也有很强的抗放射作用，尤其是从刺参的生殖腺和肝脏提得的刺参式的抗放射活性最强。

（8）对蛋白质和血脂的影响：刺参苷A_1和A在10mg/ml浓度时，对蛋白质合成的抑制率分别为90%和70%。给小鼠灌胃刺参提取物，能明显降低triton引起的高胆固醇血症。

（9）细胞：海参类皂苷是一种强表面活性剂，在体内或体外都能使红细胞溶血。海参素体外的溶血活性强于皂质树皂苷（qullaia saponarins），对一些动物和植物细胞也具有广泛毒性，特别是对原虫的作用尤为明显，可与原虫体内的蛋白质结合，使蛋白质和核酸发生水解，最终杀死原虫。

（10）毒性：小鼠腹腔注射刺参多糖的 LD_{50} 为 340mg/kg。大鼠腹腔注射刺参多糖 75mg/kg，连续 14 天出现腹腔大量渗血，肝脾贫血，白细胞升高，停药后可恢复正常。腹腔注射 100mg/kg，连续 10 天，除上述症状进一步加重外，还出现血红素及红细胞下降，白细胞上升、精神萎靡，有的呈现濒死状态。犬腹腔注射刺参多糖 50mg/kg，连续 5～6 天，出现精神萎靡，食欲下降，排暗红色血便，ALT 及 NPN 升高。凝血酶原时间延长，停药后可恢复。

【炮制】取原药材，除去杂质，洗净，切厚片或段，干燥。

【药性】味甘、咸，性平；归肾、肺经。

【功效】①补肾益精：主治精血亏损，虚弱劳怯，阳痿，梦遗；②养血润燥：主治肠燥便秘；③止血：主治肺虚咳嗽咯血，肠风通便，外伤出血。

【用量】内服：煎汤，煮食，15～30g；外用：适量，研末敷。

【禁忌】脾虚不运、痰多便滑、客邪未尽者禁服。《本草求原》谓泻痢遗滑人忌之，宜配涩味而用。

【前贤论述】

（1）《本草从新》："补肾益精，壮阳疗痿。"

（2）《药性考》："降火滋肾，通肠润燥，除劳怯症。"

（3）《食物宜忌》："补肾经，益精髓，消痰涎，摄小便，壮阳疗痿，杀疮虫。"

（4）《纲目拾遗》："生百脉血，治休息痢。"

（5）《本草求原》："润五脏，滋精利水。"

（6）《随息居饮食谱》："滋阴，补血，健阳，润燥，调经，养胎，利产。凡产后，病后衰老尫孱，宜同火腿或猪羊肉煨食之。"

（二）应用

1. 腰痛、梦遗、泄精 《中国医学大辞典》载，以海参一斤，全当归（酒炒）、巴戟肉、牛膝（盐水炒）、破故纸、龟板、鹿角胶（烊化）、枸杞子各四两，羊肾（去筋生打）十对，杜仲（盐水炒）、菟丝子各八两，胡桃肉一百个，猪脊髓十条（去筋）。共研细末，鹿角胶和丸。每服四钱，温酒送下，治疗腰痛、梦遗、泄精。

2. 咯血 《中国药用海洋生物》用海参 250g，白及 125g，龟甲 120g，共研末，每次 15g，每日 3 次，治疗肺结核咯血。

3. 虚火燥结 《药性考》载虚火燥结，大便不通，用海参、木耳（切烂），入猪大肠煮食。

4. 休息痢 《纲目拾遗》记载以海参每日煎汤服。

5. 再生障碍性贫血 《中国药用海洋生物》载，用鲜海参每日 1 个，煮食。

6. 癫痫　海参去内脏，焙干研末，每次服 0.3～0.6g，每日 3 次。

7. 小儿消化不良　海参去内脏，焙干研末，每日 0.3g，每日 2 次。(《中国药用海洋生物》)

（三）按语

海参味甘咸，性平，具有补肾、益肺、养血、填精之功，乃药食两用之品，对于体气亏虚，精血不充之劳损者，食之颇有补益之功。近世实验研究和临床观察，对于肿瘤患者，既能增强体质，又有抑制肿瘤之作用，是可以作为辅助食物的，但脾虚失运，舌苔厚腻者，不宜食之。

龙虱（《本草纲目拾遗》）

（一）概述

【别名】水鳖虫，水龟子，水老虎，射尿龟，尿缸贼，水马。

【科属】为龙虱科动物三星龙虱 *Cybister tripunctatus orientalis* Gschewndtn 或黄边大龙虱 *Cybister japonicus* Sharp 的全虫。

【生态】

（1）三星龙虱：体长圆形，前狭后宽。背部黑绿色，腹面黑或黑红色，有时部分棕黄色，其翅边缘有黄带。头近扁平，中央微隆，两侧有浅小窝。复眼突呈黑色。触角黄褐色。鞘翅有 3 行不明显点线。腹下北 3 至 5 节两侧各有横斑 1 个。足黄褐色，长有金色长毛；后足胫节短而阔，胫端两侧有刺。雄虫前足跗节基部 3 节膨大成吸盘。生活于水田、池沼。河湖或水沟多水草处。除西北地区外，几乎遍布全国[1]。

（2）黄边大龙虱：体较大，外形与三星龙虱相似。但前胸及鞘翅两侧黄条斑中间夹有一条黑色斑纹。雌虫鞘翅上密布沟纹，仅端部及近中缝处无纹。幼虫可食害鱼苗，名水老虎。生态与地理分布同三星龙虱。

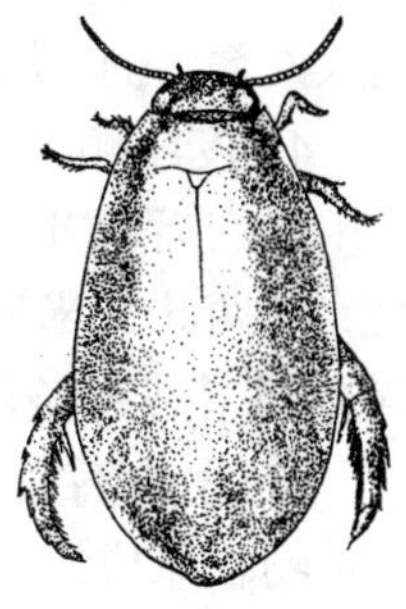

黄边大龙虱

干燥的虫体，呈长卵形，全体有光泽。背面黑色。鞘翅边缘有棕黄色狭边。除去鞘翅，可见浅色的膜质翅 1 对。腹面红褐色至黑褐色。腹部有横纹。质松脆，气腥，味微咸。炒后味香，小儿喜食。

【成分】黄边大龙虱的虫体及翅都具有丰富的营养，翅含有粗蛋白 35.18%、粗脂肪 6.20%、灰分 1.06%，都高于虫体相应成分的含量，虫体含有粗蛋白 10.98%、粗脂肪 4.44%、灰分 0.57%，含有丰富的矿物元素和氨基酸，其必需氨基酸指数（EAAI）为93.38，是一种优质蛋白质食品[2]。

【药理】有学者对比研究蚂蚁、雄蚕蛾、蜂花粉、龙虱、蚕蛹的抗疲劳功效。结果表明，龙虱可延长小鼠游泳时间，降低血尿素氮（BUN）含量；但对血乳酸和乳酸脱氢酶（LDH）的影响不明显[3]。

【炮制】春、夏、秋三季均可捕捉，7至9月为成盛产期。捕得后，用沸水烫死，晒干，或火炙、炒干。

【药性】味甘；微咸；性平，归肾经。

【功效】补肾，缩尿，活血。主治小儿遗尿，老人尿频，面部褐斑。

【用量】内服：每次10～20g，炙，研末或入丸剂，或水煮熟服用。

【禁忌】感冒发热、患疮疔、腹泻时慎用。

【前贤论述】

（1）李时珍："有毒，主治令人不渴，杀鸡犬。"（《本草纲目》）

（2）赵学敏："水马，《纲目》名水黾，不知有治痔之功，更为补品。"（《本草纲目拾遗》）

（3）俞慎初："咸，寒。醒脾，活血。用治食欲不振，面部黝黑，小儿遗尿。"（俞慎初.虫类药物临床应用.福州：福建科学技术出版社，1981）

（二）应用

1. 久痔脓血　三伏天，采取30个龙虱，用纸分包成三包，每包10个，于背阴处悬挂阴干，研烂，每次1包，空腹酒送饭，每日1次，10日内有效。（《本草纲目拾遗》）

2. 小儿疳积　将鲜龙虱穿成串，浇上酱油，烧熟食之，每次5个，日服2次。（邓明鲁等.中国动物药.长春：吉林人民出版社，1981）

3. 小儿遗尿，老人夜溺频繁　龙虱炙酥研末，每次2～4g，温开水送服，或入丸剂。（孔庆洛.海洋药物民间应用.福州：福建科技出版社，1984）

4. 夜尿频，腹酸背痛，四肢无力，可去面上青黑之气色，回复青春；亦可用于产后调补。龙虱500g，松子仁200g，米酒1500g，桑寄生50g，红枣10枚。前两味入米酒浸泡，2月后即可饮。后两味煎水饮之。饮酒喝汤，先后随意。（李南.补益篇.香港：香港博益出版集团有限公司，1985）

5. 食欲不振　龙虱烘干研末冲服，每次3g，每日2～3次。（俞慎初.虫类药物临床应用.福州：福建科学技术出版社，1981）

6. 面部黝黑　龙虱研末冲服，每次3g，并和油外涂。（同上）

7. 慢性肾炎

【病案举例】患者董某，男29岁，农民，初诊日期1994年6月20日。自诉：患"慢性肾炎"一年半，尿蛋白常年++～+++，伴有腰背酸痛，身体疲倦，下肢中度浮肿，尿色黄多白少。诊断：脉沉缓滑，舌质红紫，苔黄白略干，投以知柏地黄汤加车前子、赤芍、益母草，两个月后尿色转清，浮肿消退，腰痛腿软有所缓解，尿蛋白始终存在，以++为多。后加入龙虱七只，研面冲服，一日3次，3周后查尿蛋白消失，连查十余次均无，随访一年未见复发。

按：本例患者，系用龙虱补肾治血，涩精秘气，对消除蛋白尿收到较好的效果，在目前全国各地研究消除蛋白尿的方药中，极少有这样的报道，有待进一步的研究[4]。

8. 前列腺增生症

【病案举例】患者高某，男65岁，干部，初诊日期：1998年4月28日。自诉：患前列腺肥大2年多，吃过一些药，有时能稍有缓解。5日前，因旅游劳累，排尿次数明显增加，间或伴有尿失禁。

诊断：脉沉缓且虚大，舌质淡胖，苔白滑，身体肥胖，气短多汗，呈脾肾两虚之象，投以山药50g，山茱萸40g，黄芪25g，五味子15g，金樱子50g，芡实25g，水煎服，每次送服龙虱7只，一日3次，一周后排尿次数降至八九次，又服一周降至五六次，尿失禁消失，后来用此方做成丸剂坚持服用，至今尚好。按：本例患者属高年之质，下元亏损，气化失司，劳倦伤脾，下元之气不固，使病情加重，龙虱补肾兼有活血的功能，所以收到较好效果[4]。

9. 小儿遗尿

【病案举例】患儿赵某，男，8岁，初诊日期：1995年6月12日。其母诉：该童夜间遗尿已一年有余，尤其以前半夜为重，此病始于一年前被邻人疯犬所吓，平素纳差，不爱活动，睡眠露睛，大便稀多干少。

诊断：脉沉小数无力，舌体红瘦，苔薄白不均，辨为脾肾两虚，用熟地15g，山茱萸10g，山药15g，人参5g，茯苓10g，白术10g，甘草3g，龙虱5只炙香研面冲服，连服12剂，睡眠安稳，饭量增加，大便转正常，遗尿偶见。停服汤药，只服龙虱一日15只，分3次服用，20日后，其母来述，没有再遗尿，随访至今安好。按：龙虱治小儿遗尿症，民间应用很少，多以桑螵蛸研服用，我们也用过，但效果不佳，改用龙虱后收效甚大[4]。

10. 小儿厌食症

【病案举例】患儿董某，男，9岁，初诊日期：1998年7月23日。其母诉：该童食欲不振，精神萎靡半年，平素很少有愿意吃的东西，只对烤鱼片感兴趣，大便干稀不调，两足不温，面色苍白。

诊断：脉沉细稍数，舌质正，苔白不均，辨为脾肾虚弱，用龙虱一百只炙香研面，加参苓白术散30包，拌和均匀，做成水蜜丸，大如小绿豆，每次10位，日服3次，3周后，其母来述，饭量稍长，大便仍偏稀，按医嘱继续服用两个月后，吃饭正常，大便适中，精神也较好。按：本例患儿，曾服用很多成药未见好转，改烤鱼片为龙虱，潜药于食中，竟收到良好的效果。讨论：龙虱一药，现代用之甚少，古人对此虽有记载，但临床应用例子不多，此药性甚平和，无攻伐与壅滞之弊，补脾肾而能宣通，益五脏而助精血，且药源泉广泛，价廉效卓，值得进一步研究和探讨[4]。

11. 补益脾肾，填精壮骨　适用于肾虚体弱，夜多小便，午夜梦精。内服，1次30～60ml，外感发热，喉痛眼红等患者勿用[5]。

制剂龙虱补肾酒：本品由龙虱100g，红枣20g，淫羊藿4.69g，熟地黄3.65g，杞子3g，何首乌（制），菟丝子、蓬顶、杜仲各2.31g，肉苁蓉、覆盆子、党参（饭制）、楮实子、黄芪（炙）、牛膝各1.56g，沙苑子、黄精、胡芦巴各1.13g，白术0.81g，炙甘草0.63g，芡实0.37g组成。

以上21味，用45度白酒1350g密闭浸渍45～60天，滤过，静置8～10天，吸取上清液，滤过，即得。成品为棕红色的澄清液体；气香，味微甘、苦。

12. 妇人虚弱，白带清稀而多，腰酸痛　可用盐、油炒香龙虱10～15只；另取乌贼骨15g，甘草15g（或蜜枣2枚），水煎成350ml，日分2次温服。或用淮山15g，芡实10g，加水煎成300毫升，送服油盐炒龙虱10～15g，此法一般3～5剂可见效。

如捕捉龙虱很多，可用花生油或其它植物油，加食盐适量在锅中炒香，贮于干净瓶中，每天按剂量服用。凡感冒发热、患疮疔、腹泻时不宜食用龙虱。

（三）按语

龙虱，性味咸寒，归膀胱经。功能滋补强壮，补肾缩尿，醒脾，活血。主治小便频数，小儿遗尿及疳积，老人夜尿频繁，食欲不振，面部黝黑。炒炙熟后有香味以供内服。应用时药材应与地鳖虫相区别。有的地方将龙虱作为䗪虫入药，或有时混入地鳖虫。龙虱与地鳖虫是功用相差甚远的两种药物，不应混用。

参考文献

[1]《中华本草》编委会. 中华本草[M]. 上海：上海科学技术出版社，1997：195.

[2] 郭良珍，王润莲，梁爱萍，等. 黄边大龙虱的营养分析[J]. 动物学杂志，2003，38(5)：80-82.

[3] 梁俊荣，柳增善，张西臣，等. 几种昆虫的抗疲劳作用初步研究[J]. 食品工业科技，2003，24(7)：77.

[4] 卢盛贞，徐群男. 龙虱临床应用个案报告[J]. 丹东医药，2002，(3)：41.

[5] 中药辞海编委会. 中药辞海[M]. 第一卷. 北京：中国医药科技出版社，1993：14-27.

（郭建文　廖祈祈　吕光耀　潘峰）

淡菜（《食疗本草》）

（一）概述

【别名】东海夫人、壳菜、海蜌、红蛤、珠菜、海红。

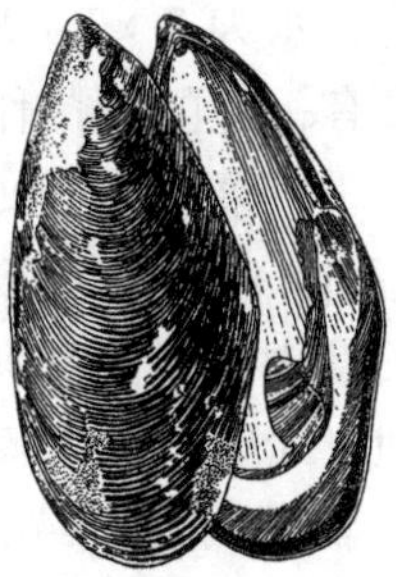

厚壳贻贝

【科属】为贻贝科贻贝属动物厚壳贻贝（*Mytilus crassitests* Lischke.）、贻贝（*Mytilus edulis*）、翡翠贻贝［*Perna viridis*（Linnaeus）］和其它贻贝类的肉。

【生态】本品呈椭圆状楔形。前端圆，后端扁，后端两侧有大而圆的闭壳肌。外质膜极发达，足小，呈棒状，两外套膜间有明显的生殖腺。外套后端有一点愈合，形成明显的入水孔和出水孔，入水孔皆呈紫褐色，其入水孔周边的分枝状小触手颜色更深。出水孔紫褐色，全体深棕色。背部透过外套膜可见深褐色的脏团。生殖腺颜色较深，气微腥，味咸，嚼之有海米样鲜腥气。分布于我国黄海、渤海及东海、南海等区域，以辽宁最多，近年已南移至福建等地试养。

【成分】厚壳贻贝肌肉含扇贝醇酮（pectenolone），硅藻黄质（diatoxanthin），梳黄质（pectenoxanthin），贻贝黄质（mytiloxanthin），一种新的类胡萝卜素（carotenoid）即3，4，3-三羟基-7，8-二去氢-β-胡萝卜素（3，4，3-trihydroxy-7，8-didehydro-β-carotene），脂肪酸，氨基酸，蛋白质。[1]

贻贝全体含胆甾醇（cholesterol），5，7-胆甾-二烯-3β-醇（5，7-cholesta-dien-3β-ol），24-甲基胆甾-5，7，22-三烯-3β-醇（24-methylcholesta-5，7，22-trien-3β-ol），石房蛤毒素（saxi-toxin），贻贝多生物活性物质（multibioactive substances，MSM），硒，富胱氨酸多酚蛋白质（cyxtine-rich polyphenolic protein），脂类（lipid）。又含有机锡化合物：三丁基锡（trbutyltin，TBT），二丁基锡（dibutyltin，DBT），单丁基锡（monobutyltin，MBT），三苯锡（triphenyltin，TBT），二苯锡（diphenyltin，DPT），单苯锡（monophenyltin，MPT）。血淋巴（hemolymph）含乙酰胆碱酯酶（acetylcholinesterase）。肌肉组织含内消旋-阿拉诺品（meso-alanopine），D-斯插宾（D-strombine），寡肽（oligopeptide）。足神经节（pedal ganglion）含六肽（hexapeptide）。[1]

翡翠贻贝含泛醌（ubiquinone）。[1]

偏顶蛤含甾醇：主要有胆甾醇，24-甲基-胆甾-5，22-二烯-3β-醇

（24-methyl-cholesta-5，22-dien-3β-ol），24-亚甲基胆甾醇（24-methylene cholesterol），25-降胆甾-5，7，22-三烯-3β-醇（25-norcholesta-5，7，22-trien-3β-ol）。并含石房蛤毒素。[2]

【药理】

（1）对心血管系统的作用：淡菜（贻贝）醇提取物以蒸馏水稀释（贻贝生药：水为3：1）后预先给家兔静脉注射0.5ml/kg，对肾上腺素引起的心律失常具有一定的保持作用。[2]

淡菜（紫贻贝）中的贻贝多活素（MSM）以1.35g/（kg·d），4.05g/（kg·d），6.75g/（kg·d）剂量分别给大鼠灌胃21天，在结扎冠脉致大鼠急性心肌梗死实验中，可明显降低心电图中S-T段异常提高的程度，明显缩小心肌梗死范围。MSM亦能减轻快速静注垂体后叶素引起的大鼠心电图中缺血性损伤变化，明显降低心肌缺血阳性率。MSM这种保护机制可能与降低血中丙二醛浓度，提高铜、锌超氧化物歧化酶、谷胱甘肽过氧化物酶活性，防止心肌细胞脂质过氧化有关。[2]

贻贝乙醇提取物［1.5g（生药）/ml］，给大鼠静脉注射1ml/kg，具有明显的降压作用，而且无快速耐受现象。这种降压作用与β-肾上腺素受体和α-肾上腺素受体无关，而是通过兴奋迷走神经和M-胆碱受体来实现的。贻贝醇提稀释液以1ml/kg剂量给犬及家兔静注，也迅速引起血压急剧下降，以后缓慢恢复。[2]

（2）抗动脉粥样硬化：采用淡菜（贻贝）提取物灌服食饵性高血脂大鼠动脉粥样硬化模型研究表明，MSM5g/（kg·d）、10g/（kg·d）、20g/（kg·d），连续灌服4星期或8星期，可使总胆固醇（TC）、三酰甘油（TG）、低密度脂蛋白胆固醇（LDL-C）、极低密度脂蛋白胆固醇（VDL-C）水平明显下降，高密度脂蛋白胆固醇（HDL-C）水平未见升高，但HDL-C/TC明显升高。同时使食饵性动脉粥样硬化模型鹌鹑主动脉和心肌TG及TC含量明显降低，对其主动脉内膜粥样斑块形成也有抑制作用。此外，还可改善肝脏的病变情况。[1]

（3）抗凝、改善微循环作用：大鼠口服MSM 1.35g/（kg·d）、2.7g/（kg·d）、5.4g/（kg·d），连续8天，对实验性血栓有明显抑制作用。同样方法给药后，MSM可抑ADP诱导的大鼠血小板聚集，使其最大聚集率降低，聚集速度减慢。MSM体外用药也可降低胶原诱导的家兔血小板聚集率和聚集速度。MSM灌胃可使微循环障碍模型大鼠肠系膜微循环血流量增加、血流速度加快以及血流状态、血流颜色、血管壁清晰度改善。[1]

（4）对肾脏容积和泌尿的影响　淡菜（贻贝）提取物以1ml/kg给犬静注，在引起血压下降的同时，肾容积明显缩小，尿量亦随之减少；血压及肾容积恢复正常后，尿量亦恢复，并较未用药前有所增加。[2]

（5）对子宫及平滑肌的影响：淡菜（贻贝）水提取液 1ml，可使大鼠离体子宫有明显的收缩作用，对电场刺激输精管引起的收缩有明显的增强作用。这种作用是兴奋 α－受体的结果，该浓度提取物对大鼠离体胃条与回肠平滑肌有松弛作用。而当试验量为 0.4ml 时，可使蟾蜍血管灌注流量显著减少。贻贝提取物灌胃，抑制小鼠移植性宫颈癌 U_{14}。[1，2]

（6）延缓衰老作用：同属厚壳贻贝（M.coruscus）以 10g/kg 剂量给小鼠灌胃 7 天，有抑制小鼠单胺氧化酶 B（MAO–B）活性，降低动物血清中 MDA 含量的趋向。[2]

（7）其它作用：贻贝中含有钙调因子、抗炎因子、脑啡肽、活性肽等多种活性物质，含量最多的是酶类，如谷胱甘肽还原酶、溶菌、葡萄糖 –6– 磷酸脱氢酶等。这些酶均具有生理活性，其中溶菌酶可分解微球菌、大肠肝菌、枯草杆菌的细胞壁。[2]

（8）毒副作用　小鼠对 MSM 的最大耐量超过 252g/（kg · d），MSM 对大鼠心、肝、脾、肺、肾等 12 种脏器均无形态学改变，但高剂量组（人体用量 250 倍）大鼠血小板减少，停药 15 日后未能恢复。总之，MSM 在治疗量范围内毒性极微。[2]

【炮制】全年可采，捕得后，取肉鲜用或加工为淡菜干。

【药性】味甘；咸；性温。归肝肾经。

【功效】①补肝肾，益精血：凡因肝肾亏虚所致精血不足可配伍用之，平素可常做食疗之用，尤以肾阴虚为主时效更佳。故肝肾不足之虚劳羸瘦、阳痿、腰痛、吐血、崩漏、带下；阴虚阳亢之眩晕；阴虚内热之盗汗，凡由肝肾亏虚所致者均可配伍用之。②消瘿瘤：淡菜味咸，有软坚消痰散结之功。凡瘿气、瘿瘤、疝瘕、结块均可加用。

【用量】内服：煎汤，15～30g；或入丸、散。

【禁忌】古代文献记载：①《本草拾遗》："久服令人发脱。""发石，令肠结。"②《日华子》："多食令头闷目暗。"③《本经逢原》："久食令人阳痿不起。"过敏体质可从小剂量试服，如无不适，再适当逐加。如有肤痒、红疹者，即应停服。

【前贤论述】

（1）《食疗本草》："补虚劳损，产后血结，腹内冷痛，治癥瘕，腰痛，润毛发，崩中带下，烧一顿令饱，大效。"

（2）《医学入门》："淡菜，治劳热骨蒸，须多食乃见功，若数两作丸、散，未有效"。

（3）《本草汇言》："淡菜，补虚养肾之药也。蔡心吾曰，此物本属介类，原其气味甘美而淡，性本清凉，故藏器云，善治肾虚有热，及热郁吐血，痢血便血，及血郁成瘿，留结筋脉诸疾。”

（4）《本草拾遗》：“主虚羸劳损，因产瘦瘠，血气结积，腹冷、肠鸣、下痢，腰疼、带下、疝瘕。”

（5）《日华子本草》：“煮熟食之，能补五脏，益阳事，理腰脚气，消宿食，除腹中冷气，痃癖。”

（6）《嘉佑本草》：“治虚劳伤惫，精血少者，及吐血，妇人带下、漏下、丈夫久痢，并煮食之。”

（7）《纲目》：“消瘿气。”

（8）《药性切用》：“益阴除热，为虚劳退热专药。”

（9）《药笼小品》：“补阴潜阳，凡虚火易升者皆用之。”

（10）《随息居饮食谱》：“补肾，益血填精，治遗、带、崩、淋，阳痿阴冷，消渴，瘿瘤。”

（二）应用

1. 盗汗　此症中医多责之于阴虚，烦劳过度、亡血失精，或邪热耗阴，以致阴精亏虚，虚火内生，阴津被扰，不能自藏而外泄作汗。淡菜属于介类，可入肾经，有滋阴补肾之力，因此可作食疗之用，用于阴虚火旺之盗汗。民间说法：淡菜炒蛋或煮汤可治疗盗汗。又，淡菜（焙燥，研细粉）三两，陈皮（研细粉）二两。研和，蜂蜜丸，每服二钱，一日三回，可治头晕及睡中盗汗。[3]

盗汗乃是阴虚证临床表现之一，又吴金寿《三家医案合刻》和俞震纂《古今医案按》中记载真阴亏损所致虚损时，应填阴而入血肉有情之品，可用如河车胶、阿胶、龟鹿胶、海参、淡菜等胶、猪羊脊髓、牛腿骨髓治疗。

2. 男子阳痿、遗精　此证多涉及肝、肾、阳明三经，命火衰微、湿热下注、心脾两虚均可导致。淡菜为补虚养肾之药也，具有补肾益血填精之功，故较常用于精气不足、肾阴亏损等肾虚之阳痿、遗精。

民间说法：淡菜（30g）加麻雀1只炖服可疗神经衰弱、阳痿。又淡菜可配韭菜50g，以增补肾壮阳之力。又，常用食疗方：淡菜30g，猪腰2个，共煮熟调味食。或淡菜30g，猪瘦肉50g，芡实30g，水煎调味食，每日1～2次。[4]

【病案举例】徐先生，病久梦遗，脊痛腰酸，头眩耳鸣，失眠少寐。取丁甘仁先生滋阴益肾之膏方治疗效佳。该例男子梦遗日久，久遗之后，肾阴大伤。治疗当补精为重，以猪脊髓、鳔胶、龟板胶、淡菜补其精，水陆二仙涩其精：但补精必安其神，安神必益其气。治病必求其本。故以酸枣仁、炙远志、红枣养心安神，煅牡蛎、紫贝齿、紫石英重镇安神；又以参须、党参、黄芪益其气。[5]

按：该案宗古意，订新方，补气安神，育阴固摄，根据乙癸同源之理，入血肉有情之物，益精填髓，以恢复元精，补奇脉之空虚，达到精气神并治的效果。

3. 崩漏、带下

（1）崩漏的原因或由热伤冲任，迫血妄行；或因脾肾气虚，冲任不固，不能约制经血；或因淤阻冲任，血不归经所致。淡菜乃补虚养肾之药，故临床可配伍用之。即可用作发病时治疗，又可用作病后护理。民间食疗方妇女崩漏：淡菜 50～100g，猪瘦肉适量，同煮汤食用。

许寿仁先生治疗崩漏[6]："经行先期，量多如崩，色淡质稀。……头昏乏力，面色少华，舌淡脉虚。……平日头昏，夜卧多梦，胃痛隐隐，食多难化，面色萎黄，舌淡脉虚。……服药 7 剂，精神振奋，夜能酣睡，面色有华，两尺脉有力，嘱其用归脾丸早晚各吞服 10g，另用淡菜 10 只，炖瘦猪肉佐食，以善其后。"

关于崩漏治疗后护理："肝郁不达，虽经治疗告愈者，必须积极开导，解除顾虑，同时配合药物治疗，可予柔肝开郁固本饮（干地黄、白芍、炒当归、阿胶、杭菊花、玫瑰红、丹参、珍珠母、淡菜、生麦芽），切忌疏泄开郁太过，否则会再次引发崩漏，此点万万不可忽视。"[7]

体会：崩漏的发生，发展与复发，受多种因素影响，症情和病理又错综复杂。实难提出完备固本之法，只有从祖国传统医学整体观念出发，细审病机，寻求治法，才是治疗崩漏根本之法。

（2）带下：清代魏之琇的《续名医类案》卷二十三："又任脉虚而带下不摄者，往往投滋补而不应，余以海螵蛸一味为粉，广鱼鳔煮烂，杵丸绿豆大，淡菜汤下，久服无不收功，真妙法也。"临床上带下有多种证型，临床特点各不相同，其中肾阴虚者症见带下量不甚多，色赤白相兼或色黄，质稠粘，有臭气，伴阴部干涩，灼热感，腰酸耳鸣，五心烦热，咽干多梦，治宜益肾滋阴、清热止带，方用淡菜薏苡墨鱼汤：将 100g 墨鱼剖开，留脊骨，去肠杂，洗净切块，与 30g 淡菜，50g 薏苡仁，15g 枸杞子和 100g 瘦猪肉一同放入锅内，加水文火煮 3 小时即可。

【病案举例】邸某，女，36 岁，医生。2 月 13 日初诊。月经非时而下，量多势急或淋漓不净 2 年余，近一周加重。经妇科检查排除子宫肌瘤等器质性病变，诊为功能性子宫出血症。曾服乙烯雌酚，肌注黄体酮，丙酸睾酮，并口服过避孕药，初则有效，后则罔效。就诊望面色红润丰满，舌淡体胖，边见齿痕，苔薄滑，脉洪数，重取无力。……前后加减服 2 月余，其间嘱食淡菜、银耳、核桃等，忌食辛辣及酒，逐渐脑鸣不作，但头皮仍麻仅局限一处，耳鸣轻减但情志不遂则著，又配丸药一料巩固治疗，至今随访已告愈。[8]

4. 血证　凡血液不循常道，或上溢于口鼻诸窍，或下泄于前后二阴，分为虚、实两种。凡属阴虚所致的出血，可使用淡菜治疗，补益精血。或经治好转后食疗用以巩固疗效。

（1）咳血：《未刻本叶天士医案发微》中记载："久疟伤阴，阳偏络松，咳迁痰血，法宜益阴。熟地　茯神　真阿胶　川朴　淡菜　穞豆皮"。[9]

又吴金寿的《三家医案合刻》记载："气急脉数久咳，内热盗汗，用虚损法。生精羊肉（一两，煎汤去油）、黄土炒当归（蜜水炙）、炙鳖甲、制白术、北沙参、淡天冬、怀山药，鼓舞胃气。炒松黄鳝参条、炒香焦术、梨汁、白荷花露、南枣、大麦仁。丸方：黄鳝（六两）、淡菜（六两）、五味（一两）、党参（二两）、莲肉（二两）、山药（二两）、麦冬（二两）、玉竹（二两）、米仁（二两）、梨膏（四两）、为末，黄精二两，南枣二两，去皮核，同梨膏捣丸。服药后，血止而口中之热亦去，亦稍见效矣。"

又，"脉小微数，真阴不足，今既见血，旋复咳嗽，久烁肺金，不能无虑。温燥不可进，姑从金水二藏治之。炒熟地、麦冬、料豆衣、北沙参、霍石斛、山药、藕。丸方：鳗鲤丸加獭肝、人中白、熟地、川贝、全鳖、侧柏叶、女贞子（旱莲草汁蒸晒），用十大功劳六斤，淡菜八两，红枣四两，煎膏丸。"

又，清代《张聿青医案》记载："脉数，咳嗽不止，带血，湿热下注，成漏，便溏泄，所赖胃气尚强耳。壮水清金，固属至要，但不得有碍脾阳，以资生之本在是也。北沙参、鲜地骨皮、料豆衣、米仁、乌饭子、生蛤蜊壳、淡菜、扁豆、梨汁"。

（2）鼻衄：吴金寿的《三家医案合刻》记载："鼻衄：久咳鼻衄，内热口渴。炒熟地、麦冬、料豆衣、丹皮、犀角、花粉、青蒿子、淡菜、山药、莲肉、藕汁和丸。"

（3）便血：清代《张聿青医案》记载："郑（左）阴有二窍，一窍通精，一窍通水，水窍开则精窍常闭。无梦而泄，二十余年，而起居如常。其兼证也，上则鼻红，下则便血。其脉也，滑而实。其苔也，白而腻。此皆湿热盛极，致湿扰精宫，渐至阴络内伤。经云、阴络伤则血内溢，血内溢则后血。其病虽殊，其源则一。苍术、防风炭、炒荆芥、川连炭、川萆、米仁、黄柏炭、炒槐花、丹皮炭、猪苓、泽泻、大淡菜。"

【病案举例】许寿仁血证治验[10]：宿患痔疾，便血二载，或血如涌泉或便血滴漏，面黄少华，食纳不振，舌淡苔薄，脉象虚弱。……淡大云之用，乃阴中有阳之意。……另嘱每天用淡菜 10 只，黑木耳 15g，猪肉 120g，炖汤佐食（不放盐）。……咳血：淡菜、鸭蛋、白糖参、猪瘦肉炖服。

5. 久咳　久咳可为现代医学的慢性支气管炎，其病情反复，缠绵难愈，故治疗时注重结合食疗协同辅助，则效果更佳。

用淡菜食养治疗久咳："因咳嗽不能安睡，腹满胸痞不思食，整日夜咳无休止，继之见痰中裹血，并见鼻衄，脉浮而紧。... 愈后又嘱患者用海淡菜 90g，炖猪肝食服，取其"食养"以调理善后。且淡菜为滋养肝阴之妙品，配以猪肝血肉有情之物炖服，对病后调补，胜于草木之药。”[11]

休克型肺炎治疗后仍咳逆不止者用淡菜调理：“体温正常，舌苔渐化，饮食渐增，但其继续咳逆未愈，夜半为甚，持续数日，脉细而劲，小定风珠主之：鸡子黄一枚，阿胶 6g，生龟板 18g，童便 40 毫升，淡菜 10g。……先煮龟板、淡菜、去滓，入阿胶炸化，调鸡子黄，再冲童便，顿服之”。[12]

6. 肾脏病　肾风作为独立病名为任继学教授首创，包括急性肾风（急性肾小球肾炎）和慢性肾风（慢性肾小球肾炎及部分肾病综合征），发病机制包括湿毒弥漫、瘀阻肾络、毒聚咽喉及肾虚精亏等重要方面，治疗上针对以上病机，分别采用土茯苓解毒除湿，以消除尿蛋白；刘寄奴散瘀通络，以治疗尿潜血；金荞麦解毒散结，用作治疗喉症的要药；淡菜补肾填精，用以治疗虚羸劳损。任老[13]认为，淡菜以血肉有情之体，温而不燥，味咸入肾，直达病所，其补肾填精之力远在草木之上。肾精足则气血生，水可涵木，肝风自息，实有阴阳互化之妙。任老自创之肾损固真散，即以淡菜等大队血肉有情之品为君。临床上任老经常用之，在治疗慢性肾炎、膜性肾病、IgA 肾病等多种慢性肾脏疾病多有见效，其成功病例不胜举隅，可供临床学习。

【病案举例 1】王某，女，40 岁。于 2000 年 3 月 15 日初诊。腰酸畏寒 3 年而就诊。3 年前，腰酸，在当地医院诊为“慢性肾小球肾炎”，经中西医治疗未见明显好转。反而加重。诊见：腰酸冷，四肢欠温，全身畏寒，纳差，口淡无味。颜面淡黄色黯，舌红，苔薄白，脉沉迟无力。尿常规：BLD（+++），PRO（++），肾功能及肾脏 B 超正常。西医诊断：慢性肾小球肾炎。中医诊断：慢性肾风。证属脾肾阳虚，兼夹瘀浊。治宜益火健脾，温阳透络。药用：①炮附子、肉桂各 5g，干姜 10g，生白术、仙茅各 15g，烫水蛭 3g，马鞭草 15g，土茯苓 150g，生茅根 60g，血草 20g，九香虫、姜朴各 15g。4 剂。②另服肾损固真散：淡菜 70g，海马 60g，鲍鱼 50g，海狗肾 3 具，胎盘 1 具（洗净），西花 50g，血竭 40g，土茯苓 100g，砂仁 50g，酒军 30g，巴戟 50g，白术 60g，鹿角菜 70g。共为细面，每服 3g。日 3 次，饭前 30 分钟白开水送下。连服半年后 PR0 转阴，1 年半后潜血消失，追访患者，愈后未发。

体会：肾虚精亏，命火不足是肾风发病的关键内因，既有先天所致，又有后天病邪侵害使然，尤以慢性肾风多见。慢性肾风，以虚损为主，肾中精气不足，真阴真阳亏虚，腰为肾之府，腰肾肌腠失于温煦濡养，则腰酸痛而畏寒；水亏不能涵木。木失滋荣，则肝气内变，阳气上亢，郁而生风，或因命火虚衰，无力鼓动清阳上升，则浊毒不降而上僭，二者均可导致内风头眩（原发性高血压）之疾；肾藏精生髓，髓得命火之温化而生血，是精生髓，髓化血之义也，故李中梓谓“血之源头在乎肾”（〈士材三书〉，肾精不足，命火虚衰，精气不化，则不能生髓，又因浊毒伤髓，髓虚血少，则成血极（贫血），久则肾气衰竭，五脏俱败，水毒蕴蓄，终成虚损性肾衰，水毒证。因此，治疗必遵〈素问·阴阳应象大论〉“精不足者，补之以味”之旨，以补肾填精为要务。

根据中医学理论通过近20年的临床实践观察，初步认为治疗慢性肾病应结合水肿有无。正确运用宣肺利水。健脾行水、温肾利水、活血行水、滋阴补肾、填精补虚六大治疗法则，有一定疗效。其中方用知柏地黄合二至丸加减（生地30g，熟地30g，女贞子18g，丹皮12g，泽泻12g，知母10g，黄柏10g，旱莲草12g，淡菜12g，白茅根30g）。[14]

又，江耀南老中医治疗“肾性水肿”[15]全身浮肿时轻时重，面及皮肤呈淡黄色，今精神衰惫，畏寒四肢欠温，腰酸腿软，纳少便溏，尿少，舌淡边有齿印、苔白，脉沉弱。……4月20日复诊：服上方5剂，尿量稍增，余证无明显改善，仍用原方去黄柏加淡菜30g，进5剂。

【病案举例2】操某，女，41岁，1971年4月12日初诊。患者自诉患“肾炎”已3年余。曾多次住院，前至某院住院3个月，断为“肾病综合征”，告其难愈。回鄂就诊于余，症见全身浮肿，面色黧黑晦暗，两颧带赤，精神极度疲惫，语声低微，龈常出血，头昏口干，午后潮热，肌肉消瘦，腰疼腿疲，呕而不欲食，大便干结，小便极少，舌红少苔欠润，脉细数。血压170/100mmHg，血红蛋白7.8g%。尿检：蛋白（++++），红细胞（++++），白细胞（++），颗粒管型（++），透明管型（++）。此乃阳损及阴，一派阴虚不足之候。拟五苓散合六味地黄汤加减治疗。处方：白术、枸杞子各12g，猪苓，茯苓、泽泻，石斛各10g，生地、熟地、山萸肉、旱莲草、女贞子、茅根、阿胶（烊）各15g，怀山药18g，丹皮8g，黄柏6g。4月20日复诊：服上方五剂，尿量稍增，余证无明显改善，仍用原方去黄柏加淡菜30g，进五剂4月28日三诊：症情已有转机，呕止，可食稀粥及肉汤，尿量大增，大便亦行，继服原方三月余，后尿检：蛋白（++）. 血压145/85mmHg，血红蛋白8.5g%。牙龈仍时出血，饮食正常，无浮肿，不潮热，已上班工作。后十余年间，常服此方，情况尚好，工作至去年退休。此患者十余年来，共服中药千余剂，坚持治疗，所谓“难愈之证”，亦可带病延年。[15]

7. 高血压　高血压临床上可见肝阳上亢、风痰上扰、肝肾阴虚等证型，多则之于肝肾，原发性高血压需要终身服药治疗。现代药理研究表明淡菜（贻贝乙醇提取物）具有明显的降压作用，而且无快速耐受现象。这种降压作用是通过兴奋迷走神经和M–胆碱受体来实现的。徐火英，谢银芳[16]很重视高血压治疗中的食疗的突出作用，他们认为肝阳上亢型高血压患者情绪易激动，而过度激动又易引动肝风，肝风上扰导致中风等，致病情加重。因此饮食清淡勿过咸，忌辛辣、煎炸、烟酒等动火之品。多食山楂、淡菜、紫菜、芹菜、荸荠、海蜇、香菇等。

又，民间食疗治高血压、耳鸣、头晕：淡菜50g，大米100g，煮粥加入皮蛋（去壳切小块），用油、盐调味食用。

又，高血压偏方：①淡菜10g，荠菜或芹菜30g，共煮汤常饮，亦配合药物治疗。②淡菜和松花蛋共煮食。除外还有紫菜、海参、海蜇都能用于高血压的食疗。

8. 肺痨　肺痨基本以阴虚为主，并可导致气阴两虚，甚则阴损及阳，因肺为喜润恶燥之脏，肺体受病，阴分先伤，表现为“阴虚者，十常八九，阳虚者，十之一二。”

裘吉生先生治疗肺痨的经验：“先生对于肺痨病治法，强调滋补肾阴，其理由是肾水亏虚，不能上济心火，以致火旺烁金，并将阴阳五行理论来分析应用，蓄肺属金，金为土之子，母健则子维护有人，胃败母子同病，虽不殆亦危矣。是以先生谓“肺痨病服苦寒百无一生，服甘寒百无一死”。其掌握治疗肺痨时机，注重初起。对用药方面，先生以虚需补之原则，颇有疗效，倘若以无情之品，治有情之病，亦难合辙，故用药除甘寒滋补外，恒嘱患者常服血肉有情之品，如乌骨鸡、白毛鸭、海参、淡菜、人乳、紫河车、禽蛋、蜜蜂、鱼胶等，遇有经济较困难者，亦必嘱服乌龟、肉皮，盖亦强调营养滋补的营养养疗法。”[17]

又，食疗方：墨鱼、淡菜、黑毛老鸭常服。

按：肺喜气薄味淡之品，故宜甘寒之中加或甘淡之药。

9. 儿童多汗症　儿童多汗症是指儿童在安静状态下，以全身或局部出汗过多为主的一种不正常出汗的儿科常见病。多见于素体较弱的婴幼儿和学龄前儿童，故又称“虚汗”，病因不外乎虚实两端。虚者，指机体虚弱，失于闭藏，津液外泄所致，包括卫气不固、营卫不和及脏腑阴阳气血亏虚。实者，指实邪瘀阻，内热煎迫所致，包括邪郁肌表、营卫失调，食滞内阻、郁而化热，邪热内盛、里热熏蒸以及瘀血内阻、气血失调等。

以清肝健脾、益精止汗为法，运用省名中医何广贤老师的经验方“止汗汤”治疗小儿汗症，取得较好疗效。

（1）临床资料：本组患者共 300 例，均来自门诊。其中男 166 例，女 134 例；1 岁以下 100 例，2～6 岁 174 例，7 岁以上 26 例；年龄最小 4 月，最大 12 岁；病程最短 2 天，最长 3 年半。单纯自汗 76 例，盗汗 88 例，自、盗汗并见 136 例。合并支气管肺炎者 30 例，支气管炎者 62 例，佝偻病者 19 例，哮喘者 21 例，扁桃体炎者 I5 例，反复呼吸道感染者 43 例。多数患儿伴有胃纳欠佳、烦躁易怒、夜寐不宁或倦怠乏力等症状。

（2）治疗方法：方药组成：象牙丝、麻黄根各 10g，浮小麦 30g，瘦猪肉 100g，淡菜 25g。兼烦躁口干，头汗多者加麦冬 9g，肾虚明显者加女贞子 10g。用法：瘦肉切块，淡菜浸泡洗净，上料同入锅内，加适量清水，煲 1 小时，以少许盐调味，分 2 次饮服，6 天为 1 疗程，用本方期间不辅用其它敛汗药物。

（3）治疗结果：痊愈（经治疗后汗止，伴随症状消失或明显改善者）106 例，好转（经治疗后汗出明显减少，伴随症状改善）185 例，无效（经治疗后汗出程度无变化）9 例，总有效率为 97%。疗程最短 2 天，最长 8 天。

【病案举例】钟某，男，3岁，1998年7月3日初诊。患儿素易患呼吸道感染疾病，平均约每月1次。本次因患支气管炎，在治疗期间，症见汗出如洗，头面躯干尤甚，夜间睡眠需更衣3次，伴胃纳欠佳，烦躁易怒，夜寐不宁，面色㿠白，舌红、苔白，指纹淡紫，即用止汗汤加味。处方：浮小麦30g、麻黄根、象牙丝、女贞子各10g、瘦猪肉100g，淡菜25g。连服2剂，白天汗出明显减少，夜寐汗出得以控制，且能安然入睡，纳谷香，烦躁减，再进3剂，汗止症愈，随访半年未再患感冒。

（4）体会：汗乃人身津液所化，汗出过多必致耗气伤阴而衍生他疾。临床所见之汗症，以自、盗汗并见居多，且多在患病期间或病后出现肺脾气虚，阴虚火旺或气阴两虚证。由于小儿脾常不足，肝常有余之特点，汗症期间多伴纳差、烦躁等肝旺脾弱的证候。方中象牙丝清热定惊，除烦；浮小麦养心安神而止虚汗；麻黄根擅长收敛止汗；淡菜既补肝肾益精血，又散结气而止盗汗，不燥不腻；瘦猪肉补中益气健脾胃，滋养津液，润肌肤筋络。合用能清肝热，健脾胃，止虚汗，补而不燥，滋而不腻，敛汗而不留邪。《内经》云："毒药攻邪，五谷为养，五果为助，五肉为益，五菜为充，气味合而服之，以补精益气"。说明早在远古时代，就有药食同源之说。在临床中发现，有些疾病单纯用药物治疗，患儿较难接受而达不到治疗目的，本方正是遵循《内经》之旨，在药物中配以淡菜、猪瘦肉这些血肉有情之品，成为美味可口的汤料，患儿乐于接受，容易吸收，既补脾胃，又增强了药物的功用。且淡菜、猪瘦肉富含蛋白质、碳水化合物及钙、磷、铁等微量元素，更适合儿童生长需要。通过扶正达到祛邪目的，对治疗疾病，强身健体，起到相辅相成的作用。

10. 尿崩症　南涣县医院肖独青"尿崩症"治验中用黑附片、生牡蛎、菟丝子、淡菜等治疗尿崩症效佳。[19]

【病案举例】赵某，男，51岁，干部。1982年4月开始出现口渴喜冷饮，至6月出现食饮减退，精神疲惫，每日饮水量可达10000ml左右，尿频量多，被当地医院诊断为"尿崩症"。迭经中西医治疗未见改善。于11月24日来我处求治。诊见：渴欲温饮，随饮随渴，每日饮水达12000ml左右，尿频量多，食量减至每餐仅吃50g米左右，形体消瘦，面色无华，精神疲惫，舌质淡红无苔，脉象虚散无力。辨为"上消"证。此病乃因肾阳虚于下，虚火上炎，肺金受刑，故渴而多饮、消而多尿。拟温肾阳化肺燥之法。处方黑附片30g（先煎1小时），生牡蛎30g（先煎1小时），菟丝子30g，淡菜30g，天冬18g，玉竹30g，上桂3g（研细末冲服），麦冬18g，黄柏9g。每日一剂。连续服50剂后，症状逐渐消失，饮食、二便均正常，体力恢复，病已基本痊愈。继予气血双补之药善其后。[19]

11. 脑梗塞后遗症　现代医学的脑梗死后遗症可对应中医的风痱，以四肢废痿不用或失语、或兼意识障碍等为临床表现。风痱的病机多为肾阳亏损、肝肾阴亏、脾胃虚弱、湿热浸淫、痰湿瘀血阻络等，临床上多为老年人发病，年老体虚，肾精亏虚，故多用补肾益髓之中药治疗。

又，《叶天士医案精华》中风篇中记载："脉左细数而劲，右数大而虚，此肾精肝血内亏，水不涵木，阳挟内风，暴起莫制，指臂拘挛，口目㖞斜在左，盖肝风阳气从左而升，冲气撞心，消渴晕厥，仲景列于厥阴篇中。凡肝属阴木，必犯胃之阳土，饮食热气入胃，引动肝阳，病即发矣。此恙已六七年，阴损已极，必屏绝俗扰，怡悦情怀，然后滋养堪固其阴，必有小效，无期速功。用方：炒松熟地、陈阿胶、大淡菜、萸肉、五味、芡实、金樱子粉"。

【病案举例】李某，男，63岁，退休干部，长春市人，1989年9月5日入院，病历号：46598。该患者于1年前因生气而致头晕，右侧肢体不利，语言謇涩，行路不稳，于空军461医院诊为"中风"，经住院治疗好转。近日因与老同志会晤情绪激动而致善悲欲哭，言语謇涩，口角流涎，喉中多痰，四肢屈伸不利，腰酸，行走不稳，颜面微红，内含青黄，舌质隐青，苔腻，脉弦而滑。住院期间经授育阴潜阳，理气化痰之药效果不佳，请任老会诊。任老诊为风痱，属肾虚挟痰瘀之候，予补肾益髓，佐以温阳化痰活络之品。药用：山萸肉20g，熟地15g，枸杞子20g，黄精15g，狗脊30g，淡菜10g，鲍鱼15g，韭子10g，南星10g，半夏15g，西红花10g，豨莶草30克，猪脊髓2只煎汤，用汤煎药。早晚各服1次。进药9剂，善悲之状已无，腰酸、言謇语涩减轻，效不更方，又进4剂。喉中痰少，口角已不流涎，患者大喜，又进6剂，病情大减，能在室内活动，唯四肢屈伸欠灵活，行走仍有不稳之状。观其舌质淡红苔薄，脉弦缓。任老谓"此疾病发展缓慢，病程较长，不是几剂中药所能根治的，宜服益脑复健丸，每日3次，每次6粒，2个月为1疗程，并加强功能锻炼。后追访该患者经3个月住院治疗，病情趋愈而带益脑复健丸出院。[20]

体会：任老谓："风痱之病，其本在肾，其末在肢，其病在脏，与中风绝然不同，治疗关键在于补肾益髓，偏阴虚者滋阴补肾，佐以温阳活络，偏阳虚者温肾壮阳，佐以填精活血之品，精不足者，补之以味。"盖肾与脑一本一标，一表一里，一上一下，其病多因情志、饮食、房劳等伤及肾之真阴真阳，致髓海不足，神机失用，神明无主不能统魂魄，魂魄失调，则魂主知觉，肝主语，魄主运动之功受损。阴维，阳维、阴蹻、阳蹻随之失衡，故现语言謇涩，口角流涎，四肢不收，走路不稳等证。任老以大队补肾益髓填精之山萸肉、熟地、枸杞子、狗脊、黄精、猪脊髓等药，伍用血肉有情之鲍鱼补之以味，佐以淡莱、韭子温肾壮阳，半夏、南星燥湿化痰，西红花、豨莶草活血通络，诸药相合，乃取阴中求阳，阳中求阴之义也。于是肾气得补，髓海得充，脑得濡养而诸症渐消矣。

12. 贫血　可归属于虚劳的范畴，属于六极虚损，但虚劳涉及的范围甚广，可以涵盖各个系统的疾病。因此，中医治疗贫血多从补益的角度出发。治贫血食疗方：淡菜50g，熟地50g，黄芪50g，当归10g，水煎服，每日2次。宗维新以此治疗再生障碍性贫血，疗效较为满意。再生障碍性贫血是骨髓造血功能障碍引起的严重血液病，临床主要表现为进行性贫血，体表及内脏出血以及反复感染等。辨证分型属于内伤虚损病时，当以气血阴阳脏腑为基础，治疗本病时，观察其病本在肾，辨证当以肾为核心治疗[21]。

13. 头痛　吴金寿的《三家医案合刻》中记载：“气从胁下，上升走络，其至于巅，则为头痛，壮阴和阳，佐以镇摄，自是一定之法。方见：炒熟地、淡菜、石决明、天冬、西参、蛤壳、牡蛎、川石斛。”

又，食疗方治疗头痛（可见于原发性高血压）：用淡菜配紫菜煮汤服。

14. 甲状腺疾病　有软坚散结之功效。食疗方治甲状腺肿、毛发枯少：淡菜100g，浸泡20分钟后，洗净，先煮20分钟，加入猪胰同煮，用食盐调味食用。

又，淡菜30g与紫菜10g共煮汤饮服，对缩小甲状腺腺瘤有效。

用淡菜粥治疗甲状腺肿大。淡菜粥：淡菜50g，水煎去渣，再入粳米100g煮粥，空腹食之。……也有表情淡漠者，以中老年多见。……要饮食有节，避免暴饮暴食，饮食宜清淡[22]。

淡漠型甲亢：“淡漠型甲亢可见神情淡漠抑郁，表情淡漠，对周围事物漠不关心；... 山慈菇等软坚散结功效独优，海带、龙须菜、淡菜等常以食疗为佳。”[23]

15. 狂证　仲景认为本病因心虚而血少，邪乘于阳则为狂。因此治疗上虚用滋阴潜阳之药，此类药物尤以介类如淡菜、贝类、龟甲等效佳。

用淡菜等滋阴潜阳的药物治疗狂妄治验一案，效果满意[24]。

16. 不孕症　治不孕症食疗验方：“淡菜粥：淡菜50g，温水浸泡半日，烧开后去心，糯米100g加水至800ml煎煮成粥，放盐少许，每日早晚趁热服两次，治肝肾不足所致的不孕。”[25]

17. 干燥综合征　干燥综合征是一种主要累及外分泌腺体的慢性炎症性自身免疫性疾病，临床有多系统的受累。除了中西医治疗外，食疗法也至关重要：“应嘱患者常食鸭、甲鱼、淡菜、木耳、莲子肉、杞子、梨、柿、西红柿、乌梅等甘寒清淡柔养之品助之。腰膝酸软四肢无力者，增投枸杞子、女贞子、黄精、大黑豆以填补肝肾。配合食疗，嘱患者常食鸭、鳖、火腿、淡菜、木耳、梨、柿等甘寒清淡柔养之品佐助之。”[26]

【病案举例】某患者干燥综合征，有时伴有低热，询其月经后期量少，今已3月余未行经，察其面色欠华微浮，唇燥而裂，苔薄舌淡，边有齿痕，诊得脉来濡细。上方食疗效果满意。

18. 血结癥瘕　《叶天士医案精华》中记载：“平昔肠红，阴络久伤，左胁下宿瘕，肝家风气易结。形瘦面青，阴虚阳气易冒，血络不得凝静。诸阳一并，遂为厥，冲气自下犯胃为呃，症似蓄血为狂，察脉细劲，咽喉皆痛，真阴枯槁之象，水液无有，风木大震，此刚剂强镇，不能息其厥冒耳。生鸡子黄、真阿胶、淡菜、龟板、热童便”。

又，破癥瘕："鳖甲、淡菜、海马等常有祛瘀、除癥瘕之功，故而在临床上见有子宫肌瘤、卵巢囊肿等肿瘤，常在活血祛瘀药中加用上述药物，尤以鳖甲最为常用"。[27]

又，食疗方治疗血结癥瘕：淡菜100g，洗净后用姜汁、酱油、米酒等调料腌渍一下，糯米煮饭，水将干时，加入淡菜至饭上，用小火焖熟食用。同时此方也可治小儿夜间盗汗、妇女久痢带下。

19. 萎缩性胃炎　萎缩性胃炎多责之于胃阴虚，胃阴不足则见纳差，久之则体虚。故中医治疗当从养阴为主，淡菜乃滋阴佳品，不仅药用，更可常食用之。叶氏则更力主"血肉填阴"，并将鳖甲、阿胶、鱼胶、淡菜、蚌水等归属之。

治疗萎缩性胃炎："谢老认为此类患者胃酸较少，加淡吴茱萸、白芍，即黄连温胆汤合戌已丸。此类患者应忌食花生米、菱角、芋、土豆及油煎、辛辣类食品，并常嘱患者多进汤水，夏天宜食冬瓜、海带、蕃茄汤，时可用火腿、鸭、淡菜煨汤，谓此为养阴和胃之佳品。"[28]

又，《临证指南医案》养胃阴法浅议："症状多见于胃口不开，不饥少食，音低气馁，口渴、口淡或口苦，便不爽利，脉或涩等。... 肾阴亏损，酌选水制熟地、甘杞、沙苑、萸肉、淡菜等。... 气阴两伤者舌淡红而光。故临床舌诊还须注意兼证情况。"[29]

又，朱敬修老中医的学术经验："病者面无华色，舌质淡晦无苔，脉缓弱，纳呆，精神不振。……龟板24g，桑椹20g，阿胶20g，洋参10g（另炖），麦冬10g，鸡子黄2枚，淡菜24g。……最后以金钗石斛、莲子、淮山、麦冬、谷芽、白芍、桑椹、女贞等甘淡化阴，养胃育阴。"[30]

20. 白血病　尤氏治疗白血病曾用到淡菜：选用包括"淡菜五两"等22味中药成分的经验处方，虽药味相对较多，但在其注解中分别剖析了主要之归属及功用趋向，确实为后人留下了有意义的参考作用："野山参六枚，黄芪三两，白术二两，杜仲四两，鳖甲三两，淡菜五两，归身三两，北沙参一两，防风半两，白茅根五两，藕节二十枚，束仁三两半，枳壳二两，五灵脂三两，生甘草一两，陈海蜇一两，僵蚕六两，木瓜三两，远志钱半，黄花地丁五钱，白芍二钱，大腹皮二钱半。"[31]

21. 癫痫　治疗癫痫经验中曾提及用淡菜为食疗的重要性："李老认为平素宜多吃山药、大枣、乌贼、淡菜等食品，有"健脾益气、化痰浊、益脑元"之功，是不可忽视的辅助疗法。"[32]

22. 晚期血吸虫病　淡菜市上售干货，用水浸一昼夜后除去淡菜毛，用文火焙干、研末，再放入锅中，一般500g淡菜放200g黄酒，200g赤砂糖，250g山栗粉，用文火拌炒即成。"[33]

23. 任老[34]用填精调血法治疗血小板减少性紫癜 1 例及填精补肾、燮理阴阳法治疗肾上腺皮质功能减退症 1 例。方药：岷当归 15g，熟地 20g，红花 2g，桂圆肉 20g，鹿角胶（烊化）10g，龟板胶（烊化）10g，首乌 15g，枸杞 30g，脐带 1 条，淡菜 15g，党参 15g，丹皮 15g。……无手足心热，舌淡红，舌体大，苔薄白，脉沉弦有力。……药后已无汗出，仍偶有乏力，舌淡红，苔少，脉沉弱无力。

24. 其它食疗作用

（1）慢性疲劳综合征（CFS）：CFS 中年多见，典型症状有不明原因地出现全身倦怠感、记忆力衰退、食欲不振、神志恍惚、抑郁、注意力不集中等。其病因尚不明确，精神压力大、脑力和体力的过度劳累、睡眠不足、饮食不合理导致的营养不良、烟酒过度、不良生活习惯、人际关系紧张、精神刺激与心理应激等。本病目前西医尚缺乏特殊的治疗手段，而中医通过辨证论治方法则可取得明显的疗效，表现出极大的优势。特别是应用中医临床辨证施治的方法治疗 CFS 可取得长期稳定的效果。刘百歌[35]等人以淡菜等食物为食疗处方治疗气阴两虚型 CFS 效果满意。说明人的健康状况在很大程度上取决于饮食因素。利用辨证施膳的方法治疗 CFS，可于日常饮食中治疗 CFS，与药物治疗相比，无“良药苦口”和“矫枉过正”之弊，具有依从性好和长期稳定的效果。

（2）癌症食疗：肺癌、食管癌、肠癌、甲状腺癌、颈淋巴肉瘤等表现津亏液耗，痰火互结的症状，消瘦，烦躁，痰黄质干，舌红苔黄，脉数。故宜多食紫菜、海带、牡蛎、海蜇皮、淡菜、芦笋、鳖鱼、猪脊髓、蛏干等滋阴生津，化痰软坚之品，或常服淡菜粥（淡菜 25g、粳米 100g。将淡菜洗净去毛，切成小块与粳米共煮的粥）。而忌食牛肉、羊肉、带鱼、鳗鱼及酒、葱、韭菜等荤腥助热生火之发物。从较多的临床资料看来，癌症患者饮食的选择和禁忌，应根据患者病情的不同，选择能够调节、纠正机体阴阳偏颇的不平衡状态，使机体恢复正常生理状态的食品，才能起到食疗的作用。

25. 戒烟　烟辛香走窜，苦温燥烈，耗气伤阴。如《王氏医存》云：“洋烟味苦……苦则助火。”久吸烟者多为阴虚证，《万病自疗》中提及淡菜绿茶叶戒烟方。

按语：淡菜味甘、咸，性温，归肝肾经。淡菜具有补肝肾、益精血，消瘿瘤等功效。其补阴的作用较突出，因此临床上凡与阴虚相关之病症均能配伍用之。因其作用较广泛，凡虚劳羸瘦、眩晕、盗汗、阳痿、腰痛、吐血、崩漏、带下、腹内冷痛、止痢，瘿瘤、疝瘕、结块均可配伍用之。可煎汤内服，或入丸、散，剂量一般 15～30g，也可根据病情需要加减用之。

淡菜是一种蒸熟晒干的贝类，因烹制时未加盐而得名，现代研究表明它含有较高的蛋白质、碘、钙和铁，而脂肪含量较少，因所含营养丰富而全面，赛似鸡蛋，故有“海中鸡蛋”之誉。一直以来，淡菜的食疗作用比较突出，民间流传许多验方，尤其对于高血压、甲状腺、妇科、肿瘤等疾病，往往用处良多。另附：淡菜在烹调前，须先用清水洗净，经浸泡发开后才使用。泡发的方法是：把洗干净的淡菜放入热水碗中，加盖，约 2 个小时即成；也可将其放入碗中，加黄酒浸泡 1 小时，再用蒸屉稍蒸后待用。

参考文献

［1］田附．中药大辞典．2 版［M］．上海：上海科学技术出版社，263-301.

［2］中华本草编委会．中华本草［M］．上海：上海科技出版社，64-86.

［3］叶橘泉．现代实用中药［M］．上海：上海科技出版社出版，191-220.

［4］中药临床应用编写小组．中药临床应用［J］．新医学，1971，(21)：24-26.

［5］康欣欣．丁甘仁膏方举隅［J］．上海中医药杂志，2006，(11)：116-117.

［6］许秀平，许秀成．许寿仁先生运用归脾汤治疗妇科病的经验［J］．江西中医药，1982 (1)：11-13.

［7］沙冰，钱正贤．崩漏证治经验述要（续）［J］．江西中医药，1990 (1)：85-87.

［8］金长泰．验案两则［J］．辽宁中医杂志，1991 (12)：26-28.

［9］潘华信．未刻本叶天士医案发微［J］．上海中医药杂志，1991 (12)：24-26.

［10］许秀平．许寿仁血证治验管窥［J］．安徽中医学院学报，1985 (2)：113-114.

［11］刘静庵．四例“久咳不止”的治验介绍［J］．云南中医学院学报，1981 (1)：12-14.

［12］张明月．休克型肺炎治验［J］．浙江中医药大学学报，198 (3)：26-27.

［13］宫晓燕，任喜洁，刘艳华．任继学教授治肾风用药经验撷菁［J］．中医药学刊 2003 (12)：61-63.

［14］敖资赋．慢性肾炎的治法探讨［J］．江西中医药，1981 (3)：24-26.

［15］金良骥，谈仕学．江耀南老中医治疗“肾性水肿”经验简介［J］．新中医，1991 (1)：74-76.

［16］徐火英，谢银芳．糖尿病并发高血压 88 例的中西医结合护理［J］．河北中医，2002，24 (11)：44-46.

［17］李锦章．裘吉生先生治疗肺劳的经验［J］．浙江中医杂志，196 (7)：78-80

［18］郑明．止汗汤治疗小儿汗症 300 例［J］．新中医，2001，33 (7)：101-102.

［19］肖独青，肖功熊．“尿崩症”治验［J］．四川中医，1984 (4)：74-76.

［20］封婉君．任继学医案四则［J］．吉林中医药，1991 (2)：106-107.

［21］梁贻俊．再生障碍性贫血的辨证论治［J］．北京中医，1983 (3)：14-16.

［22］倪毅．甲状腺功能亢进症的理论及实验研究［D］．中国博士学位论文全文数据

库，2003（8）：68-70.

［23］黄圣光．试析甲状腺病从痰辨治［J］．湖北中医杂志，2005（3）：101-103

［24］黄奕宗．狂妄治验一案［J］．福建中医药，1959（6）：17-18.

［25］李祥云．中医妇科常见病的诊治［J］．中国农村医学，1987（1）：51-53.

［26］夏桂成．更年期妇女干燥综合征的辨证施治［J］．江苏中医药，1991（4）：47-49.

［27］李祥云．血肉有情之品如何在妇科临床中应用［J］．辽宁中医杂志，2005（6）：116-118.

［28］张钟爱．谢昌仁老师对萎缩性胃炎的辨证施治［J］．辽宁中医杂志，1987（4）：73-76.

［29］李中平．临证指南医案养胃阴法浅议［J］．四川中医，2005（11）：102-104.

［30］蔡妙珊．朱敬修老中医的学术经验［J］．新中医，1981（10）：96-97.

［31］尤学周．二例白血病治疗经过［J］．上海中医药杂志，1958（4）：117-118.

［32］张炳茹．李耀谦治疗癫痫经验介绍［J］．南京中医药大学学报（自然科学版），1992：35-37.

［33］周一非，屠文彬．运用中医中药治疗晚期血吸虫病的讨论（附37例病历分组观察情况）［J］．江苏中医药，1958（6）：63-65.

［34］刘艳华，任喜洁，宫晓燕．任继学治疗虚损性疾病验案二则［J］．辽宁中医杂志，2008（6）：79-81.

［35］刘百歌，于雅婷，周冉．辨证施膳治疗T淋巴细胞亚群异常的气血两虚证CFS27例疗效观察［J］．中外健康文摘（医药月刊），2007，4（1）：85-87.

（尹克春　王娟）

水蛇（《纲目》）

（一）概述

【别名】公蛎蛇（陶弘景）。

【科属】游蛇科（Colubridae）游蛇属（Natrix）动物及类似的蛇类。

【生态】全长25～70cm，尾短，体鳞光滑，体背面呈橄榄色，或青灰色，纵列有多数小黑点，头后至颈部背面中线有黑纵线一条。体鳞最外侧1行带黑色，第2、3行为白色或橙黄色；腹面黄色，其前后缘均有暗灰色的斑点；尾腹侧中央有一条青黄色的纵纹。生活于水田、池、沟等地，捕食鱼类。分布广东、广西、湖北、浙江、江西、江苏、福建、台湾等地[1]。

【炮制】春至秋季均可捕捉，捕后剖腹除去内脏，鲜用或烘干。

【药性】《纲目》：甘咸，寒，无毒。入肝、胃、心三经。

【功效】①滋阴养血：治消渴，烦热，口干。②凉血止痢，治毒痢。

【用量】内服：煮食；或入丸、散。

【禁忌】未见记载。

【前贤论述】

（1）《纲目》：治消渴，烦热，毒痢。

（2）《本草求原》：明目。

（二）应用

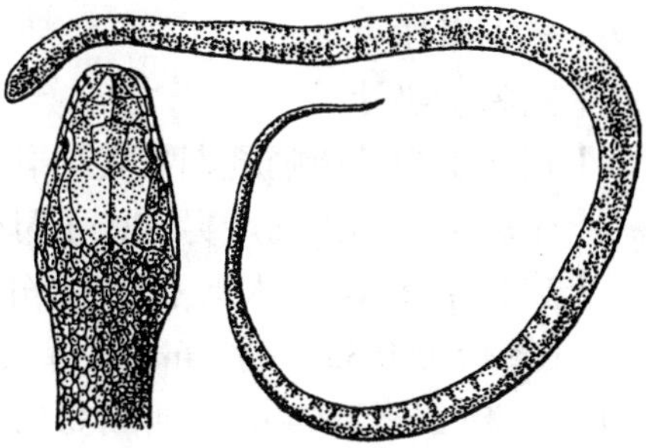

水赤链游蛇

1. 糖尿病　《圣惠方》记载：治消渴，四肢烦热，口干心躁：水蛇一条（活者剥皮，炙黄捣末），蜗牛不拘多少（水浸五日，取涎，入腻粉煎令稠），麝香一分（细研）。上药，用粟饭和丸，如绿豆大。每服，不计时候，以生姜汤下十丸。张万能[2]应用猪胰蛇蜗散治疗非胰岛素依赖型糖尿病50例，疗效满意。方由猪胰15g，水蛇、蜗牛、地龙各5g，研末混合而成，为1次量，于饭前半小时用黄芪、柿树叶各30g煎汤送服，1日3次，连服3个疗程。

2. 小儿骨疮　《海上方》云："小儿骨痛不堪言，出血流脓均可寻取水蛇皮一个，烧灰油抹敷疮边。"

3. 手指天蛇毒疮　水蛇一条，截去头尾，取中间如手指长一段，刮去骨肉，以蛇皮包手指上几天后即愈。

4. 食疗　水蛇药食同用，其与枸杞、怀山药同炖，可治糖尿病；与粳米同煮，有利尿消肿、排毒养颜功效；与猪蹄同熬，可治初产后少乳和无乳；此蛇与农家鸡清炖，有增强体质、保健益脑、增加免疫力的作用；与纯粮白酒同泡，有祛湿止痒的功效，若再加入一颗东北人参，即可达到补血养益，加强睡眠的作用[3]。

（三）按语

水蛇甘咸，寒，无毒。入肝、胃、心三经。具有治疗消渴，明目之功效。可用于治疗糖尿病，小儿骨疮，手指天蛇毒疮等。水蛇是药食同用的药材，可用于食疗，有利于增强免疫。

参考文献

[1] 江苏新医学院. 中药大辞典[M]. 上海：上海科学技术出版社，1986，16.

[2] 张万能 . 应用猪胰蛇蜗散治疗非胰岛素依赖型糖尿病 50 例 [J]. 云南中医学院学报，1993，3（16）：19.

[3] 顾学玲 . 水蛇的药用价值 [J]. 农家科技，2006，13（5）：66.

（陈达灿　朱海莉　刘俊峰　刘炽　黄楚君）

人乳汁（《名医别录》）

（一）概述

【别名】奶汁。

【科属】为健康哺乳期妇女的乳汁。

【生态】以妇人初产男孩，子母俱健之奶液为佳。

【成分】每 100g 人乳汁含水分 88g，蛋白质 1.5g，脂肪 3.7g，碳水化合物 6.4g，灰分 0.3g，钙 34mg，磷 15mg，铁 0.1mg，维生素 A 250IU，硫胺素 0.01mg，核黄素 0.04mg，烟酸 0.1mg，维生素 C 6mg。还含有以下少量成分：① 50 多种单分支和多分支脂肪酸，其中多数可能是来自从肠内吸收的肠菌代谢产物；②各种寡糖。人乳汁中的溶菌酶由 129 个氨基酸组成一条肽链，其一级结构与白血病患者尿中的溶菌酶相同[1]。

【药理】①营养作用：人乳汁能补充人体的物质亏虚，增强机体抗病能力；②所含溶酶菌，可杀灭细菌，有抑菌消炎作用。

【炮制】取健康产妇乳汁，鲜用，或以曝晒成粉入药，或经蒸焙药品。

【药性】味甘、咸；性平。归心、肺、胃经。

【功效】①滋阴生津、益气补血：主治虚劳羸瘦；虚风瘫痪；消渴；血虚经闭；大便燥结；②明目解毒：主治目赤昏暗。

【用法用量】内服：适量新鲜乳汁热饮。外用：适量，点眼。

【禁忌】脾胃虚弱，滑泄不禁者不宜食。

【前贤论述】

（1）《别录》："补五脏，疗目赤痛多泪。"

（2）《韩氏医通》："大能益心气，补脑，治消渴症，风火症。"

（3）《本草通玄》："补真阴。"

（4）《本草再新》："补心益智，润肺养阴，除烦止渴，清热利水，止虚劳咳嗽，治眼目昏红。"

（5）《随息居饮食谱》："补血，充液，填精，化气，生肌，安神，益智，长筋骨，利机关，壮胃养脾，聪耳明目。"

（6）《圣惠方》："治卒中风不语，舌根强硬：人乳汁五合，陈酱五合（三年者妙）。相和研，以生布绞取汁，不计时候，少少与服。”

（二）应用

1. 电旋光性眼炎　将新鲜人乳直接挤入消毒的器皿或无菌滴眼瓶内，点入两眼外眦部球结膜上。每隔5～16分钟1次，每侧2～9滴，滴后闭眼片刻。一般自觉症状可在3～15分钟减轻或基本消除，他觉症状在8～16小时完全消失。无副作用及不快感。其疗效机制，可能与人乳中所含浓度较高的激素有关[2]。

2. 癌症　在临床实践中，创用丁人汤治疗癌症，取得良好效果，方药组成：天丁（皂角刺）一钱，黄花地丁一两，童便（也可用人中白）与人乳适量。使用上，早期多冲入童便，后期多调进人乳，取先散后补之意。临床应用时，再根据癌肿的部位、种类与患者的病情、症状，予以配伍。

3. 膈食　人乳、牛乳各一盅，姜汁韭菜各一匙，和匀，常服[4]。

4. 小儿吐乳　乳汁半酒盅，米7粒，用水200ml同煎服[4]。

（三）按语

人乳汁，味甘咸性平，具有滋阴生津、益气补血，解毒明目之功，属于“血肉有情”之品，有丰富的营养作用，极易被人体吸收。在临床治疗癌症过程中配伍人乳汁可以起到调整人体阴阳平衡的作用，从而可以有效缓解病情；因其有解毒明目之功，因而在治疗电旋光性眼炎方面有独特疗效。

参考文献

[1] 江苏新医学院编．中药大辞典［M］．上海：上海科学技术出版社，1986，36.

[2] 王嘉斌．人乳汁点眼治疗电旋光性眼炎［J］．中原医刊，1979，(06)：41.

[3] 李自申．丁人汤治疗癌症［J］．浙江中医药大学学报，1978，(01)：23.

[4] 杨仓良，齐英杰．动物本草［M］．北京：中国古籍出版社，2001，688.

（陈达灿　刘俊峰　刘炽　朱海莉　黄楚君）

十四、壮阳益肾

紫河车（《本草拾遗》）

（一）概述

【别名】胎衣（《纲目》）、人胞（《本草拾遗》）、胞衣（《梅师集验方》）、混沌皮、混元丹（《本草蒙筌》）、混沌衣、仙人衣、混元母、佛袈裟（《食鉴本草》）、胎盘、坎气（《本草拾遗》）。

【科属】为人科健康产妇的胎盘。

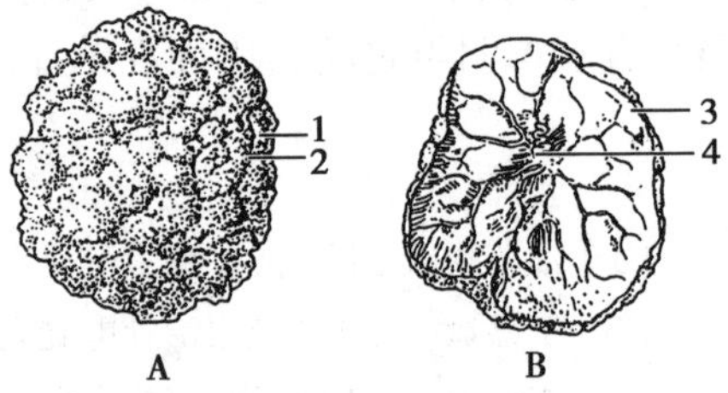

紫河车外形

【生态】本品呈不规则圆形或椭圆碟状，直径 9～15cm，厚薄不一，约 1cm。色黄或黄棕，近子宫面凹凸不平，起皱，有不规则沟纹，可见无色膜衣。另一面较平滑，中央附残余脐带，四周布有网状血管。质硬脆，可折断，断面有白色点或白色斑块及大小不等的孔穴，形似海绵状，有腥气。

【成分】含有含氮多糖体（由 8 分子的正乙酰右旋葡糖胺 $C_6H_{13}O_5N$、6 分子的右旋半乳糖及 6 分子的甘露糖所组成）[1]、胨、脲、多肽、胆碱；新鲜胎盘含有多种抗体、干扰素以及能抑制流感病毒的 β－抑制因子，并含多种激素、胎盘绒毛膜促性腺激素[2]、催乳素、促甲状腺激素、催产素样物质、多种甾体激素（雌酮、雌二醇、雌三醇、孕甾酮、雄甾酮、脱氧皮质甾酮、11－脱氧皮质甾酮、可的松、17－羟皮质甾酮等）；还含有与血液凝固有关的成分：纤维蛋白稳定因子、尿激酶抑制物、纤维蛋白溶酶原活化物；另外，含有多种有应用价值的酶，如溶菌酶、激肽酶、组胺酶、催产素酶、清蛋白酶、α－球蛋白酶、β－球蛋白酶、γ－球蛋白酶等。并含有红细胞生成素，磷脂、β－内啡肽，以及微量维生素 B_{12}、乙酰胆碱及碘等。

【药理】

（1）增强机体免疫功能：对小鼠腹腔注射人胞注射液（系胎盘组织提取之可透析物），结果正常小鼠的脾脏重、脾系数、脾细胞数、脾脏溶菌酶及血清溶菌酶含量、Ea 花结形成率均显著增加；羊红细胞免疫小鼠的血液 ANAE 阳性细胞显著降低，脾脏 Ig M 型抗体形成细胞明显增加。说明人胞注射液能提高和增强机体免疫功能[3]。

（2）激素样作用：内含绒毛膜促性腺素，能刺激睾丸中间质细胞分泌男性激素，增强男性性功能[4]；对哺乳期幼兔注射胎盘提取物，能显著促进其胸腺、脾脏、子宫、阴道、乳腺等的发育，对甲状腺、睾丸等也有促进作用[5]。

（3）抗感染作用：即抗菌及抗病毒作用，胎盘中含溶菌酶，给予小鼠腹腔注射，能防止其由肠炎沙门氏菌、鼠伤寒沙门菌、福氏痢疾杆菌内毒素引起的死亡，对于大鼠内毒素所致的伤害也有保护作用。胎盘 γ－球蛋白含麻疹、流感等抗体及白喉抗毒素等，可用于预防和减轻麻疹等传染病，另外还含干扰素，可用于预防和控制病毒感染。胎盘绒毛膜组织匀浆具有抗菌活性，抗菌活性物质大部分存在于线粒体和细胞溶质中。胎盘血清中含有不耐热的 β－抑制因子，能抑制 A 型流感病毒[5]。

（4）对血凝的影响：胎盘中含有低分子量的凝血因子 XⅢ，可用来治疗因 XⅢ因子缺乏的出血患者，能稳定纤维蛋白凝块，促进创伤愈合，动物实验中还有抗组胺的作用[5]。

（5）提高阿片样镇痛作用：用足部刺激法、阴道及宫颈刺激法，可观察到口服胎盘和羊水能提高注射吗啡对大鼠的镇痛作用。给形成吗啡依赖性大鼠服用羊水，能提高吗啡镇痛作用，并能逆转因停用吗啡产生的痛觉过敏。胎盘类阿片样物增加因子（POEF）对雌雄大鼠和未受孕大鼠均可增强类阿片样物的镇痛作用。在妊娠末期和分娩期间，POEF 均能发挥作用。此物质作用能被阿片拮抗剂纳洛酮阻断。

（6）毒性　用胎盘的盐水浸出液给家兔静脉注射，可见呼吸困难、口唇青紫、大小便失禁、搐搦及间隙性痉挛而死亡。反复静脉注射有急速耐受现象，此有毒物质可因透析、吸着、消化等而消失[5]。

给大鼠皮下注射人胎盘提取液，用中等以上剂量，可见全身震颤、竖毛、注射局部肿胀；用临床量的 300 倍以上剂量，则见肝细胞萎缩、脂肪沉着及淤血，肾近曲尿管上皮空泡化，脾血量增加，脑下垂体嗜酸细胞减少，皮肤水肿，结缔组织细胞及骨髓中细胞增加。

【炮制】将新鲜胎盘除去羊膜及脐带，挑开血管，反复冲洗至去净血液，蒸或于沸水中略煮后，干燥。药用时，砸成小块或研成细粉。

【药性】甘、咸，温。入心、肺、肾三经。

【功效】①益气养血：用于食少气短、气血亏虚，咳嗽气喘，骨蒸盗汗，不孕，少乳等。②益肾填精：用于虚劳羸弱，阳痿遗精等。

【用量】2～4g，研末吞服。或入丸散。若是鲜胎盘，则每次半个至1个，水煎服食。

【禁忌】凡患有热毒疮疡、肠炎痢疾等急性感染性疾病、发热之人忌用。

【前贤论述】

（1）《本草拾遗》："主血气羸瘦，妇人劳损，面皯皮黑，腹内诸病渐瘦悴者。"

（2）《折肱漫录》："有人谓河车性热有火，此说最误人。河车乃是补血补阴之物，何尝性热，但以其力重，故似助火耳，配药缓服之，何能助火。"

（3）《本经逢原》："紫河车禀受精血结孕之余液，得母之气血居多，故能峻补营血，用以治骨蒸羸瘦，喘嗽虚劳之疾，是补之以味也。"

（4）《本草求真》："甘咸性温，虽曰本人血气所生，故能以人补人也。凡一切虚劳损极，恍惚失志，癫痫，肌肉羸瘦等证，用之极为得宜。"

（5）《本草经疏》："人胞乃补阴阳两虚之药，有反本还元之功。然而阴虚精涸，水不制火，发为咳嗽吐血，骨蒸盗汗等证，此属阳盛阴虚，法当壮水之主，以制阳光，不宜服此并补之剂，以耗将竭之阴也。胃火齿痛，法亦忌之。"

（二）应用

1. 肺结核　肺结核属中医"肺痨"范畴。由于体质虚弱。气血不足，传染瘵虫所致，病位在肺，久则可及脾肾，临床以阴虚多见，并可表现为气阴亏耗，阴虚火旺等症。《医学正传》指出本病的治疗以"杀虫"为主，"补虚"为辅。根据这一治疗原则以壁虎、百部、紫河车制成守百胶囊治疗肺结核收到较好的效果。处方：壁虎2份、百部2份、紫河车1份，焙干共研细末，装胶囊。每次服10粒，每天3次，相当于每天壁虎粉6g。3个月为1疗程。一般需连用3～4个疗程，疗效确切，值得临床推广[6]。

应用抗结核药并紫河车治疗肺结核，经过3个月的治疗，紫河车组：显效者14例（70%），有效者5例（25%），无效者1例（5%），总有效率95%；对照组：显效者8例（40%），有效者5例（25%），无效者7例（35%），总有效率65%。紫河车组治疗效果明显高于对照组（$P<0.05$）。痰菌阴转和X线胸片改变情况：紫河车组痰菌阴转率优于对照组（$P<0.05$），病灶吸收率快于对照组（$P<0.05$）[7]。

另外，据吉林医科大学主编《东北动物药》记载，以紫河车1具，山药25g，共研细面，每服5g，日3次，饭后服，可治肺结核。福建中医研究所编《药用动物验方》亦有用鲜胎盘1具，炖熟，分数次于两日内食完的方法治疗本病。

宋代陈自明《妇人良方》以紫河车1具（洗净，杵烂），白茯苓半两，人参一两，干山药二两，为末，面糊和入河车，加三味，丸梧子大。每服三五十丸，空心米饮下，嗽甚，五味子汤下，治劳瘵虚损，骨蒸。

2. 慢性肺源性心脏病　采用肌注胎盘球蛋白，成人每次5.0ml，每20天肌注1次，疗程6个月，预防慢性肺源性心脏病急性发作。结果：显效率53%，有效率20%，总有效率73%。而不用胎盘球蛋白的对照治疗组显效率仅为10%，有效率27%，总有效率37%，两组相比有显著性差异[8]。

3. 支气管哮喘　口服胎盘治疗19例支气管哮喘患者。结果：17例症状消失，2例减轻[9]。

4. 慢性气管炎　用制紫河车2具，人参30g，蛤蚧4对，三七30g，研末和炼蜜为丸（每丸3g），治疗68例小儿慢性支气管炎。4～8岁者每服1丸，9～12岁每服2丸，13～16岁者每服3丸，1日2次，30天为1疗程。结果：痊愈42例，显效13例，有效8例[10]。

5. 不射精症　鲜胎盘半只，加生姜5片，适量食盐水煎服，每周2次，治疗5例不射精患者，均获良效[11]。

6. 疳积　将鲜胎盘和鲜牛肝焙干后加鸡内金共研细末，治疗36例疳积患者。1～2岁患儿每服3g，2岁以上每服6g，日服3次，连服7天，病情严重者，可再服2周。结果：痊愈29例，好转5例，总有效率94%[12]。

7. 扁桃体炎　对50例患慢性扁桃体炎因血清免疫球蛋白低而不宜进行扁桃体切除术的患儿，采用胎盘脂多糖治疗。经2～6个月观察疗效，94%患儿发病减少，症状减轻；远期随访47例，痊愈好转率为91.5%。免疫球蛋白的动态观察，近期IgG上升较明显，远期IgG和IgA增长显著[13]。应用胎盘脂多糖治疗儿童复发性扁桃体炎[14]，在急性扁桃体炎症状消失后用药，每次2ml（含0.5mg），隔日或每日1次，肌注，10次为1疗程。此后4～6周，每周2次，5～6周改为每周1次，再用4～8周。复发者可重复使用。治疗50例，均效果良好，发作次数明显减少，病程缩短，无不良反应。

8. 复发性口疮　肌注胎盘脂多糖治疗复发性口疮60例[15]，每日1次肌注胎盘脂多糖2ml（0.5mg），连续20日为1疗程，必要时注射2～3个疗程，疗程间隔1～2周。结果：有效46例，占76.7%。

9. 荨麻疹等皮肤病　取单侧或双侧曲池穴，将注射器垂直刺入，待患者酸、麻、胀感较强时，迅速推入胎盘组织液，每穴注射2ml，每日或隔日1次，10次为1疗程。注射期间不用其它药物。治疗30例慢性荨麻疹，痊愈18例，显效10例，无效2例[16]。应用胎盘脂多糖治疗5种皮肤病55例，其中荨麻疹37例，多型性红斑4例，过敏性紫癜3例，脂溢性皮炎5例，皮肤瘙痒症6例。成人每次给2ml（每ml内含胎盘脂多糖0.25mg），5岁以下每次

1ml，肌注，每日1次，30次为1疗程，总有效率达94.55%[17]。

10. 皮下坏死及慢性溃疡　取胎盘组织液适量浸透纱布块覆盖或填塞在慢性溃疡或皮下坏死创面，外盖一层凡士林纱条及适量敷料，2～4日换药1次。结果：34例患者平均换药12.5次，全部治愈。平均用药1周左右创面基部即出现健康的新生肉芽组织，坏死组织很快脱落，新生上皮沿肉芽表面迅速向创面中心生长。光学显微镜下见上皮发育正常，结构正常[18]。另有报道[19]采用胎盘胎膜治疗慢性溃疡32例，总有效率达96.8%。方法：取鲜胎膜洗净，用75%酒精浸泡24小时，生理盐水冲净，浸于生理盐水中备用。常规消毒创面，将胎膜覆盖在创面上，盖上敷料，包扎，每隔1～3日换药1次。

11. 银屑病　以肺俞穴为主，配合曲池、足三里，穴位注射胎盘注射液、当归注射液，7～10天为1疗程，休息1周再行第2疗程，同时服用党参、黄芪等中药。治疗100例银屑病，结果：基本治愈42例，显效22例，好转14例，无效22例，总有效率78%。3年多随访，11例复发[20]。

12. 乙型迁延性肝炎　将36例HBsAg持续阳性者分治疗组24例和对照组12例。治疗组采用肌注胎盘因子，每天1次，每次2ml，3个月为1疗程；对照组用云芝肝泰、肝太乐、VitC。治疗结果：①肝痛、纳差、乏力等症状，治疗组消失率为100%，对照组为45.4%，两组差异有显著意义（$P<0.05$）；②治疗组中19例SGPT异常者全部恢复正常（100%），对照组8例SGPT异常者4例恢复正常（50%），差异有非常显著意义（$P<0.01$）；③治疗组17例TTT异常者16例恢复正常（94.1%），对照组7例TTT异常者3例恢复正常（43%），差异有非常显著意义（$P<0.01$）；④HBsAg转阴率，治疗组为83.3%，对照组为8.3%；治疗组滴度下降4例，总有效率100%，对照组滴度下降2例，总有效率25%，两组差异有非常显著意义[21]。

13. 外阴营养不良　主要表现为外阴顽固性剧烈性瘙痒，令患者坐立不安，且病程长，疗效差，并有2%到癌变率。谢宛玉等[23]观察紫河车复方软膏局部治疗外阴营养不良的临床疗效。方法：利用新鲜紫河车中有效成分制成软膏，于病变部位局部用药，用1%丙酸睾酮软膏作为对照，观察疗效。结果：试验组总有效率达97.58%，治愈率达67.88%，明显优于对照组（$P<0.05$），无严重毒副作用产生。

14. 绝经后冠心病　观察紫河车对绝经后冠心病患者血脂及血雌二醇（E_2）的影响。方法：选择100例有冠心病的患者（冠心病组），将其中伴有或曾有栓塞病、子宫肌瘤、乳腺肿瘤、乳腺小叶增生等雌激素使用禁忌证的50例设为观察组，采用口服紫河车胶囊治疗；对无以上伴发病的50例设为对照组，采用口服尼尔雌醇的激素替代治疗。另选择绝经后4年以上无冠心病的健康人50例为健康组。3个月为1个疗程。主要观察治疗前后总胆固醇（TC）、甘油三酯（TG）、高密度脂蛋白－胆固醇（HDLP-C）、低密度脂蛋白－胆固醇（LDLP-C）、E_2等指标及症状体征积分的变化。结果：治疗前冠心病组E_2水平显著低于健康组（$P<0.01$），血脂各项指标与健康组比较，差异均有显著意义（$P<0.05$）。治疗后冠心病组血脂各项指标均有显著改善，治疗前后比较，差异有显著或非常显著意义（$P<0.05$，$P<0.01$）。对照组治疗后E_2水平显著升高（$P<0.01$），其中<55岁者21例（95.5%）表现有撤退性出血；观察组治疗后E_2水平轻度升高，无发现撤退性出血，症状体征积分改善优于对照组（$P<0.01$）。结论：紫河车能纠正绝经后冠心病患者紊乱的血脂各项指标，轻度升高E_2水平，并能明显改善绝经后冠心病患者的临床症状、体征，与激素替代治疗比较具有疗效确切、无副作用、服用方便等优点[24]。

15. 卵巢功能不足所致不孕症　用复方紫河车丸配合治疗卵巢功能不足所致不孕症。方法：用放射免疫法检测早卵泡期，月经周期3～5天基础生殖激素FSH、LH、E2、T、PRL、FSH基础水平升高，妊娠率下降，当FSH>20mlV/ml，妊娠率为0。治疗组用人工周期，已烯雌酚0.5mg，安宫黄体酮10mg，序贯疗法调节月经3周期，同时服用复方紫河车丸，以补血、益血添精补髓。复方紫河车丸处方：紫河车200g，党参100g，何首乌100g，桑椹100g，黄精100g。覆盆子100g。干燥研磨成粉，每100g粉末加炼蜜制成85～115丸，每丸6g，每日3次口服。第4个周期用CL+HMG+HCG方案促排卵一疗程3个周期。结果：用复方紫河车丸配合治疗卵巢功能不足的不孕症患者，受孕率达75%[24]。

16. 慢性肝炎、肝硬化　应用朱老的经验方研制的“复肝胶囊”（主要成分紫河车、红参须、炮穿山甲等）治疗慢性肝炎96例，与同期住院应用一般护肝药物治疗80例对照比较，结果表明该药对促进肝功能恢复，纠正白/球蛋白比例倒置，降低γ－球蛋白、透明质酸酶（HA），改善微循环及促进乙肝病毒标志物转阴有效，尤其对伴有肝硬化者疗效显著[26]。以单味紫河车粉6g，每日分两次口服，试用于肝硬化失代偿期患者治疗，也取得较满意的疗效[27]。

17. 肾性贫血　采用复方紫河车胶囊治疗肾性贫血、提升血浆蛋白效果明显。胶囊由4份紫河车和1份肉桂组成。每粒胶囊含生药0.4g，每次5粒，每天4次[28]。

18. 其它　紫河车多种制剂（紫河车块、紫河车浆、紫河车液、紫河车粉、胎盘球蛋白）在眼病的临床应用。经长期临床观察对角膜陈旧性混浊，特别是角膜薄翳、沙眼性血管翳、病毒性疱疹性角膜炎遗留的混浊、视网膜色素变性、高度近视眼底退变、陈旧性视网膜、脉络膜病变、视神经萎缩、软化眼睑及结膜瘢痕等眼病确有其它药物不可取代之功效。常用方法为：结膜下埋藏，一般2周后即吸收；胎盘液结膜下及球后、球周、肌肉或穴位注射；胎盘浆皮下或结膜下注射等方法。药源易得，适于基层门诊开展工作[29]。

紫河车粉在妇产科内分泌的临床应用，对卵巢早衰、老年性阴道炎、乳汁分泌不足、女性生殖器发育不全及不孕症有一定疗效[30]。

（三）按语

紫河车，甘咸，性温，阴阳双补之品。凡气血阴阳亏虚，均可用之。本品具有增强机体免疫功能、抗感染、抗肿瘤、抗衰老等作用，治疗癌肿、哮喘、支气管炎、慢性扁桃体炎以及治疗荨麻疹、慢性溃疡、银屑病等皮肤疾病，有较佳疗效。阳亢实证，或夹有痰浊内热者，不宜应用。

参考文献

[1] 友田正司. 药学杂志，1956，77（6）：667.

[2] 松岛早苗. 药学杂志，1956，77（6）：678.

[3] 王璟清，赵续民，陈汝樟. 人胞注射液对小鼠免疫功能的影响. 陕西医学杂志[J]. 1988，17（9）：153.

[4] 张昌绍. 药理学[M]. 北京：人民卫生出版社，1964，236.

[5] 江苏新医学院. 中药大辞典[M]. 上海：上海科技出版社，1986，2362.

[6] 蒋卫健. 守百胶囊治疗肺结核79例临床观察[M]. 湖南中医杂志，2003，19（3）：8.

[7] 杨顺祥，李志钢. 抗痨药并紫河车治疗肺结核临床分析[J]. 中医药学报，1997，25（4）：18.

[8] 王俊峰，刘阿力. 肌注胎盘球蛋白预防慢性肺原性心脏病急性发作疗效观察[J]. 铁道医学，1989，17（1）：56.

[9] 张尚林. 健康报，1957，25（3）

[10] 孔繁伦. 参蛤三七胎盘丸治疗小儿慢支68例[J]. 河南中医，1987，3：17.

[11] 祁开平. 紫河车治疗疑难杂病举隅[J]. 新中医，1988，20（5）：37.

[12] 冯秀贞. 山东中医杂志，1986，6：39.

[13] 龙如章. 胎盘脂多糖治疗儿童慢性扁桃体炎的近期随访[J]. 四川医学院学报，1985，16（3）：270.

[14] 顾友松. 应用胎盘脂多糖治疗儿童复发性扁桃体炎50例[J]. 新医学，1986，17（10）：526.

[15] 李靖芙. 中华口腔医学杂志，1983，18（1）：33.

[16] 苏萍. 胎盘组织液穴位注射治疗慢性荨麻诊30例[J]. 中西医结合杂志，1989，9（11）：671.

[17] 高树恩. 胎盘脂多糖治疗皮肤病55例报告[J]. 河南医药，1983，3（5）：293.

[18] 杨立革，郭江萍. 胎盘组织液治疗皮下坏死及慢性溃疡创面34例临床观察[J].

中国综合临床，1990，6（1）：52.

［19］成际凤．胎盘胎膜治疗慢性溃疡32例［J］．南京医科大学学报．自然科学版，1990，10（3）：234.

［20］张殿龙．中药加穴位注射治疗100例银屑病患者临床观察［J］．中华皮肤科杂志，1986，19（3）：166.

［21］陈荣祥．胎盘因子治疗乙型迁延性肝炎的疗效观察［J］．免疫学快报，1987，（2）：9.

［22］程绍恩．中药心法．北京：北京科技出版社，2005，341.

［23］谢宛玉，欧阳贵，胡泳，等．复方紫河车软膏治疗外阴营养不良的临床观察［J］．南华大学学报．医学版，2004，32（3）：315.

［24］赵秀玲，田洪英，杨文炎，等．紫河车对绝经后冠心病患者血脂及血雌二醇影响的临床研究［J］．新中医，2005，37（1）：25.

［25］刘文武，范伟伟．用复方紫河车丸配合治疗卵巢功能不足所致不孕症的临床观察［J］．中华今日医学杂志，2003，3（14）：26.

［26］朱胜华，蒋熙．复肝胶囊治疗慢性乙型肝炎96例［J］．山东中医药大学学报，1997，21（4）：282.

［27］胡波，王亚玲．紫河车干预治疗肝硬化44例临床观察［J］．江苏中医药，2008，40（3）：45.

［28］朱电波，叶海林，汪飞．复方紫河车胶囊治疗肾性贫血的临床观察［J］．浙江中西医结合杂志，2000，10（9）：539.

［29］廖秋莎，隗俊才．紫河车多种剂型的制备及其在眼科的临床应用［J］．实用医学杂志，1998，11（4）：61.

［30］马文芝．紫河车粉在妇产科内分泌的临床应用［J］．黄河医学，1994，3（1）：26.

（朱胜华　蓝绍颖）

脐带（《本草拾遗》）

（一）概述

【别名】坎气（《本草从新》）。

【来源】为人科初生健康婴儿的脐带。

【生态】同紫河车。本品呈细长条状，长10～15cm，直径0.5cm，淡黄或黑棕色半透明，对光视之，内有两根动脉管和一根静脉管。质坚韧，不易折断。

【药理】

（1）性激素样作用：脐带激素对雄性幼鼠有促进发情期作用，对去势小鼠也有此作用；可使雌性小鼠子宫、卵巢肥大、子宫黏膜肥大增殖。幼小、去势或摘除脑垂体前叶的家兔静注脐带激素，可使内生殖器组织肥大和增殖，认为有性激素样作用。

（2）其它作用：对蛙后肢、小鼠兔耳血管有扩张作用，对兔肠管及子宫则为兴奋作用。

（3）毒性：对蛙、小鼠及家兔有麻痹作用，特别对兔，用大剂量时能迅速降低血压，产生痉挛，最后呼吸麻痹而死亡[1]。

【炮制】将脐带漂洗干净。用银花、甘草、煎汁加黄酒和脐带同煮，沸后取出、烘干。每20条脐带用银花、甘草各3g、清水500ml，煎汁，入黄酒50g。

【药性】味甘、咸，性温，气微腥。归心、肺、肾经。

【功能与主治】益肾，纳气。主治肾虚喘咳，虚劳羸弱，气血不足，盗汗，久疟。

【用法用量】内服：煎汤，1～2条；入丸、散，1～3g。

【前贤论述】

（1）缪希雍："脐者，命蒂也，当心肾之中，为真元归宿之处。胎在母腹，脐连于胞，喘息呼吸滋养之妙从此而通，胎出母腹，脐带剪断，则一点真元之气从此而归入命门、丹田、故脐为命蒂、脐带亦真气汇会聚之所也。《本经》以之治疟，应是久疟虚寒之甚，藉其气以补不足也。今世以小儿脱下脐带，烧灰与服，可解胎中一切毒，及免惊风痘患，亦取裨补真元耳。(《本草经疏》)

（2）王逊："脐带补益血气，得人气之余故也。小儿羸弱及痘疹不起，用此煎汤服之，亦颇见效。"(《药性纂要》)

（二）应用

1. 虚劳羸弱　脐带为血肉有情之品，有补肾纳气、敛汗、补虚之功。对于虚劳羸弱，肾虚喘咳，体弱盗汗等，可单味煎服或研末服，亦可与人参、熟地等益气养血药同用。如《医级》治疗阴阳两虚，精神气血皆伤，虚危之候的"坎气丹"，以坎气（炙末）一两，人参一两，熟地二两，枸杞二两，人乳粉二两。上为末，酒酿白蜜炼作丸，桐子大。每服二钱，未饮下。《本草汇言》治疗三阴久疟，以本品与人参、白术、附子等同用。

2. 久疟不已　《本草汇言》治三阴久疟不已，脐带九枚（烧存性），于白术二两，人参五钱。焙干俱为末，入童便煮附子一两，捣膏和丸梧子大。每早服三钱。

3. 脐汁不干 《全幼心鉴》以棉裹落下脐带（烧研）一钱，当归头（末）一钱，麝香一字，掺之。

4. 胎毒 《保幼大全》记载，初生小儿十三日，以本身煎下脐带烧灰以乳汁调服，或入朱砂少许，可预解胎毒，免痘患。

（三）按语

本品之功效，与紫河车相同，可以代用，而价较廉。

（朱胜华 蓝绍颖）

海马（《本草拾遗》）

（一）概述

【别名】水马（《抱朴子》），鰕姑（《海南介语》），龙落子鱼（《药材学》），马头鱼（《动物学大辞典》）。

【科属】为海龙科动物克氏海马 *Hippocampus kelloggi* Jordan et Snyder、刺海马 *Hippocampus histrix* Kaup、大海马 *Hippocampus kuda* Bleeker、斑海马 *Hippocampus trimaculatus* Leach 或日本海马 *Hippocampus japonicus* Kaup，去除内脏的干燥全体。

【生态】表面黄白色或褐色而带光泽，小者体长 10～20cm 左右，大者 30cm 余。头略似马，有管状长嘴和 1 对深陷的眼睛，身略似虾，体形侧扁，腹部凸出，躯干部呈七棱形。尾部四棱形而卷曲如象鼻。体无鳞，横纹突起而密，边缘有齿，背部有鳍，全身为骨质环所包，骨质坚硬不易折断。以体大、

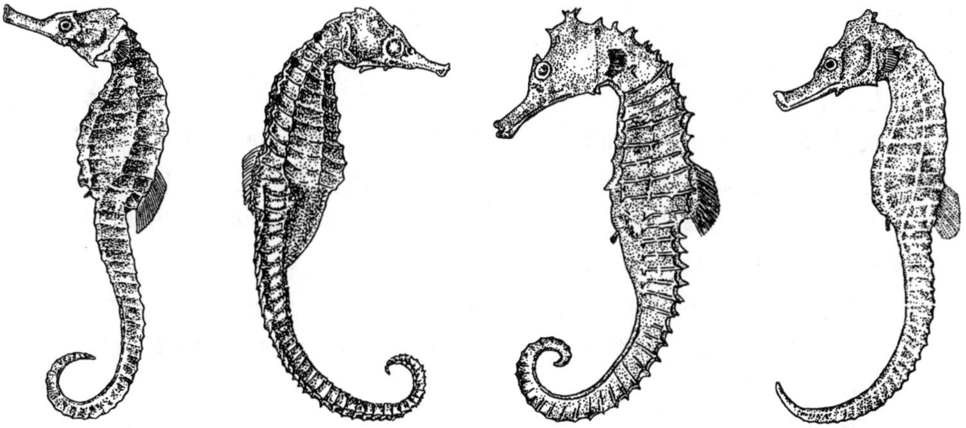

线纹海马　　三斑海马　　刺海马　　大海马

色白而完整者为佳。我国分布于东海及南海。全年均可捞捕，但以8～9月出产最多。本品产仔多，生长最快，浙江、福建、广东沿海已进行人工养殖。

【成分】含甾体类化合物，具有广泛的生理活性，是构成此类药物补肾壮阳的物质基础。含脂肪酸及酯类，而DHA为前列腺及精子的主要物质基础，这为此类药物的补肾壮阳作用提出了一定的参考价值。含蛋白质、氨基酸类，所含的17种氨基酸中7种为人体必需氨基酸，占到氨基酸的30%左右。微量元素含量亦较高，其中以钙、镁、钾、钠、铁为主，还有较多锌、锰、铜。而锌、锰、铜等元素在增强人体免疫功能抗衰老和滋肝补肾，补血生精等方面有其重要作用；含有的较大量的锌、锰、钠，与其抗衰老，补肾壮阳的药用效果是一致的[1]。另含有溶血磷酰胆碱、神经鞘磷脂、磷脂酰乙醇胺等多种磷脂类成分。

【药理】

（1）性激素样作用：克氏海马乙醇提取物可延长正常雌性小鼠的动情期，对去势鼠可出现动情期，并使子宫及卵巢（正常鼠）重量增加。以小鼠前列腺、精囊、提肛肌的重量作为指标，海马提取液表现雄性激素样作用，其作用较蛇床子、淫羊藿弱，但比蛤蚧强[2]。

（2）抗衰老作用：大海马能增加小鼠的耐氧性，减少单胺氧化酶的活性，降低过氧化脂质在体内的水平，显示抗衰老活性[1]。

（3）抗肿瘤作用：海马乙醇提取物能抑制乳腺癌和腹腔肿瘤。

（4）抗血栓作用：斑海马甲醇提取物（HT）能明显抑制大鼠实验性颈动脉血栓和大鼠脑血栓形成，提示HT具有明显的抗血栓作用[3]。

【炮制】捕捉后除去内脏，洗净，晒干；或捕后用水洗去其外部灰黑色皮膜，除去内脏，将尾盘卷，晒干，挑选大小相近者，用红线并排扎成对，故又称“对马。”

【药性】甘、咸，温。入肾、肝经。

【功效】①温肾壮阳：有兴奋强壮作用，不仅能催生性欲，治阳痿不举，女子宫冷不孕，而且对老人及衰弱者之精神衰惫，服之有转弱为强，振奋精神的功效。对于妇女临产阵缩微弱者，有增强阵缩而催生的功效。妇女体虚带下多者，用之亦宜。②调和气血，活血祛瘀，消肿散结：特别是用于治疗顽疽恶疮，死肌瘘管，收效尤著。

【用量】本品煎剂每日用3～6g，散剂每日用1～1.5g。外用均配合他药掺敷。

【禁忌】因其性温，凡非阳衰不振，而血压偏高，或有阴虚阳亢之征者，均不宜使用。

【前贤论述】

（1）《本草纲目》：“海马，主难产及血气痛；暖水脏，壮阳道；消症块，治疗疮肿痛。”

（2）《宝庆本草折衷》：“能补元阳”。

（3）《本经逢原》：“海马，甘，无毒。雌雄成对，其性温暖，有效感之义，故孕妇带之于身，临时煅末服之；又阳虚多用之，可代蛤蚧之功也。”

（4）《品汇精要》：“调和气血。”

（二）应用

1. 顽疽恶疮、溃疡瘘管　“海马拔毒生肌散”是南通市中医院外科陈鸿宾老医师家传验方，有提脓拔毒、生肌长肉之功，擅治各种痈疡溃烂、顽疽恶疮、瘘管死肌，不论阴证、阳证，久治不愈者，均可用之。历年来用治各种瘘管及疮疡久而不愈者，均奏显效。近几年来共治各种瘘管 217 例，其中病程最长者达 20 年，最短者 3～4 个月，全部治愈。

处方：海马、广丹、炮甲、黄柏、姜黄各 60g，蜈蚣 40 条，飞雄黄、甘草各 45g，生军、淡全蝎各 30g，冰片 9g，元寸 6g。上药共研极细末，瓶密贮。

用法：根据疮面坏死组织的情况，采用不同含量红升或黄升的散剂，掺于患处，以膏药贴之。瘘管则根据其大小深浅，采用粗细合度之桑皮纸捻（用冷开水或凡士林少许使纸捻表面湿润）。沾以配成含 5%、20%、50%、80% 的红升或黄升的本散（一般瘘管壁较厚，腐肉死肌较多者；用含 50%～80% 升丹的散剂，如瘘管已趋轻浅，可用 5%～20% 者）；如瘘管或溃疡面接近愈合时，即可单用本散，直至痊愈为止。

【**病案举例**】李某，女，28 岁，工人。1976 年 5 月 7 日因宫外孕手术，5 月 25 日又以右下腹腔脓肿，在某医院切开引流，经二月余未愈，乃于 7 月 31 日又行手术清除，切口形成瘘管，不能愈合，脓性分泌物甚多，殊以为苦。9 月 7 日转来我院外科诊治。经探查瘘管窦道约 4cm，周围组织硬韧，确属瘘管。当即给予 20% 海马拔毒生肌散药捻插入。因其体气亏虚，并予补益气血、解毒排脓之汤剂内服（共服 5 帖）。以后间日换药一次，五次后，脓性分泌减少，即改为 5% 海马拔毒生肌散药捻，并间隔 3～5 日换药一次，瘘管逐步变浅，至 10 月 18 日痊愈。

2. 肾阳虚弱，夜尿频繁，或妇女体虚带下量多　海马能温肾助阳，滋补强壮，配合杞子、桑螵蛸、金樱子等煎服，可收显效。

3. 产后无乳　用海马治产后无乳有良效。将海马 15g 加水文火煎煮，煮沸 45 分钟后连汤带肉一起服下。共治疗 20 例，其中当日乳下 15 例（服 1 剂），隔日乳下（服 2 剂）5 例，治愈率为 100 %[4]。

4. 慢性肾炎　慢性肾炎时肿时消，肾功能损害，尿蛋白持续不消失，日久不愈者，朱老用“海马健肾丸”有佳效，但高血压型者慎用。处方：海马、砂仁、茯苓、山萸肉、党参各 30g，熟地黄 90g，山药 60g，薄荷叶 15g；共研细末，蜜丸如绿豆大。每服 7.5g，日二次。

【病案举例】许某，男，43 岁，工人。患肾炎已四年多，迭经治疗，迄未痊愈。面浮肢肿，头眩腿软，怯冷神疲，纳减便溏，腰痛腿重，尿量时多时少。尿蛋白在 ++～+++ 之间，颗粒管型 ++，红白细胞各 +～++，酚红排泄试验：38%，非蛋白氮 85mg%。苔白质淡胖，脉沉细尺弱。脾肾阳虚，水湿泛滥，精气失于固摄。治宜补益脾肾，温阳制水，固摄精气，予海马健肾丸一料，服后两周，尿蛋白减为 ±～+，颗粒管型偶见，红白细胞少许。共服三料，浮肿消失，精神振爽，体重增加，肾功正常。继以六味地黄丸巩固善后。

5. 阳痿、女子宫冷不孕　海马善于温壮肾阳、暖宫调经，故对男子阳痿不举，女子宫冷不孕，颇有效验。海马温肾散：海马 4 对，炙研极细末，每服 1.5g，一日 2 次。

【病案举例】黄某，女，32 岁，工人。结婚 6 年，迄未生育。面色少华，形态清癯，怯冷倍于常人，腰酸腿软，少腹有冷感，带下清稀，月经愆期而量少，性感减退。苔薄质淡，脉细软尺弱。此肾阳不振，冲任亏虚，宫寒不孕之候，予海马温肾散消息之。每服 1.5g，一日 2 次，热黄酒送下。服两周后精神渐振，少腹冷感减轻，带下亦少。两月后经事已调，四月而孕。继以归脾丸调理。

用“助阳散”为主，结合辨证加减用药及针灸治疗阳痿 65 例，临床观察结果：治愈 44 例，显效 13 例，有效 6 例，无效 2 例。助阳散：由海马、蛤蚧、蜈蚣、细辛等组成，药研末，装入胶囊，每日服 2 次，每次 5 粒。清晨及入睡前吞服[5]。

6. 男性不育症　自拟海马蛤蚧散为主，临床辨证施治，共治疗男性不育症 143 例，疗效满意。海马蛤蚧散组成：海马 60g，蛤蚧 3 对，生晒参 100g，白术 60g，当归 60g，炮附片 24g，枸杞子 60g，熟地 80g，肉苁蓉 80g，黄柏 16g。制法及用法：按照《中国药典》（1977 年版）散剂药的有关生产程序，将以上诸药研极细面，过 100 目筛，装入胶囊。每日 2 次，每次 9g，开水冲服，30 天为 1 疗程。临床分型加减：精子数少者加菟丝子 12g、紫河车粉 3g（冲服）以填精益髓；精子活动率低、活动力弱者加黄芪 30g、仙灵脾 12g 以益气补肾；有畸形精子者加红花 10g、鹿角胶 6g（烊化）以活血益肾；不射精者加桂枝 10g、蜈蚣 3 条（去头足）以调卫通络；阳痿不举者加阳起石 30g（先煎 30 分钟）、仙茅 10g 以温肾壮阳。治疗结果：143 例中治愈 81 例，有效 55 例，无效 7 例。总有效率 95.1%。本组病例服药最多 3 个疗程，最少半个疗程[6]。

7. 小儿暑疖、脓疱疮　本症此起彼伏，常易复发。用海马 4.5g，与瘦猪肉二两同煨服，可增强机体抵抗力，往往服二三次后，即见明显好转。朱老屡用均效。

8. 褥疮　多见之于昏迷、瘫痪、久病体弱等翻身困难的患者。其治疗主要根据病程的不同阶段、疮面的范围大小和病情的轻重、深浅，辨证施治。一般分为三度：Ⅰ度为气滞血瘀型，可用红花酊（红花 3g，50% 酒精 100 毫升浸泡三日即成），涂搽患处，以手掌缓缓按摩，使其瘀凝消散，一日三四次，一般 3～5 天可以消散。Ⅱ度为湿毒蕴遏型，局部已溃破腐蚀，脓水渗溢，治宜渗湿解毒，祛腐生新，可用海马拔毒生肌散（根据疮面肉芽晦黯塌陷程度，加入不同比例的红升或黄升）掺于疮面，以纱布覆盖，每日或间日换一次。一般 10～14 天左右即肉芽红活，生肌长肉，得到治愈或缩小。Ⅲ度为正气虚馁而疮败不敛型，患者多表现为体气亏虚，疮面范围大而深陷，肉腐骨露，肉芽晦黑，治用海马拔毒生肌散；腐黑处红升需用 50%～80% 以祛腐肉死肌，俟腐去后，肉芽红活，即用含红升 5%～20% 者，或用单纯的海马拔毒生肌散，即可逐步生肌长肉而愈合。体虚甚者，宜配合补益气血、扶正培本的汤剂，促使病情加速好转。

【病案举例】王某，男，46 岁，唐山钢铁公司干部。地震震伤，腰椎 2～3 压缩性骨折以致截瘫，骶尾部形成褥疮。其溃疡面达 13×9×4cm，属于Ⅲ度，分泌多，肉芽不红活，伴腱组织坏死腐臭。治用海马拔毒生肌散为主，间日换药一次，一月而愈。

9. 非小细胞肺癌　用朱老经验方海马犀黄颗粒治疗化疗失败Ⅲ B、Ⅳ期非小细胞肺癌（NSCLC），临床观察 34 例经顺铂加鬼臼乙叉苷、或紫杉醇加顺铂、或健择加顺铂化疗失败的Ⅲ B、Ⅳ期 NS CLC 患者，给予中药海马犀黄颗粒（药物组成：犀黄丸加海马、三七等）治疗，每次 4 粒，1 日 3 次，连用 3 个月。结果：患者临床症状明显缓解，癌灶部分缓解 3 例（8.83 %），无变化 25 例（73.52 %），进展 6 例（17.65 %）。Karnofsky 评分，平均升高 20 分；外周血 T 细胞亚群，CD4、CD4/CD8、NK 细胞活性升高，CD8 下降，无化疗常见的胃肠道反应、肝肾功能损害及骨髓抑制等。认为海马犀黄颗粒治疗Ⅲ B、Ⅳ期 NS C L C 有一定疗效，并能提高患者生存质量，可作为Ⅲ B、Ⅳ期 NSCL C 化疗失败后的补救治疗[7]。

（三）按语

海马体内含有丰富的蛋白质、氨基酸、磷脂、脂肪酸及各种矿质元素。临床常用于阳痿遗精、遗尿虚喘、癥瘕积聚、类风湿关节炎、老年性疾病、乳腺癌及神经系统疾病等病症，并有着较好的疗效。临床以及实验资料证明，海马可以作为延缓衰老药物使用，能够温肾壮阳，其作用机制是影响“大脑－下丘脑－脑下垂体－性腺”调节机制，以提高性腺功能而达到强精壮阳的目的；海马体内丰富的多种人体必需氨基酸、磷脂，可增强和提高人体免疫能力，增加白细胞、胰岛细胞和神经细胞的功能。对肾虚引起的体乏、失眠、记忆力减退和食欲不振等症状有明显的疗效[8]。海马醇提取物还能使动物的记忆力增强，对防治老年性疾病和延缓衰老具有十分重要的意义。[9]

朱老指出：蛤蚧与海马均有温肾壮阳之功，但是蛤蚧长于补肺定喘，而海马则对瘘管死肌、顽疽恶疮有显效；二者均为温壮之品，凡阳虚气弱者均可用。如阴虚阳亢，则需慎用。

参考文献

[1] 张前进. 海龙海马的化学成分和药理活性 [J]. 陕西中医，2004，25（4）：363.
[2] 邓明鲁. 中国动物药 [M]. 长春：吉林人民出版社，1981，227.
[3] 许东晖，许实波. 斑海马提取物抗血栓药理研究 [J]. 中药材，1995，18（11）：573.
[4] 吴兆斌. 海马治产后无乳有良效 [J]. 国医论坛，2006，21（6）：37.
[5] 朱凌云，张学亮. 助阳散为主治疗阳痿 65 例临床观察 [J]. 上海中医药大学学报，1995，9（1）：46.
[6] 张清智. 自拟海马蛤蚧散治疗男性不育症 143 例 [J]. 国医论坛，1995，（4）：29.
[7] 徐凯，陈达灿，李柳宁，等. 海马犀黄颗粒治疗化疗失败Ⅲ B、Ⅳ期非小细胞肺癌临床研究 [J]. 湖北中医杂志，2003，25（5）：13.
[8] 陈行虎. 海马简介 [J]. 生物学教学，2003，28（8）：57.
[9] 李晓梅. 奇特的海马 [J]. 生物学通报，2006，（41）9：31.

（朱建华　潘峰）

海狗肾（《本草图经》）

（一）概述

【别名】腽肭脐。

【科属】为海狗科动物海狗 *Callorhimus ursinus* Linnaeus 或海豹科动物海豹 *Phoca vitulina* Linnaeus 的雄性外生殖器。

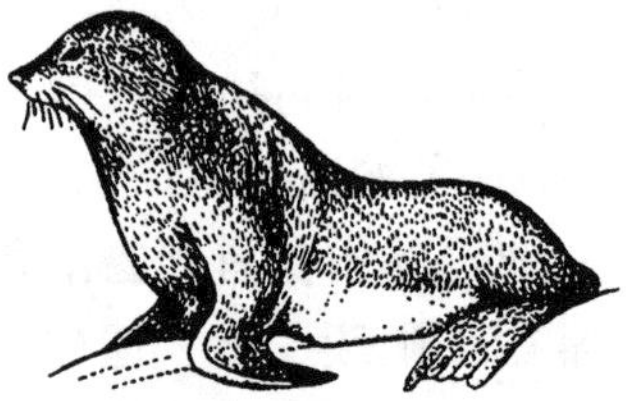
海狗

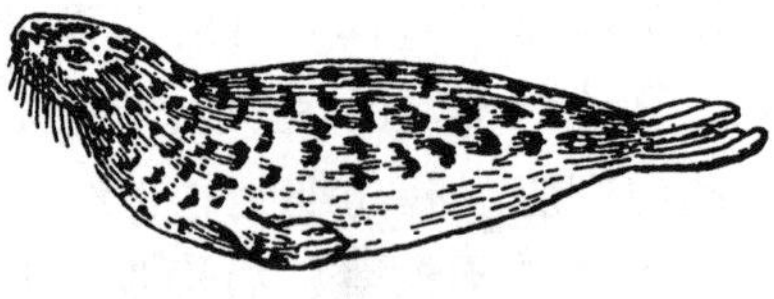
斑海豹

【生态】海狗又名腽肭兽。体肥壮，形圆而长，至后部渐收削。呈深灰褐色，腹部黄褐色。雄性身长达 2.5m，雌性身长仅雄性的一半。头略圆、额骨高、眼睛大、耳壳小、口吻短、有长颈。四肢都有 5 趾，趾间有蹼，形成鳍足。尾短小，生活于寒带或温带海洋中。以鱼类和乌贼类为主食。分布于北太平洋，偶见于我国黄海及东海海域。

海豹又名斑海豹、海狗。体肥壮，呈纺锤形，长约1.5m，背部呈灰黄或苍灰色，带有许多棕黑色或黑色斑点，腹面乳黄色，下颌白色少斑。头圆，眼大，颈短，无耳壳，鼻和耳孔有活动的瓣膜，可自由关闭鼻孔和外耳道。四肢有5趾，趾间有蹼，亦为鳍足，指端有爪；前肢较小，后肢较大，且与尾相连不能向前转动。尾短小，夹于后肢中间。全身密被短毛，幼仔都被白色毛。生活于寒带及温带海洋中。以鱼、软体动物及甲壳动物等为主食。喜游泳，晒日光，多集中在岩礁和冰雪上。在陆地上休息、交配和产仔。我国见于旅大、秦皇岛和烟台等沿海地区。

【成分】海狗、海豹阴茎、睾丸上主要含有雄性激素雄甾酮类成分。还含有多种酶、糖、脂肪等。

【炮制】在春季沿海面冰块开裂时捕捉。捕后杀死，割取阴茎及睾丸，置阴凉干燥处风干，装坛内以白糖培之，防止虫蛀及走油。

【药性】味咸，性热。归肝、肾经。

【功效】温肾壮阳，填精补髓。治虚损劳伤，阳痿精衰，腰膝痿弱，心腹疼痛。

【用量】内服：煎汤3～9g；或研末；或浸酒。

【禁忌】阴虚火炽，阳事易举，骨蒸痨嗽者忌用。

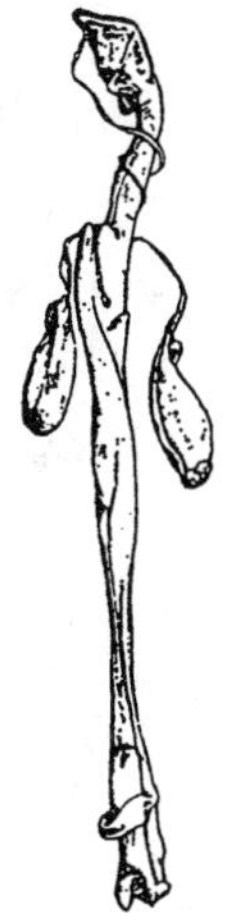

海狗肾外形

【前贤论述】

（1）《药性论》："治男子宿症、气块、积冷，劳气羸瘦，肾精衰损，多色成肾劳，瘦悴。"

（2）《海药本草》："主五劳七伤，阴痿少力，肾气衰弱，虚损，背膊劳闷，面黑精冷。"

（3）《本草拾遗》："主心腹痛，宿血结块，痃癖羸瘦。"

（4）《日华子》："补中，益肾气，暖腰膝，助阳气，破中症结，疗惊狂痫及心腹疼，破宿血。"

（5）《本草再新》："壮阳补阴。"

（二）应用

1. 阳痿　海狗肾1具，肉苁蓉50g，白酒500ml，用白酒将上两药温浸1星期，饮酒。每次1盅，日饮3次[1]。或海狗肾研末，每次6g，每日2～3次。

2. 不孕　海狗肾、人参、黄芪，水煎服[2]。

3. 足跟痛　海狗肾1具，切开炙脆，研细末，每服3～6g，煮酒，适量温服[3]。

4. 子宫内膜异位症　用本品治疗子宫内膜异位，以及脾肾阳虚型崩漏和月经过多症，可收到较好的疗效。本品能暖身壮阳，只要是肾阳虚的疾病，不论男女皆可用之[4]。

5. 气虚胃弱　海狗肾1具，人参15g，当归15g，白芍15g，白酒500ml。用白酒将上药温浸1星期。饮酒，每次10ml，日饮3次[5]。

（三）按语

海狗肾味咸，性热，入肝、肾经络。有温肾壮阳，填补精髓的功效，主要用于肾阳亏虚所致的腰痛，阳痿，不孕，劳损等病症。阴虚火旺，骨蒸痨咳者忌用。

参考文献

［1］邓明鲁，高士贤．中国动物药［M］．长春：吉林人民出版社，1981.
［2］上海中医学院方药教研组．中药临床手册［M］．上海：上海人民出版社，1977.
［3］钱伯文．中国食疗学［M］．上海：上海科学技术出版社，1987.
［4］陈道同．海狗肾治疗子宫内膜异位症［J］．河南中医，1986，（1）：31.
［5］高士贤．常见药用动物［M］．上海：上海科学技术出版社，1984.

（蒋恬　蒋熙）

狗肾（《神农本草经》）

（一）概述

【别名】牡狗阴茎（《神农本草经》）、狗精（《本经》）、狗阴（《本草经集注》）、狗鞭（《中药志》）、黄狗肾（《饮片新参》）。

【科属】为犬科 *Canis familiaris* L. 雄性的干燥阴茎和睾丸。

【生态】阴茎呈直棒状，长约12cm，直径约2cm，先端稍尖，另一端有细长的输精管连接睾丸。睾丸椭圆形，长3～4cm，宽约2cm。全体淡棕色，外表光滑。阴茎部分质坚硬，不易折断。有腥臭气。以色淡黄，带红筋，条长大，粗壮，带睾丸者为佳。以产广东者最为著名，称“广狗肾”。

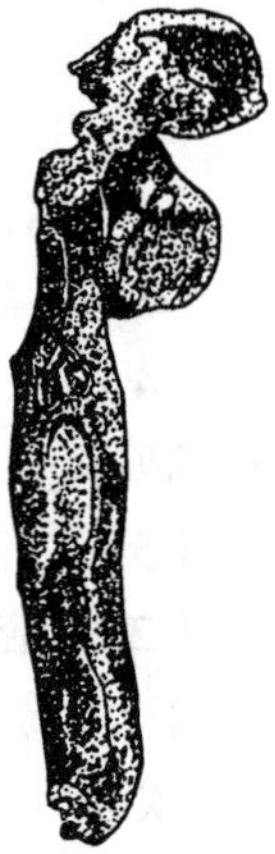

牡狗阴茎

【成分】雄性家狗的干燥外生殖器含雄性激素、蛋白质、脂肪等；狗睾丸中含天门冬氨酸、苏氨酸、丝氨酸、谷氨酸、甘氨酸、丙氨酸、胱氨酸、蛋氨酸、异亮氨酸、苯丙氨酸、赖氨酸、组氨酸、精氨酸等多种氨基酸，所含氨基酸种类和天然麝香基本相同，游离氨基酸含量高于天然麝香[1]。

【药理】兴奋性中枢，增加交配能力：谭兴贵等完成的一项实验显示：狗鞭对雄大鼠附性器官有明显的增重作用，对雌大鼠附性器官增重不明显，能增强交配能力，使雄鼠扑捉雌鼠的潜伏期缩短，20分钟内的扑捉次数明显增加（$P<0.05\sim0.01$）[2]。

【炮制】将狗杀死后，割取阴茎及睾丸（亦有不带睾丸的），将附着的肉、骨及油脂等去净，伸直，晾干或焙干即得。可切成片或酒洗、炙黄备用。

【药性】咸，大热；归肾经。

【功效】暖肾，壮阳，益精。用于肾阳虚衰、阳痿、遗精、腰膝痿弱无力等症。

【用量】3.5g～10g。

【禁忌】阴虚有热者忌用。

【前贤论述】

（1）《神农本草经》："主伤中，阴痿不起，除女子带下十二疾。"

（2）《本草经疏》："狗阴茎气味与马阴茎同，其所主，亦相似，性专补右肾命门真火。女子带下十二疾，皆冲任虚寒所致，咸温入下焦，补暖二脉，故亦主之也。"

（3）《本草拾遗》："主妇人产后肾劳如疟者（体热用猪肾，体冷用狗肾）。"

（二）应用

1. 无精子症　男性阳衰，无精出或精出少，活动力弱，早衰等，用沙苑蒺藜、桂圆肉、仙茅、薏苡仁各40g，淫羊藿50g，杞果40g，雄狗睾丸带鞭1套，50度白酒2kg，泡大玻璃瓶内，经常搅拌后，密封十天即可服用，每日服3次，每次50ml左右。不善饮酒者，可适当减量，或用开水调和服用。

2. 阳痿

（1）高士贤等著《常见药用动物》记载，用狗肾1具，滑石粉烫至鼓起时取出，研成细末。每服5g，日服2次，白开水送下。

（2）邓明鲁等著《中国动物药》记载，以狗肾1具，驴肾1具，鹿鞭1具，海马1对，枸杞子15g，共为细末，炼蜜为丸，每丸15g重，每服1丸，日服2次。

（3）治疗50例中医辨证属命门火衰证勃起功能障碍患者，应用右归丸每日口服3次，每次9g联合狗肾粉每日口服3次，每次5g治疗，1个月为1个疗程，每疗程结束进行疗效评定，共治疗观察3个疗程，结果显示：近期治愈25例（50%），有效16例（32%），总有效率为82%[3]。

（4）用狗睾丸水解提取物10%壮阳注射液肌肉或穴位注射治疗阳痿、不育症患者108例，痊愈62例，有效32例，平均治疗疗程为2.46疗程。其中阳痿71例中43例治愈，占60.56%；有效22例，占30.99%；不育症37例中14例治愈，占61.29%，有效10例，占32.26%[4]。

3. 年老体弱，腰膝酸软　狗肾用滑石粉烫酥，取出，研粉，每服5g，温开水送下，日服2次。

4. 畏寒虚弱　贺廷超等编著《彝医动物药》载，取狗肾鞭1条，当归、党参各15g与鸡共炖服。

5. 药物中毒　将新鲜狗肾鞭舂烂，捣绒，吞服。(《彝医动物药》)

（三）按语

狗肾性大热，凡阴虚体质之阳痿、滑精，均不宜用之。或伍以滋肾养肝之品，始妥。

参考文献

[1] 金彭，张能荣. 家畜睾丸与麝香化学成分的比较分析[J]. 中草药，1990，21(7)：9.

[2] 谭兴贵，曾嵘. 鹿鞭、狗鞭、牛鞭的壮阳作用实验研究[J]. 中医药学报，2001，29(6)：33.

[3] 顾文忠，顾勇刚. 右归丸合狗肾粉治疗阴茎勃起功能障碍50例[J]. 中国男科学杂志，2002，16(3)：262.

[4] 雷伦，刘士乐. 不育症108例临床疗效壮阳注射液治疗阳痿观察[J]. 北京中医杂志，1986，(5)：34.

（洪宏喜　徐凯）

羊肉(《本草经集注》)

（一）概述

【科属】为牛科动物山羊 *Capra hircus* 绵羊 *Ovis aries* L 的肉。山羊分布遍及全国各地。绵羊分布几乎遍及全国，以西部和北部为多。

【生态】

（1）山羊，体长1～1.2cm，头长，颈短，耳大，吻狭长。雌雄额部均有角1对，雄性者角大，颌下有总状长须。四肢细，尾短。全体被粗直短毛，毛色有白、黑、灰和黑白相杂等多种。性活泼，喜登高。好采短草、灌木和树叶等为食。多秋冬交配，怀孕期140～156天，每胎产1～4头。分布广，遍及全国各地。

（2）绵羊，体躯丰满而较宽，头短，雄者角大，弯曲呈螺旋状。母羊无角或细小。唇薄而灵活。四肢强健。尾型不一，有瘦长尾、脂尾、短尾、肥尾之分。全体被毛绵密，毛长、柔软而卷曲，多白色。为饲养家畜之一，品种颇多。胆怯，合群性强。多在秋、冬交配，怀孕期145～152天，每胎产1～5头。分布广，几遍全国，以西北和北部为多。

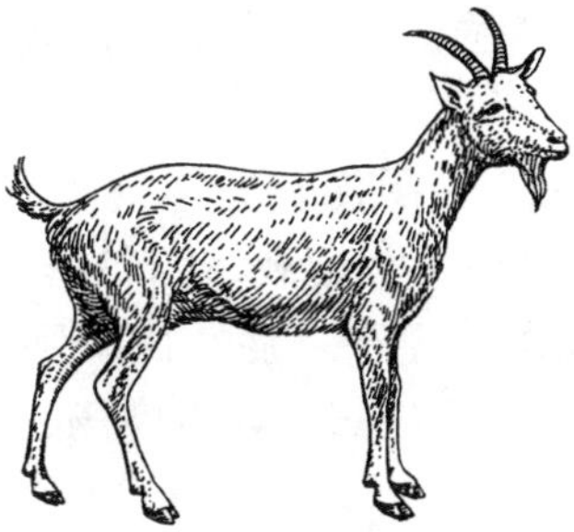
山羊

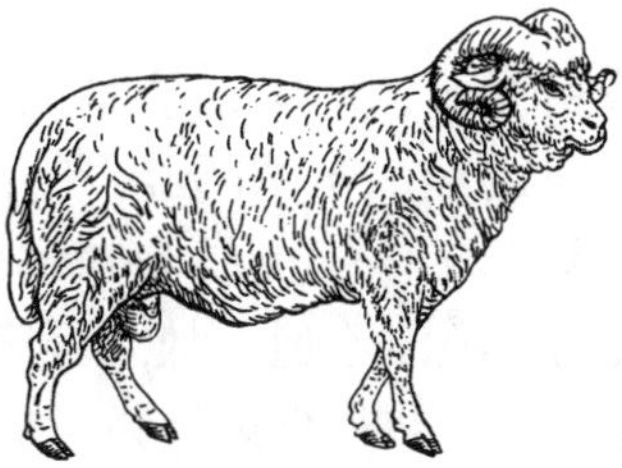
绵羊

【成分】因羊的种类、年龄、营养状况、体躯部位等而有差异。以瘦肉为例，含水分68%，蛋白质17.3%，脂肪13.6%，碳水化合物0.5%，灰分1%，钙15mg%，磷168mg%，铁3mg%。此外，尚含硫胺素0.07mg%，核黄素0.13mg%，烟酸4.9mg%，胆甾醇70mg%[1]。

【炮制】全年均可宰杀，宰后除去皮毛、内脏，剔除骨头，取其肉入药。

【药性】甘，温，归脾、肾经。《别录》谓其“味甘，大热，无毒。”

【功效】①温阳补虚：凡体虚、怯冷、羸瘦、乏力、产后腹痛，均可常食羊肉；②益精壮骨：神疲易倦，腰腿软弱。

【用量】内服：煮食或煎汤，125～250g；或入丸剂。

【禁忌】外感时邪或内有宿热及水肿、骨蒸、疟疾、牙痛及一切热性病症者忌服；暑热天或发热患者慎食。红酒和羊肉是禁忌，一起食用后会产生化学反应。

【前贤论述】

（1）《别录》：“主暖中，字乳余疾，及头脑大风汗出，虚劳寒冷，补中益气，安心止惊。”

（2）《千金·食治》：“主暖中止痛，利产妇。头肉：主风眩瘦疾，小儿惊痫，丈夫五劳七伤。”

（3）《日华子本草》：“开胃肥健。头肉：治骨蒸，脑热，头眩，明目。”

（4）《日用本草》：“治腰膝羸弱，壮筋骨，厚肠胃。”

（5）李杲：“羊肉，甘热，能补血之虚，有形之物也，能补有形肌肉之气。凡味与羊肉同者，皆可以补之。故曰补可去弱，人参、羊肉之属是也。人参补气，羊肉补形也。”

（二）应用

1. 虚寒咳嗽　用当归生姜羊肉汤治疗虚寒咳嗽取得较好疗效[2]。

2. 胃痛　当归生姜羊肉汤对于因胃阳不足、寒凝胃腑、气寒血滞所致胃痛有良好疗效[3]。

3. 肾阳虚弱，腰膝冷痛，筋骨痿弱，羊肉煮熟，以蒜泥、食盐调味，吃肉喝汤。

4. 虚劳羸弱，阳痿，羊肉250g，海参25g，炖汤食。

5. 冬季闭经　冬季闭经，临床鲜见，古籍亦少有记载，因冬季天寒地沂，患者如为阳虚之体，极易为寒邪侵袭，遂成血虚经寒之症。血虚则经无物可行，寒凝则经涩滞不通，故月经闭止而不潮。采用当归生姜羊肉汤，治疗2例冬季闭经患者，获得良好疗效[4]。

6. 产后身痛　当归生姜羊肉汤方出自《金匮要略》，是治疗产后腹中疼痛、腹中寒疝、虚劳不足之方。用本方治疗产后身痛患者96例，痊愈82例，有效12例，无效2例，总有效率97.9%[5]。

7. 婴幼儿生理性腹泻　泄泻一病脾胃虚弱为本病之源，日久必致脾肾阳虚。用生姜羊肉汤治疗婴幼儿生理性腹泻疗效肯定。方药组成为羊肉200g，生姜15g。2味以文火共煨1小时左右，到汤浓肉烂为度。喂养母乳者可由其母直接喝汤吃肉后再以母乳喂养即可，人工喂养者则将汤上油腻物捞尽后以汤汁喂患儿，每天3～5次，每次30～100ml。每天1剂，可连续食用至病情恢复后3～5天停止。适应证为婴幼儿生理性腹泻、病毒性腹泻、病程日久而常规方法久治无效者[6]。

8. 慢性荨麻疹　用羊肉生姜汤治疗慢性荨麻疹疗效确切。治疗方法为新鲜羊肉100g，切成小块，入老姜3～5片，加水适量，焖煮至肉熟透，乘温食肉喝汤，每日1小碗[7]。

9. 复发性口疮　复发性口疮是一种常见口腔病。《圣济总录》指出："胃气弱，谷气少，虚阳上发而为口疮"，《疡医大全》谓："口疮因胃虚谷少"是引起本病的原因，至于在治疗上，朱丹溪说："口疮服凉药不愈者，因中至虚"。用自拟绿豆羊肉汤治疗复发性口疮取得较好效果。处方：羊肉120g、绿豆30g、生姜5片、大枣10枚，加水炖烂取服，日服一次，病愈停服[8]。

10. 神经性皮肤瘙痒症　二地羊肉汤是白族民间流传的验方之一，以生地、熟地、羊肉组成。用此方治疗中学生因学习压力过重、精神紧张而引起的神经性皮肤瘙痒症疗效肯定。二地羊肉汤组成：羊肉1斤，生地20g，熟地20g。煎汤300ml内服，每日1次，服用1～2次为1疗程[9]。

（三）按语

羊肉为温补强壮食药两用之佳品，可以暖中焦，壮元气，补精血，强筋骨，实腠理，抗风寒。对于虚寒体质，畏寒肢冷，产后虚弱，形体瘦弱以及年老力衰者，最为合适。张仲景之当归生姜羊肉汤不仅可以治疗寒疝、虚劳、产后腹痛，凡有血虚致寒之征，尽可用之，因而治疗范围较广，如：虚寒咳嗽、慢性荨麻疹、闭经等疾病。羊肉偏于温补，故平素阳亢或者热病后期不宜服用。

参考文献

[1] 江苏新医学院编. 中药大辞典［M］. 上海：上海科学技术出版社，1986：959.

[2] 高大硕. 当归生姜羊肉汤治疗虚寒咳嗽举隅［J］. 时珍国医国药，1997，8（01）：88.

[3] 宋传荣. 当归生姜羊肉汤治验举隅［J］. 江苏中医药，2005，26（07）：32.

[4] 刘爱国. 当归生姜羊肉汤治愈冬季闭经二例［J］. 国医论坛，1989，（02）：51.

[5] 杨洪安，邢秀云，安良毅. 当归生姜羊肉汤加味治疗产后身痛 96 例［J］. 中国民间疗法，2004，12（2）：30.

[6] 余育承，郑秀东，吴玉兰. 生姜羊肉汤治疗婴幼儿生理性腹泻［J］. 新中医，2007，39（3）：9.

[7] 林英琴，张钦华. 羊肉生姜汤治疗慢性荨麻疹［J］. 安徽中医临床杂志，2002，14（1）：77-78.

[8] 吴光烈. 绿豆羊肉汤治疗复发性口疮［J］. 福建中医药，1985，（2）：44.

[9] 徐树槐. 二地羊肉汤治疗神经性瘙痒性皮肤病 18 例［J］. 四川中医，2005，23（9）：77.

（陈达灿　刘俊峰　刘炽　朱海莉　黄楚君）

蛤蚧（《雷公炮炙论》）

（一）概述

【别名】蛤解，蛤蟹，仙蟾，大壁虎，蚧蛇，多节四脚蛇。

【科属】为壁虎科动物蛤蚧 *Gekko gecko* Linnaeus 除去内脏的干燥体。

【生态】为壁虎中最大额一种，全长约 100～120mm，体长与尾长略相等或尾略长。头宽大，略呈三角形，吻端圆突；耳孔椭圆形，约为眼径之半；上唇鳞 12～14，第 1 枚入鼻孔。眼大，突出；口中有许多小齿。通身被细小粒鳞。其间杂较大疣鳞，缀成纵行；腹面鳞片较大，略呈六角形；四肢指、趾膨大，成扁平状，其下方据单列皮肤褶壁，除第 1 指、趾外，均具小爪，指间及趾间仅有蹼迹。雄性有肛前窝

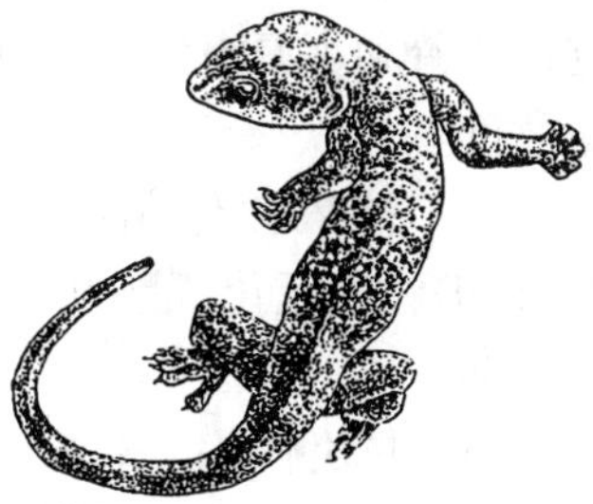

蛤蚧

20余个，尾基部较粗，肛后囊孔明显。躯干及四肢背面砖灰色，密布橘黄色及蓝灰色斑点；尾部有深浅相同的环纹，腹面白色面有粉红色斑。多栖于山岩缝隙或树洞内，亦见于庭院屋间。以昆虫、小型蜥蜴等为食。分布于福建、台湾、广东、广西、云南。为国家二级保护动物。

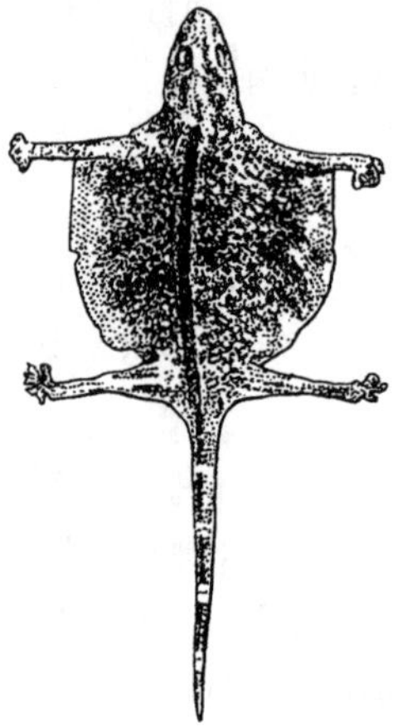
蛤蚧（全体）外形

【成分】含有肌肽，胆碱、肉毒碱、鸟嘌呤、蛋白质、胆甾醇；甘氨酸、脯氨酸、谷氨酸等14种氨基酸；磷脂酰乙醇胺、神经鞘磷脂、磷脂酰胆碱、磷脂酸、溶血磷脂酰胆碱5种磷脂成分；以及亚油酸、棕榈酸、油酸、亚麻酸、棕榈油酸、硬脂酸、花生酸、花生四烯酸等9种脂肪酸；还含钙、磷、锌等18种无机元素。[1]

【药理】

（1）解痉平喘作用：用蛤蚧体及尾的醇提取物给豚鼠肌内注射，可对抗Ach所致痉挛性哮喘发作；对豚鼠离体气管平滑肌也具有直接松弛作用。蛤蚧醇提取物对正常或去肾上腺大鼠亦有明显平喘作用。

（2）对生殖系统作用：蛤蚧醇提取物既有雄性激素样作用，又有雌性激素样作用，可使小鼠前列腺、精囊、睾丸和子宫、卵巢增重及阴道口开放时间提前；蛤蚧尾对去势雄性大鼠精囊和前列腺增重较蛤蚧强。蛤蚧体尾均可缩短果蝇交配潜伏期，延长交配时间，而尾较体作用强。蛤蚧醇提取物水溶部分只能使雄性小鼠睾丸增重，而脂溶部分对雌性小鼠子宫及雄性小鼠睾丸均可增重。

（3）对免疫系统作用：蛤蚧醇提取物能增强免疫功能，蛤蚧体或尾的醇提取物都能加强豚鼠白细胞的游走能力，增强肺、支气管和腹腔吞噬细胞的吞噬功能。小鼠腹腔注射蛤蚧醇提取物能明显增强脾重，能对抗泼尼松龙和环磷酰胺的免疫抑制作用，提高小鼠炭粒廓清指数，增强网状内皮系统功能活性，提高正常小鼠血清溶血素的含量。蛤蚧尾醇提物能增加血清中溶菌酶活性，提高抗体效价和小鼠淋巴细胞转化率。蛤蚧体的醇提物仅能提高溶菌酶的活性和抗体效价。

（4）抗氧化作用：蛤蚧提取液能显著提高大鼠肝、肾、红细胞中Cu、Zn-SOD、过氧化氢酶和GSH-Px的活性，降低LPO含量。尾部提取液作用大于体部。

（5）抗炎作用　蛤蚧醇提取物对甲醛性大鼠踝关节肿胀、二甲苯所致小鼠耳肿胀及醋酸致腹腔毛细血管通透性增加均有抑制作用，去肾上腺大鼠的蛋清足肿胀也有明显的抑制作用。

（6）其它作用：蛤蚧提取物小鼠灌服可增加耐高温能力；腹腔注射能显著延长小鼠缺氧存活时间。蛤蚧醇提取物可延长果蝇平均寿命，提高果蝇飞翔活力。提示蛤蚧具有延缓衰老作用。蛤蚧体或尾的醇提取物对四氧嘧啶造成额高血糖动物也有明显的降血糖作用。

（7）毒性：蛤蚧毒性低，未能测出 LD58。[1]

【炮制】

（1）蛤蚧：取原药材，除去鳞片及头爪，切成小块。

（2）油酥蛤蚧：取净蛤蚧，涂以麻油，用无烟火烤至稍黄质脆，除去头足及鳞片，切成小块。或取蛤蚧至锅内，加入酥油适量，用文火加热，炙至显黄色酥脆时，取出放凉。

（3）酒蛤蚧：取蛤蚧块，加黄酒拌匀、闷润，待酒被吸尽后置锅内，用文火炒干或烘干。每 100kg 蛤蚧，用黄酒 20kg。

（4）制蛤蚧：取净砂子置锅内炒热，放入净蛤蚧，翻炒至泡酥而显黄色时，取出，筛去砂子，研粉。

【药性】味咸，性温，归肺、肾经。

【功效】①补肺益肾、纳气平喘：本品兼入肺肾二经，长于补肺气、助肾阳、定喘咳，为治多种虚证喘咳之佳品。②助阳益精，温壮下元：本品质润不燥，补肾助阳兼能益精养血，有固本培元之功。

【用量】内服：煎汤 3～6g；研末，每次 1～1.5g，日 2～3 次；或入丸、散。浸酒服用 1～2 对。

【禁忌】风寒、实热咳喘忌服，阴虚肺燥，或肾经有湿热，或相火炽盛者慎用。小儿不宜用。

【前贤论述】[1]

（1）《海药本草》："疗折伤，主肺痿上气，咯血咳嗽。"

（2）《日子华》："治肺气，止嗽，并通月经，下石淋及治血。"

（3）《本草纲目》："补肺气，益精血，定喘止嗽，疗肺痿，消渴，助阳道。"

（4）《本草经疏》："蛤蚧，其主久肺痨咳嗽、淋沥者，皆肺肾为病，劳极则肺肾虚而生热，故外邪易侵，内证兼发也。蛤蚧属阴，能补水之上源，则肺肾皆得所养，而劳热咳嗽自除。肺朝百脉，通调水道，下输膀胱；肺气清，故淋沥水道自通也"。

（5）《本草衍义》："补肺虚劳嗽。"

（6）《本草汇言》："生津退热。"

（二）应用

1. 咳喘　凡肺虚咳嗽、肾虚作喘、虚劳咳嗽均可用之。治虚劳咳嗽常与贝母、紫菀、杏仁同用；治肺肾虚喘，常与人参、紫河车、贝母、杏仁等同用。现代药理证实蛤蚧具有解痉平喘的作用，临床上广泛用于呼吸系统慢性疾病。朱老对慢支、肺气肿、哮喘者，创订“参蛤胶囊”（红人参、北沙参各15g，蛤蚧一对，麦冬、化橘红、川贝母、五味子各10g，紫河车24g，共研极细末，装0.3g胶囊），每服5粒，一日2次，对虚寒型者收效最佳。对小儿哮喘，每服2粒，一日2次，坚持服用，可以根治。合并感染者，宜先服清肺肃降之品，然后再服本品。

（1）慢性支气管炎、肺心病：人参蛤蚧散出自《卫生宝鉴》一书，功效补肺肾清热化痰定喘，扶正祛邪并进，适用于久病体虚兼有肺热虚喘之证，即虚实夹杂之症。以人参蛤蚧散化裁治疗虚喘。

方药组成：人参或太子参、杏仁、甘草、知母、桑白皮、茯苓、浙贝粉、瓜蒌、炙苏子、炒莱菔子、怀山药、枸杞子、当归、沉香片。

结果40例均在发作期就诊入院。其中症状明显改善29例，症状有所好转9例，无效2例，总有效率为95%[2]。

采用加味黛蛤散（青黛、蛤蚧、海蛤壳、麻黄、蚤休、三七）治疗肺心病急性发作期60例，总有效率85%。本方具有缓解临床症状和改善肺通气功能的作用[3]。

（2）支气管哮喘：支气管哮喘发病率高，来势快，目前全球约有3亿人患有此病，在我国有3000万患者，患病率约为0.5%～1.5%。且每年都有上升趋势。哮喘病变在肺，但根据中医学脏腑相关学说则与脾肾密切相关。

应用蛤蚧防喘丸治疗支气管哮喘临床观察。蛤蚧防喘丸由蛤蚧、淫羊藿、山茱萸肉、黄芪、党参、陈皮、炙甘草、紫菀组成。将140例支气管哮喘患者随机分为两组，对照组70例采用丙酸倍氯米松气雾剂和喘康速气雾剂治疗，治疗组70例在对照组治疗基础上加用蛤蚧防喘丸，两组疗程均为2周；比较两组临床疗效及对肺功能改善情况。结果治疗组总有效率与对照组比较有显著性差异；同时明显降低血清IgE，改善FEV、PEFR指标。蛤蚧防喘丸具有抗炎、调节免疫、改善肺功能等多种作用，从而改善哮喘的临床症状，具有防治哮喘的作用[4]。

运用蠲哮汤、参蛭蛤蚧散治疗哮喘持续状态取得较好的疗效。蠲哮汤组成：葶苈子30～60g（包煎），椒目15～20g，白芥子12g，冬花、射干各15g，全蝎12g，地龙、蝉蜕各15g，桑皮30g，枳实、厚朴各12g，桃仁15g，甘草5g。加减：兼风寒外束肺气不宣加麻黄、干姜、细辛、五味子；痰热壅肺肺失肃降加生石膏、金银花、黄芩、白果、鱼腥草、竹沥、蒌仁、冬瓜子；湿痰壅盛加车前子、半夏、南星；大便不通应通腑下夺，加大黄、莱菔子、礞石、沉香；肺肾两盛真元欲溃加人参、附子、肉桂、干姜、山萸肉、麦冬、五味子等。上药水煎2汁取300ml，分2次温服。参蛭蛤蚧散：吉林参60g，水蛭40g，蛤蚧3对。制粉，每次服6g，日服3次。用煎方药汁或温开水进服[5]。

参蛤散是《济生方》用于治疗虚痨咳嗽之方，近代名医岳美中在此方基础上加三七，用于治疗老年及体虚之咳嗽，取得了良好效果。张福禄[6]根据小儿哮喘的病因病理，从肺、脾、肾三脏入手，在参蛤三七散的基础上加宣肺、健脾固肾之品。方中人参味甘，大补元气，益肺健脾，扶正祛邪；蛤蚧入肺、肾经，补肾纳气而定喘；三七能活血又能破血，用之开通防滞，与人参、蛤蚧相配，一补一泻，动静结合，使之补而不滞；紫菀、冬花、苏子宣肺平喘；大云、破故纸、核桃仁壮腰健肾，固本纳气；地龙平喘通络平喘活血之品相伍，效果更佳。现代医学研究表明，地龙能扩张支气管，有良好的平喘作用。炙甘草佐补气药补益元气。诸药合用，共奏补肺益脾、滋肾纳气定喘之效。临床应严格辨证论治。如哮喘缓解期感受风寒急性发作者，在加味参蛤散的基础上加入宣肺解表之剂，以祛邪扶正。如遇体质虚弱，微风即发者，加玉屏风散补肺气，固表扶正；服药后哮平喘息如常人者，仍要坚持服药2～3个月。特别是在冬春之交、秋冬之交，应加服1个月，以巩固疗效，达到根治之目的。防治咳喘食疗方：参蚧炖地龙，取地龙2条，蛤蚧1对，人参3g，猪瘦肉50g。将地龙洗净去泥沙，蛤蚧洗净切块，人参切片，瘦猪肉切块。以上原料放入盅内。加肉汤适量，隔水炖熟后饮汤吃肉。人参培元补气，蛤蚧补肺定喘，地龙平喘。此方适用于肺肾两虚型哮喘的治疗[7]。

（3）肺结核：自拟蛤蚧百部川贝散治疗慢性纤维空洞型肺结核34例临床疗效满意。蛤蚧百部川贝散：蛤蚧1对，羚羊角4g，三七、血竭、乳香、没药、浙贝母、百部各15g，北沙参25g，麦冬、知母各20g，珍珠10g。三七单独粉碎成细粉，羚羊角锉研细粉，珍珠水飞或粉碎成极细粉，其余粉碎成细粉。共同过筛，混匀。每服4g，1日3次，用温开水送服。4个月为1疗程。每服药30天复查1次X线胸片。34例患者经1个疗程治疗，临床症状消失或基本消失，X线胸片复查空洞闭合或缩小，这表明该方对慢性纤维空洞型肺结核有较好的疗效，34例治疗1个疗程，空洞闭合30例，空洞缩小4例[8]。

以中草药蛤蚧全虫汤剂试做一线抗痨药初探。方法：药敏对比，中草药蛤蚧全虫汤剂与乙胺丁醇、雷米封、链霉素、利福平对比结果，乙胺丁醇敏感95.56%；中草药蛤蚧全虫汤剂敏感93.33%；雷米封敏感16.7%；链霉素敏感53.40%；利福平敏感78.90%，仪器采用美国产BACTECTB460型快速检测仪，12B培养基。结果：临床总计48例，治愈44例，治愈率达91.70%。结论：疗效确切，服用方便，无毒副作用。治愈后即停药无复发，经济实惠[9]。

【病案举例1】慢性支气管炎：曹某，男，56岁，1986年11月2日入院。慢性支气管炎反复发作20余年，合并肺气肿、肺心病。诊见面色青紫，咳嗽频作气喘，张口抬肩，不能平卧。胸闷如窒，心慌，动则尤甚。痰白粘，咯吐不爽。纳谷不香，尿量少，大便自调，舌淡紫，苔白腻微黄，脉滑数。查体：体温 37℃，神清，半卧位，面色发紫，呼吸困难，口唇发绀，颈静脉怒张，气管居中。桶状胸，两肺呼吸音低粗均可闻及干湿啰音，心音剑下最强，心率 100 次 / 分，律齐。腹部无异常。双下肢轻度凹陷性浮肿。辅助检查：全胸片两肺透亮度增高，肋间隙增宽，两肺纹理增粗，心影增大，肺部感染。中医辨证属肾虚失纳，痰浊壅肺，治以补肾纳气，清肺化痰，止咳定喘。处方：太子参 30g，蛤蚧粉 3g（吞服），知母 12g，川贝粉 6g（吞服），桑白皮 10g，炙苏子 10g，炒莱菔子 10g，全瓜蒌 10g，云茯苓 15g，怀山药 15g，当归 12g，甘草 6g。连服 3 剂，咳嗽气喘胸闷明显减轻，吐痰稍爽，量增加，已能平卧，白腻苔变薄。继服上药 5 剂，胸闷消失，气喘大减，不活动基本不喘，活动后仍喘，咳嗽轻，咯痰减少，纳谷增加，尿量增多，下肢浮肿退。听诊两肺干啰音消失，两肺底仍可闻及少许湿性啰音。原方去炙苏子、炒莱菔子、瓜蒌皮，加枸杞子 12g，沉香片 2g（后下），加强补肾纳气之功，继服 10 剂，气喘咳嗽平息，能到户外散步。上药又继服 10 剂，病情稳定出院。出院后多次门诊复诊，继以上方加减巩固疗效，病情未见大发作[2]。

【病案举例 2】刘某，男，28 岁，农民。1990 年 10 月 12 日诊。咳嗽、气短、咯血、有时盗汗，曾在他院确诊为慢性纤维空洞型肺结核，并住院治疗 5 个月，后因经济有限，已停药 2 月余。查体：消瘦，左侧胸廓触及语颤增强。胸片所示左肺有一厚壁空洞，旋以蛤蚧百部川贝散治疗。5 天后咯血消失，1 个月后气短症状缓解，盗汗消失。胸片对照空洞缩小。治疗 1 个疗程，复查胸片确诊空洞闭合，患者自觉症状消失。体重由服药前 55kg 增至 62kg[8]。

2. 阳痿、不育症　肾精不足，命门火衰，临床表现为阳虚衰退之证，临床则见阳痿、不育等疾病。蛤蚧入肾经，补肾助阳兼能益精养血，有固本培元之功。因此临床上凡肾虚之症均能用之。常与补益之药配伍补肾助阳。

（1）阳痿：自拟起阳亢痿散配合心理疗法治疗阳痿 62 例取得较好疗效。起阳亢痿散药物组成：蜈蚣、蛤蚧、淫羊藿、当归、赤芍、甘草，按 1：1：1：3：3：3 的比例，共研细末，每日 2 次，每次 6g，空腹用白酒或黄酒送服。30 日为 1 疗程。服药期间忌食生冷及恼怒。同时进行心理疏导治疗，讲解有关性知识，消除患者对性交的恐惧心理，增强战胜疾病的自信心。治疗结果治愈 45 例，好转 13 例，无效 4 例，总有效率 93.5%。一般服药后 7 日左右见效，有合并证及年龄较大的患者见效较晚，一般在 15 日左右[10]。

（2）不育症：以海马蛤蚧散为主，临床辨证施治，治疗男性不育症 143 例，疗效满意。海马蛤蚧散组成：海马 60g，蛤蚧 3 对，生晒参 100g，白术 60g，当归 60g，炮附片 24g，枸杞子 60g，熟地 80g，肉苁蓉 80g，黄柏 16g。诸药研极细面，装入胶囊。每日 2 次，每次 9g，开水冲服，30 天为 1 疗程。其余根据患者具体情况再辨证加减。143 例中治愈 81 例，有效 55 例，无效 7

例。总有效率 95.1%。

【病案举例】刘某，男，33 岁，1990 年 4 月 21 日就诊。主诉：结婚 7 年，无子，其妻健康无病。症见腰膝酸软，性欲淡漠，神疲乏力，食欲不振，虚烦易怒，夜尿频繁，舌淡苔薄白，脉沉细弱。精液常规检查：灰白色，精子密度 30×10^8/ml，有死精。证属脾肾两亏。治宜补肾健脾。用黄芪 30g，淫羊藿 12g 煎汤冲服海马蛤蚧散，每日 2 次，每次 9g。治疗 3 个疗程病告痊愈。1 年后随访，其妻生 1 男孩[11]。

3. 抗衰老　衰老可能涉及整个人的老年变化，也就是涉及器官、细胞与细胞器及其分子的特异性老年变化。组织中某些特殊细胞的衰老可以增加老年人对疾病的易感性。现代医学认为衰老与中枢神经系统、内分泌功能、人体内环境的稳定及免疫功能几方面密切相关。现代药理证实蛤蚧具有抗氧化作用，从而起到延缓衰老的作用。自拟参蚧玉屏风散抗衰老临床观察疗效满意。选择 60 岁以上老年患者。均为经常反复感冒、咳嗽者，常伴头晕、倦怠、失眠多梦、腰酸、腿软等症状。客观检查表现为细胞免疫功能低下。应用自拟参蚧玉屏风散治疗。玉屏风散（每包 500g）6～9g/ 次，日 2 次。同时加用人参末 3g/ 次，蛤蚧末 3g/ 次，各日服 2 次，吞服。治疗 2 个月，观察症状及细胞免疫功能的变化。衡量细胞免疫功能客观指标采用淋巴细胞转化率测定，服药前后对比。通过 2 个月的治疗，上述症状均有明显好转，感冒发生显著减少。治疗后淋巴细胞转化率均值为 59.06%，经统计学处理认为参蚧玉屏风散能提高淋巴细胞转化率。

参蚧玉屏风散药物组成简单，性能平和，老年人如果条件许可，可长期服用，以提高人体免疫功能。既有治疗作用（如呼吸道慢性感染），又有延缓衰老的功能，是一种既经济又可靠的保健药品[12]。

（三）按语

蛤蚧咸平，长于益肺气，补肾精，又系血肉有情之品，不失于补肺益肾，收摄肾气之良药。《本草纲目》对蛤蚧的功用，有过精辟的分析，云：“昔人言补，可去弱，人参、羊肉之属，蛤蚧补肺气，定喘止渴，功同人参；益气调血，助精扶羸，功同羊肉。许叔微治消渴，近世治劳损、羸弱皆用之，俱取其滋补也。刘纯云气液衰，阴血竭者宜用之；何大英云定喘止嗽，莫佳于此。”，蛤蚧有兴阳道的作用，即因其能益肾精也。现代药理证实，蛤蚧醇提取物能增强免疫，改善肺功能，有抗炎，抗衰老作用，以及雄性（又有雌性）激素样作用。

蛤蚧入药，以尾部量最强，故无尾者不用。

参 考 文 献

[1]《中华本草》编委会，中华本草［M］. 上海科技出版社，1997：93-97.

[2] 杨文娟 . 人参蛤蚧散化裁治疗虚喘 40 例［J］. 实用中医内科杂志，1994，8（1）:

20-21.

［3］陆德海，段景文．加味黛蛤散治疗慢性肺心病急性发作期60例［J］．陕西中医，1995，16（10）：435.

［4］李平．蛤蚧防喘丸治疗支气管哮喘临床研究［J］．中国中医急症，2007，16（9）：1055-1056.

［5］渠敬文．蠲哮汤参蛭蛤蚧散治疗哮喘持续状态21例［J］．辽宁中医杂志，1993，20（2）：26-27.

［6］张福禄，何英．加味参蛤散治疗小儿哮喘的体会［J］．河南中医药学刊，2000，15（3）：61.

［7］严永和．防治咳喘疼痛食疗方［J］．农村百事通，2009，（1）：66.

［8］宫柏，冯纪元．蛤蚧百部川贝散治疗慢性纤维空洞型肺结核34例［J］．安徽中医学院学报，1996，15（4）：24.

［9］金德成，陶宇宏，王振华，等．中草药蛤蚧全虫汤剂试做一线抗痨药初探［J］．吉林医学，2003，24（5）：446-447.

［10］高文新．起阳亢痿散治疗阳痿62例［J］．陕西中医，1998，19（5）：208.

［11］张清智．自拟海马蛤蚧散治疗男性不育症143例［J］．国医论坛，1995，10（4）：29.

［12］张庆慈．参蚧玉屏风散抗衰老作用31例观察［J］．云南中医学院学报，1999，22（3）：25-26.

（朱婉华　尹克春　王娟）

鹿茸（《本经》）

附：鹿角　鹿角胶　鹿角霜　鹿鞭

（一）概述

【别名】斑龙珠（《澹寮方》）。

【科属】本品为脊椎动物门偶蹄目鹿科动物梅花鹿 *Cervus nippon* Temminck 或马鹿 *Cervus elaphus* Linnaeus 的雄鹿未骨化密生茸毛的幼角。前者习称“花鹿茸”，后者习称“马鹿茸”。

【生态】

（1）梅花鹿：别名花鹿，陆栖兽类，是一种中型鹿。体长1.5m，体重100kg左右。雄鹿第二年开始生角，不分叉，以后每年早春脱换新角，增生一叉，至生四叉。眉叉斜向前伸，与主干成一钝角，第二枝不明显，主干在其末端再分两小枝。栖息于山地草原和森林边缘，冬季在山地南坡、低洼地和雪覆盖较少地方，春秋季则在平旷少树之处，夏季常到较密的树林内，有时迁移到高山草原。行动轻快迅速，听觉与嗅觉发达，视觉稍弱。以青草、树叶、嫩芽、树皮、苔藓、蕈等为食，春夏季喜食盐。人工饲养可用豆饼、面麸皮、高粱渣、玉米渣、豆类、豆皮和大麦渣、白薯秧、青草、花生秧、骨粉、盐为饲料。分布甚广，东北、华东、华南等地山区均有，野生较少，属国家一级保护动物。

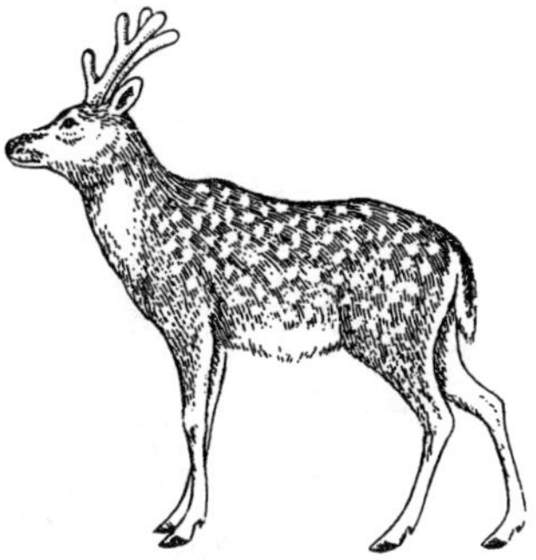

梅花鹿

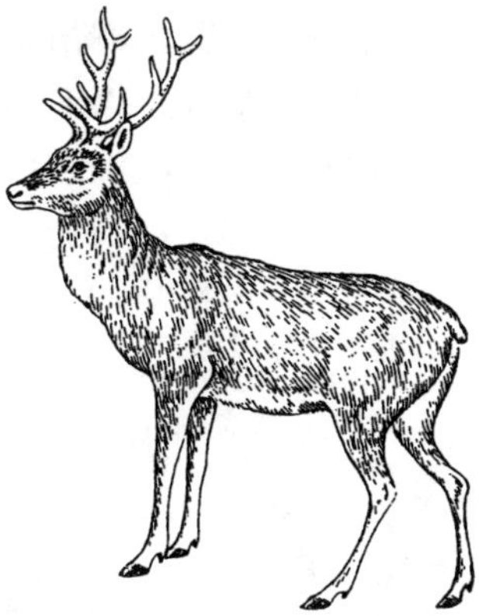

马鹿

（2）马鹿：又名八叉鹿、黄臀赤鹿。陆栖兽类，为大型鹿的一种。体重200kg以上，身长2米余，肩高1m，背脊平直。雄鹿角尖略向内弯成“U”字形，第一、二叉在眼睛上，称眉叉，角干长，角基隆起一圈，表面有粗糙的嵴突。栖息于较大的混交林里，性机警，善奔跑，听觉、嗅觉灵敏，视觉稍钝；日间活动，天亮前后活动最频繁，以草及树上的幼嫩枝叶为食。夏季向高山迁移，夏秋两季多在密林中觅食嫩的树叶，早春和冬季常出没于绿林，寻觅树枝，喜食盐。养鹿场饲养可用玉米、麸子、豆饼、小米外，白薯叶、花生秧、树叶、柳叶等为饲料。群栖，经常三五成群活动；雄鹿平时独居，交配期雌雄同居。广泛分布于我国的东北、西北以及内蒙古等地，属国家二级保护动物。

药材：花鹿茸呈圆柱状分枝，具一个分枝者称“二杠”，主枝称“大挺”，长17～20cm，锯口直径4～5cm，离锯口约1cm处分出侧枝，习称“门庄”，长9～15cm，直径较大挺略细。外皮红棕色或棕色，多光润，表面密生红黄色或棕黄色细茸毛，上端较密，下端较疏；分岔间具1条灰黑色筋脉，皮茸紧贴。锯口黄白色，外围无骨质，中部密布细孔。体轻。气微腥，味微咸。具两个分枝者，习称“三岔”，大挺长23～33cm，直径较二杠细，略呈弓形，微扁，枝端略尖，下部多有纵棱筋及突起疙瘩；皮红黄色，茸毛较稀而粗。二茬茸与头茬茸相似，但挺长而不圆或下粗上细，下部有纵棱筋。皮灰黄色，茸毛较粗糙，锯口外围多已骨化。体较重。无腥气。马鹿茸较花鹿茸粗大，分枝较多，侧枝一个者习称“单门”，二个者习称“莲花”，三个者习称“三岔”，四个者习称“四岔”或更多。按产地分为“东马鹿茸”和“西马鹿茸”。东马鹿茸“单门”大挺长25～27cm。直径约3cm。外皮灰黑色，茸毛灰褐色或灰黄色，锯口面外皮较厚，灰黑色，中部密布细孔，质嫩；“莲花”大挺长可达33cm，下部有棱筋，锯口面蜂窝状小孔稍大；“三岔”皮色深，质较老；“四岔”茸毛粗而稀，大挺下部具棱筋及疙瘩，分枝顶端多无毛，习称“捻头”。西马鹿茸，大挺多不圆，顶端圆扁不一，长30～100cm。表面有棱，多抽缩干瘪，分枝较长且弯曲，茸毛粗长，灰色或黑灰色。锯口色较深，常见骨质。气腥臭，味咸。

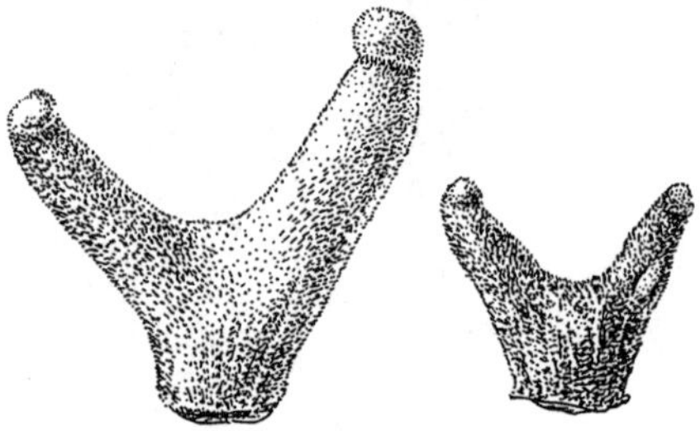

梅花鹿茸（二杠）外形

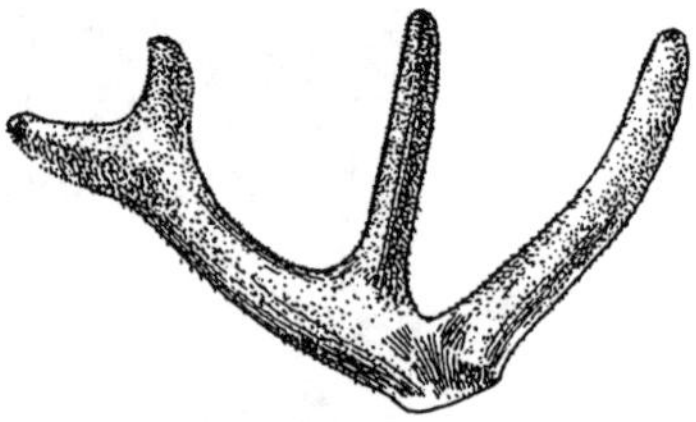

马鹿茸（三岔）外形

【成分】含骨质、胶质及蛋白质，以及多种氨基酸，包括人体不能合成的必需氨基酸，赖氨酸、精氨酸、天门冬氨酸、谷氨酸、脯氨酸含量较高，梅花鹿茸中含有牛磺酸；用气相色谱法分离出8种脂肪酸组分，其中生物活性最强的油酸、亚油酸、亚麻酸含量较高；还含有己糖、戊糖、己糖胺、糖醛酸、中性糖、氨基葡萄糖、半乳糖胺等糖类；并存在许多参与骨组织代谢的酶类，如6磷酸葡萄糖脱氢酶、磷酸葡萄异构酶和碱性磷酸酶等；另含有胆固醇、雌二醇-17β以及激素样物质-雌酮，性激素如黄体酮、睾酮和雌醇、雌二醇等。此外，尚含维生素A、B_1、B_2、核酸类等多种维生素；钙、磷、钠、钾、镁、锂、锌、铜、钴、镍、锰等16种微量元素；以及5（a）胆甾-1，3-二酮、胆甾醇、胆甾-3，5-二烯、5（a）胆甾-7-烯-3-酮、胆甾烯酮等甾体化合物。近年来采用冷冻干燥法分离得到神经生长因子、表皮生长因子、胰岛素样生长因子、转化生长因子等多肽类物质。

【药理】[1]

（1）强壮作用：鹿茸能提高机体的工作能力减轻疲劳，改善睡眠，增进食欲。并有促进动物发育和造血功能作用。

（2）抗脂质过氧化作用：能升高小鼠SOD活性，降低丙二醛含量。

（3）延缓衰老：能抑制灵长类和啮齿类动物脑和肝组织单胺氧化酶活性，抑制作用与药物浓度呈正相关性。并增加小鼠脑内5-羟色胺和多巴胺的含量。

（4）对神经系统的作用：实验表明具有镇静、镇痛作用，并能通过促进脑组织到白质合成而起强神益智作用。

（5）对心血管系统的作用：离体心脏和整体实验表明，大剂量使心脏收缩力减弱，心率减慢，外周血管扩张，而降低血压；中等剂量能引起心脏收缩力增强，心率加快，增加心输出量，对疲劳的心脏作用尤为显著；并能增加冠脉血流量，具有抗心律失常作用。

（6）增强免疫作用：对动物体液免疫和细胞免疫均有增强作用。

（7）对物质代谢的作用：能促进核酸和蛋白质合成，具有促进生长作用。

（8）促进创伤愈合：能促进皮肤创面愈合，对家兔头顶部损伤亦有明显治疗作用。

（9）对实验性溃疡的作用：能降低胃酸浓度，抑制胃蛋白酶活性，抑制五肽胃泌素引起的胃酸增多，使胃液中 PGE_2 含量增加，从而具有抗溃疡作用。

（10）对性功能的作用：鹿茸具有性激素样作用。鹿茸提取物有显著增加未成年去势雄性大鼠睾丸、前列腺、精液囊、包皮腺等性腺的生长，并增加去势或未去势雌性大鼠子宫的重量。

（11）其它作用：在动物实验中具有耐低温、高温和耐缺氧能力；具有兴奋平滑肌、肾上腺皮质系统作用；以及抗炎、抗肿瘤等作用。

【炮制】夏、秋二季锯取鹿茸，经加工后，阴干或烘干。

鹿茸片：取鹿茸，燎去茸毛，刮净，以布带缠绕茸体，自锯口面小孔灌入热白酒，并不断添酒．至润透或灌酒稍蒸，横切薄片，压平，干燥。鹿茸粉：取鹿茸，燎去茸毛，刮净，劈成碎块，研成细粉。

取鹿茸一般分锯茸和砍茸两种方法，现分述如下：

1. 锯茸　雄鹿从第二年开始生茸，一般从第三年开始锯茸，鞍子及二杠每年可采收 2 次。第一次在清明后 45～50 天（头茬茸），采后 50～60 天（立秋前后）采第二次（二茬茸）；而三岔则采一次，约在 7 月下旬。锯时将鹿用绳子拖离地面，迅速将茸锯下，伤口敷“七厘散”或“玉真散”，再贴上油纸，放回鹿舍。锯下之茸内含许多血液，必须立即加工，久则腐败。加工时先洗去茸毛上不洁物并挤去一部分血液，将锯口部用线绷紧，缝成网状，另在茸根钉上小钉，缠上麻绳，以防水炸时变形。然后固定于架上，置沸水中反复烫炸 3～4 次，每次 15～20 秒钟，使茸内血液排出，至锯口处冒白沫，嗅之有蛋黄气味为止，全部过程约需 2～3 小时。然后晾干，次日再如前法烫炸数次后，风干或用火烤干。烤前须用布带系住锯口两侧之钉上吊在烘架上，炉内放烟焰皆尽之炭火或柴火为宜，温度保持在 70～80℃，烤时用铁皮加盖，烤 2～3 小时，取出晾干后再烤，如此反复烤 2～3 次，至茸皮半干时为止，再行风干并修整即成。

2. 砍茸　砍茸后鹿即死亡，故今已少用此法，但已生长6～10年的老鹿、病鹿或猎取时已射死的野鹿则可采用。饲养的老鹿一般在6月中旬～7月中旬采收，即先将鹿头砍下，再将茸连脑盖骨锯下。刮掉残肉和浮膜，再将脑皮绷紧，然后将茸固定于架上，如前述方法反复烫炸，烫炸时间一般较锯茸为长，约需6～8小时。然后将脑皮掀起，将脑骨浸锅中煮一小时，彻底挖净筋肉，再用沸水浇烫脑皮至7～8成熟，阴干，再经修整即成。

【药性】甘、咸，温；归肾、肝经。

【功效】壮肾阳，益精血，强筋骨，调冲任，托疮毒。用于阳痿滑精，宫冷不孕，羸瘦，神疲，畏寒，眩晕、耳鸣、耳聋，腰脊冷痛，筋骨痿软，崩漏带下，阴疽不敛。

【用量】鹿茸粉0.6～1.5g。服用本品宜从小量开始，缓缓增加，不宜骤用大量，以免阳升风动，或伤阴动血。

【禁忌】阴虚阳盛者忌用。

【前贤论述】

（1）《本经》："味甘，温。主治漏下恶血，寒热，惊痫，益气，强志，生齿。角：主治恶疮，痈肿，逐邪恶气，留血在阴中"。

（2）《别录》："酸，微温，无毒。疗虚劳洒洒如疟，羸瘦，四肢酸疼，腰脊痛，小便利，泄精，溺血，破留血在腹，散石淋，痈肿，骨中热，疽疡"。

（3）《药性论》："主补男子腰肾虚冷，脚膝无力，梦交，精溢自出，女人崩中漏血，炙末空心温酒服方寸匕。又主赤白带下，入散用"。

（4）《日华子本草》："补虚羸，壮筋骨，破瘀血，杀鬼精，安胎下气，酥炙入用"。

（5）《纲目》："生精补髓，养血益阳，强健筋骨。治一切虚损，耳聋，目暗，眩晕，虚痢"。

（6）《开宝本草》："疗虚劳洒洒如疟，羸瘦，四肢酸疼，腰脊痛，小便利，泄精溺血，破留血在腹，散石淋，骨中热疽，养骨，安胎下气，杀鬼精物，不可近阴，令痿，久服耐老"。

（7）《本草蒙筌》："入剂研细，任合散丸。益气滋阴，扶肢体羸瘦立效；强志坚齿，止腰膝酸痛殊功。破留血隐隐作疼，逐虚劳洒洒如疟。治女人崩中漏血，疗小儿寒热惊痫。塞溺血泄精，散石淋痈肿。骨热可退，疽疡能驱"。

（8）《药性解》："鹿茸，味甘咸，性温，无毒，入肾经。主益气滋阴，强志补肾，理虚羸，固齿牙，止腰膝酸疼，破流血作痛，疗虚劳如疟，女子崩漏胎动，丈夫溺血泄精，小儿惊痫，散石淋痈肿、骨中热疽疡。状如玛瑙红玉，长三四寸，破之中有朽木者佳。连顶骨用。长成鹿角，主逐鬼邪，益神气，续绝伤，强筋骨，消痈肿，愈恶疮及妇人梦与鬼交。麋茸及角，功相仿而性更热，专主补阳。麋、鹿茸角四种，俱杜仲为使，畏大黄”。

（9）《景岳全书》：“益元气，填真阴，扶衰羸瘦弱，善助精血，尤强筋骨，坚齿牙，益神志。治耳聋目暗，头脑眩晕。补腰肾虚冷，脚膝无力，夜梦鬼交，遗精滑泄，小便频数，虚痢尿血，及妇人崩中漏血，赤白带下”。

（10）《本经逢原》：“鹿是山兽属阳，性淫而游山，夏至得阴气而解角，从阳退之象。麋是泽兽属阴，性淫而游泽，冬至得阳气而解角，从阴退之象”。

（11）《本草崇原》：“鹿性纯阳，息通督脉，茸乃骨精之余，从阴透顶，气味甘温，有火土相生之义。主治漏下恶血者，土气虚寒，则恶血下漏。鹿茸禀火气而温土，从阴出阳，下者举之，而恶血不漏矣。寒热惊痫者，心为阳中之太阳，阳虚则寒热。心为君主而藏神，神虚则惊痫。鹿茸阳刚渐长，心神充足，而寒热惊痫自除矣。益气强志者，益肾脏之气，强肾藏之志也”。

（12）《得配本草》：“阴火盛者禁用”。

（13）《本草经解》：“鹿茸骨属也，齿者骨之余也，甘温之味主生长，所以生齿。真气充足，气血滋盛，所以不老也”。

（二）应用

1. 老年慢性喘咳　自拟“鹿蚧散”治疗老年慢性喘咳，方中鹿茸 15g，蛤蚧 1 对，胡桃肉 20g，麻黄、苏子、芥子、白前、南杏仁、莱菔子各 14g，川贝母 12g，甘草 10g，，洋金花 3g，白芝麻 200g，共 13 味药组成。方中配伍的药物均以补肾、泻肺、豁痰、降逆、健脾等为基本大法，临床运用多获显效。尤其是肾阳虚衰之喘咳效果更为显著[2]。

2. 血液病　鹿茸为血肉有情之品，能温补肾阳，故历来多用于血液病，如再生障碍性贫血等属肾阳不振者的治疗。采用鲜鹿茸粉治疗化疗后骨髓抑制 38 例，取得满意疗效，方法：在化疗方案的基础上，加服鲜鹿茸粉（鲜鹿茸磨成粉），开水冲服，每次 1g，每天 2 次，10 天为 1 疗程。经 1～2 个疗程治疗，38 例中，28 例显效；8 例有效；2 例无效。总有效率 94.74%。与未用鹿茸粉的对照组比较，有非常显著性差异（$P<0.01$）[3]。采用鹿茸鸡血藤红枣汤治疗小儿原发性紫癜，药物组成鹿茸 2g（或鹿茸精 2ml 冲服），鸡血藤 15～30g、红枣 10g，煎汁，分 4～6 次服，15 天为 1 疗程，间隔 5 天，重复疗程，持续治疗 1～3 年。治疗 3 例患儿均愈[4]。

3. 席汉综合征　席汉综合征又称产后腺垂体功能减退症，多由分娩大出血，引起垂体缺血性坏死及萎缩，导致性腺、甲状腺、肾上腺皮质功能等减退而致。表现为产后无乳、闭经、毛发脱落，乳房、子宫萎缩，性欲减退、疲乏无力，头晕、畏寒、浮肿、形体消瘦、贫血面容等，中医属虚损、血枯、经闭范畴。朱老对肝肾虚损、精亏血少之证，常用“六味地黄丸”加吞鹿茸粉而收捷效。

4. 乳糜尿　鹿茸补涩丸治疗乳糜尿 51 例，痊愈 48 例，无效 3 例，有效率94.1%。方法：基本方：鹿茸1.5g（研末，冲服），人参、山药、菟丝子、补骨脂、茯苓各9g，北芪、桑螵蛸各15g，黑附片6g，肉桂3g。加减：若小便红白相兼，酌加田七粉、阿胶、石菖蒲、丹参、赤芍；夹杂白色质软块状物，酌加锁阳、制川乌、山茱萸、肉苁蓉；若有其它兼证，则随证化裁。每日1剂，水煎分2次服，治疗期间，忌食油腻膏脂和燥热刺激之品。1个月为1疗程。又《古今录验方》鹿茸散治血尿，以鹿茸、当归、干地黄各二两，葵子五合，蒲黄五合。上五味，捣筛为散，酒服方寸匕，日三服[5]。

5. 浮肿 《温病条辨》治湿久不治，伏足少阴，舌白身痛，足跗浮肿，以"鹿附汤"：鹿茸五钱，附子三钱，草果一钱，菟丝子三钱，茯苓五钱。水五杯，煮取二杯，日再服，渣再煮一杯服。（按：鹿茸量宜酌减为二钱，效不显著再延加。）

6. 性功能低下 《普济方》"鹿茸酒"治阳事不举，面色不明，小便频数，饮食不思。药用好鹿茸五钱，多用一两（去皮，切片），干山药一两（为末）。上以生绢裹，用酒浸七日后，饮酒，日三盏为度。酒尽，将鹿茸焙干，留为补药用之。用"龙凤胶囊"（鹿茸、僵蚕、制附子、柏子仁各50g，共研细末装胶囊）治疗70例男子阳痿、早泄、举而不坚，30例女子性功能冷淡等各种性功能低下，全部有效[6]。

7. 不育症 用自拟"鹿茸生精丸"治疗肾阳虚型少精子症，效果满意。药物组成：鹿茸、熟地黄、菟丝子、淫羊藿、黄芪、仙茅、山药、紫河车、人参、附子、覆盆子，诸药共研细末，炼蜜为丸，每丸10g，早晚各2丸，白开水送服，3个月1疗程。共治疗100例，痊愈56例，显效19例，好转16例，无效9例；总有效率91%[7]。治疗慢性前列腺炎不育症，用"生精颗粒"（鹿茸、锁阳、枸杞子、牛膝等组成），共治疗28例，治愈8例（28.57%），显效12例（42.86%），无效8例（28.57%），总有效率71.43%[8]。

8. 崩漏、带下 《千金要方》治崩中漏下，赤白不止，以鹿茸十八铢，桑耳二两半。上两味，以醋五升渍，炙燥渍尽为度，研末，服方寸匕，日三。《济生方》治室女充任虚寒，带下纯白，用"白蔹丸"鹿茸（醋蒸，焙）二两，白蔹、金毛狗脊（燎去毛）各一两。上为细末，用艾煎醋汁，打糯米糊丸，如梧桐子大。每服五十丸，空心温酒下。

9. 骨折 对骨折延迟愈合与骨折不愈合采用大补阴丸加鹿茸与八珍汤比较，发现治疗组疗效明显优于对照组。认为一味鹿茸乃血肉有情，统领诸草，且茸本为角骨，禀初生发陈之气，用之以引断骨新生向愈尤妙[9]。

10. 虚证 《杨氏家藏方》以鹿茸二两（酒炙），附子半两（炮，去皮、脐），沉香半两，麝香一钱一字（别研），为末，将肉苁蓉一两半酒煮烂，研细，别入酒，熬膏如梧桐子大，每服五十丸，温酒、盐汤任下，空心食前。能益真气，暖下焦，助老扶弱，久服强健。

（三）按语

鹿茸味甘、咸，性温；归肾、肝经。为血肉有情之品，功善壮肾阳，益精血，强筋骨，调冲任，托疮毒，常用于阳虚诸症，如咳喘、贫血、性功能低下、男子不育、崩中带下等，朱老尝用于席汉氏综合征、强直性脊柱炎等，亦获良效。凡阴虚火旺者忌服。

参考文献

［1］《中华本草》编委会．中华本草［M］．上海：上海科技出版社，1997：9646.

［2］郑益民．鹿蚧散治老年慢性喘咳［J］．江西中医药，1994，25（3）：33.

［3］段绿化．鲜鹿茸粉治疗肿瘤化疗后骨髓抑制38例临床观察［J］．浙江中医杂志，2007，42（6）：334.

［4］王南琴．鹿茸鸡血藤红枣汤治疗小儿原发性紫癜［J］．浙江中西医结合杂志，1994，4（3）：42.

［5］农立俭．鹿茸补涩丸治疗乳糜尿51例［J］．广西中医学院学报，2002，5（3）：46.

［6］赵峰．龙凤胶囊治疗性功能低下100例［J］．山西中医，2005，21（增刊）：36.

［7］潘秉余，张红红．鹿茸生精丸治疗肾阳虚型少精子症100例［J］．河北中医，2007，29（6）：541.

［8］孙立军，段雪光，崔光武．生精颗粒对慢性前列腺炎不育症临床研究［J］．河北医学，2005，12：113.

［9］秦宇航．骨折延迟愈合与骨折不愈合36例治疗观察［J］．河南中医，2006，26（11）：48.

附：鹿角（《本经》）、鹿角胶（《本经》）、鹿角霜（《宝庆本草折衷》）

鹿角为雄鹿已骨化的角或锯茸后翌年春季脱落的角基；鹿角胶为鹿角熬制而成的胶块；鹿角霜为熬制鹿角胶后剩余的骨渣。

鹿茸与鹿角、鹿角胶、鹿角霜同为雄鹿之角，鹿茸乃未骨化密生茸毛的幼角，后三者均是已骨化鹿角，惟制法不同。四种药材功能同中有异，其中鹿角攻毒破泄，行瘀逐邪之功为主；熬胶则胶质润下，气平味甘，不若鹿茸之甘温，鹿角之坚刚，故能益阳补肾，强筋活血，更可和经脉而孕子，止痛而安胎；如若仅阳虚而不受滋腻者，则以鹿角霜为宜。

附：鹿鞭（《医林纂要》）

鹿鞭，又称鹿肾（《别录》）、鹿茎筋（《千金》）、鹿阴茎（《医林纂要》），是雄鹿的阴茎和睾丸。洗净干燥后，用文火加热烘烤至软，趁热切成薄片。味甘、咸，性温；归肝、肾、膀胱经。功效补肾精、壮肾阳、强腰膝。主治肾虚劳损，腰膝酸软，耳鸣耳聋，阳痿滑精，宫寒不孕。

（胡世云　孙玉芝）

桑螵蛸（《神农本草经》）

（一）概述

【别名】蜱蛸（《尔雅》），蚀肬（《吴普本草》），桑蛸、蟭、乌洟、冒焦、螵蛸（《广雅》），致神、螳螂子（《别录》），桑上螳螂窠（《伤寒总病论》），赖尿郎（《本草便读》），刀螂子（《河北药材》），老芯脐、螳螂蛋、尿唧唧（《山东中药》），流尿狗（《中药志》），猴儿包（《四川中药志》），螳螂壳（《江苏药材志》）。

【科属】为螳螂科动物大刀螂 *Paratenodera sinensis* Saussure、南方刀螂 *Tenadera aridifolia* Stoll、广腹螳螂 *Hierodula patellifera* Saville 的卵鞘。

【生态】依形态分为：①团螵蛸（即大刀螂的卵鞘）略呈圆柱形或半圆形，长 2.5～4cm，宽 2～3cm，多数由膜状薄层叠成，体轻，质松而韧；浅表浅黄褐色，上面带状隆起不明显，底面平坦或有凹沟，横断面可见海绵状外层，内层为放射状排列的小室，室内各有一细小椭圆形卵，深棕色，有光泽；气微腥，味淡或味咸。主产于广西、云南、湖北、湖南、河北、辽宁、河南、山东、江苏、内蒙古、四川等地。②长螵蛸（即南方刀螂的卵鞘）略呈长条形，一端细长，长 2.5～5cm，宽 1～1.5cm；表面灰黄色，上面带状隆起明显，两侧各有一条暗棕色浅沟及斜向纹理，质硬而脆。主产于浙江、江苏、安徽、山东、湖北等地。③黑螵蛸（即广腹螳螂的卵鞘）略呈平行四边形，长 2～4cm，宽 1.5～2cm；表面灰褐色，上面带状隆起明显，两侧有斜向纹理，近尾端微向上翘，质硬而韧。主产于河北、山东、山西等地。

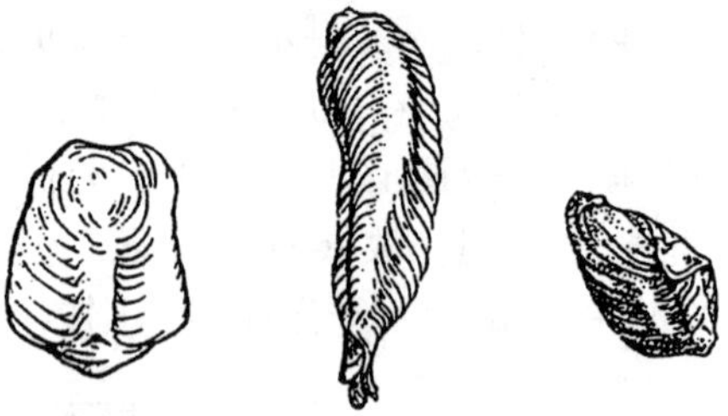
（1）团螵蛸　（2）长螵蛸　（3）黑螵蛸
桑螵蛸（卵鞘）外形

【成分】含蛋白质、氨基酸、磷脂类、脂肪、粗纤维、铁钙胡萝卜样色素、柠檬酸钙结晶、糖蛋白及脂蛋白，其中蛋白质占 58.5%，脂肪占 11.95%，糖占 1.6%，粗纤维占 20.16%，此外，还含有 Fe、Zn、Mn、I、Co、Cr、Ni 等 20 多种微量元素及 P、Ca、Mg 宏量元素。

【药理】谭正怀等[1]对 3 种桑螵蛸进行药理作用比较研究，结果显示，桑螵蛸具有延长小鼠常压缺氧及游泳时间，增加小鼠胸腺、脾脏、睾丸指数和阳虚小鼠的体温，以及降低高脂大鼠肝中 LPO 的作用，这些作用可能与其补肾、固精之功效有关，为临床应用提供了理论基础，其抗利尿作用为临床治疗遗尿、小便频数提供了理论依据。

【炮制】秋季至翌春采收。炒桑螵蛸，将净桑螵蛸和麸皮同炒至老黄色，筛去麸皮，凉后即可。盐炒桑螵蛸，净螵蛸用盐水拌匀，稍闷，入锅炒至微黄，取出晾干（桑螵蛸每 5kg，用盐 150g，加水适量溶化）。

【药性】味甘、咸，性平。归肝、肾、膀胱经。

【功效】固精缩尿，补肾助阳。主治遗精，早泄，阳痿，遗尿，尿频，小便失禁，白浊，带下。

【用量】内服：煎汤 5～10g；研末 3～5g；或入丸剂。外用：适量，研末撒或油调敷。

【禁忌】阴虚火旺或膀胱有湿热者慎服。

【前贤论述】

（1）《本经》："主伤中，疝瘕，阴痿，益精生子。女子血闭腰痛，通五淋，利小便水道。"

（2）《别录》："疗男子虚损，五脏气微，梦寐失精，遗溺。久服益气养神。"

（3）《药性论》："主男子肾虚漏精，精自出，患虚冷者能止之。止小便利，火炮令热，空心食之。虚而小便利，加而用之。"

（4）《本草衍义》："治小便白浊。"

（5）《绍兴本草》："养阴滋肾，固精。"

（6）《玉楸药解》："起痿壮阳，固精失溺，温暖肝肾，疏通膀胱。治带浊淋漓，耳痛，喉痹，瘕疝，骨鲠。"

（二）应用

1. 遗尿症　取桑螵蛸 10g 焙脆研粉，拌以食糖，以温开水送服。早晚各服 1 次。或取桑螵蛸，益智仁各 30g，水煎服，每日 1 次。治疗小儿遗尿症，一般连服 3～4 天即可见效，再服 2～3 天，可巩固疗效。

2. 尿道综合征　江惟明[2]观察加减桑螵蛸散治疗尿道综合征的临床疗效。采用加减桑螵蛸散为基础方（桑螵蛸、煅龙骨、龟甲、党参、当归、菖蒲等）治疗尿道综合征 36 例，并与西药对照组（安定、谷维素）进行比较。结果治疗组总有效率为 94.4%，对照组为 68.7%。

3. 肾病综合征　组方：黄芪、丹参各 30g，党参、山药、茯苓各 15g，益母草 12g，白术、泽泻、桑螵蛸、怀牛膝各 10g，同时服雷公藤多苷片，每日 60mg，分 3 次口服，治疗肾病综合征 31 例，显效 14 例，有效 15 例，无效 2 例，总有效率 93.6%。

4. 前列腺术后尿失禁　采用桑螵蛸散为汤剂，加味治疗前列腺术后尿失禁 6 例，疗效满意。

5. 产后或人工流产后小便频数　盐水炒桑螵蛸 20g，人参 6g，茯神 12g，龟甲 9g，龙骨 15g，水煎服，1 天 1 剂，随症加减。治疗 36 例产后或人工流产后小便频数，结果：服药 3～6 剂，痊愈 19 例；服药 7～15 剂，痊愈 2 例；服药 16～21 剂，痊愈 5 例。[3]

6. 带状疱疹　马卡宏[4]报道，桑螵蛸文火焙焦，研细末，加麻油适量调匀，用羽毛涂于患处，每日 3～4 次，治疗 30 例带状疱疹，全部治愈。

7. 冻疮　采桑树上的桑螵蛸，用刀切开，取黄色汁液，涂抹未溃破冻疮，不包扎，每天或隔天 1 次，一般 5 天即愈。[5]

8. 阳痿、遗精、白浊、虚劳盗汗　阳痿、遗精、盗汗等多系虚劳征象，本品有补肾助阳，强壮固摄之功。用桑螵蛸、白龙骨、山萸肉各等份研细末，每服 6g，空腹盐汤送下，治上述诸症有效。

此外，许永铭[6]报道桑螵蛸加减治疗咳嗽、变异性哮喘、冠心病、高血压等病，亦取得良好疗效。

（三）按语

桑螵蛸系补肾助阳，固精止遗，缩尿止带之常用药，适用于肾阳不足而致之遗尿、带下及遗精、早泄、阳痿等症。所以李时珍云："桑螵蛸，肝、肾，命门药也，古人盛用之"，因而"男女虚损，肾衰阳痿，梦中遗精，遗溺，白浊疝瘕，不可阙也"（寇宗奭）；至于《本经》所云"通五淋，利小便水道"，则系肾气不足而致者，肾阳得振，气化则能出矣。故既能缩尿，又能通淋利水。但凡阴虚火旺或下焦湿热而致之小溲短数，带下黄稠及阳强梦遗者忌用。

参考文献

[1] 葛德燕，陈祥盛．桑螵蛸药用历史与研究进展［J］．山地农业生物学报，2006，(5)：455-460.

[2] 江淮明．桑螵蛸散治疗尿道综合征 36 例［J］．陕西中医，2002，(4)：304.

[3] 张园，等．动物药［M］．北京：中国医药科技出版社，2003：523.

[4] 马长宏．单味中药治疗带状疱疹［J］．河南中医，2002，22(5)：63.

[5] 严善春．资源昆虫学［M］．沈阳：东北林业大学出版社，2001：56.

[6] 许永铭．桑螵蛸散临床新用［J］．中国民间疗法，2002，(12)：43.

（蒋熙　蒋恬）